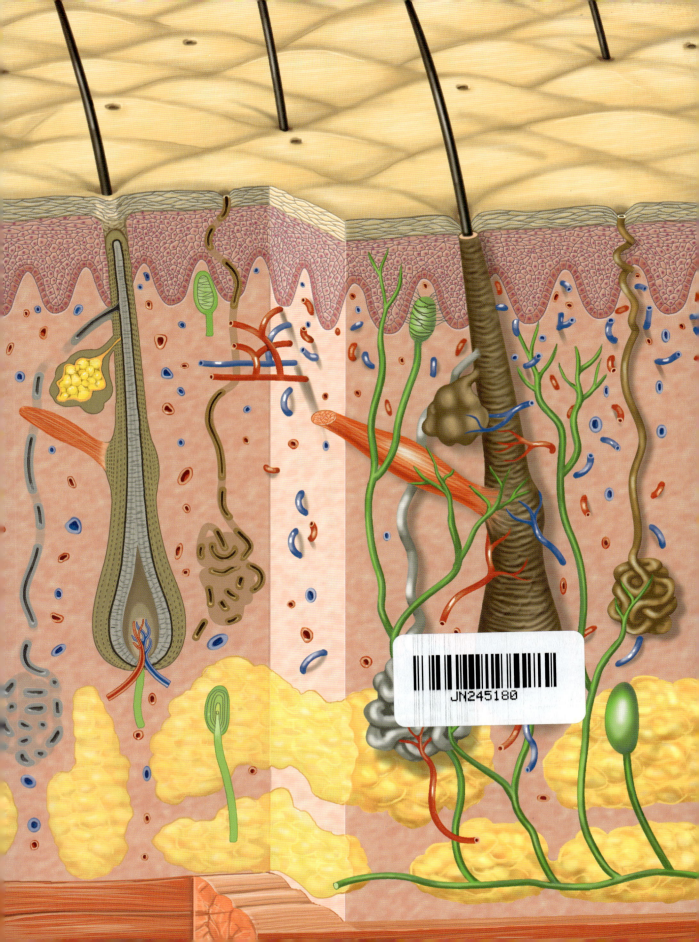

Textbook of Modern Dermatology

あたらしい皮膚科学

清水　宏 北海道大学医学部皮膚科教授

第3版

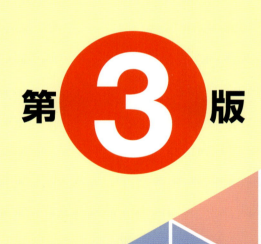

中山書店

第3版 序

　お待たせしました．『あたらしい皮膚科学 第3版』をお届けします．2005年に初版を発刊して以来，お陰様で本書は多くの皆様にご愛読いただいております．近年の皮膚科学の進歩は顕著であり，本書も常に「あたらしい」情報を提供したいと考え，2011年には改訂第2版を刊行いたしました．そして，その後も進歩を続ける皮膚科学に対応すべく，こつこつと約7年間の年月をかけて本書の内容を精査してまいりました．ここに全面改訂した『あたらしい皮膚科学 第3版』をお届けできることは，皮膚科医としての望外の喜びです．

　今回の改訂にあたっては，初版の「必要なことは漏らさず，毎日の診療・実習に携帯しやすいコンパクトさ」を継承しました．第2版の内容から，解説は約50項目の増加，臨床写真は差し替えも行いつつ，教育的にも重要な230余枚の写真を新規に加えました．その結果，収載した臨床写真と模式図，表の合計点数は2,000点を超えたものの，全体として約30頁の増加でおさめました．また，表紙の裏の「見返し」と呼ばれる部分に，皮膚断面の構造をリアルに表現した精緻なイラストを掲載し，さらに使い勝手がよいように，第3版はカバーを外しても使えるようになっています．

　そのほか，具体的な改訂のポイントは以下のとおりです．

- 乾癬，悪性黒色腫，生物学的製剤など最新の疾患概念・診断基準・治療法に対応．
- 最新の国際的な疾患分類・病名に準拠し，これまで未収載だった疾患や新しい分類で追加された疾患を掲載：血管炎，皮膚筋炎，表皮水疱症，掌蹠角化症，自己免疫性疾患，悪性リンパ腫，間葉系悪性腫瘍など．
- とくに読むのが難しい漢字や英語にルビ（読み方）をふり，医療者が自信をもって読めるようにさらに配慮．
- 医師国家試験出題レベルの重要疾患に★マークをつけ，★マークの勉強で医師国家試験に，さらに本書1冊を読み込むことで皮膚科専門医試験にも完璧対応．

　なお，写真の収集や校正に御協力くださいました北海道大学皮膚科教室と関連病院の皆様をはじめ，多くの方々の御支援に心から感謝します．また初版からお世話になっている北海道大学皮膚科教室の藤田靖幸講師，私の数多くのリクエストに応えてくれた中山書店の岩瀬智子さんにも深謝いたします．

　『あたらしい皮膚科学 第3版』に込めた「皮膚科学の楽しさや奥深さ」が多くの読者に伝わり，皮膚疾患の理解や皮膚科学への興味がより深まることを心から願っています．

2018年1月

清水　宏

第2版 序

　『あたらしい皮膚科学 第2版』をお届けします．本書の初版は，2005年に発刊以来，たくさんの方々にご愛読いただき，増刷を重ねて14刷目になりました．しかし，最近の皮膚科学の進歩はめざましいものがあり，常にさらに「あたらしい」皮膚科学を提供したいとの思いを抱いていました．かねてより構想していたように，6年を経過したこの機会に改訂を行い，思い切った内容の一新を行うことにしました．

　第2版を発刊するにあたっては，初版の「必要なことは漏らさず簡潔に記載しつつ，毎日の診療・実習に携帯しやすいコンパクトな重量に抑える」という基本方針をそのまま継承し，内容のさらなる充実，臨床写真の質の向上を心掛けました．医学生，医療従事者，皮膚科専門医など，誰にとってもわかりやすいように，各疾患の病因，概念，臨床症状から治療法までの全面的な改訂となっています．また，医師国家試験対策には星印のついた疾患を，皮膚科専門医試験には本書1冊を読み込めば，間違いなく対応できるよう，勉強しやすさにも配慮しました．

　改訂に際し，大幅に変更したポイントを以下にまとめます．
- 毎日の臨床で必要不可欠な「ダーモスコピー」の章の新設．
- 「臨床写真の質の向上」として，北大皮膚科で最近6年間に撮影した臨床写真11万枚，および国内外の複数の先生方から供与していただいたものの中から，550枚のより教育的で質の高い写真を厳選し，追加・入れ換えを行って，総計1600余枚の収載．
- 最新の国際的な疾患分類・病名に対応し，疾患名，診断基準，概念，治療法もアップデート．血管腫，水疱症，魚鱗癬，梅毒，悪性黒色腫，アトピー性皮膚炎，ほか多数．
- 医学生，看護師などからの要望に応え，皮膚科特有の難しい漢字，英語のルビ（読み方）を充実．

　初版執筆に費やした時間，エネルギー，情熱を優に超える力を今回の『第2版』の大改訂に注ぎました．本書の最終校正を終えた今，皮膚科医としての私の現在の全能力を出し切ったすがすがしい気持ちでいっぱいです．

　なお本書の改訂にあたり，写真の収集・校正に御協力くださいました北海道大学皮膚科教室と関連病院の皆様をはじめとして，多くの方々の御支援に心から感謝します．また初版に引き続き，第2版でもお世話になった藤田靖幸君（現教室員），私の数多くのこだわりの要望に応えてくれた中山書店の岩瀬智子さんにも深謝いたします．

　『あたらしい皮膚科学 第2版』がさらに多くの方に愛読され，皮膚科学の理解がより深まると同時に，皮膚科学の楽しさや奥深さも伝えてくれることを願っています．

2011年3月
清水　宏

初版 序

　1999年秋，私は北海道大学医学部皮膚科教授に就任して，皮膚科の学生講義を総括する立場となりました．これから先，医学部教官として20年近く皮膚科学を教えていくのであれば，ぜひとも自分のオリジナルの教科書で教えたいと強く思うようになり，早速その執筆にとりかかりました．当初は1～2年でかたちになるだろうと甘く考えていましたが，出版にこぎつけるまでに5年6ヶ月もの歳月を要してしまいました．

　多くの年月を要した理由は，ひとえに皮膚科学の奥深さにあります．最初の原稿は比較的早く完成しましたが，まとめ上げてから全体を見直してみると，日本語と英語の教科書間での異なった病型分類法や疾患名，新知見にもとづく疾患概念の変遷など，勉強と疾患のとらえ直しによる分類法や章立ての修正にかなりの時間がかかりました．さらに，臨床写真の選択，病理や電顕写真の撮影，表や図の作成も，より良いものをと欲を出せば出すほど時間が費やされました．2003年に英文皮膚科雑誌の編集長を務めるようになってからは，本のレイアウトやフォント，色調などにもこだわりをもつようになって，時間は飛ぶように過ぎていきました．このような紆余曲折を経つつも，ここに『あたらしい皮膚科学』を上梓できたことはプロの皮膚科学者として感無量です．

　本書の特徴は，単著であることの利点を最大限に活かしたことです．医学生，医療従事者などはもちろんのこと，皮膚科専門医にとっても，理解しやすく実用的な国際的病名表記方式に統一しています．さらに，医師国家試験や皮膚科専門医試験にも簡便に対応できるように，必要な重要項目や疾患にマークを付けました．これによって，要点を絞っての勉強も可能となっています．また，写真をみて学ぶことを重視し，1000点を超える写真を掲載しています．同じ疾患でも身体の各部位での皮疹の出方や個人差を知ることによって，多くの角度から疾患をとらえられるよう配慮したつもりです．掲載した写真の収集にあたっては，北海道大学皮膚科教室ならびに関連病院の先生方，そして私が長年勤務していた慶應義塾大学皮膚科教室の西川武二教授をはじめ多くの先生方にご協力をいただきました．ここに深謝申しあげます．

　なお，本書の作成にあたり最終校正などを手伝ってくれた教室の皆さん，学生時代から協力してくれたことがきっかけで皮膚科医になった藤田靖幸君，そして本書の編集に直接携わってくれた中山書店編集部の岩瀬智子さんに心から感謝いたします．多くの方々の協力と叱咤激励を受け，本書を出版することができました．

　『あたらしい皮膚科学』が，一人でも多くの方に愛読され，皮膚科学の理解がより深まり，少しでも社会貢献につながることを願ってやみません．

2005年4月

清水　宏

皮膚科でよく使われる略語一覧

略語	意味
ABI, ABPI	ankle-brachial pressure index, 足関節上腕血圧比
AD	atopic dermatitis, アトピー性皮膚炎
(C)ADM	(clinically) amyopathic dermatomyositis, 無筋炎性皮膚筋炎
AEGCG	annular elastolytic giant cell granuloma, 環状弾性線維融解性巨細胞肉芽腫
AGA	androgenic alopecia, アンドロゲン性脱毛症
AGEP	acute generalized exanthematous pustulosis, 急性汎発性発疹性膿疱症
AGPB	acute generalized pustular bacterid, 急性汎発性膿疱性細菌疹
AIDS	acquired immunodeficiency syndrome, 後天性免疫不全症候群
AK	actinic keratosis, 光線角化症
ALHE	angiolymphoid hyperplasia with eosinophilia, 好酸球性血管リンパ球増殖症
ANCA	anti-neutrophil cytoplasmic antibody, 抗好中球細胞質抗体
APS	antiphospholipid (antibody) syndrome, 抗リン脂質抗体症候群
ART	antiretroviral therapy, （HIV/AIDSに対する）抗レトロウイルス療法
ASO	arteriosclerosis obliterans, 閉塞性動脈硬化症
ATLL	adult T cell leukemia / lymphoma, 成人T細胞白血病/リンパ腫
BCC	basal cell carcinoma, 基底細胞癌
BCIE	bullous congenital ichthyosiform erythroderma, 水疱型先天性魚鱗癬様紅皮症
BFP	biological false positive, 生物学的偽陽性
BHL	bilateral hilar lymphadenopathy, 両側肺門リンパ節腫脹
BMZ	basement membrane zone, 基底膜部
BP	bullous pemphigoid, 水疱性類天疱瘡
CAD	chronic actinic dermatitis, 慢性光線性皮膚炎
CAPS	cryopyrin-associated periodic syndrome, クリオピリン関連周期熱症候群
CBCL	cutaneous B cell lymphoma, 皮膚B細胞リンパ腫
CLA	cutaneous leukocytoclastic angiitis, 皮膚白血球破砕性血管炎
CLEIA	chemiluminescent enzyme immunoassay, 化学発光酵素免疫測定法
CMV	cytomegalovirus, サイトメガロウイルス
CsA, CyA	cyclosporin A, シクロスポリン
CSVV	cutaneous small vessel vasculitis, 皮膚小血管性血管炎
CTCAE	Common Terminology Criteria for Adverse Events, 有害事象共通用語規準
CTCL	cutaneous T cell lymphoma, 皮膚T細胞リンパ腫
CVI	chronic venous insufficiency, 慢性静脈不全
DCP, DPCP	diphenylcyclopropenone, ジフェニルシクロプロペノン
DITRA	deficiency of the interleukin-36 receptor antagonist, IL-36受容体阻害因子欠損症
DDB	deep dermal burn, 真皮深層熱傷
DDEB	dominant DEB, 優性型栄養障害型表皮水疱症
DDS	4,4′-diaminodiphenyl sulfone, ジアミノジフェニルスルホン
DEB	dystrophic epidermolysis bullosa, 栄養障害型表皮水疱症
DFSP	dermatofibrosarcoma protuberans, 隆起性皮膚線維肉腫
DIC	disseminated intravascular coagulation, 播種性血管内凝固症候群
DIF	direct immunofluorescence, 蛍光抗体直接法
DIHS	drug-induced hypersensitivity syndrome, 薬剤性過敏症症候群
DIP関節	distal interphalangeal joint, 遠位指節間関節
DLE	(chronic) discoid lupus erythematosus, 慢性円板状エリテマトーデス
DLST	drug-induced lymphocyte stimulation test, 薬剤リンパ球刺激試験
DM	dermatomyositis, 皮膚筋炎
DRESS	drug rash with eosinophilia and systemic symptoms
DSAP	disseminated superficial actinic porokeratosis, 播種状表在性光線性汗孔角化症
Dsg	desmoglein, デスモグレイン
DVT	deep vein thrombosis, 深部静脈血栓症
EAC	erythema annulare centrifugum, 遠心性環状紅斑
EB	epidermolysis bullosa, 表皮水疱症
EBA	epidermolysis bullosa acquisita, 後天性表皮水疱症
EBS	epidermolysis bullosa simplex, 単純型表皮水疱症
EBV	Epstein-Barr virus, EBウイルス
ECM	erythema chronicum migrans, 慢性遊走性紅斑
EED	erythema elevatum diutinum, 持久性隆起性紅斑
EGPA	eosinophilic granulomatosis with polyangiitis, 好酸球性多発血管炎性肉芽腫症
ELISA	enzyme-linked immunosorbent assay, 酵素結合免疫吸着法
EM	erythema multiforme, 多形紅斑
EMPD	extramammary Paget's disease, 乳房外Paget病
EI	erythema induratum, 硬結性紅斑
EN	erythema nodosum, 結節性紅斑
EORTC	European Organization for Research and Treatment of Cancer, 欧州がん研究・治療機構
EPF	eosinophilic pustular folliculitis, 好酸球性膿疱性毛包炎
FDEIA	food-dependent exercise-induced anaphylaxis, 食物依存性運動誘発アナフィラキシー
FISH	fluorescence in situ hybridization, 蛍光in situ ハイブリダイゼーション
FTSG	full thickness skin grafting, 全層植皮術
FTU	finger tip unit, フィンガーチップユニット
GA	granuloma annulare, 環状肉芽腫
GPA	granulomatosis with polyangiitis, 多発血管炎性肉芽腫症
GVHD	graft-versus-host disease, 移植片対宿主病
HAE	hereditary angioedema, 遺伝性血管性浮腫
HE	hematoxylin and eosin, ヘマトキシリン・エオジン
HFS	hand-foot syndrome, 手足症候群
HHV	human herpesvirus, ヒトヘルペスウイルス
HIV	human immunodeficiency virus, ヒト免疫不全ウイルス
HLA	human leukocyte antigen, ヒト白血球抗原
HPV	human papilloma virus, ヒト乳頭腫ウイルス
HSV	herpes simplex virus, 単純ヘルペスウイルス
HTLV-1	human T-cell leukemia virus type-1, 成人T細胞白血病ウイルス1型
ICDRG	International Contact Dermatitis Research Group, 国際接触皮膚炎研究班
ICS	intercellular space, （表皮）細胞間

略語一覧

IFN	interferon，インターフェロン	PG	pyogenic granuloma，化膿性肉芽腫
Ig	immunoglobulin，免疫グロブリン	PHN	post-herpetic neuralgia，帯状疱疹後神経痛
IIF	indirect immunofluorescence，蛍光抗体間接法	PIP 関節	proximal interphalangeal joint，近位指節間関節
IL	interleukin，インターロイキン	PLC	pityriasis lichenoides chronica，慢性苔癬状粃糠疹
ILVEN	inflammatory linear verrucous epidermal nevus，炎症性線状疣贅状表皮母斑	PLEVA	pityriasis lichenoides et varioliformis acuta，急性痘瘡状苔癬状粃糠疹
ITP	immune thrombocytopenic purpura，免疫性血小板減少性紫斑病	PM	polymyositis，多発性筋炎
		PN, PAN	polyarteritis nodosa，結節性多発動脈炎
IVIG	intravenous immunoglobulin，免疫グロブリン大量静注療法	PPC	purpura pigmentosa chronica，慢性色素性紫斑
		PPK	palmoplantar keratoderma，掌蹠角化症
JEB	junctional epidermolysis bullosa，接合部型表皮水疱症	PPP	palmoplantar pustulosis，掌蹠膿疱症
KOH	potassium hydroxide，水酸化カリウム	PRP	pityriasis rubra pilaris，毛孔性紅色粃糠疹
KTPP	keratodermia tylodes palmaris progressiva，進行性指掌角皮症	PSL	prednisolone，プレドニゾロン
		PUPPP	pruritic urticarial papules and plaques of pregnancy
LABD, LAD	linear IgA bullous dermatosis，線状 IgA 水疱性皮膚症	PUVA	psoralen-ultraviolet A，ソラレン + UVA 照射
LCH	Langerhans cell histiocytosis，ランゲルハンス細胞組織症	PV	pemphigus vulgaris，尋常性天疱瘡
		PXE	pseudoxanthoma elasticum，弾性線維仮性黄色腫
LE	lupus erythematosus，エリテマトーデス（紅斑性狼瘡）	RA	rheumatoid arthritis，関節リウマチ
LMDF	lupus miliaris disseminatus faciei，顔面播種状粟粒性狼瘡	RDEB	recessive DEB，劣性型栄養障害型表皮水疱症
		REM	reticular erythematous mucinosis，網状紅斑性ムチン沈着症
LP	lichen planus，扁平苔癬		
LS, LSA	lichen sclerosus (et atrophicus)，硬化性（萎縮性）苔癬	SADBE	squaric acid dibutylester，スクアリン酸ジブチルエステル
MAC	microcystic adnexal carcinoma，微小嚢胞性付属器癌	SCC	squamous cell carcinoma，有棘細胞癌
MCTD	mixed connective tissue disease，混合性結合組織病	SCLE	subacute cutaneous lupus erythematosus，亜急性皮膚エリテマトーデス
MED	minimal erythema dose，最小紅斑量		
MF	mycosis fungoides，菌状息肉症	SDB	superficial dermal burn，真皮浅層熱傷
MHC	major histocompatibility complex，主要組織適合複合体	SJS	Stevens-Johnson syndrome，スティーブンス・ジョンソン症候群
MM	malignant melanoma，悪性黒色腫（メラノーマ）		
MMP	mucous membrane pemphigoid，粘膜類天疱瘡	SjS	Sjögren syndrome，シェーグレン症候群
MP 関節	metacarpophalangeal/metatarsophalangeal joint，中手指節関節/中足指節関節	SK	seborrheic keratosis，脂漏性角化症
		SLE	systemic lupus erythematosus，全身性エリテマトーデス
MPA	microscopic polyangiitis，顕微鏡的多発血管炎		
MPNST	malignant peripheral nerve sheath tumor，悪性末梢神経鞘腫瘍	SPD	subcorneal pustular dermatosis，角層下膿疱症
		SPF	sun protection factor，UVB に対する防御指数
MRD	minimal response dose，最小反応量	SPP	skin perfusion pressure，皮膚組織灌流圧
MRSA	methicillin-resistant *Staphylococcus aureus*，メチシリン耐性黄色ブドウ球菌	SS	Sézary syndrome，セザリー症候群
		SSc	systemic sclerosis，全身性強皮症
MSG	mesh skin grafting，網状植皮術	SSSS	staphylococcal scalded skin syndrome，ブドウ球菌性熱傷様皮膚症候群
MTX	methotrexate，メトトレキサート		
NBCIE	non-bullous congenital ichthyosiform erythroderma，非水疱型先天性魚鱗癬様紅皮症	STI (STD)	sexually transmitted infection (disease)，性感染症
NF	neurofibromatosis，神経線維腫症	STSG	split thickness skin grafting，分層植皮術
NMF	natural moisturizing factor，天然保湿因子	TAO	thromboangiitis obliterans，閉塞性血栓性血管炎
NP	nevus pigmentosus，色素性母斑	TARC	thymus and activation-regulated chemokine
NSAIDs	non-steroidal anti-inflammatory drugs，非ステロイド性抗炎症薬	TCR	T cell receptor，T 細胞受容体
		TEN	toxic epidermal necrolysis，中毒性表皮壊死症
OAS	oral allergy syndrome，口腔アレルギー症候群	TEWL	transepidermal water loss，経表皮水分喪失量
OCA	oculocutaneous albinism，眼皮膚白皮症	TLR	Toll-like receptor，Toll 様受容体
ODT	occlusive dressing technique，密封包帯法	TRAPS	TNF receptor-associated periodic syndrome，TNF 受容体関連周期性症候群
PA	protection grade of UVA，UVA に対する防御指数		
PASI	psoriasis area and severity index，乾癬の重症度	TSLS	(streptococcal) toxic shock-like syndrome，トキシックショック様症候群
PAS	periodic acid-Schiff，ピーエーエス／過ヨウ素酸シッフ		
PCT	porphyria cutanea tarda，晩発性皮膚ポルフィリン症	TSS	toxic shock syndrome，トキシックショック症候群
PDD	photodynamic diagnosis，光線力学的診断	UV	ultraviolet，紫外線
PDT	photodynamic therapy，光線力学的療法	VZV	varicella zoster virus，水痘帯状疱疹ウイルス
PEP	polymorphic eruption of pregnancy，多形妊娠疹	WHO	World Health Organization，世界保健機関
PF	pemphigus foliaceus，落葉状天疱瘡	XP	xeroderma pigmentosum，色素性乾皮症
PG	pyoderma gangrenosum，壊疽性膿皮症	ZAP	zoster-associated pain，帯状疱疹関連痛

目次

目次と本文中のマークの意味
★：医師国家試験出題レベルの項目

1章　皮膚の構造と機能　1

- A. 皮膚とは　2
- B. 表皮　3
  - a. 表皮の構造と細胞　3
    1. ★基底層（基底細胞層）　3
    2. ★有棘層（有棘細胞層）　4
    3. ★顆粒層（顆粒細胞層）　4
    4. ★角層（角層細胞層）　5
    5. その他の細胞　5
  - b. 角化細胞の接着　5
    1. ★表皮基底膜：表皮と真皮の結合　5
    2. 角化細胞間の接着　7
  - c. 角化　8
    1. ★ケラチン　8
    2. 周辺帯　9
    3. 角質細胞間脂質　9
    4. コルネオデスモソーム　10
    5. 角層細胞の脱落　10
  - d. メラノサイトとメラニン合成　10
    1. ★メラノサイトの形態と分布　10
    2. メラニンの生合成　11
    3. メラノソーム　11
    4. ★メラニンの機能　12
  - e. ★Langerhans 細胞　12
  - f. ★Merkel 細胞　12
- C. 真皮　13
  - a. 真皮の構造　13
  - b. 間質成分　14
    1. ★膠原線維　14
    2. ★弾性線維　15
    3. 基質　15
  - c. 細胞成分　16
    1. 線維芽細胞　16
    2. 組織球　16
    3. ★肥満（マスト）細胞　17
    4. 形質細胞　17
  - d. 脈管および神経　17
    1. 血管　17
    2. ★リンパ管　19
    3. 神経系　19
       1) 知覚神経　19
       2) 自律神経　20
- D. 皮下脂肪組織　20
- E. 付属器　21
  - a. ★毛器官　21
    1. 毛包（毛嚢）　21
       1) 結合組織性毛包　22
       2) 外毛根鞘　22
       3) 内毛根鞘　22
       4) 毛球　22
    2. 毛　23
    3. 毛周期　23
  - b. 立毛筋　24
  - c. ★脂腺　24
  - d. ★汗腺　25
    1. エクリン汗腺　25
    2. アポクリン汗腺　26
  - e. ★爪　27
    1. 爪甲　27
    2. 爪母　27
    3. 爪郭　27
    4. 爪床　27
- F. 皮膚の免疫機構　28
  - a. 免疫反応の基礎　28
    1. ★免疫システム　28
    2. ★反応様式　28
    3. ★血清免疫反応　30
       1) 抗体　30
       2) 補体　30
  - b. 免疫担当細胞　31
    1. 一般的な免疫担当細胞　31
       1) ★T 細胞　31
       2) ★B 細胞　32
       3) ★組織球（マクロファージ）　32
       4) ★肥満（マスト）細胞　33
       5) ★好酸球　34
       6) ★好中球　34
       7) ★好塩基球　34
    2. 皮膚に特異的な免疫担当細胞　34
       1) ★Langerhans 細胞　34
       2) ★角化細胞　35
       3) 真皮樹状細胞　35
  - c. アレルギー反応　36
    1. ★I 型アレルギー反応　36
    2. ★II 型アレルギー反応　36
    3. ★III 型アレルギー反応　37
    4. ★IV 型アレルギー反応　38

2章　皮膚病理組織学　39

- **A. 皮膚生検と標本の作製** 39
- **B. 皮膚病理所見のみかた** 40
  - a. 表皮 40
    1. ★表皮肥厚（表皮過形成） 40
    2. 表皮萎縮（表皮低形成） 41
    3. 過角化（角質増殖/角質肥厚/角質増生） 41
    4. ★不全角化（錯角化） 42
    5. ★異常角化（異角化）（個細胞角化） 42
    6. 顆粒層肥厚 42
    7. 顆粒変性 42
    8. ★海綿状態（表皮細胞間浮腫） 43
    9. 細胞内浮腫（球状変性） 43
    10. 封入体 43
    11. ★棘融解 43
    12. ★水疱 44
    13. ★膿疱 44
    14. 表皮内細胞浸潤 44
    15. 経表皮性排除 45
  - b. 表皮真皮接合部 45
    1. ★液状変性（空胞変性/水腫性変性） 45
    2. メラノサイト系の異常 46
  - c. 真皮 46
    1. 炎症性細胞浸潤 46
    2. ★肉芽腫 46
    3. ★巨細胞 47
    4. 結合組織の変化 48
    5. 異物沈着 48
  - d. 皮下脂肪組織 48
    1. ★脂肪織炎 48
    2. その他の皮下脂肪組織の変化 48
- **C. 免疫組織化学** 48
    1. 蛍光抗体法 49
       1) 蛍光抗体直接法 49
       2) 蛍光抗体間接法 49
       3) 蛍光抗体補体法 50
    2. 酵素抗体法 50
- **D. 電子顕微鏡・免疫電顕** 51

3章　ダーモスコピー　52

- **A. ダーモスコピーとは** 52
  - a. ダーモスコープ 52
  - b. 診断アルゴリズム 53
- **B. メラノサイト系病変** 53
    1. pigment network 54
    2. dots, globules 55
    3. streaks 55
    4. homogeneous blue pigmentation 56
    5. pseudonetwork 56
    6. ★parallel pattern 56
    7. multicomponent pattern 58
- **C. 基底細胞癌** 58
    1. ★arborizing vessels 58
    2. multiple blue-gray globules/large blue-gray ovoid nests 59
    3. ulceration 59
    4. spoke wheel areas 59
    5. leaf-like structures 59
    6. shiny white areas 59
- **D. 脂漏性角化症** 59
    1. ★comedo-like opening 59
    2. ★multiple milia-like cysts 60
    3. （light-brown）fingerprint-like structures 60
    4. fissure and ridges 60
- **E. 血管病変および出血** 61
    1. red, maroon, or red-blue to black lacunae 61
    2. red-bluish to reddish-black homogeneous areas 61
    3. enlarged/giant capillaries and capillary microhemorrhages 61
    4. linear vessels 62
- **F. 非メラノサイト系病変の血管所見** 62
    1. glomerular vessels 62
    2. strawberry pattern 62
- **G. その他の疾患** 63
    1. 皮膚線維腫 63
    2. 足底疣贅 63
    3. 疥癬 63
    4. white fibrous papulosis of the neck 63

4章　発疹学　64

- **A. 原発疹** 64
    1. ★紅斑 64
    2. ★紫斑 65
    3. 色素斑 65
    4. 白斑 66
    5. ★丘疹 66
    6. ★結節，腫瘤 66
    7. ★水疱 67
    8. ★膿疱 67
    9. ★嚢腫 68
    10. ★膨疹，蕁麻疹 68

- B. 続発疹 ... 68
  1. ★萎縮 ... 68
  2. ★鱗屑 ... 68
  3. ★痂皮 ... 69
  4. ★胼胝／鶏眼 ... 69
  5. ★瘢痕，ケロイド ... 69
  6. 表皮剥離 ... 70
  7. ★びらん ... 70
  8. ★潰瘍 ... 70
  9. 亀裂 ... 71
- C. 粘膜疹 ... 71
  1. ★アフタ（アフタ性潰瘍） ... 71
  2. ★白板症 ... 71
- D. 皮膚の隆起を主とする病変 ... 72
  1. 苔癬 ... 72
  2. 苔癬化 ... 72
  3. 局面 ... 72
  4. 乳頭腫症 ... 72
- E. 毛包と関連する病変 ... 73
  1. ★痤瘡 ... 73
  2. ★面皰 ... 73
  3. 毛瘤 ... 73
- F. 色調の変化を主体とする病変 ... 73
  1. 紅皮症 ... 73
  2. 黒皮症 ... 74
  3. ★リベド（皮斑），網状皮斑 ... 74
- G. 水疱・膿疱の多発する病変 ... 74
  1. 疱疹 ... 74
  2. 膿痂疹 ... 74
- H. 角層の変化を主体とする病変 ... 74
  1. 枇糠疹 ... 74
  2. 乾皮症 ... 75
  3. ★魚鱗癬 ... 75
- I. その他の変化を有する病変 ... 75
  1. 多形皮膚萎縮（ポイキロデルマ） ... 75
  2. ★硬化 ... 75
  3. 脂漏 ... 76
  4. 脱毛症 ... 76
  5. 瘙痒症 ... 76
- J. 特徴的な皮膚病変の現象 ... 76
  1. Nikolsky 現象 ... 76
  2. ★Köbner 現象 ... 76
  3. ★Darier 徴候 ... 77
  4. ★Auspitz 現象 ... 77
  5. ★針反応 ... 77
  6. ★皮膚描記症（皮膚描記法） ... 77

5章　診断学 ... 78

1. 一般診断法 ... 78
   1) ★問診 ... 78
   2) ★視診，触診 ... 78
   3) 嗅診 ... 80
2. アレルギー検査法 ... 80
   1) 血中抗原特異的 IgE 検査 ... 80
   2) ★パッチテスト（貼布試験） ... 81
   3) ★プリックテスト ... 82
   4) ★皮内反応（Ⅰ型アレルギー検査） ... 83
   5) ★皮内反応（Ⅱ型アレルギー検査） ... 83
   6) 薬剤リンパ球刺激試験 ... 83
   7) 再投与試験 ... 83
3. 光線過敏試験 ... 84
   1) ★光線照射テスト ... 84
   2) ★光パッチテスト（光貼布試験） ... 84
   3) 内服照射試験 ... 84
4. 超音波検査 ... 85
5. 皮膚機能検査法 ... 85
   1) ★サーモグラフィーによる皮膚温の測定 ... 85
   2) ★発汗機能検査 ... 85
   3) 経表皮水分喪失量の測定 ... 85
   4) 皮膚毛細血管抵抗検査 ... 86
6. ★真菌検査法 ... 86
7. ★硝子圧法 ... 86
8. ★Wood 灯検査 ... 86
9. ★細胞診（Tzanck 試験） ... 87
10. ELISA（酵素結合免疫吸着法） ... 87
11. ウェスタンブロット法 ... 87
12. DNA 検査（遺伝子検査） ... 88
13. その他の一般検査 ... 88

6章　治療学 ... 89

A. 外用療法 ... 89
a. 外用薬の基剤と剤形 ... 90
1. ★軟膏 ... 90
   1) 油脂性軟膏 ... 90
   2) 油中水型乳剤性軟膏 ... 90
2. ★クリーム ... 91
3. ゲル ... 91
4. ローション ... 92
   1) 乳剤性ローション ... 92
   2) アルコール剤 ... 92
5. 硬膏 ... 93
b. 外用薬の主剤 ... 93
1. ★ステロイド（副腎皮質ホルモン） ... 94

2. ★免疫抑制薬	94
3. ★抗真菌薬	94
4. 抗菌薬	95
5. ★活性型ビタミン D₃	95
6. レチノイド	95
7. イミキモド	95
8. 尿素	95
9. 亜鉛華（酸化亜鉛）	96
10. サリチル酸	96
11. サンスクリーン剤	96
12. その他の主剤	96
c. 外用方法	96
実際の外用方法	97
B. 全身療法	**97**
1. ★抗ヒスタミン薬（抗アレルギー薬）	97
2. ★抗菌薬	98
3. ★抗真菌薬	98
4. 抗ウイルス薬	99
5. ★ステロイド（副腎皮質ホルモン）	99
6. ★免疫抑制薬	100
7. 生物学的製剤（モノクローナル抗体など）	100
8. レチノイド	102
9. DDS	102
10. ヒドロキシクロロキン	102
11. ★抗悪性腫瘍薬	103
12. ビタミン製剤	104
13. 漢方薬	104
14. その他	104
C. レーザー療法	**105**
1. ★レーザーの基礎と理論	105
2. 色素性皮膚病変のレーザー療法	106
3. 血管病変に対するレーザー療法	106
4. その他のレーザーの利用	107
D. 理学療法	**107**
1. 光線療法	107
1) ★紫外線	107
2) 赤外線	108
2. ★放射線療法	109
3. ★凍結療法	109
4. 温熱療法	109
5. ★高圧酸素療法	109
6. 陰圧閉鎖療法	109
E. 外科療法（皮膚外科）	**110**
1. ★切除・縫縮術	110
2. ★植皮術，皮弁術	110
3. 削皮術	111
4. ケミカルピーリング	112
5. 電気療法，イオントフォレーシス	113

6. レーザーメス	113
7. サージトロン	113
7章　湿疹・皮膚炎	**114**
湿疹	**114**
a. 原因が明らかでない，いわゆる"湿疹"	116
1. ★急性湿疹	116
2. ★慢性湿疹	116
b. ★接触皮膚炎	116
c. 皮疹の特徴から固有の診断名が付されている湿疹	119
1. ★アトピー性皮膚炎	119
1) 乳幼児期のアトピー性皮膚炎	121
2) 小児期のアトピー性皮膚炎	121
3) 思春期・成人期のアトピー性皮膚炎	121
2. ★脂漏性皮膚炎	124
3. 貨幣状湿疹	125
4. 慢性単純性苔癬	126
5. ★自家感作性皮膚炎	126
6. ★うっ滞性皮膚炎	127
7. ★皮脂欠乏性湿疹	128
8. 汗疱，異汗性湿疹	128
9. Wiskott-Aldrich 症候群	129
8章　蕁麻疹・痒疹・皮膚瘙痒症	**130**
蕁麻疹および血管性浮腫	**130**
1. ★蕁麻疹	130
1) 急性および慢性蕁麻疹	131
2) 接触蕁麻疹	132
3) 物理性蕁麻疹	132
4) コリン性蕁麻疹	133
2. ★血管性浮腫	133
3. 食物依存性運動誘発アナフィラキシー	134
痒疹	**135**
1. 急性痒疹	135
2. ★慢性痒疹	136
3. 妊娠性痒疹	137
4. 多形妊娠疹	137
5. 色素性痒疹（長島）	137
皮膚瘙痒症	**137**
1. ★汎発性皮膚瘙痒症	138
2. 限局性皮膚瘙痒症	138
9章　紅斑・紅皮症	**139**
紅斑	**139**

A. いわゆる紅斑　139
1. ★多形紅斑　139
2. ★Stevens-Johnson 症候群　141
3. ★Sweet 症候群　143
4. ★手掌紅斑　145
5. 新生児中毒性紅斑　145

B. 環状紅斑　145
1. ★遠心性環状紅斑　145
2. 匐行性迂回状紅斑　146
3. 壊死性遊走性紅斑　146
4. リウマチ性環状紅斑　146

紅皮症　147
1. ★湿疹性紅皮症　148
2. ★薬剤性紅皮症　149
3. ★乾癬性紅皮症　149
4. ★腫瘍（随伴）性紅皮症　149
5. 丘疹紅皮症（太藤）　149
6. その他の紅皮症　149

10章　薬疹とGVHD　151

A. 薬疹　151
a. 発症機序による分類　152
1. アレルギー機序による薬疹　152
2. 非アレルギー機序による薬疹　152
b. 発疹型による分類　153
c. 原因薬剤の同定法　153
d. 薬疹の特殊型　154
1. 固定薬疹　154
2. 中毒性表皮壊死症　155
3. ★薬剤性過敏症症候群　158
4. 急性汎発性発疹性膿疱症　158
5. 手足症候群　158
6. 抗悪性腫瘍薬による皮疹　159

B.★移植片対宿主病　160

11章　血管炎・紫斑・その他の脈管疾患　163

血管炎　163
A. 小血管の血管炎　163
1. 皮膚白血球破砕性血管炎　163
2. IgA血管炎　165
3. 蕁麻疹様血管炎　167
4. 持久性隆起性紅斑　167
5. 顔面肉芽腫　167

B. 小〜中動脈の血管炎　168
1. 結節性多発動脈炎　168
2. 皮膚型結節性多発動脈炎　169
3. ★顕微鏡的多発血管炎　169
4. 好酸球性多発血管炎性肉芽腫症　170
5. 多発血管炎性肉芽腫症　171
6. ★巨細胞性動脈炎　172
7. ★川崎病　173

C. その他の類縁疾患　174
1. ★Behçet 病　174
2. 壊疽性膿皮症　176
3. ★Buerger 病　178
4. Mondor 病　179
5. 悪性萎縮性丘疹症　179
6. ★血栓性静脈炎　179
7. コレステロール結晶塞栓症　180

紫斑　181
1. ★血小板減少性紫斑病　181
   1) 免疫性血小板減少性紫斑病　181
   2) 続発性血小板減少性紫斑病　182
2. ★クリオグロブリン血症　182
3. 色素性紫斑病　183
4. ★老人性紫斑　184
5. ★単純性紫斑　184
6. ステロイド紫斑　184

その他の脈管疾患　185
1. ★閉塞性動脈硬化症　185
2. ★糖尿病性壊疽　185
3. ★Raynaud 現象，Raynaud 病　186
4. ★慢性静脈不全　187
5. ★リベド，皮斑　188
6. リベド血管症　188
7. 肢端紅痛症　189
8. リンパ管炎　189
9. リンパ浮腫　189
10. ★毛細血管拡張性運動失調症　190

12章　膠原病および類縁疾患　191

A. エリテマトーデス（紅斑性狼瘡）　191
1. ★全身性エリテマトーデス　191
2. ★円板状エリテマトーデス　196
3. 深在性エリテマトーデス　197
4. 凍瘡状エリテマトーデス　198
5. 亜急性皮膚エリテマトーデス　198
6. 新生児エリテマトーデス　199
7. 結節性皮膚ループスムチン沈着症　199
8. 水疱型エリテマトーデス　199

B. 強皮症　200
1. ★全身性強皮症　200
2. 限局性強皮症　203

3. 好酸球性筋膜炎　　　　　　　　　204
C. その他の膠原病　　　　　　　　　　　205
　　　1. ★皮膚筋炎　　　　　　　　　　205
　　　　1) 抗 APS 抗体症候群　　　　　207
　　　　2) 無筋症性皮膚筋炎　　　　　　207
　　　　3) 抗 Mi-2 抗体陽性皮膚筋炎　　208
　　　　4) 抗 TIF1-γ 抗体陽性皮膚筋炎　208
　　　　5) 小児皮膚筋炎　　　　　　　　208
　　　2. 混合性結合組織病　　　　　　　209
　　　3. オーバーラップ症候群　　　　　210
　　　4. ★抗リン脂質抗体症候群　　　　210
　　　5. ★Sjögren 症候群　　　　　　　 211
　　　6. 再発性多発軟骨炎　　　　　　　213
D. 関節炎を主体とするリウマチ性疾患　213
　　　1. ★関節リウマチ　　　　　　　　213
　　　2. ★成人 Still 病　　　　　　　　 214
　　　3. 若年性特発性関節炎　　　　　　215
　　　4. ★反応性関節炎　　　　　　　　216
　　　5. IgG4 関連疾患　　　　　　　　 217
E. 自己炎症性疾患　　　　　　　　　　　217
　　　1. 家族性地中海熱　　　　　　　　217
　　　2. クリオピリン関連周期熱症候群　217
　　　3. TNF 受容体関連周期症候群　　 218
　　　4. その他　　　　　　　　　　　　218

13 章　物理化学的皮膚障害・光線性皮膚疾患　219

物理化学的皮膚障害　　　　　　　　　219
　　　1. ★熱傷　　　　　　　　　　　　219
　　　2. ★凍瘡および凍傷　　　　　　　222
　　　　1) 凍瘡　　　　　　　　　　　　223
　　　　2) 凍傷　　　　　　　　　　　　223
　　　3. ★化学熱傷　　　　　　　　　　224
　　　4. 電撃傷　　　　　　　　　　　　224
　　　5. 血管外漏出に伴う皮膚障害　　　224
　　　6. ★放射線皮膚炎　　　　　　　　225
　　　7. 褥瘡　　　　　　　　　　　　　226
　　　8. 人工皮膚炎　　　　　　　　　　227
光線性皮膚疾患　　　　　　　　　　　228
　　　1. 日光皮膚炎，日焼け　　　　　　229
　　　2. 光老化　　　　　　　　　　　　229
　　　3. ★光線過敏症　　　　　　　　　229
　　　　1) 光アレルギー性皮膚炎　　　　230
　　　　2) 光毒性皮膚炎　　　　　　　　232
　　　4. 日光蕁麻疹　　　　　　　　　　232
　　　5. 慢性光線性皮膚炎　　　　　　　233
　　　6. 多形日光疹　　　　　　　　　　233
　　　7. ★種痘様水疱症　　　　　　　　234

　　　8. ★色素性乾皮症　　　　　　　　234

14 章　水疱症・膿疱症　237

水疱症　　　　　　　　　　　　　　　237
A. 遺伝性水疱症（先天性水疱症）　　　　237
　　a. 表皮水疱症　　　　　　　　　　　237
　　　1. ★単純型表皮水疱症　　　　　　239
　　　2. 接合部型表皮水疱症　　　　　　241
　　　3. ★栄養障害型表皮水疱症　　　　243
　　b. その他の遺伝性水疱症　　　　　　246
　　　　Hailey-Hailey 病　　　　　　　246
B. 自己免疫性水疱症（後天性水疱症）　　247
　　a. 表皮内水疱症（天疱瘡群）　　　　247
　　　1. ★尋常性天疱瘡　　　　　　　　249
　　　2. 増殖性天疱瘡　　　　　　　　　252
　　　3. ★落葉状天疱瘡　　　　　　　　253
　　　4. 紅斑性天疱瘡　　　　　　　　　253
　　　5. 腫瘍随伴性天疱瘡　　　　　　　254
　　　6. 薬剤誘発性天疱瘡　　　　　　　254
　　　7. 新生児天疱瘡　　　　　　　　　254
　　　8. IgA 天疱瘡　　　　　　　　　　254
　　　9. 疱疹状天疱瘡　　　　　　　　　255
　　10. ブラジル天疱瘡　　　　　　　　 255
　　b. 表皮下水疱症（類天疱瘡群）　　　255
　　　1. ★水疱性類天疱瘡　　　　　　　256
　　　2. 妊娠性類天疱瘡　　　　　　　　258
　　　3. 粘膜類天疱瘡　　　　　　　　　259
　　　4. ★後天性表皮水疱症　　　　　　260
　　　5. ★Duhring 疱疹状皮膚炎　　　　261
　　　6. 線状 IgA 水疱性皮膚症　　　　　263
　　　7. 抗ラミニン γ1 類天疱瘡　　　　264
膿疱症　　　　　　　　　　　　　　　264
　　　1. ★掌蹠膿疱症　　　　　　　　　264
　　　2. 角層下膿疱症　　　　　　　　　266
　　　3. 好酸球性膿疱性毛包炎　　　　　266
　　　4. 急性汎発性膿疱性細菌疹　　　　267
　　　5. 小児肢端膿疱症　　　　　　　　267

15 章　角化症　268

A. 遺伝性角化症　　　　　　　　　　　　268
　　a. 魚鱗癬　　　　　　　　　　　　　268
　　　1. ★尋常性魚鱗癬　　　　　　　　268
　　　2. ★X 連鎖性魚鱗癬　　　　　　　270
　　　3. 道化師様魚鱗癬　　　　　　　　271
　　　4. 葉状魚鱗癬　　　　　　　　　　271
　　　5. 先天性魚鱗癬様紅皮症　　　　　271

　　　　6. 表皮融解性魚鱗癬　273
　　　　7. 表在性表皮融解性魚鱗癬　273
　　　　8. ロリクリン角皮症　274
　　　　9. 魚鱗癬症候群　274
　　b. 掌蹠角化症　277
　　　　1. ★長島型掌蹠角化症　277
　　　　2. ★Unna-Thost 型掌蹠角化症　277
　　　　3. Vörner 型掌蹠角化症　277
　　　　4. 点状掌蹠角化症　278
　　　　5. 線状掌蹠角化症　278
　　　　6. メレダ病　278
　　　　7. Vohwinkel 症候群　279
　　　　8. Papillon-Lefèvre 症候群　279
　　c. その他の遺伝性角化症　279
　　　　1. ★Darier 病　279
　　　　2. 紅斑角皮症　280
B. 後天性角化症　281
　　a. 炎症性角化症　281
　　　　1. ★乾癬　281
　　　　　1) 尋常性乾癬　286
　　　　　2) 滴状乾癬　287
　　　　　3) 膿疱性乾癬　287
　　　　　4) 乾癬性紅皮症　287
　　　　　5) 乾癬性関節炎　287
　　　　2. 毛孔性紅色枇糠疹　288
　　　　3. ★類乾癬　290
　　　　　1) 局面状類乾癬　291
　　　　　2) 苔癬状枇糠疹　291
　　　　4. 扁平苔癬　291
　　　　5. 線状苔癬　293
　　　　6. 光沢苔癬　294
　　　　7. ★Gibert ばら色枇糠疹　295
　　b. 非炎症性角化症　296
　　　　1. ★鶏眼　296
　　　　2. ★胼胝　296
　　　　3. 毛孔性角化症　297
　　　　4. 顔面毛包性紅斑黒皮症（北村）　297
　　　　5. 棘状苔癬　298
　　　　6. 黒色表皮腫　298
　　　　7. 融合性細網状乳頭腫症　299
　　　　8. 腫瘍随伴性先端角化症　299
　　　　9. 鱗状毛包性角化症（土肥）　299
　　　　10. 連圏状枇糠疹（遠山）　300
　　　　11. 固定性扁豆状角化症　300
　　　　12. 後天性魚鱗癬　300

16 章　色素異常症　302

A. 色素の脱失を主体とするもの　302
　　1. ★眼皮膚白皮症　302
　　　1) ★OCA1 型　303
　　　2) OCA2 型　303
　　　3) OCA3 型　304
　　　4) OCA4 型　304
　　　5) ★Hermansky-Pudlak 症候群　304
　　　6) ★Chédiak-Higashi 症候群　304
　　2. ★尋常性白斑　305
　　3. まだら症　306
　　4. ★Sutton 母斑　307
　　5. ★Vogt・小柳・原田病　307
　　6. 特発性滴状色素減少症　308
　　7. 脱色素性母斑　308
　　8. 偽梅毒性白斑　309

B. 色素増加を主体とするもの　309
　　1. 雀卵斑　309
　　2. 肝斑　310
　　3. Riehl 黒皮症　310
　　4. 摩擦黒皮症　311
　　5. 遺伝性対側性色素異常症（遠山）　311
　　6. 老人性色素斑　312
　　7. ★Addison 病　312
　　8. 光線性花弁状色素斑　312
　　9. 色素異常性固定紅斑　312

C. 異物沈着によるもの　313
　　1. 柑皮症　313
　　2. 銀皮症　314
　　3. 刺青　314

17 章　代謝異常症　315

A. アミロイドーシス　315
　　a. 皮膚限局性アミロイドーシス　316
　　　　1. アミロイド苔癬　316
　　　　2. 斑状アミロイドーシス　316
　　　　3. 結節性皮膚アミロイドーシス　317
　　　　4. 肛門・仙骨部皮膚アミロイドーシス　317
　　　　5. 続発性皮膚限局性アミロイドーシス　317
　　b. 全身性アミロイドーシス　317
　　　　1. ★AL アミロイドーシス　317
　　　　2. 反応性 AA アミロイドーシス　318
　　　　3. 家族性全身性アミロイドーシス　318
　　　　4. ★透析アミロイドーシス　318

B. ムチン（沈着）症　319
　　1. ★浮腫性硬化症　319

2. ★汎発性粘液水腫		320
3. 脛骨前粘液水腫		320
4. 粘液水腫性苔癬		320
5. 網状紅斑性ムチン沈着症		321
6. ★毛包性ムチン沈着症		321
C. 黄色腫		321
1. 結節性黄色腫		322
2. ★腱黄色腫		322
3. 扁平黄色腫		322
4. ★眼瞼黄色腫		322
5. 発疹性黄色腫		323
6. 疣状黄色腫		323
D. 無機質		323
1. ★亜鉛欠乏症候群		323
2. ★ヘモクロマトーシス		324
3. ★Menkes 病		325
4. 皮膚石灰沈着症		326
5. カルシフィラキシー		326
E. ビタミン		327
1. ★ペラグラ		327
2. ★ビオチン欠乏症		327
3. ★壊血病		328
F. ポルフィリン症		328
1. 先天性骨髄性ポルフィリン症		330
2. 骨髄性プロトポルフィリン症		330
3. 多様性（異型）ポルフィリン症		331
4. ★晩発性皮膚ポルフィリン症		331
G. 糖尿病における皮膚変化		332
1. 糖尿病性壊疽		332
2. 糖尿病性浮腫性硬化症		332
3. 糖尿病性黄色腫		332
4. リポイド類壊死症		332
5. 糖尿病性水疱症		333
6. ★Dupuytren 拘縮		333
7. 汎発型環状肉芽腫		333
8. 湿疹・皮膚炎および皮膚瘙痒症		333
9. 日和見感染性		333
10. その他		333
H. その他		334
1. Fabry 病		334
2. 神崎病		334
3. ★痛風結節		335
4. 類脂質蛋白症		335
5. ★フェニルケトン尿症		336

18章　真皮，皮下脂肪組織の疾患　337

真皮の疾患　337

A. 皮膚萎縮症		337
1. 伸展性皮膚線条		337
2. 皮膚老化		338
3. white fibrous papulosis of the neck		338
4. 硬化性苔癬		339
5. ★Werner 症候群		340
6. Rothmund-Thomson 症候群		341
B. 皮膚形成異常症		342
1. 外胚葉形成異常症		342
1）無汗性外胚葉形成異常症		342
2）有汗性外胚葉形成異常症		342
2. 先天性皮膚欠損症		342
3. 脳回転状皮膚		342
C. 穿孔性皮膚症		343
1. 蛇行性穿孔性弾力線維症		343
2. 反応性穿孔性膠原線維症		344
3. 結節性耳輪軟骨皮膚炎		344
D. 肉芽腫性疾患		344
1. ★サルコイドーシス		344
2. ★環状肉芽腫		348
3. 環状弾性線維融解性巨細胞肉芽腫		349
4. Melkersson-Rosenthal 症候群		349
5. 乳児殿部肉芽腫		350
E. 遺伝性結合組織疾患		351
1. ★Ehlers-Danlos 症候群		351
2. ★Marfan 症候群		352
3. 弾性線維性仮性黄色腫		353

皮下脂肪組織疾患　354

A. 脂肪組織炎		354
1. ★結節性紅斑		354
2. ★硬結性紅斑		355
3. 好酸球性蜂窩織炎		357
4. ステロイド後脂肪織炎		357
5. 寒冷脂肪組織炎		357
6. 外傷性脂肪組織炎		357
7. 新生児皮下脂肪壊死症		358
8. その他の脂肪織炎		358
B. リポジストロフィー		358
1. 全身型リポジストロフィー		358
1）先天性全身型リポジストロフィー		358
2）後天性全身型リポジストロフィー		359
2. 後天性部分型リポジストロフィー		359
3. 小児腹壁遠心性脂肪萎縮症		359

19章　付属器疾患　360

A. 汗腺の疾患		360
1. ★汗疹		360

2. 臭汗症　361
3. Fox-Fordyce 病　362
4. 多汗症　362
5. 無汗症，乏汗症　363

B. 脂腺の疾患　363
 1. ★尋常性痤瘡　363
 2. 酒皶　366
 3. ★酒皶様皮膚炎　367
 4. ★顔面播種状粟粒性狼瘡　367

C. 毛髪疾患　368
 1. ★円形脱毛症　368
 2. ★男性型脱毛症　370
 3. 先天性脱毛症　371
 4. ★トリコチロマニア（抜毛症，抜毛癖）　371
 5. 瘢痕性脱毛症　372

D. 爪甲の変化　372
 a. 爪甲の色調の変化　372
  1. メラニン色（黒色）の爪　372
  2. 黄色の爪　372
  3. 緑色の爪　372
  4. 白色の爪　372
 b. 爪の形態の異常　373
  1. ★時計皿爪　373
  2. ★匙状爪　373
  3. 爪甲剥離症　373
  4. 爪甲脱落症　374
  5. 爪甲肥厚症（厚硬爪甲）　374
  6. 爪甲縦溝　374
  7. 爪甲横溝　374
  8. 点状陥凹　374
  9. 爪甲層状分裂症　374
  10. 陥入爪　375

20 章　母斑と神経皮膚症候群　376

母斑　376

A. メラノサイト系母斑　376
 a. ★母斑細胞母斑　376
 通常型　378
  1. ★境界母斑　378
  2. ★複合母斑　378
  3. ★真皮内母斑　379
 特殊型　379
  1. ★巨大先天性色素性母斑　379
  2. 分離母斑　379
  3. 爪甲黒色線条型母斑　379
  4. Spitz 母斑　379
  5. Clark 母斑　381

 b. 真皮メラノサイト系母斑　381
  1. 青色母斑　382
  2. ★太田母斑　382
  3. 後天性真皮メラノサイトーシス　383
  4. 蒙古斑　383

B. 表皮系母斑　385
 1. 疣贅状表皮母斑　385
 2. ★脂腺母斑　386
 3. 副乳　387
 4. 面皰母斑　387
 5. エクリン母斑　387
 6. アポクリン母斑　388

C. 間葉細胞系母斑　388
 1. 結合組織母斑　388
 2. 表在性皮膚脂肪腫性母斑　388
 3. 軟骨母斑　388
 4. 平滑筋過誤腫　388

D. 皮膚の色素異常を伴うその他の母斑　389
 1. ★カフェオレ斑　389
 2. 扁平母斑　390
 3. Becker 母斑　390
 4. 貧血母斑　390

神経皮膚症候群　391
 1. ★神経線維腫症 1 型　391
 2. ★神経線維腫症 2 型　394
 3. ★結節性硬化症　394
 4. ★Peutz-Jeghers 症候群　396
 5. ★色素失調症　398
 6. ★Sturge-Weber 症候群　400
 7. Klippel-Trenaunay-Weber 症候群　401
 8. 神経皮膚黒皮症　402
 9. Noonan 症候群　402
 10. 母斑性基底細胞癌症候群　403
 11. 色素血管母斑症　403
 12. 遺伝性出血性毛細血管拡張症　404
 13. 青色ゴムまり様母斑症候群　404
 14. Maffucci 症候群　405
 15. 先天性角化異常症　405
 16. 先天性血管拡張性大理石様皮斑　405

21 章　皮膚の良性腫瘍　406

A. 表皮系腫瘍　406
 1. ★脂漏性角化症　406
 2. 澄明細胞性棘細胞腫　407
 3. 疣贅状異常角化腫　407
 4. ★汗孔角化症　408

B. 毛包系腫瘍　409

1. 毛包腫	409
2. 毛包腺腫	409
3. 毛包上皮腫	409
4. 毛芽腫	410
5. 毛母腫	410
6. 外毛根鞘腫	411
7. 増殖性外毛根鞘性囊腫	411
C. 脂腺系腫瘍	**411**
1. 脂腺増殖症	411
2. 脂腺腺腫	412
3. 脂腺腫（脂腺上皮腫）	412
D. 汗腺系腫瘍	**412**
1. エクリン汗囊腫	412
2. 汗管腫	412
3. エクリン汗孔腫	414
4. らせん腺腫	414
5. 乳頭状エクリン腺腫	414
6. 結節性汗腺腫	415
7. 皮膚混合腫瘍	415
8. アポクリン汗囊腫	415
9. 円柱腫	415
10. 乳頭状汗腺腫	416
11. 乳頭状汗管囊胞腺腫	416
12. 管状アポクリン腺腫	416
13. 乳頭部腺腫	416
E. 囊腫	**417**
1. ★類表皮囊腫	417
2. 稗粒腫	417
3. 皮様囊腫	418
4. 外毛根鞘囊腫	418
5. 多発性脂腺囊腫	418
6. 発疹性毳毛囊腫	418
7. ★毛巣洞	419
8. 鰓性囊胞	419
9. 中央縫線囊胞	419
10. 耳介偽囊腫	419
F. 神経系腫瘍	**420**
1. ★神経線維腫	420
2. 神経鞘腫	420
3. 外傷性神経腫	420
4. 痕跡的多指症	421
5. 顆粒細胞腫	421
G. 脈管系腫瘍	**421**
a. 血管成分の腫瘍	**421**
1. 乳児血管腫	421
2. 老人性血管腫	424
3. 化膿性肉芽腫	424
4. 糸球体様血管腫	425

5. ★Kasabach-Merritt 症候群	425
6. 房状血管腫	426
7. 血管内乳頭状内皮細胞増殖症	426
8. ★グロムス腫瘍	426
b. 血管奇形	**427**
1. ★毛細血管奇形	427
2. ★静脈奇形	428
3. 静脈湖	428
4. ★クモ状血管拡張	429
5. ★リンパ管奇形	429
6. 被角血管腫	430
7. 皮膚動静脈奇形	431
H. 線維組織系腫瘍	**431**
1. 軟性線維腫	431
2. ★皮膚線維腫	431
3. ★肥厚性瘢痕およびケロイド	432
4. 手掌足底線維腫症	434
5. 真珠様陰茎小丘疹	434
6. 鼻部線維性丘疹	434
7. 後天性指趾被角線維腫	434
8. 弾性線維腫	434
9. 硬化性線維腫	435
10. 結節性筋膜炎	435
11. 腱鞘巨細胞腫	435
12. デスモイド腫瘍	435
13. 皮膚粘液腫	435
14. 指趾粘液囊腫／ガングリオン	436
15. 口腔粘膜粘液囊腫	436
I. 組織球系腫瘍	**436**
1. 黄色肉芽腫	436
2. 多中心性細網組織球症	437
3. 良性頭部組織球症	438
4. Rosai-Dorfman 病	438
J. 脂肪細胞系腫瘍	**438**
★脂肪腫	438
K. 筋組織系腫瘍	**439**
平滑筋腫	439
L. 骨組織系腫瘍	**439**
1. 皮膚骨腫	439
2. 爪下外骨腫	439
M. 造血系	**439**
1. 皮膚リンパ球腫	439
2. 木村病	440
3. 好酸球性血管リンパ球増殖症	440
4. ★肥満細胞症	441
5. 形質細胞増多症	443

22章　皮膚の悪性腫瘍　444

皮膚の悪性腫瘍　444
- A. 表皮・毛包系腫瘍　444
  1. ★基底細胞癌　444
  2. ★有棘細胞癌　447
  3. ★日光角化症　449
  4. ★Bowen 病　451
  5. ★白板症　452
  6. ★ケラトアカントーマ　453
- B. 脂腺系腫瘍　455
  - 脂腺癌　455
- C. 毛包系腫瘍　455
- D. 汗腺系腫瘍　455
  1. ★乳房 Paget 病　455
  2. ★乳房外 Paget 病　456
  3. エクリン汗孔癌　458
  4. 微小嚢胞性付属器癌　459
  5. 皮膚粘液癌　459
- E. 神経系腫瘍　459
  1. ★Merkel 細胞癌　459
  2. 悪性末梢神経鞘腫瘍　460
- F. 間葉系腫瘍　461
  - a. 線維芽細胞・筋線維芽細胞系腫瘍　461
    1. ★隆起性皮膚線維肉腫　461
    2. 孤立性線維性腫瘍　461
  - b. 脂肪組織系腫瘍　462
    - 脂肪肉腫　462
  - c. 筋組織系腫瘍　462
  - d. 脈管系腫瘍　462
    1. ★血管肉腫（脈管肉腫）　462
    2. ★Kaposi 肉腫　464
    3. 紡錘細胞血管内皮腫　465
  - e. 分化不定腫瘍　465
    1. 異型線維黄色腫　465
    2. 類上皮肉腫　465
    3. 滑膜肉腫　465
  - f. 未分化・未分類肉腫　466
    - ★未分化多形細胞肉腫　466
- G. 癌の皮膚転移　466

悪性リンパ腫および類縁疾患　467
- A. 皮膚 T 細胞リンパ腫　468
  1. ★菌状息肉症　468
  2. ★Sézary 症候群　471
  3. ★成人 T 細胞白血病/リンパ腫　473
  4. 原発性皮膚未分化大細胞リンパ腫　475
  5. リンパ腫様丘疹症　476
  6. ★節外性 NK/T 細胞リンパ腫，鼻型　476
  7. ★種痘様水疱症様リンパ腫　476
  8. 皮下脂肪織炎様 T 細胞リンパ腫　477
- B. 皮膚 B 細胞リンパ腫　477
  1. 原発性皮膚辺縁帯 B 細胞リンパ腫　478
  2. 原発性皮膚濾胞中心リンパ腫　479
  3. 原発性皮膚びまん性大細胞型 B 細胞リンパ腫，下肢型　479
- C. その他の造血系腫瘍　480
  1. ★Langerhans 細胞組織球症　480
  2. 芽球性形質細胞様樹状細胞腫瘍　481
  3. 皮膚白血病　481
  4. 多発性骨髄腫　481

★悪性黒色腫（メラノーマ）　481

23章　ウイルス感染症　487

- A. 水疱を主体とするもの　487
  1. ★単純ヘルペスウイルス感染症　487
  2. ★水痘　490
  3. ★帯状疱疹　492
- B. 疣贅を主体とするもの　494
  1. 尋常性疣贅　494
  2. 扁平疣贅　496
  3. ★尖圭コンジローマ　496
  4. Bowen 様丘疹症　497
  5. 疣贅状表皮発育異常症　497
  6. ★伝染性軟属腫　498
- C. 全身性の皮疹を主体とするもの　499
  1. ★麻疹　499
  2. ★風疹　501
  3. ★突発性発疹　503
  4. ★伝染性紅斑　504
  5. Gianotti-Crosti 症候群　505
  6. ★手足口病　506
  7. ★伝染性単核球症　507
  8. デング熱　508
- D. 特殊なウイルス感染症　509
  - ★後天性免疫不全症候群　509

24章　細菌感染症　514

- A. 急性膿皮症　514
  1. ★伝染性膿痂疹　514
     1) 水疱性膿痂疹　514
     2) 痂皮性膿痂疹　515
  2. ★丹毒　516
  3. ★蜂窩織炎　517
  4. ★毛包炎（毛嚢炎）　518

5. ★癤，癰	519
6. 細菌性爪囲炎	520
7. 乳児多発性汗腺膿瘍	520

B. 慢性膿皮症 521

C. 全身性感染症 522
- 1. ★ブドウ球菌性熱傷様皮膚症候群 522
- 2. トキシックショック症候群 524
- 3. 猩紅熱 525
- 4. ★壊死性筋膜炎 526
- 5. ★ガス壊疽 528
- 6. ★敗血症 528
- 7. Osler結節 529

D. その他の特殊な細菌感染症 529
- 1. 黄菌毛 529
- 2. 紅色陰癬（エリトラスマ） 529
- 3. 点状角質融解症 530
- 4. ★猫ひっかき病 530
- 5. 放線菌症 530
- 6. 外歯瘻 531
- 7. ★ノカルジア症 531

25章　真菌症　532

A. 浅在性真菌症 532
- a. 白癬（皮膚糸状菌症） 532
  - 1. ★足白癬 533
  - 2. ★爪白癬 534
  - 3. ★手白癬 534
  - 4. ★体部白癬 535
  - 5. 顔面白癬 535
  - 6. ★股部白癬 536
  - 7. ★頭部白癬 536
  - 8. ★Celsus禿瘡 536
  - 9. 白癬菌性肉芽腫 537
- b. カンジダ症 537
  - 1. ★カンジダ性間擦疹 538
  - 2. ★カンジダ性指趾間びらん症 538
  - 3. カンジダ性爪囲炎 538
  - 4. 爪カンジダ症 539
  - 5. 口腔カンジダ症 539
  - 6. 性器カンジダ症 539
  - 7. 慢性皮膚粘膜カンジダ症 539
- c. マラセチア感染症 540
  - 1. ★癜風 540
  - 2. マラセチア毛包炎 541

B. 深在性真菌症 541
- 1. ★スポロトリコーシス 541
- 2. クロモブラストミコーシス 542

- 3. 菌腫 543
- 4. ★皮膚アスペルギルス症 544
- 5. ★皮膚クリプトコッカス症 544
- 6. パラコクシジオイデス症 544
- 7. コクシジオイデス症 545
- 8. 北米ブラストミセス症 545
- 9. ヒストプラスマ症 545
- 10. ★皮膚ムーコル症 545
- 11. 皮膚プロトテコーシス 545

26章　抗酸菌感染症　546

A. 結核菌によるもの 546
- a. （真性）皮膚結核 547
  - 1. ★皮膚腺病 547
  - 2. ★尋常性狼瘡 547
  - 3. 皮膚疣状結核 549
- b. 結核疹 549
  - 1. ★硬結性紅斑 549
  - 2. 丘疹壊疽性結核疹 549
  - 3. 腺病性苔癬 550
  - 4. 陰茎結核疹 550
- c. BCG副反応 550

B. 非結核性抗酸菌によるもの 551
- 1. ★*Mycobacterium marinum*感染症 551
- 2. *Mycobacterium avium*感染症 552
- 3. *Mycobacterium chelonae*感染症 552
- 4. *Mycobacterium fortuitum*感染症 552
- 5. ブルーリ潰瘍 553

C. らい菌によるもの 553
- ★ハンセン病 553

27章　性感染症　556

- 1. ★梅毒 556
  - 1) 第1期梅毒 557
  - 2) 第2期梅毒 557
  - 3) 潜伏梅毒 558
  - 4) 第3期梅毒 558
  - 5) 神経梅毒 559
  - 6) 先天梅毒 559
- 2. ★軟性下疳 560
- 3. 性病性リンパ肉芽腫 561

28章　節足動物などによる皮膚疾患　562

A. 昆虫などによる皮膚疾患 562
- 1. 虫刺症 562

2. 蚊アレルギー　　　　　　　　562
　　　3. 毛虫皮膚炎　　　　　　　　　563
　　　4. 線状皮膚炎　　　　　　　　　563
　　　5. シラミ症　　　　　　　　　　563
　　　6. ★疥癬　　　　　　　　　　　564
　　　7. ★マダニ刺咬症　　　　　　　566
　　　8. トコジラミ刺症　　　　　　　567
B. 昆虫などが媒介する皮膚疾患　　　　**567**
　　　1. ★ライム病　　　　　　　　　567
　　　2. ★ツツガムシ（恙虫）病　　　569
　　　3. リーシュマニア症　　　　　　570
　　　4. ★デング熱　　　　　　　　　571
C. 寄生虫による皮膚疾患　　　　　　　**572**
　　　1. ★クリーピング病　　　　　　572
　　　2. ★リンパ系フィラリア症　　　572

29章　遺伝性皮膚疾患：遺伝相談と新しい治療　573

A. 遺伝性皮膚疾患　　　　　　　　　　**573**
　　　★遺伝性皮膚疾患とは　　　　　573
B. 遺伝相談と出生前診断　　　　　　　**576**
　　　1. ★遺伝相談　　　　　　　　　576
　　　2. ★危険率の推定　　　　　　　577
　　　3. 出生前診断と倫理　　　　　　577
　　　4. 出生前診断の実際　　　　　　578
　　　　　1）胎児皮膚生検
　　　　　　（皮膚の表現型に基づく診断）　578
　　　　　2）絨毛生検および羊水穿刺
　　　　　　（胎児DNA解析に基づく診断）　579
　　　5. 出生前診断における将来の展望　579
C. 新しい治療法の開発　　　　　　　　**580**

和文索引　　　　　　　　　　　　　　　582
欧文索引　　　　　　　　　　　　　　　600

1章 皮膚の構造と機能

Structure and function of the skin

　ヒトの身体全体を覆う皮膚は，皮下組織を含むと体重の約16％を占める，人体で最大の重量を有するひとつながりの臓器である．成人での面積は約1.6 m^{2}であり，全体が外界と直接触れるため，①水分の喪失や透過を防ぐ，②体温を調節する，③微生物や物理化学的な刺激から生体を守る，④感覚器としての役割を果たすなど，生命を維持するための必要不可欠なさまざまな機能をもっている．そして，生体保持には角層が最も重要な役割を果たす．皮膚の病態を理解するうえで，正常皮膚の構造や機能を正しく把握することは大変重要である．本章では，正常皮膚と付属器の構造と機能，および皮膚を主体とする免疫機構の基礎について述べる．

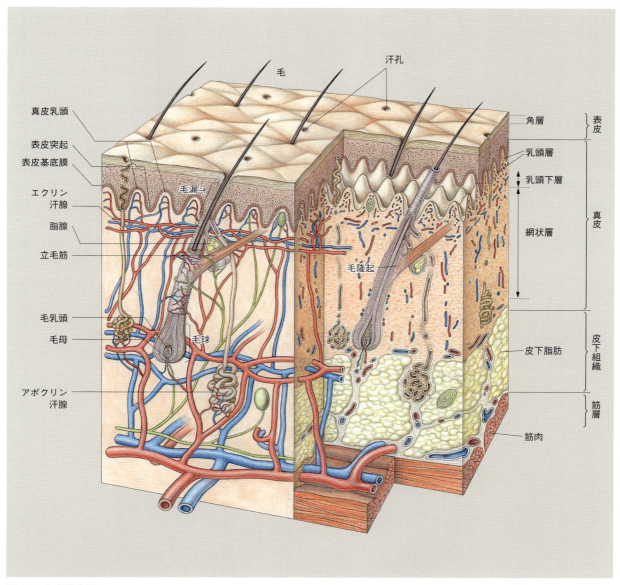

図1.1　皮膚模式図

A. 皮膚とは　overview of the skin

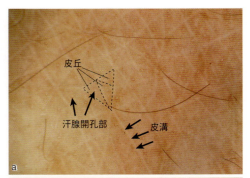

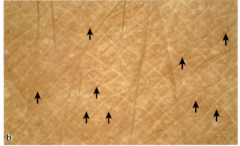

図1.2　皮膚表面の構造
a：皮丘と皮溝，汗腺開孔部．b：皮丘に開口する汗孔から汗の出る瞬間．

皮膚は人体で最大の面積，重量を有する臓器であり，体内と外界の環境を隔て人体の恒常性を維持する重要な役割を果たしている．そしてその役目を果たすためにさまざまな機能をもち，それを実現するための複雑な構造を有している．

皮膚を断面で観察すると，おおまかに表皮・真皮・皮下組織の3層構造をとっていることがわかる（**図1.1**）．表皮に存在する細胞の95％は角化細胞（keratinocyte：ケラチノサイト）であり，5％はメラノサイト（melanocyte：色素細胞）やLangerhans細胞などから構成されている．角層は角化細胞の角化により形成され，皮膚の最外層として外界と直に接し，水分の蒸発や異物の侵入，紫外線などの外的環境から人体を防御する重要な機能を有する．真皮には膠原線維（collagen：コラーゲン）や弾性線維，血管，細胞外マトリックスなどの支持組織のほか，汗腺，脂腺，毛包などの付属器が存在する．表皮と真皮の境界は，立体的にスポンジ（表皮）に指（真皮）を突き立てたような構造をとっている（**図1.1**）．表皮が真皮に入り込んでいる部分を表皮突起（rete pegs），真皮が表皮に向かって突出している部分を真皮乳頭（dermal papilla）と呼ぶ．皮下組織は脂肪組織が主体であり，中性脂肪の貯留や断熱，鈍的な外力からの防御などを担っている．

皮膚の表面は一様に平滑ではなく，多数の細かい皮溝（sulcus cutis）と呼ばれる溝が刻まれている．皮溝には溝が深いものと浅いものがあり，浅い皮溝で囲まれた小さな隆起を皮丘

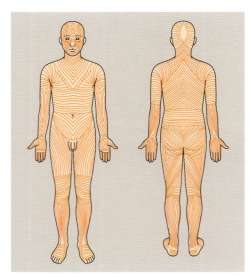

図1.3　割線の例（Langer 割線）

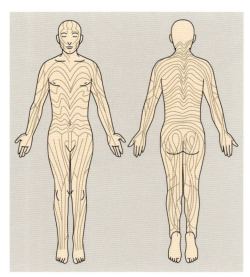

図1.4　Blaschko 線

（crista cutis）という．そして，このいくつかの皮丘が，より深い皮溝によって囲まれて多角形の皮野（area cutanea）を形成する．毛は深い皮溝から生えており，汗腺の汗孔は皮丘に開口する（図1.2）．

この皮溝の走行方向は身体部位により定まっており皮膚紋理と呼ばれる．とくに手掌や足底では特徴的な走行により，いわゆる指紋や掌紋を形成する．皮膚の深部でも同様に弾性線維が身体部位により決まった方向で走行している．このため，皮膚に円孔を開けた際には，皮膚の張力が強い方向を長軸とする楕円ができる．この走行を図示したものを割線（図1.3）という．この線に沿って切開を行えば，張力に差が生じないため瘢痕が目立たなくなる．一方，母斑など皮膚疾患の一部はBlaschko線（ブラシュコ）に沿って生じることが知られている（図1.4）．これは胎生期に皮膚へ分化するクローンの拡張方向を示していると考えられている．

B. 表皮　epidermis

a. 表皮の構造と細胞　structure and cells of the epidermis

表皮（epidermis）の厚さは平均約0.2 mmであり，構成する細胞の95％は角化細胞である．この角化細胞は表皮の最下層で分裂し，成熟するに伴い上方の層へ移行していく．したがって，表皮は成熟段階によって異なる形態の角化細胞が層状に配列し，深部から以下のように4つに分類される（図1.5，1.6）．基底細胞が分裂し，表皮表面で脱落するまでの時間をターンオーバー時間（turnover time）と呼び，約45日といわれている．

1. 基底層（基底細胞層）　basal cell layer ★

角化細胞の幹細胞を含む1層の基底細胞からなる．基底細胞は立方体〜円柱状の細胞であり，塩基性に濃染する細胞質とクロマチンに富む楕円形の核をもつ．また，隣接する細胞や基底細胞下にある基底膜と結合するための構造としてデスモソーム（desmosome），ギャップ結合（gap junction），ヘミデスモソーム（hemidesmosome）を有する（図1.7）．

細胞質内に豊富に存在するケラチン線維〔keratin filament：トノフィラメント（tonofilament）〕は束となって核周辺に分布する一方で，ヘミデスモソームやデスモソームにも結合し，

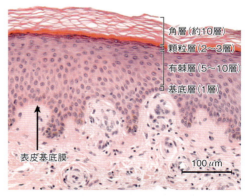

図1.5　表皮を構成する細胞の4層構造

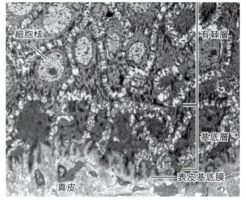

図1.6　表皮の電子顕微鏡像

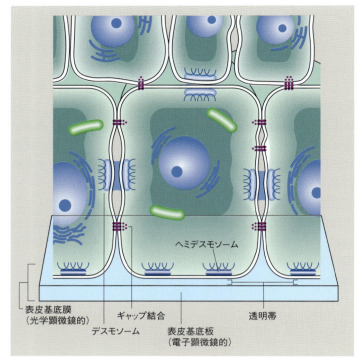

図1.7 デスモソーム，ギャップ結合，ヘミデスモソームの細胞内の位置

細胞骨格を形成している．

2. 有棘層（有棘細胞層） prickle cell layer ★

　5〜10層からなる．光学顕微鏡の強拡大像で角化細胞が互いに棘でつながっているようにみえるため，有棘細胞と呼ばれる．下層側で多角形であるが，上層へ向かうに従い扁平となる．有棘細胞は基底細胞より大きく，核はクロマチンが少なく円形になる．光学顕微鏡で棘のようにみえる部分は細胞間橋（intercellular bridge）と呼ばれ，標本処理過程で角化細胞が収縮し，デスモソーム（図1.14参照）部分が残ったものである．

3. 顆粒層（顆粒細胞層） granular cell layer ★

　2〜3層からなり，角化細胞は核も含めてさらに扁平となる．細胞質にある好塩基性の顆粒はケラトヒアリン顆粒（keratohyalin granule）と呼ばれ，主な内容物はプロフィラグリンである（図1.17，1.18参照）．また，電子顕微鏡では有棘層上部から顆粒層にかけて，球状で直径300 nm 程度の層板顆粒〔lamellar granule：オドランド小体（Odland body）〕（図1.8）も観察される．セラミドなどの脂質が含まれ，これが細胞間隙に

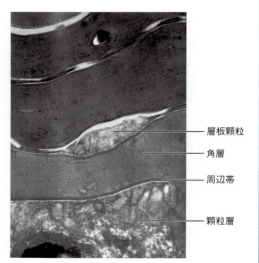

図1.8 顆粒層と角層境界部の電子顕微鏡像

放出されて角化や保湿などに関与する．

4. 角層（角層細胞層） horny cell layer ★

角質層（stratum corneum）ともいう．約10層からなる．脱核し死んだ角化細胞は膜状となり，落ち葉を敷きつめたように重層化する．表層から順にいわゆる"垢"として剥がれ落ちる．手掌足底では角層がきわめて厚く，その直下に透明層（stratum lucidum）を有する（図1.9）．角層細胞は扁平で，細胞質内は凝集したケラチン線維で満たされている．顆粒層の直上で細胞形態が消失し，好酸性の層状構造をとるようになる．さらに上層では膜状構造へと変化する．電子顕微鏡観察では，高電子密な線維間物質と低電子密なケラチン線維のコントラストが明瞭で，これをケラチン模様（keratin pattern）と呼ぶ．

また，角層細胞には通常よりも厚い細胞膜が存在し，その内側には周辺帯（cornified cell envelope, marginal band）と呼ばれる裏打ち構造が観察される（図1.8，1.10）．周辺帯を構成する蛋白は物理的および化学的刺激に対して非常に安定であり，細胞膜を補強する役割を果たしている．

5. その他の細胞 other cells

これらの角化細胞以外に表皮を構成する細胞は全体の5％を占めるが，それにはメラノサイトやLangerhans細胞，Merkel細胞が含まれ，それぞれ色素産生や免疫，知覚に関与する．

b. 角化細胞の接着 adhesion of keratinocytes

表皮と真皮は表皮基底膜構造によって密に接している．皮膚を摩擦しても表皮と真皮が解離しない理由は，表皮基底膜が正常に機能しているからである．また，角化細胞同士はデスモソームなどの構造によって互いが接着している．

1. 表皮基底膜：表皮と真皮の結合 epidermal basement membrane ★

表皮と真皮が接している部位は基底膜と呼ばれ，基底膜は光学顕微鏡観察においてPAS染色に赤く染まり，ジアスターゼ抵抗性を示す．電子顕微鏡観察では基底板（lamina densa；LD）を中心とした複雑な構造がみられる（図1.11，1.12）．基底細胞の細胞膜と基底板との間を透明帯（lamina lucida；LL）という．

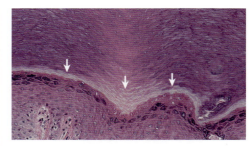

図1.9　手掌足底でみられる透明層（矢印部）

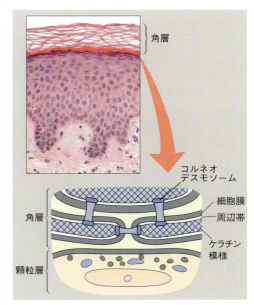

図1.10　角層の模式図

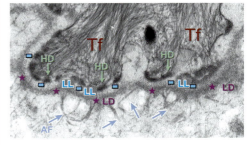

図1.11　表皮基底膜の電子顕微鏡像
Tf：tonofilament（トノフィラメント）．HD：hemidesmosome（ヘミデスモソーム）．LL：lamina lucida（透明帯）．LD：lamina densa（基底板）．AF：anchoring fibril（係留線維）．

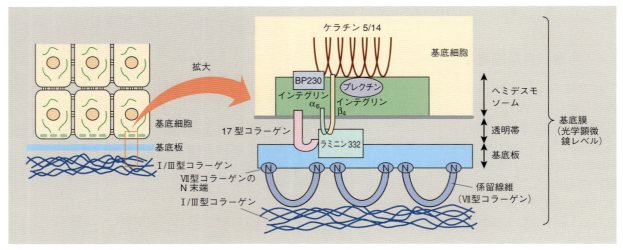

図 1.12　表皮基底膜付近の分子構造（模式図）

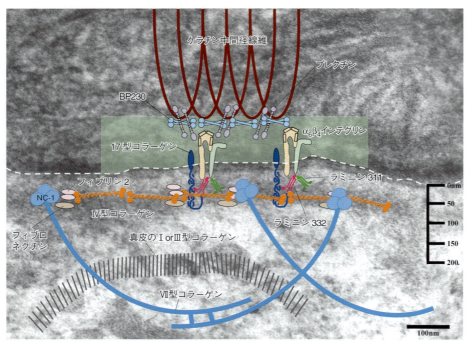

図 1.13　ヘミデスモソーム周辺の電子顕微鏡像とそれを構成する種々の分子の実物大での存在様式

　基底板は厚さ60〜80 nmで，基底細胞の産生するIV型コラーゲン，ラミニン332などから構成される．電子顕微鏡においては高電子密な部位として観察され，三次元的には網目構造をとる．基底細胞と基底膜との接着には，ヘミデスモソームが重要な役割を果たす．ヘミデスモソームはデスモソームを半分に切ったような形態であり，両者はよく似ているが，構成成分はまったく異なる．なお，デスモソームと同様に，ヘミデスモソームにも基底細胞のケラチン線維が結合しており，細胞の形態を保持している（図 1.13）．

> **MEMO 先天的変化や自己抗体の沈着による水疱形成**
>
> 基底膜周辺の構造に先天的変化あるいは自己抗体の沈着などが生じることで，表皮と真皮の接着が脆弱になり水疱を形成する．ヘミデスモソームを形成する17型コラーゲンやBP230蛋白に対して自己抗体が産生されると水疱性類天疱瘡をきたし，遺伝子変異によってケラチン5や14，17型コラーゲン，ラミニン332，Ⅶ型コラーゲンなどに先天異常をきたすと表皮水疱症を生じる（14章 p.237参照）．また，デスモソームの構成蛋白であるデスモグレインに対する自己抗体が産生され，角化細胞間接着が脆弱化することによっても，水疱ができる．これを天疱瘡という．

透明帯にはラミニン332，フィブロネクチン，ヘパラン硫酸，プロテオグリカンなどが存在する．また，17型コラーゲン（BP180，BPAG2）は，透明帯を貫通してヘミデスモソームと基底板を直結させる長い分子である．

基底板の下にはⅦ型コラーゲンで形成される係留線維（anchoring fibril）が半弧状にフックのように存在しており，真皮のⅠ型/Ⅲ型コラーゲンと基底板とを強固に結合している．

2. 角化細胞間の接着
adhesion between keratinocytes

角化細胞は，デスモソームやギャップ結合，密着接合（tight junction）と呼ばれる構造によって互いに接着している．

デスモソームは，付着板（attachment plaque）と呼ばれる細胞膜内側の部位と，細胞膜を貫通して細胞間の接着を担う構造からなる．付着板はデスモプラキン（desmoplakin）などから構成されており，これらにはケラチン線維が結合し細胞骨格を強固なものにしている．貫通蛋白としてはデスモグレイン（desmoglein）やデスモコリン（desmocolin）と呼ばれる膜通過分子が重要な役割を果たしている．これらの膜貫通型糖蛋白は，細胞外で同一分子同士がカルシウムイオンの存在下に接着しており，これによって細胞間の結合がなされている（図1.14）．また角層においては，デスモソームが変化したコルネオデスモソーム（corneodesmosome）が細胞間を接着する．

ギャップ結合はコネキシン（connexin）6個からなるコネクソン（connexion）が，2〜3 nm の間隙を置いて細胞間で連結して形成される．細胞間接着にかかわるほか，細胞間の情報伝達にも関与している（図1.15）．

密着接合は顆粒層の一部に存在し，クローディン（claudin）やオクルディン（occludin）などの膜蛋白が細胞膜同士を密着している．これにより外来物質の体内への侵入や，細胞外液の外部への漏出を防いでいる．

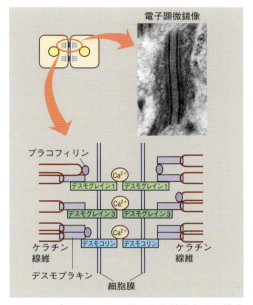

図1.14 デスモソームの電子顕微鏡像と分子構造（模式図）

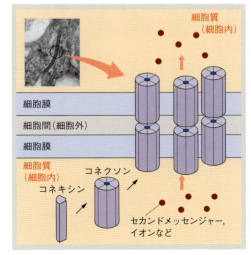

図1.15 ギャップ結合（gap junction）の模式図

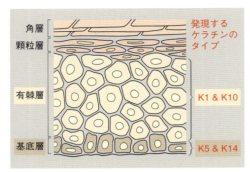

図 1.16 角化細胞の種類や分化度で発現が異なる表皮のケラチンのタイプ

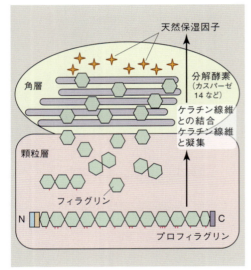

図 1.17 プロフィラグリンとフィラグリン
顆粒層のケラトヒアリン顆粒内に，プロフィラグリンはリン酸化された状態で貯蔵されている．角化の際に脱リン酸化などを経てフィラグリンに分解される．フィラグリンは角層でケラチン線維と結合・凝集してケラチンパターンを形成する．最終的にフィラグリンは低分子のウロカニン酸などに分解され，保水や紫外線吸収に関与する天然保湿因子となる．

MEMO　セラミドと保湿機能
アトピー性皮膚炎の患者では，角層においてセラミド含有量の低下が認められ，ドライスキンや皮膚バリア機能障害に関連すると考えられている．2006 年，アトピー性皮膚炎者の 2～5 割にフィラグリン遺伝子の変異が存在し，これにより保湿機能の著しい低下が生じていることが判明した（7 章 p.119 参照）．

c. 角化　keratinization

　角層は，生体を強力に被覆し水分の保持や侵入物に対する防御を行う．いわばラップフィルムのように人体を覆っており，これを完全に失うとヒトは水分の喪失により 24 時間も生存できない．この角層は，角化細胞が産生するケラチンや脂質などさまざまな物質から構成されている．角層をつくるために角化細胞が基底層で分裂し，ケラチンを産生し分化，成熟しながら上層へ移行する．これを角化（keratinization）という．さらに，最近では角化細胞が各種サイトカインを分泌していることが判明し，これらの細胞が角化だけではなく免疫にも深く関与していることが示唆された（p.35 参照）．また生体への物理的な刺激に対抗し，容易に細胞が引き離されないような特徴的な接着機構が角化細胞間や基底膜との間に存在する．

1. ケラチン　keratin ★

　ケラチンは角化細胞の細胞骨格であり，形態保持に必要不可欠なトノフィラメントを形成する．ケラチンには酸性のもの（タイプⅠ）と中性〜塩基性のもの（タイプⅡ）とが存在し，タイプⅠとタイプⅡがペアとして結合し中間径線維を形成する．上皮細胞の種類や分化度によって特異的な分子種のペアケラチンが形成される．たとえば基底細胞ではケラチン 5 とケラチン 14 が，有棘層や顆粒層ではケラチン 1 とケラチン 10 がペアを形成する（**表 1.1**，**図 1.16**）．
　顆粒層のケラチン線維は，角化する際にフィラグリン（filaggrin）と呼ばれる蛋白とともに凝集し，ケラチン模様という電子顕微鏡的に特徴をもった形をつくる．顆粒細胞内のケラトヒアリン顆粒にはフィラグリンの前駆物質であるプロフィラグリンが多量に存在し，角化するときに脱リン酸化などの作用によ

表 1.1 主なケラチンの発現部位とその遺伝子異常により発症する遺伝性疾患（ケラチン病）

ケラチン	主な発現部位	遺伝子異常により発症する疾患	掲載頁
K1, K10	有棘層	表皮融解性魚鱗癬	p.273
K2	顆粒層	表在性表皮融解性魚鱗癬	p.273
K3, K12	角膜上皮細胞	Meesmann 角膜ジストロフィ	
K4, K13	粘膜	白色海綿状母斑	
K5, K14	表皮の基底細胞	単純型表皮水疱症	p.239
K6A, K16 K6B, K17	爪	先天性爪甲肥厚症	p.374
K9	掌蹠の有棘層から顆粒層の角化細胞	Vörner 型掌蹠角化症	p.277

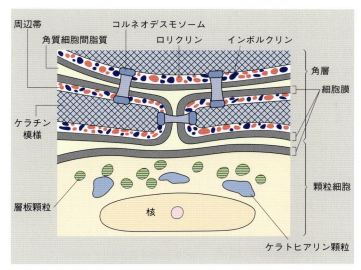

図 1.18 表皮・角層境界部の模式図

りフィラグリンに分解される（**図 1.17**）．遊離されたフィラグリンは角層細胞の細胞質内でケラチン線維を凝集させたのち，角層上層でアミノ酸などに分解される．これらは保水機能，紫外線吸収能をもつため天然保湿因子（natural moisturizing factor；NMF）と呼ばれる．

2. 周辺帯　cornified cell envelope, marginal band

周辺帯は角層細胞の細胞膜を裏打ちするきわめて強靭で巨大な不溶性構造物であり，電子顕微鏡において角層細胞の辺縁に高電子密な構造として観察される（**図 1.8**, **図 1.18**）．有棘細胞でつくられるインボルクリン（involucrin）や顆粒細胞でつくられるロリクリン（loricrin）が主な構成要素であり，これらの蛋白が角化の際にトランスグルタミナーゼ（transglutaminase）などの酵素によって次々と架橋することで生じる．トランスグルタミナーゼは細胞死に伴うカルシウムイオンの細胞内への流入によって活性化される．

3. 角質細胞間脂質　horny intercellular fat

角層に存在する主な脂質は，セラミド（約50％），コレステロール（約30％），遊離脂肪酸，硫酸コレステロールといったものである．顆粒層の細胞質内には層板顆粒が豊富に存在しているが，アポトーシスに陥るときに細胞外に分泌され，角層細胞の周囲を取り巻く角質細胞間脂質を形成する．層板顆粒の分泌には ABCA12 という酵素が重要な役割を果たす．セラミド

酵素の欠損によっても生じる魚鱗癬 MEMO

トランスグルタミナーゼ1：細胞膜にロリクリン，インボルクリン，シスタチンα，SPRR（small proline-rich protein）などの蛋白分子を結合させる酵素である．この活性が欠損すると，正常な周辺帯が構築されず，葉状魚鱗癬の約半数および先天性魚鱗癬様紅皮症（15章 p.271 参照）の一部の病因となる．
ABCA12：この遺伝子が欠損すると層板顆粒が正常に産生されず，角質細胞間脂質の形成が不完全となり，道化師様魚鱗癬（15章 p.271 参照）を発症する．この理由としては代償性に角層が厚くなる，あるいは正常な角層細胞の剥離過程が阻害されるなどの可能性が考えられる．
ステロイドサルファターゼ：硫酸コレステロールをコレステロールに変換させる酵素であるが，その欠損により角層細胞の正常な剥離が阻害され，X連鎖性魚鱗癬を発症する（15章 p.270 参照）．

ビタミンAの作用 MEMO

ビタミンAはコレステロールスルホトランスフェラーゼを阻害し硫酸コレステロールを減少させる．これにより角層の脱落が促進されると考えられる．

> **MEMO**
> **コルネオデスモソームとNetherton症候群**
> Netherton症候群（15章 p.275 参照）は*SPINK5*の異常による．同遺伝子がコードする酵素インヒビター（lympho-epithelial Kazal-type-related inhibitor；LEKTI）はKLKを阻害するため，Netherton症候群ではKLKの作用が増強して角層が脱落しやすくなる．

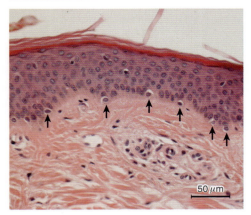

図 1.19 メラノサイト（melanocyte）
メラノサイトは通常の光学顕微鏡標本では固定脱水の過程で細胞質が収縮してしまうため，表皮基底膜に沿って存在する澄明細胞（clear cell, 矢印）として観察される．

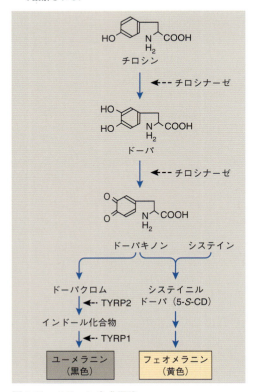

図 1.20 メラニン生成経路

は層板顆粒から放出され，遊離脂肪酸は顆粒細胞の細胞膜から分泌される．硫酸コレステロールはカルシウムイオンを介して角層細胞の層構造を接着，安定化させている．これら角層細胞間脂質は，皮膚の保湿にも重要な役割を果たしている．

4. コルネオデスモソーム　corneodesmosome

角質下層の細胞間は，デスモソームが変化したコルネオデスモソームによって接着される．基本的な構造はデスモソームに類似するが，デスモグレイン1，3に加えて層板顆粒由来のコルネオデスモシン（corneodesmosin）がかかわる．

5. 角層細胞の脱落　exfoliation of horny cells

角層上層へ移動するに従って分解酵素のステロイドサルファターゼ（steroid sulfatase）やリパーゼにより角質細胞間脂質が分解される．また，カリクレイン関連ペプチダーゼ（kallikrein-related peptidases；KLK）-5，7，14などによってコルネオデスモソームが分解され，最終的に角層は徐々に剥離，脱落する．

d. メラノサイトとメラニン合成
melanocytes and melanin synthesis

1. メラノサイトの形態と分布
form and distribution of melanocytes

メラノサイト（melanocyte：色素細胞）は神経堤（外胚葉）由来の遊走性，樹枝状の細胞で，皮膚では基底層と毛母に分布する（図1.19）．HE染色などの光学顕微鏡標本では固定脱水の過程で細胞質が収縮してしまい，Langerhans細胞とともに澄明細胞（clear cell）と呼ばれる．ドーパ染色では黒褐色に染色され区別できる．皮膚1 mm^2 あたり約1,000〜1,500個のメラノサイトが存在し，顔面などの日光露光部や外陰部などの生理学的な色素沈着部位に高密度で存在する．

表皮のメラノサイトは基底層に存在し，やや真皮側にはみ出すように位置する．電子顕微鏡で観察するとメラノサイト下部

> **MEMO**
> **色素沈着増強の原因**
> ACTH（副腎皮質刺激ホルモン），MSH（melanocyte stimulating hormone），甲状腺ホルモン，エストロゲン，紫外線，X線によって色素沈着が増強されることが知られている．

に透明帯や基底板を認めるが，係留線維の発達は悪く，ヘミデスモソームやデスモソームは存在しない．細胞内ではGolgi装置が発達し，種々の発達段階（stageⅠ，Ⅱ，Ⅲ，Ⅳ）のメラノソーム（melanosome）を含有する．メラノソーム内でチロシンからメラニンが生合成される．成熟したメラノソームは中間径線維の関与のもと，メラニン顆粒として隣接する基底細胞や有棘細胞へ供与される．メラノソームの供与を受けた基底細胞は，メラノソームを核の上方に集合させ，核帽（melanin cap）を形成して紫外線からDNAを守る．

人種による色調の差異は，メラノソームの数と大きさにより決定される．メラノサイトの分布や密度に人種間の差異はない．

2. メラニンの生合成　biosynthesis of melanin

メラニンとはフェノール類物質が高分子化して色素となったものの総称である．ヒトの皮膚に存在するメラニンは，チロシンから合成されたさまざまなインドール化合物がポリマーを形成した形態をとっている（図1.20）．ヒトにみられるメラニンは2種類存在し，黒色のユーメラニン（eumelanin：真性メラニン）と，黄色のフェオメラニン（pheomelanin：黄色メラニン）である．ヒトの皮膚や髪に存在するメラニンは，この2種のメラニンの複合体であり，その比率により皮膚や毛髪の色に違いが出る．

血中から供給されたチロシンは銅含有酵素のチロシナーゼ（tyrosinase）によって酸化されてドーパ（dopa）に，さらにドーパキノン（dopaquinone）へと代謝される．チロシナーゼはこの2つの反応を触媒する酵素であり，この代謝はメラニン生成における律速反応として働く（図1.20）．

ドーパキノンは自動的に酸化を起こしてインドール化合物に変化し，それらが互いに結合することでユーメラニンが合成される．また，このときシステイン（cysteine）が存在すると，ドーパキノンはシステインと結合して5-S-cysteinyl dopa（5-S-CD）に変化し，これが重合してフェオメラニンが合成される．

3. メラノソーム　melanosome

メラノソームは脂質二重膜で囲まれた細胞内小器官であり，メラニンの生合成はこの中でのみ行われる．滑面小胞体から分離されたプレメラノソーム（premelanosome）に，Golgi装置を経て合成されたチロシナーゼが運ばれ，メラニン合成は開始される．合成量が増すに従ってメラノソームは肥大する．このメラノソームの発達段階を，メラニン沈着の程度によりstageⅠ〜Ⅳに分ける（図1.21）．stageⅣにまで成熟したメラノソー

> **白皮症発症の鍵を握るチロシナーゼ** MEMO
> チロシナーゼ活性の先天的欠損などが生じると，メラニンを産生できない患者（眼皮膚白皮症：OCA1型）となる．また，Menkes病では体内の銅が絶対的に不足しているため，チロシナーゼ活性が低下して色素が少ない状態となる．

> **血清中 5-S-cysteinyl dopa（5-S-CD）量の増加が意味するもの** MEMO
> 一般的に悪性黒色腫ではフェオメラニンが盛んに合成され，患者の血中および尿中5-S-CDが増加する．したがって，血中5-S-CDの上昇は悪性黒色腫の転移，全身播種の程度を表す指標となる．

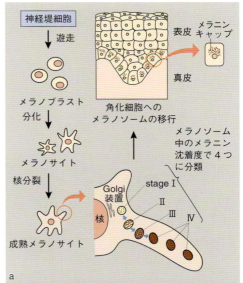

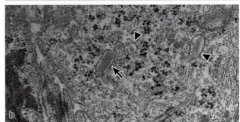

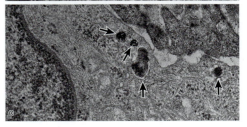

図1.21　メラノソームの形成過程（a）とメラノソームの電子顕微鏡像（b, c）
b：stageⅡ（矢尻）とⅢ（矢印），c：stageⅣ（矢印）

ムは長径500～700 nmでラグビーボールのような形状をしており，樹状突起から隣接する角化細胞へ供与されメラニン顆粒（melanin granule）となる．

4. メラニンの機能　functions of melanin

メラニンの最も重要な役割は紫外線防御であり，紫外線による日光障害や悪性腫瘍の発生を防ぐ．よって，肌の黒い人種であるほど，紫外線による皮膚癌の発生は少ない．

日光照射後に皮膚の色が黒くなるが，照射直後に一時的に起こるものと，数日後に色が濃くなるものがある．前者は一時的にメラニンが酸化されることによって生じ，後者はメラニン合成促進と成熟メラノソーム増加による．

メラニンのそのほかの機能としては，生体に有害な活性酸素の吸収，金属や薬剤の取込みなどがある．

e. Langerhans 細胞　Langerhans cell

骨髄由来の樹状細胞で，皮膚などの重層扁平上皮に特有の細胞である．皮膚では，有棘層の中～上層に孤立性に存在することが多い（図 1.22）．分布密度は400～1,000個/mm^{2}である．トノフィラメントを欠き，デスモソームなどの細胞接着構造をもたず，遊走性である．電子顕微鏡観察では細胞質に線維成分は少なく，特異的な"テニスラケット状"の切断面をもつバーベック顆粒（Birbeck granule）を観察できる（図 1.58 参照）．バーベック顆粒はGolgi装置由来とも細胞膜由来ともいわれており，細胞内の抗原輸送を担っていると考えられている．

Langerhans 細胞は抗原をT細胞に提示する働きをもつ（p.34参照）．また，ATPase反応陽性であり，CD1a陽性，S-100蛋白染色陽性であるため，他の細胞との鑑別が容易である．

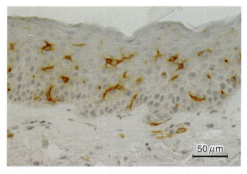

図 1.22　Langerhans 細胞（CD1a 染色）

f. Merkel 細胞　Merkel cell

基底層に存在する触圧覚受容細胞であり，表皮細胞の約0.5%を占める．指尖，口腔粘膜，毛盤（毛孔近傍の皮丘部分）に多く存在する．上方と側方に角状の突起を伸ばしており，トノフィラメントを有し，デスモソームで周囲の角化細胞と接着している（図 1.23）．Merkel 細胞には特徴的な有芯顆粒（dense core granule）が多数存在し，そこに知覚神経終末（Aβ有髄求心性神経）がシナプス結合されている．物理的刺激を受けると有芯顆粒から神経伝達物質が分泌され，知覚神経へ情報が伝わるようになっている．

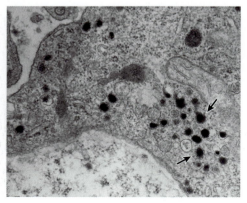

図 1.23　Merkel 細胞の有芯顆粒（矢印）

C. 真皮　dermis

a. 真皮の構造　structure of the dermis

真皮（dermis）は，表皮の下方に存在する構造であり，表皮と真皮とは基底膜によって隔てられている（**図1.1**参照）．厚さは表皮の約15～40倍である．解剖学的には以下に述べるような3層構造をとる．

乳頭層（papillary layer）：表皮突起間に食い込んでいる真皮部分（真皮乳頭）をさす．線維成分は疎であり，毛細血管，知覚神経末端，細胞成分に富んでいる．

乳頭下層（subpapillary layer）：乳頭層直下の部分であり，構成する成分は乳頭層と同じ．

網状層（reticular layer）：真皮の大部分を占め，線維成分が密な結合組織である．下方は皮下脂肪組織に接する．ところどころに血管，神経が走っている．

真皮を構成する成分としては，線維性組織を形成する間質成分（細胞外マトリックス）と，その産生細胞などから構成される細胞成分に二分される（**図1.24**）．主成分である間質成分は大部分が膠原線維（Ⅰ/Ⅲ型コラーゲンが主）から構成されており，そのほかに弾性線維，細網線維，基質などがある．細胞

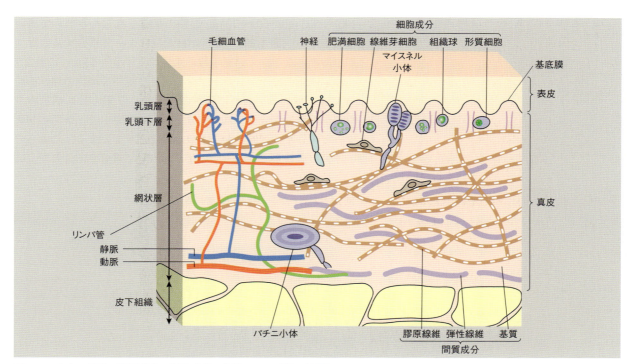

図1.24　真皮の構造（間質成分，細胞成分，血管，リンパ管，神経）

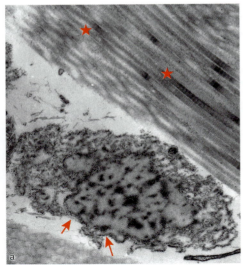
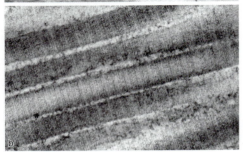

図1.25 真皮間質の電子顕微鏡像
a：膠原線維（★）と弾性線維（矢印）．b：膠原線維の電子顕微鏡強拡大像．60〜70 nm 周期の横紋がみられる．

成分には，線維芽細胞や組織球（マクロファージ），肥満細胞，形質細胞，さらに脈管および神経が存在する．

b. 間質成分　interstitial components

1. 膠原線維　collagen fiber　★

　真皮における主な線維成分であり，真皮乾燥重量の70%を占める（図1.25）．肉眼的には白色にみえ，煮ると膠（ゼラチン）を生じることから"膠原線維"と名づけられている．きわめて強靭な線維であり，とくに線維の走行に沿って働く張力に対しては抵抗が強く，伸展性に乏しい．このため，膠原線維は皮膚の力学的な強度を保つ支持組織として重要である．

　膠原線維は，細い基本単位〔細線維（fibril）〕が集まって形成されており，細線維の多く集まった線維ほど太く，強靭である．真皮上層（乳頭層および乳頭下層）では細い膠原線維が疎に走行しているが，真皮下層（網状層）ではよく発達した太い膠原線維が密に認められ，この太い膠原線維を膠原線維束（collagen bundle）と呼ぶ．

　光学顕微鏡観察ではエオジンによく染まり，エラスチカ・ワンギーソン染色で赤色，アザン染色やマッソン・トリクローム染色で青に染色される．電子顕微鏡観察では，細線維は直径100〜500 nm，60〜70 nm 周期の横紋を有したきわめて長い構造をとる（図1.25）．これが糖蛋白によって結合することで膠原線維となる．太い膠原線維束では直径2〜15 μm に至る．

　膠原線維の分子（コラーゲン分子）は線維芽細胞の粗面小胞体でつくられる．初めに3本のα鎖から三重らせん構造のプロコラーゲンが分泌される．分子末端がプロコラーゲンペプチダーゼの作用で切断され，トロポコラーゲンとなる．これらの分子間に架橋ができ，一定のずれをもって重合することで，縞

表1.2　コラーゲンの種類（皮膚における局在）

名称	種類
線維性コラーゲン	I（真皮），II，III（細網線維），V，XI
基底膜コラーゲン	IV
長鎖コラーゲン	VII（基底膜部）
短鎖コラーゲン	VIII，X
FACIT*	IX，XII，XIV，XVI，XIX，XX
マイクロフィブリラーコラーゲン	VI
multiplexin	XV，XVIII
その他	XIII，XVI（基底膜部）

*fibril associated collagen with interrupted triple helix

模様のある膠原線維が形成される（図1.26）．

コラーゲン分子には，α鎖の分子構造の違いにより，現在のところ28種類のサブタイプが存在するが（表1.2），真皮を構成する大部分（80％）の膠原線維はⅠ型コラーゲンである．血管周囲に好銀性の細い線維として分布し，太い線維束を形成しない細網線維（reticular fiber）と呼ばれる線維はⅢ型コラーゲンで約15％を占める．残りの大部分はⅤ型コラーゲンと考えられている．そのほか，基底膜部に主に存在するものとしてⅣ型，Ⅶ型，17型コラーゲンなどがある．

2. 弾性線維　elastic fiber ★

弾性線維は皮膚の弾力性をつくり出す線維である．膠原線維に比して強靱ではないが，きわめて弾力性に富んでいる．頭皮および顔面に多く存在し，真皮以外では，動脈や腱などの伸展性に富んだ組織にみられる．

真皮では，弾性線維は深部に至るほど太くなる．網状層では，膠原線維束の間にはほぼ均等に散在し，皮表に対して平行に走っているが，乳頭層へ近づくほど線維は細くなり，走行は皮表に対して垂直になっていく．乳頭層ではアーケード状の走行を形成しており，そこから細い線維が生じて垂直に上昇し，基底板に接着している．脂腺や汗腺の導管，平滑筋，神経，血管の基底板にも接合する．

弾性線維は直径1〜3μmであり，HE染色では膠原線維と区別できないため，種々の染色法が用いられる．エラスチカ・ワンギーソン染色やワイゲルト染色で黒色に，アルデヒドフクシン染色で赤紫色に染まる．また，電子顕微鏡観察では縞模様が認められず，膠原線維と区別しうる（図1.25）．弾性線維の主成分はエラスチン（elastin）であり，その周囲を細い線維〔マイクロフィブリル（microfibril）〕が取り巻いている．マイクロフィブリルの主成分はフィブリリン（fibrillin）である．

3. 基質　ground substance, matrix

真皮の線維や細胞の間には，糖や蛋白を含むゲル状の無定型物質が存在しており，これを基質（細胞外マトリックス）という．基質を構成する成分としては，糖蛋白（glycoprotein）およびプロテオグリカン（proteoglycan）が主である．

糖蛋白は2〜15％の糖を含んだ分子量15万〜25万の物質である．これらの分子が水分を保持し，コラーゲンやエラスチンと結合して線維を安定化させることにより，皮膚は柔軟性を獲得している．また，糖蛋白の一つであるフィブロネクチンは

MEMO：弾性線維や膠原線維に異常が生じると？

弾性線維が減少，消失もしくは変性すると皮膚弛緩症や高齢者の項部菱形皮膚などが生じ，先天的にフィブリリン分子に異常をきたすとMarfan症候群（18章 p.352参照）となる．また膠原線維の成分であるコラーゲン分子の異常により，Ehlers-Danlos症候群が発症し，皮膚の脆弱をきたす．

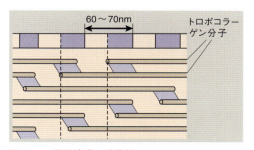

図1.26　膠原線維の縞模様
トロポコラーゲン分子が一定の周期で架橋するため縞模様になる．60〜70nm周期の横紋がみられる．

フィブリンやヘパリン，コラーゲンあるいは細胞表面のインテグリンなどに結合するドメインを有し，細胞増殖や分化，創傷治癒などに関与している．これらの成分のほかには，血液やリンパ液由来の組織液が基質に含まれ，細胞の活動に必要な物質の運搬および代謝にかかわっている．

プロテオグリカンは，軸蛋白にムコ多糖（mucopolysaccharide）〔glycosaminoglycan（グリコサミノグリカン）〕が多数結合した，分子量 10^5〜10^6 以上の巨大な分子である．真皮のグリコサミノグリカンはヒアルロン酸とデルマタン硫酸が多く，前者は水分保持に関与し，後者は線維の支持や他の基質の保持に働いている．これらグリコサミノグリカンの多くは線維芽細胞から産生される．

c. 細胞成分　cellular components

1. 線維芽細胞　fibroblast　★

線維芽細胞は間葉から分化し，膠原線維や弾性線維，ムコ多糖を産生する細胞である．膠原線維の中で細長い紡錘形の細胞として散見される（**図1.27**）．電子顕微鏡観察では，Golgi 装置と粗面小胞体を多く認める．発達した粗面小胞体の中に無構造物質をみることがあり，これは各種線維やムコ多糖類の前駆体と考えられる．膠原線維を産生し真皮が成熟すると，線維芽細胞はその活動を停止し，線維細胞（fibrocyte）となる．このとき細胞核は濃縮して小型となり，胞体も乏しい．これらの活性の調節には，副腎皮質ホルモンや甲状腺ホルモンなどが影響する．

2. 組織球　histiocyte　★

マクロファージの一種である組織球は，結合組織に広く分布し，主に血管周囲で線維芽細胞と混在する（**図1.28**）．光学顕微鏡で小型の円形核と紡錘状あるいは星状の大型の細胞質を認め，電子顕微鏡観察では陥凹のある核と偽足様の突起の形成をみる．Golgi 装置や滑面および粗面小胞体，リソソームに富む．リソソームは加水分解酵素を含む小胞で，酸性ホスファターゼ活性を有する．主に異物を貪食し，それを抗原として T 細胞へ提示するという重要な役割も果たす（p.32 参照）．また，最近はアレルギー反応の調整や創傷治癒，腫瘍免疫などにもかかわっていることが示されている．

類上皮細胞肉芽腫の類上皮細胞，Touton 型巨細胞，黄色腫

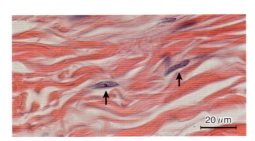

図1.27　線維芽細胞（fibroblast）

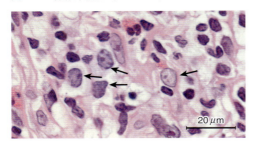

図1.28　組織球（histiocyte）

> **MEMO**
> **組織球，単球，マクロファージ**
> 貪食作用をもつ生体内の大型細胞をマクロファージ（macrophage）というが，これらは大きく2種類に大別される．
> ・**遊走性**マクロファージ（free macrophage）：血中の単球（monocyte），肉芽腫で遊走してきたマクロファージなど．
> ・**定着性**マクロファージ（fixed macrophage）：真皮・皮下の組織球（histiocyte），Kupffer 細胞など．
> すなわち，組織球，単球はマクロファージの一種ということができる．

> **MEMO**
> **メラノファージ**
> 表皮から真皮に滴落したメラニン顆粒は組織球により捕食されることが多い．捕食を繰り返し，茶褐色に観察されるようになった組織球のことをメラノファージ（melanophage）と呼ぶ．

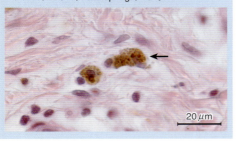

細胞，異物型巨細胞などは，病理診断の鍵となる特殊な形態を示す組織球である（2章 p.47 参照）.

3. 肥満（マスト）細胞　mast cell　★

　肥満細胞は，真皮および皮下脂肪組織の毛細血管や神経周囲にみられ，直径 10 μm の類円形ないし紡錘形を呈する（**図 1.29**）．血管の拡張や透過性亢進を起こす種々の化学伝達物質（chemical mediator）を産生保持しており，そのため細胞内に豊富な顆粒を有している．顆粒はトルイジンブルーやメチレンブルーにより赤紫に染まり，異染性（metachromasia）を示す．形態や機能は好塩基球に類似するが，血液中の好塩基球が皮膚結合組織に移行したものではなく，胎生期から皮膚で分化したものであるため，他臓器の肥満細胞とも性状がやや異なる．
　電子顕微鏡観察では細胞質内顆粒は直径 0.3〜0.5 μm の円形構造で，細胞質内に多数，均等分布する．I 型アレルギー反応などさまざまな刺激によって，顆粒内の化学伝達物質は細胞外へ放出される（**図 1.30**, p.33 参照）．

4. 形質細胞　plasma cell

　形質細胞は，抗原刺激を受けた B 細胞が分化したもので，抗体を産生し，液性免疫に関与する．円形から梨形で核の偏在した大型の細胞（直径 8〜14 μm）であり，車軸状の核小体と豊富な Golgi 装置をもつ（**図 1.31**）．正常皮膚では汗腺周囲や口唇，陰部粘膜などに常在する．

▶ 真皮樹状細胞 → p.35 参照.

d. 脈管および神経　vascular channels and nerves

1. 血管　blood vessel　★

　皮膚に分布する動脈（**図 1.32**, **1.33**）は，皮下組織から真皮へ上行すると，真皮深層において多数の分枝が吻合して，平面的に広がる網目を形成する〔皮下血管叢（subcutaneous plexus）〕．そして，皮下血管叢から多数の分枝が上行し，乳頭下層で第 2 の網目を形成する〔乳頭下血管叢（subpapillary plexus）〕．これらの真皮内の動脈を細動脈（arteriole）という．ここから毛細血管が乳頭層を上行し，真皮乳頭において係蹄（capillary loop）を構成して細静脈（venule）に移行する．細

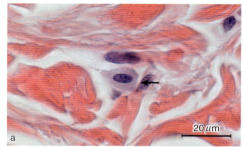
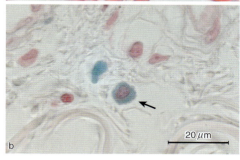

図 1.29　肥満細胞（mast cell）
a：HE 染色．b：トルイジンブルー染色による異染性．

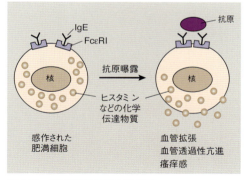

図 1.30　肥満細胞の感作模式図

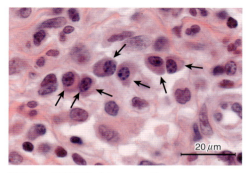

図 1.31　形質細胞（plasma cell）

> **MEMO** 血管とリンパ管の識別
>
> 免疫染色や病理組織像をもとにした血管とリンパ管の識別のポイントを表にまとめた．
>
> | ポイント | 血管 | リンパ管 |
> |---|---|---|
> | ポドプラニン (D2-40) | 陰性 | 陽性 |
> | 第VIII因子 | 陽性 | 原則として陰性 |
> | 基底板 | 連続かつ多層化 | 断続的 |
> | 細胞間接着 | 発達 | 弱い |
> | 管腔の形状 | 類円形 | 不整形 |
> | 弾性線維染色 | 動脈：内弾性板が均一に陽性 静脈：陰性～筋層内で不均一に陽性 | 陰性 |

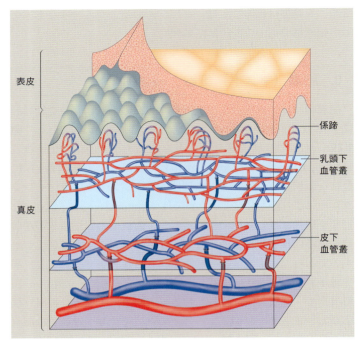

図1.32　表皮下の血管配置

静脈は吻合して，細動脈と同様に2種の血管叢を形成し，血液は最終的に皮静脈へ流れる（図1.32）．

このような基本的な血管の走行のほかに，皮膚付属器の周囲には特異的な血管叢が存在する．エクリン汗腺周囲はとくに血管網が豊富で，血流量調節，発汗による体温調節を行っている．また成長期毛包周囲も血管に富んでいる．

以上のような毛細血管を介した血流のほかに，毛細血管を経ずに動脈から静脈に直接血液を流す装置がある．これを動静脈吻合といい，交感神経の支配下にある．これにより末梢血流は調節され，体温維持にかかわる．皮膚では球状の吻合枝をもつ動静脈吻合〔グロムス装置（glomus apparatus）〕が至るところにみられ，とくに指，趾の先端部，爪の下でよく発達している．内皮細胞の壁周囲を多数の平滑筋細胞（上皮様細胞ないしグロムス細胞）が何層にも覆う様子がみられる．

電子顕微鏡で毛細血管を観察すると，内皮細胞（endothelial cell）と周皮細胞（pericyte）が観察され，周囲の間質との間に，重層化した基底板を認めることがある．内皮細胞には直径200 nm，長さ1 μmまでの棒状のワイベル・パラーデ小体（Weibel-Palade body）がみられ，この顆粒には，ヒスタミンや血液凝固第VIII因子が含まれている．周皮細胞は収縮作用を有し，内皮細胞壁の外周に存在する．

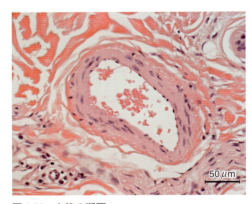

図1.33　血管の断面

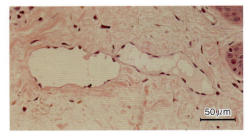

図1.34　リンパ管（lymphatic vessel）の断面

2. リンパ管　lymphatic vessel　★

　乳頭下層付近に毛細リンパ管（lymph capillary）が分布しており，後毛細管リンパ管（postcapillary lymph vessel）を経て，真皮および皮下の皮膚リンパ管につながっている．毛細リンパ管の内皮細胞は薄く，周皮細胞，基底膜を有さず，部分的に断裂しており，疎な膠原線維，弾性線維で囲まれている（**図1.34**）．真皮深層に向かうにつれて内皮は連続性となり，内腔に弁が出現する．血管に比べ，構造形態が不完全である．集合した皮膚リンパ管液は，所属リンパ節を必ず通った後に静脈に入る．種々の物質や細胞の血管を通過しない移動路として機能している．リンパ管内皮細胞マーカーとしてポドプラニン（podoplanin）が知られている．

3. 神経系　nervous system　★

　真皮下層には被膜に包まれた神経線維束が走行，枝分かれした神経線維は一般的に有髄から無髄となり，真皮浅層や付属器周囲へ分布する（**図1.35**）．知覚神経と自律神経が分布しており，前者は皮膚の触圧覚，温痛覚などを伝達し，後者は遠心性に血管や汗腺，その他の付属器をコントロールしている．

1）知覚神経　sensory nerve

　知覚神経の構造物として確認できるものは，痛覚に関係する自由神経終末，基底層で触覚を感知するMerkel細胞（前述），触圧覚および振動覚の受容器である終末小体がある．

①自由神経終末（free nerve ending）

　真皮上層，乳頭層に分布する．表皮内では真皮乳頭層でMerkel細胞に付着するもの，そのまま表皮内に入りこむものがある．痛覚を伝達する無髄神経である．

②終末小体（end corpuscle）

　知覚神経末端を被膜が包んだ特殊な構造物である．以下に示す種々の終末小体が知られている．

　マイスネル小体（Meissner corpuscle）：手掌，口唇，外陰部の真皮乳頭にみられ，層板化したSchwann細胞（内梶細胞）の中を神経線維がらせん状に上行する（**図1.36**）．触覚，圧覚を受容する．

　パチニ小体（Pacinian corpuscle）：手掌，足底，外陰部の真皮深層〜皮下組織にみられ，中心の神経線維を同心円状に被膜が何重にも取り巻く．直径1 mmの楕円形で，光学顕微鏡でよくみえる（**図1.37**）．振動刺激に反応する深部圧受容体である．

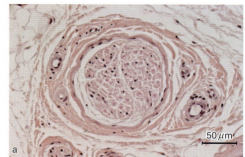

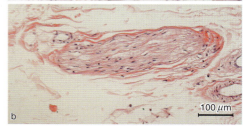

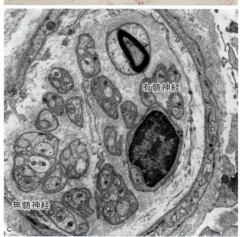

図1.35　神経の断面
a：有髄神経．b：無髄神経．c：電子顕微鏡像．

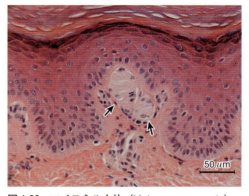

図1.36　マイスネル小体（Meissner corpuscle）

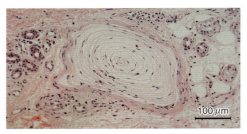

図 1.37　パチニ小体 (Pacinian corpuscle)

> **MEMO**
> **エクリン汗腺に分布する交感神経**
> 交感神経は一般的にアドレナリン作動性であるが，エクリン汗腺に分布するものは特別にコリン作動性である．

2）自律神経　autonomic nerve

　汗腺や立毛筋，血管，グロムス装置などに分布し，これらの器官の機能を調節する．エクリン汗腺に分布するものは，無髄の交感神経線維でコリン作動性である．この神経末端ではミトコンドリアや化学物質を含む有芯小胞，無芯小胞が確認される．一方，立毛筋，血管に分布するものはアドレナリン作動性の交感神経である．

D. 皮下脂肪組織　subcutaneous fat tissue

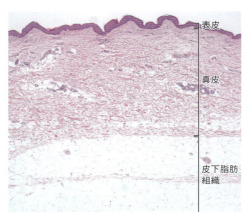

図 1.38　皮下脂肪組織 (subcutaneous fat tissue)

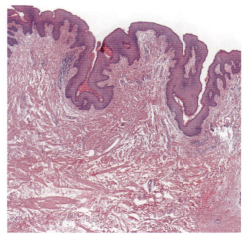

図 1.39　肉様膜 (tunica dartos)
陰嚢の組織．

　皮下脂肪組織とは真皮の下方にある層のことで，真皮と筋膜 (fascia) との間に挟まれた部位をさす（**図 1.38**）．中性脂肪の貯蔵所としての役割をもつほか，物理的外力に対するクッションの役目や体温喪失の遮断，熱産生といった保温機能にも重要な役割を果たしている．

　皮下脂肪組織は脂肪細胞 (fat cell, adipocyte) で大部分が構成されており，脂肪細胞の集塊を結合織性の脂肪隔壁 (fat septum) が分葉状に隔てた構造からなり，脂肪小葉 (fat lobule) と呼ばれる．また，真皮から発生し，皮下脂肪組織を貫いて筋膜や骨膜と強靱に結合する線維束がところどころに存在する．この線維束によって真皮とその深部組織との結合が強固となっている．

　脂肪細胞では大型の脂肪滴が細胞質のほとんどを占めるため，核などの細胞内小器官は端へ押しやられている．脂肪滴の主成分はトリグリセリドで，それを構成する脂肪酸はオレイン酸やパルミチン酸といったものが主である．

　特殊な構造として，陰嚢，陰茎，大陰唇，乳頭では，皮下組織に脂肪が少なく，平滑筋線維が豊富に存在する．この平滑筋層を肉様膜 (tunica dartos) という（**図 1.39**）．また，表情筋がある部位（顔面や頸部）では皮下脂肪組織と骨格筋との境界が不明瞭であり，この部位を皮筋 (cutaneous muscle) という．

　皮下脂肪組織の厚さは身体の部位や年齢などによって異なる．頬，乳房，殿部，大腿，手掌足底などでとくに厚く，眼瞼，鼻背，口唇，小陰唇では薄く，包皮では欠如している．また，新生児や思春期に皮下脂肪組織は発達増大する傾向にあり，とくに胎児や新生児の背部には，多数の脂肪小滴を有する褐色脂肪組織 (brown fat tissue) が存在し，活発な熱産生を行う．

E. 付属器 appendages

a. 毛器官 hair apparatus ★

　毛器官（hair apparatus）は触覚装置として知覚神経の補助的役割をもつほかに，頭部では外力や光線からの保護，高温や低温からの保温を担う．睫毛はほこりの侵入を防ぎ，腋毛および陰毛は摩擦による皮膚への機械的刺激をやわらげている．頭髪は約10万本存在しているといわれる．毛器官は口唇，手掌足底，粘膜を除く全身の皮膚に存在し，毛（hair）とそれを囲む組織である毛包（hair follicle）から構成されている．

1. 毛包（毛嚢） hair follicle

　毛を取り囲む組織層のことを毛包（毛嚢）といい，皮膚面に対して斜めに配置する盲管である．その一部がやや隆起して毛隆起（hair bulge）を形成し，そこに立毛筋基部が結合する（図1.40, 1.41）．毛隆起には表皮の幹細胞が存在している．それより上方に脂腺孔，そのさらに上にアポクリン汗腺の導管が開く．成長期の毛根の最下部は球状に膨れて毛球（hair bulb）となり，中に毛乳頭が存在する．毛孔は漏斗状〔毛漏斗（infundibulum）〕に開き，表皮と類似の分化を示す．

　毛包は二重構造をとり，内側は上皮性成分，外側は結合組織

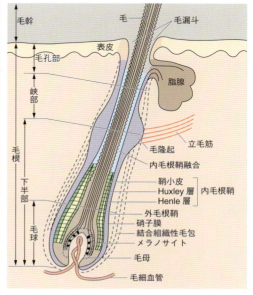

図1.40　毛包縦断面

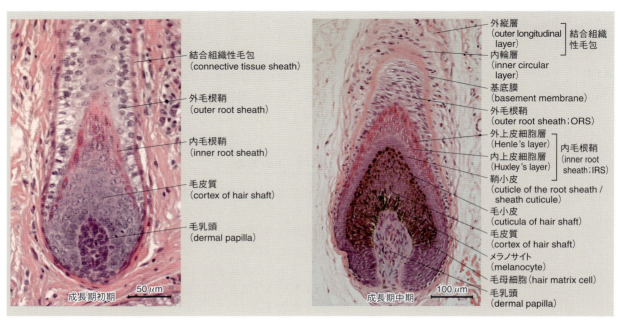

図1.41①　毛包構築 HE 所見（縦断図）

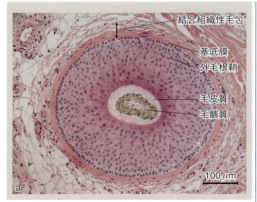
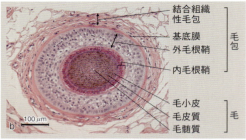
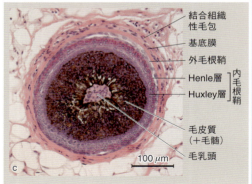

図 1.41② 毛包構築のHE所見（横断図）
a：毛包峡部．b：毛包下半部．c：毛球部．（横断位置は図 1.40 参照）

性成分で構成される．そして，上皮性成分を内毛根鞘と外毛根鞘に分け，また，結合組織性成分を結合組織性毛包と呼ぶ．

1）結合組織性毛包　connective tissue sheath

毛包の外側を覆い，真皮と連続する層である．膠原線維の走る向きが内輪層では環状，外縦層では縦方向である．また，少量の弾性線維が膠原線維の間に存在する．

2）外毛根鞘　outer root sheath；ORS

漏斗部では被覆表皮が最外層であり，それより深部では外毛根鞘が最外層となる．外毛根鞘は角化し，ケラトヒアリン顆粒のない大きな明るい細胞質をもつ角層細胞を形成する．このような通常表皮とは異なる角化様式を，外毛根鞘性角化（trichilemmal keratinization，21章 p.418 も参照）という．外側は基底膜を境にして結合組織性毛包と接し，内側は内毛根鞘最外層のHenle層とデスモソームを介して結合する．

3）内毛根鞘　inner root sheath；IRS

外毛根鞘の内側に存在し，鞘小皮，Huxley層（2層の細胞），Henle層（1層の細胞）に分かれる．このうち鞘小皮は，毛の最外層である毛小皮と互いに表面に存在する突起の向きの違いを利用して絡み合っており，これによって毛は固定される．また，Henle層は外毛根鞘とデスモソームを介して結合している．
表皮に近づくにつれ，各層で角化が起こり，トリコヒアリン顆粒（trichohyalin granule）の出現を認める．この顆粒はケラトヒアリン顆粒に類似するが組成は異なり，好酸性に染まり，Henle層，Huxley層に多い．角化は脂腺開口部の高さで完成して落屑する．

4）毛球　hair bulb

毛球は毛包基部の膨らんだ部分で，中央には毛乳頭（dermal papilla）がある．上から毛包が半球状に覆うようなかたちで毛乳頭を取り囲み，このうち毛乳頭を囲む一列の細胞が毛母細胞（hair matrix cell）である．毛母細胞から毛や内毛根鞘細胞が発生し，ともに上方に発育していく．外毛根鞘は毛球の最外層を形成している．また，毛にメラニンを供給するメラノサイトが毛母に混在する．

2. 毛　hair

　毛の断面は3層構造になっており，内側から毛髄（質）(medulla)，毛皮質 (hair cortex)，毛小皮 (hair cuticle) と呼ばれる．

　毛皮質には毛軸方向に張原細線維が並び，ケラチン模様に近い電子顕微鏡像が先端でみられる．すなわち角化をきたすが，表皮や内毛根鞘と違い，ケラトヒアリン顆粒やトリコヒアリン顆粒の形成はみられない．ここで形成されるケラチンは他の上皮細胞におけるケラチンとは成分がやや異なり，シスチン，グリシン，チロシン含有量が多い．このような特殊なケラチンは毛のほかに爪などにも認められ，硬ケラチン（hard keratin）と総称される．

　毛小皮では扁平な細胞が鱗状に存在して毛皮質の表面を覆い，内毛根鞘の鞘小皮と絡みあっている．この結合は脂腺開口部より上方で毛の最外層となり，保護の役目を果たす．ブラッシングやパーマ液などの物理的化学的作用が過剰だと毛小皮は損傷を受け，自然のつやが失われてしまう．

　メラニンは毛皮質および毛髄に存在し，毛色の成分となっている．黒毛にはユーメラニン，赤毛にはフェオメラニンが多く含まれる．

3. 毛周期　hair cycle

　毛は毛周期と呼ばれる一定の周期をもって発育し，成長期 (anagen)，退行期 (catagen)，休止期 (telogen) の順を繰り返し移行する（図 1.42）．頭髪の場合であると，頭毛は数年間成長を続け（成長期：頭毛の約85％を占める），その後2～3週間かけて退化し（退行期：同1～2％），数か月とどまる（休止期：同約15％）．そして，同部位に新生毛が生じると，休止期にあった元の頭毛は脱落する．成長期の頭毛は1日につき0.3～0.5 mm伸びる．また，1日につき約100本抜ける．

　成長期で細胞分裂を繰り返していた毛包が退行期に移行すると，毛包の収縮が始まり，細胞分裂は停止する．その後休止期に入ると，毛包は細胞分裂能を失って毛隆起部まで上昇し，毛根は棍毛（club hair）と呼ばれる棍棒状を呈する．この時期の毛乳頭ではマクロファージがメラニンや細胞片を貪食している．

　そして再び休止期から成長期に入ると，毛包表皮は分裂を開始して下行し，元のレベルになる．毛乳頭を形成し，毛母から新しい毛が生じ，これに押されて棍毛は脱落する．

　このように，幹細胞の存在する毛隆起以下のみが周期によっ

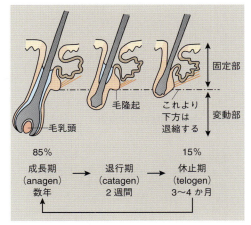

図1.42　毛周期

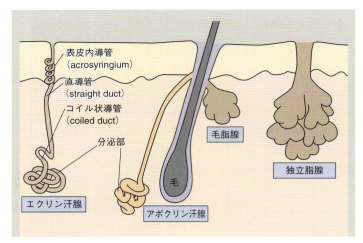

図1.43 皮脂腺と汗腺の模式図

て伸縮する．この部位を変動部，これより上を固定部と称する．ヒトの毛周期は1本1本異なるため，全体としては一定の本数を保つ．

b. 立毛筋　arrector pili muscle

　立毛筋（arrector pili muscle）は，外毛根鞘と真皮上層との間に存在する平滑筋束であり，その収縮によって毛は垂直方向に立ち，その周囲の毛孔部はやや隆起する〔鵞皮ないし鳥肌（goose flesh）〕．アドレナリン作動性の交感神経線維に支配されており，寒冷ストレスや恐怖，驚きなどの情緒性ストレスによって収縮する．体温上昇時に，悪寒戦慄と同時に鳥肌を生じることもある．

c. 脂腺　sebaceous gland　★

　脂腺（sebaceous gland）は皮脂（sebum）を産生する器官である（図1.43）．皮脂はワックスエステル，トリグリセリド，脂肪酸などより構成される．また，皮表において汗などの水分と混合，乳化し，表面脂肪酸を形成して皮表をコーティングする（皮表膜）．この膜はpH4〜6の酸性を示し，殺菌作用を有する〔酸外套（acid mantle）〕．このように皮表膜と遊離脂肪酸によって，有毒物質の侵入と感染を防御するのが，皮脂および脂腺の重要な働きの一つである．また皮脂は皮膚の不感蒸泄の抑制や保湿作用を有し，角層の水分保持に役立っている．

　脂腺は手掌や足底を除く全身の皮膚および一部の粘膜に分布し，多くは毛に付属する器官として毛包上部に開口する．発達した脂腺が多数集まった部位を脂漏部位（seborrheic zone）

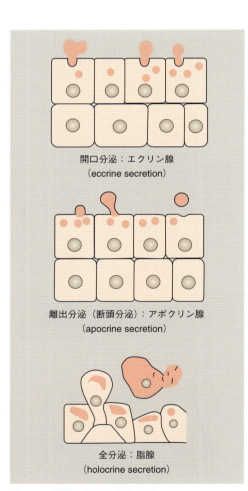

図1.44 汗腺・脂腺の分泌様式

MEMO　脂漏部位
発達した脂腺が多数集まった部位を脂漏部位（seborrheic zone）というが，この用語は日本のみで用いられており，国際的には通用しないため注意が必要である．sebum-rich areas (of the skin) が近い概念と考えられるが，医学用語ではない．

と呼び，被髪頭部や顔面（前額，眉間，鼻翼，鼻唇溝などのいわゆる"Tゾーン"），胸骨部，腋窩，臍囲，外陰部が相当する．脂腺の数は脂漏部位では400〜900個/cm^{2}とほかに比べて密度が濃い．また，毛を欠如する部位では直接皮表に開口する脂腺が存在し，これを独立脂腺（free sebaceous gland）という．独立脂腺は口唇，頬粘膜，乳輪，腟，陰唇，亀頭，包皮内板などに分布し，眼瞼のMeibom腺もこの一種である．

脂腺は脂腺細胞（sebocyte）の小葉と，合成された皮脂を毛包へ導く管から構成されている．小葉辺縁にみられる扁平な周辺細胞（peripheral cell）が脂腺細胞の母細胞で，細胞分裂により生じた娘細胞は，成熟し脂肪滴を産生するにつれて小葉の内方へ移動する．移動するにつれて脂腺細胞は脂肪滴で充満し，細胞が破裂して細胞成分とともに脂質が分泌される全分泌（holocrine secretion）と呼ばれる分泌様式をとる（図1.44）．

年齢により皮脂の分泌量は変化し，新生児では多く産生されるが小児期では少なく，思春期から再び増加しはじめる．女性では10〜20歳代に，男性では30〜40歳代にピークを迎え，以後減少していく．この皮脂量の調節は主に性ホルモンによってなされ，男性ではテストステロン，女性では副腎アンドロゲン，また新生児では母親由来ホルモンが重要であるといわれる．

d. 汗腺　sweat glands

ヒトの汗腺（sweat gland）には，ほぼ全身に分布するエクリン汗腺（eccrine sweat gland）と，比較的特定部位に存在するアポクリン汗腺（apocrine sweat gland）の2種類があり，汗をつくり皮表へ送り出す．いずれも盲管状の腺で，分泌部と導管からなる．分泌部は真皮深層から皮下組織にかけて脂肪組織に囲まれて存在し，コイル状に巻いている（図1.43）．

1. エクリン汗腺　eccrine sweat gland

エクリン汗腺は，口唇や亀頭など一部を除く全身の皮膚に存在し，手掌足底，腋窩に最も多い．分布密度は130〜600個/cm^{2}であり，総数は約300万個と考えられている．

温熱刺激によって全身に発汗をきたし，体温調節に関与している．精神的緊張や味覚刺激によっても発汗する〔味覚性発汗（gustatory sweating）〕．1日に産生する汗は平均700〜900 mLといわれ，これらの発汗は交感神経およびアセチルコリンに支配されている．

分泌部の光学顕微鏡観察では，類円形の核をもつ2層の分泌細胞とその周囲を取り囲む扁平な筋上皮細胞を認める（図

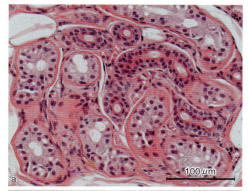
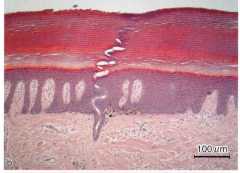
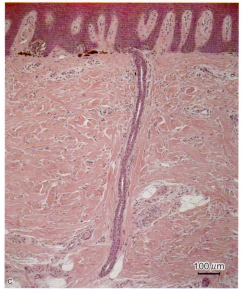

図1.45　エクリン汗腺（eccrine sweat gland）
a：分泌部横断面．b：表皮内導管縦断面．c：真皮内導管縦断面．

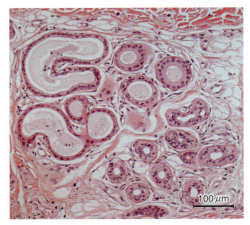

図 1.46　アポクリン汗腺（apocrine sweat gland）分泌部横断面.

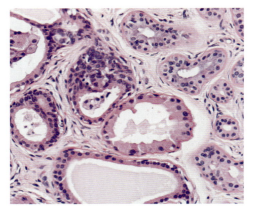

図 1.47　離出分泌（断頭分泌）の像

1.45a）. 基底側の細胞は細胞内小器官に乏しく，グリコーゲンを大量に含んでいるため，電子顕微鏡で観察すると明るくみえる. この細胞を明調細胞（clear cell）といい，漿液性の汗を開口分泌〔エクリン分泌（eccrine secretion），図 1.44〕で大量に分泌するため，漿液細胞（serous cell）とも呼ばれる. 一方，管腔側の細胞はさまざまな分泌顆粒が観察され，粘液を分泌する. これは暗調細胞（dark cell）または粘液細胞（mucous cell）と呼ばれる. 筋上皮細胞は平滑筋であり，収縮することで管腔に貯留した汗を導管（汗管）へ押し出す.

　導管は，分泌部から連続する迂曲した部分を経て真皮を垂直に上行し，表皮をらせん状に上行して汗孔に開く（図 1.43, 1.45）. 導管は管腔細胞と外周細胞の 2 層の上皮からなり，筋上皮細胞は存在しない. 分泌部で産生された汗〔前駆汗（precursor sweat）〕はやや高張であるため，主にコイル状導管の管腔細胞によってナトリウムイオンや塩素イオンの再吸収が行われ，最終的には低張な最終汗（final sweat）が分泌される.

2. アポクリン汗腺　apocrine sweat gland

　アポクリン汗腺は哺乳類の芳香腺が退化したもので，腋窩，外耳道，鼻翼，鼻前庭，乳輪，臍囲，外陰部に多数存在するが，他の部位にもわずかに存在する. 乳腺や睫毛腺（Moll's gland）もアポクリン腺の一種である. 数はエクリン汗腺より少なく，毛器官とともに発生するが，出生後に一時退化する. そして，思春期以降に再び発達する. アポクリン汗腺による発汗はアドレナリン作動性と考えられ，主に情緒刺激で発汗する. 汗は粘稠性で無臭であるが，皮表に出ると常在細菌によって糖蛋白や脂質などが分解され，臭気を帯びるようになる. 腺の発達が性ホルモンと関係していることから，性機能との関連が考えられている.

　分泌部はエクリン汗腺よりも大きく，1 種類の腺細胞が単層上皮のように配列しており，その周囲を筋上皮細胞が囲む構造をとっている（図 1.46）. 管腔に面した細胞質の一部が隆起して，細胞から切り離される分泌形式〔離出分泌（断頭分泌），図 1.44，1.47〕を主にとる.

　導管は皮表に直接開口することはなく，毛包の脂腺開口部の上方に開口する（図 1.43）.

e. 爪 nail

爪（nail）は，爪甲，爪母，爪郭，爪床からなる角化性の上皮組織であり，各部には肉眼的および組織学的にさらに細かい名称が付けられている（**図1.48**）．爪は胎生3か月頃に表皮から分化する．従来，表皮の角層が特殊に分化したものが爪であると考えられていたが，近年はケラチン分子の解析によって，爪は表皮と毛の両方の性状をあわせもつ組織であると考えられている．1日に約0.1 mm伸長し，爪甲全体の再生には6〜12か月を要する．高齢者では伸長が遅くなり，肥厚して褐色調を呈する．爪は，指趾先端の保護や指先の微妙な感覚などに重要な役割を果たす．

1. 爪甲　nail plate

爪甲は，ほぼ四角形の角質板で，指趾端の背面に存在する．背爪，中間爪，腹爪の3層からなる硬い構造物である．近位部では皮内に陥入しており，（近位）後爪郭（proximal nail fold）で覆われている．この部位に爪母が存在し，ここで増殖した細胞が角化することで爪甲は形成され，遠位へ伸長する．この角化にはケラトヒアリン顆粒がみられない．爪甲の根元には乳白色の爪半月がみられるが，この部位での角化が不十分であることによる．

2. 爪母　nail matrix

爪母は爪甲の角化細胞の発生母地である．この部位で分化増殖した細胞が遠位へ伸長して角化することにより爪甲が形成される．ただし，爪甲のうち腹爪に関しては，爪床から形成されると考えられている．

3. 爪郭　nail fold

爪郭は，爪甲の両側縁と爪根を覆い，側爪郭（lateral nail fold）と近位後爪郭からなる．近位後爪郭からは角層が前方に伸びて爪甲をわずかに覆っており，これを爪上皮（cuticle）という．

4. 爪床　nail bed

爪床は，爪甲の下床に存在し，表皮と同様の組織であるが，顆粒層を欠き，角化して爪甲と密着する．

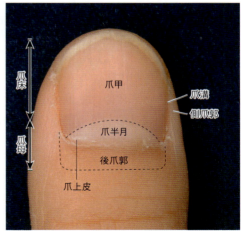

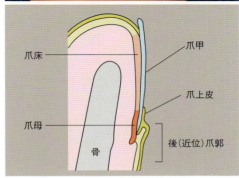

図1.48 爪（nail）

> **MEMO**
> **爪上皮出血**
> 膠原病〔全身性エリテマトーデス（SLE），皮膚筋炎，強皮症など〕では爪上皮に点状出血がみられることがある．微小血管の血管炎が機序として考えられており，全身性血管炎のリスクファクターともなりうる．

F. 皮膚の免疫機構　immunology of the skin

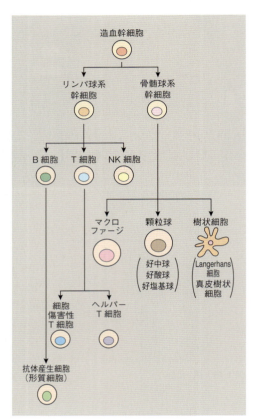

図 1.49　免疫系を構成する骨髄系細胞

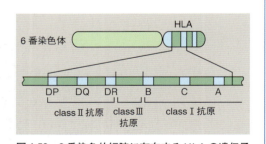

図 1.50　6 番染色体短腕に存在する HLA の遺伝子群
遺伝子座の組換えによって個々を識別する多様性が生まれる．

a. 免疫反応の基礎　basics of immune reactions

1. 免疫システム　immune system ★

　免疫（immunity）とは，外界から生体内に侵入してくる多種多様な病原性微生物から生体を防御する，生体にとって最も重要な働きである．皮膚が物理的な防御という役目を果たすため，外界の微生物類が体内に侵入するのは容易ではない．また，生体と微生物群とは，皮膚表面や腸管などで互いに共存し，一種の平衡状態を保っている．しかし，これらの平衡が崩れるなどして，微生物が生体に対し危害を加えるようになると，免疫システムが作動して微生物を排除し，生体を防御する．
　免疫システムは，次のような働きからなっている．
- 病原体と自己組織を識別する．すなわち自己と非自己の認識．
- 非自己の排除．
- 過去に侵入した非自己を記憶する．いわゆる免疫学的記憶．

　これらの働きは，血中に存在するリンパ球や抗原提示細胞などの免疫担当細胞によって運用されている（**図 1.49**）．以下，これらの細胞が各種病原体に対してどのように働き，また各種免疫担当細胞間でどのような情報のやりとりが行われているのかを簡単に述べる．

2. 反応様式　reaction pattern ★

　まず，ターゲットとなる非自己〔細菌，ウイルス，他人の細胞組織，蛋白質，その他の異物など．免疫反応を誘導するものを抗原（antigen）と呼ぶ〕を，免疫システムが"非自己である"と認識しなければならない．細胞が自己のものであると識別するためには主要組織適合複合体（major histocompatibility complex；MHC）と呼ばれるレセプターが重要な役割を果たしている．ヒトでは白血球の MHC として発見された経緯によって HLA（human leukocyte antigen）と呼ばれている．HLA は，class I（HLA-A，B，C）と class II（HLA-DP，DQ，DR）の 2 群 6 種類に大別され（**図 1.50**），個人個人で HLA のパターンが異なる．すなわち，自己のパターンと同じ HLA をもたない細胞は，非自己（異物）とみなされる．また機序は明らかではないが，特定の HLA をもつ個体に生じやすいとされる疾患がいくつか明らかになっている（**表 1.3**）．

表1.3 HLA複合体と疾患感受性

疾患	日本人 HLA	白人種 HLA	掲載頁
Behçet病	B51, A26	B51	p.174
SLE	A11, B40, DR2, DRW9	B8, DR2, DR3	p.191
新生児エリテマトーデス	DW12		p.199
Sjögren症候群		DR3, DW3	p.211
関節リウマチ	DR4	DR4	p.213
尋常性天疱瘡	A10, DR4	A10, B13	p.249
妊娠性類天疱瘡		A1, B8, DR3	p.258
後天性表皮水疱症		B8	p.260
Duhring疱疹状皮膚炎		B8, DR3	p.261
尋常性乾癬	Cw6	Cw6	p.286
膿疱性乾癬		B27	p.287

MEMO 獲得免疫と自然免疫

本文で解説したような，MHC分子を介して抗原特異的に作用する免疫機構は，多様な異物に応答して発達・適応することから獲得免疫（adaptive immunity）と呼ばれる．その一方で，より初期段階での免疫応答として，微生物に特徴的な一定の分子構造を認識して好中球，マクロファージ，自然リンパ球や補体系が活性化する免疫系が存在し，これを自然免疫（innate immunity）という．たとえば細菌の表面に存在するリポ多糖はマクロファージの表面に存在するToll-like受容体（TLR）4と結合し，これを契機として貪食・排除へ向かいつつ獲得免疫系へつながっていく．自然免疫は未知の微生物にも迅速に対応できる特徴をもつが排除能は低い．

　非自己とみなされた細胞や蛋白質は，血中の単球や末梢組織中に存在する組織球（マクロファージ），皮膚のLangerhans細胞によって貪食される．貪食された異物は分解され，抗原情報としてリンパ球へ伝達される．このような異物を積極的に取り込みT細胞へ伝える細胞を，抗原提示細胞（antigen-presenting cell；APC）と呼ぶ．T細胞にはT細胞受容体（T cell receptor；TCR）と呼ばれるレセプターが存在する．これが

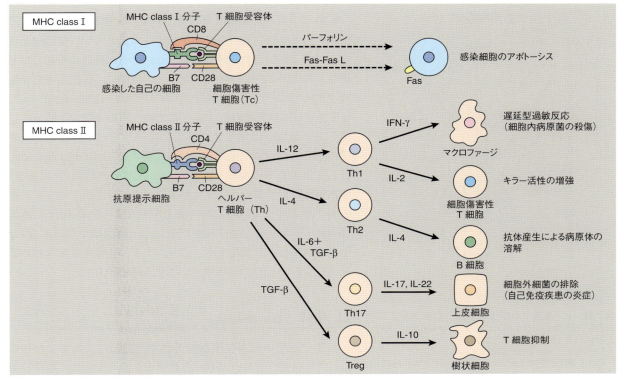

図1.51　MHC class ⅠとMHC class Ⅱ，それぞれのT細胞への抗原提示とそれに引き続いて起こる反応

表1.4 各種免疫グロブリンの性状

	IgG	IgM	IgA	IgD	IgE
分子量（kDa）	146	970	160	184	188
血清中濃度	870〜1,700 mg/dL	男：33〜190 mg/dL 女：46〜260 mg/dL	110〜410 mg/dL	<11.5 mg/dL	<170 IU/mL
血中半減期（日）	21	10	6	3	2
H鎖抗原型	γ	μ	α	δ	ε
胎盤通過性	+	−	−	−	−
補体活性化能	−(IgG4)〜+++(IgG3)	+++	+	−	−
高値を示す皮膚疾患の例	膠原病	Schnitzler症候群	IgA血管炎	Behçet病	アトピー性皮膚炎
構造の模式図	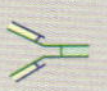	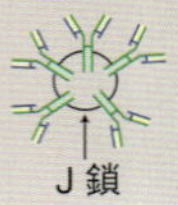 J鎖	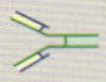	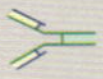	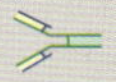

※ IgEにおける 1 IU/mL＝2.4 ng/mL

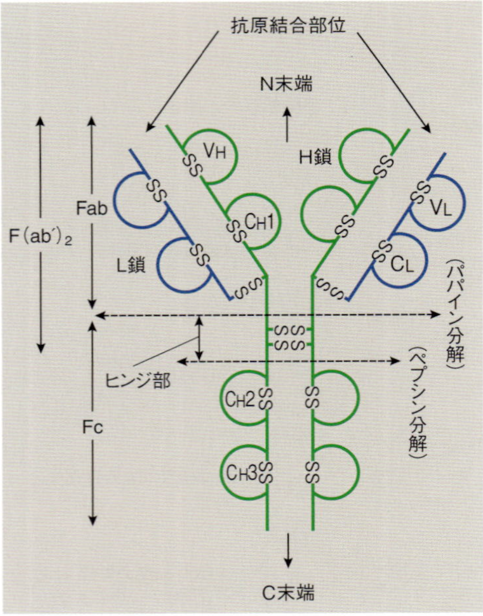

MHCと結合することで抗原情報の伝達が行われ，T細胞は活性化し免疫反応が起こる（図1.51）．

3. 血清免疫反応　serum immune reaction ★

1）抗体　antibody

　抗体は，病原菌や病原蛋白質（すなわち抗原）に結合して，感染の阻害や蛋白質の毒性を中和する機能をもつ，B細胞から産生される蛋白質の一種である．それぞれの抗原に特異的なB細胞と抗体が体内には多数存在する．抗体は，現在5種類の免疫グロブリンとして知られており，IgG，IgM，IgA，IgD，IgEの順に高濃度で存在する（表1.4）．感染後期や再感染時に産生されるIgGは免疫グロブリンの75％を占め，液性免疫機構の中心的な役割を果たしている（図1.52）．IgMはIgGに先行して感染初期に現れる抗体で，感染防御や補体（次項参照）の活性化作用が強い．IgAは粘液などの外分泌液中に豊富にみられ，外界からの病原体の侵入を防ぐ．IgEはIgE受容体（FcεR）を介して好塩基球や肥満細胞，好酸球などに結合し，I型アレルギーを惹起する．近年，アトピー性皮膚炎においてIL-4を介したIgEの過剰産生が注目されている．

図1.52　ヒト免疫グロブリン（IgG）の基本構造
Fab：抗原結合フラグメント（fragment antigen binding），Fc：結晶可能フラグメント（crystallizable fragment），VL：L鎖可変領域（variable light chain），CL：L鎖定常領域（constant light chain），VH：H鎖可変領域（variable heavy chain），CH：H鎖定常領域（constant heavy chain）．

2）補体　complement

　補体は血清中に存在する蛋白質で，C1からC9まで大きく分けて9種類，さらに細かく分類することもできる．補体の活性化経路としては，抗原と反応したIgGやIgMにC1が結合し，

ついで複雑な経路で次々と補体が反応し，最終的には病原体や感染細胞を穿孔させるに至る．この古典経路（classical pathway）のほかに，細菌などが抗体非依存性に C3，B 因子，D 因子を活性化することにより反応が開始する第二経路（alternative pathway）と，微生物表面の糖鎖に血清中のマンノース結合レクチンなどが結合して活性化されるレクチン経路（lectin pathway）が存在する．補体系蛋白の先天的異常および欠損により，SLE 様症状，Raynaud 症候群，血管性浮腫，易感染性などさまざまな皮膚症状を示すことがある．

b. 免疫担当細胞　immunocompetent cells

1. 一般的な免疫担当細胞
immunocompetent cells in general

1）T 細胞　T cell ★

T 細胞受容体をもつ細胞で，自己の MHC を介して抗原情報を認識する細胞である（図 1.51 参照）．骨髄で産生されるが胸腺で機能性を獲得するため，T 細胞は胸腺依存性に存在する．機能上，T 細胞は CD4 陽性のヘルパー T 細胞（helper T cell；Th）と CD8 陽性の細胞傷害性 T 細胞（cytotoxic T cell；Tc）とに大別される．

Th は細胞表面に CD4 を有する．抗原刺激を受けていない Th（ナイーブ T 細胞，naïve T cell，Th0）は MHC class II をもつ抗原提示細胞や B 細胞に反応する．そのとき Th0 は周囲環境に存在するサイトカインの種類によって，Th1，Th2，Th17，Treg のいずれかに分化する（図 1.51 参照）．この分化誘導にはそれぞれ特異的な転写因子がかかわっており，主要制御因子（master regulator）という．

Th1 は IL-2 や IFN-γ などのサイトカインを分泌し組織球（マクロファージ）などを活性化させ，さまざまな炎症反応を惹起することで主に細胞性免疫（cellular immunity）を誘導する．一方，Th2 は IL-4 や IL-5 などを分泌し，B 細胞を活性化して抗体を産生し，異物を不活性化させる〔液性免疫（humoral immunity）〕．Th1 は主に IV 型アレルギー，Th2 は I 型アレルギー（アトピー性疾患）の発症に関与していると考えられている．

Th17 は IL-17 を産生し，慢性炎症性疾患や自己免疫疾患に関与する．核内のレチノイン酸受容体関連オーファン受容体γt（retinoid-related orphan receptor γt；RORγt）を主要制御因

Th1/Th2 バランス

本文にも述べているように，Th1 はアポトーシスを含む細胞傷害型の免疫に，Th2 は I 型アレルギーを含む液性免疫に関与する．Th1 と Th2 は互いを抑制するサイトカインを放出しており，一種の均衡状態を保っていると考えられている（Th1/Th2 バランス）．各種アレルギーや悪性腫瘍の発生などを「Th1/Th2 バランスの不均衡」の観点でとらえることが可能である．たとえば，アトピー性皮膚炎や I 型アレルギーなどは Th2 優位の免疫応答によって，また，遅延型過敏症が関与する動脈硬化や接触皮膚炎などは Th1 優位の免疫応答によって病態が形成される．最近はこれに加えて Th17 や Th22，Treg などもかかわった複雑なバランスを形成すると考えられている．

自然リンパ球
（innate lymphoid cells；ILC）

T 細胞受容体をもたず，抗原非特異的に働くリンパ球の一種である．自然免疫（p.29 MEMO 参照）を担い，腫瘍細胞やウイルス，寄生虫などに反応して活性化し，各種サイトカインを迅速に産生して獲得免疫系を作動させる．ILC1〔細胞傷害性をもつもの．ナチュラルキラー細胞（natural killer cells，NK 細胞）を含む〕，ILC2（ナチュラルヘルパー細胞ともいう．IL-5 や 13 を産生して寄生虫などの迅速な排除に働く），ILC3（IL-17 や IL-22 を産生し，腸内細菌の平衡状態などに関与する）の 3 種類に分けられる．

子として Th0 から誘導され，IL-23 刺激により生存維持される．上皮細胞や線維芽細胞を介して好中球を活性化し，細菌および真菌の排除や組織のリモデリングに関与する．乾癬や関節リウマチなどの炎症維持にも重要な役割を果たしている．

Treg（制御性 T 細胞，regulatory T cell）は CD4，CD25，Foxp3 陽性で特徴づけられる．免疫を抑制する作用を有し，免疫寛容をつかさどる．自己免疫疾患の発症抑制や，接触皮膚炎などアレルギー性疾患の終息にかかわる．

Tc は CD8 をもち，これを介して MHC class I に接着して，細胞傷害性の免疫を起こす（図 1.51 参照）．これにより非自己の細胞や細胞内感染をした細胞は，細胞ごと破壊される．よって，移植免疫や腫瘍免疫，ウイルス感染において重要な役割を果たしている．

また免疫反応を生じた後の Th，Tc の一部はメモリー T 細胞として血中や毛包周囲にとどまり，再度の感染や感作に備えているとされる．

2）B 細胞　B cell ★

骨髄において造血幹細胞から派生，分化し，リンパ節や脾臓，末梢組織において外来性抗原に反応し抗体産生細胞〔形質細胞（plasma cell）〕へと分化することで抗体を産生する細胞である．また，MHC class II をもち，抗原提示細胞として T 細胞の活性化を行う．B 細胞はその表面に免疫グロブリンを発現しており，これが対応する抗原と結合することで活性化，T 細胞へ情報を伝える．

抗原刺激を受けたナイーブ B 細胞はリンパ濾胞に入り，胚中心の暗帯（dark zone）で大型の濾胞中心芽細胞（centroblast）になり分裂増殖する（図 1.53）．その後中型の濾胞中心細胞（centrocyte）に分化して明帯（light zone）に移動し，濾胞樹状細胞（follicular dendritic cell）や濾胞ヘルパー T 細胞と相互作用し，免疫グロブリンのクラススイッチを行う．ここで一部の B 細胞はアポトーシスに陥り，組織球（tingible body macrophage）によって貪食される．生き残った B 細胞は辺縁帯（marginal zone）に移動し，最終的に形質細胞へ分化して抗体を産生する（図 1.54）．一部はメモリー B 細胞に分化し，再感染時に迅速に抗体を産生できるよう備えている．

3）組織球（マクロファージ）　histiocyte（macrophage） ★

骨髄由来細胞で，真皮に固有のものと血中の単球（mono-

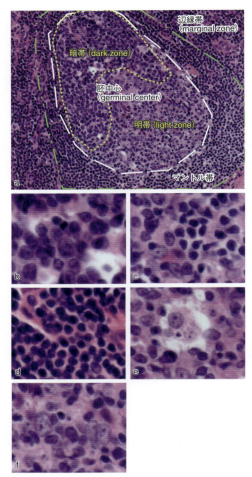

図 1.53　リンパ濾胞（a）とリンパ濾胞を構成する細胞（b～f）
a：リンパ濾胞の全体．胚中心は明帯（light zone）と暗帯（dark zone）に分かれ，構成細胞が異なる．b：中心芽細胞（centroblast）．大型で，核のくびれや核小体が目立つ．c：中心細胞（centrocyte）．中～小型で細胞質に乏しい．d：辺縁帯の細胞．小型で塩基性，やや核が偏在（形質細胞に類似）．e：tingible body macrophage．成熟する過程でアポトーシスに至った B 細胞を貪食．f：濾胞樹状細胞（follicular dendritic cell）．大型で核が明るい．中心細胞と相互作用．

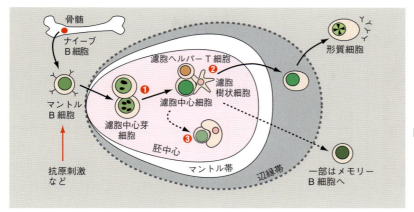

図 1.54　B 細胞の分化
❶濾胞中心芽細胞は分裂して濾胞中心細胞となる．❷濾胞中心細胞は濾胞ヘルパー T 細胞や濾胞樹状細胞と作用し，教育や，選択，クラススイッチが行われる．❸一部の濾胞中心細胞はアポトーシスを起こし，組織球に貪食される．

cyte）が遊走してきたものがあり，主に IFN-γ によって誘導される．強い貪食作用をもち，貪食した抗原の蛋白をプロテアソーム（proteasome）によってペプチドにまで分解し，その抗原情報を MHC class II に載せて T 細胞に提示する（抗原提示細胞，**図 1.51** 参照）．また，炎症の際には増殖し，局所に遊走して IL-1β，IL-6，IL-8，IFN-α など種々のサイトカインを遊離し，病原体の食作用や感染細胞の傷害を引き起こす．組織球同士が融合して巨細胞を形成することもあり，慢性の炎症においては肉芽腫を形成する中心的細胞となる（2 章 p.46 参照）．

マクロファージは活性化の様式から，Th1 に作用し抗菌作用をもつ M1 マクロファージ（CD80 陽性）と，Th2 に作用し組織修復や寄生虫排除などにかかわる M2 マクロファージ（CD163 陽性）に大別される．特に真皮血管周囲に常在する M2 マクロファージは，各種アレルギー性疾患にかかわることが最近示されている（MEMO 参照）．

> **MEMO**
> **iSALT と皮膚炎，海綿状態**
> アレルギー性皮膚炎では，角化細胞が IL-1α を分泌し，血管周囲に常在している M2 マクロファージに作用する．これが真皮樹状細胞とリンパ球を血管周囲に呼び寄せ，誘導型皮膚関連リンパ網内系組織（inducible skin-associated lymphoid tissue；iSALT）を形成する．iSALT が IFN-γ を分泌すると，角化細胞のヒアルロン酸分泌が亢進して表皮細胞間浮腫をきたし，海綿状態が形成されると考えられている．

4）肥満（マスト）細胞　mast cell　★

I 型アレルギーの中心的細胞である．表面に IgE に対する高親和性レセプター（FcεR I）をもち，細胞内にヒスタミンなどの炎症性物質を大量に含む．IgE と結合し，なおかつその IgE に反応する抗原が結合したときに活性化し，種々の化学伝達物質を細胞外に放出する（**図 1.30** 参照）．この物質はヒスタミンおよびヘパリンが主成分であり，そのほか，好中球遊走因子（neutrophil chemotactic factor；NCF），アナフィラキシー好酸球遊走因子（eosinophil chemotactic factor of anaphylaxis；ECF-A），トリプターゼやキマーゼなどの各種酵素，腫瘍壊死因子（tumor necrosis factor；TNF）様物質などが知られている．また，炎症起因物質であるプロスタグランジン，ロイコトリエン，IL-3，4，5，血小板活性因子などを産生し，放出

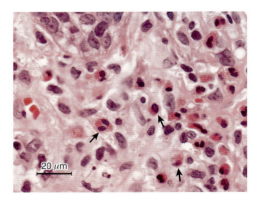

図 1.55　好酸球（eosinophil）
胞体が好酸性であり，エオジンに強く赤く染まり複数の核を有する．

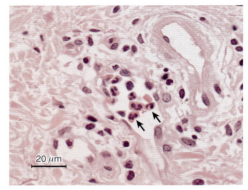

図 1.56　好中球（neutrophil）
皮膚における好中球は好酸球より胞体の好酸性が少し落ちる．しかし，多核の分葉核を呈する．

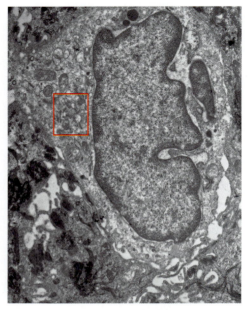

図 1.57　Langerhans 細胞の電子顕微鏡像
赤枠で囲った部分の拡大像を図 1.58 に示す．

することもある．これらによって真皮の浮腫が生じ，紅斑や膨疹として認められる．蕁麻疹はこの反応が主体となって生じ，肥満細胞症は肥満細胞の腫瘍性増殖によって全身でこの反応がみられる疾患である．

5）好酸球　eosinophil　★

　好酸球は，貪食作用や細胞傷害性の作用をもち，アトピー性疾患（I型アレルギー）や自己免疫性水疱症，寄生虫疾患などに関与する．形態学的には好酸性の特徴的な顆粒を多数有し，MBP（major basic protein）やECP（eosinophil cationic protein）といった細胞傷害性蛋白を含む（図 1.55）．IL-3，IL-5，GM-CSFなどによって活性化する．正常皮膚にはほとんど存在しない．

6）好中球　neutrophil　★

　貪食作用をもち，とくに細菌感染時に主役を演じる細胞である（図 1.56）．IgGやC3bが接合した状態の（オプソニン化された）細菌をとくに強く捕食し，顆粒中のMPO（myeloperoxidase）などを介して殺菌される．正常皮膚にはほとんど存在しない．皮膚疾患においては，感染以外の炎症性疾患でも好中球の活性化がみられる．尋常性乾癬，Sweet症候群，無菌性膿疱などで好中球浸潤（膿瘍）がみられる．

7）好塩基球　basophil　★

　好中球や好酸球とともに顆粒球に属し，好塩基性の顆粒を多数もつ細胞である．顆粒内にはヒスタミンやロイコトリエンをもち，細胞表面にFcεRIを有する．I型アレルギーに関与し，肥満細胞とほぼ同様の働きをすると考えられている．

2. 皮膚に特異的な免疫担当細胞
immunocompetent cells specific to skin

1）Langerhans細胞　Langerhans cell　★

　樹状細胞（dendritic cell）に属する骨髄由来細胞であり，細胞質内にテニスラケット型をしたバーベック顆粒を有することを特徴とする（図 1.57，1.58）．皮膚固有の抗原提示細胞で，E-カドヘリンを介して角化細胞と結合して存在し，外来抗原

に対する見張り（sentinel）としての機能を果たしている．T細胞に抗原提示を行う際には表皮から離れ，リンパ管を伝って所属リンパ節に達すると考えられている（図1.59参照）．細胞表面にはMHC class IIのほかに，ヒトではCD1a, CD207（langerin）およびS-100蛋白を有しており，他の細胞と区別するマーカーとして利用できる．抗原刺激を受けると，角化細胞から分泌されるGM-CSF, TNF-αなどの作用によってCD80, CD86を発現し，T細胞の強力な活性化作用を有するようになる．また，IL-1β, IL-6, TNF-αといったサイトカインを自身も産生し，免疫機構の活性化に関与する．一方で外来抗原のない定常状態においては，Langerhans細胞は自己抗原をT細胞に提示し，免疫寛容にかかわっていると考えられている．

近年，Langerhans細胞表面にFcεRIの発現が見出され，アトピー性皮膚炎患者でこのレセプターとIgEが多数結合していることが判明した．このIgEが強くダニ抗原などを認識し，T細胞に抗原提示をすると考えられている．

GVHDの皮膚病変ではLangerhans細胞の消失が認められ，GVHD診断上の重要な所見となっている．また，紫外線（とくにUVB）照射により細胞数や機能が抑制され，紫外線療法の機序の一つとして考えられている．

2）角化細胞　keratinocyte ★

角化細胞は角化作用だけではなく，皮膚免疫にも関与している．その主な役割は，各種サイトカインを産生して分泌し，免疫細胞の活性化を促すことである（**表1.5**）．とくに，IL-1αは角化細胞内に大量に存在している．炎症や外傷，皮膚バリア機能低下によって角化細胞が傷害されるとIL-1αやIL-3, IL-6, GM-CSFなど種々のサイトカインが放出され，真皮内のリンパ球や組織球（マクロファージ），血管内皮細胞の活性化を惹起し炎症反応を引き起こす．

3）真皮樹状細胞　dermal dendritic cell

真皮上層に存在する骨髄由来の細胞で，CD14などを発現する．真皮に常在し，自然免疫に関与する．また必要に応じて所属リンパ節に移動し，抗原提示細胞としても機能する．

乾癬（15章 p.281）では，定常状態ではみられない形質細胞様樹状細胞（plasmacytoid dendritic cells；pDC）や炎症性樹状細胞がみられ，病態形成の重要な役割を担っていると考えられている．

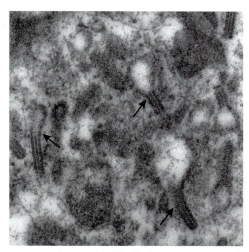

図1.58　バーベック顆粒（矢印，Birbeck granule）
図1.57内の四角で囲った部分の拡大像．テニスのラケットのような形をしているためラケット小体とも呼ばれている．

表1.5　角化細胞が産生する主なサイトカイン

分類	主な機能
多機能型サイトカイン	
インターロイキン	
IL-1α	2次性サイトカインの誘導
	接着分子の発現調節
IL-3	T細胞，B細胞，マクロファージの活性化，遊走の調節
IL-6	
IL-7	血管内皮細胞，線維芽細胞の活性化
IL-12	
IL-15	Langerhans細胞の活性化，遊走の調節（IL-1α, TNF-α）
IL-18	
TNF-α	発熱，急性期蛋白誘導
MIF	
ケモタクティックファクター：免疫細胞の遊走に関与	
CXCL1	好中球の遊走，活性化
IL-8（CXCL8）	T細胞の遊走
コロニー刺激因子：免疫細胞の増殖の関与	
GM-CSF	顆粒球，マクロファージの増殖 T細胞の活性化 Langerhans細胞の生存（活性化）
G-CSF	顆粒球の増殖
M-CSF	マクロファージの増殖
成長因子：局所皮膚反応に関与	
TGF-α	角化細胞の増殖
bFGF, PDGF	線維芽細胞，血管内皮細胞の増殖
免疫抑制因子：免疫能の調整	
TGF-β	角化細胞，血管内皮細胞の増殖，免疫反応の抑制
IL-10	Th1細胞による免疫反応の抑制

c. アレルギー反応
allergic reactions, hypersensitivity reactions

皮膚はアレルギー反応の起こる代表的な場であり，さまざまな皮膚疾患がアレルギーの概念のもとで理解されるようになってきている．アレルギー反応は，一般にCoombs & Gellによる4つの分類が用いられている（表1.6）．ここでは，その4つの型を簡単に解説し，各反応型により発症する皮膚疾患をあげる．

1. Ⅰ型アレルギー反応　type Ⅰ allergic reactions ★

肥満細胞が主体となって発生するアレルギーである．抗原（アレルゲン）投与後5～15分で反応が起こるため，即時型反応と呼ばれる．表面にIgEを結合した肥満細胞が抗原と反応することで，肥満細胞からヒスタミンやロイコトリエンなどの化学伝達物質が遊離する（8章 p.130参照）．これらの物質が血管透過性を亢進させて浮腫を起こし，また，主に好酸球の遊走を誘導して炎症を惹起する．これにより鼻汁分泌や瘙痒，気管支喘息，血管拡張による血圧低下などを惹起し，重症例ではショック状態に陥る〔アナフィラキシーショック（anaphylactic shock）〕．症状は一過性で，通常は数時間以内に鎮静化する．

Ⅰ型アレルギーにより発症する皮膚疾患としては，蕁麻疹や薬疹の一部（蕁麻疹型反応）などがある．アトピー性皮膚炎に関しては，慢性湿疹の発症をⅠ型アレルギーのみで説明することはできないが，IgEが強く関与していることは疑いない．そのほかⅠ型アレルギーにより発生する疾患として，アレルギー性鼻炎（花粉症），アレルギー性気管支喘息があげられる．

2. Ⅱ型アレルギー反応　type Ⅱ allergic reactions ★

細胞表面に存在する抗原に対して抗体が産生され，それに補体や細胞傷害性T細胞などが作用することで細胞が傷害されるものである．この型のアレルギーにより発症する皮膚疾患としては自己免疫性水疱症などがある．たとえば水疱性類天疱瘡の場合，基底細胞ヘミデスモソームに存在する17型コラーゲンに自己抗体が付着した結果，Ⅱ型アレルギーによって基底細胞が傷害され水疱をきたす（14章 p.256参照）．

また，薬剤がハプテンとして作用して角化細胞や血球に結合し，これらの細胞に対するⅡ型アレルギーが起こる場合がある．薬剤性の溶血性貧血，血小板減少性紫斑病，TENなどはこの機序によって発症する．

MEMO：腸内細菌叢と皮膚疾患

ヒトの腸内には数百種類の細菌が約1,000兆個存在しており，互いにバランスを保ちながら生態系を形成している〔腸内細菌叢（gut microbiome）〕．近年，腸内細菌のバランスの変化が免疫系の変化をきたし，さまざまな疾患の発症にかかわることが判明してきた．皮膚科領域では，アトピー性皮膚炎や乾癬性関節炎，食物アレルギー，円形脱毛症，尋常性白斑などの発症に一部関与すると考えられている．

MEMO：ハプテン

貪食細胞が抗原を取り込み，その情報をリンパ球へ伝達するためには，抗原が分子量1万以上の蛋白質でなければならない（完全抗原）．すなわち，分子量の小さな蛋白質，あるいは非蛋白物質（糖質，脂質，有機化合物，金属分子，一部の薬剤など）はそのままでは抗原とはなり得ない．このような物質をハプテン（hapten）あるいは不完全抗原と呼ぶ．ハプテンは単独で抗体と反応しうるが，他の蛋白質（アルブミンなど）と結合しなければ抗体産生を引き起こさない．

表 1.6 アレルギー（過敏症）の分類

Coombs 分類	I 型	II 型	III 型	IV 型
反応	アナフィラキシー反応（即時型）	細胞溶解性反応（細胞傷害型）	免疫複合体反応（免疫複合体型）	細胞性免疫反応（遅延型）
関与する抗体	IgE	IgG, IgM	IgG, IgM	―
関与する細胞	肥満細胞 好塩基球	細胞傷害性 T 細胞 マクロファージ	多核白血球, マクロファージ	感作 T 細胞, マクロファージ
補体の必要性	なし	あり	あり	なし
標的組織, 細胞	皮膚, 肺, 腸管	皮膚, 赤血球, 白血球, 血小板	皮膚, 血管, 関節, 腎, 肺	皮膚, 肺, 甲状腺, 中枢神経など
主な疾患	蕁麻疹, 薬疹, 花粉症, 気管支喘息, アナフィラキシーショック	水疱性類天疱瘡, 溶血性貧血, 血小板減少性紫斑病, TEN 型薬疹, 不適合輸血	皮膚白血球破砕性血管炎, 血清病, 糸球体腎炎, ループス腎炎	アレルギー性接触皮膚炎, 硬結性紅斑, GVHD
反応の模式図				

そのほかに II 型アレルギーにより発症する疾患としては，血液型不適合輸血，自己免疫性溶血性貧血，抗糸球体基底膜腎炎（Goodpasture 症候群）などがあげられる．

3. III 型アレルギー反応　type III allergic reactions　★

抗原抗体複合体（免疫複合体）が血管や組織に沈着し，そこで補体反応や好中球遊走などが起こり，その部位の細胞傷害をきたすものである．皮膚白血球破砕性血管炎(11 章 p.164 参照)は，感染や薬剤が誘因となって免疫複合体が血管壁に沈着し，そこでアレルギー反応が起こりフィブリノイド変性と好中球浸潤をみる疾患である．

そのほか，III 型アレルギーによって起こる疾患として，血清病や糸球体腎炎，ループス腎炎などがあげられる．

4. IV 型アレルギー反応　type IV allergic reactions　★

抗原を認識する T 細胞（とくに Th1）と抗原間の反応によって炎症が起こったものである．IV 型アレルギーの成立には感作相（sensitization phase）と惹起相（elicitation phase）の 2 段階が必要である．抗原は最初に侵入すると抗原提示細胞に取り込まれ，所属リンパ節内で T 細胞を活性化する．このとき

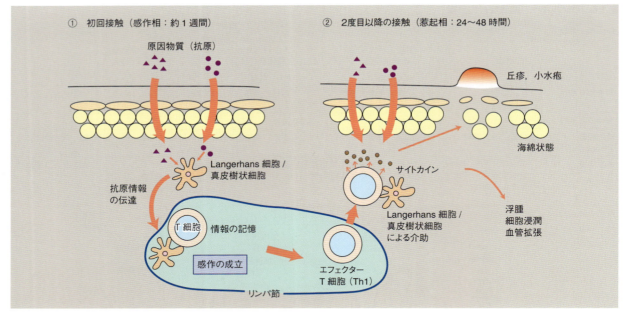

図1.59 アレルギー性接触皮膚炎のメカニズム

にエフェクターT細胞とともにメモリーT細胞が生成され，2回目以降の侵入に対し迅速に対応できるようにする（感作相）．2回目以降の侵入では，抗原提示細胞を介してメモリーT細胞が皮膚内で活性化し，48時間をピークにして炎症が惹起される（惹起相）．反応までに時間がかかることから遅延型アレルギーとも呼ばれる（図1.59）．ツベルクリン反応はIV型アレルギーによるものである．

　本アレルギーの代表的な皮膚病変としては，硬結性紅斑やアレルギー性接触皮膚炎，GVHDなどがあげられる．

MEMO

V型アレルギー反応 (type V allergic reactions)

細胞表面の蛋白質に反応する抗体が産生されるという点ではII型アレルギーであるが，抗体が受容体に結合する場合，その細胞の機能亢進や低下を生じる．これをV型アレルギーと呼ぶことがある．Graves病が代表である．

Histopathology of the skin

2章 皮膚病理組織学

皮膚生検は病変の一部を採取し，それをもとに標本を作製して顕微鏡で観察する検査である．皮膚科学において最も頻用され，診断に関して最重要な役割を果たす検査の一つである．皮膚疾患においては，臨床症状だけでは確定診断できないもの，あるいは皮膚症状が類似していてもその発症機序がまったく異なるものが少なくない．たとえば水疱をみた場合，ウイルスや細菌によるもの，自己免疫性のもの，遺伝性のもの，物理化学的なものなど，異なる原因で生じたものが存在し，肉眼による観察や既往歴の問診などだけでは診断がつきにくい．そこで，病因を特定して確定診断を下すには，病理学的な検索が必要不可欠である．

A. 皮膚生検と標本の作製　skin biopsy

皮膚生検は，検査部位の選択，採取，固定，染色の順に作業が行われる．二次的変化が起こっていない病変，できれば瘢痕を残しにくい部位を選択する必要がある．炎症性疾患などでは，正常との対比のために健常皮膚を含めて病変の辺縁から生検するのが望ましい場合もある．また，多様な病変を示す疾患では，できるだけ複数の部位を採取する．

原則として局所麻酔後に，皮下脂肪組織を含める深さまで採取する（図2.1）．採取には，トレパンを用いて丸く切り抜く方法（punch biopsy）や，メスを用いて紡錘型に部分採取（incisional biopsy）ないし完全切除する方法（excisional biopsy）などがある．表皮の変化のみを観察するには剃刀で浅く削ぐ方法（shave biopsy）でも可能である．通常，採取した標本は直ちに10％ホルマリンなどで固定し，二次的な変性を避ける．蛍光抗体法や電子顕微鏡観察などの検索が必要な場合は標本を分割ないし複数採取し，それぞれ凍結固定，2％グルタルアルデヒド固定などを行う．

基本的にはヘマトキシリン・エオジン染色（HE染色）で標本を作製する．必要に応じてさまざまな染色法が併用されることも多く，それらを一括して特殊染色と呼ぶ（表2.1）．モノクローナル抗体などを用いた免疫染色も診断に重要である．

> **MEMO　皮膚生検を行う前に**
> 皮膚生検を行った部位には多少なりとも瘢痕が残るため，部位の選択，方法は慎重に選択する必要がある．とくに顔面部やケロイド体質の患者での皮膚生検は注意が必要である．生検部位の写真撮影による臨床症状の記録は必須であり，生検の必要性を患者に十分説明し，同意を得ることを忘れてはならない．

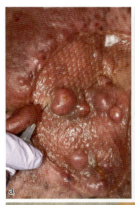
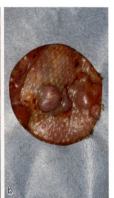
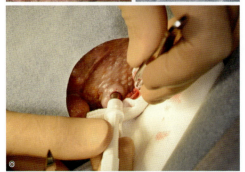
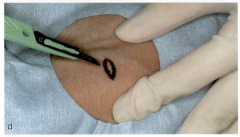

図2.1　皮膚生検の実際
a〜c：トレパンを用いたパンチ生検の場合．d：メスを用いて紡錘型に部分採取する場合．

表 2.1 皮膚の特殊染色で用いられる主な染色法

染色法	検出対象	染色結果
ヘマトキシリン・エオジン染色 (hematoxylin-eosin；HE)	全体	青藍（細胞核）, 赤（細胞質ほか）
エラスチカ・ワンギーソン染色 (elastica van Gieson)	膠原線維	赤
	弾性線維	黒
アザン染色 (Azan Mallory)	膠原線維	青
マッソン・トリクローム染色 (Masson's trichrome)	膠原線維	青
	平滑筋	赤
ボディアン染色 (Bodian)	神経線維（軸索）	黒
ワイゲルト染色 (Weigert)	弾性線維	黒
PAS 染色 (periodic acid-Schiff)	基底膜	赤
	グリコーゲン	赤
	中性ムコ多糖類	赤
	真菌	赤
トルイジンブルー染色 (toluidine blue)	肥満細胞	紫（異染性）
	酸性ムコ多糖類	青
アルシアンブルー染色 (alcianblue)	酸性ムコ多糖類	青
コロイド鉄染色 (colloidal iron)	酸性ムコ多糖類	青
ムチカルミン染色 (mucicarmine)	酸性ムコ多糖類	赤
	クリプトコッカス	赤

染色法	検出対象	染色結果
ギムザ染色 (Giemsa)	肥満細胞	紫（異染性）
	リーシュマニア	赤
フォンタナ・マッソン染色 (Fontana-Masson)	メラニン顆粒	黒
ドーパ染色 (DOPA)	メラノサイト	黒
ズダンⅢ染色 (SudanⅢ)	脂肪	橙赤
コンゴーレッド染色 (Congo red)	アミロイド	橙赤
ダイレクト・ファースト・スカーレット染色 (direct fast scarlet；DFS)	アミロイド	橙赤
ダイロン染色 (Dylon)	アミロイド	赤褐
チオフラビンT染色（蛍光） (thioflavin T)	アミロイド	緑色蛍光
ベルリンブルー染色 (Berlin blue)	ヘモジデリン	青
コッサ染色 (Von Kossa)	カルシウム	黒褐
グロコット染色 (Grocott)	真菌	黒
チール・ネルゼン染色 (Ziehl Neelsen)	抗酸菌	赤
ワルチン・スターリー染色 (Warthin-Starry)	スピロヘータ, ヘリコバクター・ピロリ	黒

B. 皮膚病理所見のみかた　dermatopathology

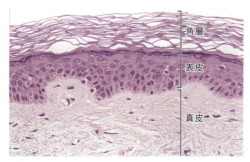

図 2.2① 正常皮膚の HE 染色像
前腕皮膚．バスケット（かご）様を呈する角層を認める．角層の白く抜けている部位は，正常に産生された脂質が標本作製の段階でのアルコール脱水の過程で溶出したためである．脂質を豊富に含み，バリアー機能を正常に果たす角層が存在している証拠である．

病理組織標本を観察するときは，その部位の正常所見（図 2.2）を念頭におきながら，今みている標本のどこに異常があるのかを判断する．ここでは，基本的な病的変化とそれを表現する用語，その変化をきたす疾患を例示する．

a. 表皮　epidermis

1. 表皮肥厚　acanthosis
（表皮過形成　epidermal hyperplasia） ★

表皮が肥厚した状態をさす．とくに有棘層が肥厚し，角化細胞が増加する．表皮全体が軽度肥厚する平坦型（慢性湿疹など），表皮突起が規則的に延長する乾癬型，表皮が上方に突出する乳頭腫型（ウイルス性疣贅や脂漏性角化症など），有棘細胞癌に類似した下方への不規則な突出が認められる偽癌型（慢性潰瘍辺縁，深在性真菌症など）などに分類される（図 2.3，2.4）．

B. 皮膚病理所見のみかた／a. 表皮

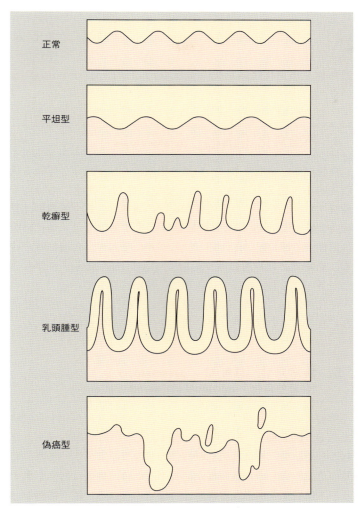

図 2.3　表皮肥厚のいくつかの型

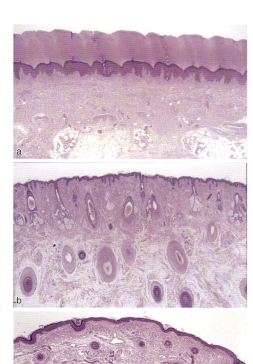

図 2.2②　正常皮膚の HE 染色像
a：足底皮膚，厚い角質を伴う．角層の厚さは身体部位によって大きく異なる．b：頭皮，多数の毛包がみられる．c：顔面皮膚，脂腺が発達している．

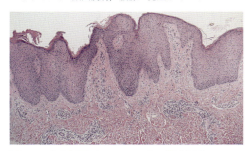

図 2.4　表皮肥厚（acanthosis）：慢性湿疹

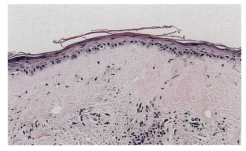

図 2.5　表皮萎縮（epidermal atrophy）：皮膚筋炎

2. 表皮萎縮　epidermal atrophy
（表皮低形成　epidermal hypoplasia）

角化細胞が減少した結果，表皮の菲薄化をきたしたもの（図 2.5）．乳頭突起は縮小あるいは消失する．DLE，日光角化症や光老化などで認める．

3. 過角化（角質増殖/角質肥厚/角質増生）
hyperkeratosis

角層が生理的範囲を越えて肥厚した状態をいう（図 2.6）．尋常性乾癬，魚鱗癬，胼胝などでみられる．魚鱗癬では，角層の剥離や脱落が障害され貯留するために過角化が生じる〔貯留性過角化（retention hyperkeratosis）〕．乾癬では角層の産生が

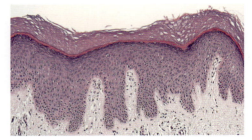

図 2.6　過角化（hyperkeratosis）：慢性湿疹

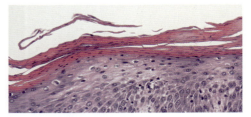

図 2.7　不全角化（parakeratosis）：乾癬

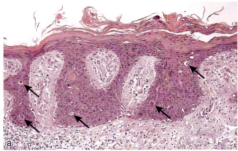
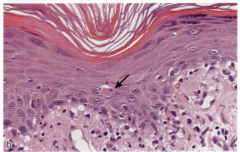

図 2.8　異常角化（dyskeratosis）
　a：Bowen 病．b：多形紅斑．リンパ球が接着した異常角化細胞がみられる衛星細胞壊死（矢印）．

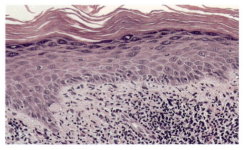

図 2.9　顆粒層肥厚（hypergranulosis）：扁平苔癬

亢進して生じる〔増殖性過角化（proliferation hyperkeratosis）〕．毛孔に一致して過角化がみられるものを毛孔性角化（follicular keratosis）という．また，不全角化（次項）を伴わない過角化を正角化性過角化（orthokeratotic hyperkeratosis）という．

4. 不全角化（錯角化）　parakeratosis　★

　角化が不完全なために，角層の細胞にも核が残存している状態である（図 2.7）．通常，角化細胞は角層に到達した時点で脱核する．しかし，尋常性乾癬などの炎症性疾患，あるいは光線角化症や Bowen 病などの腫瘍性疾患においては，角化細胞の形成が急速に起こるために脱核が間に合わず，角層に核が残る．過角化と顆粒層の減少や消失（hypogranulosis）を伴うことが多い．なお，粘膜では生理的に核が残存している．
　汗孔角化症（21 章 p.408 参照）では，cornoid lamella と呼ばれる楔状あるいは柱状に不全角化をきたす部位が認められる．

5. 異常角化（異角化）　dyskeratosis　★
（個細胞角化　individual cell keratinization）

　角層に到達する前に，一部の角化細胞が異常に角化する状態である（図 2.8a）．その角化細胞は壊死ないしアポトーシスを起こした結果，核は萎縮し好酸性の細胞質を有する．また，周囲の角化細胞との細胞間橋が消失するため，細胞は円形を呈する．主に炎症性疾患と皮膚悪性腫瘍でみられる．扁平苔癬などでみられるシバット小体（後述）や Darier 病の円形体（15 章 p.280 参照）はいずれも異常角化による．また，多形紅斑や GVHD などでは異常角化細胞に数個のリンパ球が接着する像がみられ，これを衛星細胞壊死（satellite cell necrosis）という（図 2.8b）．

6. 顆粒層肥厚　hypergranulosis

　顆粒層が肥厚した状態（図 2.9）．顆粒層は通常 1 〜 3 層だが，4 層以上にわたった場合をさす．扁平苔癬やウイルス性疣贅，遺伝性角化症などで認められる．

7. 顆粒変性　granular degeneration, epidermolytic hyperkeratosis

　顆粒層から有棘層にかけて，大型のケラトヒアリン顆粒をも

つ空胞化細胞が多数出現する状態（**図 2.10**）．Vörner 型掌蹠角化症や表皮融解性魚鱗癬（15 章 p.273 参照）に特徴的であるが，疣贅状表皮母斑や正常皮膚でも認めることがある．

8. 海綿状態　spongiosis
（表皮細胞間浮腫　intercellular edema） ★

隣接する角化細胞同士の間隙が，強い浮腫によって拡大した状態である．細胞間橋は伸展し，その存在が明瞭になる（**図 2.11**）．浮腫がさらに強くなると表皮内水疱を形成するようになる（spongiotic bulla）．接触皮膚炎やアトピー性皮膚炎などの湿疹・皮膚炎でみられる．

9. 細胞内浮腫　intracellular edema
（球状変性　ballooning degeneration）

角化細胞の細胞質が浮腫膨化した状態である（**図 2.12**）．膨化が進むと細胞は球状に変形し（球状変性），さらに膨化すると細胞は破裂し，それぞれの膜のみが網目状に残存するようになり，表皮内多房性水疱のかたちを呈する〔網状変性（reticular degeneration）〕．単純疱疹や手足口病などのウイルス感染や，初期の湿疹・皮膚炎で認められる．

10. 封入体　inclusion body

異常な物質が細胞質〔細胞質内封入体（intracytoplasmic inclusion body）〕ないし核内〔核内封入体（intranuclear inclusion body）〕に集積することで生じた，正常と異なる染色領域をいう（**図 2.13**）．角化細胞では主にウイルス感染によって生じる．前者の例としてヒト乳頭腫ウイルス感染症（**図 2.13**）や伝染性軟属腫（**図 23.21** 参照），後者は単純疱疹などでみられるほか，サイトメガロウイルス感染による巨細胞封入体〔フクロウの目（owl's eye）〕があげられる．

11. 棘融解　acantholysis ★

角化細胞の細胞間接着（とくにデスモソーム）が離解し，細胞が分散している状態をいう．間隙や水疱を形成し，その中に細胞間接着を失った球状の角化細胞〔棘融解細胞（acantholytic cell）〕が浮遊する．棘融解細胞は異常角化の傾向を示す（**図 2.14**）．天疱瘡や Hailey-Hailey 病，Darier 病などで認められる．日光角化症，ケラトアカントーマ，有棘細胞癌でも病変の

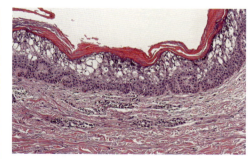

図 2.10　顆粒変性（granular degeneration, epidermolytic hyperkeratosis）：**表皮融解性魚鱗癬**

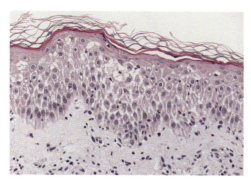

図 2.11　海綿状態（spongiosis）：**急性湿疹**

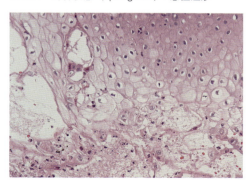

図 2.12　細胞内浮腫（intracellular edema）：**単純疱疹**

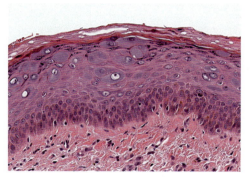

図 2.13　封入体（inclusion body）：**疣贅状表皮発育異常症**

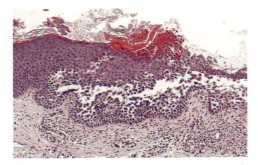

図 2.14　棘融解（acantholysis）：Hailey-Hailey 病

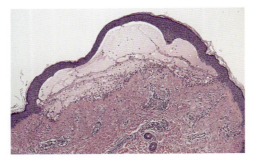

図 2.15　水疱（blister）：水疱性類天疱瘡

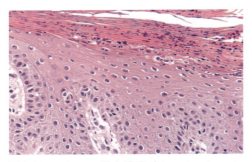

図 2.16　マンロー微小膿瘍（Munro's microabscess）：尋常性乾癬

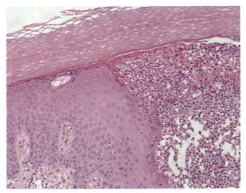

図 2.17　コゴイ海綿状膿疱（Kogoj's spongiform pustule）：膿疱性乾癬

一部に現れることがある．

12. 水疱　blister, bulla　★

　水疱は病理組織学的に裂隙の生じる部位から，表皮内水疱と表皮下水疱に大別される（図 2.15）．水疱内には組織液や浸潤細胞を入れる．表皮内水疱はその発生機序により，海綿状態が進行してできたもの（湿疹・皮膚炎），棘融解が進行してできたもの（尋常性天疱瘡など），網状変性から起こるもの（ウイルス感染症など．表皮下にも及ぶことがある），基底細胞の変性によるもの（単純型表皮水疱症など）に分類される．
　表皮下水疱をきたす疾患には，水疱性類天疱瘡，後天性表皮水疱症，Duhring 疱疹状皮膚炎などの自己免疫性水疱症，栄養障害型表皮水疱症，熱傷などがある（4 章も参照）．

13. 膿疱　pustule　★

　水疱内容が膿性（好中球主体）であった場合は膿疱と呼ばれる．角層下に現れた小さな膿疱をマンロー微小膿瘍（Munro's microabscess）と呼び，尋常性乾癬に特徴的である（図 2.16）．多房性の膿疱は海綿状膿疱（spongiform pustule）と呼ばれる．これは角化細胞が好中球浸潤により破壊され，細胞膜が網目状に残存したために起こるもので，膿疱性乾癬などで認められる〔コゴイ海綿状膿疱（Kogoj's spongiform pustule），図 2.17〕．なお，後述するポートリエ微小膿瘍は腫瘍リンパ球の浸潤によるものであるため，真の膿疱ではない（次項参照）．

14. 表皮内細胞浸潤　exocytosis, cell infiltration to the epidermis

　炎症細胞や赤血球などが表皮内に侵入した状態をいう．接触皮膚炎やアトピー性皮膚炎などの炎症性疾患では，主にリンパ球の浸潤がみられる．海綿状態の間隙に観察されることが多い．多核白血球の浸潤は膿疱として観察され，伝染性膿痂疹，掌蹠膿疱症，乾癬などでみられる．
　菌状息肉症などの T 細胞リンパ腫では，腫瘍性 T 細胞が表皮内へ浸潤して塊を形成することがある．この場合は海綿状態を伴わず，表皮向性（epidermotropism）と呼ばれる．一見，膿瘍に類似することがあり，ポートリエ微小膿瘍（Pautrier's microabscess）と呼ぶ（図 2.18）．急性湿疹などでは Langerhans 細胞が表皮に浸潤し，ポートリエ微小膿瘍に類似することもある．また，他の悪性腫瘍が表皮に侵入する場合もある（たとえ

ば Paget 病では腺癌細胞が表皮内増殖をする).

15. 経表皮性排除　transepidermal elimination

主に真皮から,表皮を介して物質が排除されている状態をいう.排除されるのは変性した膠原線維や弾性線維,石灰,アミロイド,メラニン色素や腫瘍細胞の塊などである(**図 2.19**).この所見を主体とする皮膚疾患に穿孔性皮膚症(18 章 p.343)がある.

b. 表皮真皮接合部　dermal-epidermal junction

1. 液状変性　liquefaction degeneration
（空胞変性/水腫性変性　vacuolar degeneration, hydropic degeneration）★

基底細胞が変性をきたした結果,表皮真皮接合部が空胞状に変化し不明瞭になった状態をいう(**図 2.20**).浮腫とリンパ球浸潤を伴うことが多く,その部位の基底膜は消失する.接合部を中心とした炎症の所見であり,高度になると表皮下水疱を形成するようになる.基底細胞が保持していたメラニン顆粒が真皮へ滴落することがあり,これを組織学的色素失調(incontinentia pigmenti histologica)という.メラニン顆粒は組織球によって貪食され,メラニンを多く含んだ組織球〔メラノファージ(melanophage)〕が真皮に観察される.多形紅斑や扁平苔癬などでは異常角化が認められ,それが基底膜下に落ちて好酸性のシバット小体(シバット体:Civatte body,直径約 10 μm)を表皮直下にみることがある(**図 2.20b**).

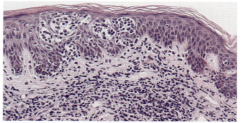
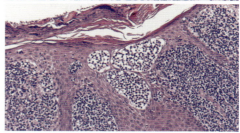

図 2.18　ポートリエ微小膿瘍(Pautrier's microabscess):菌状息肉症

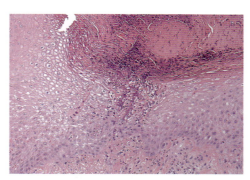

図 2.19　経表皮性排除(transepidermal elimination):反応性穿孔性膠原線維症
変性した膠原線維が表皮を通じて外部へ排出されている.

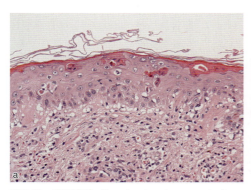
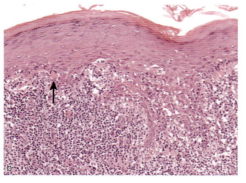

図 2.20　液状変性(liquefaction degeneration)
a:移植片対宿主病(GVHD).角化細胞のアポトーシスによる異常角化も認める.b:扁平苔癬.シバット小体を表皮直下に認める(矢印).

2. メラノサイト系の異常　melanin synthesis abnormality

　紫外線刺激などにより基底層のメラニンが増加し，色素増生の所見を得る．また，色素が消失すると白斑として観察される．一般的に，メラノサイト系の異常を診断する際はドーパ反応や免疫組織学的検査が必要となる．

眼皮膚白皮症：先天的なメラニン合成異常．メラノサイトは存在する．フォンタナ・マッソン染色などでメラニン顆粒の欠如を証明する（16章 p.302 参照）．

まだら症，Waardenburg-Klein症候群（ワールデンブルグ　クライン）：先天的に一部皮膚でメラノサイトが欠如（16章 p.306 参照）．

特発性滴状色素減少症（老人性白斑）：老化によるメラノサイトの機能低下（16章 p.308 参照）．

太田母斑：真皮内に異所性のメラノサイトが存在（20章 p.382 参照）．

肝斑：性ホルモンなどによる基底層メラニンの増加（16章 p.310 参照）．

雀卵斑：メラノサイトの機能亢進（16章 p.309 参照）．

c. 真皮　dermis

1. 炎症性細胞浸潤　inflammatory cell infiltration

　炎症細胞の真皮内への浸潤をいう．炎症細胞としては好中球，好酸球，リンパ球，形質細胞，組織球，肥満細胞などがある．これらの細胞は，多くは血管を中心に浸潤する〔血管周囲性細胞浸潤（perivascular infiltration）〕．そのほか，扁平苔癬のように真皮上層に帯状に浸潤するもの〔苔癬様細胞浸潤（lichenoid infiltrate）〕，血管を反応の場として，フィブリノイド変性や血栓および出血をきたすもの〔血管炎（vasculitis），11章も参照〕，結節状に浸潤するものなど，多彩な浸潤のパターンが存在する．主な浸潤細胞と，それをきたす疾患の関係を**表2.2**にまとめた．

2. 肉芽腫（にくげ）　granuloma　★

　主に組織球（マクロファージ）が密に集簇（しゅうぞく）し，巣状の慢性浸潤をつくったものを肉芽腫という．とくに，上皮系細胞のような類円形の核と好酸性の細胞質をもち，互いに結合して配列している組織球のことを類上皮細胞（epithelioid cell）という．組織球以外にもリンパ球や巨細胞，線維芽細胞，変性結合組織，

表2.2 炎症性細胞浸潤がみられる主な疾患

浸潤する細胞	浸潤がみられる主な疾患
好中球	炎症の初期反応：一次刺激性接触皮膚炎，乾癬，結節性紅斑など
	微生物の貪食：伝染性膿痂疹，カンジダ症などの感染性疾患
	免疫複合体・補体の関与：皮膚白血球破砕性血管炎，Sweet症候群，Behçet病，Duhring疱疹状皮膚炎など
好酸球	炎症の初期反応：色素失調症，新生児中毒性紅斑
	抗原抗体複合体沈着部位：天疱瘡，水疱性類天疱瘡など
	I型アレルギー
	IV型アレルギー：湿疹皮膚炎，薬疹など
	一部の悪性腫瘍に伴う：菌状息肉症，Langerhans細胞組織球症
リンパ球	炎症一般：アレルギー性疾患など
形質細胞	膠原病：Sjögren症候群，強皮症など
	感染症：梅毒，深在性真菌症など
	粘膜部位，日光角化症など
組織球	肉芽腫性疾患，慢性期の炎症性皮膚疾患
肥満細胞	アトピー性皮膚炎，慢性湿疹，扁平苔癬
	創傷治癒，神経線維腫

血管などが混在している．浸潤細胞の分布や形態により，いくつかのパターンに分けられる．なお，肉芽（granulation）は創傷治癒過程に生じる血管増生を主体とした変化であり，肉芽腫とは異なる．

サルコイド肉芽腫（sarcoidal granuloma）：類上皮細胞と巨細胞が主体で，壊死巣やリンパ球浸潤は少ない．類上皮細胞肉芽腫の典型である．サルコイドーシスでみられる．

類結核肉芽腫（tuberculoid granuloma）：中央部に乾酪壊死を認め，周囲にリンパ球浸潤を著明に認める類上皮細胞肉芽腫．真性皮膚結核でみられる．

柵状肉芽腫（palisading granuloma）：中心に変性した膠原線維やムチンを含み，周囲に組織球が柵状，環状に配列する肉芽腫．環状肉芽腫などでみられる．

化膿性肉芽腫（suppurative granuloma）：中央に膿瘍（好中球の浸潤）がみられ，これを組織球やリンパ球が囲む肉芽腫．深在性真菌症などでみられる．

線状肉芽腫（linear granuloma）：皮膚に分布する末梢神経の走行に一致した肉芽腫．ハンセン病でみられる．

異物肉芽腫（foreign body granuloma）：外因性異物（ガラス，縫合糸，動植物性毛髪など）あるいは内因性異物（弾性線維，石灰，コレステロール結晶など）を中心にして組織球，好中球，リンパ球が集簇するもので，正常な異物反応である（**図 2.21**）．しばしば異物を貪食した巨細胞が観察される．時間経過とともに異物は線維性組織に囲まれて埋没する．

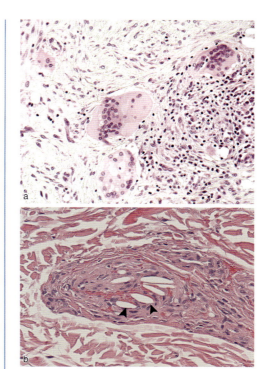

図 2.21 異物肉芽腫（foreign body granuloma）
a：毛包炎．著明な異物型巨細胞を伴う．b：コレステロール結晶塞栓症（blue toe syndrome）．コレステロール結晶（矢尻）

3. 巨細胞　giant cell ★

大型で特徴的な核を有する細胞の総称である．巨細胞の多くは組織球由来であり，これが反復性核分裂により多核を呈する（**図 2.22**）．ウイルス性疾患で球状変性をきたした角化細胞〔気球細胞（balloon〈ing〉cell）〕やHodgkinリンパ腫でのReed-Sternberg細胞も広義の巨細胞ということができる．

異物型巨細胞（foreign body giant cell）：組織球が異物を貪食しながら核分裂し巨大化したもの．核の配置には規則性がない．偏光顕微鏡で異物を確認できることがある．

Langhans型巨細胞（Langhans giant cell）：核は周辺に規則正しく環状から馬蹄形に配列する．結核やサルコイドーシス，光沢苔癬でよくみられる．

Touton型巨細胞（Touton giant cell）：脂質を貪食した組織球．中央部の好酸性細胞質を核が取り囲み，その外側を泡沫状の明るい細胞質が取り囲む．黄色肉芽腫，黄色腫などでみられる．

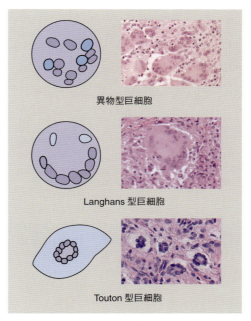

異物型巨細胞

Langhans型巨細胞

Touton型巨細胞

図 2.22 組織球由来のさまざまな巨細胞

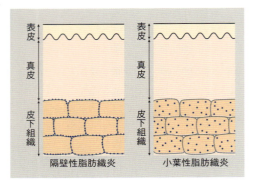

図 2.23　隔壁性脂肪織炎（septal panniculitis）と小葉性脂肪織炎（lobular panniculitis）の区別

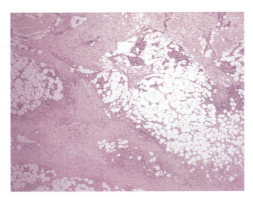

図 2.24　隔壁性脂肪織炎（septal panniculitis）：結節性紅斑

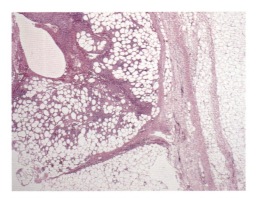

図 2.25　小葉性脂肪織炎（lobular panniculitis）：硬結性紅斑

4. 結合組織の変化　changes in connective tissue

膠原線維の変化による所見として，線維化（fibrosis：線維芽細胞と膠原線維の不規則な増生．瘢痕や皮膚線維腫など），硬化（sclerosis：線維芽細胞の減少，膠原線維の膨化や均質化．全身性強皮症など）がある．また，光老化や弾性線維性仮性黄色腫では，弾性線維の減少や断裂，変性がみられる．そのほか，膠原線維間の剥離と漿液貯留がみられる浮腫（edema），真皮乳頭の突出により皮表が隆起する乳頭腫症（papillomatosis）がある．

5. 異物沈着　deposition of foreign substances

アミロイド（アミロイド苔癬など），ムチン（粘液水腫や皮膚筋炎など），石灰（弾性線維性仮性黄色腫など），ヘモジデリン（紫斑病，血管炎，ヘモクロマトーシスなど），尿酸，ヒアリンなどが真皮に沈着する（17章参照）．

d.　皮下脂肪組織　subcutaneous fat tissue

1. 脂肪織炎　panniculitis　★

皮下脂肪組織を中心とした炎症をいう．皮下脂肪組織の隔壁を中心に炎症が起こっているものを隔壁性（中隔性）脂肪織炎（septal panniculitis），脂肪細胞を中心に炎症が起こっているものを小葉性脂肪織炎（lobular panniculitis）と呼んで区別する（図2.23）．前者の例として結節性紅斑（図2.24）があり，後者に硬結性紅斑（図2.25）などがある（18章 p.354 参照）．

2. その他の皮下脂肪組織の変化　other changes in subcutaneous fat tissue

リポジストロフィー，脂肪肉芽腫，脂肪壊死症，脂肪融解，腫瘍（脂肪腫，脂肪肉腫）などの脂肪組織変化が存在する．

C.　免疫組織化学　immunohistochemistry

免疫組織化学とは，組織中の物質をそれに対する特異抗体を用いて検出し，組織における蓄積量や局在を推定することである．皮膚科領域では抗核抗体，自己免疫性水疱症の自己抗体，

あるいは悪性リンパ腫の腫瘍細胞の同定などに幅広く使われている．標識の方法には，蛍光色素を用いる蛍光抗体法，ならびに酵素とそれに対応する基質を用いる酵素抗体法があり，以下で解説する．皮膚科でよく用いられる抗体を表2.3にまとめた．

表2.3①　皮膚科領域で用いられる主な抗体

マーカー名	陽性となる正常組織・腫瘍
サイトケラチン	上皮系細胞
CAM 5.2（CK7＋CK8）	汗腺，中皮腫（肺腺癌で陰性）
CK20	Merkel細胞（核近傍，点状）
EMA（epithelial membrane antigen）	上皮，上皮系腫瘍
vimentin	間葉系細胞
desmin	横紋筋，平滑筋
α-SMA（alpha-smooth muscle actin）	横紋筋，平滑筋
S-100	Schwann細胞，メラノサイト，Langerhans細胞
Melan-A（MART-1）	メラノサイト，悪性黒色腫
HMB-45	悪性黒色腫，一部の母斑細胞
Ber-EP4（EpCAM）	基底細胞癌
CEA（carcinoembryonic antigen, CD66e）	汗腺，消化管間質腫瘍（GIST）
GCDFP（gross cystic disease fluid protein）-15	汗腺，乳房外Paget病
factor Ⅷ	血管内皮細胞
factor ⅩⅢa	内皮細胞，真皮樹状細胞，皮膚線維腫
ポドプラニン（D2-40）	リンパ管，Kaposi肉腫，血管肉腫
Ki-67（MIB-1）	細胞増殖マーカー

1. 蛍光抗体法　immunofluorescence；IF

蛍光抗体法は，目的の抗原物質やそれに結合した抗体分子を検出するために，蛍光色素（fluorescein isothiocyanate；FITCなど）で標識した抗体を用いる免疫学的な染色法である．免疫組織化学検査では，病変組織に存在する抗原や抗体，補体，病原体の検索などを行う．標識抗体を反応させる経路によって，直接法，間接法，補体法に分類される（図2.26）．

1）蛍光抗体直接法　direct immunofluorescence；DIF

検索したい物質を抗原とするような抗体を作製し，その抗体を蛍光色素で標識する．組織に標識抗体を作用させると，目的の物質が存在する部位のみに蛍光が現れるため，それを蛍光顕微鏡下に観察する．組織中にin vivoで沈着する自己抗体や補体の検索（天疱瘡や水疱性類天疱瘡などの自己免疫疾患），組織中の病原菌の検索などに利用されている．

2）蛍光抗体間接法　indirect immunofluorescence；IIF

一般的に間接法とは，まず未標識の1次抗体を目的物に作用させたのちに，1次抗体と反応する2次抗体を作用させるもので，主に検出感度の向上を目的に2段階のステップを踏んで蛍光顕微鏡下で観察する手法のことである．

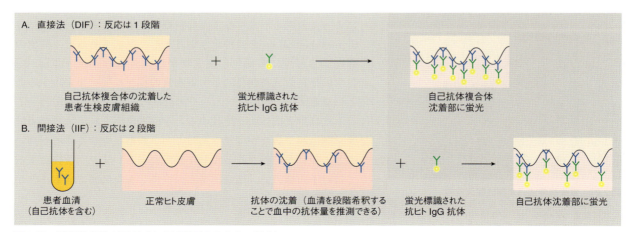

図2.26　蛍光抗体法の原理（水疱性類天疱瘡患者の場合）

表 2.3② 皮膚科領域で用いられる主な抗体

マーカー名	陽性となる正常組織・腫瘍
CD1a	Langerhans 細胞
CD3	T 細胞
CD4	活性型 T 細胞
CD7	T 細胞（末梢性リンパ腫でときに陰性）
CD8	細胞傷害性 T 細胞
CD10	胚中心の B 細胞
CD20（L26）	B 細胞（形質細胞を除く）
CD30（Ki-1）	Hodgkin リンパ腫，未分化大細胞リンパ腫（ALCL）
CD31	血管内皮
CD34	血管内皮，血管周皮腫，隆起性皮膚線維肉腫
CD56	NK 細胞，神経内分泌細胞
CD68	マクロファージ，ミエロイド細胞
CD79a	B 細胞，形質細胞
CD138	形質細胞
CD303（BDCA-2）	形質細胞様樹状細胞
cyclin D1	マントル細胞リンパ腫
MUM-1（IRF4）	びまん性大細胞 B 細胞リンパ腫
Bcl-2	胚中心を除く B 細胞
Bcl-6	胚中心の B 細胞

皮膚科領域において間接法というときには，血中の自己抗体を標識抗体で検出する方法をさす場合が多い．すなわち，健常皮膚成分に反応する患者血中の自己抗体を検出する手段である．病変部位の in vivo の抗体沈着を直接証明するのではない．具体例として，基底膜蛋白に対する IgG が産生される水疱性類天疱瘡（14 章 p.256 参照）で説明する．患者皮膚基底膜に in vivo で結合した IgG に対して，標識抗ヒト IgG 抗体を直接作用させて観察するのが直接法である．一方，血中に存在する抗基底膜抗体を検出するために，まず健常人皮膚に患者血清を反応させ，次に結合した抗体に対し，標識抗ヒト IgG 抗体を作用させて蛍光を確認すれば間接法となる（図 2.27）．この方法は皮膚科領域に限らず広く利用され，自己抗体の検出，梅毒の FTA-ABS 法（27 章 p.560 参照）などで用いられている．

3）蛍光抗体補体法　complement immunofluorescence

まず，目的とする物質に対する未標識 1 次抗体を作用させ，ついで補体成分を与える．補体は 1 次抗体に結合し複合体を形成するので，これに対する標識 2 次抗体（標識抗 C3 抗体）を反応させることによって，蛍光として観察されるようにする．すなわち，3 段階のステップを踏んで観察する間接法の一種ということができる．間接法と同様，抗核抗体や抗皮膚抗体の検索に用いられる．

2. 酵素抗体法　immunoenzyme method

蛍光色素のかわりに酵素を抗体に結合させて標識とし，酵素反応を利用して目的とする抗原や免疫グロブリン，補体を検出する方法である．ペルオキシダーゼなどの酵素を抗体に標識させ，蛍光抗体法と同様に組織に反応させる．ついで，その酵素によって色素を形成するような基質を反応させる（一例として，diaminobenzidine を過酸化水素とともに反応させると，酵素の存在する部位に茶褐色の生成物が形成される）．これにより，色素の存在や分布が目的とする物質の存在や分布を表現することになる．

本法は蛍光抗体法と比較すると，酵素反応を利用するために光学顕微鏡で観察が可能であること，観察しやすく感度が高いこと，保存が可能なことなどが長所となる．また，手技によっては電子顕微鏡で，微細構造上の抗原分布を観察できることが大きな利点である．

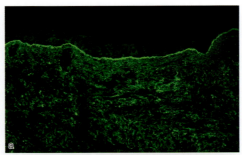
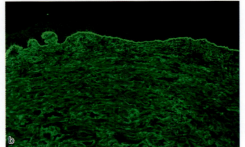

図 2.27　蛍光抗体法（水疱性類天疱瘡）
a：直接法（DIF）．患者皮膚の基底膜部に IgG が線状に沈着している．b：間接法（IIF）．320 倍に希釈した患者血清と健常人皮膚を反応させた．血中に抗基底膜抗体が存在していることがわかる．

D. 電子顕微鏡・免疫電顕　electron microscope（EM）& immuno EM

　標本に対して，可視光線のかわりに電子線を照射することで強拡大像を得る装置が電子顕微鏡である．光学顕微鏡では不可能な 1,000 倍以上の拡大倍率を得ることができ，細胞内や細胞間の微細構造を観察することができる．

　電子顕微鏡は電子線の検出方法により 2 種類に大別される．透過型電子顕微鏡は標本に電子線を照射し，透過してきたものを検出して拡大像を得るものであり，皮膚科学分野では主にこれが用いられる．約 50 万倍まで拡大することが可能になる．免疫染色と電子顕微鏡を併用する免疫電顕は，自己免疫性水疱症における自己抗原の微細局在の同定（**図 2.28**）など，皮膚科学の発展に大きく貢献した．

　走査型電子顕微鏡は対象物に電子線を照射し，反射されたものを検出する方法である．立体構造を知ることができるが，拡大倍率はそれほど高くない．

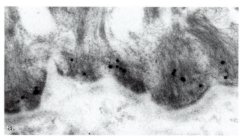
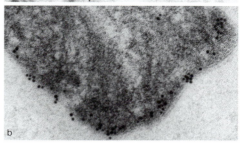

図 2.28　2 種類の水疱性類天疱瘡抗原の微細局在部位を示した免疫電顕写真
正常ヒト皮膚（金コロイドでラベリング）．a：BP230 蛋白．基底細胞のヘミデスモソーム細胞内だけに限局して存在する膜裏打ち蛋白である．b：BP180 蛋白（17 型コラーゲン）．膜通過蛋白であるが，水疱形成に最も重要な役割を果たす NC16a ドメインは基底細胞の細胞膜に沿って存在する．

3章 ダーモスコピー
Dermoscopy

　ダーモスコピーは皮疹の肉眼的観察と，皮膚生検による病理組織診断との間を埋める役割を果たす．とくに色素性病変や皮膚腫瘍の診断においては有用であり，皮膚科診療において必須の手技である．ダーモスコピーは，①短時間の観察でさまざまな皮疹の状態を把握できる，②機器が比較的安価でポケットサイズの機種もある，③侵襲を伴わない検査である，といった利点を有する．ダーモスコピーの理解には，正常皮膚の三次元構築や，各種疾患の病理所見の適切な把握が重要である．本章では基本的な考え方と代表的な所見について述べる．

A. ダーモスコピーとは　overview of dermoscopy

a. ダーモスコープ　dermoscope

　ダーモスコープ（dermoscope，ダーモスコピー検査を行うための拡大鏡）は光源のついた約10倍程度の拡大鏡であり，非常に単純な原理であることからさまざまな機種が販売されている（図3.1）．多くの機種ではダーモスコープの接眼部にカメラを装着して撮影することが可能である．カメラと一体になった製品のほか，スマートフォンやタブレットに装着して使用する製品も存在する．

　主流の製品である非接触型のダーモスコープでは，交差偏光

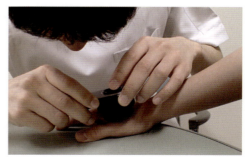

図3.2　ダーモスコープによる観察

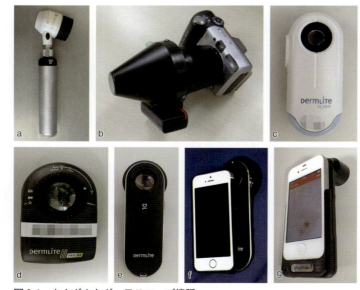

図3.1　さまざまなダーモスコープ機種
　a：DELTA20 プラス（HEINE）．b：Derma9500（デルマ医療）．c：ダームライト DL100（3Gen）．d：ダームライトⅡ PRO HR（3Gen）．e：ダームライトⅢ N（3Gen）．f：eにスマートフォンを装着したところ．g：handyscope（FotoFinder Systems）

A. ダーモスコピーとは　53

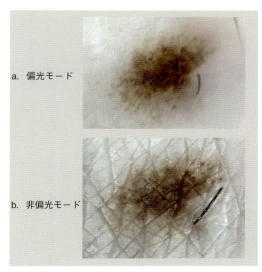

図 3.3　偏光モードの有無によるダーモスコピー所見の違い

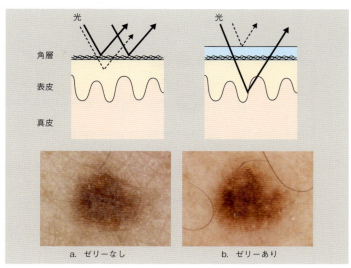

図 3.4　ダーモスコープによる観察（ゼリー使用の有無）

を応用して皮膚表面での光の反射を遮断し，真皮浅層レベルの状態を観察することができる．実際の診療場面では，光源のスイッチを入れてから，皮疹－機器－眼の距離を調節しつつ病変を観察する（**図 3.2**）．偏光の有無を切替え可能な場合は，両方のモードで観察して所見を比較する（**図 3.3**）．

接触型のダーモスコープでは，単純に光源を用いて拡大鏡で皮膚を観察すると角層で光線が反射し，皮膚表面を中心とした観察を行うことになる．超音波検査用のゼリーなどを用いて接触表面の光の反射を防ぐと，非接触型と同様に真皮浅層の状態を確認できる（**図 3.4**）．この場合，観察部への気泡の混入や感染防止に留意する．

b. 診断アルゴリズム　diagnostic algorithm

ダーモスコピーがとくに有用なのは，メラニンの増加に起因する色素性病変の診断や，基底細胞癌および脂漏性角化症などの一部の皮膚腫瘍，血管腫などの血管性病変などである．主な疾患の可能性を系統的に考察するために，（改訂）二段階診断法を念頭において観察するとよい（**図 3.5**）．具体的には第1段階として，7つのレベルのダーモスコピー所見：①メラノサイト系病変，②基底細胞癌，③脂漏性角化症，④血管腫・出血性病変，⑤非メラノサイト系血管所見，⑥メラノサイト系血管所見，⑦無構造所見が存在するかどうかを順次確認する．そしてメラノサイト系を示唆する病変（①⑥⑦）であれば，良性の母斑か悪性黒色腫かを詳細に検討する（第2段階）．

また，この二段階診断法に入らない良性腫瘍や炎症性病変に

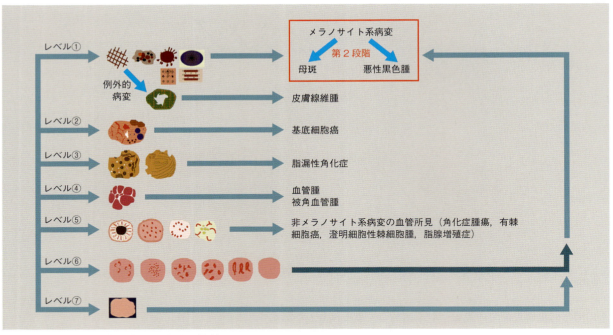

図 3.5 診断アルゴリズム（改訂二段階診断法）
病変を観察する際，レベル①〜⑦のダーモスコピー像を念頭におく．レベル①：メラノサイト系病変，レベル②：基底細胞癌，レベル③：脂漏性角化症，レベル④：血管腫・出血性病変，レベル⑤：非メラノサイト系血管所見，レベル⑥：メラノサイト系血管所見，レベル⑦：無構造所見．
（Marghoob AA, et al. Arch Dermatol 2010；146：426 から引用）

ついては，いくつか特徴的な所見を有する疾患も存在する．本書では詳細を専門書に譲り，主に二段階診断法において主要な所見に絞って解説する．ダーモスコピーの所見は英語が基本であり，英語を覚えたほうが，無理に日本語訳した名称を使うよりも有用でしかも楽である．したがって本章での所見の記載は，英語・日本語の順になっている．

B. メラノサイト系病変　dermoscopic findings in melanocytic lesion

ダーモスコピーで病変を観察したら，まずはメラノサイト系病変に特有の所見があるかどうかを確認する（レベル1）．メラノサイト系病変の所見は，部位ごとの組織構築の違いによる影響を意識して観察する必要がある．良性・悪性を判断するための主な所見（第2段階）についてもあわせて解説する．

1. pigment network　色素ネットワーク

メラニンの分布密度の差によって，褐色の網目模様が観察されるものをいう（図 3.6）．対称性のものを typical，非対称で

網目構造が不均一なものを atypical と区別する．良性メラノサイト系母斑の場合，母斑細胞は比較的表皮突起に集簇しやすく褐色調が増強され，逆に真皮乳頭の部分では色調が弱まる（**図3.7**）．このため，大きさがほぼそろった類円形〜多角形の網目状構造を観察することができる．毛包周囲の色調が乏しくなるpseudonetwork（偽ネットワーク，p.56 参照）との違いに注意する．また例外として，非メラノサイト系病変である皮膚線維腫では細かいネットワークが確認される（p.63 参照）．

2. dots, globules　小点・小球

塊状のメラニン顆粒を反映して，点状構造をとる．集簇・密集することも多い．大きさにより，dots（小点），globules（小球），cobblestone pattern（敷石様パターン）などと呼ばれる（**図3.8，3.9**）．良性メラノサイト系母斑では大きさが均一のことが多いが，悪性黒色腫ではメラノファージや異常に産生された色素を反映して大小不同になる．基底細胞癌などの非メラノサイト系病変でも出現する．

3. streaks　線条

黒褐色の分枝状ないし棍棒状の線条であり，病変の辺縁部で認めることが多い．とくに Spitz 母斑（20章 p.379 参照）の辺縁部では全周性に線条がみられ，starburst pattern（爆発的星新生パターン）と呼ばれる（**図3.10**）．悪性黒色腫でみられる線条は全周性ではなく，不均一な形状をとることが多い．

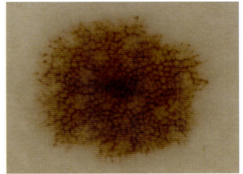

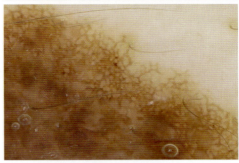

図3.6　pigment network（色素ネットワーク）：母斑細胞母斑

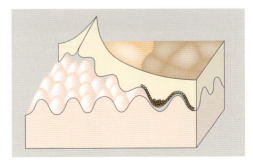

図3.7　pigment network（色素ネットワーク）像の模式図

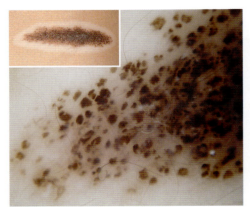

図3.8　globules（小球）

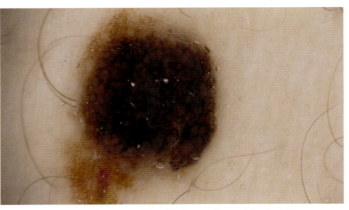

図3.9　cobblestone pattern（敷石様パターン）：母斑細胞母斑

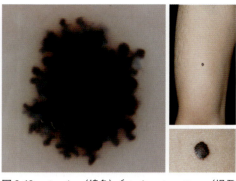

図 3.10 streaks（線条）〔starburst pattern（爆発的星新生パターン）〕：Spitz 母斑

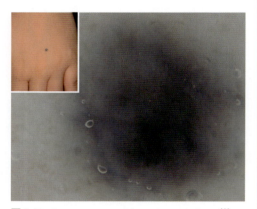

図 3.11 homogeneous blue pigmentation（均一青色色素沈着）〔homogeneous pattern（均一パターン）〕：青色母斑

4. homogeneous blue pigmentation　均一青色色素沈着

　表皮や真皮で全体的に色素が増強している場合，無構造なほぼ均一の色調を呈する〔homogeneous pattern（均一パターン）〕．青色母斑（20 章 p.382 参照）では，メラニン顆粒を有する母斑細胞が真皮で増殖し線維化を伴うため，白いベールが掛かったような青色調を呈する．これを homogeneous blue pigmentation という（図 3.11）．

5. pseudonetwork　偽ネットワーク

　表皮稜の形成に乏しい顔面では，毛包部を避けて色素沈着が広がった結果，生毛部と比較して粗く太い網目模様を呈する（図 3.12）．一様で規則的なものを typical pseudonetwork（図 3.13），不均一なものを atypical pseudonetwork（図 3.14）と区別する．前者は母斑細胞母斑（Miescher 母斑）や，非メラノサイト系病変である老人性色素斑に出現する．後者は悪性黒色腫（悪性黒子）を示唆する．

6. parallel pattern　平行パターン　★

　掌蹠では他の部位と異なり，皮溝と皮丘が平行に走行しており，それぞれに表皮突起が張り出している．また，皮丘に一致して汗孔が観察されやすい（図 3.15）．そのため，以下に代表される特徴的なダーモスコピー所見を呈する．

① parallel furrow pattern（皮溝平行パターン）

　良性の母斑細胞母斑では，メラニンを有する母斑細胞は皮溝の表皮突起に集まる傾向にある．そのため，基本的に色素は皮溝に一致して観察される（図 3.16）．

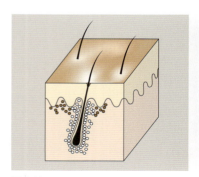

図 3.12 pseudonetwork（偽ネットワーク）の模式図

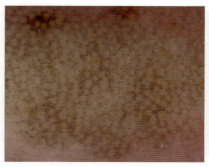

図 3.13 typical pseudonetwork（定型偽ネットワーク）：顔面の老人性色素斑

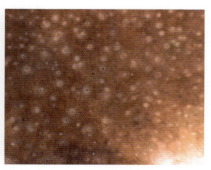

図 3.14 atypical pseudonetwork（非定型偽ネットワーク）：悪性黒子型悪性黒色腫

B. メラノサイト系病変　57

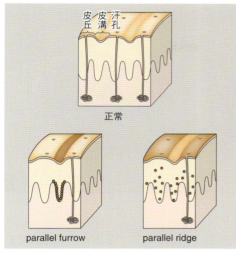

図 3.15　parallel pattern（平行パターン）像の模式図

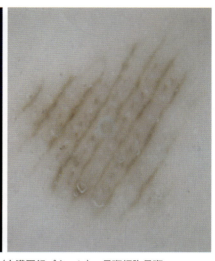

図 3.16　parallel furrow pattern（皮溝平行パターン）：母斑細胞母斑

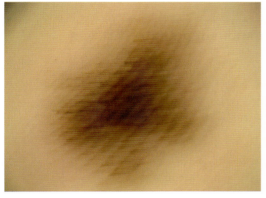

図 3.17　fibrillar pattern（線維状パターン）：母斑細胞母斑

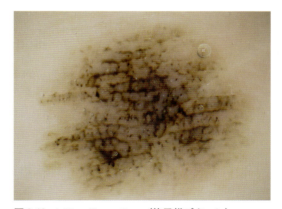

図 3.18　lattice-like pattern（格子様パターン）

② fibrillar pattern（細線維パターン）

　主に良性の母斑細胞母斑において，外部からの加重などにより斜めに色素が移動した結果，擦過したような色素パターンが観察される（図 3.17）．皮丘に色素が観察されるため，parallel ridge pattern（後述）と混同しやすいが，本質は parallel furrow pattern である．

③ lattice-like pattern（格子様パターン）

　parallel furrow pattern に直交する線条が加わり，はしご状の色素パターンになったもの（図 3.18）．主に良性の母斑細胞母斑でみられる．

④ parallel ridge pattern（皮丘平行パターン）

　末端黒子型悪性黒色腫の早期病変では，皮丘部に一致する表皮稜で孤立性にメラノサイトが増殖する．そのため，皮丘部優位に帯状の色素沈着が観察される（図 3.19）．良性の色素斑で

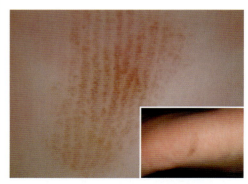

図 3.19　parallel ridge pattern（皮丘平行パターン）：悪性黒色腫

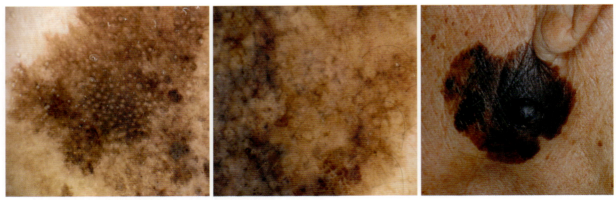

図 3.20 multicomponent pattern（多構築パターン）：悪性黒色腫

ある Peutz-Jeghers 症候群や色素沈着型の薬疹でも同様の所見をとる．また，真皮内母斑や複合母斑の一部で，parallel ridge pattern に近い所見を認めることがある．

7. multicomponent pattern　多構築パターン

多くの良性メラノサイト系母斑は均一なダーモスコピー所見をとり，1〜2 種類のパターンで記載可能である．3 種類以上の所見が混在している状態を multicomponent pattern といい，悪性黒色腫の可能性を疑うべき所見である（**図 3.20**）．

そのほか，メラノサイト系病変の所見が非対称性，不均一，自然消退が一部でみられる，あるいはいずれのパターンにも当てはまらない場合などでも悪性黒色腫を疑う．

C. 基底細胞癌　dermoscopic findings in basal cell carcinoma

レベル 1 でみられるメラノサイト系病変の所見，とくに pigment network がみられない場合は，次に示す基底細胞癌（22 章 p.444 参照）に特徴的な所見の有無を検討する（レベル 2）．

1. arborizing vessels　樹枝状血管　★

腫瘍表面を走行する拡張した毛細血管を反映して，分枝状ないし稲妻状で太さの不均一な血管を認める．とくに色素を伴わない白人の基底細胞癌の診断に有用である（**図 3.21**）．ダーモスコープを強く当てすぎると，毛細血管拡張がみえないことがあるので注意を要する．

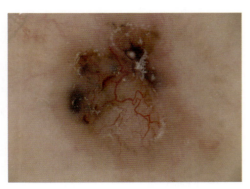

図 3.21 arborizing vessels（樹枝状血管）

D. 脂漏性角化症　59

2. multiple blue-gray globules / large blue-gray ovoid nests　多発青灰色小球 / 大型青灰色類円形胞巣

両者は本質的に同一の病態である．塊状のメラニンを有する腫瘍病変を反映して，白いベールがかかったような青色調の塊が観察される（図3.22）．単一の胞巣を形成した場合は青色母斑と類似する所見を呈する．

3. ulceration　潰瘍形成

基底細胞癌では50〜60%に大小の潰瘍〔蚕食性潰瘍（rodent ulcer）〕を伴い，ダーモスコピーで初期の潰瘍を観察することが可能である．

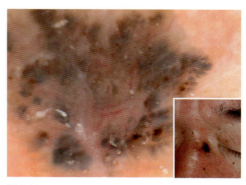

図3.22　multiple blue-gray globules/large blue-gray ovoid nests（多発青灰色小球 / 大型青灰色類円形胞巣）

4. spoke wheel areas　車軸状領域

表在型の基底細胞癌でみられる．表皮の腫瘍病変を反映して，中央から放射状に伸びる線条を形成する．通常複数個出現し，それぞれが連絡しあって環状の構造をつくる（図3.23）．

5. leaf-like areas　葉状領域

褐色〜灰黒色の葉状構造を示す色素沈着であり，病変の辺縁部にみられる．しばしばspoke wheel areasに近い形状を示し，表皮と連続した腫瘍胞巣の延長を反映していると考えられる（図3.24）．

6. shiny white areas　光沢性白色領域

光沢を伴う白色〜淡紅色無構造領域で，主に表在型基底細胞癌において認められる（図3.24）．真皮の線維化を反映している．

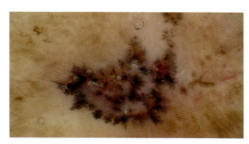

図3.23　spoke wheel areas（車軸状領域）

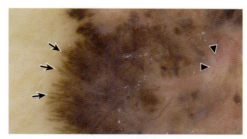

図3.24　leaf-like areas（葉状領域，矢印）とshiny white areas（光沢性白色領域，矢尻）

D. 脂漏性角化症　dermoscopic findings in seborrheic keratosis

メラノサイト系病変や基底細胞癌に特徴的な所見を欠く場合，次の段階として脂漏性角化症（21章 p.406参照）の所見について検討するとよい（レベル3）．

1. comedo-like opening　面皰様開大　★

大小さまざまな黒褐色で境界明瞭な貯留物質を認める（図

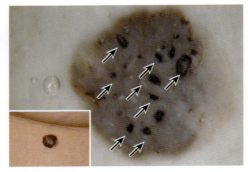

図 3.25　comedo-like opening（面皰様開大）

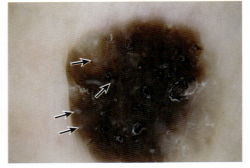

図 3.26　multiple milia-like cysts（多発性稗粒腫様囊腫）

3.25，矢印）．病理組織学的にみられる角栓に対応する．

2. multiple milia-like cysts　多発性稗粒腫様囊腫 ★

　褐色の病変の中に，若干境界不明瞭な白色点を認める（図 3.26，矢印）．脂漏性角化症の偽角質囊腫（pseudohorn cysts）に対応する．外観が稗粒腫（21 章 p.417 参照）を思わせることからこの名がついた．囊腫型の基底細胞癌や有棘細胞癌などでもみられることがある．

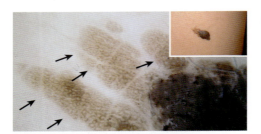

図 3.27　(light-brown) fingerprint-like structures（指紋様構造）

3.（light-brown）fingerprint-like structures　指紋様構造

　病変の辺縁に淡褐色の境界明瞭な斑を認め，指紋のような模様を伴う（図 3.27）．脂漏性角化症の前駆病変としての老人性色素斑（16 章 p.312 参照）を反映していると考えられる．

4. fissure and ridges　溝・隆起

　脂漏性角化症で著明な乳頭腫をきたした結果，その部位が脳回状にみえる状態をいう（図 3.28）．cerebriform pattern, brain-like appearance（脳回転様外観）とも呼ばれる．

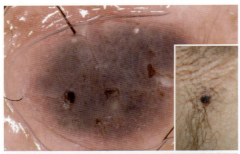

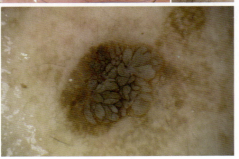

図 3.28　fissure and ridges（溝・隆起）

E. 血管病変および出血　dermoscopic findings in vascular lesions including hemorrhages

1. red, maroon, or red-blue to black lacunae
紅色-栗色-赤青色-黒色の小湖

血管腫や血管奇形はダーモスコピーで赤みのある小湖（lacunae）として観察される．病変の深さによって，鮮紅色〜青色調〜黒色までの色調をとりうる．老人性血管腫，化膿性肉芽腫，静脈湖，被角血管腫などで出現しうる（図3.29）．

2. red-bluish to reddish-black homogeneous areas　赤青-黒均一領域

自覚症状のない血腫は時間の経過とともに黒色調になり，肉眼的に母斑細胞母斑や悪性黒色腫と見分けが困難なことがある．ダーモスコピーでは一部に血液を反映した赤色調の部分を認め，出血によるものと判断することが可能である．

特殊型として，激しい運動などで踵部に生じた浅在性の皮内出血（black heel）では，皮丘部に一致して玉石状の赤黒色の沈着物が出現し，pebbles on the ridges（図3.30）と呼ばれる．

3. enlarged / giant capillaries and capillary microhemorrhages　拡張した大型の毛細血管と出血点

全身性強皮症や皮膚筋炎といった膠原病では，爪上皮に出血点や毛細血管拡張を生じることがある．肉眼でみえにくい場合にはダーモスコピーで容易に観察することができる（図3.31）．

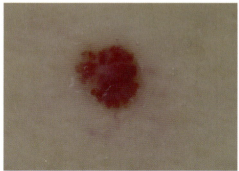
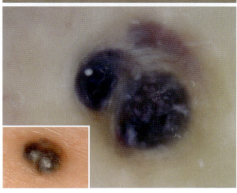

図3.29　red, maroon, or red-blue to black lacunae（紅色-栗色-赤青色-黒色の小湖）．
上：老人性血管腫．下：被角血管腫

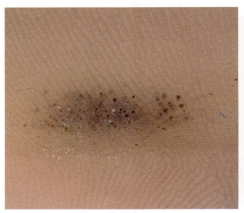

図3.30　red-bluish to reddish-black homogeneous areas（赤青-黒均一領域）：black heel

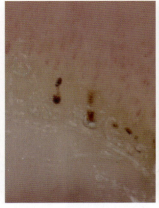
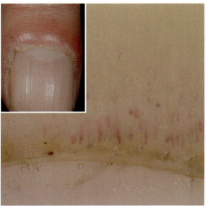

図3.31　enlarged/giant capillaries and capillary microhemorrhage
左：全身性強皮症．右：皮膚筋炎

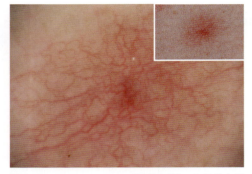

図 3.32　linear vessels（線状血管）：クモ状血管拡張

4. linear vessels　線状血管

クモ状血管拡張（21 章 p.429）では，放射状に配列する血管を肉眼よりもさらに詳細に観察することができる（**図 3.32**）．

F. 非メラノサイト系病変の血管所見　specific blood vessels in nonmelanocytic lesions

1. glomerular vessels　糸球体様血管

塊状に蛇行した毛細血管であり，腎臓の糸球体様構造のような外観を呈する（**図 3.33**）．Bowen（ボーエン）病（22 章 p.451 参照）で高頻度に観察される．本所見が点状血管（dotted vessels）とともに同一病変内に小塊状に密集し，鱗屑（りんせつ）を伴っている場合は Bowen 病の可能性が高い．

2. strawberry pattern　苺状パターン

毛包を取り囲んで分布する桃色～紅色の偽ネットワークである．中央の毛孔は角栓を有し，黄色調～白色を呈することが多い（**図 3.34**）．顔面の日光角化症（22 章 p.449 参照）で高頻度に観察される．

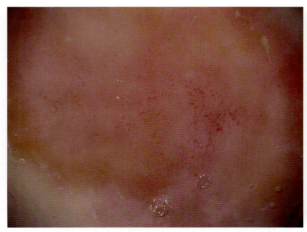

図 3.33　glomerular vessels：Bowen 病

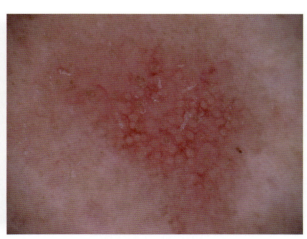

図 3.34　strawberry pattern：日光角化症

G. その他の疾患　dermoscopic findings in other cutaneous diseases

1. 皮膚線維腫　dermatofibroma

疾患は p.431（21章）参照．基底層の色素沈着を反映して，メラノサイト系病変ではないにもかかわらず細かい色素ネットワーク（delicate pigment network）を形成する（図 3.35）．病変の中央は線維化を反映して白色調にみえる（central white patch）．

2. 足底疣贅　plantar wart

疾患は p.495（23章）参照．点状出血や毛細血管拡張の集簇が観察できる（図 3.36）．とくに足底疣贅は鶏眼（15章 p.296 参照）との鑑別を要することがあるが，足底疣贅では底部付近に点状出血を認め，ダーモスコピーで鑑別することができる．

3. 疥癬　scabies

疾患は p.564（28章）参照．注意深く観察することで，疥癬トンネルや疥癬虫（トンネルの先端に褐色の三角形構造として観察される）を同定することが可能である（図 3.37）．

4. white fibrous papulosis of the neck

疾患は p.338（18章）参照．ダーモスコピー所見はユニークで，境界明瞭で白色な homogeneous pattern の小病変として観察される（図 3.38）．

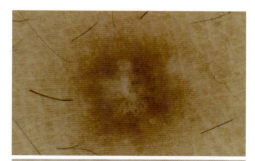

図 3.35　皮膚線維腫（dermatofibroma）

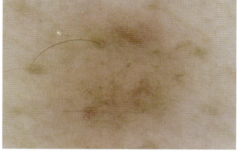

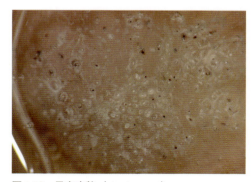

図 3.36　足底疣贅（plantar wart）

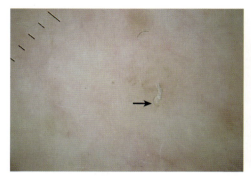

図 3.37　疥癬（scabies）
矢印部分に疥癬虫がいる．

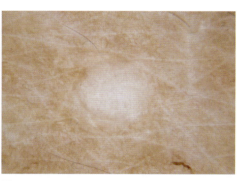

図 3.38　white fibrous papulosis of the neck

Description of skin lesion

4章 発疹学

　皮膚科の診療において，最も基本的でかつ重要なものは視診および触診である．最近は生化学的検査や免疫組織学的検査などの発達によって，より客観的に診断を下すことが可能となった．しかし，やはり現在でも，視診と触診によって皮膚病変の分布や配列，色調，形態，硬さなどの情報を得ることが正確な診断を下すうえでの最重要事項であることに変わりはない．
　皮膚に現れる病変を総称して皮疹（skin lesion）といい，とくに比較的急速に出現した皮疹を発疹（eruption）という．皮疹は，健常皮膚に一次的に出現するもの（原発疹）と他の皮疹から二次的に生じるもの（続発疹）に大別される．また，それ以外にも特徴的な所見を示す皮疹には特別な名称が冠されている．本章では，さまざまな皮疹の性状を表現する用語について簡単に述べていく．

A. 原発疹　primary skin lesion

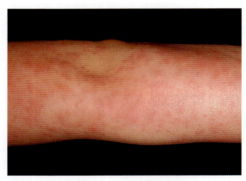

図 4.1　紅斑（erythema）：毛虫皮膚炎

　健常皮膚に最初に（一次的に）出現する皮疹を原発疹（primary skin lesion）という．色調の変化が主体である斑，隆起がある丘疹や結節，腫瘤，内容物として水分を含む水疱や角化物などを含む囊腫，膿を含む膿疱，一過性の隆起である膨疹などに分けられる．

1. 紅斑　erythema　★

　真皮乳頭および乳頭下層での血管拡張，充血により生じる紅色の斑である（図 4.1，4.2）．拡張した血管内で循環血液量が増加しているものの血管外へは漏出していないので，ガラス板で圧迫することで色調は消退する（硝子圧法による退色）．丘疹，水疱，膿疱などの他の皮疹の周囲にみられる紅斑はとくに紅暈（red halo）と呼ぶ．炎症を伴い，血漿成分が真皮ににじみ出ている（みずみずしく見える）紅斑を，滲出性紅斑という．

> **MEMO　例外的な紅斑，紫斑**
> 表皮浅層での新しい出血によっても紅色となることがある．この場合には硝子圧法で退色しない．また，真皮深層での血管の拡張においても，紫色を呈することがある．

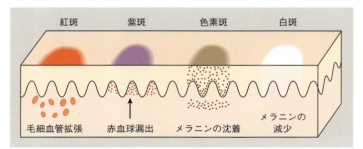

図 4.2　色調の変化を主体とする斑の病理模式図

2. 紫斑　purpura　★

　紫から鮮紅色を呈する斑で皮内出血によって生じる（図 4.2，4.3）．血液は血管外へ漏出しているため硝子圧法により退色せず，これが紅斑との大きな鑑別点となる．直径 2 mm 以下の小さなものを点状出血（petechia，図 4.3），10 〜 30 mm 程度の大きなものを斑状出血（ecchymosis，図 11.27 参照），さらに大きくときに隆起するものを血腫（hematoma）という．紫の色調は，出血が起こってすぐは鮮紅色に近く（ヘモグロビンの色調），時間経過とともに褐色調（ヘモジデリンの色調）へ変化する．マクロファージが漏出した血球を貪食し分解するにつれ青色調や黄色調に変化し，最終的に色調は消失する．

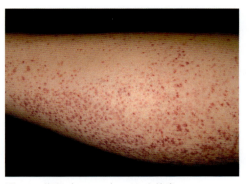

図 4.3　紫斑（purpura）：IgA 血管炎

3. 色素斑　pigmented macule

　物質の沈着により褐色，黄色，青色などをきたす斑を色素斑という（図 4.2，4.4）．大部分がメラニンの沈着によるが，そのほか，ヘモジデリン，カロチン，胆汁色素，あるいは薬物や異物（金属，墨など）の沈着によっても生じる．

　メラニンの沈着については，その沈着部位によって色調は異なる．メラニンが基底層に増加していると褐色から黒褐色になり，真皮乳頭層になると灰〜紫褐色となる．また，真皮深層で沈着が生じると青色になる．各疾患におけるメラニンの沈着部位を図 4.5 に示す．

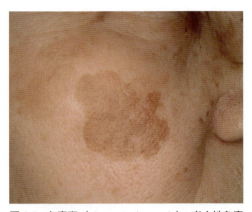

図 4.4　色素斑（pigmented macule）：老人性色素斑

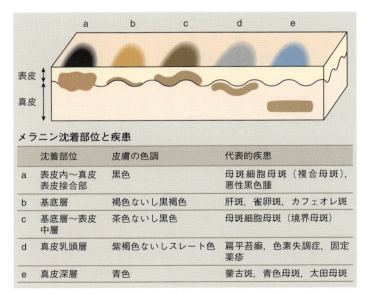

メラニン沈着部位と疾患

	沈着部位	皮膚の色調	代表的疾患
a	表皮内〜真皮表皮接合部	黒色	母斑細胞母斑（複合母斑），悪性黒色腫
b	基底層	褐色ないし黒褐色	肝斑，雀卵斑，カフェオレ斑
c	基底層〜表皮中層	茶色ないし黒色	母斑細胞母斑（境界母斑）
d	真皮乳頭層	紫褐色ないしスレート色	扁平苔癬，色素失調症，固定薬疹
e	真皮深層	青色	蒙古斑，青色母斑，太田母斑

図 4.5　色素斑：メラニン色素（茶色）沈着部位と肉眼的な色調および疾患との関係

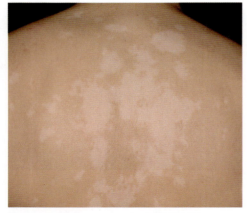

図 4.6 白斑（leukoderma）：尋常性白斑

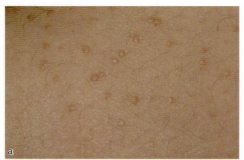

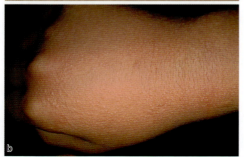

図 4.8 丘疹（papule）．a：光沢苔癬，b：接触皮膚炎

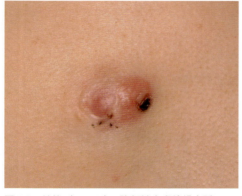

図 4.9 結節（nodule）：隆起性皮膚線維肉腫

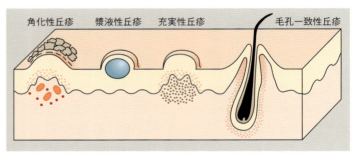

図 4.7 丘疹の模式図

4. 白斑 leukoderma

　メラニンの完全消失により白色の斑を呈したものである（完全脱色素斑）．先天的にメラニンが産生されない眼皮膚白皮症（OCA1A）やまだら症，ないし後天的に生じる尋常性白斑（図4.6）が代表である（16章参照）．炎症後などでメラニンが減少して白色調を呈するものは不完全脱色素斑と呼ばれる．他の発疹の周囲にみられる脱色素斑を白暈（white halo）という．
　また，局所性貧血によっても白色調の皮疹を呈することがある（貧血母斑，20章 p.390 参照）．

5. 丘疹 papule　★

　直径 10 mm 以下の限局性隆起性変化をいう（図 4.7, 4.8）．とくに直径 5 mm 以下の小さなものを小丘疹と呼ぶこともある．丘疹は半球状，扁平などの形態をとり，表面の性状から平滑，びらん性，潰瘍性，角化性，痂皮性などと表現される．成因としては，主に表皮の増殖性変化や真皮内浮腫，真皮の炎症性変化などである．肉眼所見から，頂点に小水疱を有する漿液性丘疹（湿疹・皮膚炎など），水疱を伴わない充実性丘疹（腫瘍性病変，真皮の浮腫など）に分ける．また，毛孔の位置と一致して丘疹を生じるもの（毛孔一致性丘疹）と一致しないもの（非毛孔一致性丘疹）に分類される．

6. 結節，腫瘤 nodule, tumor　★

　結節は丘疹と同様の限局性の皮膚変化で直径 10 〜 30 mm 程度のものをいう（図4.9）．成因は，浮腫，炎症，肉芽腫性変化，腫瘍などさまざまである．結節のうち小型のものを小結節といい，丘疹と同義に用いられることがあるが，ニュアンスとして少数で腫瘍状のものを小結節，多発性のものや炎症性の場合を丘疹と呼ぶ傾向にある．一方，30 mm 以上の隆起を有し増殖傾向の強い場合には腫瘤と呼ばれる．

A. 原発疹　67

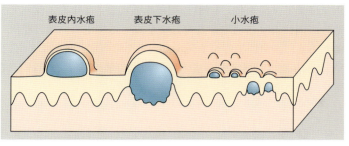

図 4.10　水疱の模式図

7. 水疱　blister, bulla ★

　直径 5 mm 以上のものを水疱，これ以下のものを小水疱（vesicle）という．透明な水様性の内容をもち，天蓋に被膜をもつ皮膚隆起である（図 4.10，4.11）．内容物の成分は血漿成分や細胞成分などが主であるが，とくに血液を含んで紅色を呈するものを血疱という．

　被膜に張りがないものは弛緩性水疱（flaccid bulla）といい，破れやすい．これは有棘層が剥離することで生じる場合が多い（天疱瘡，伝染性膿痂疹など）．一方，被膜が厚く緊張しているものを緊満性水疱（tense bulla）といい，表皮下に水疱が形成されている場合が多い（水疱性類天疱瘡，Duhring 疱疹状皮膚炎など）．これは弛緩性水疱と比して破れにくい．ウイルス感染症では中央に陥凹のある水疱がみられる．

　手掌足底に生じた水疱は，厚い角層にはばまれるため隆起することが少なく，皮面からは小さな水滴としてみえる．これを汗疱状と表現する．また，粘膜に生じるものは，被膜が破れやすく，疼痛を伴う小びらん面と周囲の紅斑をあわせてアフタと称されることがある（後述．図 4.26 参照）．

8. 膿疱　pustule ★

　水疱の内容が膿性（主に好中球）のものをいい，白色から黄

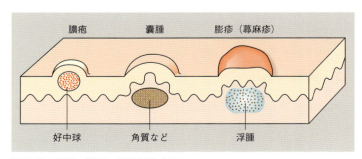

図 4.12　膿疱，囊腫，膨疹の模式図

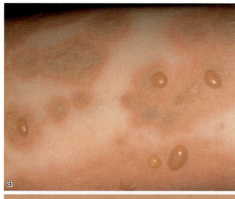

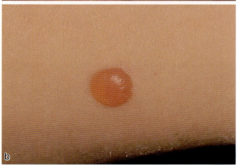

図 4.11　水疱（blister, bulla）．a：水疱性類天疱瘡．b：虫刺症

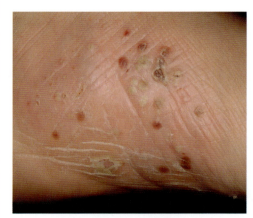

図 4.13　膿疱（pustule）：掌蹠膿疱症

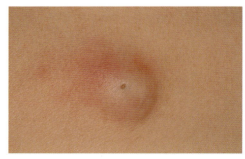

図 4.14　囊腫（cyst）：類表皮囊腫

色を呈する（図 4.12, 4.13）．細菌感染によって生じる膿疱と，他の原因により白血球が遊走して形成する膿疱（無菌性膿疱）とがある．無菌性膿疱が多発する疾患を膿疱症と総称する（14章 p.264 参照）．真皮から皮下脂肪組織で膿が貯留している状態を膿瘍（abscess）という．

9. 囊腫　cyst　★

　膜様物で裏打ちされ，閉鎖した腫瘤状病変である．囊腫であるからといって，必ずしも皮膚面が隆起するわけではない．囊腫の壁は，上皮組織もしくは結合組織からなっており，内容として角質（類表皮囊腫など）や液体成分（エクリン／アポクリン汗囊腫など）などを入れる（図 4.12, 4.14）．

10. 膨疹，蕁麻疹　wheal, urticaria　★

　皮膚の限局性浮腫で，短時間（24時間以内．多くは数時間）で消失するものをいう．通常は淡い紅斑を伴い，わずかに扁平に隆起する．多くは瘙痒を伴い，消失後は痕跡を残さない（図 4.12, 4.15）．蕁麻疹と膨疹は同義に使われることがあるが，膨疹とは皮疹名であり，膨疹を主徴とする代表的な疾患が蕁麻疹（8章 p.130 参照）である．

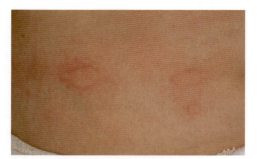

図 4.15　膨疹（wheal）：急性蕁麻疹

B. 続発疹　secondary skin lesion

　続発疹（secondary skin lesion）とは，原発疹または他の続発疹に引き続いて二次性に生じる皮疹のことをいう．

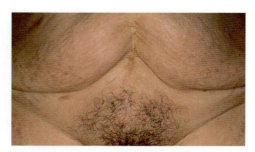

図 4.16　萎縮（atrophy）：伸展性皮膚線条

1. 萎縮　atrophy　★

　皮膚が菲薄化し，表面が平滑または細かい皺状となったものである（図 4.16, 4.17）．分泌機能は低下し，表面は乾燥する．皮膚老化，脂肪萎縮症，伸展性皮膚線条，斑状皮膚萎縮症などの疾患によって生じる．

2. 鱗屑　scale　★

　角層が皮膚面に異常に蓄積し，正常より厚くなって生じた鱗状の白色片をいう．鱗屑が皮表から剥離して脱落する"現象"のことを落屑（desquamation, exfoliation）という．正常表皮では角化細胞が個々に脱落するため，鱗屑を肉眼でみることは

B. 続発疹　69

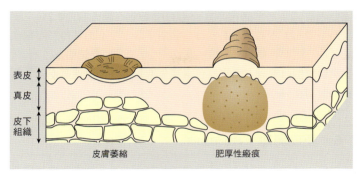

図 4.17　皮膚萎縮ならびに肥厚性瘢痕の模式図

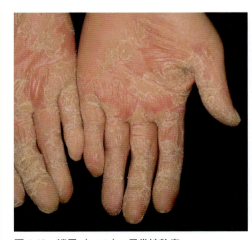

図 4.18　鱗屑（scale）：尋常性乾癬

できない．病的状態になり，多数の角層細胞が一塊として脱落するような状態になると（乾癬など），鱗屑として観察可能になる（図 4.18）．

細かく小さな鱗屑を枇糠様鱗屑（pityriatic scale），大きなものを葉状鱗屑（lamellar scale）と表現する．また，銀白色で厚いものを雲母状（乾癬でみられる），魚のうろこを並べた形にみえるものを魚鱗癬様と表現する．

病的な鱗屑を生じる機序としては，角層の粘着力が強すぎるために正常に脱落できず，ある程度貯まってからまとめて脱落する場合〔貯留性過角化（retention hyperkeratosis）〕と，角化細胞の増殖が亢進している場合〔増殖性過角化（proliferation hyperkeratosis）〕がある．前者の代表は魚鱗癬（15 章 p.268 参照），後者は乾癬（15 章 p.281 参照）などがあげられる．そのほか，水疱や膿疱の被膜が二次的に鱗屑となる場合がある．

3. 痂皮　crust　★

角質と滲出液などが皮膚の表面に固着したもので，びらんまたは潰瘍面上に生じる（図 4.19）．血液の凝固したものを血痂（いわゆる"かさぶた"）という．

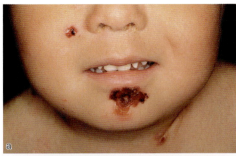

図 4.19　痂皮（crust）．a：単純型表皮水疱症．b：痂皮性膿痂疹

4. 胼胝／鶏眼　callus, tylosis / clavus　★

長期間の物理的刺激（靴による圧迫など）により角層が限局して増殖，肥厚したものを胼胝（俗にいう"たこ"）という（図 4.20）．また，角層が深く皮内へ楔入したものを鶏眼（俗にいう"うおのめ"）という（15 章 p.296 参照）．

5. 瘢痕，ケロイド　scar, keloid　★

潰瘍や創傷，腫瘍などで欠損した組織が，結合組織性肉芽組

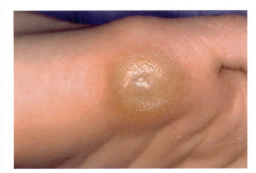

図 4.20　胼胝（callus, tylosis）

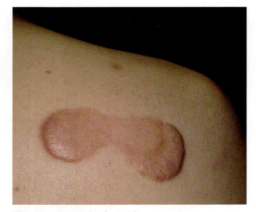

図4.21 ケロイド（keloid）

織と表皮によって修復されたものである（図4.17，4.21）．皮表から隆起することもあれば，陥凹することもあり多彩な病像をとる．肥厚性瘢痕，萎縮性瘢痕，ケロイドに分類する．通常，皮膚付属器は形成されず，色素脱失もしくは色素沈着がみられることが多い．

6. 表皮剥離　excoriation

　外傷，掻破などによって表皮の一部が小さく損傷した状態をいう．深さにより症状が異なり，角層までの場合は鱗屑を呈して治癒するが，それより深い場合は滲出液や，少量の出血を伴う．深さによって小びらん，小潰瘍と称されることがあるが，表皮剥離である限りは瘢痕を残さずに治癒する．

7. びらん　erosion　★

　漢字では糜爛と書く．皮膚の剥離が基底層までの表皮内にとどまったものであり，水疱や膿疱が破れた後に形成されることが多い（図4.22，4.24）．ほとんどが紅色を呈し，滲出液によって湿潤している．角質を欠く口唇や口腔粘膜ではびらんを生じやすい．治癒後に瘢痕を残さない．伝染性膿痂疹や天疱瘡，表皮水疱症，単純疱疹など，表皮内水疱を生じる疾患で頻発する．そのほか，表皮下水疱を形成する各種疾患（水疱性類天疱瘡など）や熱傷，瘙痒が強く掻破しやすい疾患（Duhring疱疹状皮膚炎やアトピー性皮膚炎など）でもみられる．

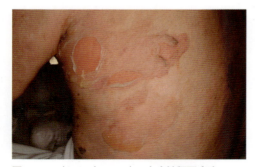

図4.22 びらん（erosion）：水疱性類天疱瘡

8. 潰瘍　ulcer　★

　組織欠損がびらんよりも深く，真皮から皮下組織にまで達するものをいう（図4.23，4.24）．治癒過程で肉芽組織により修復され，瘢痕を残す．底面には出血や滲出液，膿苔，痂皮を伴い，先行病変の一部が残存することが多い．血行障害（うっ滞性皮膚炎，膠原病，血管炎，閉塞性動脈硬化症，糖尿病など），

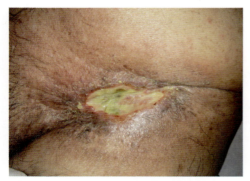

図4.23 潰瘍（ulcer）：慢性放射線皮膚炎

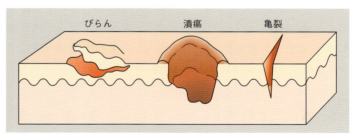

図4.24 びらん，潰瘍，亀裂の模式図

感染症, 悪性腫瘍などに引き続いて潰瘍を生じることが多い.

性感染症に伴う潰瘍はとくに下疳（chancre）といい, 梅毒性のものを硬性下疳, 軟性下疳菌によるものを軟性下疳と呼ぶ（27章 p.560 参照）. また, 急激に生じる皮膚の壊死潰瘍を壊疽（gangrene）といい, 壊疽性膿皮症（11章 p.176 参照）やガス壊疽（24章 p.528 参照）などがある.

9. 亀裂　fissure

表皮深層から真皮にいたる線状の細い裂隙で, 俗にいう"ひび割れ"である（図 4.24, 4.25）. 手足の慢性湿疹, 乾癬, 口角炎などの病変に伴うことがある. 手足や関節部, 間擦部, 皮膚粘膜移行部に生じやすい.

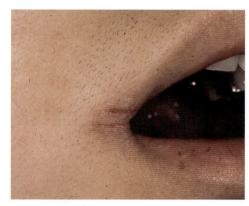

図 4.25　亀裂（fissure）：口角炎

C. 粘膜疹　enanthema

口腔や眼, 外陰部などの粘膜部に生じた病変を, 粘膜疹（enanthema）という. 特殊な用語として以下のようなものがある.

1. アフタ（アフタ性潰瘍）　aphtha（aphthous ulcer）　★

1 cm までの疼痛を伴う円形および境界明瞭なびらん・潰瘍が, 粘膜に生じたものをいう（図 4.26）. 表面に黄白色の偽膜を付着し, 周囲に炎症性の発赤を伴う. アフタを生じる疾患としては, ウイルス感染症（単純疱疹, 水痘, 手足口病など, 23章参照）や Behçet 病（11章 p.174 参照）, 物理的刺激（不適切な義歯などによる）などがある.

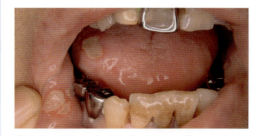

図 4.26　アフタ（aphtha）：Behçet 病

2. 白板症　leukoplakia　★

正常では角化しない粘膜上皮が角化し, 白色にみえるようになった状態である（図 4.27）. 外的刺激などによる生理的変化のこともあるが, 前癌状態の可能性もある（22章 p.452 参照）.

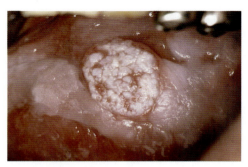

図 4.27　白板症（leukoplakia）

> **MEMO**　物理的刺激によって生じる口腔内病変
> Riga-Fede 病（Riga-Fede disease）：乳児に生じる. 下顎先天歯の刺激によって舌下面に円形の潰瘍を形成したもの.
> Bednar アフタ（Bednar's aphtha）：哺乳瓶のゴム乳首などの刺激によって, 硬口蓋に対称性に潰瘍をつくったもの.

D. 皮膚の隆起を主とする病変　lesions with elevation of skin

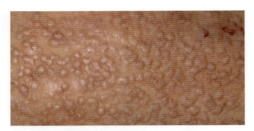

図 4.28　苔癬（lichen）：アミロイド苔癬

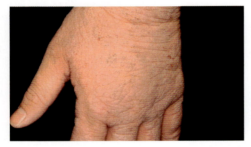

図 4.29　苔癬化（lichenification）：アトピー性皮膚炎

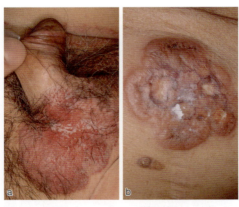

図 4.30　局面（plaque）．a：乳房外 Paget 病．b：菌状息肉症

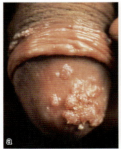 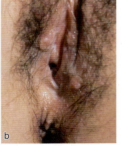

図 4.31　コンジローマ（condyloma）．a：尖圭コンジローマ．b：扁平コンジローマ

1. 苔癬　lichen

直径 5 mm 大までの丘疹が多発集合し，長くその状態を持続し，かつ他の皮疹に変化しないものをいう（図 4.28）．具体的には，15 章に解説する扁平苔癬，光沢苔癬，棘状苔癬，線状苔癬，18 章に解説するアミロイド苔癬，硬化性苔癬のほか，粘液水腫性苔癬（17 章 p.320 参照），腺病性苔癬（26 章 p.550 参照）などもある．非定型的なものを苔癬様発疹という．

2. 苔癬化　lichenification

慢性の疾患経過で皮膚が肥厚して硬くなった結果として，皮溝および皮丘の形成がはっきり認められるようになった状態（図 4.29）をいう．局面（次項）として生じることが多く，その場合は苔癬化局面と表現する．前項の苔癬とはまったく違う概念なので注意が必要である．慢性湿疹，慢性単純性苔癬（Vidal 苔癬），アトピー性皮膚炎（いずれも 7 章参照）などでみられる．

3. 局面　plaque

幅広く，ほぼ扁平に隆起する面積の広い（直径にして 2～3 cm 以上）皮膚病変を総称して局面という（図 4.30）．隆起のパターンにより扁平状や乳頭腫状などと表現され，また，その形状は円形や楕円形，不正型，環状などと表現される．なお，単一の扁平隆起病変だけではなく，丘疹が集簇融合して扁平に隆起した病変も，これらの表現を用いる．

4. 乳頭腫症　papillomatosis

真皮乳頭が表皮を押して隆起させた結果，表面が粒状に盛り上がっている状態をいう．黒色表皮腫（15 章 p.298 参照），尋常性疣贅（23 章 p.494 参照）などでみられる．
とくに外陰部でみられるものをコンジローマ（condyloma）といい，代表的なものに尖圭コンジローマ（ヒト乳頭腫ウイルスによる，23 章 p.496 参照），扁平コンジローマ（梅毒による，27 章 p.558 参照）がある．（図 4.31）

E. 毛包と関連する病変　lesions associated with hair follicles

1. 痤瘡　acne　★

毛孔に一致して紅斑や膿疱などの炎症性変化を生じている状態をいい（図4.32），小さな黒点をもつ丘疹〔面皰（comedo），次項参照〕を伴っていることが多い．脂漏部位に好発する．通常，痤瘡といえば尋常性痤瘡を意味する（いわゆる"にきび"，19章 p.363参照）．ほかに，油性痤瘡，ヨード痤瘡（慢性ヨード摂取によりヨードが毛包から分泌され毛孔を閉塞する），ステロイド痤瘡（ステロイド外用・内服による），痤瘡型薬疹（表10.1参照）などがある．

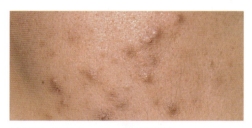

図4.32　痤瘡（acne）：尋常性痤瘡

2. 面皰　comedo　★

皮脂などが毛孔を栓塞した結果，小さな黒点を有する丘疹を生じたものである（図4.33）．その部位の毛包は開大している．これに炎症が加わると痤瘡となる．高齢者の顔面に好発し，面皰が局面状に集簇，多発しているものをFavre-Racouchot症候群という．

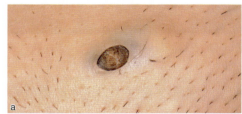

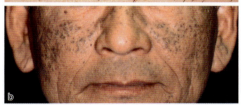

図4.33　面皰（comedo）．a：巨大面皰．b：Favre-Racouchot症候群

3. 毛瘡　sycosis

毛包に丘疹・結節または膿疱をつくる状態をいい，硬毛部で局面としてみられる（図4.34）．尋常性毛瘡，白癬菌性毛瘡（25章参照）などがある．

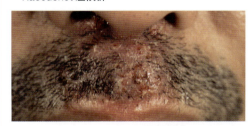

図4.34　毛瘡（sycosis）：白癬菌性毛瘡

F. 色調の変化を主体とする病変　lesions with color changes

1. 紅皮症　erythroderma　★

全身（体表の90％以上）の皮膚が潮紅し，健常部皮膚をほとんど残さないものをいう（図4.35）．しばしば落屑を伴うため剥脱性皮膚炎と呼ばれることもある（9章 p.147参照）．

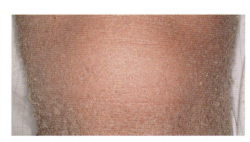

図4.35　紅皮症（erythroderma）：Hodgkinリンパ腫

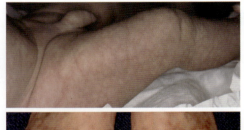

2. 黒皮症　melanosis

境界不明瞭に広範囲に色素沈着をみる状態である．Riehl 黒皮症，摩擦黒皮症などの疾患が存在する（16章参照）．

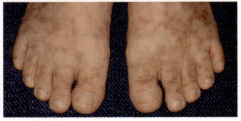

図 4.36　リベド（livedo）

3. リベド（皮斑），網状皮斑　★
livedo, livedo reticularis

大きな網目状の紅色調の皮斑．真皮下血管叢（真皮と皮下脂肪組織の境界部）において，静脈網の緊張低下と動脈網の緊張亢進状態が生じることで網目状の皮斑を形成する（図 4.36）．生理的に生じるものと，血管炎などの基礎疾患の存在下に生じるものがある（11章 p.188 参照）．

G. 水疱・膿疱の多発する病変　lesions accompanied by multiple blisters and pustules

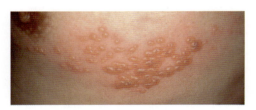

図 4.37　疱疹（herpes）：帯状疱疹

1. 疱疹　herpes　★

小水疱または小膿疱が集簇した状態をいう（図 4.37）．ヘルペスウイルスの感染症である単純疱疹または帯状疱疹をさすことが多い（23章参照）．その他には，Duhring 疱疹状皮膚炎や妊娠性類天疱瘡（14章参照）などにおいて，小水疱の集簇という意味での疱疹が観察される．また，疱疹状膿痂疹では膿疱の集簇がみられる．

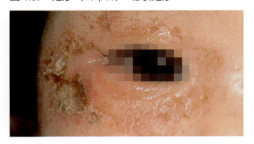

図 4.38　膿痂疹（impetigo）：伝染性膿痂疹

2. 膿痂疹　impetigo　★

膿疱と痂皮が混在した状態であり，それに紅斑や小水疱を伴うこともある（図 4.38）．細菌性皮膚炎である伝染性膿痂疹（24章 p.514 参照）が代表的である．

H. 角層の変化を主体とする病変　lesions with a change in the horny cell layer

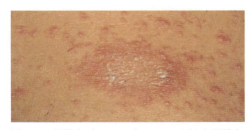

図 4.39　粃糠疹（pityriasis）：Gibert ばら色粃糠疹

1. 粃糠疹　pityriasis

細かい粃糠（こめぬか）様の落屑が生じている状態である（図 4.39）．15章に解説する Gibert ばら色粃糠疹や連圏状粃糠疹のほか，顔面単純性粃糠疹（いわゆる"はたけ"，7章 p.121 参照）など，いずれも角化の異常による疾患である．

2. 乾皮症　asteatosis, xerosis

皮脂および汗の分泌が減退し，皮膚が乾燥して光沢を失い粗糙になった状態をいう（図4.40）．枇糠様の鱗屑および浅い亀裂を生じ，魚鱗癬様の外観を呈して軽度の瘙痒を訴えることがある．皮膚バリア機能の低下のため冬季では湿疹性病変を合併し，強い瘙痒を伴うことがある（皮脂欠乏性湿疹，7章 p.128参照）．加齢による変化の一つとしてみられるほか，入浴時の洗いすぎなどが関与する．また，遺伝性疾患として色素性乾皮症などがある（13章 p.234参照）．

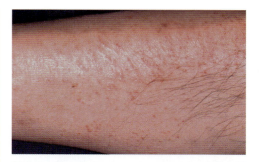

図4.40　乾皮症（asteatosis, xerosis）：皮脂欠乏性湿疹

3. 魚鱗癬　ichthyosis ★

乾燥性の鱗屑が魚のうろこのように並んだ状態（図4.41）．多種の先天性および後天性魚鱗癬が知られている．（15章参照）．

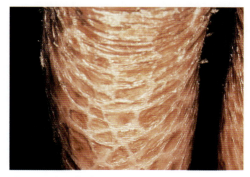

図4.41　魚鱗癬（ichthyosis）：葉状魚鱗癬

I. その他の変化を有する病変　lesions accompanied by other changes

1. 多形皮膚萎縮（ポイキロデルマ） poikiloderma, poikilodermia

皮膚萎縮や色素沈着，色素脱失，毛細血管拡張が混在する状態である（図4.42）．各種皮膚病変の末期状態として観察されることが多い．12章に解説する皮膚筋炎や強皮症，SLE，13章に解説する慢性放射線皮膚炎，色素性乾皮症のほか，菌状息肉症（22章 p.468参照）などにおいてみられる．先天的に多形皮膚萎縮がみられる疾患として Rothmund-Thomson 症候群（18章 p.341参照）などがある．

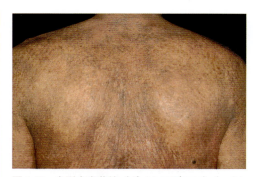

図4.42　多形皮膚萎縮（ポイキロデルマ）（poikiloderma）：皮膚筋炎

2. 硬化　sclerosis ★

結合組織あるいは間質の増生により，皮膚が硬くなった状態であり（図4.43），強皮症や浮腫性硬化症，粘液水腫性苔癬（17章参照）などでみられる．病理組織学的には，線維芽細胞は減少し，膠原線維は膨化および均一化する．

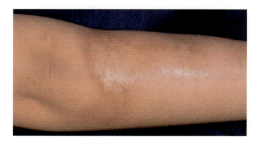

図4.43　硬化（sclerosis）：モルフェア

76　4章　発疹学

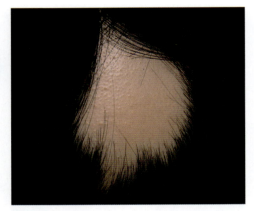

図 4.44　脱毛症（alopecia）：円形脱毛症

3. 脂漏　seborrhea

　皮脂腺機能の亢進により，皮脂の分泌が増加して皮膚表面に多量の皮脂が存在する状態をいう．細菌感染などを起こしやすく，尋常性痤瘡（19章 p.363 参照）や乳児湿疹，脂漏性皮膚炎（7章 p.124 参照）などの好発部位になるが，単に脂漏といった場合には炎症症状は伴わない．頭部や顔面，前胸部，背部中央，腋窩，陰股部など脂腺の発達した部位は脂漏部位と呼ばれる．
　個人の脂漏の程度については遺伝的要素が強いが，環境要因も大きく関係する．アンドロゲンにより皮脂の分泌が増加することが知られている．生理的には新生児期と思春期以後の成人に著明にみられる．また，Parkinson 病患者や AIDS 患者において脂漏が強くなることが知られている．

4. 脱毛症　alopecia, hair loss

　発毛がまばら，または完全にない状態である（図 4.44）．円形脱毛症，男性型脱毛症，休止期脱毛などが存在する（19章参照）．

5. 瘙痒症　pruritus

　瘙痒のみがあって皮疹を伴わない状態をいい，皮膚瘙痒症ともいう（8章 p.137 参照）．種々の全身疾患，泌尿生殖器疾患などの局所の病変に続発することがある．

J. 特徴的な皮膚病変の現象　dermatological phenomena

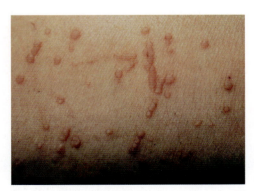

図 4.45　Köbner 現象（Köbner phenomenon）：扁平疣贅

1. Nikolsky 現象　Nikolsky phenomenon ★

　正常にみえる皮膚に摩擦など外力を加えると，表皮が剥離する（水疱を生じる）現象である．14章で解説する天疱瘡，表皮水疱症のほか，ブドウ球菌性熱傷様皮膚症候群（24章 p.522 参照），TEN（10章 p.155 参照）などで陽性となる．

2. Köbner 現象　Köbner phenomenon ★

　健常皮膚部に摩擦や日光などの刺激を加えると，病変を生じる現象である（図 4.45）．乾癬，扁平苔癬（15章参照），扁平疣贅（23章 p.496 参照）などで陽性となる．

3. Darier 徴候　Darier's sign　★

肥満細胞症（21章 p.441 参照）の患者の色素斑部を擦過すると，肥満細胞の脱顆粒を生じて，擦過部位に著しい膨疹を形成する．この現象を Darier 徴候という（図 4.46）．擦過後まもなく発赤して膨疹を認めることが多いが，十数分を要することもある．

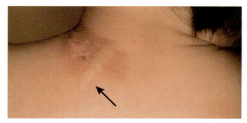

図 4.46　Darier 徴候（Darier's sign）：肥満細胞症
著しい浮腫を認める．

4. Auspitz 現象　Auspitz phenomenon　★

血露現象ともいう．乾癬病変の鱗屑を剥離すると容易に点状出血をきたす現象である（15章 p.284 参照）．ただし慢性湿疹などでも陽性となることがあり，乾癬に特異的とは限らない．

5. 針反応　pathergy test　★

Behçet 病（11章 p.174 参照）の患者の皮膚に針を刺すと，24～48 時間後に紅斑や丘疹，もしくは膿疱を生じる反応である．21 ゲージ注射針で前腕屈側皮膚に 5 mm 刺入し，48 時間後に 2 mm 以上の発赤が生じれば陽性とする．Behçet 病の活動期に認められやすい（約 70 %）反応であり，患者皮膚の被刺激性亢進を反映する．

6. 皮膚描記症（皮膚描記法）　dermography　★

先端の鈍なもの（爪，ゾンデなど）で皮膚をこする試験である．このとき，こすった部位が紅斑になる場合を（紅色）皮膚描記症〔(red) dermographism〕といい，蕁麻疹の検査所見である（図 4.47）．また，擦過部位が蒼白になると白色皮膚描記症（white dermographism）といい，アトピー性皮膚炎などでみられる（図 4.48）．健常人でも約 74 % で軽度の紅色皮膚描記症を認める．

▶ Raynaud 現象　→ 11章 p.186 参照．

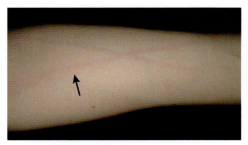

図 4.47　紅色皮膚描記症（dermographism）：人工蕁麻疹

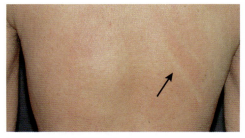

図 4.48　白色皮膚描記症（white dermographism）：アトピー性皮膚炎

5章 診断学

Diagnosis of skin diseases

皮膚科において，視診すなわち皮疹の性状を正しくとらえることは，最も重要な診断の基本である．皮膚病変を肉眼的に観察するだけで確定診断することは，日常的に少なくない．さらに，詳細な病歴聴取（問診），触診，ときに嗅診を行い，必要に応じて各種の補助的検査を行うことで診断は確定される．

1. 一般診断法　general diagnostic methods

1) 問診　history taking ★

診断に至る過程は病歴の聴取，すなわち問診から始まる．問診で必ず尋ねるべき点，また注意すべき点を列挙すると以下のようになる．

①主訴
・どの部位に，どのような皮膚症状があるのか．

②現病歴
・いつからその症状があるのか．
・自覚症状，思いあたる原因があるか．
・全身症状（発熱，全身倦怠感，関節痛，頭痛，筋肉痛，不眠）はないか．
・前駆症状はなかったか．
・症状の程度はどのように推移しているか（次第に強くなっている，夜間に強い，など）．
・症状の範囲はどう変化しているか（拡大傾向，出現・消退を繰り返している，など）．

③家族歴
・家族に類似の症状を呈した者はいないか（遺伝性の確認）．

④既往歴
・過去に罹患した疾患やこれまでの治療歴（薬剤外用，内服の既往）．

上記のほか，家庭内や学校，職場に類似の症状を呈した者はいないか（感染性や環境要因の確認）などを患者の心理的背景に配慮しながら尋ねる．

2) 視診，触診　inspection, palpation ★

直接光を避けた明るい部屋で診察する．患者の訴える部位のみではなく，全身の皮膚および可視粘膜も視診の対象とするのが望ましい．皮疹は，融合あるいは搔破によって二次的に性状

表 5.1 【参考】日本でのみ使われることがある皮疹の大きさの慣用的表現と具体的な直径

慣用表現	解説	具体的な直径
帽針頭大	虫ピンの頭の大きさ	1 mm
粟粒大	粟の粒の大きさ	2 mm
半米粒大	米粒の半分の大きさ	3 mm
米粒大	米粒の大きさ	5×3 mm
小豆大	アズキの大きさ	7×4 mm
豌豆大	エンドウ豆の大きさ	10 mm
爪甲大	爪甲の大きさ	約 12 mm
小指頭大	小指 DIP 以遠の大きさ	20×15 mm
拇指頭大	母指 DIP 以遠の大きさ	25×20 mm
雀卵大	スズメの卵の大きさ	25 mm
胡桃大	クルミの実の大きさ	35 mm
ウズラ卵大	ウズラの卵の大きさ	35 mm
鳩卵大	ハトの卵の大きさ	40×30 mm
鶏卵大	ニワトリの卵の大きさ	60×30 mm
鵞卵大	ガチョウの卵の大きさ	90×60 mm
手拳大	（大人の）こぶし大	約 110 mm
乳児頭大	乳児の頭の大きさ	約 130 mm
小児頭大	小児の頭の大きさ	約 150 mm

この表現法は大きさが曖昧であるため国際的にはほとんど用いられない．このような理由から，本書では大きさはすべて数値表記を用いている．

が変化することがあるので，変化を受けていない皮疹（個疹という）を見つけ，その性状を正確に見きわめることが大切である．視診および触診の際にポイントとなる発疹の性状を列挙すると以下のようになる．

個疹の種類：斑，丘疹，結節，水疱など（詳細は4章参照）．
皮疹の数：単発か多発か．
個疹の形状：円形，楕円形，多角形，不整形，地図状，線状，環状，蛇行状など（**図5.1**）．
個疹・皮疹の大きさ：原則として何 mm，何 cm などの数値表記を用いる．慣用的に，日本では帽針頭大，粟粒大，豌豆大，指頭大，鶏卵大，手拳大などの表現を用いることがあるが，曖昧であるため国際的にはほとんど用いられない．そのため本書ではすべて数値表記を用いている（**表5.1**）．
隆起の状態：扁平隆起，ドーム状，半球状，有茎性，堤防状，臍窩状など（**図5.2**）．
表面の状態：平滑，粗糙，疣状，乳頭状，凹凸の，顆粒状，苔癬化，粒起革様，蠣殻状，乾性，湿性，滲出性，易出血性，落屑性，痂皮性，びらん性，潰瘍化，亀裂性，萎縮性，光沢性，壊死性など．
色調：具体的な色，色素脱失性，色素沈着性，蒼白，貧血性，充血性など．
硬度：軟，硬，もろい，緊張性，弾性，波動性，可動性など．
配列：限局性，播種状，集簇性，局面形成，びまん性，遠心性，連珠状，連圏状，蛇行状，列序性など（**図5.3**）．
発生部位：顔面，頭部，四肢，手掌，足底，指趾端など．さらに，伸側か屈側，露出部か被覆部，剛毛部か軟毛部，皮膚粘膜移行部，間擦部など．対称性か非対称性かも確認する．
自覚症状：瘙痒，疼痛（自発痛，圧痛），しびれ感，蟻走感，知覚過敏，知覚鈍麻，知覚脱失，灼熱感，冷感など．
皮疹の経過：急激にあるいは徐々に発症，再発の有無，個疹の発育の程度，蔓延の状況，先行皮疹の有無，治療効果など．
その他：皮膚表面や下床との可動性の有無，皮疹の境界は明瞭か不明瞭か，など．

MEMO なじみの薄い皮疹の表現

皮膚科学ではとくに，独特な表現を用いて皮疹を表現することがある．ここでは一般的に連想のしにくい表現について，いくつか補足する．
粒起革様：鮫皮のように表面がブツブツした革という意味．結節性硬化症の粒起革様皮疹など．
蠣殻状：牡蠣（カキ）の殻のように厚く，表面凹凸の著しい痂皮を伴う状態．尋常性乾癬や角化型疥癬など．
連圏状：環状の皮疹が多発，融合して，全体として不整形の皮疹を形成する．表現としては地図状に近い皮疹を呈する．

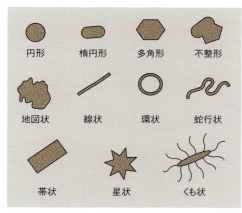

図5.1 皮疹の形

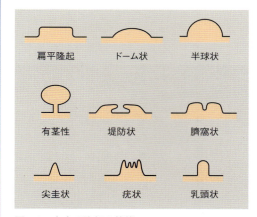

図5.2 皮疹の隆起の状態

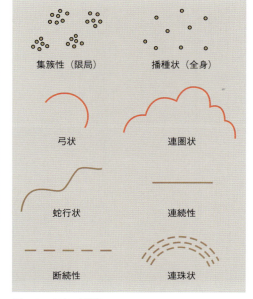

図5.3 病変の配列

3）嗅診　olfactive examination

腋臭症か否かは，当該部を脱脂綿またはガーゼ片で擦過し，呈する臭気により診断する．感染症では，各種細菌に特有の臭気がある．このとき付着した液体や膿汁の色調も診断の手がかりとなることがある．

2. アレルギー検査法　allergy test

特定の抗原に対するアレルギー反応の有無を調査する検査は，Ⅰ型アレルギー（即時型）に対するものとⅣ型アレルギー（遅延型）に対するものとに大別される．前者の検査法としては，血中抗原特異的IgE検査，プリックテストや皮内反応などが存在する．後者を検査する方法としては，パッチテストや皮内反応があげられる．そのほか，主に自己免疫性水疱症において，自己抗体を検出する検査法としてCLEIA／ELISAやウェスタンブロット法がある．

1）血中抗原特異的IgE検査
blood test for antigen-specific IgE antibodies

物質に対する特異的なIgEの存在を血液検査で調べることが可能である．放射性同位体を用いるIgE-RAST（IgE-radio allergosorbent test）を原点として，近年はさまざまな測定法が開発されている．

CAP（capsulated hydrophilic carrier polymer）法：小さなカプセルにアレルゲンが吸着されており，200種類以上の物質に対する特異的IgEを個別に定量することができる．近年は39種類の抗原に対するIgEを同時に測定可能なViewアレルギー39も実施されている．

MAST（multiple antigen stimulation test）：複数の抗原があらかじめ吸着されたウェルに血清を反応させるもので，少量の血清から36種類の抗原に対するIgEを測定することが可能である．

イムノクロマト法：特異抗原を含んだセルロース膜を用いる方法．全血から，数種類の抗原に対する特異的IgEの存在を約20分で定性的に評価できる．イムファストチェック®など．

好塩基球ヒスタミン遊離試験（basophil histamine releasing test；HRT）：好塩基球の細胞表面にIgEが結合していることを応用したもの．末梢血中の好塩基球にアレルゲンを加えて，IgEを介したヒスタミンの遊離率を測定する．

好塩基球活性化試験（basophil activation test）：末梢血好塩基球にアレルゲンを加え，好塩基球活性化マーカーである

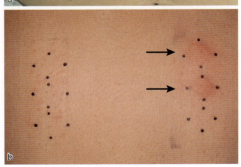

図5.4　薬剤パッチテストの実際
a：パッチテストユニットに検索する薬剤を塗り，患者の背中に貼る．b：48時間後に矢印で示すような陽性所見（紅斑＋浮腫＋丘疹）が確認される．

CD203c 陽性細胞の割合をみるもの．

2）パッチテスト（貼布試験） patch test ★

　接触皮膚炎の抗原を検索するために，実際に抗原を接触させて反応を観察する検査である．被検材料を白色ワセリンなどの基剤に混じ，これをパッチテストユニットや Finn-chamber®（フィンチャンバー：アルミ製の受け皿がついたテープ）に塗り，背部や上腕伸側などのはがれにくい健常皮膚部に貼布する（**図5.4**）．近年は標準的に検索されるアレルゲン一式をあらかじめ塗布した製品も販売されている（**表 5.2**）．48 時間後にパッチテストユニットを除去し，30 分～ 2 時間ほど待ってパッチテストユニットの刺激が治まった時点で判定する．除去した部位に，紅斑や浮腫，丘疹，びらんなどを認めれば陽性と判定する

> **MEMO　angry back syndrome**
> パッチテストにおいて，ある箇所で非常に強い陽性反応をきたすと，その周囲の貼布部位でも非特異的な反応が誘発され，解釈が困難になることがある．これを angry back syndrome（excited skin syndrome）という．

表 5.2　ジャパニーズスタンダードアレルゲン 2015

	貼布物質	濃度・含量	種類	含まれている製品など
1	硫酸ニッケル	0.16mg/81mm²	金属	アクセサリー，硬貨，歯科合金，ステンレス，ナッツ類
2	ラノリンアルコール	0.81mg/81mm²	油脂	化粧品，リップクリーム，保湿剤，外用薬
3	フラジオマイシン硫酸塩	0.49mg/81mm²	抗生物質	外用薬
4	重クロム酸カリウム	0.044mg/81mm²	金属	衣類，塗料，セメント，革製品
5	カインミックス	0.51mg/81mm²	麻酔薬	局所麻酔薬，外用薬
6	香料ミックス	0.402mg/81mm²	香料	香料，石鹸，医薬品，歯科材料
7	ロジン（精製松脂）	0.97mg/81mm²	樹脂	インク，新聞紙，湿布薬，粘着テープ，ワックス
8	パラベンミックス	0.80mg/81mm²	防腐剤	化粧品，外用薬，シャンプー，歯磨き粉
10	ペルーバルサム	0.65mg/81mm²	樹脂	香料，医薬品，加工食品
11	金チオ硫酸ナトリウム	0.5% pet.	金属	アクセサリー，歯科金属，医薬品，金箔
12	塩化コバルト	0.016mg/81mm²	金属	メッキ製品，顔料，チョコレート，セメント，革製品
13	p-tert-ブチルフェノールホルムアルデヒド樹脂	0.036mg/81mm²	樹脂	靴・衣類などの接着剤，油性ペン，テーピングテープ
14	エポキシ樹脂	0.041mg/81mm²	樹脂	接着剤，ラケットの柄，電子機器
15	カルバミックス	0.204mg/81mm²	ゴム硬化剤	ゴム手袋，タイヤ，長靴
16	黒色ゴムミックス	0.06mg/81mm²	ゴム老化防止剤	タイヤ，長靴，ビューラー，サンダル
17	イソチアゾリノンミックス（Kathon CG）	0.0032mg/81mm²	防腐剤	化粧品，リンス，冷感タオル
(19	メルカプトベンゾチアゾール	0.061mg/81mm²	ゴム硬化剤	ゴム製品，靴，カテーテル　）
20	パラフェニレンジアミン（PPD）	0.065mg/81mm²	染料	染毛剤
21	ホルムアルデヒド	0.15mg/81mm²	防腐剤	各種洗剤，建築材，輸入化粧品
22	メルカプトミックス	0.06mg/81mm²	ゴム硬化剤	ゴム製品，靴，避妊具，カテーテル
23	チメロサール	0.0057mg/81mm²	水銀化合物	ワクチン防腐剤，歯科金属，魚介類，輸入化粧品
24	チウラムミックス	0.022mg/81mm²	ゴム硬化剤	ゴム製品，殺菌消毒薬
25	ウルシオール	0.002% pet.	植物	ウルシ科植物，漆製品
26	塩化第二水銀	0.05% aq.	金属	水銀体温計，歯科金属，乾電池，朱肉
27	白色ワセリン	as is		（陰性コントロール）
28	精製水	as is		（陰性コントロール）

pet.：ワセリン，aq.：水．
1 ～ 24 番はパッチテストパネル®（S）に含まれる．9，18 番は陰性コントロール．

表 5.3　パッチテスト判定基準

本邦基準		ICDRG 基準	
−	反応なし	−	反応なし
±	軽い紅斑	?+	紅斑のみ
+	紅斑	+	紅斑+浸潤，丘疹
++	紅斑+浮腫，丘疹	++	紅斑+浮腫+丘疹+小水疱
+++	紅斑+浮腫+丘疹+小水疱	+++	大水疱
++++	大水疱	IR	刺激反応
		NT	施行せず

ICDRG：International Contact Dermatitis Research Group

（図 5.4，表 5.2，5.3）．72 時間後あるいは 96 時間後，そして 1 週間後にも判定を行うと，より確実になる．被検物質の希釈系列をつくり，濃度に関係なく陽性の場合をアレルギー性，一定濃度以上でのみ陽性の場合を（一次）刺激性と考える．

染毛剤などの刺激性の強い抗原の場合は，密封せずに単回塗布するオープンパッチテストが行われる．オープンパッチテストの変法として，肘窩に 1 日 2 回，7 日間程度連続して被疑薬を続けて外用し，発赤などがみられるかどうかを確認する ROAT（repeated open application test）も行われる．

3）プリックテスト　prick test　★

即時型アレルゲンを検出するための簡便な検査法である．前腕屈側の皮膚表面を消毒し，3 cm 以上の間隔をあけて抗原液および陽性／陰性コントロールを滴下する．その上から専用のプリック針を出血しない程度に軽く押し当てる（図 5.5）．15 分後に膨疹の平均長径を測定して判定する（表 5.4）．抗原液のかわりに食物そのものを針で刺し，そのまま皮膚に押し当てるプリックプリックテスト（prick-to-prick test）が行われることもある．抗原液滴下後に針で引っ掻いて膨疹の出現をみるスクラッチテスト（scratch test）は最近行われない．

過去にアナフィラキシーショックの既往がある患者では，本試験でもショックを引き起こす危険がある．そのため本試験を行う前に，抗原液を前腕屈側に直径 2 cm の大きさで単純塗布して 30 分後に膨疹の有無を判断することがある（オープンテスト）．また，抗アレルギー薬を内服していると反応が減弱するため，本試験を実施する際には 3 日間以上前から内服を中止する必要がある．

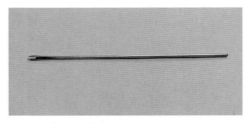

図 5.5　プリック針

表 5.4　プリックテスト判定基準（15 分後）

膨疹の直径	判定
NC と同等	−
PC の 1/2 未満	+
PC の 1/2 以上同等未満	2+（陽性*）
PC の同等以上 2 倍未満	3+（強陽性）
PC の 2 倍以上	4+

NC：陰性コントロール．生理食塩水
PC：陽性コントロール．ヒスタミン二塩酸塩 10mg/mL 水溶液
膨疹の直径測定：最大径とその中点に垂直な径との中間値を算出する．
* 誘発された膨疹の直径が 3mm 以上で陽性とする場合もある．

表 5.5　皮内反応判定基準（15 分後）

判定	膨疹（mm）	発赤（mm）
陰性（−）	< 7	< 15
偽陽性（±）	< 9	15 ≦，< 20
陽性（+）	< 15	20 ≦，< 40
強陽性（++）	15 ≦	40 ≦

膨疹と発赤の長径と短径の平均で表し，成績とする．

4) 皮内反応（I型アレルギー検査） ★
intracutaneous type I allergy test

即時型アレルゲン検出のために，被検材料を皮内注射して反応をみる試験である．被検材料を液体に含ませて約 0.02 mL 皮内注射した後に，15 分で蕁麻疹様膨疹あるいは偽足様突起などを生じた場合に陽性と判定する（表 5.5）．ただし本法は，アナフィラキシーショックを引き起こす危険があるため，まずプリックテストやスクラッチテストを行って反応の強さを確認してから実施するのが望ましい．

5) 皮内反応（IV型アレルギー検査） ★
intracutaneous type IV allergy test

抗原に対する細胞性免疫の強度を検査するものである．基本的な手技は，抗原液 0.1 mL を前腕屈側に皮内注射し，48 時間後に発赤あるいは硬結の長径と短径とを測定して平均値を求める．10 mm 以上を陽性とする場合が多い．各疾患に対する皮内反応の中には特別な名称が冠されているものがある．表 5.6 に代表的なものを列挙する．

6) 薬剤リンパ球刺激試験
drug-induced lymphocyte stimulation test；DLST

末梢血リンパ球を薬剤とともに培養し，リンパ球増殖に伴う DNA 合成量を測定することで，薬剤に過敏反応を示す細胞性免疫の有無をみる．T 細胞の関与する薬疹において有用であるとされるが，感度が低いため，本試験で陰性であるからといって薬剤の関与を否定することはできない．一方，漢方薬やメトトレキサートなどでは偽陽性になる場合がある．TEN 型薬疹や Stevens-Johnson 症候群では早期から陽性になりやすいが，DIHS では発症して数週後に陽性化することが多い．

7) 再投与試験　drug challenge test

内服した薬剤の代謝物によってアレルギー反応が惹起される場合があるため，前述の検査では偽陰性となることも多い．被疑薬を再投与して皮疹の再現を観察する再投与試験は，最も信頼性の高い検査である．常用量の 1/100 ～ 1/10 の薬剤を服用して皮疹の有無をみるもので，主な適応は固定薬疹である．重症薬疹では危険性が高い．

表 5.6　代表的なIV型アレルギー検査

ツベルクリン反応 (tuberculin skin test, Mantoux test)	
結核アレルギーの有無を検索するために，結核抗原を皮内注射して現れる反応がツベルクリン反応である．反応には一般診断用ツベルクリン注射液（0.05 μg/mL）を 0.1 mL，前腕屈側の中央部に皮内注射する．判定は 48 時間後に行い発赤の長径が 0 ～ 9 mm 以下を陰性，10 mm 以上を陽性とする．陽性を，弱陽性(発赤のみ)，中等度陽性(硬結あり)，強陽性(二重発赤，水疱，壊死を伴う)に区分することもある．ツベルクリン反応は結核症に特異的であるが，麻疹やサルコイドーシス，Hodgkin リンパ腫，重症結核，末期癌などで減弱化ないし陰性化することがある	
スポロトリキン反応（sporotrichin reaction）	
スポロトリコーシスの診断のために，スポロトリキン抗原液を皮内注射し反応をみる	
以下の検査は現在ほとんど行われていない	
・トリコフィチン反応（trichophytin reaction） 　白癬疹，深在性白癬の診断 ・伊東反応（Ito's reaction） 　軟性下疳の診断 ・フライ反応（Frei reaction） 　性病性リンパ肉芽腫の診断 ・レプロミン反応（lepromin test） 　光田反応（Mitsuda reaction）ともいう．ハンセン病の病型分類 ・クベイム反応（Kveim test） 　サルコイドーシスの診断	

84　5章　診断学

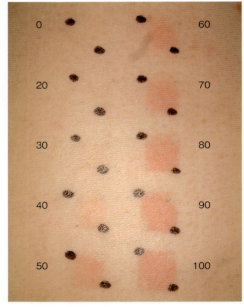

図 5.6　最小紅斑量を求める光線照射テスト
20 mJ/cm² までは紅斑を生じていないが 30 mJ/cm² 以降は紅斑が生じている．したがって，最小紅斑量は 30 mJ/cm² と判定される．

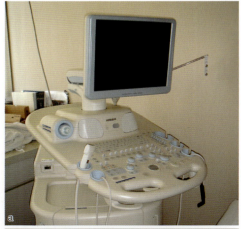

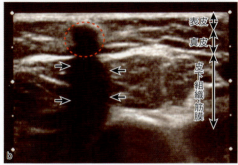

図 5.7　超音波検査（ultrasonography）
a：器械本体．b：上腕の毛母腫（破線で囲んだところ，21章 p.410 参照）．石灰化を反映した音響陰影（acoustic shadow）がみられる（矢印）．

3. 光線過敏試験　photosensitivity test

　光線過敏症の検査（13章参照）として，種々の照射方法により光線を照射し，反応を調べる．照射する光線としては，紫外線の UVB（波長 280～315 nm）や UVA（同 315～400 nm），可視光線が主である．

1) 光線照射テスト　phototest　★

　皮膚反応（色素沈着，紅斑，その疾患の皮疹）を生じる光線量を測定することで，光線過敏性の程度や主な作用波長を測定する．作用波長を調べ，どの光線を遮断すれば治療可能かわかる．
　最も一般的なものは UVB を照射する試験であり，照射24時間後に紅斑を生じるのに必要な光線の最低量〔最小紅斑量（minimal erythema dose；MED）．日本人では 60～100 mJ/cm²〕を測定する（図 5.6）．MED が低下している場合に光線過敏症が疑われる．
　光線過敏型薬疹では UVA に対して生じることが多い．日本人での最小反応量（minimal response dose；MRD）は約 10～15 J/cm² であり，それ以下の照射量で 24～72 時間後に紅斑などの異常反応がみられた場合は光線過敏を疑う．
　可視光線に対する光線過敏症は，慢性光線性皮膚炎や晩発性皮膚ポルフィリン症の一部でみられる．統一した測定方法はないが，スライドプロジェクターの光を 15～20 分照射して皮膚に反応が生じるかどうか観察するのが一般的である．
　また光線過敏症では，1回の照射では反応が生じないことも少なくないため，2～3 MED を3日間連続照射して皮膚反応をみる誘発試験（provocation test）を行うこともある．

2) 光パッチテスト（光貼布試験）　photopatch test　★

　化学物質存在下での光線の影響を調べる試験である．被検物質を貼布し24時間後に紫外線（正常部 MRD/MED の半分程度）を照射して，さらにその48時間後に紅斑，浮腫があれば陽性とする（13章 p.231 も参照）．

3) 内服照射試験　photo-drug test

　同じく化学物質存在下での光線の影響を調べる試験だが，この試験では被検物質を内服する．主として薬剤による光線過敏症の診断に用いられる．薬剤による光線過敏症が疑われたなら

ば，薬剤を中止し，MED が正常に回復するのを待って本試験を行う．

4. 超音波検査　ultrasonography

体表から超音波を当て，反射された音波（エコー）を解析することで内部を可視化する検査である．皮膚科学領域においては 10 ～ 30 MHz 程度の超音波を発する探触子（プローブ）が用いられる．2 次元断層画像が得られる B モードが主に用いられ，腫瘍性病変の診断・深度判定や異物検出に役立つ．また，内部の血流を解析するドップラー法（カラードップラーおよびパワードップラー）や病変の硬さを描出するエラストグラフィーが行える機種も存在する（図 5.7）．

5. 皮膚機能検査法　skin function test

温度調節や血管調節，分泌能など，各種の皮膚機能を測定する検査を述べる．

1）サーモグラフィーによる皮膚温の測定　measurement of skin temperature and thermography ★

赤外線カメラを用いた輻射型温度計を用いて皮膚温の分布を 2 次元的に表現するサーモグラフィー（thermography）が普及し，血管および神経系疾患，炎症，腫瘍などの診断に利用されている（図 5.8）．

2）発汗機能検査　sweat test ★

発汗異常の範囲や程度を評価する．多汗症，乏汗症，無汗症（19 章参照）に対して行われる．温熱刺激（サウナなど）や薬物刺激（ピロカルピン皮内注射など）で発汗を誘発し，ヨード化デンプン法などを用いて発汗を検出する（図 5.9）．正常コントロールと比較して発汗の程度に差がある場合に異常とする．

3）経表皮水分喪失量の測定　measurement of TEWL

皮膚表面から微量に蒸散する水分量〔経表皮水分喪失量（transepidermal water loss；TEWL）〕を，電気湿度計（図 5.10）を用いて測定することにより，角層のバリア機能（物質の透過を抑制し，自らの中に物質を留めておく）を評価する．角化の病態を把握するのに有用である．魚鱗癬などの角化症で

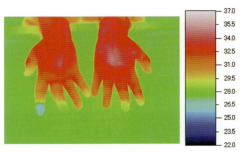

図 5.8　サーモグラフィー検査
全身性強皮症（12 章 p.200 参照）の患者．右第 2, 3 指の著明な皮膚温低下がみられる．

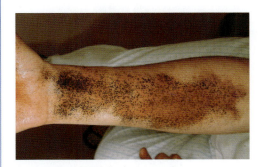

図 5.9　発汗機能検査（sweat test）
ヨード化デンプン法を用いたコリン性蕁麻疹の例．

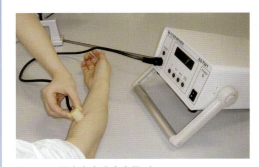

図 5.10　経表皮水分喪失量（transepidermal water loss）を測定する電気湿度計

は通常TEWLは増加する．

4) 皮膚毛細血管抵抗検査　capillary resistance test

毛細血管の脆弱性をみる方法であり，血管に圧力をかけた際にできる溢血斑で判定する．Rumpel-Leedeテストは，血圧測定用のマンシェットで上腕を緊縛し，最大血圧と最小血圧との中間の圧力で5分間うっ血させ，2分後に出血斑の有無を検査する．10個以上の出血斑の出現をもって陽性と判断する．毛細血管や血小板に異常をもつ場合に陽性となる（IgA血管炎，血小板減少性紫斑病など）．

6. 真菌検査法　fungal examination ★

真菌や虫体の観察および検出には，主に水酸化カリウム（KOH）法が用いられる．鱗屑や水疱蓋などを掻き取り（図5.11），スライドグラスの上に載せて20% KOH液を滴下，カバーグラスを被せる．これを70～80℃のホットプレートで5～10分ほど加温する．KOHによって角層などの生体要素は加水分解され，真菌要素のみが残って容易に観察される．顕微鏡の視野を暗くしてコントラストを上げると，よりいっそう明瞭に観察できる．真菌に限らず，虫体（疥癬虫，毛包虫，ケジラミなど）やその虫卵を検査する際にも用いられる．現在は角質の溶解時間が短く，ホットプレートも不要な市販のジメチルスルホキシド（DMSO）添加KOH液（ズーム®など）が頻用されている．

その他の直接鏡検法は，パーカーインク加KOH法やPAS染色法，墨汁法である．深在性真菌症の場合は病理学的検査も行われる．また，真菌症の原因菌の同定には培養同定（Sabouraud培地），血清学的検査，皮内反応（スポロトリキン反応など），Wood灯検査（後述）なども行われる．

7. 硝子圧法　diascopy ★

透明なガラス板で当該部を圧迫し，色調の消退の有無をみる（図5.12）．消退すれば紅斑，残存すれば紫斑である．なお，尋常性狼瘡などの肉芽腫性の結節は，硝子圧法により黄褐色斑を残すため，診断的意義がある．また，貧血母斑と脱色素斑（メラニン欠如）との鑑別にも有用である．

8. Wood灯検査　Wood's lamp test ★

Wood灯は365 nmの長波長紫外線で，照射機で紅色陰癬，

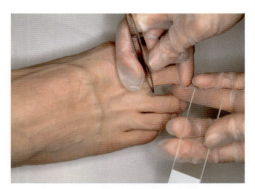

図5.11　足白癬を診断する際の鱗屑採取の様子
趾間より角層を採取し，白癬菌の有無を検査する．

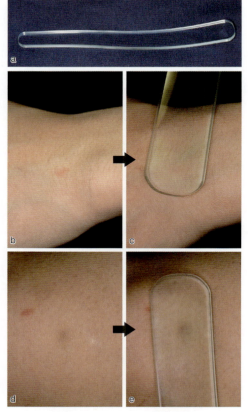

図5.12　硝子圧法でみる紅斑と紫斑の違い
a：硝子圧法に使うガラス板．b, c：紅斑はガラス板で圧迫すると消退する．d, e：紫斑はガラス板で圧迫しても消退しない．

癜風，頭部白癬，ポルフィリン症などの皮膚に照射すると特徴的な色調の蛍光を発する（図5.13，表5.7）．Wood はアメリカの物理学者（Robert W. Wood）の名である．

9. 細胞診（Tzanck 試験） Tzanck test ★

水疱の被膜を破り，露出した水疱底にスライドガラスをあて，付着した細胞成分にギムザ染色を行って鏡検する．単純疱疹や帯状疱疹の水疱では本検査によりウイルス感染による巨細胞（balloon cell）が観察され，これが診断的意義をもつため，現在 Tzanck 試験はこれらの診断に多く用いられる．天疱瘡では細胞膜が濃染される特有の細胞が観察され，Tzanck 細胞（Tzanck cell）あるいは棘融解細胞と呼ばれる．

10. ELISA（酵素結合免疫吸着法） enzyme-linked immunosorbent assay

発色・発光反応に関する酵素と抗体を用いて，特定の蛋白濃度を測定する方法である．天疱瘡ではデスモグレイン1と3に対する自己抗体を，水疱性類天疱瘡では17型コラーゲンに対する自己抗体を，それぞれ証明することが診断において重要である．最近はより簡便に定量化する化学発光酵素免疫測定法（chemiluminescent enzyme immunoassay；CLEIA）の普及が進んでいる．

11. ウェスタンブロット法 Western blot

表皮や真皮から抽出した蛋白を電気泳動し，患者血清を反応させて，特定の分子量をもつ蛋白に反応する抗体を検出する方法である（図5.14，表5.8）．自己抗体の検索に用いられる．

> **MEMO　光線力学的な診断・療法**
> 乳房外 Paget 病，基底細胞癌，日光角化症などの病変にδ-アミノレブリン酸を密閉外用（あるいは局注か内服）すると，病変部にほぼ一致して赤色蛍光をもつプロトポルフィリンIXが蓄積する．これを利用して非侵襲的に病巣範囲の評価や治療を行うことができる．前者を光線力学的診断（photodynamic diagnosis；PDD），後者を光線力学的療法（photodynamic therapy；PDT）という．PDD では密閉外用4〜6時間後にWood 灯（UVA）を照射すると，病変部に一致して赤色蛍光をみる（図5.13）．PDT ではWood 灯の代わりに約100 J/cm² の630 nm のエキシマダイレーザーなどを照射する．

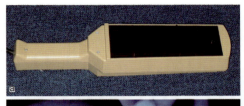
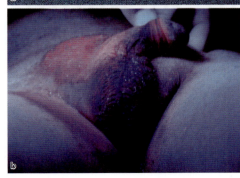

図5.13 Wood 灯（a）と乳房外 Paget 病に紫外線照射した際にみられる蛍光（b）
病変範囲の検索目的にδ-アミノレブリン酸を密閉外用し，局所に Wood 灯を照射して赤色蛍光で確認する．

表5.7 Wood 灯照射時の反応蛍光色

疾患	蛍光色
癜風	黄橙色
紅色陰癬	サンゴ赤色
ポルフィリン症	紅色
頭部白癬	黄緑色〜青緑色

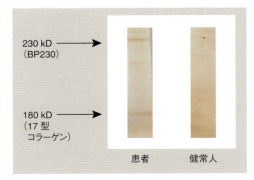

図5.14 ウェスタンブロット法
ヒト表皮抽出物を抗原として用いると，水疱性類天疱瘡患者の血清では230 kD（BP230），180 kD（17型コラーゲン）の自己抗原と反応する．コントロールの健常人血清では反応しない．

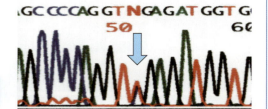

図 5.15 栄養障害型表皮水疱症のⅦ型コラーゲン遺伝子 *COL7A1* 検索結果
エクソン 86 の 6781 番目の塩基が C から T に変わる点変異によって，2261 番目のアミノ酸であるアルギニン（CGA）がストップコドン（TGA）となるナンセンス変異が生じている．

表 5.8　ウェスタンブロット法で検出される主な自己抗体と分子量

分子量	抗原分子	局在	自己抗体を生じる主な疾患
290kD	Ⅶ型コラーゲン	真皮係留線維	後天性表皮水疱症
250kD	デスモプラキン 1	デスモソーム	腫瘍随伴性天疱瘡
230kD	BP230（BPAG1）	ヘミデスモソーム	水疱性類天疱瘡
210kD	デスモプラキン 2	デスモソーム	腫瘍随伴性天疱瘡
210kD	エンボプラキン	周辺帯	腫瘍随伴性天疱瘡
200kD	ラミニンγ1	基底膜	抗ラミニンγ1 類天疱瘡
190kD	ペリプラキン	周辺帯	腫瘍随伴性天疱瘡
180kD	17 型コラーゲン（BPAG2, BP180）	ヘミデスモソーム	水疱性類天疱瘡
160kD	デスモグレイン 1	デスモソーム	落葉状天疱瘡
130kD	デスモグレイン 3	デスモソーム	尋常性天疱瘡
120kD	17 型コラーゲン（LAD-1）	ヘミデスモソーム	線状 IgA 水疱性皮膚症
97kD	17 型コラーゲン（LAD-97）	ヘミデスモソーム	線状 IgA 水疱性皮膚症

12. DNA 検査（遺伝子検査）　DNA analysis

　単一遺伝子の異常に基づく遺伝性皮膚疾患であれば，患者における原因遺伝子の変異を同定することにより正確な診断，病型分類が可能となる（図 5.15，29 章 p.579 参照）．近年では網羅的に全ゲノムや全エクソンを解析する手法も行われ，新規の原因遺伝子や，疾患を起こしやすくなる感受性遺伝子などが次々と判明している．また結核，非結核性抗酸菌症などにおいては，病変部皮膚あるいは滲出物から抽出した DNA を PCR 法で増幅し，結核あるいは非結核性抗酸菌などに特徴的な DNA 配列の存在の有無を検索できる．

13. その他の一般検査　other general medical tests

　X 線撮影，CT，MRI，PET，シンチグラフィーなどを用いた画像診断は，異物や外傷時の骨折併発の判断，皮膚腫瘍やそのリンパ節転移の診断および深達度判定に重要となる．また，尿検査，一般血液検査，細菌培養，PCR 法などの一般検査も行われる．

Treatment of skin diseases

6章　治療学

　皮膚科における治療は，外用療法，全身（内服，注射）療法，レーザー療法，理学療法および外科療法に大別される．外用療法は薬剤を塗布・貼布することであり，皮膚科において要となる治療法である．また，理学療法は光線，放射線などの照射や加温，凍結療法などであり，皮膚科に特有な治療法を含む．皮膚科医は各治療法の特性を熟知したうえで，これらを組み合わせて，効果的に診察と治療にあたる必要がある．

A．外用療法　topical therapy

　外用療法は，外用薬を皮膚に塗布または貼布する療法である．外用薬は主剤（main agent）と基剤（vehicle, base）から構成されている．主剤は実際に作用する薬物であり，基剤は主剤が目的病変に効率よく作用するための補助的物質である．
　皮膚の最表層には角層が存在するが，角層は疎水性で密度が高く，体内からの水分の蒸発を防いでいる．同時にこの疎水性の角層は，外用薬が皮膚の内部へ浸透するための最大の障壁（律速段階）でもある．加えて角層の表面には一般的に皮脂膜が存在し，これも一種の壁となる．一方，顆粒層以下においては親水性の性状であり，薬剤の吸収は容易である．
　一般に外用薬が皮膚の内部へ浸透する場合，その薬剤の通過経路は，①細胞を貫通する，②細胞の間隙を通過する，③経毛包脂腺吸収の3通りが存在し，基剤や主剤の性状によってその経路や吸収度が決定される（表6.1，6.2，図6.1）．

表6.1　外用薬吸収・浸透の原則

・手掌など角層の厚い部位よりも，顔面や陰嚢など角層の薄い部位のほうが，外用薬は浸透しやすい（表6.2）．
・分子量の小さな薬剤ほど吸収されやすい．たとえ皮膚炎があっても一般的に分子量1,000以上の物質はほとんど角層を通過できない（図6.1）．
・びらんや潰瘍など角層が障害されている場合は薬剤の吸収が亢進し，基剤の刺激も受けやすい．ただし，油脂性軟膏はこれらの病変に対しても比較的緩徐に作用する．
・薬剤との接触時間が長いほど吸収はよくなる．密封包帯法（p.97）はこのことを応用した外用方法である
・ふやけて角層中の水分量が多くなっている部位では細胞間隙も広がっており，薬剤の吸収もよい．

このように，外用を行う皮疹の状態やその部位によって，基剤の種類や主剤の濃度は選択されるべきである．

表6.2　部位によるステロイド外用薬の相対的経皮吸収量

部位	相対的な吸収率 （前腕を1とする）
足底	0.1
手掌	0.8
前腕屈側	1
背	1.7
頭皮	3.5
腋窩	3.6
頰	13
陰嚢	42

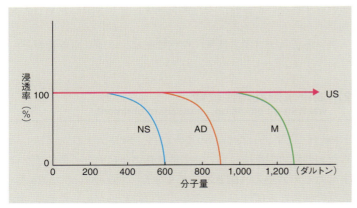

図6.1　分子の大きさと各皮膚の推定浸透率の関係
　NS：正常皮膚．AD：アトピー性皮膚炎患者の皮膚．M：粘膜．US：超音波処理して角層を除去した皮膚．

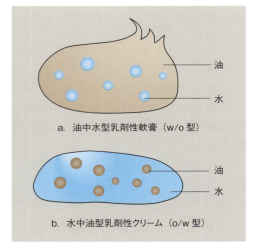

図 6.2 油中水型乳剤性軟膏と水中油型乳剤性クリーム
a：油中水型乳剤性軟膏．乳化剤を用いて油脂の中に水の微粒子を混濁させたもの．b：水中油型乳剤性クリーム．乳化剤を用いて水の中に油脂の微粒子を懸濁させたもの．

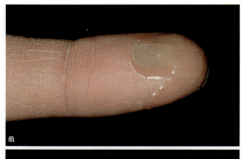
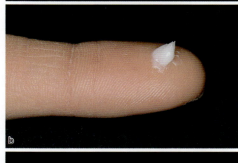
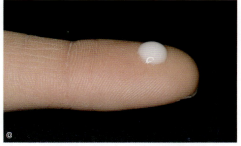

図 6.3 基剤の違いによるさまざまな形態の外用薬
a：油脂性軟膏．b：クリーム．c：ローション．

a. 外用薬の基剤と剤形
forms and vehicles for topical agents

基剤は皮膚への薬剤の浸透を助けるものであるが，基剤の種類によって，水和作用や冷却作用，潤滑作用，乾燥作用（滲出液の除去），保護作用，軟化作用，浄化作用，止痒作用などの作用をもつ．そのため，基剤そのものを治療目的として利用することも多い．基剤に求められる条件は，無刺激性で，無色，無臭であることが望ましく，変質せず安定性があり，主剤を均等に保持し，適度な粘稠度や硬度を有し，適度の吸収性を有することなどである．

外用薬は，同じ主剤であっても基剤によってさまざまな形態の外用薬となり，その適応も変わる．以下に代表的な基剤を用いた外用薬の形態を列挙し，その特性を簡単に述べる（図 6.2, 6.3, 表 6.3）．

1. 軟膏　ointment　★

他の剤形より刺激が少なく，皮膚の保護作用も強いので，最も頻繁に使用される外用薬の剤形である．大きく以下の 2 種類に分類される．

1）油脂性軟膏　oleaginous ointment

最も頻繁に使用される，いわゆる"軟膏"である．種々の油脂類（ワセリン，パラフィン，オリーブ油，プラスチベース）が外用薬の基剤〔疎水性基剤（hydrophobic bases）〕として最も頻用される．水を含まず，水に不溶で，水をほとんど吸わない．基剤そのものに強い皮膚保護作用や軟化，消炎作用があり，刺激性が最も低いため，あらゆる皮疹に対して用いることができる．
　例）各種ステロイド軟膏，白色ワセリン，亜鉛華軟膏など．

2）油中水型乳剤性軟膏
water-in-oil emulsion, emulsified ointment

"軟膏"といわれる製品のなかには，ポリエチレングリコールなどの乳化剤を用いて，油脂性軟膏の中に水分の微粒子を含ませたものがある（図 6.2）．油中水型（water-in-oil：w/o 型）乳剤性軟膏と呼ばれる．塗布した後に冷却感があるためコールドクリーム（cold cream）とも呼ばれる．皮膚の保護作用はクリーム（次項）より大きい．べたつきが少なく水で洗い落と

表 6.3　外用薬に用いられる主な基剤と特徴

基剤名		外用剤の剤形	主な基剤	基剤の特徴	欠点
疎水性基剤 (hydrophobic bases)		軟膏 (油脂性軟膏)	ワセリン プラスチベース など	皮膚保護作用，保湿作用に優れる 刺激が少ない	べたつく．水分を吸収しない 使用量が過少になることがある
親水性基剤 (hydrophilic bases)	乳剤性基剤 (emulsifying bases)	軟膏・コールドクリーム（油中水型乳剤性軟膏）	親水軟膏	べたつきが少なく冷却感を有する 主剤の皮膚への浸透性が高い	皮膚保護作用はやや劣る 添加物による接触皮膚炎の可能性
		バニシングクリーム（水中油型乳剤性軟膏）	吸水軟膏 親水ワセリン	べたつかずコンプライアンスがよい 主剤の皮膚への浸透性が高い	軟膏と比較して刺激性がある 添加物による接触皮膚炎の可能性 顔面などでは使用量が過量になりやすい
	水溶性基剤 (water-soluble bases)	水溶性軟膏	マクロゴール	吸水作用が強く湿潤面に使用する 容易に水で薬剤を除去できる	皮膚への接着性が弱い 過度の吸水により亀裂を生じることがある
	懸濁性基剤 (gel bases)	ゲル・ジェリー	ハイドロゲル類	べたつかずコンプライアンスがよい	亀裂部に刺激感を生じやすい 軟膏と比較して薬剤浸透性に劣る
その他	乳剤性ローション (emulsified lotions)	ローション	水分＋乳化剤	べたつきが少なく被髪部へ外用しやすい	薬剤作用は表面にとどまる 使用量が過量になりやすい
	アルコール剤 (alcoholic solutions)	ソリューション・液	揮発性アルコール	外用直後に乾燥し使用感がよい	刺激感が強い
	硬膏（plasters）	テープ	プラスチックフィルムなど	病変の保護作用が強い 主剤の皮膚への浸透性が非常に高い	湿潤面や被髪部には使用できない 毛包炎や汗疹を生じることがある

やすい．基本的に乾燥性病変に対して使用する．

　例）ヒルドイド®ソフト軟膏，パスタロン®ソフト軟膏，オクソラレン®軟膏，吸水軟膏，ネリゾナ®ユニバーサルクリームなど．

2.　クリーム　cream ★

　いわゆる"クリーム"の外用薬の大部分は，乳化剤を用いて水分の中に油脂の微粒子を懸濁させたものである．水中油型（oil-in-water：o/w）乳剤性軟膏とも呼ばれる（図 6.2）．べたつきが少なく，薄くのばすと外用薬の色調が消える〔バニシングクリーム（vanishing cream）〕．衣服に"しみ"がつかないため，コンプライアンスは良好である．紅斑や丘疹に対して用いられるが，ときに刺激性をもつため，びらんや湿潤傾向があれば用いない．

　例）各種ステロイドクリーム，ゲーベン®クリーム，オルセノン®軟膏，ケラチナミンコーワクリーム，レスタミンコーワクリーム，親水軟膏など．

3.　ゲル　gel

ポリビニルアルコールや寒天などのハイドロゲル類を用いて

MEMO 軟膏
通常「軟膏」というとき，皮膚科領域では油脂性軟膏を意味する．しかしながら本文で示したように，コールドクリームやバニシングクリームの製品でも『軟膏』と名づけられているものがあり，処方や患者への指導の際には注意が必要である．

MEMO ワセリン (vaseline, petrolatum)
ワセリンは石油から精製された半固形混合物であり，基剤としてよく用いられる．黄色ワセリンと白色ワセリンとが存在するが，後者は前者を漂白したものであり，本質的な違いはない．精製の精度を高めた製品としてプロペト®やサンホワイト® P-1 があり，保湿剤として用いられるほか，後者はパッチテストの基剤や陰性コントロールに用いられる．

> **その他に用いられる外用薬の剤形**
> - 水溶性軟膏（water-soluble ointments）：水溶性物質であるマクロゴールなどを基剤としたもの．洗い流して容易に除去可能という特徴を有する．アクトシン®軟膏やサリチル酸マクロゴール（ケミカルピーリングで用いる）など．
> - 糊膏（リニメント，liniment）：水に酸化亜鉛やフェノールなどを混合して外用すると，速やかに乾燥し冷却や止痒の働きがある．石炭酸亜鉛華リニメント（カチリ）が，水痘の皮疹に対して用いられることがある．
> - スプレー（spray）：患部に接触せずに外用することが可能であり，保湿剤・ステロイド・抗真菌薬などが販売されている．
> - シャンプー（shampoo）：頭部乾癬に対してステロイド配合シャンプー（コムクロ®シャンプー）が用いられることがある．

ゲル状にしたものをいう．塗布後，乾燥して薄膜となって皮膚に固着する．溶媒が多量に含まれているゲル剤はジェリー（jelly）と呼び，粘膜に用いられ，病変部を保護する．

例）ダラシン®Tゲル，ディフェリン®ゲル，グラニュゲル®など．

4. ローション　lotion

液体（通常は水）に薬剤を混ぜたものである．外用すると水分が蒸発して冷却，収斂（しゅうれん）作用，保護作用を示すとともに，皮表に残る薬剤の薬理作用が期待される．基剤となる液体としては，水の他にアルコール，プロピレングリコール，グリセリン，チンク油（酸化亜鉛50％＋オリーブ油50％）などがある．

1）乳剤性ローション　emulsified lotion

乳化剤を用いて，水中油型（o/w型）の乳剤としたものである．非湿潤性病変が適応である．有髪部位に用いられることが多い．

例）各種ステロイドローションなど．

2）アルコール剤　alcoholic solution

揮発性アルコール類を溶媒として，薬剤を溶解したものである．塗布後まもなく蒸発するため使用感に優れるが，刺激感が強い．頭皮や爪病変に用いることが多い．

例）デルモベート®スカルプ，フルメタ®ローション，ネリ

> **創傷被覆材**
> 創傷や褥瘡の治療として，以前は消毒と乾燥が処置の基本であった．しかし感染を伴っていない場合は，むしろ創自体がもつ治癒能力を引き出し，湿潤環境を維持したほうが有益であることが明らかになってきた．そのような発想のもとで，さまざまな種類の創傷被覆材が開発され臨床の現場で用いられている（表）．さらに最近は，抗菌作用を有する銀含有製品も多数開発されている．
>
> | 創傷被覆材の分類 | 代表的な製品名 | 特徴 |
> | --- | --- | --- |
> | ポリウレタンフィルム | テガダーム®など | 創の密封に用いる．浅い褥瘡など |
> | ハイドロコロイド | デュオアクティブ®など | 滲出液を吸収しつつ密封する．新鮮外傷など |
> | ポリウレタンフォーム | ハイドロサイト®，メピレックス®など | スポンジ状かつ滲出液を吸収 |
> | アルギン酸塩 | ソーブサン®など | 止血作用が強い |
> | ハイドロジェル | グラニュゲル®など | ゲル状．陥凹した面などに用いる |
> | ハイドロポリマー | ティエール® | 強力な吸水能．滲出液の多い褥瘡など |

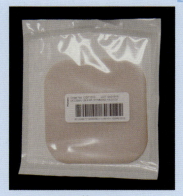

デュオアクティブ®

ゾナ® ソリューション，フロジン® 外用液，各種抗真菌外用液など．

5. 硬膏　plaster

布地や紙，プラスチックフィルムに薬剤をのばしたものを病巣に貼布して用いる．サリチル酸を 50％含有したスピール膏®がこれに属し，胼胝（べんち）や鶏眼（けいがん）などに用いる（図 6.4）．そのほか，ステロイド含有接着テープやリドカイン含有接着テープもある．皮膚科領域以外では，ニトログリセリンやフェンタニルなどを含有したテープ製剤が，経皮吸収を利用した全身投与の手段として用いられている．

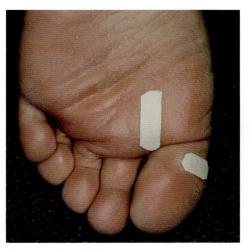

図 6.4　スピール膏®

b. 外用薬の主剤　main topical agents

薬剤として皮膚に作用する成分が主剤である．以下にあげるような薬剤がよく使用される．

表 6.4　主なステロイド含有外用薬とランク　　　　　　　　　　　　　　　　　　　　　　（下線は販売中止）

ランク	代表的な商品名	一般名
ストロンゲスト（Strongest）	デルモベート®，コムクロ®シャンプー	0.05％クロベタゾールプロピオン酸エステル
	ダイアコート®，ジフラール®	0.05％ジフロラゾン酢酸エステル
ベリーストロング（Very strong）	フルメタ®	0.1％モメタゾンフランカルボン酸エステル
	アンテベート®	0.05％ベタメタゾン酪酸エステルプロピオン酸エステル
	マイザー®	0.05％ジフルプレドナート
	ネリゾナ®，テクスメテン®	0.1％ジフルコルトロン吉草酸エステル
	リンデロン®DP	0.064％ベタメタゾンジプロピオン酸エステル
	トプシム®	0.05％フルオシノニド
	ビスダーム®	0.1％アムシノニド
	パンデル®	0.1％酪酸プロピオン酸ヒドロコルチゾン
ストロング（Strong）	エクラー®	0.3％デプロドンプロピオン酸エステル
	メサデルム®	0.1％デキサメタゾンプロピオン酸エステル
	リンデロン®V，ベトネベート®	0.12％ベタメタゾン吉草酸エステル
	プロパデルム®	0.025％ベクロメタゾンプロピオン酸エステル
	フルコート®	0.025％フルオシノロンアセトニド
	ボアラ®，ザルックス®	0.12％デキサメタゾン吉草酸エステル
	アドコルチン®	0.1％ハルシノニド
ミディアム，マイルド（Medium/Mild）	リドメックス®	0.3％プレドニゾロン吉草酸エステル酢酸エステル
	アルメタ®	0.1％アルクロメタゾンプロピオン酸エステル
	ロコイド®	0.1％ヒドロコルチゾン酪酸エステル
	キンダベート®	0.05％クロベタゾン酪酸エステル
	レダコート®，ケナコルト®A	0.1％トリアムシノロンアセトニド
	グリメサゾン®	0.1％デキサメタゾン
ウィーク（Weak）	プレドニゾロン®	0.5％プレドニゾロン
	オイラックス®H	0.25％ヒドロコルチゾン

表 6.5 副腎皮質ホルモン外用の主な副作用

局所的副作用
皮膚萎縮
ステロイド紫斑
酒皶様皮膚炎，口囲皮膚炎
ステロイド痤瘡
多毛
細菌・真菌・ウイルス感染
接触皮膚炎（主剤ないし添加物）
急激な中止による反跳現象（リバウンド，原病の悪化）
全身的副作用
副腎機能抑制（強ランクを全身に長期間外用した場合）

1. ステロイド（副腎皮質ホルモン） corticosteroid ★

　ステロイド外用の主要な目的は抗炎症作用であるが，血管収縮作用，膜透過性抑制作用，炎症性ケミカルメディエーターの遊離抑制作用，ホスホリパーゼA抑制によるアラキドン酸低下作用，免疫抑制作用，細胞分裂抑制作用などが総合して炎症を抑える．

　ステロイド外用薬には作用が穏やかなものから強力なものまで多数あり，作用の強さに従って，ストロンゲスト，ベリーストロング，ストロング，ミディアム（マイルド），ウィークの5段階に分類されている（表6.4）．

　外用の局所的副作用には常に注意を払い，軟膏の吸収度が高い顔面に使用する際には，とくに気をつけねばならない．適切な使用量，使用法であれば，全身的な副作用が生じる可能性はきわめて低いが，強力なステロイド外用を長期間にわたって広範囲に続けたり，密封包帯法（p.97）を行うと，ステロイド全身投与と同じような副作用を起こすことがあるため，注意が必要である．また，乳幼児では全身的な影響が出やすく，作用ランクを落とすなどの注意を要する．

　代表的な局所的副作用には，皮膚萎縮，毛細血管拡張，紫斑，多毛，ステロイド痤瘡，酒皶様皮膚炎，感染症の誘発増悪（とくに異型白癬，カンジダ症）などがある（表6.5）．

2. 免疫抑制薬　immunosuppressant ★

　T細胞を選択的に抑制するカルシニューリン抑制薬の外用が，とくにアトピー性皮膚炎に対してきわめて有効であり，頻用されている．日本ではタクロリムス（プロトピック®軟膏）が使用可能である．慢性光線性皮膚炎や扁平苔癬にも有効である．アトピー様症状を呈するNetherton症候群（15章 p.275参照）などの魚鱗癬症候群では，血中濃度の異常上昇をきたすため使用禁忌である．

3. 抗真菌薬　antifungal agent ★

　イミダゾール系，ベンジルアミン系，モルホリン系など，さまざまな系統の抗真菌外用薬が用いられる．真菌の細胞膜に対して結合，ないし生合成を阻害することで抗菌活性を示す．外用薬（クリーム，液，軟膏）が主に浅在性真菌症に用いられるが，爪白癬や深在性真菌症では内服が必要になることも多い（p.98）．

MEMO

外用薬の混合の是非

複数の外用薬を混合して処方することが以前は頻繁に行われていた（例：保湿剤＋ステロイドなど）．しかしながら，以下の理由により外用薬の混合は基本的に行うべきではない．

- 基剤の性質・安定性が変化し，主剤の皮膚透過性が大きく変化しうる．
- 配合されている防腐剤の作用が低下し，きわめて細菌に汚染されやすくなる．
- ステロイド外用薬を希釈しても副作用はほとんど軽減しないことが多い．
- 調剤薬局ごとに混合方法や技術が異なる．
- 混合後の効果についてエビデンスがない．
- 外用薬はそもそも混合することを想定して開発されていない．

ちなみに上記の理由に基づき，筆者は27年前から，外用薬を混合する処方を行っていない．

4. 抗菌薬　antibiotics

　抗菌薬を主剤とする外用薬が表在性感染症などに対して用いられる．使用する際は対象とする細菌に十分な抗菌力があってなおかつ経皮感作能のできるだけ小さいものが望ましい．たとえば，尋常性痤瘡などの毛包炎に対して，マクロライド系やニューキノロン系の抗菌薬含有外用薬が用いられている．近年は耐性菌が増加しており，抗菌薬含有軟膏のみでは治療効果が得られない表在性感染症も多い．また，嫌気性菌に作用するメトロニダゾールの外用薬は，がん性皮膚潰瘍の悪臭に有効であるほか，酒皶（19章 p.366）などにも用いられる．

5. 活性型ビタミンD₃　1,25-dihydroxy vitamin D₃ ★

　活性型ビタミンD₃には表皮の分化誘導や増殖抑制作用があるため，乾癬，魚鱗癬，掌蹠角化症など，過角化，表皮増殖をきたす疾患に対して用いられる．ステロイドとの配合外用薬も開発されており，とくに乾癬では第一選択薬となっている．しかし，大量かつ長期の外用により高カルシウム血症を生じうるため，用量などに注意を払う必要がある（**表6.6**）．

6. レチノイド　retinoid

　ビタミンAには角質の構造をつくる硫酸コレステロールを減少させる作用があり，外用により角層の減少をもたらす．日本ではビタミンA誘導体のアダパレンが尋常性痤瘡に対して保険適用となっている．レチノイン酸レセプターに選択的に結合し，毛包上皮細胞の角化を制御し，面皰形成を抑制することにより非炎症性，炎症性皮疹に至る症状を防ぐ．

7. イミキモド　imiquimod

　免疫賦活薬であるイミキモド外用薬がウイルス性疣贅や皮膚悪性腫瘍などに用いられている．TLR7に作用して炎症性サイトカインを惹起し，免疫反応を増強させることで抗ウイルス作用・抗腫瘍作用を有するとされる．日本ではベセルナ®クリームが，尖圭コンジローマや日光角化症に対して保険適用となっている．

8. 尿素　urea

　保湿剤として用いられ，角質融解作用や角層に水分を含ませ

表6.6　全身的副作用の懸念から使用量に制限のある外用薬（成人に対しての使用上限量）

	薬剤名	用量
活性型ビタミンD₃	ボンアルファハイ®軟膏	1日1回，1日10gまで
	ドボネックス®軟膏	1週間に90gまで
	オキサロール®軟膏	1日10gまで
	ドボベット®軟膏	1週間に90gまで
	マーデュオックス®軟膏	1日10gまで
免疫抑制薬	プロトピック®軟膏（0.1％）	1日1〜2回，1回5gまで（小児は軟膏0.03％1日5gまで）

> **MEMO**
> **モーズペースト（Mohs' paste）**
> 塩化亜鉛を主成分とする外用薬である．組織を腐食・固定し，殺菌作用を有する．切除不能で悪臭や出血を伴う皮膚悪性腫瘍に対して用いられることがある．

> **MEMO**
> **タール剤**
> コールタール，木タール，ピチロール（米糠の乾留タール），グリテールなどが湿潤性皮疹や苔癬化局面に用いられる．長期間使用すると発癌の危険性もあるため，日本ではほとんど用いられないが，海外では用いられることがある．光線過敏症の原因となることもある．また，タールには細胞増殖抑制効果があり，紫外線（UVB）を併用して乾癬の治療に用いた時期が過去にあった．これをGöckerman療法という．

る作用がある．老人性乾皮症，魚鱗癬，掌蹠角化症，進行性指掌角皮症，アトピー性皮膚炎などが適応である．亀裂面や湿潤面に用いると刺激感を生じることがある．

9. 亜鉛華（酸化亜鉛） zinc oxide

基剤で用いられることもあるが，それ自体に乾燥，収斂，止痒，冷却作用，物理的遮光作用があるため，軟膏の主剤として使用されることが多い．リント布に塗ったシート状の製品（ボチシート®）も市販されており，他の外用薬の上に貼布して密封包帯法（p.97）とすることがある（図 6.5）．

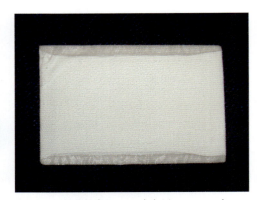

図 6.5　亜鉛華軟膏シート（ボチシート 20%）

10. サリチル酸 salicylic acid

角質融解作用があり，足底の角化症などに用いる．50%含有の硬膏（スピール膏®）は胼胝や鶏眼の軟化・除去に用いる．広範囲の外用により，サリチル酸中毒（耳鳴り，過換気，意識障害など）を生じることに注意する．

11. サンスクリーン剤 sunscreen

光線過敏症や色素性乾皮症などにおいては，紫外線から皮膚を防御することがきわめて重要となる．また，皮膚の老化，皮膚悪性腫瘍の発症リスクを減らす意味でも日焼け防止は重要である．多種のサンスクリーン剤が市販されているが，主成分としては紫外線吸収剤〔パラアミノ安息香酸（paraaminobenzoic acid；PABA）など〕と紫外線散乱剤（酸化チタンなど）に大別される．前者は遮光能が高いが刺激性を有しやすく，後者のみで製造されたノンケミカル製品も存在する（表 6.7）．

UVB に対する防御指数として SPF（sun protection factor），UVA に対する防御指数として PA（protection grade of UVA）が用いられる．

表 6.7　サンスクリーン剤の機序

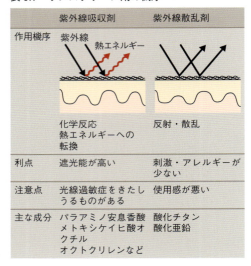

12. その他の主剤 other agents

上記以外の外用薬として，抗ウイルス薬，イオウ，フェノール，抗ヒスタミン薬，抗悪性腫瘍薬，ソラレン，ビタミン薬，NSAIDs などがある．

c. 外用方法 application

外用薬は以下にあげるような方法で用いられる．使用量や使

> **MEMO　1日の外用薬使用量についての患者への指導**
>
> 内服薬では処方箋により1日の投与量を正確にコントロールすることが容易である．それに対して外用薬は，1日の使用量を厳密に指導することが容易ではない．医師は，1日の外用回数ばかりではなく，病変の重症度，面積により，1日約何グラム（あるいはチューブの半分など）の軟膏を使用するようにというような，きめの細かい適切な外用量の指導が重要である．必要に応じて実際に外用処置を行い，適切な感覚を覚えてもらう工夫も必要である．同じ範囲に1日2回ステロイド外用薬を使用したとしても，1日3gしか使用しなかった場合と，1日30g使用した場合では効果の現れ方に歴然とした差がある．

用回数が厳密に制限されているものもあり，十分な注意が必要である．使用量がとくに決められていないものについても，1日の使用量については常に把握しておく必要がある．

実際の外用方法　methods of topical application

単純塗布：病変部に直接塗布する方法で，最も一般的な使用方法である．ただ単に外用を指示しただけでは，外用が不十分であったり逆に過多外用になる場合もあるため，必要に応じて実際に使用しながら指導するなどの配慮も考慮すべきである．FTU（finger tip unit）の概念を考慮すると指導しやすい．

貼布：軟膏を薄くのばした布を病巣部に貼りつける．痂皮（かひ）の除去，びらんや潰瘍面の保護に用いられる．ボチシート®はリント布に亜鉛華軟膏を塗布したものであり，頻用されている．

密封包帯法：ODT（occlusive dressing technique）ともいう．外用薬を直接塗布し，この部位をポリエチレン薄膜（ラップフィルム）などで密封する方法である．より簡便な方法として，ステロイド含有テープ剤が市販されている．浸潤や肥厚，苔癬化局面，過角化などに用いられる．ただし，通常の外用に比べて吸収が亢進するため，全身症状などの副作用に注意が必要である．

薬浴：全身的な入浴あるいは局所的に薬物を溶かした湯を浴びる方法である．熱傷の消毒などで用いられることもあるほか，アトピー性皮膚炎に対して次亜塩素酸ナトリウム浴（ブリーチバス療法）を行うことがある．温泉などでは，温熱療法としての側面ももつ．また紫外線療法（p.107）では，照射前にオクソラレン®で薬浴してから照射する方法がある（bath-PUVA療法）．

> **MEMO　外用薬の使用量（FTU）**
> FTU（finger tip unit）とは（ステロイド）外用薬の塗布量の単位のこと．外用薬を処方するときには，1日何グラム程度の外用薬の使用が適切か，次回受診まで何グラム処方するのが適切かを考慮しながら，指導することが重要である．適切な指導を行わないと患者が必要以上の量を外用したり，逆に極端に少ない量しか外用せず，十分な効果を得られないことがある．（ステロイド）外用薬においては，使用量の目安としてFTUが考えやすい．口径5mmのチューブに入った軟膏（25gチューブ）を，DIP関節部から示指の指尖まで押し出した量を1FTU（図）といい，成人では約0.5g，手のひら2枚分（体表面積の約2％）を外用するのに適量とされる．1FTUは約0.5gに必ずなると誤解している医療従事者もいるが，（ステロイド）外用薬のチューブの口径によって重さは当然変わってくるので注意が必要である．口径が5mmよりも小さい5gチューブや10gチューブでは，1FTUは0.2～0.3g程度にしかならない．

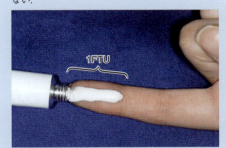

B.　全身療法　systemic treatment

1.　抗ヒスタミン薬（抗アレルギー薬）　antihistamine ★

　ヒスタミンレセプターに結合して，その機能を阻害する抗ヒスタミン薬には，レセプターの型により数種類が知られている．皮膚科領域で使用されるのは通常H_1レセプター阻害薬である．H_1レセプターは炎症やアレルギー反応に深くかかわり，一般に抗ヒスタミン薬といわれているのは抗H_1レセプター薬である．肥満細胞からのケミカルメディエーター遊離抑制作用をあわせもつ第2，第3世代の抗ヒスタミン薬を，日本では抗アレルギー薬（antiallergic drugs）と呼ぶことがあるが，国際的に

表 6.8 皮膚疾患の治療に用いられる主な抗ヒスタミン薬

一般名（代表的な商品名）	用法
第 3 世代抗ヒスタミン薬	
フェキソフェナジン塩酸塩（アレグラ®）	内服 1 日 2 回
オロパタジン塩酸塩（アレロック®）	内服 1 日 2 回
エピナスチン塩酸塩（アレジオン®）	内服 1 日 1 回
ベポタスチンベシル酸塩（タリオン®）	内服 1 日 2 回
エバスチン（エバステル®）	内服 1 日 1 回
ロラタジン（クラリチン®）	内服 1 日 1 回
セチリジン塩酸塩（ジルテック®）	内服 1 日 1 回
レボセチリジン塩酸塩（ザイザル®）	内服 1 日 1 回
ビラスチン（ビラノア®）	内服 1 日 1 回 空腹時
デスロラタジン（デザレックス®）	内服 1 日 1 回
ルパタジン（ルパフィン®）	内服 1 日 1 回
第 2 世代抗ヒスタミン薬	
ケトチフェンフマル酸塩（ザジテン®）	内服 1 日 2 回
アゼラスチン塩酸塩（アゼプチン®）	内服 1 日 2 回
オキサトミド（セルテクト®）	内服 1 日 2 回
エメダスチンフマル酸塩（ダレン®，レミカット®）	内服 1 日 2 回
第 1 世代抗ヒスタミン薬	
ジフェンヒドラミン塩酸塩（ベナ®，レスタミン®コーワ）	内服 1 日 2,3 回
d-クロルフェニラミンマレイン酸塩（ポララミン®）	内服 1 日 1〜4 回，注射 1 日 1 回 5 mg（皮下，筋，静注）
ヒドロキシジン（アタラックス®）	内服 1 日 2,3 回
ホモクロルシクリジン塩酸塩（ホモクロミン®）	内服 1 日 3 回
クレマスチンフマル酸塩（タベジール®）	内服 1 日 2 回
シプロヘプタジン塩酸塩水和物（ペリアクチン®）	内服 1 日 1〜3 回
メキタジン（ニポラジン®，ゼスラン®）	内服 1 日 2 回
抗アレルギー薬（抗ヒスタミン作用をもたない）	
トラニラスト（リザベン®）	内服 1 日 3 回
クロモグリク酸ナトリウム（インタール®）	内服 1 日 3,4 回
スプラタストトシル酸塩（アイピーディ®）	内服 1 日 3 回

（森田栄伸．全身療法．玉置邦彦 総編集．最新皮膚科学大系 2 巻 皮膚科治療学 皮膚科救急．中山書店；2003：85 を参考に作成）

は抗ヒスタミン薬としてまとめられており，区別はない（**表 6.8**）．エピナスチン塩酸塩（アレジオン®），エバスチン（エバステル®），セチリジン塩酸塩（ジルテック®），フェキソフェナジン塩酸塩（アレグラ®）などの第 3 世代抗ヒスタミン薬は，眠気などの中枢神経抑制作用の発現が少なく，また，血中半減期が長いため 1 日 1〜2 回の投与で有効な止痒作用を示す．蕁麻疹や湿疹・皮膚炎，皮膚瘙痒症，痒疹などに用いられる．抗コリン作用を有し，緑内障や前立腺肥大症をもつ患者には使用禁忌の薬剤も存在するため注意を要する．

2. 抗菌薬　antibiotic ★

蜂窩織炎などの皮膚感染症に対して用いられる．患者背景，起因菌や病巣の深さを踏まえて適切な抗菌薬を選択する必要がある．基礎疾患のない皮膚感染症の起因菌は，黄色ブドウ球菌や A 群 β 溶血性レンサ球菌が多い．糖尿病や好中球減少，循環障害などの基礎疾患を有する患者では，嫌気性菌や MRSA などの薬剤耐性菌によることが多く，重篤な皮膚・軟部組織感染をきたしうる．抗菌薬の開始前に膿や滲出液からグラム染色や細菌培養，感受性試験を行うことが望ましいが，創部の定着菌が検出される可能性に留意する．投与する際には年齢や体重，肝機能および腎機能，組織移行率や血中濃度半減期などを考慮し，投与量や回数を検討する．**表 6.9** に皮膚科で用いる主な抗菌薬を示す．

3. 抗真菌薬　antifungal agent ★

従来，内服および注射薬などで用いられてきた抗真菌薬（グリセオフルビン，アムホテリシン B，ナイスタチン，フルシトシン，ミコナゾール）は，抗真菌スペクトラムが狭い，副作用が強いなどの欠点があったが，内服薬のイトラコナゾール（イトリゾール®）やテルビナフィン（ラミシール®），ホスラブコナゾール（ネイリン®）は皮膚科領域で使い勝手がよい．これらの薬剤は高いケラチン親和性をもつため，病変部への移行が速いとされる．爪白癬のほか，Celsus 禿瘡，白癬菌性毛瘡や深在性真菌症で内服される．また，爪白癬には，イトラコナゾールのパルス療法（400 mg/日，1 週間内服を月 1 回，3 クール）も行われる．副作用で生じる肝機能障害や横紋筋融解症，またイトラコナゾールの併用禁忌薬には十分に注意する．深在性真菌症に対しては注射薬（イトラコナゾール，フルコナゾール，ミカファンギン，ボリコナゾールなど）を用いることもある．

表6.9　皮膚科で用いる主な抗菌薬

一般名	略語	投与方法
ペニシリン系		
ベンジルペニシリンカリウム（ペニシリンGカリウム®）	PCG	静注・筋注
アンピシリン水和物（ビクシリン®）	ABPC	静注・内服
ピペラシリンナトリウム（ペントシリン®）	PIPC	静注
セフェム系		
第1世代セフェム		
セファゾリンナトリウム（セファメジン®α）	CEZ	静注
セファクロル（ケフラール®）	CCL	内服
第2世代セフェム		
セフメタゾールナトリウム（セフメタゾン®）	CMZ	静注
第3世代セフェム		
セフトリアキソンナトリウム水和物（ロセフィン®）	CTRX	静注
セフジニル（セフゾン®）	CFDN	内服
セフカペン ピボキシル塩酸塩水和物（フロモックス®）	CFPN-PI	内服
第4世代セフェム		
セフェピム（マキシピーム®）	CFPM	静注
カルバペネム系		
メロペネム水和物（メロペン®）	MEPM	静注
ペネム系		
ファロペネムナトリウム水和物（ファロム®）	FRPM	内服

一般名	略語	投与方法
その他βラクタマーゼ阻害薬		
クラブラン酸カリウム・アモキシシリン水和物（オーグメンチン®，クラバモックス®）	CVA/AMPC	内服
スルバクタムナトリウム・アンピシリンナトリウム（ユナシン®-S）	SBT/ABPC	静注
タゾバクタムナトリウム・ピペラシリンナトリウム（ゾシン®）	TAZ/PIPC	静注
テトラサイクリン系		
テトラサイクリン塩酸塩（アクロマイシン®）	TC	内服・外用
ミノサイクリン塩酸塩（ミノマイシン®）	MINO	静注・内服
ドキシサイクリン塩酸塩（ビブラマイシン®）	DOXY	内服
マクロライド・リンコマイシン系		
クラリスロマイシン（クラリス®，クラリシッド®）	CAM	内服
クリンダマイシン（ダラシン®）	CLDM	静注・内服・外用
ロキシスロマイシン（ルリッド®）	RXM	内服
アジスロマイシン（ジスロマック®）	AZM	内服
キノロン系		
レボフロキサシン水和物（クラビット®）	LVFX	静注・内服・外用
サルファ系		
スルファメトキサゾール・トリメトプリム（バクタ®）	ST	静注・内服
グリコペプチド系		
バンコマイシン塩酸塩（塩酸バンコマイシン®）	VCM	静注・内服

4. 抗ウイルス薬　antiviral agent ★

単純ヘルペスウイルス，水痘帯状疱疹ウイルスにはアシクロビル（ゾビラックス®），バラシクロビル（バルトレックス®），ファムシクロビル（ファムビル®），アメナメビル（アメナリーフ®），ビダラビン（アラセナ-A）が有効である．ビダラビン以外は内服薬が存在し，外来診療で頻用される．アメナメビル以外は腎代謝性の薬剤であるため，腎機能障害のある患者ではクレアチニンクリアランスに応じて投与量を調節する．その他の抗ウイルス薬として，サイトメガロウイルスに有効なガンシクロビルや，抗HIV薬が多種存在する．

5. ステロイド（副腎皮質ホルモン）corticosteroid ★

抗炎症，抗免疫作用を目的として用いられる．皮膚科領域で長期のステロイド内服が必要となる疾患に，SLEなどの膠原病，天疱瘡や水疱性類天疱瘡などの自己免疫疾患や，DIHSなどの重症薬疹がある．一方，薬疹や自家感作性皮膚炎などで皮疹が広範囲に及ぶものでは，短期間の内服を行うこともある．アト

表6.10　ステロイド内服薬の主な副作用

注意が必要な重大なもの	比較的軽症なもの
続発性副腎機能不全	満月様顔貌，中心性肥満
糖尿病の発症，悪化	食欲亢進，体重増加
高血圧症の発症，悪化	白血球増多
脂質異常症	伸展性皮膚線条
精神神経症状	皮下出血，紫斑
筋力低下，筋萎縮	痤瘡様発疹
白内障，緑内障	多毛症
消化管潰瘍	脱毛
骨粗鬆症	不眠
無菌性骨壊死	浮腫
感染症の誘発，再燃	便秘

表6.11 主なステロイド内服薬の抗炎症作用の力価とその持続時間

持続時間	一般名（商品名）	同等の力価を示す量	1錠の用量
短時間（8時間以内）	ヒドロコルチゾン（コートリル®）	20 mg	10 mg
中間（1日）	プレドニゾロン（プレドニン®）	5 mg	5 mg
	メチルプレドニゾロン（メドロール®）	4 mg	4 mg
長時間（2日）	デキサメタゾン（デカドロン®）	0.75 mg	0.5 mg
	ベタメタゾン（リンデロン®）	0.5〜0.6 mg	0.5 mg

(Quismorio. Dubois' Lupus Erythematosus, 5th ed. 1997 より／三森明夫．膠原病診療ノート 第2版．日本医事新報社；2003：30 から引用)

> **MEMO ステロイド内服薬の投与量**
> ステロイド内服薬の投与量は「1日あたり PSL 50mg」というように画一的に考えている医療従事者がいまだに多い．しかし体重 100kgの人と50kgの人とでは，同じ50mgを投与しても臨床効果が明らかに異なる．シクロスポリン投与時と同様に，ステロイドにおいても 1mg/kg/日など体重に応じた投与量を考慮することが望ましい．

ピー性皮膚炎，慢性蕁麻疹，乾癬などの慢性疾患に対する安易な全身投与は控え，適応を慎重に考慮すべきである．

ステロイド内服は，外用よりもさらに多様な副作用が発生する可能性が高いため，細心の注意を払いつつ使用する．とくに糖尿病や高血圧などの基礎疾患のある患者では，悪化の可能性があるため注意を要する．ステロイド全身投与による代表的な副作用を**表6.10**に示す．ステロイド使用に対して抵抗感を抱く患者には，使用の際に，その必要性と副作用についての十分な説明が必要である．

疾患の重症度により初期投与量を決め，症状の軽快とともに漸減して維持量に至らせるか中止するのが原則である．内服薬は数種類存在し，1錠がおおよそ1日の生理分泌量に相当する用量である（**表6.11**）．必要に応じて，ステロイドパルス療法（メチルプレドニゾロン 1,000 mg/日を3日連続点滴投与）なども行う．

6. 免疫抑制薬　immunosuppressant　★

シクロスポリン（ネオーラル®），アザチオプリン（アザニン®，イムラン®），メトトレキサート（リウマトレックス®），シクロホスファミド（エンドキサン®）などの薬剤がある．SLE，皮膚筋炎，天疱瘡，水疱性類天疱瘡，Behçet（ベーチェット）病などでステロイドの減量が困難な場合，併用して使われることがある．また，難治性の乾癬ではシクロスポリン，メトトレキサートが単独で用いられることがある．成人重症アトピー性皮膚炎の急性増悪時にシクロスポリンの低用量内服を行うこともある．シクロスポリンは用量依存性に腎機能障害や高血圧を起こしやすいので，定期的な観察と血中濃度のモニタリングを行う必要がある．

> **MEMO トラフ値 (trough concentration)**
> 薬剤を反復投与したときの定常状態における最低血中薬物濃度をトラフ値という．薬効発現の指標（バンコマイシンなど）や副作用発現防止の指標（シクロスポリンなど）として有用である．

7. 生物学的製剤（モノクローナル抗体など）　biologics

膠原病や悪性リンパ腫，乾癬，自己免疫性水疱症などへの治療として，リンパ球の表面マーカーや産生サイトカインなどに

B. 全身療法

表 6.12　皮膚科領域で使われる主な生物学的製剤

薬剤名	製品名	ターゲット分子	有効な疾患（主なもの）	備考
乾癬治療薬				
インフリキシマブ	レミケード®	TNF-α	乾癬，関節リウマチ，炎症性腸疾患，Behçet 病，川崎病	
アダリムマブ	ヒュミラ®	TNF-α	乾癬，関節リウマチ，炎症性腸疾患，壊疽性膿皮症，化膿性汗腺炎	
エタネルセプト	エンブレル®	TNF-α	関節リウマチ，乾癬	
セルトリズマブ ペゴル	シムジア®	TNF-α	関節リウマチ，乾癬	
ウステキヌマブ	ステラーラ®	IL-12/23 p40	乾癬，Crohn 病	
セキキヌマブ	コセンティクス®	IL-17A	乾癬	
ブロダルマブ	ルミセフ®, Siliq®, Kyntheum®	IL-17RA	乾癬	
イキセキズマブ	トルツ®	IL-17A	乾癬	
ビメキズマブ		IL-17A/F	乾癬	開発中
グセルクマブ	トレムフィア®	IL-23 p19	乾癬	
チルドラキズマブ		IL-23 p19	乾癬	開発中
リサンキズマブ		IL-23 p19	乾癬	開発中
炎症性疾患治療薬				
オマリズマブ	ゾレア®	IgE	慢性蕁麻疹，喘息，アトピー性皮膚炎	
デュピルマブ	デュピクセント®	IL-4Rα (IL-4, IL-13)	アトピー性皮膚炎	
ネモリズマブ		IL-31RA	アトピー性皮膚炎	開発中
カナキヌマブ	イラリス®	IL-1β	クリオピリン関連周期性症候群	
トシリズマブ	アクテムラ®	IL-6R	関節リウマチ，Castleman 病，全身性強皮症	
ベリムマブ	ベンリスタ®	BLyS	全身性エリテマトーデス	
抗腫瘍薬				
リツキシマブ	リツキサン®	CD20	B 細胞悪性リンパ腫，天疱瘡，多発血管炎性肉芽腫症，顕微鏡的多発血管炎	
ブレンツキシマブ ベドチン	アドセトリス®	CD30	未分化大細胞リンパ腫，菌状息肉症	
モガムリズマブ	ポテリジオ®	CCR4	成人T細胞リンパ腫/白血病，皮膚T細胞性リンパ腫	
ニボルマブ	オプジーボ®	PD-1	悪性黒色腫，非小細胞肺癌，腎細胞癌	
ペムブロリズマブ	キイトルーダ®	PD-1	悪性黒色腫，Merkel 細胞癌，非小細胞肺癌	
イピリムマブ	ヤーボイ®	CTLA-4	悪性黒色腫，肺癌	
アベルマブ	バベンチオ®	PD-L1	Merkel 細胞癌	
バビツキシマブ		ホスファチジルセリン	悪性黒色腫	開発中
その他				
デノスマブ	プラリア®	RANKL	骨粗鬆症	

青字：2017 年現在，保険適用のある疾患.

対するモノクローナル抗体を投与する治療が近年普及している（**表 6.12**）．とくに重症乾癬や悪性黒色腫などでは著しい効果をみることがあり，今後ますます発展することが予想される．一方で，結核顕在化などの重篤な感染症や自己免疫疾患，病態の逆説的な悪化（paradoxical reaction）などに注意する必要がある．また，高額な薬剤であり社会的関心も高まっていることから，適切な運用が求められている．

> **MEMO**
> **バイオシミラー（biosimilar）**
> いわば生物学的製剤の後発医薬品である．先発品と抗体蛋白の一次構造は同一であるが，抗体を産生するクローンが異なる．先発品の 2/3 程度の価格であり，医療経済の面で注目されている．

8. レチノイド　retinoid

　レチノイドはビタミンAおよびその誘導体の総称で，上皮組織の増殖および分化を調節する作用がある．この作用はビタミンAの中間代謝物であるレチノイン酸で強い．現在日本ではエトレチナート（etretinate，チガソン®）とベキサロテン（bexarotene，タルグレチン®）が認可されており，前者は角化症に，後者は皮膚T細胞リンパ腫に用いられる．
　ビタミンAには角層の構造をつくる硫酸コレステロールを減少させる作用があり，投与によって角層の脱落が促進される．これらの作用によりさまざまな角化異常症（乾癬，魚鱗癬，掌蹠角化症，Darier病など）に有効である．また，レチノイドX受容体を介して細胞周期を停止させ，細胞の分化や細胞死を誘導する．レチノイドには重要な副作用（催奇形性や骨発育障害）があるため，生殖年齢の患者に使用する際には規定期間の避妊が必須である．さらに，骨端線の早期閉鎖を生じうるため，小児へは慎重に投与する必要がある．そのほかに表皮の脱落，口唇炎，脱毛，爪囲炎，肝機能障害，脂質代謝異常，甲状腺機能低下症などの副作用も認める．

9. DDS　4,4′-diamino-diphenyl-sulfone

　ジアフェニルスルホン（diaphenylsulfone，レクチゾール®）ないしダプソン（dapsone）ともいう．葉酸合成を阻害するサルファ剤の一種であり，もともとはハンセン病に対して用いられていた．後に，好中球浸潤を主体とする種々の炎症性皮膚疾患に効果があることがわかり，皮膚科領域ではDuhring疱疹状皮膚炎やその他の自己免疫性水疱症，持久性隆起性紅斑，角層下膿疱症，血管炎，顔面肉芽腫，色素性痒疹などの治療に用いられている．副作用として，溶血性貧血やメトヘモグロビン血症，白血球減少，肝および腎機能障害などがみられることがあるため，定期的な血液検査が必要である．まれではあるが，発疹や発熱，肝機能障害などを呈するDIHS（10章 p.158参照）を生じることがあり，とくにDDS症候群として知られている．

10. ヒドロキシクロロキン　hydroxychloroquine

　もともと抗マラリア薬として使用されていたが，SLEやSjögren症候群に有効であることが判明し，国際的に広く用いられている．形質細胞様樹状細胞に発現するTLR9を抑制することで，免疫複合体を介した炎症反応を減弱させる．網膜障害（クロロキン網膜症）は最も注意するべき副作用であり，定

MEMO　ドラッグリポジショニング（drug repositioning）

ある疾患に対して開発された安全性が確立されている既存薬を，他の治療薬として開発する近年の創薬手法をドラッグリポジショニングという．たとえば，前立腺肥大症治療薬として開発されたデュタステリドを男性型脱毛症治療薬（ザガーロ®）に転換したり，緑内障治療薬であるビマトプロスト点眼薬で副作用としてみられた睫毛の異常伸長を応用して，睫毛貧毛症治療薬（グラッシュビスタ®）として発売するといったことが実現している．

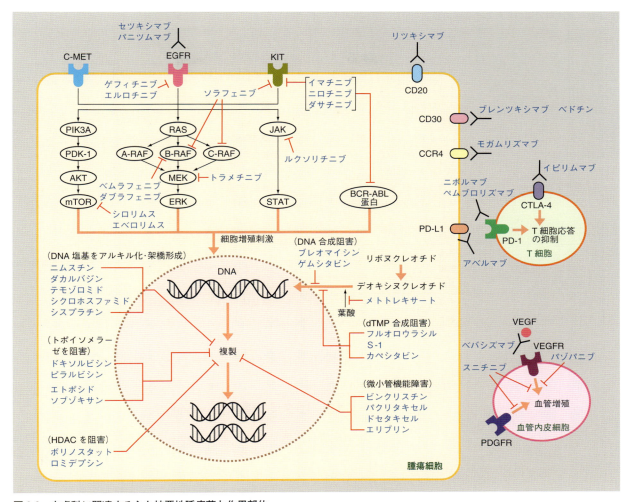

図6.6 皮膚科に関連する主な抗悪性腫瘍薬と作用部位
(国立がん研究センター内科レジデント編. がん診療レジデントマニュアル 第7版. 医学書院;2016 を参考に作成)

期的な眼科フォローが必須である．また，乾癬やポルフィリン症，グルコース-6-リン酸デヒドロゲナーゼ（G6PD）欠損症では，ヒドロキシクロロキンにより病態が悪化することがある．

11. 抗悪性腫瘍薬　anticancer agent　★

　皮膚科領域では，悪性黒色腫，有棘細胞癌，（乳房外）Paget病，皮膚リンパ腫などに対し，病期などによって抗悪性腫瘍薬による治療を行うことがある．現在，さまざまな系統の抗悪性腫瘍薬が使用されており（図6.6），作用機序の異なる薬剤を組み合わせ，耐性化と副作用を減らす多剤併用化学療法（combination chemotherapy）も行われる．皮膚科では悪性リンパ腫に対してCHOP療法が行われることがある．DAVFeron療

表 6.13　皮膚科で用いられるその他の薬剤

薬剤の種類	主な製品名	主な有効疾患
インターフェロン	フエロン®，イムノマックス®	悪性黒色腫，菌状息肉症
NSAIDs	各種	Sweet 症候群，結節性紅斑，好酸球性膿疱性毛包炎
トラネキサム酸	トランサミン®	紫斑病，肝斑
イベルメクチン	ストロメクトール®	疥癬
ヨウ化カリウム	ヨウ化カリウム	Sweet 症候群，Behçet 病，スポロトリコーシスなど
ナルフラフィン	レミッチ®，ノピコール®	皮膚瘙痒症
亜鉛製剤	ノベルジン®，プロマック® など	亜鉛欠乏症，Wilson 病
ニコチン酸アミド	ペリシット® など	ペラグラ，水疱性類天疱瘡
5α 還元酵素阻害薬	プロペシア®，ザガーロ®	男性型脱毛症
肝庇護薬	強力ネオミノファーゲンシー®	湿疹・皮膚炎，蕁麻疹
	グリチロン®	湿疹・皮膚炎，円形脱毛症
免疫グロブリン製剤	各種	天疱瘡，水疱性類天疱瘡，TEN
G-CSF 製剤	各種	化学療法後の血球減少
プロスタグランジン製剤	各種	リベド血管症，閉塞性動脈硬化症
抗不安薬・抗うつ薬	各種	帯状疱疹後神経痛
抗結核薬	イスコチン® など	皮膚結核，非結核性抗酸菌感染症
A 型ボツリヌス毒素製剤	ボトックス®	腋窩多汗症

法は，以前日本で悪性黒色腫に対して行われていた．

12. ビタミン製剤　vitamin

　皮膚科疾患でビタミン欠乏が原因とされているものに，口角炎（ビタミン B_2 欠乏，アリボフラビノーシス），ペラグラ（ナイアシン欠乏），ビオチン欠乏症（ビオチン：ビタミン H，ビタミン B_7）などがある．これらの疾患を治療するために不足ビタミンの補充療法が行われる．また，肝斑や炎症後色素沈着，紫斑などに対してビタミン C が投与される．

13. 漢方薬　Chinese herbal medicine

　各種の生薬を組み合わせた医療用漢方製剤が多数存在する．皮膚科では，尋常性痤瘡や皮膚瘙痒症，蕁麻疹やウイルス性疣贅などに対して用いられる．

14. その他　other agents

　インターフェロン，NSAIDs，ヨウ化カリウム，亜鉛製剤，プロスタグランジンなどが皮膚科でも用いられる（**表 6.13**）．

C. レーザー療法　laser therapy

1. レーザーの基礎と理論
basics and theory of laser therapy

レーザー（laser）とは，Light Amplification by Stimulated Emission of Radiation の頭文字をとった合成語である．半導体やキセノンランプなどで，レーザー媒質（ルビー結晶やアレキサンドライトなど）中の原子を励起状態にし，それが基底状態に戻る際に放出する光を共振器で増幅したものである．レーザー媒質の種類によって放出される波長は異なる（**表 6.14**）．組織に吸収されたレーザー光の光エネルギーが熱変換することで，細胞や組織は破壊される．可視光線領域の光を吸収する受容体はクロモフォア（chromophore）と呼ばれ，正常皮膚では主にメラニンとヘモグロビンに存在する．目的とする色調に特異的な波長のレーザーを照射すると，温度の上昇や熱の拡散が生じ，目的細胞への熱傷害をきたす．これにより，たとえば血管腫の場合は毛細血管の破壊が生じ，色調の減弱が期待される．破壊時に生じる熱による皮膚表面の変性を防ぐため，冷却装置を伴った機器も用いられる．

現在は明確な理論と実験データの蓄積によって，各疾患に最も効果的な波長のレーザーが使用されている（**表 6.14**）．よく用いられるレーザー機器（**図 6.7**）と施術例（**図 6.8**）を示す．

照射にあたっては，ターゲットになる病変が効果的に吸収する光の波長を選択する必要がある（**図 6.9**）．メラニンは沈着部位の表層からの深さによって適切な波長と照射時間〔パルス幅（pulse width）〕が異なる．また，パルス幅とレーザー光の出力によって組織破壊の程度と回復までの時間（ダウンタイム）は大きく変化する．通常は $100 \sim 500\,\mu s$（$\times 10^{-6}$ 秒）のパルス幅で行われる．Q スイッチレーザーは高エネルギーでパルス幅を $10 \sim 100\,ns$（$\times 10^{-9}$ 秒）と短くすることで，深部病変への効果が期待できる．ロングパルスレーザーは低出力でパルス幅を $10\,ms$（$\times 10^{-3}$ 秒）以上とすることで，皮膚表面の副

表 6.14　主なレーザー装置の種類

レーザーの種類	波長	吸収物質（クロモフォア）
炭酸ガスレーザー	10,600 nm	水
色素レーザー	585〜595 nm	ヘモグロビン
ルビーレーザー	694 nm	メラニン，刺青
アレキサンドライトレーザー	755 nm	メラニン，刺青
Nd:YAG レーザー	1,064/532 nm	メラニン，ヘモグロビン，刺青

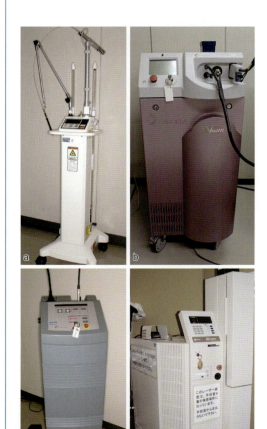

図 6.7　レーザーの種類
a：炭酸ガスレーザー．b：色素レーザー．c：アレキサンドライトレーザー．d：ルビーレーザー．

作用軽減を目的とする．

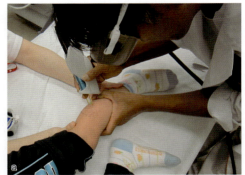
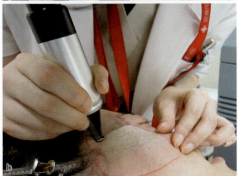

図 6.8 レーザーの施術例
a：色素レーザー．b：アレキサンドライトレーザー．照射直後は表面が白色調になる（immediate whitening phenomenon）．

2. 色素性皮膚病変のレーザー療法
laser therapy on pigmented skin lesions

色素性皮膚病変にはアレキサンドライトレーザー（755 nm）やルビーレーザー（694 nm）が用いられ，この光はヘモグロビンには吸収されない．Qスイッチレーザーは有効にレーザー光線のエネルギーを基底層〜真皮のメラノソームに集中できる．真皮メラノサイトーシスである太田母斑では例外なく80％以上の色調の軽減がみられる．母斑細胞母斑や青色母斑では色素を有する母斑のみに有効であるため，色調は照射回数に比例して薄くなるが，色素含有の少ない隆起性の母斑細胞には効果がない．そのほか，異所性蒙古斑，老人性色素斑，カフェオレ斑などに用いられる．

刺青にも有効であるが，刺入された色素の深さや種類により効果は異なる．多彩な色調からなるものでは個々の色素に吸収されるレーザー光の選択が必要となる．

3. 血管病変に対するレーザー療法
lasers therapy on vascular lesions

血管腫の場合は色素レーザー（ダイレーザー，波長585〜595 nm）が主に用いられる．ヘモグロビンが目的波長となり，赤血球が破壊され熱を発散することにより血管内皮も破壊される．毛細血管奇形，乳児血管腫，毛細血管拡張症などに用いられる．その他，QスイッチNd:YAGレーザー（1,064/532 nm）やダイオードレーザー（532 nm）も用いられる．

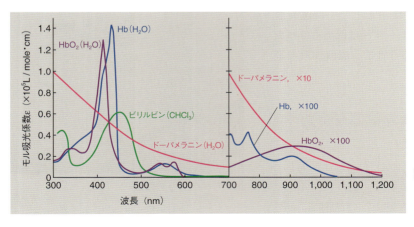

図 6.9 ヒト皮膚における主な色素の吸収スペクトル
（Anderson RR et al. J Invest Dermatol 1981；77：13 から引用）

4. その他のレーザーの利用　other usages of lasers

800 nm のダイオードレーザーや Nd：YAG レーザー（1,064 nm）はロングパルスにすることで毛根部メラニンが標的となり，医療脱毛で利用されている．近年は，ロングパルスNd：YAG レーザーの深達度を応用して爪白癬の治療に用いられることがある．炭酸ガスレーザー（10,600 nm）は皮膚表面を蒸散させる作用があり，腫瘍切除や瘢痕治療に用いられる．また，腫瘍病変に赤色蛍光を付し，630 nm のエキシマダイレーザーなどを用いて治療する光線力学的療法（photodynamic therapy；PDT）も行われる（5章 p.87 MEMO 参照）．

D. 理学療法　physical therapy

1. 光線療法　phototherapy

光線療法は大きく紫外線を利用するものと赤外線を利用するものに分けられる．

1）紫外線　ultraviolet（UV）light ★

波長の長い順番に UVA（長波長紫外線，315〜400 nm），UVB（中波長紫外線，280〜315 nm），UVC（短波長紫外線，100〜280 nm）の3種に分類される．波長が短いほど皮膚透過性は小さいが，エネルギーは大きい．したがって，UVC は皮表にのみ作用し，細胞毒性が強いため，現在は主に殺菌灯として用いられている．皮膚科領域の光線療法で用いるのは，UVA と UVB であり，紫外線のもつ光毒性反応を応用している．UVB や UVA は DNA などの紫外線吸収分子を励起させることで，直接および間接的に DNA を傷害したり，フリーラ

表 6.15　紫外線療法の実際

	内服 PUVA	外用 PUVA	bath-PUVA	narrow band UVB
前処置	メトキサレン 0.5 mg/kg 内服	0.3%メトキサレン外用（顔面・陰部を除く）	0.0001%メトキサレン温水で15分間入浴	不要
照射タイミング	内服2時間後	外用 30〜120 分後	入浴後 10 分以内	—
初回照射量	MPD の 2/3（0.5〜1.5 J/cm^2）	MPD の 2/3（0.1〜0.3 J/cm^2）	MPD の 40%（0.2〜0.5J/cm^2）	MED の 70%（0.2〜0.5J/cm^2）
増量幅	皮疹の改善・副作用をみながら 20%ずつ増量	皮疹の改善・副作用をみながら 20%ずつ増量	皮疹の改善・副作用をみながら 20〜40%ずつ増量	淡い紅斑を生じるまで 20%ずつ増量
最大照射量	1MRD（5〜10 J/cm^2）	3MPD	4.0 J/cm^2	2〜4MED
治療頻度	寛解導入：2〜3回/週	寛解導入：2〜3回/週	寛解導入：2〜5回/週	寛解導入：2〜5回/週
	維持療法：1回/1〜2週	維持療法：1回/1〜2週	維持療法：1回/1〜2週	維持療法：1回/週

MPD：最小光毒量（minimal phototoxic dose），MED：最小紅斑量（minimal erythema dose），MRD：最小反応量（minimal response dose）．13章 p.230 MEMO 参照．

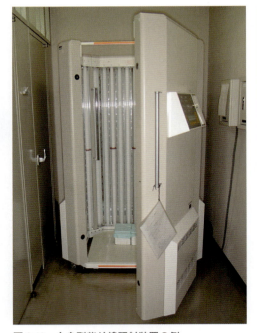

図 6.10　全身型紫外線照射装置の例

ジカルを形成して細胞動態を変化させ，総じて細胞傷害性に作用する．また，Langerhans 細胞の抑制などを介した皮膚局所免疫の低下も作用機序の一つとして考えられている．

① PUVA 療法

PUVA（psoralen-ultraviolet A）療法（図 6.10）は UVA を用いる代表的な紫外線治療である．UVA は深達性でエネルギーが小さいという特性をもつ．それを補うために光毒性物質であるソラレン（psoralen）を内服ないし外用後，UVA を照射する（表 6.15）．具体的にはメトキサレン（8-methoxypsoralen；8-MOP，オクソラレン®）や TMP（4,5′,8-trimethylpsoralen）などを用いる．病変がとくに広範囲にわたる場合，ソラレン溶液の薬浴を併用したり（bath-PUVA 療法），レチノイド内服を併用する（Re-PUVA 療法）こともある．尋常性乾癬や尋常性白斑，菌状息肉症，掌蹠膿疱症で用いられる．そのほか，アトピー性皮膚炎や円形脱毛症，結節性痒疹などにも行われる．副作用として，長波長紫外線の過剰照射による日焼けがみられる．長期間連続して施行する際には，白内障や皮膚悪性腫瘍の発生に注意する．

② UVB 療法

UVB は Langerhans 細胞を抑制するため，免疫抑制作用を有することがわかっている．アトピー性皮膚炎や慢性苔癬状粃糠疹，血液透析患者の皮膚瘙痒症などに対して UVB 照射が行われる．また，尋常性乾癬に対しては，積極的に日光に浴びるよう指導し，太陽光線中に含まれる UVB の効果を期待する（日光療法）．

③ narrow band（ナローバンド）UVB 療法

311 ± 2 nm の紫外線光源で，通常の UVB に比べ効果が高く副作用が少ない．現在，紫外線療法の主流は narrow band UVB である．乾癬，アトピー性皮膚炎，菌状息肉症，尋常性白斑，円形脱毛症などに行われている．局所にのみ照射する装置（ターゲット型，MEMO 参照）も開発されている．

④ UVA1 療法

UVA の中でも長波長のもの（340〜400 nm）を UVA1 といい，急性増悪時のアトピー性皮膚炎を主な適応とする．そのほか，強皮症などで有効との報告がある．

2）赤外線　infrared light

波長 760 nm 以上の赤外線を照射して，温度上昇や血行促進，消炎作用を期待するものである．皮膚透過力は大きく，皮表から数 cm の深さまで達し，血管や神経，リンパ管などに直接作用する．適応疾患は凍傷，凍瘡，下腿潰瘍などである．

MEMO

エキシマライト（excimer lamp）

塩化キセノン（XeCl）を媒体としたターゲット型の UVB 照射装置であり，波長は 308 ± 2 nm である．短時間で高用量の照射が可能．

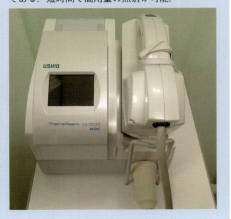

D. 理学療法　109

2. 放射線療法　radiotherapy　★

皮膚悪性腫瘍や菌状息肉症，ケロイドなどでは，ベータトロンなどから出るβ線を用いた電子線照射（electron beam therapy）が行われる．過去には種々の皮膚病変に対して低電圧のX線〔軟X線（soft X-ray），デルモパン〕が用いられていたが現在は使われない．

3. 凍結療法　cryotherapy，cryosurgery　★

液体窒素などの低温源を用いて，細胞を凍結させる治療法である．ウイルス性疣贅や化膿性肉芽腫，小型の軟性線維腫などに対して使用されることが多いが，母斑や血管腫などの治療にも用いられることもある．綿棒の先端に液体窒素（温度－196.8℃）を浸透させて病巣に接触させる綿球法（図6.11），液体窒素を0.1〜0.5 kg/cm² の圧力で病巣に噴霧するスプレー法（図6.12）などの手技が存在する．液体窒素以外では，かつて固定ドライアイス柱（温度－78.5℃）が太田母斑や難治性円形脱毛症などに対して用いられていたが，最近はほとんど使用されない．

4. 温熱療法　thermotherapy，hyperthermia

湯，カイロ，医療用発熱シートなどを用いて病巣部を42〜47℃に加温するもので，高温環境で発育できないスポロトリコーシスやクロモブラストミコーシス，非結核性抗酸菌感染症などに適応がある．皮膚悪性腫瘍の治療として，化学療法や放射線療法と併用されることがある．

5. 高圧酸素療法　hyperbaric oxygen therapy；HBO　★

血中に溶解する酸素濃度上昇，組織における酸素分圧上昇を主な目的として，高圧酸素療法が行われる．虚血性皮膚潰瘍などの末梢循環障害，嫌気性菌感染症（ガス壊疽など），植皮後などに行われることがある．

6. 陰圧閉鎖療法　negative pressure wound therapy

皮膚潰瘍を密閉し，陰圧ポンプを用いて－80〜－120mmHg程度の陰圧をかける治療法である．難治性皮膚潰瘍に対して滲出液を吸引しつつ，血流量増加による肉芽形成と創の収縮をもたらす．V. A. C.®，RENASYS®，PICO® などの簡便な製品が

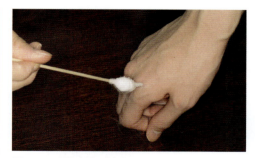

図6.11　凍結療法（綿球法）

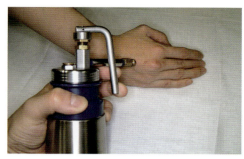

図6.12　凍結療法（スプレー法）

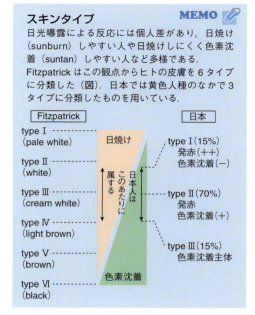

MEMO　スキンタイプ

日光曝露による反応には個人差があり，日焼け（sunburn）しやすい人や日焼けしにくく色素沈着（suntan）しやすい人など多様である．Fitzpatrickはこの観点からヒトの皮膚を6タイプに分類した（図）．日本では黄色人種のなかで3タイプに分類したものを用いている．

Fitzpatrick：
- type I（pale white）
- type II（white）
- type III（cream white）
- type IV（light brown）
- type V（brown）
- type VI（black）

日本：
- type I（15%）発赤（++）色素沈着（−）
- type II（70%）発赤　色素沈着（+）
- type III（15%）色素沈着主体

日本人はこのあたりに属する

存在する．

E. 外科療法（皮膚外科）　skin surgery

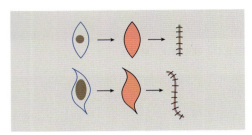

図 6.13　縫縮の例

外科手術の適応となる主な疾患には，悪性および良性腫瘍，各種母斑，熱傷瘢痕，難治性潰瘍，慢性膿皮症，刺青などがある．手術に際しては，適応を正確に判断し（とりわけ悪性かどうかの判定），患者の苦痛を最小限に抑え，創痕を機能的および整容的に満足できるものにすることが大切である．

以下で，具体的な縫縮術や植皮術，削皮術についての基本を述べる．詳細は手術手技の成書を参照．

1. 切除・縫縮術　excision & suture　★

病巣が比較的小型の場合に，その部分を切除して周辺を縫い合わせる術法である（図 6.13，6.14）．紡錘形切除と縫縮を基本とするが，長軸の長さを十分に取らないと縫縮の際に両端が盛り上がってしまい（犬の耳のようにみえることから dog-ear と呼ぶ），整容上の問題が生じる．そのため，幅に対し 3 倍以上の長さをとる必要がある．1 回での縫縮が難しい場合には，2 回以上に分けて切除する分割切除術（serial excision）や，手術前にあらかじめシリコンバッグなどを用いて皮膚を伸展させておく皮膚伸展術（skin expansion），あるいは植皮術などが施行される．基本的には皺（Langer 割線，図 1.3）に沿って行うが，顔面で切開線が長くなる場合などは Z 形成術など切開線の工夫をする．

2. 植皮術，皮弁術　skin grafting, skin flap　★

病巣が大型で縫縮術に耐えられない場合に用いる．植皮術と有茎皮弁に大別される（図 6.15，6.16，6.17）．

植皮術（skin grafting）：移植する皮膚を恵皮部（donor site）から採取し（図 6.18），植皮部位に固定する（tie-over 法，図 6.19）．植皮片は血行が再開されるまでの間（約 4〜5 日間），虚血状態となる．真皮部位の厚さにより全層植皮術（表皮〜真皮全層，full-thickness skin grafting；FTSG）と分層植皮術（表皮〜真皮中層，split-thickness skin grafting；STSG）に分けられる（図 6.16）．分層植皮術では，採皮した皮膚をメッシュ状にすることにより，生着率を高めたり，広範囲へ植皮可能とする網状植皮術（mesh skin grafting；MSG）も行われる．皮膚

E. 外科療法（皮膚外科）　111

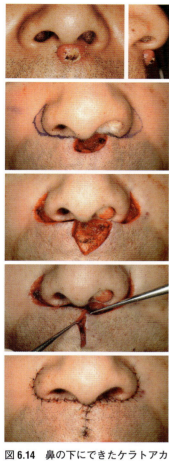

図 6.14　鼻の下にできたケラトアカントーマ切除術

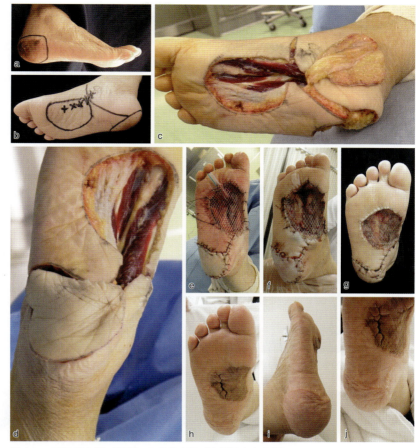

図 6.15　悪性黒色腫（踵部）の外科療法（内側足底皮弁術）
a：右踵部の悪性黒色腫．b：術前デザイン．内側足底動脈の走行をドップラー血流計で確認（×印）．c：皮弁を挙上．d：切除後の欠損部へ移動する．e：足底には網状植皮術．f〜j：術後の経過．

は拒絶反応を最も起こしやすい臓器の一つであるため，植皮の永久生着のためには患者自身の健常皮膚を用いるほかはない．同種ないし凍結乾燥した豚皮などによる生体包帯としての異種植皮術は，一時的な被覆の目的で用いられる．

有茎皮弁（pedicled flap）：皮膚と皮下組織を生体から完全に切り離さずに移植する方法で，皮弁自身が血液供給を維持している（図 6.17）．

3. 削皮術　dermabrasion, skin abrasion

高速グラインダーや採皮刀，皮膚キュレットなどで皮膚表面を削り取る手術である．削る深さによってはケロイドをつくったり，再発や色素沈着を起こす場合があるので，熟練の技が必要である．疣贅状表皮母斑，脂漏性角化症，刺青，アミロイド苔癬，汗孔角化症，Darier病，Hailey-Hailey病などで行われ

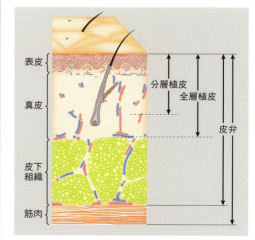

図 6.16　分層植皮と全層植皮，皮弁

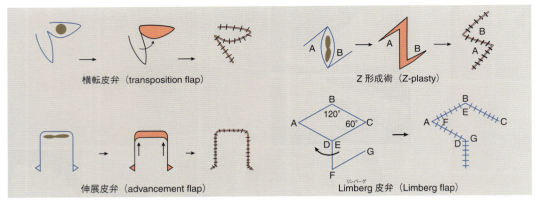

図 6.17 有茎皮弁のさまざまな方法

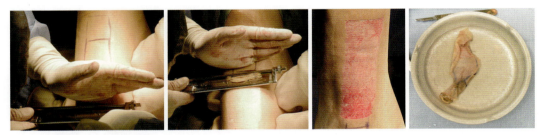

図 6.18 遊離植皮術を行う際の恵皮部からのフリーハンドでの分層植皮片採取

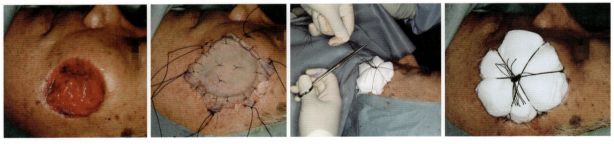

図 6.19 植皮術と tie-over

ていたが，現在は炭酸ガスレーザーなどにより治療されることが多い．

4. ケミカルピーリング　chemical peeling

化学薬品（サリチル酸，グリコール酸，トリクロロ酢酸など）を塗布することにより皮膚の表面を剥離する治療法である．瘢痕性痤瘡や老人性色素斑など，美容的効果を期待して行われることが多い．使用する薬剤や作用時間により，角層だけや表皮全層など深達性を変化させられるので，適応疾患および目的に応じて最適な方法を選ぶ．

5. 電気療法, イオントフォレーシス　electrosurgery, iontophoresis

電気メス（図6.20）による発熱を利用して組織を凝固する電気凝固（electrocoagulation），直流電流を体内に流し，食塩水である血液および組織液を電気分解する電気分解（electrolysis）などが皮膚科治療に用いられる．イオントフォレーシスは，電流を用いて経皮的に薬剤などを組織に浸透させる手技であり，掌蹠や腋窩の多汗症の治療に効果的である．手掌の多汗症に対し，水道水イオントフォレーシスが行われるほか，ペインクリニックなどで麻酔薬を浸透させる際に用いられることもある．

6. レーザーメス　laser knife

レーザーメスはレーザーのもつ熱作用を利用して組織を焼灼するものであり，炭酸ガスレーザーが主なものである．利点として非接触であること，通電しないためペースメーカー使用者に使えることなどがある．電気メスと同様に，脂漏性角化症や疣贅状表皮母斑の蒸散を行えるが，深さのコントロールが容易で，健常組織の損傷を最小限に抑えることが可能である．

7. サージトロン　surgitron, radio-surgery

約4MHzの高周波電流（ラジオ波）を利用した手術装置であり，切開や凝固止血を行うことができる．電気メスとは異なり，熱変性を生じにくいため，皮膚切開に用いても瘢痕を残しにくい特徴を有する．

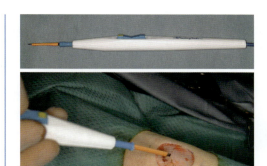

図6.20　電気メスと施術例

> **skin rejuvenation** **MEMO**
> 美容皮膚科学においては，若々しく健康的な外観の皮膚を維持することが求められ，それに応えるためにさまざまな手技や機器が開発されている．このような皮膚全体の改善を図ることをskin rejuvenation（若返り）という．具体的には，皺に対するヒアルロン酸やボツリヌス毒素の注入，色素沈着に対するIPL（intense pulsed light）や半導体レーザー，ケミカルピーリングなどがあげられる．

7章 湿疹・皮膚炎
Eczema and dermatitis

　湿疹は皮膚炎と同義であり，皮膚科の日常診療のうえで最も頻繁に遭遇する疾患である．臨床的には瘙痒や発赤，落屑，漿液性丘疹を呈する．病理組織学的には角化細胞間の浮腫（海綿状態）が特徴的である．原因としては刺激物質ないしアレルゲンなどの外的因子によるものと，アトピー素因などの内的因子によるものとに分けられるが，両者が複雑に絡み合い両方の要素が含まれる場合も多く，またIV型アレルギーなどの免疫反応が加わって特徴的な病像を形成することがある．現在のところ，国際的に系統だった湿疹の分類は存在しない．湿疹の多くは外的刺激による接触皮膚炎であるが，原因が明らかでない場合，皮疹の状態から急性湿疹や慢性湿疹と呼ばれることが多い．

湿疹 eczema
同義語：皮膚炎（dermatitis）

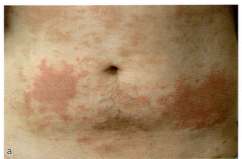
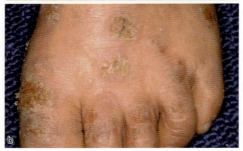

図 7.1　湿疹（eczema）
a：発赤を伴う湿疹．b：一部は湿潤して痂皮を形成している湿疹．

Essence
- 湿疹と皮膚炎は同義．
- 臨床的には瘙痒や発赤，落屑，漿液性丘疹を呈する．
- 病理組織学的には角化細胞間の浮腫（海綿状態）が特徴的．
- 皮膚科診療症例の約 1/3 を占め，最もポピュラー．
- 外的因子と内的因子が重なって発症．
- 治療はステロイド外用．

症状
　瘙痒を伴う浮腫性の紅斑を形成し，つづいて紅斑上に丘疹ないしは漿液性丘疹を生じる．そして，小水疱や膿疱，びらん，痂皮，鱗屑を形成して治癒に向かう（図 7.1）．この症状の流れは日本では湿疹三角というかたちで図示されることが多い（図 7.2）．急性期には，これらの症候が単一あるいは混在してみられる．慢性期では，急性期症状を一部に残しつつ，皮膚の肥厚や苔癬化，色素沈着，色素脱失を伴う．

病因
　湿疹は外的因子と内的因子が絡み合って生じていると考えられる（図 7.3）．すなわち，薬剤や花粉，ハウスダスト，細菌などの外的因子が皮膚から侵入した際に，異物を排除しようと炎症反応が引き起こされるが，その反応の程度や様式は，健康状態や皮脂腺の状態，発汗状態，アトピー素因などの内的因子によって規定される．これらが湿疹の症状の多様性を生み出していると考えられる．

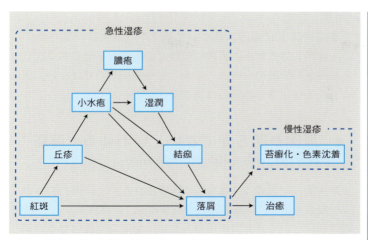

図 7.2 湿疹反応の症状の推移（湿疹三角）

病理所見

角化細胞間の浮腫〔海綿状態（spongiosis）〕が基本的特徴である（**図 7.4**）．急性期では，これにリンパ球主体の表皮内浸潤や水疱形成を伴う．慢性期に入ると過角化や不全角化，表皮の不規則な肥厚や表皮突起の延長がみられるようになる．慢性期の病変における海綿状態や表皮内水疱は，急性期と比較すると軽度である．

表 7.1 主な湿疹・皮膚炎の分類

原因が明らかでない，いわゆる "湿疹"
急性湿疹・亜急性湿疹・慢性湿疹
接触皮膚炎
刺激性接触皮膚炎
おむつ皮膚炎
主婦（手）湿疹（進行性指掌角皮症）
口舐め病
アレルギー性接触皮膚炎
サクラソウ皮膚炎・ギンナン皮膚炎
全身性接触皮膚炎（シイタケ皮膚炎・水銀皮膚炎）
接触皮膚炎症候群
光接触皮膚炎（刺激性，アレルギー性）
アトピー性皮膚炎
脂漏性皮膚炎
貨幣状湿疹
慢性単純性苔癬（Vidal 苔癬）
自家感作性皮膚炎
うっ滞性皮膚炎
皮脂欠乏性湿疹
異汗性湿疹
顔面単純性粃糠疹
その他

湿疹三角 📝MEMO

湿疹三角という表現は，日本では歴史的に長年教科書などで使われてきたが，国際的には使用されていない．したがって適切な英語訳もない．

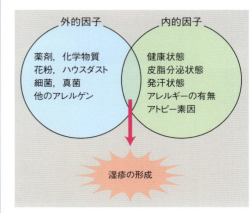

図 7.3 湿疹を形成する因子
外的因子と内的因子が互いに影響し合い，最終的に湿疹を形成する．

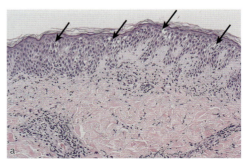
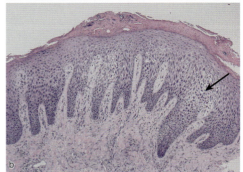

図 7.4 湿疹の病理組織像
a：急性湿疹．表皮細胞間に浮腫，海綿状態（矢印）がみられる．リンパ球浸潤を伴う．b：慢性湿疹．過角化，表皮肥厚と表皮突起の延長．わずかに海綿状態（矢印）を認める．

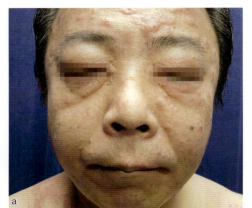

図 7.5 急性湿疹 (acute eczema)
a：顔面に多発する浮腫性紅斑．b：瘙痒性紅斑ならびに浸潤性の小丘疹が混在する．一部で小水疱も認める．

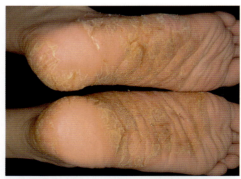

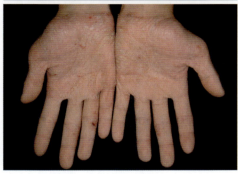

図 7.6 慢性湿疹 (chronic eczema)
角層が肥厚し，胼胝状になっている．紅斑ならびに亀裂も生じている．

分類

慣用的に主に病因に基づいて**表 7.1** のように分類されている．実際にはこれらの病因は複雑で，病態も多様であり，これらの疾患の定義や病態は，必ずしも明確なものではない．国によっても使用される病名は異なる．

a. 原因が明らかでない，いわゆる"湿疹" eczema with unidentified cause

臨床的にいわゆる"湿疹"と診断されるが，原因が明らかでない場合，便宜的に臨床所見や皮疹経過，病理所見から，急性，慢性湿疹という診断名が用いられる．明確な定義はなく，同じ個体にさまざまなステージの湿疹病変が混在していることが多い．「原因なくして皮疹なし」という言葉のとおり，たとえ原因を特定することができない場合であっても，"湿疹"の多くは何らかの外来性物質による刺激性接触皮膚炎（後述）と考えられている．

治療はいずれもステロイド外用，抗ヒスタミン薬内服である．

1. 急性湿疹　acute eczema　★

湿疹のうち，臨床的に滲出性紅斑，浮腫，ときに小水疱を伴い（**図 7.5**），発症後数日しか経過していないものである．病理学的には明らかな海綿状態と強い真皮の浮腫，炎症細胞浸潤を伴う．皮疹が生じて間もないため，表皮肥厚は通常伴わない．

2. 慢性湿疹　chronic eczema　★

臨床的に苔癬化を伴い，発症してから 1 週間以上経過している場合が多い．表皮肥厚，不全角化が目立ち（**図 7.6**），炎症細胞の表皮内浸潤は少ない．

b. 接触皮膚炎　contact dermatitis　★

Essence
- いわゆる"かぶれ"．外界物質の刺激，あるいは外界物質に対するアレルギー反応によって生じる．
- 接触部位に一致して発赤や水疱などの湿疹反応を示す．
- 原因物質によって，毒性により誰にでも生じうる刺激性接触皮膚炎と，アレルギー機序により感作された人に生じるアレルギー性接触皮膚炎に大別される．

- おむつ皮膚炎や主婦（手）湿疹など，固有の診断名も存在する．
- 原因物質は，植物，ニッケルなどの金属，灯油などと多彩．
- パッチテストが診断に有用．治療はステロイド外用が中心．接触源を断つことが基本．

症状

原因物質が触れた部位に限局して，紅斑や漿液性丘疹，小水疱，びらん，痂皮などが認められる（図7.7）．境界の比較的明瞭な湿疹病変で，瘙痒が強い．刺激物が限定した部位に作用しても，搔破によって刺激物が散布された場合には，びまん性に湿疹病変が生じる．刺激が広範囲にわたった場合には発熱などの全身症状が生じることもある．また，刺激が強い場合は皮膚の壊死や潰瘍を形成する．

接触皮膚炎の特殊型

①**全身性接触皮膚炎**（systemic contact dermatitis）：接触アレルギーに感作された人が，非経皮的（経口投与，注射，吸入など）にアレルゲンを取り込んだ結果，全身にアレルギー反応をきたしたものをいう．湿疹性病変や浮腫性紅斑を生じる．シイタケ（図7.7c）や水銀を抗原とするものがとくに有名である．全身に生じた歯科金属アレルギーも本症の一種である．

②**接触皮膚炎症候群**（contact dermatitis syndrome）：原因物質に経皮的に繰り返し曝露され続けることにより，その原因物質がリンパ流や血行性に散布され全身に皮膚病変が出現したもの．自家感作性皮膚炎（後述）の一部は本症の可能性がある．また，多形紅斑様皮疹や紅皮症として出現することもある．

③**光接触皮膚炎**（photocontact dermatitis）：13章 p.232 参照．

④**Riehl黒皮症**（Riehl's melanosis）：16章 p.310 参照．

⑤**ピアスによる金皮膚炎**（gold dermatitis due to ear piercing）：従来，ニッケルなどイオン化しやすい金属が原因となることが多かったが，近年は金（gold）使用のピアスによるものが多発している．装着部の難治性硬結が特徴で，ときにリンパ濾胞様構造を形成する（図7.8）．

病因

（一次）刺激性接触皮膚炎（irritant contact dermatitis；ICD）

> **MEMO** さまざまな名称をもつ接触皮膚炎
> 接触皮膚炎はアレルゲンにより，ギンナン皮膚炎，ウルシ皮膚炎，サクラソウ皮膚炎，水銀皮膚炎，シイタケ皮膚炎などの診断名が使用される場合もある．

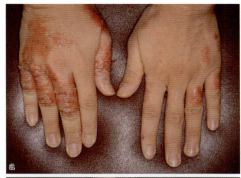
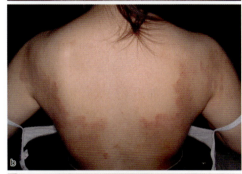
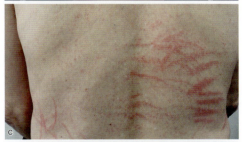
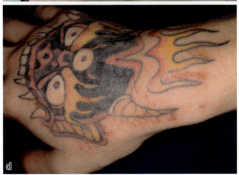

図7.7① 接触皮膚炎（contact dermatitis）
a：原因は同定できないが，おそらく石鹸，洗剤などの界面活性剤によるもの．b：衣類によるかぶれ．c：生のシイタケを食した後に生じたいわゆる"シイタケ皮膚炎"と呼ばれる全身性接触皮膚炎の一つ．瘙痒の強い線状の紅斑．d：真皮に注入した赤色物質（刺青）に対し，浸潤，瘙痒を伴う紅斑を生じている．

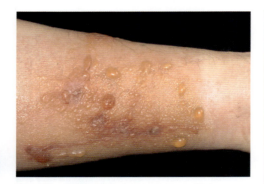

図7.7② 接触皮膚炎（contact dermatitis）
NSAIDs 貼布薬による．

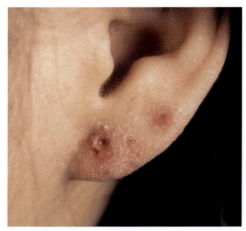

図7.8 ピアスによる金皮膚炎（gold dermatitis due to ear piercing）

表7.2 アレルギー性接触皮膚炎の原因となりやすいもの

金属	ニッケル，コバルト，水銀，金，クロム
植物	ウルシ（ウルシオール），サクラソウ（プリミン），ギンナン（ギンコール酸），キク，ユリ
食物	マンゴー（ウルシオール），ギンナン，レタス，タマネギ
日用品	デスクマットなどの抗菌製品，ゴム製品（MBT），衣類，洗剤，冷感タオル
化粧品	染毛剤（パラフェニレンジアミン），各種香料，保存料
医薬品	NSAIDs 外用薬・貼布薬，消毒薬，点眼薬，ステロイド外用薬
職業性	各種金属，樹脂類（レジン），ゴム製品，機械油

とアレルギー性接触皮膚炎（allergic contact dermatitis；ACD）に大別される．刺激性接触皮膚炎は，接触源そのものの毒性によって角化細胞が傷害され，リソソームや各種サイトカインが放出されることで生じる炎症反応である．一定閾値以上の刺激により，初回接触でも，かつ誰にでも発症しうる．毒性が著しく高い物質の場合は化学熱傷（灯油皮膚炎など．13章 p.224 参照）となる．近年は，頻回の手洗いなどによる皮膚バリア機能の低下を背景として，毒性の低い物質（石鹸，シャンプー，職業性物質など）の頻回曝露による刺激性接触皮膚炎が増加しており，職業性皮膚疾患の80％を占める．

アレルギー性接触皮膚炎は基本的にⅣ型アレルギー反応である（図1.59 参照）．経皮的に侵入した原因物質は，表皮の抗原提示細胞である Langerhans 細胞によって捕捉され，所属リンパ節に移動し胸腺由来T細胞へ抗原情報を伝える．情報伝達を受けたT細胞はリンパ節で増殖する（感作の成立）．そして，感作成立後に原因物質が再び侵入した際に，感作T細胞が活性化して各種サイトカインを放出し，迅速に炎症反応が惹起され皮膚炎を形成する．この反応形式は初回刺激では発症しない点，感作した人にしか発症しない点，一度感作されると微量の抗原であっても発症しうる点が特徴的である（すなわち一定閾値が存在しない）．金属，植物，食物，化粧品など，職場や家庭環境に存在するさまざまなものが接触源となりうる（表7.2）．

検査所見・診断

原因物質の種類によって皮疹の分布に特徴があり，発症部位や問診から原因物質を推定しやすい．原因物質として発症頻度の高いものを部位別に表7.3 に示す．原因物質を何種類か推定したら，パッチテスト（5章 p.81 参照）によって同定する．日本皮膚アレルギー・接触皮膚炎学会ではパッチテストに有用なアレルゲンのリストを作成しており，原因物質の特定に役立つ（表5.2）．

治療

接触源を絶つことが基本である．ステロイド外用，瘙痒に対する抗ヒスタミン薬の投与などを行う．減感作療法を行う施設もあるが，効果は不定である．

> **MEMO**
> **アレルギー性接触皮膚炎症候群（allergic contact dermatitis syndrome；ACDS）**
> 国際接触皮膚炎研究班（ICDRG）では，全身性接触皮膚炎と接触皮膚炎症候群についてはアレルゲンが全身に作用する点で同一概念ととらえており，アレルギー性接触皮膚炎症候群と称している．

表 7.3 接触皮膚炎発生部位と主な原因

部位	主な原因
頭	シャンプー，染毛剤，育毛薬，帽子，ヘアピン
顔	化粧品，医薬品，香水，メガネ，植物，サンスクリーン
頸部	ネックレス，化粧品，香水，医薬品，衣服
体幹，上肢，下肢	衣服，洗剤，金属，医薬品
手足	ゴム，皮革製品，植物，医薬品，洗剤，化粧品，金属
陰部	衣服，洗剤，コンドーム，避妊用薬品

c. 皮疹の特徴から固有の診断名が付されている湿疹　specific types of eczema

1. アトピー性皮膚炎　atopic dermatitis；AD ★

同義語：アトピー性湿疹（atopic eczema）

Essence
- アトピー素因（アレルギー性の喘息および鼻炎，結膜炎，皮膚炎）に基づく．
- 慢性に湿疹・皮膚炎を繰り返す（乳児期で 2 か月以上，その他では 6 か月以上）．
- 顔面・耳介部の湿潤性湿疹，乾燥した枇糠様落屑など特徴的な皮疹と分布．
- フィラグリン遺伝子変異が発症にきわめて重要な役割を果たしている．
- 白色皮膚描記症陽性，IgE 高値．
- Kaposi 水痘様発疹症，白内障や網膜剥離の合併症．
- 治療はステロイドおよび免疫抑制薬の外用，抗ヒスタミン薬内服や保湿剤の塗布．

概説
先天的にフィラグリン遺伝子変異などにより皮膚バリア機能が低下し，IgE を産生しやすい素因をもった状態を基礎として，後天的にさまざまな刺激因子が作用して慢性の湿疹・皮膚炎病変を形成したものである．日本皮膚科学会ガイドラインでは

MEMO
その他の名称をもつ接触皮膚炎
特定の者や部位に接触皮膚炎が生じる場合に，特殊な病名が冠される場合がある．
①おむつ皮膚炎（diaper dermatitis）：乳児のおむつ装着部位に一致して生じる．尿などによる刺激性接触皮膚炎である．カンジダ性間擦疹（乳児寄生菌性紅斑，25 章 p.538 参照）との鑑別を要する．
②主婦（手）湿疹〔housewives'（hand）eczema〕：水仕事を頻繁に行う者の手に生じる，いわゆる"手荒れ"．洗剤や水が関与する刺激性接触皮膚炎と考えられる．角化傾向の強いものを日本では進行性指掌角皮症（keratodermia tylodes palmaris progressiva；KTPP）と呼ぶことがある．
③口舐め病（lip lickers' dermatitis）：乳幼児から小児に好発する．唾液や食物によって口囲に生じる，刺激性接触皮膚炎である．人工皮膚炎（13 章 p.227 参照）の要因もある．

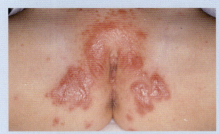
おむつ皮膚炎（diaper dermatitis）

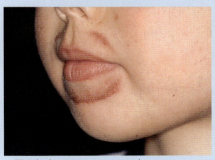
口舐め病（lip lickers' dermatitis）

MEMO
アトピー（atopy）
この言葉は 1923 年に Coca らが提唱した概念で，先天的に気管支喘息や枯草熱を発症しやすい「異常過敏状態」を意味する．これらアトピー性疾患は本人や家族に生じることが多い．そこで家系的に生じやすい湿疹である本症はアトピー性皮膚炎という名称が用いられるようになった．

120　7章　湿疹・皮膚炎

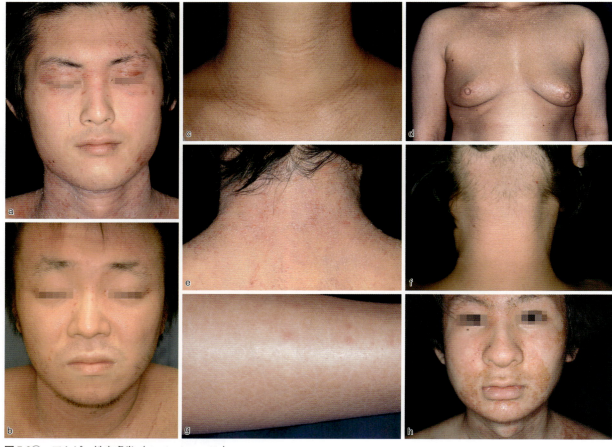

図 7.9①　アトピー性皮膚炎（atopic dermatitis）
a：成人男性．顔面・頸部に紅斑があり，掻破によるびらん，浸潤を伴う．眉毛外側が薄い Hertoghe 徴候を呈する．b：下眼瞼に特徴的な皺を生じている（Dennie-Morgan fold）．c：いわゆる "dirty neck"．頸部から上胸部にかけて生じたさざ波様色素沈着（ポイキロデルマ様皮膚変化）．d：上半身に広範にポイキロデルマ様皮膚変化を生じている．e：成人期．掻破による皮疹も混在．f：後頭部に掻破痕と脱毛を認める．精神的ストレスが関与するトリコチロマニア（19 章 p.371 参照）の合併例．g：尋常性魚鱗癬（15 章 p.268 参照）の合併例．紅斑と掻破痕を混じる．h：滲出性の紅斑が急激に悪化した例．痂皮性膿痂疹（24 章 p.515 参照）を合併した．

"増悪・寛解を繰り返す，瘙痒のある湿疹を主病変とする疾患であり，患者の多くはアトピー素因をもつ．アトピー素因とは①家族歴・既往歴（気管支喘息，アレルギー性鼻炎・結膜炎，アトピー性皮膚炎のうちいずれか，あるいは複数の疾患），または② IgE 抗体を産生しやすい素因"と定義している．Ⅰ型アレルギー〔アトピー素因（atopic diathesis）〕やⅣ型アレルギー（外的刺激に対する接触皮膚炎）も関与して発症する．

症状

乳幼児期（2 か月〜4 歳），小児期（〜思春期），成人期（思春期以降）の 3 期に大別され，年齢によって皮疹に特徴がある（**図 7.9**）．いずれも強い瘙痒を伴い，一般に季節によって増悪と寛解を繰り返す．乾燥しやすい冬季や春先，あるいは夏季運動時に増悪する傾向にある．多くは乳児期に発症するが，近年

MEMO

高 IgE 症候群 ★
（hyper immunoglobulin E syndrome）
同義語：Job 症候群（Job syndrome）．免疫不全および著明な血清 IgE 増加と好酸球増多を特徴とする常染色体優性遺伝疾患で，乳児期から重症のアトピー性皮膚炎様症状と再発性ブドウ球菌性感染症を呈する．とくに耳介後部に亀裂を生じることが多い．

小児期から成人期に初発する患者が急増している．

1) 乳幼児期のアトピー性皮膚炎
infantile atopic dermatitis

初期には頭部および顔面に紅斑や鱗屑，漿液性丘疹を生じ，次第に体幹に拡大する．湿潤傾向を示して痂皮や鱗屑を付着するが，脂漏性皮膚炎などとの区別がつきにくい．頭部の厚い痂皮，口囲や下顎部の病変（離乳食の刺激による）などもみられる．体幹や四肢は乾燥して毛孔一致性の小丘疹が集簇し，鳥肌様を呈する．一部は落屑を伴う紅色局面へ変化し，小児期の症状へ移行する．

2) 小児期のアトピー性皮膚炎
childhood atopic dermatitis

皮膚全体が乾燥して光沢と柔軟性を欠く．肘窩，膝窩，腋窩などに掻破痕を伴う苔癬化局面を形成し，耳介部に亀裂（耳切れ）を認めることも多い．体幹では乾燥部位に毛孔一致性丘疹が多発し，容易に湿疹病変となる．

3) 思春期・成人期のアトピー性皮膚炎
adolescent and adult atopic dermatitis

症状は基本的に小児期と同様であるが，苔癬化局面がさらに進行や拡大し，上半身を中心に広範囲にわたって暗褐色，粗糙，乾燥したいわゆるアトピー皮膚を呈する．眉毛は外側1/3が薄くなり（Hertoghe徴候，**図7.9①a，b**），下眼瞼に特徴的な皺（Dennie-Morgan fold）もときにみられる．顔面のびまん性紅斑や，頸部から上胸部にかけてさざ波様色素沈着（ポイキロデルマ様皮膚変化，dirty neck，**図7.9①c，d**）が認められる．四肢伸側に結節性痒疹を反復して生じる例もある．

病因

発症機序は十分に解明されていないが，①皮膚生理機能異

MEMO
顔面単純性粃糠疹
(pityriasis simplex faciei, pityriasis alba)
いわゆる"はたけ"．学童期の頬部や下顎などに多発性に生じる，粃糠様鱗屑を伴った類円形の不完全脱色素斑である．軽度の瘙痒を伴うこともある．男児に好発し，健常学童の約1割に認められる．アトピー性皮膚炎患者に出現しやすい傾向にあり，炎症後色素脱失との説もあるが，原因不明である．多くは1年以内に自然消退する．

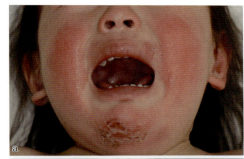
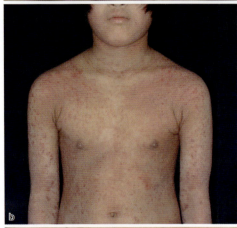
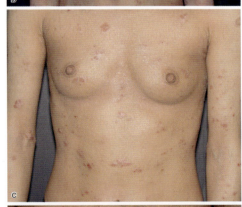
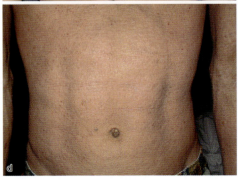

図7.9② アトピー性皮膚炎（atopic dermatitis）
a：乳児．b：小児．c：掻破による痒疹が多発．d：紅皮症状態となった例．

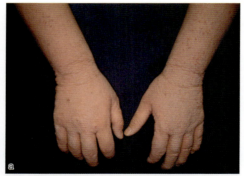
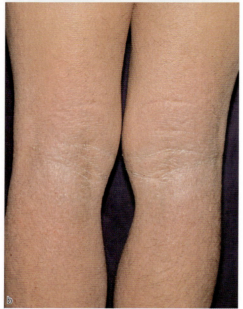
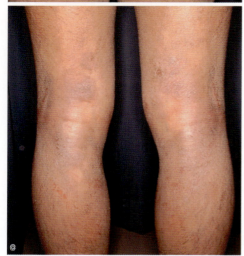

図7.9③ アトピー性皮膚炎（atopic dermatitis）
a：手の接触皮膚炎も混在．b, c：下肢屈側の潮紅，鱗屑，落屑．

常，②免疫学的要因，③外的要因の3つがキーポイントとなる．これらの要素が関与する比重は症例ごとに，さらには成長などによっても変化する．また，どれか一つの要素だけを徹底的に対策しても十分な治療にはならない．

①**皮膚生理機能異常**：皮膚血管反応の異常（白色皮膚描記症：皮膚をこすると正常人では赤くなるが，アトピー性皮膚炎患者では白くなる，図7.10），発汗異常，皮膚バリア機能低下（天然保湿因子や角層内脂質量の低下）など特有の皮膚の状態があげられる．このような皮膚は外界刺激に対して非常に弱く，汗や動物毛，毛糸，化学物質などの軽度刺激により，強い瘙痒を伴った湿疹が容易に形成される．

2006年に，フィラグリン（filaggrin）遺伝子変異がアトピー性皮膚炎の発症にきわめて重要な役割を果たすことが明らかとなった．フィラグリンは角化に必要な蛋白質で，最終的にアミノ酸などに分解されて天然保湿因子（NMF）となる（1章 p.8 参照）．フィラグリンは尋常性魚鱗癬の原因遺伝子であるが，この遺伝子の変異は白人では約5割，日本人で約3割のアトピー性皮膚炎患者に同定される．皮膚バリア機能の一翼をになうフィラグリンの産生低下のため皮膚が乾燥しアトピー性皮膚炎発症へつながると考えられる．

②**免疫学的要因**：先天的要因や皮膚バリア機能の低下などを背景としてTh2優位の免疫学的機構が作用している．外界刺激に対するⅣ型アレルギー反応も観察される．また，IgEを産生しやすく（アトピー素因），肥満細胞や好酸球などに存在するIgE受容体（FcεR）も活性化されやすい．皮内反応で種々のアレルゲンに対して陽性反応を示す症例も多く，免疫機構の異常がかかわっていると考えられる．

③**外的要因**：ダニ，ハウスダスト，皮膚常在菌（*Malassezia*属など），真菌，精神的ストレス，湿度など，種々の外的刺激が増悪因子となりうる．

合併症

眼症状として白内障（成人期重症例の10％）や円錐角膜，網膜剝離がある．ステロイド内服や，痒みで長期間目をこすることなどが原因と考えられるが不明である．感染症としてKaposi水痘様発疹症や伝染性軟属腫，伝染性膿痂疹などがあり，また，薬剤や虫刺症に対して過敏に反応することがある．

検査所見

血清IgEは高値をとり，とくにダニやハウスダスト特異的IgE検査が陽性となりやすい．また，末梢血では好酸球増多が認められる．白色皮膚描記症は検査としての感度は高いが特異

度は低い．また血清 TARC (thymus and activation-regulated chemokine) 値は病勢を鋭敏に反映している．

診断

臨床的に特徴を示す皮疹は，診断が容易である．問診で家族内のアトピー素因を探し出すことも重要である．幼少時期に発症しない，もしくは自覚されなかった成人発症型のアトピー性皮膚炎が近年増加しており，注意を要する．乳児脂漏性皮膚炎と乳児期アトピー性皮膚炎とは類似しており，両者の厳密な鑑別はしばしば困難となる．重症度評価として日本皮膚科学会アトピー性皮膚炎重症度分類や SCORAD (severity scoring of atopic dermatitis)，QOL (quality of life) 評価として Skindex-16 などが用いられる．

治療

強い皮膚症状に対する第一選択はステロイド外用である．病変の程度や経過に応じて適応やランクを調整し，中途半端なコントロールや副作用を起こさないようにすることが皮膚科医の責務である．タクロリムス外用薬は使用開始初期に刺激感をきたすものの，顔面のみならず全身の病変に対しても有効である．皮疹の改善後は，悪化を予防するために間欠的な外用（プロアクティブ療法）を考慮する．強い瘙痒に対して抗ヒスタミン薬の内服は有用である一方，基本的にステロイド内服は不要である．皮膚症状がきわめて軽い場合には保湿剤でもコントロール可能である．

これら薬物療法のほか，住環境の整備（カーペットは用いない，寝具の清潔を保つ，適切な温度湿度を保つなど）やスキンケア（皮膚への刺激物質を避け，清潔に保つ）は重要である．成人の重症例では，免疫抑制薬のシクロスポリン内服も行われているほか，最近は生物学的製剤も開発されている．

予防という観点からも保湿は重要であり，生後早期から適切なスキンケアを行うことで，アトピー性皮膚炎の発症を予防できる可能性が指摘されている．

予後

慢性かつ再発性の傾向がある．10歳までに自然寛解する例が多いが，近年は思春期・成人期まで軽快しないものや成人発症型も増加している．

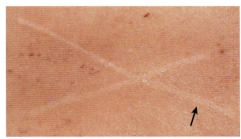
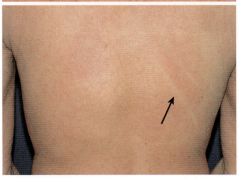

図 7.10　アトピー性皮膚炎患者にみられる白色皮膚描記症 (white dermographism，矢印)

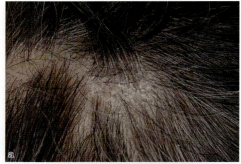
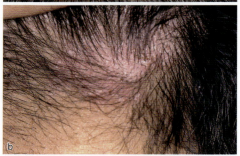
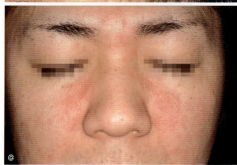

図7.11 脂漏性皮膚炎（seborrheic dermatitis）
a：被髪部頭部．b：被髪部頭部．鱗屑を付着した紅斑．
c：顔面．

2. 脂漏性皮膚炎　seborrheic dermatitis

同義語：脂漏性湿疹（seborrheic eczema）

Essence

- 皮脂分泌の活発な部位に出現．黄色調の鱗屑を伴う紅色局面が特徴的．
- 日常よく遭遇する疾患の一つ．乳幼児や思春期以降に好発．
- 皮膚常在酵母菌である *Malassezia* 属の関与が病因の一つ．
- 治療はスキンケア，ステロイドおよび抗真菌薬外用が中心．

症状

　乳児期と思春期以後の成人に好発するが，乳児型と成人型とで臨床経過がやや異なる（**図7.11**）．頭部や顔面，腋窩など皮脂の分泌が盛んな部位（脂漏部位）や間擦部に，鱗屑と紅色局面が主体の湿疹性病変を形成する．瘙痒はないか軽微である．

　乳児型では，生後2〜4週ごろから被髪頭部や眉毛部，前額に黄色調の痂皮が固着し，ときに落屑性紅色局面を形成する．多くは生後8〜12か月で自然軽快する．成人型は慢性かつ再発性であり，頭部の粃糠様落屑の増加（ふけ症と自覚されることが多い）や脂漏部位の鱗屑を伴った紅色局面がみられる．ときに蠣殻状の硬い痂皮を頭部全体に付けることもある．

病因

　皮脂中のトリグリセリドが皮膚常在菌によって分解され，分解産物である遊離脂肪酸が皮膚に刺激を加えることが主体と考えられている．とくに *Malassezia restricta* などの *Malassezia* 属酵母菌が症状悪化因子として注目されている．環境などによる皮脂の成分・分泌の変化や発汗，ビタミン代謝（ビタミンB_2，B_6など）などの要因も存在する．また，Parkinson病患者やAIDS患者では脂漏が増強し，本症を発症しやすい．

> **MEMO**
>
> ***Malassezia furfur* と *Pityrosporum* 属**
>
> 過去には，脂漏性皮膚炎や癜風などで検出される酵母菌は *Malassezia furfur* と称されていたが，遺伝子学的解析により，さらに細かく分類されることが判明した．脂漏性皮膚炎では主に *M. restricta* が，癜風では *M. globosa* が優位であり，アトピー性皮膚炎では *M. restricta*，*M. globosa* の両方が高頻度に検出される．現在，*M. furfur* と分類される菌種はアトピー性皮膚炎患者の一部で検出されるにすぎない．また，*Pityrosporum* 属（1904年発見）は *Malassezia* 属（1889年）と同一であることが判明しており，分類学上は *Malassezia* 属のみ用いる．

鑑別診断

乾燥した病変は尋常性乾癬に，湿潤した病変はカンジダ症に類似する．そのほかに Gibert ばら色粃糠疹，局面状類乾癬などと，乳児ではアトピー性皮膚炎などとの鑑別が重要となる．

治療

まずは石鹸やシャンプーを用いた適切な洗顔，洗髪の励行により脂漏部位を清潔に保ち，生活リズムを整え，弱めのステロイド外用薬を使用する．思春期以後の鱗屑を伴うタイプでは *Malassezia* 属の増殖が悪化因子である場合が多く，抗真菌薬の外用，あるいは抗真菌薬を含んだシャンプーが効果的である．

3. 貨幣状湿疹　nummular eczema　★

Essence
- 類円形，貨幣状の比較的大きな湿疹局面．
- 散布性に多発．自家感作性皮膚炎（後述）に移行する可能性あり．
- 治療は強めのステロイドを外用．

症状・疫学

冬季に多い．四肢（とくに下腿伸側），体幹，腰殿部などに，貨幣状・類円形で直径 1〜5 cm 程度の湿疹性病変が散在ないし多発する（**図 7.12**）．皮疹の辺縁には漿液性丘疹が集簇し，中央は軽度の浸潤を伴う紅斑であり，表面に鱗屑を付けることが多い．強い瘙痒があり滲出液を伴うことが多い．周囲には多くの掻破痕を伴う．病変が悪化し，散布疹（id 疹）を生じ自家感作性皮膚炎に移行することも少なくない．

病因

虫刺症から急性痒疹や慢性痒疹（8 章参照）となったものが，再び掻破されて貨幣状湿疹に移行する例や，接触皮膚炎から移行する例，また高齢者では皮脂欠乏性湿疹に続発する例が多い．アトピー性皮膚炎の一症状として出現することもある．

治療

病変部に対してはステロイド外用（ODT を含む）が有効であるが，浸潤や湿潤が強い場合にはステロイド外用に加え，亜鉛華軟膏シートの重層外用が有効である．瘙痒に対しては抗ヒスタミン薬の内服を行う．

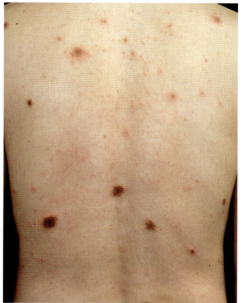

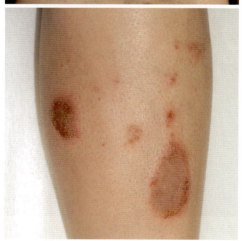

図 7.12　貨幣状湿疹（nummular eczema）
1〜5 cm 大までの類円型の貨幣状を呈した湿疹の多発．

乳児湿疹 (infantile eczema)

生後2～3週間から数か月までの間の乳児ではさまざまな原因により湿疹・皮膚炎を生じやすく，総称して乳児湿疹と呼ぶことがある（図）．これには次のような疾患が含まれているが，とくに新生児期では鑑別が難しい．
① 乳児期の脂漏性皮膚炎：本文参照．
② アトピー性皮膚炎：難治性の場合，本症の可能性が高い．
③ 接触皮膚炎：口舐め病，おむつ皮膚炎など（p.119参照）．
④ 食物アレルギー：離乳食によるもののほか，母体の偏食・健康状態によっても母乳の成分が変化し，湿疹性病変を形成することがある．
⑤ その他：白癬やカンジダ症のほか，Wiskott-Aldrich症候群，高IgE症候群，Netherton症候群（15章 p.275参照），Langerhans細胞組織球症（22章 p.480参照）などもまれであるが鑑別疾患として考える必要がある．

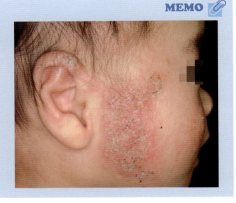

4. 慢性単純性苔癬 lichen simplex chronicus

同義語：Vidal苔癬（lichen Vidal）

慢性湿疹の一型であり，中年女性の項部や腋窩などに類円形の苔癬化局面を形成したもので，瘙痒が著しい．色素沈着ないし色素脱失を伴うことが多く，強い苔癬化から疣状の外観を呈することもある（図7.13）．衣服による摩擦や金属アレルギーなど，繰り返し加えられる弱い刺激とそれに対する掻破行為を長年続けることによって生じる慢性湿疹病変であり，治療はステロイド外用，瘙痒に対して抗ヒスタミン薬の内服を行う．

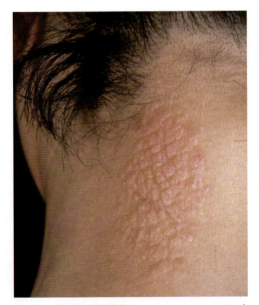

図7.13 慢性単純性苔癬 (lichen simplex chronicus)
Vidal苔癬ともいい，衣服による摩擦などにより生じやすい．慢性湿疹の一型．

5. 自家感作性皮膚炎 autosensitization dermatitis ★

Essence
- ある部位に限局していた病変の急な増悪によって，瘙痒を伴う小丘疹や紅斑が全身に多発．
- 内在性のアレルギー反応（id反応）による．

症状

原発巣は下腿が圧倒的に多い（50～60％）．発赤や腫脹，滲出などの急性増悪が起こり，2週間ないし数週間で散布疹（id疹）を生じる．散布疹は2～5mm程度の紅斑や丘疹，漿液性丘疹，膿疱であり，四肢や体幹，顔面に対称性かつ播種性に分布し，激しい瘙痒を伴うことが多い（図7.14）．発熱，倦怠感などの全身症状が出現することもある．

病因

一種の内在性アレルギー反応〔id反応（id reaction）〕．原発

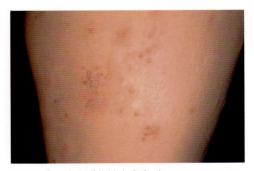

図7.14① 自家感作性皮膚炎 (autosensitization dermatitis)
ほぼ全身に汎発性の湿疹を伴い，id疹も多発混在する．

湿疹／6. うっ滞性皮膚炎　127

巣における組織崩壊によって生成された変性自己蛋白, 細菌および真菌成分, 毒素などが抗原と考えられる. 感作されたこれらの抗原が, 原発巣からの血行性播種, 原発巣の掻破による播種, 病変を掻破した手によって抗原が経口的に摂取される, などの経路によって全身に散布されることで生じる. 原発巣となる疾患は, 貨幣状湿疹, うっ滞性皮膚炎, 接触皮膚炎, アトピー性皮膚炎, 足白癬などがある.

治療

原発巣の治療とともに, ステロイド外用薬と抗ヒスタミン薬の内服が第一選択である.

6. うっ滞性皮膚炎　stasis dermatitis　★

Essence
- 慢性静脈不全（下肢静脈瘤）や静脈血流のうっ滞を基盤にして, 下腿に浮腫性紅斑や湿疹局面を形成する.
- 立ち仕事をする人や高齢者, とくに肥満を伴う女性に好発.
- 自家感作性皮膚炎（前項）に移行しうる.
- 治療は通常の湿疹に準じるとともに弾性包帯の使用, あるいは静脈瘤に対する外科的治療などでうっ滞を改善することが重要.

症状

下腿の下1/3, とくに内外踝上方に浮腫性紅斑が生じ, 次第に暗紅褐色の落屑性湿疹局面や色素沈着をきたす. 慢性化すると白色調の萎縮性局面（atrophie blanche）や皮膚硬化〔硬化性脂肪織炎（sclerosing panniculitis）〕を呈する（図7.15）. 軽微な外傷で容易に潰瘍を形成し, さらには使用した消毒薬や外用薬（主剤の抗菌薬などのほか, 添加剤・基剤なども原因となる）によって接触皮膚炎を合併しうる. このとき漿液性丘疹が集簇し, しばしば自家感作性皮膚炎に移行する.

疫学

長時間の立ち仕事を職業とする人に多く認められ, 女性では妊娠などを契機に生じた下肢静脈瘤に合併することがある.

病因

慢性静脈不全（11章 p.187参照）によって皮膚血管内のうっ血が生じ, 真皮上層に存在する毛細血管係蹄から出血をきたす. これにより組織にヘモジデリンが沈着, 皮膚は黒褐色調と

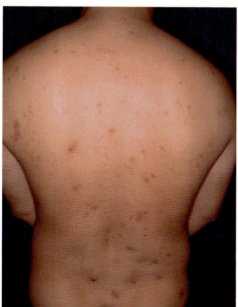

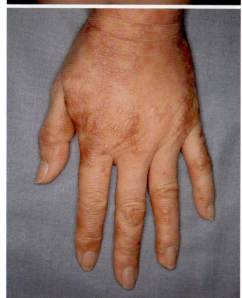

図 7.14② 自家感作性皮膚炎（autosensitization dermatitis）

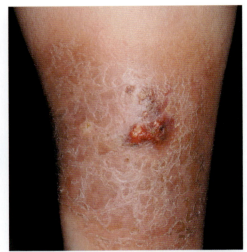

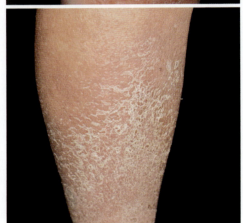

図 7.15　うっ滞性皮膚炎（stasis dermatitis）
下腿に生じた浮腫性の紅斑ならびに暗紅褐色の浸潤を伴う落屑性湿疹局面．循環不全により，部分的に潰瘍形成も伴っている．慢性化すると硬化性脂肪織炎になる（下）．

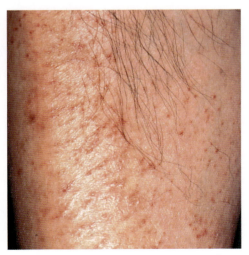

図 7.16　皮脂欠乏性湿疹（asteatotic eczema）

なる．さらに血液還流不全により角化細胞が障害され，表皮の萎縮や落屑が起こり，潰瘍などを生じやすくなる．また，皮膚バリア機構が崩壊し，外来刺激に対する反応性が高まって湿疹病変を形成しやすくなる．

検査所見・診断

下肢静脈瘤の存在および皮疹の性状，分布から，診断は容易である．静脈瘤の病態把握のためにドップラー検査，血管造影などを行い，外科的治療適応の有無などを確認する．アレルギー性接触皮膚炎の存在が疑われる場合は，パッチテストなどを行う．

治療

湿疹病変に対してはステロイド外用．潰瘍を形成した場合は洗浄や創傷被覆材などを用いることがあるが，薬剤による接触皮膚炎に注意を払う．また，本症の進展阻止や予防のために慢性静脈不全に対する治療が不可欠となる．弾性包帯や弾性靴下による圧迫を基本として，安静，下肢挙上，長時間の立ち仕事の回避につとめる．静脈瘤が高度である場合は外科的治療も考慮され，硬化療法，結紮術，静脈瘤抜去術などを行う．

7. 皮脂欠乏性湿疹　asteatotic eczema ★

加齢や入浴時の洗いすぎなどを背景に，皮脂や汗の分泌が減少した状態が乾皮症（asteatosis, xerosis．4 章 p.75 参照）である．皮膚バリア機能が低下しているため，外的刺激を受けやすい．その状態にさらに刺激性接触皮膚炎などが加わって湿疹化を生じた状態が本症である（図 7.16）．冬季など乾燥しやすい時期や環境の下で，とくに高齢者の下腿伸側で好発する（winter itch）．とくに日本人の多くの高齢者では，タオルで必要以上に皮膚をこすって洗う習慣をもつ場合があるため，外用薬を処方する前に，まず入浴時洗いすぎない，こすりすぎないという生活指導を行うことが重要である．乾皮症になる前に保湿剤を使用することが予防になる．湿疹が生じた場合はステロイド外用薬で湿疹を治療し，その後，保湿剤などでスキンケアを行う．

8. 汗疱，異汗性湿疹　pompholyx, dyshidrotic eczema

手掌・足底に限局して，急激な経過で直径 2 〜 5 mm 程度の小水疱が散在〜多発する（汗疱，図 7.17）．さらにそれが刺激性接触皮膚炎などを合併し，指側面や手背に拡大して瘙痒を伴

うことも多い（異汗性湿疹，図7.18）．通常は数週間で落屑となり治癒する．多汗症を合併することもあるが，水疱の発生部位および内容は汗腺とは通常一致しない．季節の変わり目ごとに再発する症例もある．多くは原因不明であるが，金属アレルギーとして生じることがある．

9. Wiskott-Aldrich 症候群
Wiskott-Aldrich syndrome

　易感染性，血小板減少，湿疹を3主徴とする．X連鎖劣性遺伝疾患．WASP遺伝子の異常による．皮膚病変として，湿疹性病変および点状出血・皮下出血が通常生後1か月以内に出現する．紫斑を伴う以外はアトピー性皮膚炎や脂漏性皮膚炎と同様である（図7.19）．紫斑は血小板減少による．また，母体由来の免疫グロブリンの減少に伴い，免疫不全に由来する感染症が繰り返される．皮疹に対してはアトピー性皮膚炎に準じた治療が行われる．根本的治療は造血幹細胞移植である．

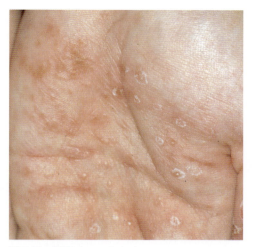

図 7.17　汗疱（pompholyx）
手掌に多発する小水疱．

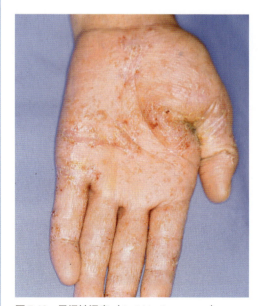

図 7.18　異汗性湿疹（dyshidrotic eczema）

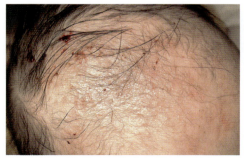

図 7.19　Wiskott-Aldrich 症候群（Wiskott-Aldrich syndrome）

8章 蕁麻疹・痒疹・皮膚瘙痒症
Urticaria, prurigo and pruritus

　蕁麻疹，痒疹，皮膚瘙痒症は，瘙痒を主体とする炎症性の皮膚疾患群であり，これらを便宜上1つの章にまとめて解説する．この疾患群の共通性は，臨床的な強い瘙痒だけであり，発症機序や臨床像，病理所見に共通性があるというわけではない．

蕁麻疹および血管性浮腫　urticaria and angioedema

1. 蕁麻疹　urticaria ★

Essence
- 瘙痒を伴う一過性，限局性の紅斑や膨疹．原因不明のことも多い．
- 症状が6週間未満で終息するものを急性蕁麻疹，それ以上のものを慢性蕁麻疹という．
- 血管透過性が亢進し，真皮上層に浮腫を形成．
- 物理性蕁麻疹では紅色皮膚描記症がみられる．
- 治療には抗ヒスタミン薬などを投与．

症状
　突然，境界明瞭な円形（楕円形）あるいは地図状のわずかに隆起した膨疹，発赤を生じ，激しい瘙痒を伴う（図 8.1，8.2）．膨疹は真皮上層の浮腫が本態であり，全身どこにでも発生するが，摩擦あるいは圧迫されやすい部位に生じる傾向にある．ときに皮膚のみならず粘膜にも生じ，咽頭部に生じた場合は嗄声や呼吸困難をきたす．個々の膨疹は通常数時間～24時間以内に消退するが，紅斑や軽度の浸潤局面が数日間持続する場合も珍しくない．

分類・病因
　肥満細胞からヒスタミンなどの化学伝達物質（chemical mediator）が何らかの機序により放出され，これが血管透過性を亢進させることで真皮上層に浮腫が生じたものである（図 8.3）．Ⅰ型アレルギーとして抗原特異的，ないし自己免疫性のIgEが関与する例もあるが，多くは原因が特定できない．そのため，発症している期間で分類する場合が多い．また，肥満細胞の活性化に関与しうる因子として，細菌感染，種々の全身性疾患，物理的刺激，食物，運動発汗，概日リズム，精神的スト

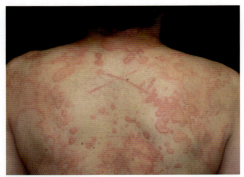
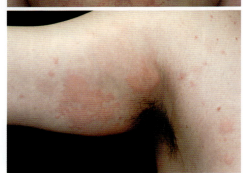

図 8.1　蕁麻疹（urticaria）の皮疹
皮膚よりわずかに隆起した瘙痒を伴う膨疹が特徴的．

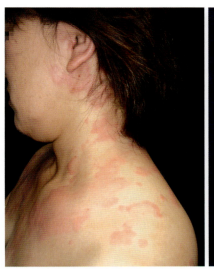 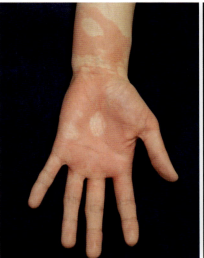 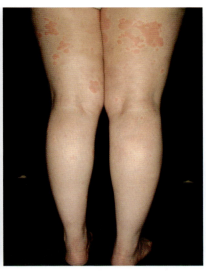

図 8.2　慢性蕁麻疹（chronic urticaria）

レス，薬剤などさまざまな要素が存在し，これらが直接の発症原因になることもあれば，増悪要因として複数が関与することも多く，原因の特定をさらに困難にしている．原因が明らかな場合は原因名を付して称される．

診断・検査

臨床所見から診断は容易である．問診の際，機械刺激や寒冷などが原因かどうかを聴取し，食物や薬剤の服用についても尋ねる．また，膠原病などの全身性疾患に合併して出現することがあるため，原疾患の検索や問診が必要となる．紅色皮膚描記症（dermographism：皮膚を先端の鈍なものでこすると赤くなる，図 8.4），必要に応じて，血清総 IgE 測定，特異的 IgE 検査（5 章 p.80 参照），皮内反応，内服誘発試験などの検査を行う．

治療

抗ヒスタミン薬の内服が第一選択である．外用薬は一般的に無効である．増悪要因がある場合は除去を指導する．重症例にはステロイドの内服，点滴を考慮する．アナフィラキシーショックへの移行に注意する．難治性の慢性蕁麻疹では抗 IgE 抗体のオマリズマブも有効である．

1）急性および慢性蕁麻疹
acute urticaria / chronic urticaria

ほとんどの蕁麻疹がこの範疇に属する．特定の原因が同定で

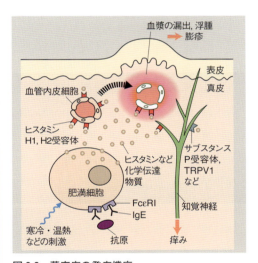

図 8.3　蕁麻疹の発症機序
肥満細胞からヒスタミンなどの化学伝達物質が放出され，血管透過性が増し真皮内に浮腫を生じる．

痒みのメカニズム MEMO

いわゆる「痒み」は，皮膚に伸びる求心性 C 線維神経の刺激が大脳皮質で認識されることで生じる．末梢性の痒みの要因としては，ドライスキンや掻破などの外的刺激があげられる．角化細胞および T 細胞から神経成長因子（NGF）や IL-31 などが分泌され，C 線維神経終末が表皮内に侵入して刺激を受けやすくなる．また，神経終末はヒスタミン H1 受容体やサブスタンス P 受容体，TRPV1 などを介して刺激される．一方，オピオイド μ 受容体は神経組織に分布しており，この刺激によっても中枢性に痒みが認識される．

MEMO

診断名としてのアレルギー

以下にあげる疾患は皮疹として蕁麻疹を呈するものの，診断名として「…アレルギー」という名称が使われることが多い．検査・治療は蕁麻疹に準じるが，重篤な呼吸器症状やアナフィラキシーショックの際にはエピネフリン投与や全身管理を要する．

◆ **食物アレルギー（food allergy）**
鶏卵，牛乳，小麦，そば粉，魚類，鶏肉，エビ，ピーナッツ，大豆，キウイ，パパイヤなどの食物あるいは添加物に含まれる抗原に対するアレルギー反応であり，主にⅠ型アレルギーが関与する．生後5か月以降で特異的IgE検査を行うことが参考になる．蕁麻疹など皮膚症状のほか，消化器症状（悪心，嘔吐，腹痛，下痢），呼吸器症状（気管支喘息，鼻汁分泌，声門浮腫），アナフィラキシーショックなどを生じうる．
最近注目されている食物アレルギーとして，α-gal アレルギー（獣肉やカレイ魚卵，セツキシマブに反応．マダニ刺症と関連）や納豆アレルギー（γ-ポリグルタミン酸，クラゲ刺症を契機とする場合がある）などがある．

◆ **ラテックスアレルギー（latex allergy）**
天然ゴム製品に含まれる Hev b 群蛋白に対するIgEが産生され，アレルギー性接触蕁麻疹を生じたもの．30〜50％の症例でバナナ，クリやアボカドなどの食物と交差反応を示し，これをラテックス-フルーツ症候群（latex-fruits syndrome）と呼ぶ*．接触直後より瘙痒を伴う紅斑や膨疹を生じ，除去により速やかに消退するが，パウダーを吸入した場合などではアナフィラキシーを生じうる．

◆ **昆虫アレルギー（insect allergy）**
ハチや蛾の毒に含まれるヒスタミン類や，昆虫由来物質に対するIgEが作用し，アレルギー性ないし非アレルギー性の機序で即時型反応を生じる．ハチや蚊に刺される，蛾の鱗粉やゴキブリの糞を吸入する，ノミやアリに咬まれることなどで生じる．症状としては気管支喘息や蕁麻疹が多いが，ハチ刺症などではアナフィラキシーショックで死亡することもある．また，開封したお好み焼き粉などにコナヒョウヒダニが繁殖し，それを調理して摂食するとアナフィラキシーを生じることもある．

◆ **職業アレルギー（occupational allergy）**
特定の職業従事者が長期間，特定の物質に曝露されることで生じる．農業，林業，美容師，建設加工，製材工場，医療従事者，そば職人などが知られている．本症はⅠ型アレルギーによる蕁麻疹や気管支喘息のほか，刺激性接触皮膚炎，アレルギー性接触皮膚炎も含まれる．光線過敏症をきたすこともある．ラテックスアレルギーも本症の一型である．

*食物アレルギーは主にⅠ型アレルギーが関与し，特定の食物が経口摂取されることで，特異的IgEが産生され感作および発症する．この従来の経腸感作によるものをクラス1食物アレルギーという．しかしながら，経口以外の経路によって感作され，幅広い食物に対して交差反応を示すタイプの食物アレルギー（クラス2食物アレルギー）の存在が明らかとなった．ラテックス-フルーツ症候群や，口腔アレルギー症候群（oral allergy syndrome；OAS）がその代表である．

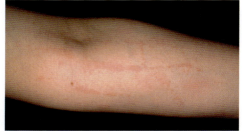
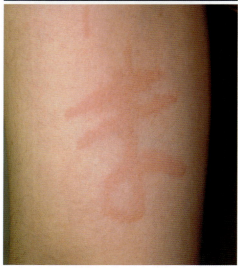

図 8.4　紅色皮膚描記症（dermographism）
人工的にこするなどの機械的刺激を与えた部に膨疹（蕁麻疹）を生じる．

きない，いわゆる"蕁麻疹"をさす．症状の継続期間によって区別し，6週間未満で終息するものを急性蕁麻疹とし，6週間以上にわたるものを慢性蕁麻疹という（日本のガイドラインでは4週間で区別する）．急性蕁麻疹においては，詳細な問診をとると感冒や上気道感染の既往が判明することが多く，発症契機の一つとして重要である．多くの急性蕁麻疹は数日から数週で終息するが，一部は慢性蕁麻疹に移行する．慢性蕁麻疹の多くは原因不明であり〔慢性特発性蕁麻疹（chronic spontaneous urticaria；CSU）〕，10年以上遷延することも珍しくない．

2）接触蕁麻疹　contact urticaria

皮膚あるいは粘膜に物質が接触して数分〜数十分後に蕁麻疹を生じるもの．アレルギー性接触蕁麻疹と非アレルギー性接触蕁麻疹とに分類される．前者の代表としてラテックスアレルギーが，後者は昆虫アレルギーなどがあげられる（MEMO参照）．

3）物理性蕁麻疹　physical urticaria

物理的刺激（擦過，寒冷，日光，温熱など）によって生じる蕁麻疹をいう．おのおのの特徴を表8.1に示す．機械性蕁麻疹（人工蕁麻疹）では紅色皮膚描記症（図8.4）が特徴．

表 8.1　物理性蕁麻疹の種類と特徴

名称	臨床的特徴	持続時間
機械性蕁麻疹（mechanical urticaria）〔人工蕁麻疹（factitious urticaria）〕	わずかな擦過を受けた部位に一致して膨疹が出現．皮膚描記症で著しい反応を示す	2時間以内
寒冷蕁麻疹（cold urticaria）	寒冷曝露部位に一致して出現する局所型と，全身の冷却により小膨疹が全身に出現する全身型がある	2時間以内
温熱蕁麻疹（heat urticaria）	温熱が加わった部位に一致して，通常数分以内に出現する	2時間以内
日光蕁麻疹（solar urticaria）	日光曝露部位に一致して出現する．13章参照	2時間以内
遅発性圧蕁麻疹（delayed pressure urticaria）	下着装着部位や雑巾絞り後の手掌など，圧の加わった部位に1〜12時間後に出現．痛みを伴うことも多い	数時間〜数日
水蕁麻疹（aquagenic urticaria）	水（海水が多い）に触れて数分で，局所に毛孔一致性の小膨疹が出現する	2時間以内

4）コリン性蕁麻疹　cholinergic urticaria

運動や入浴，緊張などで体温が上昇し，発汗を起こすような状態に至った際に，直径3〜5mm程度の小さな膨疹が出現する（**図8.5**）．発汗障害や後天性無汗症を伴うことがある．発汗をつかさどるアセチルコリンの関与が考えられているほか，自己汗成分に対するⅠ型アレルギーの関与も指摘されている．

2.　血管性浮腫　angioedema ★

同義語：Quincke浮腫（Quincke's edema），血管神経性浮腫（angioneurotic edema）

Essence
- 血管透過性亢進による浮腫．真皮下層〜皮下脂肪組織で生じた蕁麻疹．瘙痒は通常ない．
- 病因が非遺伝性と遺伝性に分けられる．
- 口唇，眼瞼に好発．
- 非遺伝性のものは蕁麻疹の治療に準拠．

症状

限局性の浮腫が突然生じ，通常2〜5日間持続する．大きさはさまざまで，ときに直径1〜10cm大を呈する．境界不明瞭で瘙痒は通常伴わず，むしろ灼熱感を訴えることが多い．蕁麻疹と同様どこにでも出現するが，眼瞼，口唇，舌，手足に生じやすい（**図8.6**）．通常の蕁麻疹を伴うこともある．ときに咽頭部，鼻腔粘膜，気管支粘膜，消化管粘膜などに浮腫を生じ，アナフィラキシーショックに陥ることがある．

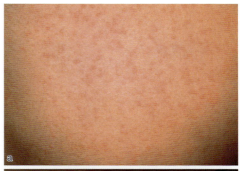
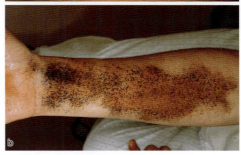

図 8.5　コリン性蕁麻疹（cholinergic urticaria）
a：数mm〜1cm大の軽度隆起性の膨疹を多発性に認める．b：発汗テストを行うと汗腺部に一致して皮疹とともに汗が出ていることが確認される．

MEMO　遺伝性血管性浮腫の分類
遺伝性血管性浮腫はさらに，C1-INH産生が低下するTypeⅠ（85%），異常C1-INHが過剰産生されるTypeⅡ（15%），血液凝固第Ⅻ因子遺伝子の異常によるTypeⅢ（まれ）に分類される．TypeⅢではC1-INH活性は正常である．

MEMO　好酸球増多を伴う血管性浮腫
近年，末梢血好酸球増多を伴い，主に下肢に血管性浮腫を繰り返す再発性好酸球性血管性浮腫（episodic angioedema associated with eosinophilia）が報告されている．ただし日本においては非再発性（nonepisodic angioedema associated with eosinophilia）が大部分であり，女性に好発する．

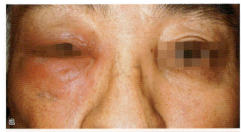
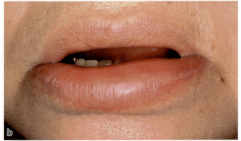
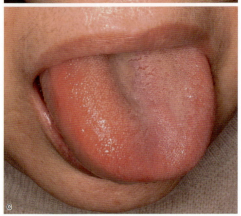

図 8.6　血管性浮腫（angioedema）
a：右眼瞼周囲に著明な腫脹を認める．b：下口唇の著明な浮腫．c：舌の右側に生じた血管浮腫．

分類・病因

真皮下層から皮下脂肪組織に存在する肥満細胞が放出するケミカルメディエーター，あるいは遺伝的要因によって，皮下脂肪組織の血管透過性が亢進して浮腫を生じる．病態としては深部に生じた蕁麻疹である．

遺伝性のものは遺伝性血管性浮腫（hereditary angioedema；HAE）と呼ばれ，10歳代から外傷や精神的ストレスなどさまざまな契機から血管性浮腫を繰り返す．多くは常染色体優性遺伝であるが日本では十数家系ときわめてまれである．C1 インアクチベーター（C1 esterase inhibitor；C1-INH）遺伝子の異常による．C1-INH の活性低下によりブラジキニンなどが増加し，血管透過性が亢進して浮腫が生じる．

非遺伝性のものは，特発性に深部に生じた蕁麻疹が大部分であるが，中年以降で繰り返す症例で C1-INH 活性が低下している場合があり，B 細胞リンパ腫などが背景に存在する可能性がある．また，ACE 阻害薬やプレガバリンなどによる薬剤性血管性浮腫もある．

診断

病歴および臨床像から容易である．HAE を疑う場合は C1-INH 活性や補体価（とくに C4, CH50）の低下が参考になる．

治療

特発性のものは蕁麻疹の治療に準じる．HAE，薬剤性など C1-INH 活性の低下によるものは発症機序が異なるため抗ヒスタミン薬は無効である．男性ホルモンやトラネキサム酸による発作予防や，急性発作時には新鮮凍結血漿やヒト由来 C1-INH 製剤を用いる．ブラジキニン受容体拮抗薬〔イカチバント（icatibant）〕やカリクレイン阻害薬〔エカランチド（ecallantide）〕の有効性が最近報告されている．

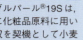

グルパール®19S
加水分解コムギの一種であるグルパール®19S は，かつて使用感を改善するために化粧品原料に用いられていたが，これの経皮吸収を契機として小麦による FDEIA が多発し，社会問題となった．

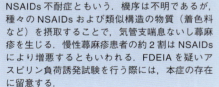

アスピリン不耐症（aspirin intolerance）
NSAIDs 不耐症ともいう．機序は不明であるが，種々の NSAIDs および類似構造の物質（着色料など）を摂取することで，気管支喘息ないし蕁麻疹を生じる．慢性蕁麻疹患者の約 2 割は NSAIDs により増悪するともいわれる．FDEIA を疑いアスピリン負荷誘発試験を行う際には，本症の存在に留意する．

3. 食物依存性運動誘発アナフィラキシー
food-dependent exercise-induced anaphylaxis；FDEIA

特定の食物を摂取した後，1～4時間以内にランニングなどの運動負荷がかかることにより，蕁麻疹やアナフィラキシーをきたす．アスピリン内服によりさらに症状が悪化する．日本では小麦中に含まれる ω-5-グリアジンによることが多く，エビ，カニ，イカ，カキ（貝），セロリなども原因となりうる．運動のみ，あるいは食物摂取のみでは発症しない．確定診断には誘発試験を行うが，アナフィラキシー発症に対応可能な態勢で行う必要がある．

▶蕁麻疹様血管炎→ 11 章 p.167 参照.

痒疹 prurigo

Essence
- 強い瘙痒を伴う，孤立性の丘疹や小結節をいう．
- 虫刺症や各種アレルギー，アトピー性皮膚炎などが誘因になる．
- 搔破などにより増悪し，難治性の結節を形成する．

症状・分類

蕁麻疹に類似した丘疹や，慢性に経過する小結節の像を呈する．強い瘙痒を伴い，搔破痕が認められることが多く，これを痒疹丘疹，痒疹結節という（図 8.7）．基本的に孤立性で，融合傾向を認めないことが特徴的である．また，湿疹・皮膚炎とは異なり，搔破などにより他の発疹へ移行しない．どの病型においても強い表皮肥厚と真皮上層の炎症性細胞浸潤が認められる（図 8.8）．臨床経過から大きく急性痒疹と慢性痒疹に分類され，それぞれの概略と類縁疾患について取り上げる．

病因

本態は真皮上層部での滲出液を伴う炎症反応（滲出性炎症）であり，浸潤細胞はリンパ球が主体である．何らかの刺激に対する皮膚の炎症反応によるものと考えられる．原因となる刺激は不明であることも多いが，虫刺症，物理的刺激，食物やヒスタミンなどの内因性物質があげられる．アトピー性皮膚炎を契機とすることもある．また，悪性リンパ腫（とくに Hodgkin リンパ腫）や白血病に伴って出現することもある．

1. 急性痒疹　acute prurigo

同義語：小児ストロフルス（strophulus infantum），丘疹状蕁麻疹（papular urticaria）

症状

蕁麻疹様の紅斑や膨疹が出現し，まもなく漿液性丘疹となる．激しい瘙痒を伴い，搔破によって二次感染を引き起こすこともある．数週間の経過で軽快する．皮疹は虫刺症としばしば区別不可能であるが，再燃を繰り返す点が異なる．

病因

虫刺症に対する過敏反応と考えられている．夏季に好発し5

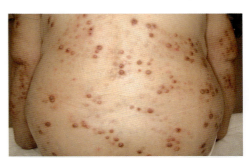
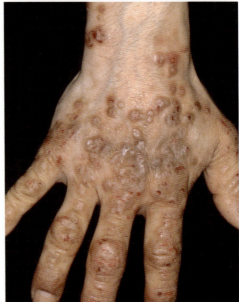
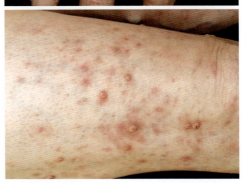

図 8.7　結節性痒疹（prurigo nodularis）
激しい瘙痒を伴う 5 mm〜2 cm 大までの小結節（痒疹結節）．搔破のあとが認められる．

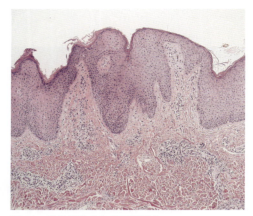

図 8.8　結節性痒疹の病理組織像
表皮肥厚ならびに真皮上層の炎症性細胞浸潤が認められる．掻破により表皮肥厚がさらに強くなっていく．

歳未満の幼小児にみられやすい．

治療・予後

ステロイド外用薬および抗ヒスタミン薬．二次感染に注意する．好発年齢を過ぎると症状が出なくなる．

2.　慢性痒疹　chronic prurigo　★

同義語・分類

慢性痒疹は，さらに多形慢性痒疹（prurigo chronica multiformis）と結節性痒疹（prurigo nodularis）に分類される．前者は比較的小さな丘疹と苔癬化局面を形成する傾向にあり，後者は孤立性に硬い5mm～2cm大までの結節が散在する．

症状

多形慢性痒疹は高齢者において，側腹部や腰殿部に好発する（**図 8.9**）．充実性の赤褐色の痒疹丘疹が多発し，一部は拡大して褐色の苔癬化局面を形成する．激しい瘙痒のために掻破されて滲出液や痂皮などの二次性変化が加わる．再発や寛解を繰り返し，年余にわたりきわめて慢性に経過する．

結節性痒疹は青年期以降の女性に好発する（**図 8.7**）．虫刺症様の丘疹が四肢に出現し，これが掻破されてびらんや痂皮を形成し，次第に暗褐色の硬い結節へと変化する．個々の皮疹は孤立性であり，融合して局面を形成することはない．年余にわたって存続する．

治療

ステロイド外用薬の単純塗布あるいは ODT を行う．亜鉛華軟膏シートの重層貼布も有効である．抗ヒスタミン薬の内服を行う．全身に病変が存在する場合は光線療法も行われる．重症例に対してはステロイドやシクロスポリンの内服を短期間行う

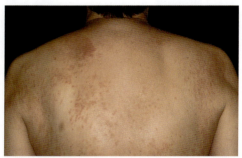
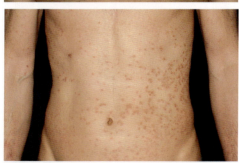
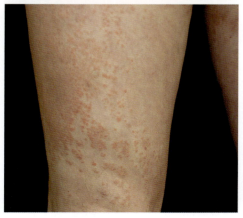

図 8.9　多形慢性痒疹（prurigo chronica multiformis）

> **妊娠時にみられる皮膚疾患**　MEMO
> **多形妊娠疹**（p.137）：初回妊娠の後期に腹部・四肢に瘙痒を伴う小丘疹・紅斑．
> **妊娠性痒疹**（p.137）：2回目以降の妊娠の初期に四肢に出現しやすい結節性痒疹．
> **妊娠性類天疱瘡**（14章 p.258 参照）：妊婦に生じる水疱性類天疱瘡と考えられている．
> **疱疹状膿痂疹**：妊婦に生じる膿疱性乾癬（15章 p.287 参照）．
> **妊娠性肝内胆汁うっ滞症**：突然掌蹠に強い瘙痒を生じ，全身に拡大する．黄疸を伴うことがある．

こともある．難治性の結節性痒疹に対してはステロイド局注や凍結療法も行われる．

3. 妊娠性痒疹
prurigo of pnegnancy, prurigo gestationis

妊娠初期(3〜4か月)に四肢伸側および体幹に生じる痒疹で，出産後に軽快する．多くは2回目以降の妊娠で生じ，妊娠ごとに発症する傾向にある．多形妊娠疹（次項）との異同が問題となっているが，妊娠性痒疹は妊娠初期に，多形妊娠疹は妊娠後期に生じる．

4. 多形妊娠疹
polymorphic eruption of pregnancy；PEP

同義語：pruritic urticarial papules and plaques of pregnancy；PUPPP

初回妊娠でとくに双胎の場合にみられやすいとされる．妊娠後期に強い瘙痒を伴う小丘疹・紅斑が妊娠線部位に出現し，次第に体幹・四肢に拡大するが臍は侵されない（**図 8.10**）．一般的に出産後数日以内に消退する．妊娠性痒疹（前項）の遅発型と解されることもある．

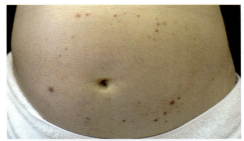
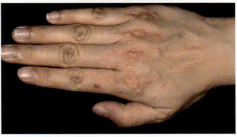

図 8.10　多形妊娠疹（polymorphic eruption of pregnancy）

5. 色素性痒疹（長島）
prurigo pigmentosa

同義語：Nagashima's disease

瘙痒の強い蕁麻疹様紅斑として出現し，痒疹様の紅色丘疹を反復して治癒後に粗大な網目状の色素沈着を残す（**図 8.11**）．思春期女子の背部や項部，上胸部に好発する原因不明の疾患であるが，急激なダイエットが契機になる場合がある．ミノサイクリン，DDSが有効．

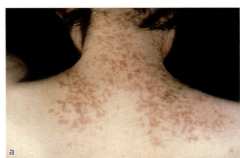
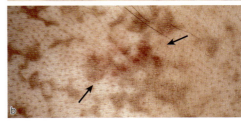

図 8.11　色素性痒疹（prurigo pigmentosa）
a：20歳代女性，項部．新鮮な紅色皮疹と陳旧性の網目状の色素沈着の混在が著明．b：網目状の色素沈着部の中央部に紅色の新鮮な皮疹の再燃（矢印）が認められる．

皮膚瘙痒症　pruritus cutaneus

Essence
- 明らかな皮疹がないにもかかわらず，強い瘙痒を呈する．
- ドライスキンを伴うことが多い．
- 搔破によって二次的に皮疹や苔癬化，色素沈着などを生じる．

表 8.2 皮膚瘙痒症を生じうる疾患

汎発性		
内臓疾患		
	内分泌障害	糖尿病，尿崩症，甲状腺機能異常，副甲状腺機能障害，カルチノイド症候群
	肝障害	肝炎，肝硬変，胆道閉塞性疾患
	腎障害	慢性腎不全，尿毒症，血液透析など
	血液疾患	真性多血症，鉄欠乏性貧血
	悪性腫瘍	内臓悪性腫瘍，多発性骨髄腫，悪性リンパ腫（とくに Hodgkin リンパ腫，菌状息肉症），慢性白血病
	寄生虫疾患	回虫症，鉤虫症
	神経疾患	多発性硬化症，脊髄癆など
環境因子		機械的刺激，湿度，食事
薬剤		コカイン，モルヒネ，薬剤過敏症，ブレオマイシン
食品		魚介類（サバ，マグロ，イカ，エビ，アサリなど），豚肉，ソバ，野菜類（サトイモ，タケノコ，ナスなど），ワイン，ビール，イチゴ，チョコレートなど
妊娠		妊娠後期
心因性		幻覚，神経症，ストレス
ドライスキン		老人性皮膚瘙痒症
限局性		
外陰部		排尿障害，腟トリコモナス症など
肛囲		便秘，下痢，脱肛，痔など
背部		背部錯感覚症（notalgia paresthetica）

（宮地良樹．皮膚科ミニマム．文光堂；2000 を参考に作表）

- 抗ヒスタミン薬，心理的アプローチなどが有効．

症状・分類

症状の出現する範囲によって，汎発性と限局性に分類される．

病因

肝機能障害，腎機能障害など種々の疾患を背景に生じうる（表 8.2）．掻破によって，二次的に湿疹性病変や苔癬化，色素沈着などを認める．また，ドライスキンを伴い冬季の就寝時などに増悪しやすい．

診断・鑑別診断

種々の疾患を背景に発症するため，診断に際しては血液検査など全身検索が必要となる．外陰部に生じた場合はケジラミ症や蟯虫症，性器カンジダ症などを否定しておく．

治療

原疾患が存在する場合はその治療を行う．抗ヒスタミン薬や保湿剤，UVB 照射などが行われる．精神的要因も大きいため，十分な傾聴と必要に応じて抗不安薬などを用いる．ステロイド外用薬は二次的皮疹には効果があるが，皮膚瘙痒症自体には効果がない．また，誘因の除去（酒，コーヒー，香辛料の禁止，入浴して清潔を保つ，木綿衣服の着用，乾燥を避けるなど）も重要である．近年，瘙痒メカニズムにオピオイドが関与していることが判明した．κオピオイド受容体作動薬のナルフラフィンが血液透析患者の皮膚瘙痒症に用いられる．

1. 汎発性皮膚瘙痒症　generalized pruritus ★

全身に瘙痒が現れるものである．表 8.2 のように各種疾患に関連することが多い．とくに，血液透析患者の 80％で汎発性皮膚瘙痒症を認める．モルヒネなどのオピオイド類も皮膚瘙痒症を生じやすい．また，ドライスキンや精神的ストレスなどを背景として，高齢者では特別の疾患なく瘙痒を訴える場合がある（老人性皮膚瘙痒症）．

2. 限局性皮膚瘙痒症　localized pruritus

肛門瘙痒症（perianal itching）が最も多く，青壮年男性に好発する．排尿障害，便秘，下痢，痔，脱肛などが原因の場合がある．女性では大・小陰唇などに好発する．

Erythema and erythroderma

9章 紅斑・紅皮症

紅斑をきたす疾患は多岐にわたる．紅斑は真皮乳頭および乳頭下層での血管拡張，充血により生じる紅色の斑であり，ガラス板による圧迫で色調が消退するものと定義される．したがって，蕁麻疹や乾癬，感染症，悪性リンパ腫なども紅斑を呈しうる疾患である．本章では，狭義の意味での紅斑を主症状とする疾患，および紅斑が拡大し，全身に潮紅や落屑をきたす紅皮症について解説する．

紅斑 erythema

A. いわゆる紅斑 erythema dominated disorders

1. 多形紅斑 erythema multiforme；EM ★

同義語：多形滲出性紅斑（erythema exsudativum multiforme；EEM）

Essence
- やや隆起する特徴的な環状浮腫性紅斑が，手背や四肢伸側などに対称性に多発する．若年，中年に多い．
- 感染症（とくに単純疱疹やマイコプラズマ肺炎）や薬剤に対するアレルギー反応が主な病因である．
- Stevens-Johnson 症候群や TEN に発展する症例もある．
- ステロイド外用および内服により改善するが再発も多い．

分類

主に皮膚のみに病変が限定するものと，発熱を伴い粘膜病変を有するものとに大別される．前者を EM minor，後者を EM major と呼ぶ．

症状

多くの場合，四肢伸側の関節部（手背，足背，肘，膝など）に対称性に生じる．紅色丘疹ではじまり，遠心性に拡大して直径 6～20 mm ほどの類円形～不整形の境界明瞭な紅斑となる（図 9.1）．典型的な個疹では，紅斑の中心に陥凹や発赤の増強がみられ，特徴的な標的状病変（target lesion）ないし虹彩状（iris formation）の外観を呈する．皮疹は数日にわたって生じ，新旧が混在し多形を呈する．皮疹が融合して地図状となることもある．炎症が強い場合は水疱形成をみることもある．瘙痒の程度は症例によりさまざまである．

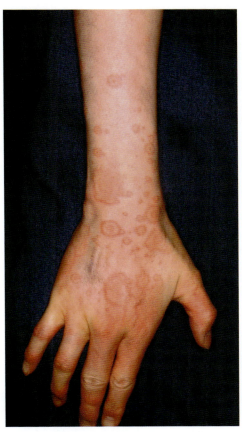

図 9.1① 多形紅斑（erythema multiforme）
手背から前腕伸側にかけて生じたもの．紅斑の中心は陥凹して特徴的な標的状あるいは虹彩状の外観を呈している．一部の皮疹は拡大し融合している．

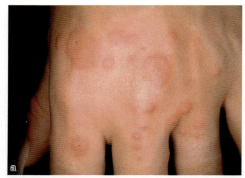
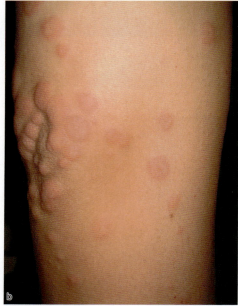

図9.1② 多形紅斑（erythema multiforme）
a：手背．b：肘部．5 mm〜2 cm 大までの浮腫性の境界明瞭な滲出性紅斑．一部では中心部が陥凹している．

若年〜中年の女性に好発し，春〜夏季に多い．発熱や咽頭痛などの感冒様症状や感染症が先行することがある．とくに単純ヘルペスウイルスが原因とみなされる例では，単純疱疹の発症後1〜3週間経過して本症を生じる場合が多い〔単純疱疹後多形紅斑（postherpetic EM）〕．

病因

表9.1 に示すように，感染症や薬剤など多くのものが病因となる．本症の血中や組織中に免疫複合体がみられることから，病因として単純ヘルペスウイルス抗原などに対するⅢ型アレルギーが想定されている．また，病理組織学的にリンパ球の浸潤や角化細胞の HLA-DR 抗原や ICAM-1 の発現がみられており，接触皮膚炎症候群（7章 p.117 参照）でも多形紅斑を認めることから，Ⅳ型アレルギーの関与も考えられる．

病理所見

初期は表皮真皮接合部へのリンパ球浸潤と基底細胞の液状変性を認める．進行すると表皮内へリンパ球が浸潤し，異常角化や表皮下水疱などを呈する．とくに，異常角化細胞に数個のリンパ球が接着する状態を衛星細胞壊死（satellite cell necrosis）という．

検査所見

炎症を反映して CRP 陽性，赤沈亢進がみられる．原因によっては，単純ヘルペスウイルス抗体価，マイコプラズマ抗体価，ASO 値などの上昇を認める．細菌感染が関与する場合は好中球増多となる．

診断・鑑別診断

診断は皮疹の性状および分布から比較的容易である．感染症などの既往を，問診を行って聴取する．薬剤の関与が疑われる

表9.1 多形紅斑の原因

原因	詳細
感染症	ウイルス（単純ヘルペスウイルスなど），細菌（レンサ球菌，マイコプラズマ，非結核性抗酸菌など），白癬，クラミジア，リケッチアなど
薬剤アレルギー	抗菌薬，NSAIDs，抗けいれん薬，抗悪性腫瘍薬などによる．10章も参照
膠原病，アレルギー性疾患	昆虫アレルギー，膠原病（とくにSLE），サルコイドーシス，Crohn病など
その他の原因	寒冷刺激，造血器腫瘍など

表9.2 多形紅斑との鑑別疾患

疾患	鑑別点
蕁麻疹様血管炎	痒みがあり紫斑・色素沈着を残す
全身性接触皮膚炎	多形紅斑ないし多形紅斑様の湿疹性病変が全身に生じる
蕁麻疹	痒みが強く，個々の皮疹は 24 時間以内に消退．皮膚描記法で発赤と膨疹を生じる
SLE	他臓器症状，自己抗体の有無などで鑑別．
水疱性類天疱瘡	初期では多形紅斑様の皮疹を生じうる．CLEIA/ELISA や蛍光抗体法で自己抗体を確認

場合は薬剤リンパ球刺激試験（DLST）やパッチテストを考慮する（5章参照）．本症の鑑別診断は，**表9.2**を参照のこと．

EM majorはStevens-Johnson症候群との鑑別が問題になるが，粘膜症状や表皮の壊死性変化が少なく，重症感に乏しい．

治療・予後

病因を解明することが，再発を防ぐ意味からも重要である．感染症が原因である場合はその治療を行う．皮疹に対してはステロイド外用，抗ヒスタミン薬内服などを行う．粘膜疹が出現した場合はStevens-Johnson症候群への移行に注意し，早期のステロイド全身投与を検討する．本症は2〜4週間で自然治癒するが，とくに単純ヘルペスウイルスが原因である場合は再発を繰り返すことがある．単純疱疹の予防的内服療法も考慮する．

2. Stevens-Johnson症候群
Stevens-Johnson syndrome；SJS

同義語：粘膜皮膚眼症候群（mucocutaneous ocular syndrome）

Essence
- 多形紅斑に加え，粘膜，眼病変を有し，発熱や関節痛など全身症状を伴う．
- TENに発展する場合がある．
- 病期と症状にあわせ，ステロイドの全身投与，ときにステロイドパルス療法．症状に応じた全身管理を行う．

定義

多形紅斑が広範に出現し，眼や粘膜病変，および全身症状を伴うものをいう．原因の多くは薬剤であり，年間100万人あたり1〜10人の発症がある．TENへ発展することもある（10章 p.155参照）．

症状

高熱，全身倦怠感，関節痛，筋肉痛，胸痛，胃腸障害などの全身症状とともに，急速に多形紅斑が出現する（**図9.2**）．多形紅斑は水疱や出血を伴うことが多く，典型的な標的状病変とは異なる（flat atypical target lesion）．一部ではびらんを形成する．四肢伸側のみならず，顔面や体幹など全身皮膚に生じる．粘膜および皮膚粘膜移行部の病変も強く，眼瞼周囲や口腔・口囲，外陰部に発赤やびらんを生じ，膿汁や血痂を伴う．疼痛が強く，摂食障害や排泄障害をきたすことがある．肝・腎機能障害を伴うこともある．また，眼では結膜炎や角結膜上皮欠損，

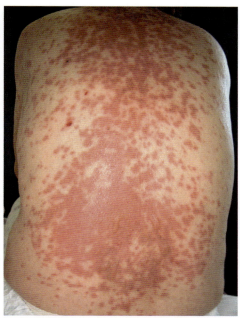
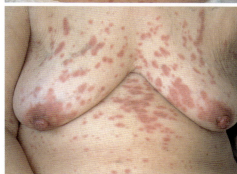

図9.2① Stevens-Johnson症候群（Stevens-Johnson syndrome）
多形紅斑が急速に全身に広がり，背部では融合して局面を呈している．辺縁部の出現早期の個疹は多形紅斑の特徴を有していることが特徴的である．

9章 紅斑・紅皮症

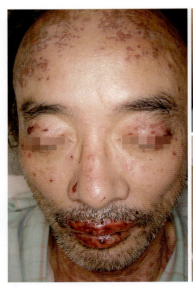
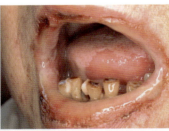
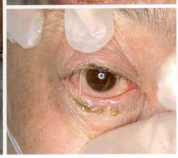
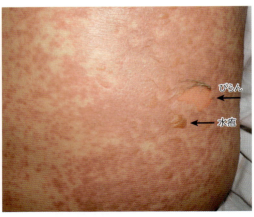

図 9.2② Stevens-Johnson 症候群 (Stevens-Johnson syndrome)
一部にびらん，水疱形成を認める（矢印）．

偽膜形成，角膜混濁などをきたし，治癒後も失明など重い後遺症を残すことがあるため専門医との連携が重要である．

病理所見

多形紅斑（前項）を参照．角化細胞の壊死や個細胞角化（衛星細胞壊死）を認め，基底部の液状変性や真皮浮腫も観察される．

診断・鑑別診断

皮膚粘膜移行部のびらん，全身の紅斑，水疱，びらんや全身症状に加え，皮膚の迅速病理検査で表皮の壊死性変化が認められれば Stevens-Johnson 症候群の診断は可能である．診断基準を表 9.3 に示す．原因を明らかにするため，薬剤内服の有無を詳細に聴取する．また，単純ヘルペスウイルスおよびマイコプラズマ抗体価を測定し，咽頭培養や胸部 X 線写真を撮影する．急激に病変が拡大した場合は TEN に移行したと考える（10 章 p.155 参照）．

治療

早期診断および早期治療が予後の改善につながるため，診断されたら直ちに入院してステロイド全身投与（内服，静脈投与あるいはステロイドパルス療法）を行う．眼科へのコンサルトも必須である．原因に薬剤が疑われた場合は，直ちに中止・変更して薬剤リンパ球刺激試験（DLST，5 章 p.83 参照）の実施を考慮する．皮膚のびらんに対しては熱傷の治療に準じ，外用薬や補液などの全身管理を行う．

表 9.3 Stevens-Johnson 症候群の診断基準（2016）

主要所見（必須）
1. 皮膚粘膜移行部（眼，口唇，外陰部など）の広範囲で重篤な粘膜病変（出血・血痂を伴うびらん等）がみられる．
2. 皮膚の汎発性の紅斑に伴って表皮の壊死性障害に基づくびらん・水疱を認め，軽快後には痂皮，膜様落屑がみられる．その面積は体表面積の 10％ 未満である．但し，外力を加えると表皮が容易に剥離すると思われる部位はこの面積に含まれる．
3. 発熱がある．
4. 病理組織学的に表皮の壊死性変化を認める *．
5. 多形紅斑重症型（erythema multiforme [EM] major）** を除外できる．

副所見
1. 紅斑は顔面，頸部，体幹優位に全身性に分布する．紅斑は隆起せず，中央が暗紅色の flat atypical targets を示し，融合傾向を認める．
2. 皮膚粘膜移行部の粘膜病変を伴う．眼病変では偽膜形成と眼表面上皮欠損のどちらかあるいは両方を伴う両眼性の急性結膜炎がみられる．
3. 全身症状として他覚的に重症感，自覚的には倦怠感を伴う．口腔内の疼痛や咽頭痛のため，種々の程度に摂食障害を伴う．
4. 自己免疫性水疱症を除外できる．

診断
副所見を十分考慮の上，主要所見 5 項目を全て満たす場合，SJS と診断する．初期のみの評価ではなく全経過の評価により診断する．

＜参考＞
1) 多形紅斑重症型との鑑別は主要所見 1～5 に加え，重症感・倦怠感，治療への反応，病理組織所見における表皮の壊死性変化の程度などを加味して総合的に判断する．
2) * 病理組織学的に完成した病像では表皮の全層性壊死を呈するが，少なくとも 200 倍視野で 10 個以上の表皮細胞（壊）死を確認することが望ましい．
3) ** 多形紅斑重症型（erythema multiforme [EM] major）とは比較的軽度の粘膜病変を伴う多形紅斑をいう．皮疹は四肢優位に分布し，全身症状としてしばしば発熱を伴うが，重症感は乏しい．SJS とは別疾患である．
4) まれに，粘膜病変のみを呈する SJS もある．

（重症多形滲出性紅斑ガイドライン作成委員会．重症多形滲出性紅斑　スティーヴンス・ジョンソン症候群・中毒性表皮壊死症診療ガイドライン．日皮会誌 2016; 126（9）: 1637 から引用）

予後

適切な治療を行わないと TEN に発展することがあるほか，肺炎や腎不全などにより死亡することもある．重症例では，角膜混濁や結膜瘢着が後遺症として残ることが多い．

3. Sweet 症候群　Sweet's syndrome ★

同義語：急性熱性好中球性皮膚症（acute febrile neutrophilic dermatosis），Sweet 病（Sweet's disease）

Essence
- 顔面や関節部に出現する，疼痛を伴う隆起性の紅斑．
- 発熱，好中球増多，関節痛を伴う．
- 病理組織学的に真皮に密な好中球浸潤を認める．血管炎はない．
- 骨髄異形成症候群，白血病などの造血器腫瘍に合併しやすい．
- 治療は NSAIDs，コルヒチン，ヨウ化カリウム，ステロイド内服が有効．

好中球性皮膚症（neutrophilic dermatosis）

好中球が無菌性に皮膚へ浸潤して形成した皮膚病変を，まとめて好中球性皮膚症という．代表的なものに Sweet 症候群や壊疽性膿皮症（11 章 p.176）などがあげられる．関節リウマチや SLE を背景として好中球が真皮へ浸潤し，紅斑や局面を形成することもある．自己炎症性疾患（12 章 p.217）と重なる部分も多い．

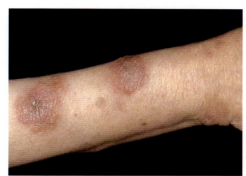
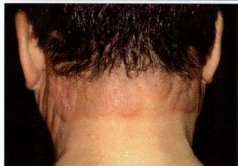
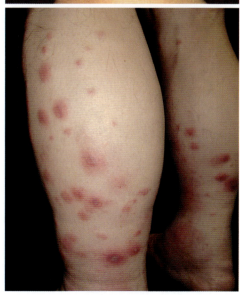

図 9.3　Sweet 症候群（Sweet's syndrome）

9章 紅斑・紅皮症

表9.4 Sweet症候群を合併しやすい疾患

分類	詳細
血液疾患	骨髄異形成症候群，急性骨髄性白血病，骨髄線維症など
自己免疫疾患	Sjögren症候群，関節リウマチ，SLE，潰瘍性大腸炎など
その他	内臓悪性腫瘍，壊疽性膿皮症など

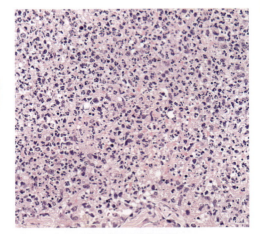

図9.4 Sweet症候群の病理組織像
真皮全層で多数の好中球の浸潤を認める．しかし，明らかな血管炎の所見を欠いている．

> **MEMO 紙幣状皮膚（paper money skin）**
> 上腕伸側に好発する．細かい線状の毛細血管拡張である．海外の紙幣にすき込まれた糸くずを思わせることから紙幣状皮膚と呼ばれる．高エストロゲン血症による毛細血管拡張と考えられており，手掌紅斑と同じように，肝硬変や甲状腺機能亢進症を背景に生じることがある．

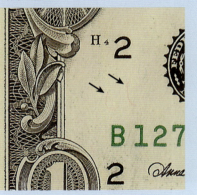

症状

中年の顔面や項頸部，前腕，手背に好発する．感冒や上気道炎などの前駆症状の数日～4週後に，突然40℃前後の高熱とともに10～25 mm程度の境界明瞭な有痛性の鮮紅色～暗紅色の浮腫性紅斑が多発する（図9.3）．表面は粗大な顆粒状の外観を呈し，周囲に小水疱や膿疱を認めることもある．中央がくぼんで環状（辺縁隆起性）を呈したり，まれに潰瘍を形成したりすることもある．下腿に生じると結節性紅斑に類似する．下腿に皮疹を呈し，口腔内アフタを伴った場合はBehçet病（11章 p.174参照）との鑑別が重要になる．

病因

レンサ球菌などに対する過敏反応が生じ，顆粒球コロニー刺激因子（G-CSF）やIL-6の関与のもと好中球が活性化されて発症すると考えられているが，病因は明らかとなっていない．

合併症

本症は種々の疾患を背景に生じうることが知られており，とくに血液疾患（骨髄異形成症候群や急性骨髄性白血病など）は悪性腫瘍合併例の80％以上を占める．その他の内臓悪性腫瘍，膠原病など（表9.4）も報告されている．また，G-CSF製剤投与を契機として本症を発症することもある．

病理所見

真皮上層から中層の血管周囲に好中球が稠密に浸潤する（図9.4）．表皮の変化や血管炎（フィブリノイド変性）はない．慢性化すると，好中球に代わってリンパ球浸潤を認める．

検査所見・診断

著しい白血球増多（とくに好中球増多）を認め，炎症所見を反映して赤沈亢進，CRP高値を呈する．レンサ球菌が関与する場合はASOが高値になることもある．各種疾患を背景として発症しうるため，血液疾患や内臓悪性腫瘍，自己免疫疾患の検索が必要となる．

治療

NSAIDs，ヨウ化カリウム，コルヒチンの内服．ステロイド内服は劇的に回復させるが，基礎疾患を隠蔽することがあるため重症例に対してのみ投与する．抗菌薬は無効である．

4. 手掌紅斑　palmar erythema ★

さまざまな原因によって生じる手掌(場合によっては足底も)のびまん性紅斑である．血中エストロゲン上昇（とくに妊娠や肝機能障害）に関連して生じることが多い．膠原病（SLE，皮膚筋炎，関節リウマチなど）や慢性肺疾患などでもみられる．まれに健常人においても生じる．

5. 新生児中毒性紅斑　toxic erythema of the newborn, erythema toxicum neonatorum

正常な新生児の約半数に生じる．紅斑および直径 1 〜 2 mm の小膿疱が散在ないし多発する（**図 9.5**）．病理組織学的には好酸球の著明な表皮内，真皮上層への浸潤をみる．数日〜数週間以内に自然消退する．

▶ 結節性紅斑→ 18 章 p.354 参照．
▶ 硬結性紅斑→ 18 章 p.355 参照．

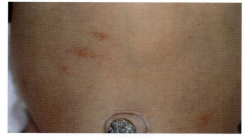

図 9.5　新生児中毒性紅斑（toxic erythema of the newborn）

B. 環状紅斑　annular erythema

小紅斑として初発し，遠心性に拡大する一方で中心部が消退し，その結果，環状の紅斑を形成する．このような皮疹の出現が主体の疾患の総称である．環状を呈する他の疾患（乾癬，蕁麻疹，体部白癬など）の場合は環状紅斑とはいわない．感染症や内臓悪性腫瘍，膠原病，薬剤などを背景として発症することがある．原疾患や臨床像の違いにより，**表 9.5** のように分類されている．膠原病を背景とする環状紅斑は 12 章を参照．

表 9.5　環状紅斑の分類

遠心性環状紅斑（erythema annulare centrifugum）
感染症に伴う環状紅斑
・慢性遊走性紅斑（erythema chronicum migrans）
・リウマチ性環状紅斑（erythema annulare rheumaticum）
膠原病を背景とする環状紅斑
・Sjögren 症候群（p.211 参照）
・新生児エリテマトーデス（p.199 参照）
・亜急性皮膚エリテマトーデス（SCLE）（p.198 参照）
悪性腫瘍に伴う環状紅斑
・匐行性迂回状紅斑（erythema gyratum repens）
・壊死性遊走性紅斑（necrolytic migratory erythema）

1. 遠心性環状紅斑
erythema annulare centrifugum；EAC ★

同義語：Darier 遠心性環状紅斑

症状

壮年の男女に好発する．体幹部や四肢の中枢側に，直径 2 cm 大くらいの浸潤を伴う浮腫性紅斑が生じ，次第に周囲へ遠心性に拡大する．中心部は退色し，辺縁は堤防状に隆起し，輪状ないし不規則な環状紅斑となる（**図 9.6**）．辺縁にわずかな鱗屑を付着することもある．皮疹は多発，融合して連圏状あるいは地図状となることもある．拡大は 2 週間前後続き，数週

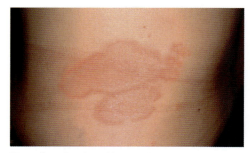

図 9.6①　遠心性環状紅斑（erythema annulare centrifugum）

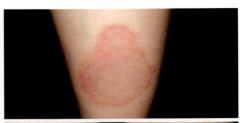
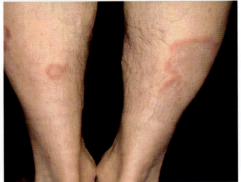

図9.6② 遠心性環状紅斑（erythema annulare centrifugum）

～数か月で軽度の色素沈着を残して治癒する．瘙痒などの自覚症状は通常なく，年余にわたって再発を繰り返すことも珍しくない．

病因

原因不明．一部の症例では慢性感染病巣（扁桃炎，齲歯など）や内臓悪性腫瘍が関与することもある．

病理所見

真皮全層の血管周囲に，coat-sleeve状と表現される密なリンパ球細胞浸潤を認める．

治療

ステロイド外用や抗ヒスタミン薬内服を行う．原因疾患が推定できるときは，その治療を行う．

2. 匐行性迂回状紅斑　erythema gyratum repens

体幹および四肢に生じる規則正しい縞模様～木目状の環状紅斑で，急速に広がり痒みが強い（図9.7）．80％以上の症例で肺癌などの内臓悪性腫瘍が発見されるが，他の疾患（SLEや乾癬など），あるいは基礎疾患なく生じることもある．内臓悪性腫瘍の治療により速やかに消退する．

3. 壊死性遊走性紅斑　necrolytic migratory erythema

グルカゴノーマ（グルカゴン産生膵内分泌腫瘍）に伴う皮膚症状．辺縁に水疱，びらん，痂皮や膿疱を伴い，中央に色素沈着を残して環状または地図状に拡大する．数週間の経過で増悪と軽快を繰り返す．殿部，下肢，顔面に好発し，亜鉛欠乏症候群（17章 p.323 参照）に類似することがある．舌炎や口角炎を伴うことも多く，皮疹と同様の機序で生じるとされる．

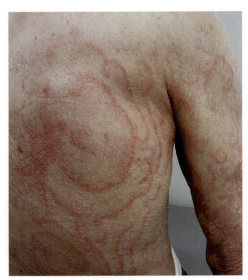

図9.7 匐行性迂回状紅斑（erythema gyratum repens）

> **MEMO**
> **デルマドローム**
> (dermadrome, skin manifestations of internal disorders)
> 悪性腫瘍などの皮膚以外の疾患が，関連する皮膚病変を契機として発見されることがある．このような時の皮膚病変をデルマドロームという．匐行性迂回状紅斑や皮膚筋炎，壊疽性膿皮症などが該当し，広く用いられる用語であるが，曖昧な概念であることに留意する必要がある．

4. リウマチ性環状紅斑　erythema annulare rheumaticum

同義語：erythema marginatum（rheumatica）

症状・病因

レンサ球菌感染症であるリウマチ熱（rheumatic fever）の初期に生じる環状紅斑で，約5～30％の症例で出現する．主

として体幹に小紅斑ないし丘疹として初発，数時間で周辺へ向かって拡大し，不規則で辺縁がわずかに隆起した環状紅斑となる．数時間から2～3日で消失するが次々と新生し，皮疹が移動するようにみえることもある．数週にわたり出没を繰り返す．臨床的に蕁麻疹と類似することがあるが，本症では瘙痒はない．

治療・予後

リウマチ熱の治療（抗菌薬および全身管理）に準じる．皮疹そのものは自然に消失する．リウマチ熱の症状，とくに心病変の経過が全身予後に大きく影響する．

▶ **慢性遊走性紅斑** → 28章 p.568 参照．

紅皮症　erythroderma

同義語：剥脱性皮膚炎（exfoliative dermatitis）

Essence

- 全身皮膚の90％以上がびまん性に潮紅し，粃糠様，落葉状の落屑が持続する状態．
- 紅皮症をきたす疾患は多岐にわたり，原疾患の同定が重要である．

症状・病因

紅斑が体表面積の90％以上に広がり，全身の潮紅や落屑をきたす状態をいう．疾患というよりも一つの病態をさす症候名である．何らかの原疾患が存在し，それが全身へ拡大したものである（**表9.6**，**図9.8**）．詳細な視診や問診により原疾患の推測が可能な場合もあるが，判明しない場合も多い．掌蹠においては皮膚肥厚や角層の亀裂がみられることがある．症状が持続すると頭髪や体毛が抜けるようになり，爪の変形脱落をきたす．慢性化すると皮膚の光沢や色素沈着を認める．皮膚発赤による血流量増加や乏汗，二次感染などが原因となって，悪寒，発熱や脱水，頻脈，リンパ節腫脹などをきたすこともある．

病理所見

紅皮症自体に特徴的な所見は存在しない．原疾患の病理所見を得られることもあるため，必要に応じて繰り返し皮膚生検を行う．

検査所見

各種検査所見を参考にして原疾患の推定を行う（**表9.7**）．

表9.6　紅皮症の原因となりうる疾患

非腫瘍性疾患	
・湿疹・アトピー性皮膚炎	・Duhring 疱疹状皮膚炎
・薬疹（DIHS など）	・Hailey-Hailey 病
・乾癬	・SLE
・多形紅斑	・皮膚筋炎
・ウイルス感染症（麻疹，風疹）	・サルコイドーシス
	・皮膚真菌症
・毛孔性紅色粃糠疹	・疥癬
・扁平苔癬	・ブドウ球菌性熱傷様皮膚症候群
・反応性関節炎	
・先天性魚鱗癬	・丘疹紅皮症（太藤）
・先天性魚鱗癬症候群	・GVHD
・水疱性類天疱瘡	・HIV 感染症
・天疱瘡	
腫瘍性疾患	
菌状息肉症	
Sézary 症候群	
成人T細胞白血病/リンパ腫	
白血病（慢性リンパ性白血病など）	
悪性リンパ腫（Hodgkin リンパ腫など）	
多発性骨髄腫	
内臓悪性腫瘍	

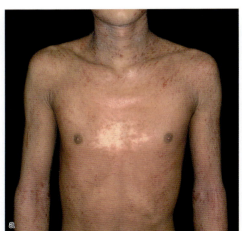
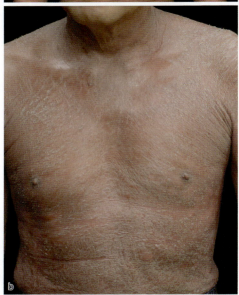

図 9.8① 紅皮症（erythroderma）
a：アトピー性皮膚炎が紅皮症化した例．b：乾癬性紅皮症（psoriatic erythroderma）．

表 9.7 紅皮症の診断・治療に有用な検査

検査	ポイント
問診	既往歴や経過などから原疾患を推定できる場合がある
視診	原疾患を疑う個疹が見つかる場合がある．その部位を生検することで診断確定ができる場合もある
皮膚生検	繰り返し行うことで原疾患に特徴的な所見を得られることがある
微生物学的検査	鱗屑や膿疱から細菌培養および KOH 検査を行う．角化型疥癬の可能性も考える
末梢血液像	感染症，DIHS，白血病，Sézary 症候群などの診断に必須．必要に応じてフローサイトメトリーなども行う
生化学的検査	LDH，赤沈，CRP 上昇は非特異的である．肝機能異常（DIHS など），CPK 上昇（皮膚筋炎）など
免疫学的検査	IgE（アトピー性皮膚炎），Dsg/BP180CLEIA/ELISA，蛍光抗体法（水疱症），HHV-6（DIHS），HIV，HTLV-1 など
腫瘍マーカー	SCC は広範な皮膚病変を反映して非特異的に上昇．sIL-2R（菌状息肉症，Sézary 症候群など）その他腫瘍マーカー
骨髄検査	造血器腫瘍を疑った場合に行う
血清蛋白分画・腎機能・電解質	低アルブミン血症など全身状態を常に把握する
その他	全身精査として CT，MRI，PET なども考慮する

治療

皮膚のみならず全身精査を行いながら，原疾患の確定につとめる．抗ヒスタミン薬やステロイド外用薬が有効であるが，本症では皮膚バリア機能が低下しているために経皮吸収が促進しており，外用薬の副作用が現れやすい．重症例ではステロイド内服も行われる．また，脱水や蛋白喪失を伴う症例では全身管理を行う．原疾患が確定された症例では，原疾患に準じた治療が行われる．

1. 湿疹性紅皮症　eczematous erythroderma ★

本症は紅皮症の約 50% を占め，高齢男性に好発するが，アトピー性皮膚炎が原疾患である場合は年齢を問わず発症する．湿疹性病変が全身に拡大した状態である．湿疹・皮膚炎が内的要因（免疫異常，肝および腎，副腎機能低下など）あるいは外的要因（誤った治療や民間療法，放置などによる増悪，環境の変化など）により汎発化して紅皮症に至る．全身の皮膚は浮腫性に潮紅し，落屑を伴う．瘙痒が激しく，表在リンパ節腫脹を伴うことが多い．発熱，脱水，蛋白喪失，体温調節障害，易感染性などの全身症状を呈することがある．皮疹は慢性化すると，皮膚萎縮や色素沈着，粃糠様落屑，光沢が次第に目立つようになる．本症を引き起こす湿疹としては，アトピー性皮膚炎，自家感作性皮膚炎，接触皮膚炎（接触皮膚炎症候群など），脂漏性皮膚炎などがある．ステロイド外用薬で治療する．ステロイド内服は極力避ける．

2. 薬剤性紅皮症　drug-induced erythroderma ★

　紅皮症全体の約10%を占め，湿疹性紅皮症に次ぐ頻度である．原因薬剤としてカルバマゼピンなどの抗けいれん薬やペニシリン系抗菌薬が多い．服用後，主に紅斑丘疹型や湿疹型薬疹が出現し，全身に広がって紅皮症化する．降圧薬などによる苔癬型薬疹では緩徐に拡大して紅皮症となり，年余にわたり持続することもある．Stevens-Johnson症候群やTENを疑う場合はステロイドパルス療法なども考慮する．薬剤中止後比較的早く軽快するものが多いが，DIHS（10章 p.158参照）など遷延する例もある．

3. 乾癬性紅皮症　psoriatic erythroderma ★

　15章 p.287も参照．尋常性乾癬や膿疱性乾癬も同様に，皮疹が不十分な治療，ステロイド内服の急激な中止，アルコール，ストレスなどの要因によって増悪し，紅皮症へ移行することがある（図9.8①b）．一部に乾癬の典型的皮疹を残していることが多い．高率に爪の変形を伴う．生物学的製剤，シクロスポリンやレチノイドなどが有効である．

4. 腫瘍（随伴）性紅皮症　paraneoplastic erythroderma ★

　皮膚T細胞リンパ腫（菌状息肉症，Sézary症候群など），成人T細胞白血病/リンパ腫，Hodgkinリンパ腫，慢性リンパ性白血病などが原疾患となる．内臓悪性腫瘍に伴うこともあるので，紅皮症を治療する際には全身検索が必要である．原疾患の確定に努め，それに対する治療を行う．

5. 丘疹紅皮症（太藤）　papulo-erythroderma（Ofuji）

　高齢男性に好発する原因不明の疾患で，瘙痒を伴う充実性丘疹が多発し，融合して紅皮症を呈する．湿疹・皮膚炎の一種との説もあるが，鱗屑などの湿疹性変化が乏しい点で異なる．腹部や腋窩などの皺の部分には皮疹が形成されず，特徴的な分布をきたす（deck-chair sign，図9.9）．ときに内臓悪性腫瘍や悪性リンパ腫を合併する．

6. その他の紅皮症　other types of erythroderma

①水疱症による紅皮症：天疱瘡，水疱性類天疱瘡やDuhring

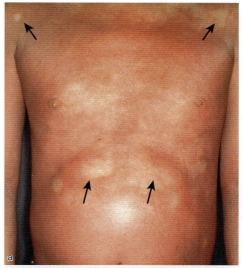

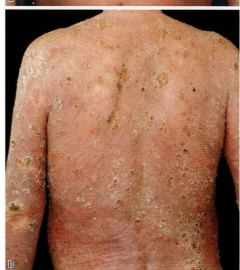

図9.8②　紅皮症（erythroderma）
　a：Hodgkinリンパ腫に伴う例．Hodgkinリンパ腫の病勢の改善に伴い，腹部や肩などの一部では正常皮膚が出現している（矢印）．b：菌状息肉症に伴う例．

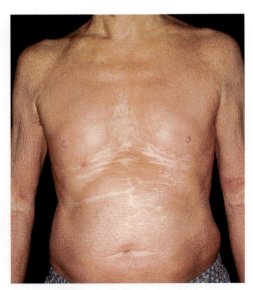

図 9.9　丘疹紅皮症（太藤）〔papulo-erythroderma (Ofuji)〕
deck-chair sign がみられる．

疱疹状皮膚炎などで紅皮症に至ることがある（14 章参照）．蛍光抗体法や CLEIA／ELISA などが診断に役立つ．

②角化症による紅皮症：先天性魚鱗癬や先天性魚鱗癬症候群では，出生時ないし生後数週のうちに，全身のびまん性紅潮と厚い落屑をきたす．また，毛孔性紅色粃糠疹では毛孔一致性の角化性丘疹が関節伸側に出現するが，これが汎発化して紅皮症へ移行することがある（15 章参照）．

③感染症による紅皮症：AIDS など免疫能低下状態で生じやすい．疥癬（とくに角化型疥癬），白癬，カンジダ症，あるいは麻疹，風疹などのウイルス感染症でも紅皮症を呈することがある．小児では，ブドウ球菌性熱傷様皮膚症候群（24 章 p.522 参照）で生じる場合がある．

④ GVHD による紅皮症：10 章 p.160 も参照．輸血後 GVHD の症状の一つとして術後紅皮症がある．輸血後 10 日前後経過して浮腫性紅斑を生じ，まもなく紅皮症となる．予後はきわめて不良である．血液製剤に放射線照射を行うことで予防する．

Cutaneous adverse drug reaction and graft-versus-host disease（GVHD）

10章 薬疹とGVHD

　薬疹は体内に摂取された薬剤やその代謝産物により誘発される皮膚・粘膜の発疹である．原因薬としては抗菌薬やNSAIDsなどの頻度が高く，薬剤ごとに好発病型があることが知られているが，薬剤や個体側の反応性によりあらゆる皮疹型を取りうる．発疹を診断する際には常に薬疹の可能性を考え，薬剤歴を詳しく聴取する必要がある．ウイルス性発疹症やGVHDとの鑑別が重要であるが，困難なことも少なくない．

A. 薬疹　cutaneous adverse drug reaction

Essence
- 薬剤やその代謝産物により誘発される皮膚・粘膜の発疹の総称．
- ほぼあらゆる皮膚病変の像をとりうる．
- 重症薬疹のTENはNikolsky（ニコルスキー）現象陽性であり，予後不良．

概説
　体内に摂取された薬剤，あるいはその代謝産物によって，皮膚や粘膜に発疹をきたすようになったものを薬疹（cutaneous adverse drug reaction）と呼ぶ．浮腫性紅斑や丘疹を主症状とする丘疹紅斑型のものが多いが，原因薬剤によって特徴的な皮膚病変を形成することもある（図10.1）．これが薬疹の確定診断につながることもあるが，逆に薬疹はあらゆる臨床像をとりうるため，どのような皮膚病変をみたときでも常に鑑別診断として薬疹を考慮する必要がある．全身倦怠感，発熱，リンパ節腫脹，肝機能障害，腎機能障害などを伴うことがあり，ショックをきたすこともある．

分類・病因
　その発症機序からアレルギー性と非アレルギー性に大別される．発症機序が明確でない場合もある．また，皮疹の形状によって分類されることも多い（表10.1，10.2）．

治療
　原因となる薬剤を中止することが最も重要である．TENやアナフィラキシーショックなどの重症例では，大量のステロイドやエピネフリンなどを投与し全身管理を行う．病変部位に対してはステロイド外用や，びらんに対しては熱傷に準じた治療を行う．

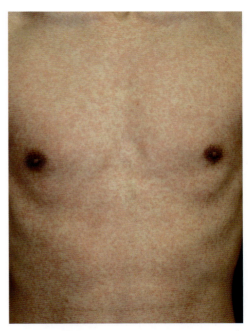

図10.1①　薬疹（cutaneous adverse drug reaction）
播種状丘疹紅斑型．個疹は5～10mm大の丘疹や紅斑であり，一部融合する

中毒疹
（toxicoderma, toxic eruption）
体外性あるいは体内性物質により誘発される反応性の皮疹の総称として"中毒疹"という名称が日本ではよく使われる．これは，薬疹のほか，ウイルス，細菌，食物，その他の原因による急性発疹症の総称である．しかし，反応性の皮疹であっても病態や原因によりそれぞれ正確に診断されるべきものという考えが主流であり，中毒疹という名称は国際的にはほとんど用いられない．toxic eruptionといっても，欧米ではほとんど意味が通じないため，本書では中毒疹という言葉は用いない．

10章 薬疹とGVHD

表 10.1 薬疹の発疹型と主な原因薬剤

病型	原因薬剤
播種状紅斑丘疹型	カルバマゼピン，イオヘキソール，アモキシシリン水和物，アンピシリン水和物，チオプロニン，メキシレチン塩酸塩，セレコキシブ
湿疹型	チクロピジン塩酸塩，カルバマゼピン，チオプロニン，金チオ硫酸ナトリウム，ペニシリン系薬，クロルプロマジン塩酸塩
固定薬疹型	アセトアミノフェン，メフェナム酸，テトラサイクリン，アリルイソプロピルアセチル尿素
SJS型	カルバマゼピン，アロプリノール，セラペプターゼ，フェニトイン，アセトアミノフェン，スリンダク，ネビラピン
TEN型	フェノバルビタール，アセトアミノフェン，カルバマゼピン，アロプリノール，スリンダク，ジクロフェナクナトリウム
紫斑型	インターフェロン，ジゴキシン，カルバマゼピン，金チオ硫酸ナトリウム，プレドニゾロン，ダカルバジン，ジピリダモール
膿疱型	ジルチアゼム塩酸塩，アモキシシリン水和物，ヒドロキシジンパモ酸塩，メキシレチン塩酸塩，アンピシリン水和物
痤瘡型	プレドニゾロン，ゲフィチニブ，パニツムマブ，エルロチニブ，セツキシマブ，イマチニブメシル酸塩
乾癬型	ニフェジピン，ベラパミル塩酸塩，インドメタシン，テルビナフィン塩酸塩，インターフェロン，イソニアジド，インフリキシマブ，エタネルセプト
扁平苔癬型	シンナリジン，チオプロニン，ピリチオキシン塩酸塩，カプトプリル，シアナミド
DIHS型	カルバマゼピン，アロプリノール，DDS，サラゾスルファピリジン，メキシレチン塩酸塩，フェニトイン
AGEP型	アモキシシリン水和物，エリスロマイシン，ミノサイクリン塩酸塩，イトラコナゾール，テルビナフィン塩酸塩，アロプリノール
HFS型	カペシタビン，スニチニブ，フルオロウラシル，テガフール，シタラビン，ドキソルビシン塩酸塩，メトトレキサート，ドセタキセル水和物，エトポシド

SJS：Stevens-Johnson 症候群， TEN：toxic epidermal necrolysis， DIHS：drug-induced hypersensitivity syndrome， AGEP：acute generalized exanthematous pustulosis， HFS：hand-foot syndrome. 光線過敏型薬疹については表 13.5（p.230）参照.

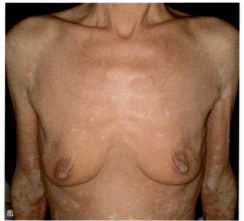
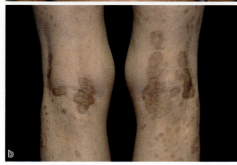

図 10.1ⓐ 薬疹（cutaneous adverse drug reaction）
a：薬剤誘発性の紅斑が徐々に拡大，融合して紅皮症状態へと移行しつつある．b：降圧薬による扁平苔癬型薬疹．

a. 発症機序による分類　classification of cutaneous adverse drug reactions by pathogenesis

1. アレルギー機序による薬疹　cutaneous adverse drug reactions with allergic pathogenesis

薬剤自体，あるいは薬剤がハプテンとして血清蛋白などと結合した薬剤複合体が抗原性を獲得し，免疫学的な機序を介して発症すると考えられている．特定の抗原に反応する抗体やリンパ球が生成された個体にのみ生じるⅠ～Ⅳ型アレルギーのほか，制御性T細胞（Treg）が関与する機序などが考えられている（表 10.2）．

2. 非アレルギー機序による薬疹　cutaneous adverse drug reactions with non-allergic pathogenesis

感作の有無に関係なく誰にでも起こり，そのなかには以下に示すようなさまざまな機序のものが含まれる．原因薬剤によって特徴的な臨床所見をとる．

副作用：期待とは異なり，薬剤が本来もっている薬理作用が出現したもの．抗悪性腫瘍薬による脱毛やレチノイドによる掌蹠

A. 薬疹／c. 原因薬剤の同定法

表 10.2　薬疹の発症機序による分類

機序	例
アレルギー性	
Ⅰ型アレルギー	蕁麻疹型薬疹：ペニシリン，セツキシマブなど
Ⅱ型アレルギー	紫斑型薬疹（血小板減少性）：ジゴキシンなど
Ⅲ型アレルギー	紫斑型薬疹（血管炎）：カルバマゼピンなど
Ⅳ型アレルギー	紅斑丘疹型薬疹（湿疹型薬疹）など多くの病型
その他の免疫学的機序	DIHSなど
非アレルギー性	
副作用（投与目的以外の薬効）	抗悪性腫瘍薬による脱毛など
過剰投与・不適切投与	バンコマイシンによる red neck syndrome など
蓄積作用	銀皮症など
薬物相互作用	飲酒による作用増強など
不耐症・特異体質	アスピリン不耐症など
二次的副作用	Jarisch-Herxheimer 反応など

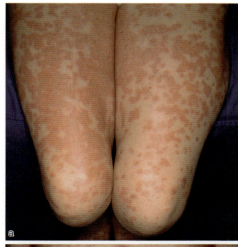

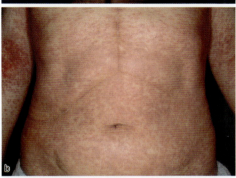

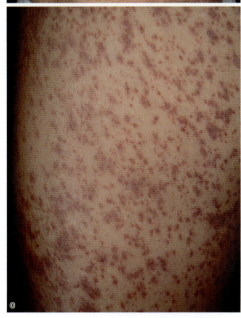

図 10.2①　皮疹の型で分類した薬疹の臨床像
a, b：多形紅斑型薬疹．皮疹は融合して大きな局面を形成しているが，辺縁にある新鮮な個疹は直径1～2cm程度の多形紅斑様の皮疹の形態を呈している．c：紫斑型薬疹．直径1cmまでの硝子圧法で消退しない紫斑が主体．

の落屑など．

過剰投与：誤って過剰に投与された場合や，代謝や排泄に異常をもつ個体に生じる．

不適切投与：定められた薬剤の投与方法に従わない場合に生じうる．バンコマイシンの急速投与による red neck syndrome など．

蓄積作用：長期間の摂取により皮膚や粘膜に薬剤が蓄積されたもの．銀皮症など．

薬物相互作用：ある薬剤が他の薬剤の代謝や排泄を阻害・変化させて生じる．飲酒による作用増強，合剤による固定薬疹など．

生体側の条件によるもの：きわめて少量の薬剤でも過剰状態が出現する（不耐症），本来の薬理作用と異なる効果が出現する（特異体質）など．

二次的副作用によるもの：抗菌薬投与による菌交代現象が原因となる場合や梅毒のJarisch-Herxheimer 反応（27章 p.560参照）など．

b. 発疹型による分類　classification of cutaneous adverse drug reactions by eruption type

最多の発疹型は（播種状）紅斑丘疹型（四肢や体幹に浮腫性紅斑を多発する）であるが，表10.1にあるとおり，およそ皮膚科で遭遇するすべての皮疹形態を取りうる（図10.2）．そのため，診療の現場では皮膚病変が薬疹である可能性を常に考慮に入れ，注意深く病歴を聴取しなければならない．

c. 原因薬剤の同定法　methods of identifying the causative drug

薬疹の出現時期と薬剤の投薬期間，類似薬による薬疹の既往

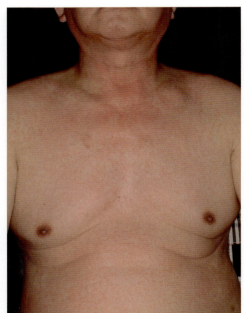

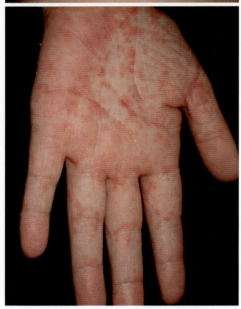

図 10.2② 皮疹の型で分類した薬疹の臨床像
蕁麻疹型薬疹．体幹，手掌に浮腫性の蕁麻疹様の浮腫性紅斑を認める．

> **汎発性水疱性固定薬疹**
> **(generalized bullous fixed drug eruption)** MEMO
>
> 固定薬疹のなかには水疱を形成し，全身に多発して重症化することがある（汎発性水疱性固定薬疹）．TEN の特殊型として扱われる．

歴の有無，発疹型などから，可能性のある薬剤を絞り込む．添付文書や，類似した過去の薬疹報告例を調べる．薬剤の中止・変更による皮疹の軽快の有無も参考になる．原因薬剤の同定に役立つ検査としては，薬剤リンパ球刺激試験（DLST）とパッチテストが比較的安全に施行可能である．プリックテスト，皮内テストや再投与試験を行うこともある（5 章参照）．

d. 薬疹の特殊型
specific types of cutaneous adverse drug reactions

1. 固定薬疹　fixed drug eruption　★

定義
同一薬剤摂取のたびに同一部位に皮疹を繰り返す，特殊な薬疹である．

症状
原因薬剤の摂取後，数分〜数時間で出現することが特徴的である．口囲，口唇，外陰などの皮膚粘膜移行部や四肢に好発する．瘙痒や刺激感とともに，類円形で境界明瞭な直径 1 〜 10 cm 大までの紅色〜紫紅色斑を生じる（**図 10.3**）．水疱，びらんを伴うこともある．色素沈着を残して治癒するが，再度の薬剤摂取により再発するたびに暗褐色色素沈着の度合いを増す．単発であることが多いが，多発することもある（MEMO 参照）．

病因
アセトアミノフェン，メフェナム酸などの NSAIDs やテトラサイクリン，食品などによる．近年は総合感冒薬に含まれる催眠鎮静薬（アリルイソプロピルアセチル尿素）による報告が多い．表皮真皮境界部に存在する $CD8^+$ T 細胞が薬剤により活性化されて生じるとされる．

診断
薬剤歴や詳細な問診，皮疹の経過で判断する．皮疹出現部でパッチテストを施行すると陽性率が高く，診断価値がある．

鑑別診断
口唇部で水疱形成を伴う例では，単純疱疹と鑑別を要する．四肢では多型紅斑と鑑別を要する．

A．薬疹／d．薬疹の特殊型　155

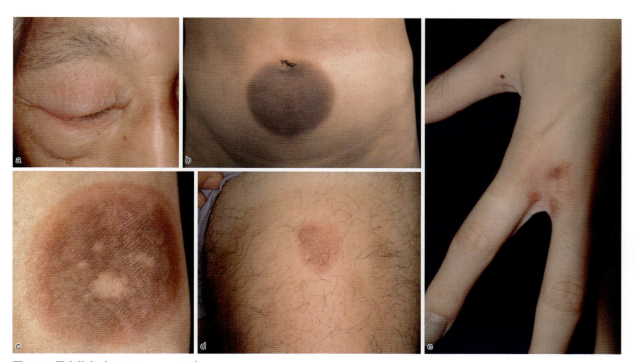

図 10.3　固定薬疹（fixed drug eruption）
　a：右眼瞼に生じた例．固定薬疹の初期の段階の皮疹であり，まだ色素沈着を生じていない．b：腹部に生じた例．原因薬剤の繰り返しの摂取により著明な色素沈着を生じている．c, d：大腿部に生じた例．中心部に特徴的な色素沈着を認めるが，辺縁部では最近の薬剤摂取により新生した紅斑が存在する．e：指間部に生じた例．一部では水疱も形成している．

治療

原因薬剤の使用中止．

2. 中毒性表皮壊死症　★
toxic epidermal necrolysis；TEN

同義語：Lyell 症候群（Lyell's syndrome）

症状・分類

　TEN は主に薬剤摂取により，発熱を伴って全身に紅斑や水疱を形成し，著明な表皮壊死や剥離を生じる重篤な疾患である（図 10.4，表 10.3）．臨床経過からいくつかの病型に分類される（図 10.5）．

SJS 進展型：TEN の多くは Stevens-Johnson 症候群（SJS，9 章 p.141 参照）から進展したものである．境界不鮮明な小型の暗紅色，浮腫性の多形紅斑が全身にまばらに生じ，次第に多発融合し拡大する．また，口腔粘膜には高度のびらんが生じ，咽頭痛や全身倦怠感などの全身症状がみられる．紅斑はその後，水疱からびらんとなり，Nikolsky 現象（4 章 p.76 参照）陽性となる．びらんの周囲に暗紅褐色の「斑」をみることが本型の

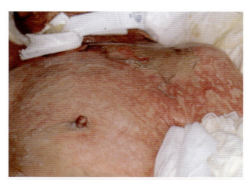
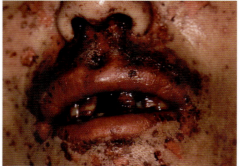

図 10.4①　中毒性表皮壊死症（toxic epidermal necrolysis；TEN）

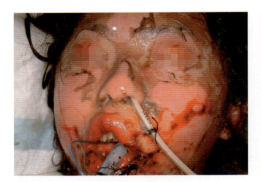

図 10.4② 中毒性表皮壊死症（toxic epidermal necrolysis；TEN）

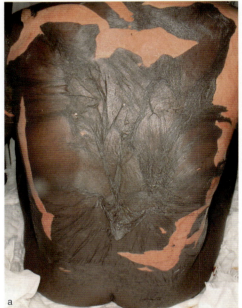

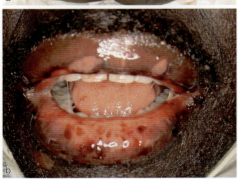

図 10.6① 黒人男性に生じたびまん性紅斑進展型の TEN
a：AIDS 患者に併発した結核に対して投与した抗結核薬による TEN．ほぼ全身の皮膚が剥離している．剥離した皮膚の下には黒色を伴わないピンク色の真皮がむき出しになっている状態がわかる．b：著明な口唇，口腔粘膜，舌のびらん，潰瘍．

SJS と TEN の境界

Stevens-Johnson 症候群（SJS）と SJS 進展型 TEN は，ともに皮膚や粘膜に生じる壊死が本態であり，同一スペクトラムの疾患である（図 10.5 参照）．体表面積に占める表皮剥離の面積が 10% 未満のものを SJS，30% を越えるものを TEN，10〜30% のものを両者のオーバーラップ（SJS-TEN overlap）と分類する．ただし，日本における診断基準（表 10.3）では他の進展型を考慮し，10% を越えた場合に TEN と診断する．

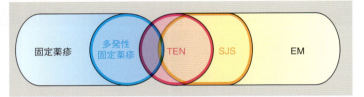

図 10.5 固定薬疹，中毒性表皮壊死症（TEN），Stevens-Johnson 症候群（SJS），多形紅斑（EM）の病型相関図

表 10.3 中毒性表皮壊死症（TEN）の診断基準（2016）

主要所見(必須)
1. 広範囲に分布する紅斑に加え体表面積の 10% を超える水疱・びらんがみられる．外力を加えると表皮が容易に剥離すると思われる部位はこの面積に含める（なお，国際基準に準じて体表面積の 10〜30% の表皮剥離は，SJS/TEN オーバーラップと診断してもよい） 2. 発熱がある． 3. 以下の疾患を除外できる． ・ブドウ球菌性熱傷様皮膚症候群（SSSS） ・トキシックショック症候群・伝染性膿痂疹 ・急性汎発性発疹性膿疱症（AGEP） ・自己免疫性水疱症
副所見
1. 初期病変は広範囲にみられる斑状紅斑で，その特徴は隆起せず，中央が暗紅色の flat atypical targets もしくはびまん性紅斑である．紅斑は顔面，頸部，体幹優位に分布する． 2. 皮膚粘膜移行部の粘膜病変を伴う．眼病変では偽膜形成と眼表面上皮欠損のどちらかあるいは両方を伴う両眼性の急性結膜炎がみられる． 3. 全身症状として他覚的に重症感，自覚的には倦怠感を伴う．口腔内の疼痛や咽頭痛のため，種々の程度に摂食障害を伴う． 4. 病理組織学的に表皮の壊死性変化を認める．完成した病像では表皮の全層性壊死を呈するが，軽度の病変でも少なくとも 200 倍視野で 10 個以上の表皮細胞（壊）死を確認することが望ましい．
診断
副所見を十分考慮の上，主要所見 3 項目の全てを満たすものを TEN とする．全経過を踏まえて総合的に判断する．
＜参考＞
1）サブタイプの分類 ・SJS 進展型（TEN with spots あるいは TEN with macules） ・びまん性紅斑進展型（TEN without spots, TEN on large erythema） ・特殊型：多発性固定薬疹から進展する例など 2）びまん性紅斑に始まる場合，治療等の修飾により，主要所見の表皮剥離体表面積が 10% に達しなかったものを不全型とする．

（重症多形滲出性紅斑ガイドライン作成委員会．重症多形滲出性紅斑　スティーヴンス・ジョンソン症候群・中毒性表皮壊死症診療ガイドライン．日皮会誌 2016；126（9）：1637 から引用）

A. 薬疹／d. 薬疹の特殊型　157

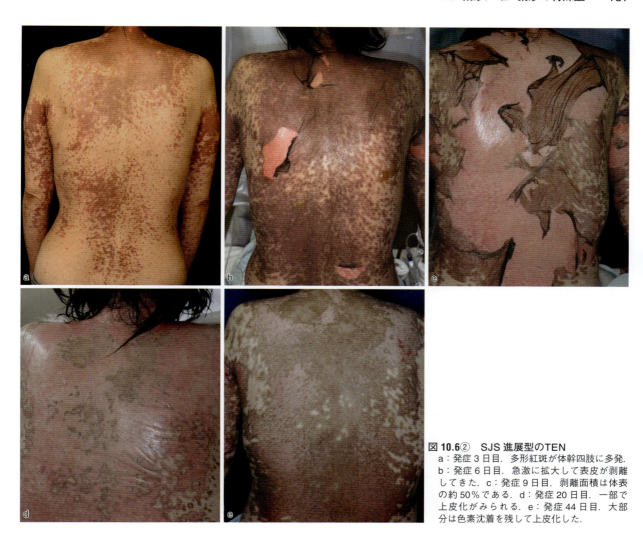

図10.6② SJS進展型のTEN
a：発症3日目．多形紅斑が体幹四肢に多発．b：発症6日目．急激に拡大して表皮が剥離してきた．c：発症9日目．剥離面積は体表の約50％である．d：発症20日目．一部で上皮化がみられる．e：発症44日目．大部分は色素沈着を残して上皮化した．

特徴である（TEN with spots）．
びまん性紅斑進展型：Lyellが最初に報告した病型である．原因薬剤を摂取した後2～3日中に発熱を伴って急激に全身が潮紅し，表皮が容易に剥離する（TEN without spots）．TEN症例の数％を占めるとされる（**図10.6**）．
特殊型：汎発性水疱性固定薬疹（p.154 MEMO参照）など．

病因

抗けいれん薬（フェノバルビタール，カルバマゼピンなど）やアセトアミノフェン，アロプリノールによる報告が多い．細胞傷害性T細胞の機能が異常に亢進し，角化細胞が急激かつ広範に細胞死に陥ることで生じる．細胞死を誘導する因子として，Fas-Fasリガンドやグラニュライシン，アネキシンA1などの関与が考えられている．また，薬剤によっては特定の

MEMO：重症薬疹と頻度の高いHLA型

重症薬疹がみられる原因薬剤との相関が指摘されているHLA型を表に示す．

HLA型	原因薬剤	薬疹型
HLA-B*1502	カルバマゼピン	SJS/TEN（漢民族）
HLA-B*5801	アロプリノール	SJS/TEN/DIHS
HLA-A*3101	カルバマゼピン	SJS/TEN/DIHS
HLA-A*0206	アセトアミノフェン	SJSの眼病変（日本）

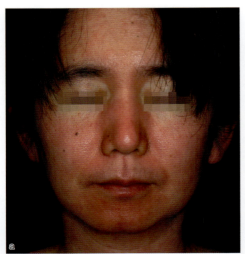

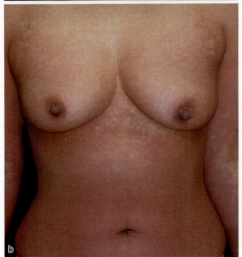

図 10.7　薬剤性過敏症症候群 (drug-induced hypersensitivity syndrome ; DIHS)
a：眼囲は侵されにくい．b：紅皮症を呈する．

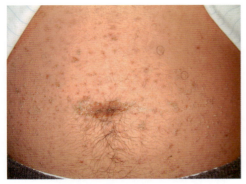

図 10.8　急性汎発性発疹性膿疱症 (acute generalized exanthematous pustulosis)

HLA class I との相関も指摘されている（p.157 MEMO 参照）．

治療・予後

　直ちに薬剤を中止し，ステロイド全身投与ならびに熱傷に準じた治療を行う．同じ薬物の再投与は絶対禁忌である．病初期の高用量ステロイド内服やステロイドパルス療法は有効とされているが，フランス学派のようにステロイド使用はいずれの病期においても生命予後を悪化させるという意見もある．血漿交換療法や免疫グロブリン大量静注療法が行われることもある．

3. 薬剤性過敏症症候群
drug-induced hypersensitivity syndrome ; DIHS

同義語：drug rash with eosinophilia and systemic symptoms ; DRESS, drug-induced delayed multiorgan hypersensitivity syndrome ; DIDMOHS

　薬剤に対するアレルギー反応と，ヒトヘルペスウイルス 6 型（HHV-6）など体内で潜伏感染していたウイルスの再活性化が複雑に関与して生じると考えられている．カルバマゼピンなど特定の薬剤（表 10.1 参照）を内服した 2〜6 週間後に発熱と急速に広がる紅斑が生じ（図 10.7），肝機能障害や好酸球増多，末梢血異形リンパ球などをみる重症薬疹の一型である．診断基準を表 10.4 に示す．

4. 急性汎発性発疹性膿疱症
acute generalized exanthematous pustulosis ; AGEP

　原因薬剤の摂取後，数日以内に急速に発熱とともに全身に無菌性小膿疱が多発する薬疹の一型である（図 10.8）．原因薬剤としてペニシリン系やマクロライド系の抗菌薬，抗真菌薬，NSAIDs が多い．臨床像は汎発型の膿疱性乾癬（15 章 p.287 参照）とほぼ同様である．原因薬剤の中止とステロイド外用および内服による加療により，比較的速やかに改善する．

5. 手足症候群　hand-foot syndrome ; HFS

同義語：palmoplantar erythrodysesthesia syndrome, chemotherapy-induced acral erythema

　抗悪性腫瘍薬（表 10.1 参照）を使用する患者で，手掌足底に有痛性の腫脹，紅斑や落屑を生じることがあり，手足症候群

表 10.4　DIHS 診断基準（2005）

概念
高熱と臓器障害を伴う薬疹で，薬剤中止後も遷延化する．多くの場合，発症後 2〜3 週間後に HHV-6 の再活性化を生じる

主要所見
1. 限られた薬剤投与後に遅発性に生じ，急速に拡大する紅斑．多くの場合，紅皮症に移行する
2. 原因薬剤中止後も 2 週間以上遷延する
3. 38℃以上の発熱
4. 肝機能障害
5. 血液学的異常：a, b, c のうち 1 つ以上
a. 白血球増多（11,000/mm³ 以上）
b. 異型リンパ球の出現（5％以上）
c. 好酸球増多（1,500/mm³ 以上）
6. リンパ節腫脹
7. HHV-6 の再活性化
典型 DIHS：1〜7 すべて
非典型 DIHS：1〜5 すべて．ただし 4 に関しては，その他の重篤な臓器障害をもって代えることができる

参考所見
1. 原因薬剤は，抗てんかん薬，ジアフェニルスルホン，サラゾスルファピリジン，アロプリノール，ミノサイクリン，メキシレチンであることが多く，発症までの内服期間は 2〜6 週間が多い
2. 皮疹は，初期には紅斑丘疹型，多形紅斑型で，のちに紅皮症に移行することがある．顔面の浮腫，口囲の紅色丘疹，膿疱，小水疱，鱗屑は特徴的である．粘膜には発赤，点状紫斑，軽度のびらんがみられることがある
3. 臨床症状の再燃がしばしばみられる
4. HHV-6 の再活性化は，(1) ペア血清で HHV-6 IgG 抗体価が 4 倍（2 管）以上の上昇，(2) 血清（血漿）中の HHV-6DNA の検出，(3) 末梢血単核球あるいは全血中の明らかな HHV-6DNA の増加のいずれかにより判断する．ペア血清は発症後 14 日以内と 28 日以降（21 日以降で可能な場合も多い）の 2 点にすると確実である
5. HHV-6 以外に，サイトメガロウイルス，HHV-7，EB ウイルスの再活性化も認められる
6. 多臓器障害として，腎障害，糖尿病，脳炎，肺炎，甲状腺炎，心筋炎も生じうる

〔厚生労働科学研究費補助金難治性疾患克服研究事業．「難治性皮膚疾患（重症多形滲出性紅斑〈急性期〉を含む）の画期的治療法に関する研究」研究報告書（平成 17 年度 総括・分担）．2005 から引用〕

座瘡型薬疹とチロシンキナーゼ阻害薬

MEMO

近年は抗悪性腫瘍薬による座瘡様の皮疹が増加している（図）．チロシンキナーゼ阻害薬であるゲフィチニブ（イレッサ®）やセツキシマブ（アービタックス®），イマチニブ（グリベック®）などがその代表である．治療は抗菌薬よりステロイド外用薬が有効である．

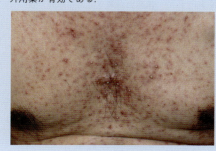

と呼ばれる（図 10.9，表 10.5）．重症例では潰瘍や爪の脱落をみる．基底細胞の障害や汗腺からの薬剤の分泌が機序として推測されている．症状の程度により抗悪性腫瘍薬の休薬減量，ステロイド外用，保湿剤外用，NSAIDs 内服，冷却などを行う．

6. 抗悪性腫瘍薬による皮疹　cutaneous adverse drug reaction due to cancer chemotherapy

近年はさまざまな機序による抗悪性腫瘍薬が開発されており，その性質に由来する特徴的な薬疹がみられる．チロシンキナーゼ阻害薬に起因する手足症候群（前項）や座瘡様皮疹（MEMO 参照），爪囲炎などはその代表である．

また，免疫チェックポイント阻害薬（22 章 p.485 参照）によって皮疹を含めたさまざまな自己免疫反応をきたし，免疫関連

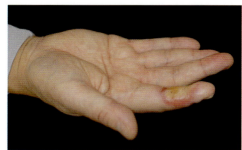
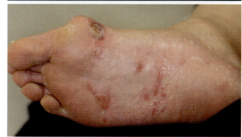

図 10.9　手足症候群（hand-foot syndrome）

表 10.5 抗悪性腫瘍薬による主な皮膚の有害事象と分類

有害事象名	Grade 1	Grade 2	Grade 3	Grade 4
手足症候群	疼痛を伴わない軽微な変化	疼痛あり，身の回り以外の日常生活に支障	高度の疼痛と皮膚変化．基本的日常生活に支障	―
痤瘡様皮疹	BSA＜10％	BSAの10〜30％，身の回り以外の日常生活に支障．社会心理的影響あり	BSA＞30％，基本的日常生活に支障．経口抗菌薬を要する局所の重複感染	静注抗菌薬を要する広範囲の局所の二次感染を伴う．生命を脅かす
爪囲炎	爪襞の浮腫や紅斑，角質の剥脱	疼痛あり，身の回り以外の日常生活に支障．社会心理的影響あり．局所処置を要する	外科的処置や抗菌薬の静脈内投与を要する．基本的日常生活に支障	―
皮膚乾燥	BSA＜10％，紅斑または瘙痒を伴わない	BSAの10〜30％，痒み発赤あり，身の回り以外の日常生活に支障	BSA＞30％，基本的日常生活に支障	―
脱毛症	毛髪の脱落＜50％	毛髪の脱落≧50％，社会心理的影響あり	―	―

基本的に Grade 2 までは外用薬などで対応．Grade 3 以上では抗悪性腫瘍薬の減量・休薬を考慮する．
〔有害事象共通用語規準（Common Terminology Criteria for Adverse Events；CTCAE）を改変〕
BSA：body surface area（罹患体表面積）

有害事象（immune-related adverse event：irAE）と呼ばれる．これらの有害事象の重症度を CTCAE（**表 10.5**）で評価し，適切な対応をとる必要がある．

B. 移植片対宿主病　graft-versus-host disease；GVHD

Essence
- 造血幹細胞移植や輸血後，臓器移植後にドナー細胞に含まれる免疫担当細胞（リンパ球）が宿主の組織抗原に対して免疫反応を起こすようになったもの．
- 急性 GVHD と慢性 GVHD に大別される．
- 皮疹（皮膚）・黄疸（肝臓）・下痢（消化管）を 3 主徴とする．
- 急性 GVHD では浮腫性紅斑や丘疹が主体，慢性 GVHD では多形皮膚萎縮や扁平苔癬様皮疹をみる．

病因
　造血幹細胞移植で提供者（donor）の移植細胞（graft）が生着すると，提供者由来の免疫担当細胞の一部が宿主（host）に存在する蛋白（HLA など）を異物として認識して増殖し，宿主の臓器を標的とする免疫反応を起こす．造血幹細胞移植以外では，新鮮輸血（術後紅皮症，9 章 p.150 参照）や小腸移植後などでも，移植片中に存在するリンパ球が同様の反応を起こすことがある．本項では造血幹細胞移植における GVHD について解説する．

分類

発症時期および臨床症状によって**表 10.6** のように分けられる．以前は移植後 100 日以降に生じた GVHD を慢性 GVHD と定義していたが現在は異なる．主に攻撃される臓器は皮膚，消化管および肝臓である．

症状

皮疹や臓器障害の程度から，重症度の分類がなされている（**表 10.7**）．急性 GVHD における Grade および Stage の分類を**表 10.8** に示す．

急性 GVHD：手掌足底や四肢，前胸部などを中心に，浮腫性紅斑や淡紅色の小丘疹が出現する．瘙痒はないか軽度であることが多い．重症例では皮疹が融合し，紅皮症や水疱，びらんを呈し TEN に類似することもある（**図 10.10**）．

慢性 GVHD：多形皮膚萎縮，扁平苔癬様病変（皮膚の紫紅色局面および口腔内病変），強皮症様病変（皮膚硬化），脱毛，爪変化など，不可逆性に種々の皮膚病変をとる（**図 10.11**）．全身に生じた場合は整容面において QOL の低下を招く．

病理所見

異常角化と表皮内リンパ球浸潤（衛星細胞壊死）を特徴とする．液状変性や Langerhans 細胞の減少が認められる．慢性 GVHD では苔癬型反応に加えて，膠原線維の膨化や均一化を伴う．

鑑別診断

薬疹，生着に伴う一過性の皮疹〔生着症候群（engraftment syndrome）〕，放射線照射などの前処置による皮膚障害〔前処置関連毒性（regimen related toxicity）〕や，免疫不全によるウイルス感染症などを鑑別する必要がある．

表 10.6 GVHD の分類

分類		発症時期	症状・特徴
急性 GVHD	古典的	100 日以内	皮疹・黄疸・下痢を 3 主徴とする．手掌足底や四肢などに浮腫性紅斑や丘疹を生じる．重症例では紅皮症になる
	非典型的	100 日以降	上記症状が 100 日以降も続くもの，100 日以降に再燃するもの，100 日以上経過して初発するものをさす
慢性 GVHD	古典的	規定なし	多形皮膚萎縮，扁平苔癬様，強皮症様など多彩な皮膚症状を呈する．眼病変・肝障害・肺病変
	重複型	規定なし	急性 GVHD，慢性 GVHD の症状が混在している場合，重複型慢性 GVHD という
輸血後 GVHD		10 日前後	急速に紅皮症を呈する．きわめて予後不良

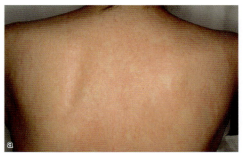
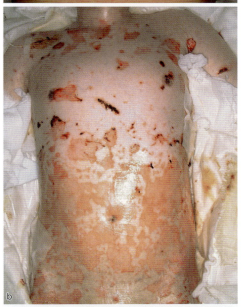
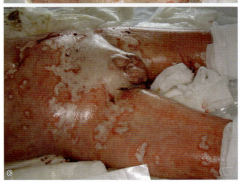

図 10.10①　急性 GVHD（acute GVHD）
a：骨髄移植後に背部に生じたびまん性の淡い紅斑．薬疹との鑑別は皮疹の臨床像だけでは不可能なことが多い．b，c：重症型．あたかも TEN を思わせるような全身の皮膚の剥離が認められる．

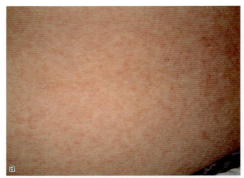

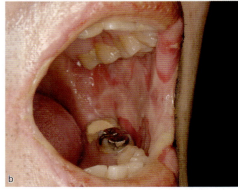

図10.10② 急性GVHD（acute GVHD）
a：小紅斑がびまん性に多発し一部融合している。下腿では発疹は融合して紅斑局面を形成している。
b：口唇，頬粘膜のびらん。

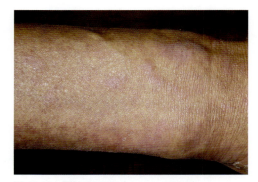

図10.11 慢性GVHD（chronic GVHD）
前腕に紫紅色局面が多発している。臨床的に扁平苔癬に類似する。

表10.7 臓器障害のStage

Stage[*1]	皮膚 皮疹（%）[*2]	肝 総ビリルビン(mg/dL)	消化管 下痢[*3]
1	<25	2.0〜3.0	成人 500〜1,000 mL 小児 280〜555 mL/m² （10〜19.9mL/kg） または持続する嘔気[*4]
2	25〜50	3.1〜6.0	成人 1,001〜1,500 mL 小児 556〜833 mL/m² （20〜30mL/kg）
3	>50	6.1〜15.0	成人 >1,500 mL 小児 >833 mL/m² （>30mL/kg）
4	全身性紅皮症，水疱形成	>15.0	高度の腹痛（+/−腸閉塞）[*5]

[*1] ビリルビン上昇，下痢，皮疹を引き起こす他の疾患が合併すると考えられる場合はStageを1つ落とし，疾患名を明記する．複数の合併症が存在したり，急性GVHDの関与が低いと考えられる場合は主治医判断でStageを2〜3落としてもよい．
[*2] 熱傷における"rule of nines"（成人），"rule of fives"（乳幼児）を適応（図13.3）．
[*3] 3日間の平均下痢量．小児の場合はmL/m²とする．
[*4] 胃・十二指腸の組織学的証明が必要．
[*5] 消化管GVHDのStage 4は，3日間平均下痢量成人>1,500 mL，小児>833 mL/m²でかつ，腹痛または出血（visible blood）を伴う場合をさし，腸閉塞の有無は問わない．
（Przepiorka D, et al. BMT 1995；15：825を改変／日本造血細胞移植学会．造血細胞移植ガイドライン GVHD 第3版；2014：8から引用）

表10.8 急性GVHDのGrade

Grade	皮膚Stage	肝Stage	腸Stage
I	1〜2	0	0
II	3 or	1 or	1
III	−	2〜3 or	2〜4
IV	4 or	4	−

[*1] PSが極端に悪い場合〔PS4，またはKarnofsky performance score（KPS）<30%〕，臓器障害がStage 4に達しなくともGrade IVとする．GVHD以外の病変が合併し，そのために全身状態が悪化する場合，判定は容易ではないが，急性GVHD関連病変によるPSを対象とする．
[*2] "or"は，各臓器障害のStageのうち，一つでも満たしていればそのGradeとするという意味である．
[*3] "−"は障害の程度が何であれGradeには関与しない．
（Przepiorka D, et al. BMT 1995；15：825を改変／日本造血細胞移植ガイドライン GVHD 第3版，2014：8から引用）

治療

ステロイド全身投与が第一選択となるが，GVHDは残存腫瘍を攻撃する〔GVL効果（graft versus leukemia effect）〕意味もあるため，軽症の急性GVHDは経過観察されることもある．免疫抑制薬（シクロスポリン，タクロリムス）や抗ヒトT細胞グロブリン，同種間葉系幹細胞製剤が使われることもある．皮膚病変に対してはステロイド外用薬を用いるが，固定された慢性GVHDの皮疹には無効である．

Vasculitis, purpura and other vascular diseases

11章 血管炎・紫斑・その他の脈管疾患

　血管炎はその炎症の主座となる動・静脈径，およびその皮膚における深度より数種類に大別されている（図11.2参照）．皮膚の血管炎では臨床的に紫斑や潰瘍を形成することが多く，紫斑の出現によって重篤な全身性の血管炎の早期発見にもつながる場合があるため，皮膚科医の果たす役割は重要である．
　紫斑は，真皮ないし皮下組織への出血により，外見上赤紫色の皮膚変化をきたしたものの総称で，その出血の大きさから点状出血（petechia；直径2mm程度まで），斑状出血（ecchymosis；直径10mm以上）などと呼ばれる．紫斑を生じる原因としては，①血管の異常（血管炎，ないし外的刺激による損傷），②血流の異常（高ガンマグロブリン血症など．全身性疾患に伴うことが多い），③血小板の減少や機能異常によるもの，④凝固因子の異常によるもの，などがあげられるが，原因不明のものも少なくない．本章ではこれらの病態を呈する疾患と，動静脈やリンパ管の循環障害による疾患について解説する．

血管炎　vasculitis

A. 小血管の血管炎　vasculitis in small vessels

1. 皮膚白血球破砕性血管炎
cutaneous leukocytoclastic angiitis；CLA ★

類義語：皮膚小血管性血管炎（cutaneous small vessel vasculitis；CSVV），cutaneous leukocytoclastic vasculitis，白血球破砕性血管炎（leukocytoclastic vasculitis），壊死性血管炎（necrotizing vasculitis），皮膚アレルギー性血管炎（cutaneous allergic vasculitis），過敏性血管炎（hypersensitivity vasculitis）

Essence
- 好中球の皮膚小血管周囲への細胞浸潤を特徴とし，症状が皮膚に限局するもの．
- 血管炎の生じる深さによって，紅斑や紫斑，丘疹，水疱，潰瘍などさまざまな臨床像を呈する（図11.1）．

定義
　皮膚白血球破砕性血管炎は，真皮の小血管（毛細血管および細動静脈）に血管炎が生じたもの（図11.2）であり，全身の血管炎症状はなく皮膚に限局しているものをさす．ただし，特徴的な症状を呈する蕁麻疹様血管炎など（後述）は含めない．

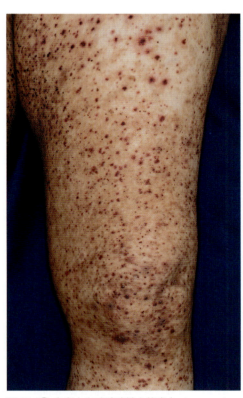

図11.1① 皮膚白血球破砕性血管炎（cutaneous leukocytoclastic angiitis）
紫斑，丘疹，血疱が多発している．疼痛を伴う．

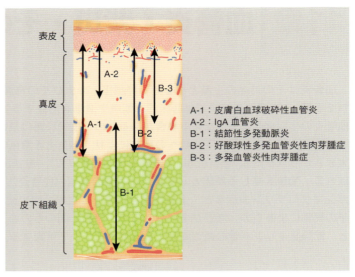

図11.2　炎症の主座となる血管の深さと血管炎の種類

A-1：皮膚白血球破砕性血管炎
A-2：IgA血管炎
B-1：結節性多発動脈炎
B-2：好酸球性多発血管炎性肉芽腫症
B-3：多発血管炎性肉芽腫症

症状

とくに両側下肢において，紫斑，蕁麻疹や多形紅斑に類似した紅斑性病変，丘疹，結節，膿疱，水疱，びらん，潰瘍などが生じる（図11.1）．瘙痒や疼痛を伴うことが多いが，自覚症状に乏しいこともある．発熱・腹痛・関節痛など全身症状を伴う場合は，全身性血管炎の可能性を考慮する．

病因

細菌やウイルス，薬剤などの抗原と抗体との反応した免疫複合体が，細動静脈の血管壁に沈着することで血管炎を生じる（Ⅲ型アレルギー反応）．外来抗原としては，ペニシリン系などの抗菌薬，各種化学物質，レンサ球菌，ウイルスなどがある．他の膠原病や悪性腫瘍に伴う抗原も原因となりうる．

病理所見

真皮のとくに上層〜中層において血管炎を認める．血管周囲に好中球の浸潤を認め，白血球由来の核破片〔核塵（nuclear dust）〕を伴うことが多い．また，血管が破壊された結果，血管壁や血管内腔に好酸性物質が沈着する〔フィブリノイド変性（fibrinoid degeneration）〕．また，血管外への赤血球漏出や血管内皮の腫大像もみる（図11.3）．この病理所見を白血球破砕

> **MEMO**
> **皮膚小血管に生じる血管炎**
> 皮膚の小血管に生じる血管炎は，現在のところさまざまな用語，定義が存在し，それぞれの病名がカバーする疾患の範囲も異なり，一定の見解が得られていない．

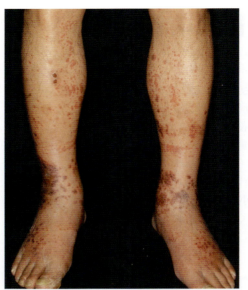
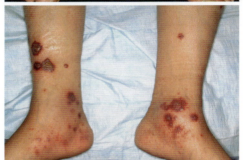
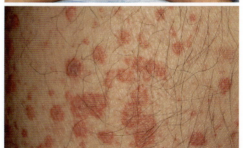
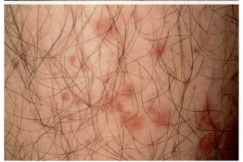

図11.1②　皮膚白血球破砕性血管炎（cutaneous leukocytoclastic angiitis）
紫斑，紅斑，血疱，出血斑など多彩な皮膚症状を伴う局面を呈する．

性血管炎（leukocytoclastic vasculitis）という．

検査所見

赤沈亢進，白血球増多，高ガンマグロブリン血症などがみられる．

診断

皮膚生検所見による．病理組織学的に本症と同じ所見をとる基礎疾患は多いので，その鑑別が重要となる．

治療・予後

薬剤，感染による場合は原因を除去する．下肢病変に対しては足の挙上や保温安静を行う．皮膚病変に対してはステロイド外用，NSAIDs 内服や DDS が有効である．症状が強い場合はステロイド内服も考慮する．

2. IgA 血管炎　IgA vasculitis

同義語：Henoch-Schönlein 紫斑（Henoch-Schönlein purpura；HSP），アナフィラクトイド紫斑（anaphylactoid purpura）

Essence
- IgA 免疫複合体が真皮上層の血管壁に沈着して発症する．一種のⅢ型アレルギー．
- 浸潤を触れる点状出血（palpable purpura）が下肢に多発する．
- 関節痛，腹痛，腎炎などの全身症状を伴うことがある．
- 治療は安静が中心．成人では腎不全への進行に注意．

定義

両側の下腿中心に浸潤を触れる紫斑が多発し，関節痛や消化管症状，腎炎を呈する．病理組織学的には白血球破砕性血管炎（前項参照）であるが，そのなかでも血管壁への IgA 沈着を認めるものをいう．

症状

小児に好発するが，成人例もみられる．頭痛，咽頭痛，感冒

MEMO: palpable purpura, nonpalpable purpura

紫斑をみた際には，その紫斑が血管炎によるものか，その他の原因によるもの（血小板減少性，血管脆弱性など）かを鑑別することが重要である．一般的に，血管炎による紫斑は浸潤を触れ（palpable purpura），その他の場合は浸潤を触れない．しかし，これはあくまでも原則であり，軽症の血管炎の場合は浸潤を触れないことも少なくない．

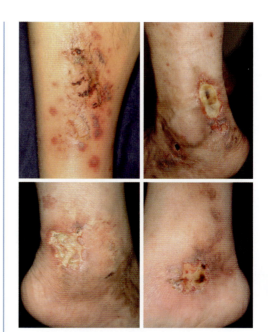

図 11.1③　皮膚白血球破砕性血管炎（cutaneous leukocytoclastic angiitis）
浸潤を触れる（palpable）紫斑．深い潰瘍など，病期，侵される血管の太さによりさまざまな皮膚症状を呈する．

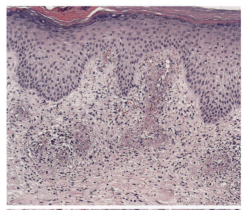

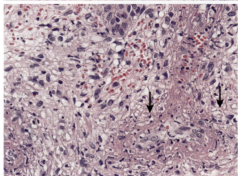

図 11.3　皮膚白血球破砕性血管炎の病理組織像
真皮上層血管壁のフィブリノイド変性，好中球を伴う出血像．核塵（矢印）を認める．

様症状が先行する．両側の下腿や足背を中心に，ときには大腿〜上肢〜腹部にまで，直径数〜10 mm 以内の浸潤を触れる (palpable) 紫斑が播種状に生じる（図 11.4）．水疱や潰瘍，新旧の皮疹が混在することもある．ときに軽度の圧痛がみられる．また，足，膝，手，肘などの関節痛，疝痛様〜びまん性の腹痛や下血などの消化管症状，糸球体腎炎を認めうる．

病因

小児では上気道感染後に発症する例が多く，レンサ球菌との関連性が指摘されている．薬剤（ペニシリン，アスピリン），食物（牛乳，卵）も抗原として知られる．これらの抗原が体内の抗体（IgA 型が主体）と結合し，その免疫複合体が血管壁に沈着，免疫反応が惹起されて血管炎や紫斑をきたす．

病理所見

真皮上層の血管壁にフィブリノイド変性を伴う白血球破砕性血管炎の像がみられる．蛍光抗体直接法では，血管壁周囲に IgA の沈着を認める（図 11.5）．

検査所見

レンサ球菌感染による場合は，ASO および ASK 値が上昇する．ときに血液凝固第XIII因子の低下がみられる．腎病変は予後との関連が深いため，血尿や蛋白尿を認めた場合は注意を要する．

鑑別診断

若年で上記の特徴を備えた紫斑をみた場合は，本症の可能性も考えて他症状の有無について問診し，各種検査や必要に応じて皮膚生検を施行する．血小板減少性紫斑病，結節性多発動脈炎，抗糸球体基底膜腎炎，ウイルス感染症（papular purpuric gloves and socks syndrome），SLE などを鑑別する．とくに成人例では顕微鏡的多発血管炎との鑑別が重要である．

治療

安静を第一とし，血管強化薬，止血薬を用いる．軽度の腹痛には NSAIDs が有効である．症状が強い場合はステロイド内服も考慮する．血液凝固第XIII因子製剤の投与が効果を示すこともある．

予後

基本的に皮疹の予後は良好で，多くは数週間のうちに消退するが，再発することも少なくない．ときに重篤な他臓器合併症

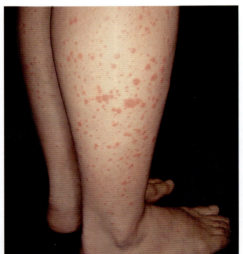
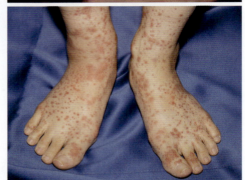
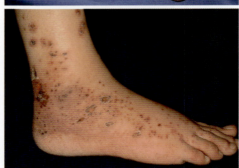
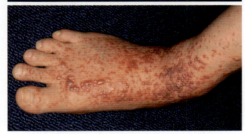

図 11.4① **IgA 血管炎**（IgA vasculitis）
浸潤を触れる紫斑（palpable purpura）．血疱を伴う場合がある．

（紫斑病性腎炎，腸出血，腸重積，腸管穿孔，脳出血）をみる．成人例では腎不全に至るリスクが高く，注意を要する．

3. 蕁麻疹様血管炎　urticarial vasculitis

24時間以上持続する蕁麻疹様皮疹をみた場合は本症を疑う．蕁麻疹様あるいは多形紅斑様の皮疹を繰り返し，紫斑や色素沈着を伴う（図11.6）．病理組織学的には真皮上層に白血球破砕性血管炎の像を認める．本症は特発性のものと，基礎疾患（とくにSLE）を有するものがある．多くは低補体血症を伴い〔低補体血症性蕁麻疹様血管炎（hypocomplementemic urticarial vasculitis）〕，関節痛や腹痛，腎症などの他臓器症状を呈する場合もある．

4. 持久性隆起性紅斑　erythema elevatum diutinum；EED

中年以降の男女に好発し，肘や膝などの関節伸側に対称性に出現する．最初は軽度隆起した赤紫色の局面であるが，次第に線維化をきたしケロイド状となる．まれに水疱や潰瘍を形成することもある（図11.7）．関節炎を伴うこともある．病理組織学的に白血球破砕性血管炎がみられる．自覚症状はほとんどなく慢性に経過する．血液疾患（とくに単クローン性IgA血症）などを合併することがある．治療はDDSが有効である．

5. 顔面肉芽腫　granuloma faciale

顔面に境界明瞭な紅褐色の局面や小結節を呈する（図11.8）．日光曝露が関与するとされるが原因不明である．病理組織学的に肉芽腫はみられず，白血球破砕性血管炎の像を呈する．色素レーザー療法，ステロイド局所注射やDDSなどが行われるが治療抵抗性である．

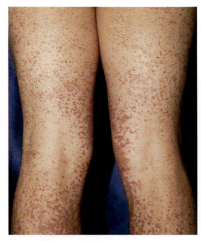

図11.4② IgA血管炎（IgA vasculitis）

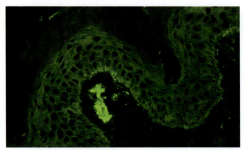

図11.5　IgA血管炎の蛍光抗体直接法
病変部の真皮上層の血管壁にIgAが沈着している．

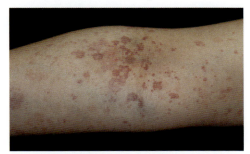

図11.6　蕁麻疹様血管炎（urticarial vasculitis）
紫斑を伴う紅斑が多発しており，膨疹を伴っている．

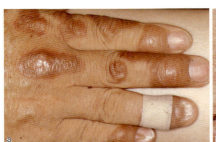
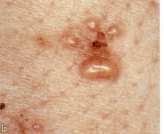

図11.7　持久性隆起性紅斑（erythema elevatum diutinum）
a：隆起した赤紫色の局面と線維化がみられる．b：水疱を形成することもある．

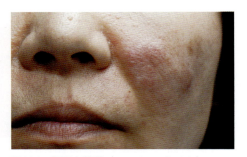

図11.8　顔面肉芽腫（granuloma faciale）

168　11章　血管炎・紫斑・その他の脈管疾患

B. 小～中動脈の血管炎　vasculitis in small-size and medium arteries

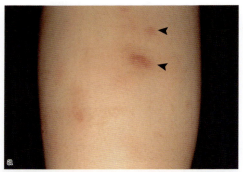
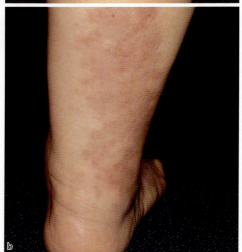
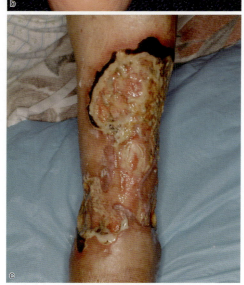

図11.9　結節性多発動脈炎（polyarteritis nodosa）
a：強い浸潤を触れる結節．b：融合した紫斑．c：進行し，潰瘍をきたした例．

1. 結節性多発動脈炎
polyarteritis nodosa；PN, PAN

Essence
- 発熱，関節症状，腎機能障害，末梢神経障害などを生じる全身性血管炎．
- 病理組織学的には小～中動脈の白血球破砕性血管炎を呈する．
- 皮下結節，リベド，紫斑，潰瘍など多彩な皮膚所見．

分類
以前は筋性動脈を侵す疾患として定義され，結節性動脈周囲炎（periarteritis nodosa）とも呼ばれていたが，現在では以下の3疾患に分類されている．
①結節性多発動脈炎（PN）：皮膚を含め，小～中動脈を侵す全身性血管炎．
②皮膚型結節性多発動脈炎（cutaneous PN）：皮膚のみに症状を呈するもの．
③顕微鏡的多発血管炎（microscopic polyangiitis；MPA）：細動静脈～小動脈を侵す全身性血管炎．

症状・疫学
30～60歳代に好発する．皮膚症状は約30～60％でみられる．下肢を中心にリベドがみられることが多い．また，表在性動脈走行に一致して，直径1～2 cm大の皮下結節や紫斑，潰瘍を生じる（図11.9）．慢性に経過し，再発と寛解を繰り返す．動脈の閉塞から壊疽をきたすこともある．
全身血管炎の症状としては，発熱や倦怠感，体重減少，関節痛のほか，腎病変（高血圧など），多発性単神経炎，脳血管障害，消化器症状，心筋梗塞，肺線維症などを生じる．

病理所見
皮膚病変においては真皮深層から皮下組織の動脈に血管炎を生じる（図11.2参照）．小～中動脈壁の内膜の膨化，弾性板の破壊，フィブリノイド変性，好中球主体の細胞浸潤を伴う（図11.10）．晩期では肉芽を形成し線維化する．肉芽腫は形成しない．

検査所見・診断
PNは特定疾患治療研究事業の対象疾患であり認定基準が存

在する．皮膚病変の鑑別診断としては，結節性紅斑，硬結性紅斑やリベド血管症，クリオグロブリン血症，SLEなどがあげられる．壊疽をきたした例では壊疽性膿皮症（p.176）との鑑別を要する．

治療・予後

ステロイドの大量投与およびシクロホスファミド投与が基本である．発症初期では炎症による臓器障害が，晩期では血管閉塞による虚血性障害（腎不全，脳梗塞，心不全など）や肺病変が問題となる．

2. 皮膚型結節性多発動脈炎
cutaneous polyarteritis nodosa

結節性多発動脈炎と同じ皮膚症状を呈するが，他臓器症状を欠くものをいう．皮疹はレンサ球菌感染などを契機に反復，遷延する．一部の症例で抗リン脂質抗体（抗プロトロンビン抗体）が検出される．まれに全身症状をきたして結節性多発動脈炎に移行する例があるため慎重な経過観察を要する．安静および下肢の挙上とともに，血管拡張薬，NSAIDs，DDSなどを用いる．

3. 顕微鏡的多発血管炎
microscopic polyangiitis；MPA

同義語：顕微鏡的多発動脈炎（microscopic polyarteritis）

Essence
- 細動静脈～小動脈を侵す全身性血管炎．MPO-ANCA（P-ANCA）陽性のANCA関連血管炎．
- 糸球体腎炎や間質性肺炎が急激に進行し，予後不良．
- 浸潤を触れる紫斑（palpable purpura）やリベドを認める．

定義

細動静脈～小動脈を侵す全身性血管炎として，古典的結節性多発動脈炎から独立した疾患概念である．抗好中球細胞質抗体（anti-neutrophil cytoplasmic antibody；ANCA）の一種であるMPO-ANCA（P-ANCA）が高頻度に陽性であり，後述の好酸球性多発血管炎性肉芽腫症，多発血管炎性肉芽腫症とともにANCA関連血管炎（ANCA-associated vasculitis）と呼ばれる．

症状

皮膚症状としては細動静脈の血管炎を反映して，浸潤を触れ

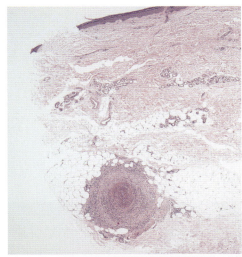
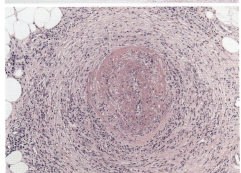

図11.10　結節性多発動脈炎の病理組織像
中動脈の壁の膨化，フィブリノイド変性，好中球主体の細胞浸潤を伴う白血球破砕性血管炎．

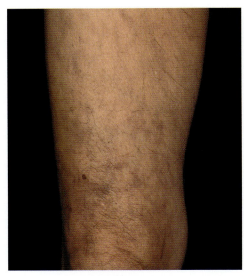

図11.11　顕微鏡的多発血管炎（microscopic polyangiitis；MPA）
下肢にリベドを認める．

る紫斑（palpable purpura）を下肢中心に生じる（図11.11）．MPA患者の20〜60％でみられ，多くは全身症状の出現後に生じる．紅斑丘疹，リベド，結節や水疱なども生じうる．

他臓器病変としては，急速進行性糸球体腎炎と間質性肺炎，肺胞出血が特徴的である．

> **病理所見・診断・治療**

真皮を中心に白血球破砕性血管炎を認める．肉芽腫は形成しない．MPO-ANCA（P-ANCA）は約60％で陽性となり診断に有用である．治療はステロイドと免疫抑制薬（シクロホスファミドなど）で寛解導入し，その後維持療法を行う．リツキシマブも有効である．

4. 好酸球性多発血管炎性肉芽腫症
eosinophilic granulomatosis with polyangiitis；EGPA

同義語：Churg-Strauss症候群（Churg-Strauss syndrome；CSS），アレルギー性肉芽腫性血管炎（allergic granulomatous angiitis）

> **Essence**
> - 全身性血管炎の一種．気管支喘息やアレルギー性鼻炎，好酸球増多が先行する．MPO-ANCA（P-ANCA）陽性のANCA関連血管炎．
> - 間質性肺炎および肺の肉芽腫形成をみる．
> - 紫斑，蕁麻疹，浮腫性紅斑，皮下結節，血疱など多彩な皮疹を呈する．
> - 治療はステロイド大量投与など．

> **症状・鑑別診断**

気管支喘息やアレルギー性鼻炎が，数年間先行して発症する特徴的な全身性血管炎（図11.12）．皮膚症状は約半数の症例でみられる．種々の深さの血管炎を反映して，紫斑，蕁麻疹，浮腫性紅斑，皮下結節，血疱など多彩な皮疹を呈する．多発性単神経炎，関節炎，肺病変，消化管病変などを生じる（表11.1）．

> **病理所見**

細動静脈から中動脈を主体とする白血球破砕性血管炎であるが，血管外に肉芽腫が認められ，組織への好酸球浸潤が著明である．皮膚病変では肉芽腫がはっきりしないことも多い．

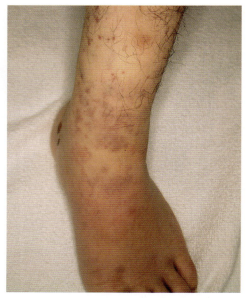

図11.12　好酸球性多発血管炎性肉芽腫症（eosinophilic granulomatosis with polyangiitis）浸潤を触れる皮下結節，紫斑，紅斑を認める．

表11.1　好酸球性多発血管炎性肉芽腫症の主な症状・所見（American College of Rheumatologyの提唱する基準から）

症状・所見	解説
気管支喘息	呼気時の喘鳴またはハイピッチのラ音
好酸球増多	末梢白血球分画で10％以上
単または多発神経炎	痛みを伴うしびれ，グローブ・ストッキング型の分布
肺浸潤	移動性または一過性の肺浸潤（X線所見）
副鼻腔の異常	副鼻腔の疼痛か圧痛，または異常X線所見
血管外好酸球増多	生検（皮膚・肺など）で血管外の好酸球浸潤

6項目中4項目あれば好酸球性多発血管炎性肉芽腫症と診断する．感度85％，特異度99.7％．

検査所見

著明な白血球増多，好酸球の増多および血清 IgE の上昇がみられる．抗好中球細胞質抗体のうち MPO-ANCA（P-ANCA）は約 50％で陽性であり，陽性例では腎炎や肺胞出血などを合併しやすい．

治療

ステロイドパルス療法などを行う．難治例では免疫抑制薬を用いることもある．神経障害が遷延する場合は免疫グロブリン大量静注療法も行われる．

5. 多発血管炎性肉芽腫症
granulomatosis with polyangiitis；GPA

同義語：Wegener 肉芽腫症（ウェゲナー）（Wegener's granulomatosis）

Essence
- 全身性血管炎の一種．上気道症状，肺病変，腎病変の順に出現することが多い．
- 肉芽腫を伴う血管炎が特徴的である．PR3-ANCA（C-ANCA）陽性の ANCA 関連血管炎．
- 紫斑，斑状出血，丘疹紅斑，皮下結節など多彩な皮疹をみる．
- 胸部 X 線で多発性の空洞性病変．
- ステロイドとシクロホスファミドの併用で予後が改善．

定義・症状

多発血管炎性肉芽腫症は，①鼻，眼，耳，上気道および肺の肉芽腫を伴う血管炎，②腎の壊死性半月体形成性糸球体腎炎，③全身小～中動脈の血管炎を特徴とする全身性血管炎である．上気道（E）症状として鼻出血や膿性鼻漏などから始まり，血痰などの肺（L）病変を生じるようになり，その後，腎（K）病変を呈する経過が多い．関節痛や多発性神経炎などの血管炎症状も出現する．ELK のすべてが揃う全身型と，1～2 臓器にとどまる限局型に分類される．

約半数の症例で皮膚症状を認め，浸潤を触れる紫斑，斑状出血，丘疹紅斑，皮下結節など多彩な皮疹をみる．初期には壊疽性膿皮症に類似した皮膚病変が認められることがあり，早期診断に役立つ（**図 11.13**）．

病理所見

皮膚病変では，真皮の白血球破砕性血管炎がみられる．皮下脂肪組織の小動脈壁や血管外に巨細胞などを伴う肉芽腫を認め

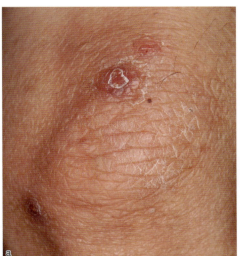
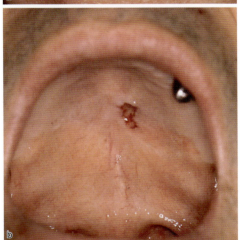
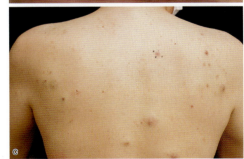

図 11.13 多発血管炎性肉芽腫症（granulomatosis with polyangiitis）
a：壊疽性の丘疹．b：口腔内潰瘍．c：背部に多発する皮下結節．

ることがある．肉芽腫はとくに上気道や肺病変において観察されやすい．

検査所見

胸部 X 線写真上では，約50％の例で特徴的な空洞化した円形陰影をみる．抗好中球細胞質抗体である PR3-ANCA（C-ANCA）は活動期の患者では90％以上で陽性になるといわれ，診断に有用である．

治療・予後

活動性や重症度に応じて，ステロイドと免疫抑制薬を併用する．治療抵抗例などではリツキシマブも用いられる．

6. 巨細胞性動脈炎　giant cell arteritis ★

同義語：側頭動脈炎（temporal arteritis）

Essence
- 浅側頭動脈もしくは眼動脈に好発する全身性血管炎の一種．
- 高齢女性に好発し，主要症状は不明熱，拍動性頭痛，視力障害．
- 側頭部の索状硬結を認め，筋肉痛（リウマチ性多発筋痛）を合併．
- 治療はステロイド内服．

症状

50歳以上の高齢女性に多い．浅側頭動脈が好発部位で，同部位の索状肥厚，発赤，圧痛を認める（図 11.14）．虚血が著しいと被髪頭部の水疱，壊死や脱毛を認める．

高齢者で片側性の拍動性頭痛を訴えた場合は本症の可能性がある．顎動脈が侵されると，咀嚼時や会話時の咬筋部痛〔顎跛行（jaw claudication）〕が生じる．眼動脈およびその分枝が侵された場合は急激な視力障害をきたし，失明することもある．また，約30％の患者でリウマチ性多発筋痛の症状をきたす．肩，腰部の硬直感や疼痛を生じる．

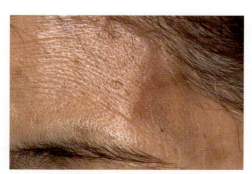

図 11.14　巨細胞性動脈炎（giant cell arteritis）

> **MEMO**
> **若年性側頭動脈炎（juvenile temporal arteritis）**
> 巨細胞性動脈炎に類似するが，小児や青年期に生じる．全身症状に乏しく，好酸球浸潤が強い．

検査所見

赤沈亢進，CRP 上昇を認める．病理組織では単核球やマクロファージが血管壁および周囲に浸潤し，巨細胞の出現や血栓を形成する肉芽腫性血管炎の像を呈する．MRI や FDG-PET 検査で他の血管の病変を評価する．

治療

視力障害を防ぐために早期にステロイド全身投与を行う．寛解すれば投与中止も可能である．

7. 川崎病　Kawasaki disease ★

同義語：急性熱性皮膚粘膜リンパ節症候群（acute febrile mucocutaneous lymphnode syndrome；MCLS）

Essence
- 以下の6つの徴候をもつ原因不明の疾患．①5日以上続く発熱，②両側眼球結膜の充血，③口唇・口腔咽頭粘膜病変（発赤や苺状舌など），④不定形発疹（紅斑など），⑤四肢末端の変化（浮腫・紅斑で始まり落屑を生じて治癒する），⑥非化膿性頸部リンパ節腫脹．
- 4歳以下の乳幼児に好発し，近年増加傾向にある．冠動脈障害の合併が問題となる．
- 発症早期の免疫グロブリン大量静注療法が第一選択である．

症状

3：2の割合で男児に多く，前駆症状はない．39℃前後の発熱から始まり，次に示すような症状を呈する．

①**四肢末端の変化**：発病初期から指趾爪囲に境界明瞭な紅斑が生じて拡大し，発病3～5日で手足の硬い浮腫（硬性浮腫）となり動作が制限される．これは1～2週間持続し，回復期に末端側から膜様落屑を生じて治癒する（図11.15）．

②**不定形発疹**：発症3～5日頃から全身に発疹（不定形発疹）を認める．紅斑であることが多いが，麻疹様，びまん性紅斑，蕁麻疹様などさまざまな発疹をとりうる．水疱はみられない．数日で鱗屑をつけて軽快することが多い．

③**口唇・口腔咽頭粘膜病変**：発症2～3日から口唇のびまん性発赤や亀裂がみられ，舌のびまん性発赤（いわゆる"苺状舌"）を認める．

④**両側眼球結膜の充血**：発症2～3日から生じ，1～3週間持続する．滲出液などは伴わない．

⑤**非化膿性頸部リンパ節腫脹**：急性期に片側性に生じることが多いが，出現頻度は65％程度である．

⑥**その他の皮膚症状**：発症早期にBCG接種部位の発赤，小水疱や膿疱をみることがある．また，発症数か月以降に爪甲横溝（19章 p.374参照）をみることがある．

そのほか，関節痛や痙攣などを生じうる．本症の重大な合併症は心病変である．とくに冠動脈瘤や冠動脈狭窄によって，心

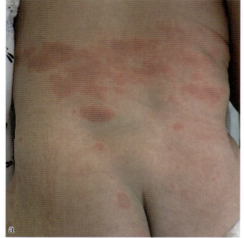
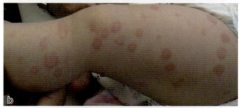
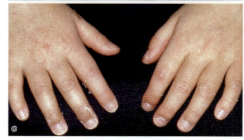

図11.15　川崎病（Kawasaki disease）
背部（a）と大腿（b）に生じた紅斑（不定形発疹）．c：硬性浮腫と膜様落屑を認める．

筋梗塞や突然死をきたしうる.

病因

原因不明であるが本態は急性の全身性血管炎ととらえられる.

診断・治療

厚生労働省川崎病研究班作成の診断基準を参考にする.治療は発症早期（7日以内）の免疫グロブリン大量静注療法とアスピリンの併用が第一選択である.これにより致命率や冠動脈合併症の頻度は大幅に減少した.抗TNF-α抗体のインフリキシマブも用いられる.

C. その他の類縁疾患　other diseases related to vasculitis

1. Behçet病　Behçet disease ★

Essence

- 再発性口腔内アフタ，皮膚病変，外陰部潰瘍，眼病変を4主徴とし，急性炎症を繰り返す難治性疾患.
- 20〜40歳代に好発し，発症にHLA-B51が強く相関している.中東から日本にかけて多い.
- 皮膚病変としては，結節性紅斑様皮疹，血栓性静脈炎，毛包炎ないし痤瘡様皮疹をきたす.針反応陽性.
- 消化管，大血管，神経に重篤な症状をきたす特殊病型がある.
- 治療はコルヒチンや免疫抑制薬.

疫学・症状

20〜40歳代に初発し，症状の急性増悪と軽快を繰り返しながら長期の経過をとる（図11.16）.中東から日本にかけて患者が多い.日本では北海道など北日本に多いが，近年減少傾向にある.皮膚・粘膜症状としては以下のものがあげられる.

①結節性紅斑様皮疹：直径1〜2cm前後の圧痛を伴う紅斑で，下肢や前腕に好発する.約1週間で消退するが再発しやすい.

②血栓性静脈炎：四肢に有痛性の皮下索状硬結として触れ，しばしば遊走性である.

③毛包炎ないし痤瘡様皮疹：さまざまな部位に無菌性小膿疱を生じる.針反応（4章 p.77参照）と同様，皮膚の被刺激性亢進によるものと考えられる.

④口腔内アフタ：日本患者の95％以上でみられ，初発症状で

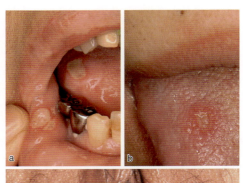
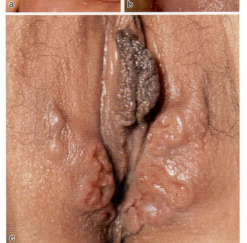

図11.16① Behçet病（Behçet disease）
a, b：疼痛を伴う再発性口腔内アフタ.c：深い外陰部潰瘍.

あることも多い．紅暈を伴う直径3～5 mm前後の白苔を付ける潰瘍が単発ないし多発する．疼痛を伴い，約10日で瘢痕を残さず治癒するが再発する．

⑤**外陰部潰瘍**：陰嚢や大小陰唇に好発する．境界鮮明な深い潰瘍を形成し，治癒後に瘢痕を残すことが多い．

眼病変〔ぶどう膜炎や前房蓄膿（hypopyon）など〕は男性に多くみられ，急性発作により失明することがある．関節炎，副睾丸炎もみられる．また，これらの症状の発作時とは無関係に，消化管病変（回盲部潰瘍など），血管病変（大動脈炎や深部静脈血栓）や神経病変（脳髄膜炎や精神症状）を生じて予後不良となることがある．

病因

遺伝的要因（患者の50％はHLA-B51，30％はHLA-A26を有する）や環境因子（レンサ球菌感染など）を背景として，好中球の機能亢進や自己炎症，血管炎を生じると考えられているが不明である．

病理所見

結節性紅斑様皮疹においては，好中球およびリンパ球を主体とした中隔性脂肪織炎であるが，生検時期によっては血管炎や血栓性静脈炎を伴うことがある．

診断

厚生労働省研究班作成の診断基準が存在する（**表11.2**）．経過中に4主症状が出現したものを完全型Behçet病と呼ぶ．近年は完全型となる症例は少ない．国際診断基準は若干異なり，口腔内アフタが必須条件で針反応が診断基準に含まれる．

表11.2　Behçet病の診断基準

1. 主症状
   - ①口腔粘膜の再発性アフタ性潰瘍
   - ②皮膚症状
     - (a) 結節性紅斑様皮疹
     - (b) 皮下の血栓性静脈炎
     - (c) 毛包炎様皮疹，痤瘡様皮疹
     - 参考所見：皮膚の被刺激性亢進
   - ③眼症状
     - (a) 虹彩毛様体炎
     - (b) 網膜ぶどう膜炎（網脈絡膜炎）
     - (c) 以下の所見があれば (a)(b) に準じる
       - (a)(b) を経過したと思われる虹彩後癒着，水晶体上色素沈着，網膜絡膜萎縮，視神経萎縮，併発白内障，続発緑内障，眼球癆
   - ④外陰部潰瘍
2. 副症状
   - ①変形や硬直を伴わない関節炎，②副睾丸炎，③回盲部潰瘍で代表される消化器病変，④血管病変，⑤中等度以上の中枢神経病変
3. 病型診断の基準
   - ①完全型
     - 経過中に4主症状が出現したもの
   - ②不完全型
     - (a) 経過中に3主症状，あるいは2主症状と2副症状が出現したもの
     - (b) 経過中に定型的眼症状とその他の1主症状，あるいは2副症状が出現したもの
   - ③疑い
     - 主症状の一部が出現するが，不完全型の条件を満たさないもの，および定型的な副症状が反復あるいは増悪するもの
   - ④特殊病変
     - (a) 腸管（型）Behçet病：腹痛，潜血反応の有無を確認する
     - (b) 血管（型）Behçet病：大動脈，小動脈，大小静脈障害の別を確認する
     - (c) 神経（型）Behçet病：頭痛，麻痺，脳脊髄症型，精神症状などの有無を確認する

（難病情報センター．http://www.nanbyou.or.jp/ から引用）

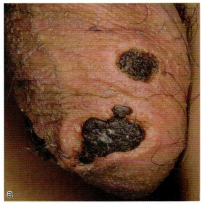 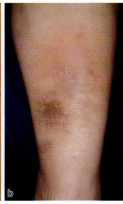 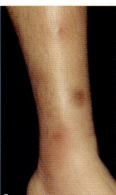 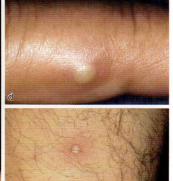

図11.16②　Behçet病（Behçet disease）
a：深い外陰部潰瘍．b，c：結節性紅斑様皮疹．d，e：毛包炎様皮疹．

治療

皮膚病変に対してはステロイド外用やNSAIDs内服，コルヒチンなどを用いる．眼症状に対しては免疫抑制薬や抗TNF-α抗体製剤が有効である．特殊型ではステロイド大量投与や抗凝固薬内服などが行われるが，ステロイド減量中に眼症状の悪化を招くことがある．

2. 壊疽性膿皮症　pyoderma gangrenosum；PG ★

Essence
- 小膿疱と丘疹に始まり辺縁が隆起した潰瘍を急速に形成する．下半身に好発．
- 炎症性腸疾患，大動脈炎症候群，白血病などの基礎疾患に合併することが多い．
- 治療はステロイド外用・内服，シクロスポリン内服など．

症状

10〜50歳代の女性に好発し，好発部位は下肢，殿部および腹部であるが顔面などにも生じうる．水疱，膿疱，出血性小丘疹から始まる．次第に発疹が多発融合し，潰瘍を形成して遠心性に拡大，辺縁部は堤防状に隆起する．潰瘍底には黄褐色の壊死物質を入れる．疼痛を伴い，圧迫すると膿汁を分泌することもある（図11.17）．時間の経過とともに中心治癒傾向が出現して乳頭状〜網目状の肉芽組織を認め，最終的には瘢痕性に治癒する．このような皮疹が数か月周期で慢性に再発することが多い．

分類

本症の多くは辺縁が堤防状に隆起する潰瘍型である．亜型として，膿疱を主体として潰瘍化しない膿疱型，出血性水疱を主体とする水疱型，増殖型がある．特殊な潰瘍型として，ストーマ周囲に難治性潰瘍を生じるものもある．

病因

不明である．自己炎症説，細菌アレルギー説などがある．外傷，打撲，皮膚生検などが誘因になることがある．

病理所見

非特異的な真皮の好中球浸潤がみられ，血管炎を伴わない．後期では組織球や形質細胞など種々の炎症細胞浸潤と線維化を認める．

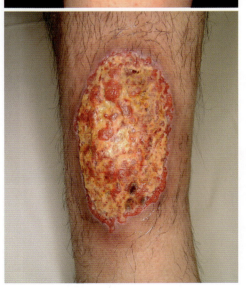

図11.17①　壊疽性膿皮症 (pyoderma gangrenosum)

血管炎／C. その他の類縁疾患　177

合併症

炎症性腸疾患（潰瘍性大腸炎，Crohn病），大動脈炎症候群，血液疾患（白血病や単クローン性IgA血症など），関節リウマチなど．壊疽性膿皮症全体の50〜70％に基礎疾患を認めるため，全身精査が必須である．

検査所見・診断

特異的な検査所見はなく，炎症を反映してCRP陽性，好中球増多がみられる．本症は無菌性の膿皮症であるが，経過中に

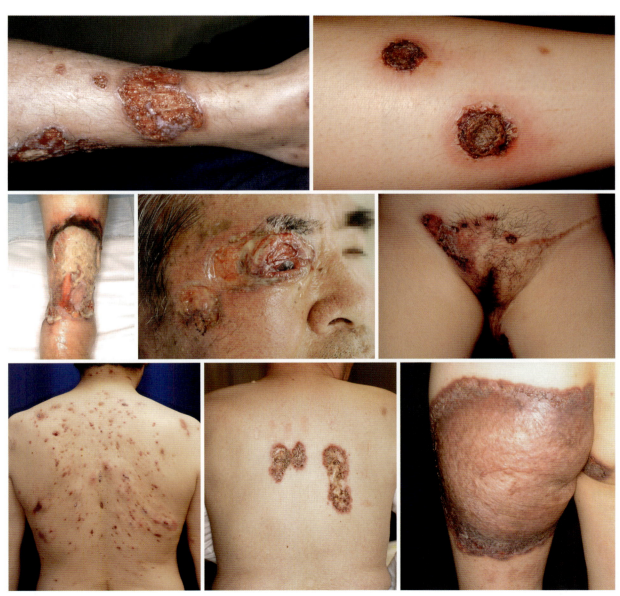

図11.17②　壊疽性膿皮症（pyoderma gangrenosum）
多彩な臨床像を呈する．

二次感染を起こして病変部から種々の細菌を分離することが多い．特徴的な臨床像および合併症の存在から診断する．鑑別診断として深在性真菌症や抗酸菌感染症などがあげられる．

治療

局所にはステロイド外用やタクロリムス外用が有効である．第一選択はステロイド内服であり，無効例にはシクロスポリン内服や DDS などを考慮する．最近は抗 TNF-α 抗体製剤の有効例が報告されている．

3. Buerger 病　Buerger's disease ★

同義語：閉塞性血栓性血管炎（thromboangiitis obliterans；TAO）

病因・症状

四肢の小動脈の攣縮，虚血および動静脈閉塞を生じる原因不明の疾患．90％以上は喫煙者であり，タバコとの強い相関関係を認める．20～40歳代の男性に好発する．Raynaud 現象（後述）や指の冷感，間欠性跛行（intermittent claudication，歩行などで下肢に負荷を掛けると疼痛などを生じて運動不可能になり，休息により回復する現象）で初発し，やがて些細な外傷を契機として指趾端や爪囲に強い疼痛を伴う潰瘍を形成する（**図 11.18**）．虚血を反映した爪変化や，遊走性静脈炎を生じることがある．

検査所見・病理所見

サーモグラフィーで皮膚温の低下をみる．レーザードップラー血流計で皮膚血流量を評価する．形態学的には磁気共鳴血管画像（MR angiography）や造影 3D-CT，血管造影で多発性分節的閉塞と先細り状閉塞をみる．病理組織学的に，急性期では好中球の浸潤を伴う血栓形成を認め，次第に肉芽腫や線維化をきたす．

診断・鑑別診断

厚生労働省特定疾患難治性血管炎調査研究班による診断基準がある．閉塞性動脈硬化症などと鑑別する（**表 11.3**）．

治療

禁煙，保温および運動療法が第一である．外傷を受けないよう注意を払う．血管拡張薬，抗凝固薬などを投与する．外科的治療法として，血行再建術や交感神経切除などを行う．

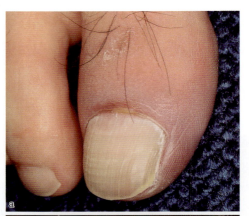
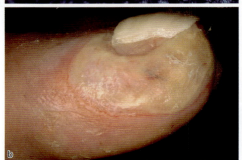
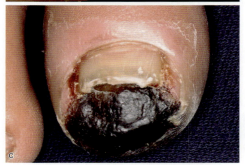

図 11.18 Buerger 病（Buerger's disease）
a：第1足趾の蒼白紫斑と潮紅．b：第1足趾．進行性の潰瘍．c：第1足趾．血流障害による先端の壊死．

表 11.3 Buerger 病と閉塞性動脈硬化症の鑑別

	Buerger 病	閉塞性動脈硬化症
発病年齢	50歳未満	50歳以上
好発部位	末梢小動脈	大・中動脈
合併症，生活歴	喫煙	糖尿病，高血圧，脂質異常症
動脈硬化	(−)	＋
移動性静脈炎	＋	(−)

血管炎／C. その他の類縁疾患　179

4. Mondor病　Mondor's disease

症状・疫学

30〜60歳代の女性に好発し，胸部，上腹部，上肢に径3〜10 mm幅の皮下索状硬結が出現する（**図11.19**）．男性では陰茎背側に生じることもある．牽引痛や自発痛を伴うことがある．本態は皮下脂肪組織中で器質化した血栓性静脈炎ないしリンパ管炎である．胸部手術（とくに乳房切除術）や胸部の圧迫，剃毛などが誘因となる．

病理所見

病変部の脈管壁は線維性に肥厚し，内腔は狭窄ないし閉塞している．炎症細胞浸潤はみられない（**図11.20**）．

治療

通常は数週間で自然消退するため経過観察が基本である．生検後に速やかに消退することもある．

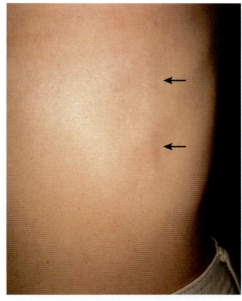

図11.19　Mondor病（Mondor's disease）
皮下索状硬結（矢印）を認める．

5. 悪性萎縮性丘疹症　malignant atrophic papulosis

同義語：Degos病（Degos' disease）

体幹・四肢を中心に淡紅色丘疹が出現して数日〜数週で拡大し，中央は白色調に萎縮，その周囲に毛細血管拡張や紅暈を伴う直径1 cm前後の特徴的な皮疹を形成する．時間の経過とともに紅色調は消退し白色萎縮を残す．病理組織学的に，ムチンの沈着とリンパ球中心の細胞浸潤を血管周囲に認める．予後不良の疾患であり脳梗塞や穿孔性腹膜炎を数年で生じるとされるが，ほぼ同様の皮疹がSLE，抗リン脂質抗体症候群，全身性強皮症，関節リウマチなどでもみられるため，これらの基礎疾患の有無を精査することが重要である．

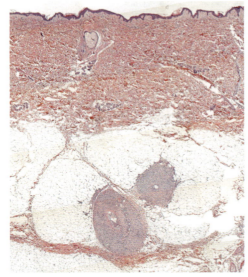

図11.20　Mondor病の病理組織像

6. 血栓性静脈炎　thrombophlebitis　★

同義語：静脈血栓症（venous thrombosis）

概念

さまざまな原因により静脈（小静脈〜深部静脈）に血栓が形成され，周囲に炎症を生じた病態である．深部静脈に生じたものは深部静脈血栓症（deep vein thrombosis；DVT）と呼ばれ，肺血栓塞栓症など重篤な状態を生じうる．本書では，皮膚科領

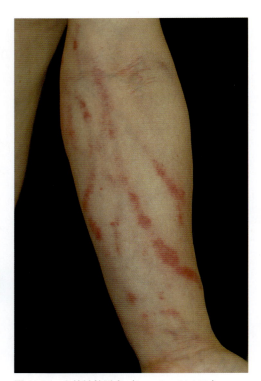

図 11.21 血栓性静脈炎（thrombophlebitis）

域で主に取り扱う表在性血栓性静脈炎を中心に述べる.

病因

皮静脈への物理的刺激（静脈カテーテルの留置自体による刺激や，投与された血管拡張薬や抗ウイルス薬，抗悪性腫瘍薬などの刺激）によるものが多い．そのほか，下肢静脈瘤，結核などの感染症，Behçet 病や Buerger 病などで血栓性静脈炎を生じる．誘因なく表在性血栓性静脈炎を繰り返す症例では，DVT 発症のリスクが高い.

症状

静脈の走行に一致して疼痛ないし瘙痒を伴う索状の硬結をきたし，発赤を伴う（図 11.21）．病因によっては週単位で病変が移動し，再発性に経過することもある．下肢 DVT においては急激な腫脹，疼痛，熱感を生じる.

診断・鑑別診断

特徴的な臨床症状により診断は容易である．薬剤投与歴や Behçet 病，結核の検索も必要になることがある．索状の硬結をきたす鑑別診断としてクリーピング病（28 章 p.572 参照）などがあり，下肢 DVT は蜂窩織炎との鑑別が必要な場合がある.

治療

第一に安静，そして冷却が重要である．NSAIDs 内服やステロイド内服を行うこともある.

7. コレステロール結晶塞栓症
cholesterol crystal embolism ★

同義語：blue toe syndrome

大動脈内の粥状硬化巣が破綻し，中に含まれるコレステロール結晶が飛散して全身の細小動脈を閉塞する．血管カテーテル操作や抗凝固療法などを契機として生じるが，約半数は誘因なく発症する．皮膚のほか腎臓や膵臓など全身臓器が障害されうる．皮膚では，四肢末端に強い疼痛を伴う紫斑やリベドを急速に生じ（図 11.22），潰瘍化することもある．病理組織学的には，真皮中層から下層でコレステロール結晶による血管閉塞像がみられる（図 2.21b 参照）．このため，本症の診断に皮膚生検が有用である．抗凝固療法は粥状硬化巣の破綻を促進させるため禁忌であり，血管拡張薬やステロイド内服が行われる．予後は腎障害の程度による.

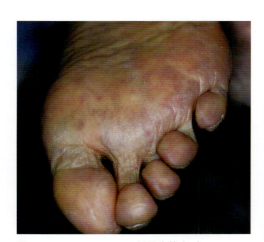

図 11.22 コレステロール結晶塞栓症（cholesterol crystal embolism）

紫斑 purpura

1. 血小板減少性紫斑病　thrombocytopenic purpura ★

定義・分類

血小板減少（10万/mm³以下）に伴う紫斑の総称である．打撲などによる皮下出血をきたしやすくなり，3〜5万/mm³以下になると自覚なく点状出血や斑状出血を生じる（図11.23）．紫斑は浸潤を伴わない nonpalpable purpura である．病因から，自己の抗血小板抗体による免疫性血小板減少性紫斑病と，他の原疾患によって引き起こされる続発性血小板減少性紫斑病に分類される．

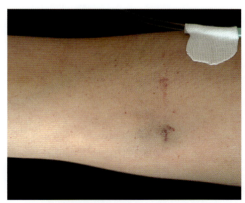

図11.23　血小板減少性紫斑病（thrombocytopenic purpura）
採血時の駆血により上肢に点状出血をきたした．

1）免疫性血小板減少性紫斑病
immune thrombocytopenic purpura；ITP

同義語：特発性血小板減少性紫斑病（idiopathic thrombocytopenic purpura；ITP）

症状

臨床経過から，急性型（6か月以内に治癒）と慢性型とに分類される．前者は麻疹・風疹などのウイルス感染を契機として小児に好発する．後者は急性型が遷延した場合と，成人において緩徐に発症する場合がある．皮膚症状としては自覚症状のない点状出血や斑状出血が主体である．口腔粘膜，鼻粘膜，歯肉などの粘膜出血，血尿，下血，月経過多などもみられる．関節内出血や脾腫は通常みられない．重症例では脳出血を生じ，死に至ることもある．

検査所見

血小板数の減少（10万/mm³以下）を認め，他の血球系に変化は通常みられない．80〜90％の症例で血小板関連IgG（platelet-associated IgG；PAIgG）を認めるが，特異性は高くない．骨髄穿刺では血小板消費を反映して骨髄巨核球の増加を認める．凝固系は正常である．Rumpel-Leedeテスト（p.86）が陽性となる．

診断・鑑別診断

本症の診断は除外的になされ，偽性血小板減少症や続発性血小板減少性紫斑病を否定する必要がある．皮膚症状からはとく

11章　血管炎・紫斑・その他の脈管疾患

表11.4　続発性血小板減少性紫斑病の主な原因

血小板の産生異常		
産生低下	再生不良性貧血 白血病，悪性リンパ腫，癌の骨髄浸潤 ウイルス感染 放射線照射 抗悪性腫瘍薬	
無効造血	骨髄異形成症候群 発作性夜間ヘモグロビン尿症 ビタミンB_{12}欠乏	
血小板の寿命短縮		
免疫学的	SLEなどの膠原病 薬剤	
消費亢進	播種性血管内凝固症候群（DIC） 血栓性血小板減少性紫斑病（TTP） 溶血性尿毒症候群（HUS） 妊娠高血圧症候群（HELLP症候群）	
機械的破壊	人工弁，人工血管	

にIgA血管炎や血友病との鑑別を要する．前者は下肢主体に浸潤を触れる紫斑を形成し，関節痛や腹痛などの全身症状をきたす点で，後者は関節内出血などの深部出血を認める点で鑑別される．

治療

治療の第一選択はステロイド内服であり，重症例ではステロイドパルスや免疫グロブリン大量静注療法，リツキシマブ投与を行う．*H. pylori*陽性例では除菌療法が第一選択になる．これらの薬物療法が無効な場合は摘脾術を行う．

2）続発性血小板減少性紫斑病　secondary thrombocytopenic purpura

種々の原因や基礎疾患によって血小板が減少して紫斑をきたしたものをいう（表11.4）．

2. クリオグロブリン血症　cryoglobulinemia ★

定義・分類

本症は種々の原因によりクリオグロブリン（MEMO参照）が出現し，血管炎症状を呈するものである．クリオグロブリンの構成要素により臨床症状が異なり，Ⅰ型からⅢ型まで分類される．Ⅰ型（30%）は血管炎症状に乏しく血栓による症状が主体である．Ⅱ型（20%）とⅢ型（50%）は血管炎症状が強く，あわせて混合型クリオグロブリン血症（mixed cryoglobulinemia）とも呼ばれる．また，原因不明の本態性（essential）と，骨髄腫などの基礎疾患を有する二次性（secondary）に分類されることもあるが，本態性は近年C型肝炎ウイルスの関与が指摘されており，その存在が疑問視されている．

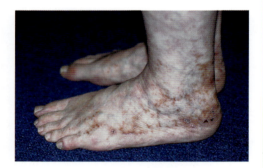

図11.24　クリオグロブリン血症（cryoglobulinemia）

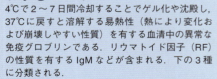

クリオグロブリン（cryoglobulin） **MEMO**
4℃で2～7日間冷却することでゲル化や沈殿し，37℃に戻すと溶解する易熱性（熱により変化および崩壊しやすい性質）を有する血清中の異常な免疫グロブリンである．リウマトイド因子（RF）の性質を有するIgMなどが含まれる．下の3種に分類される．
Ⅰ型：単クローン性IgMやIgGによる．多発性骨髄腫やマクログロブリン血症など．
Ⅱ型：単クローン性Ig（RFの性質を有する）＋多クローン性Ig．悪性リンパ腫，関節リウマチやSjögren症候群など．
Ⅲ型：多クローン性Ig（RFの性質を有するIgを含む）．膠原病や各種感染症を基礎として生じる．

症状

中年に好発する．寒冷曝露などにより下肢などに点状出血や斑状出血，リベドやRaynaud現象などを生じる（図11.24）．Ⅰ型は一般的に軽症例が多いが，血栓により指端壊疽を生じることがある．Ⅱ型やⅢ型では血管炎を反映して，浸潤を触れる紫斑や皮下結節，潰瘍を形成する．糸球体腎炎，関節痛，多発神経炎などの全身症状もみられやすい．

合併症

Ⅰ型では多発性骨髄腫やマクログロブリン血症，Ⅱ型は悪性

リンパ腫，関節リウマチ，Sjögren症候群，B・C型肝炎など，Ⅲ型では膠原病（SLE，関節リウマチや皮膚筋炎など）や感染症（伝染性単核球症，ウイルス性肝炎），腎炎などを基礎に生じる．

病理所見

皮膚では病変部にクリオグロブリンによる血栓がみられ，Ⅱ型やⅢ型では加えて白血球破砕性血管炎を認める．腎では膜性増殖性糸球体腎炎が特徴的である．

検査所見

クリオグロブリンの検出は採血から血清分離までを37℃で行うことが重要であり，外注検査では検出されにくい．リウマトイド因子など各種自己抗体，肝炎ウイルス感染の検索，血清免疫電気泳動などが必要である．

治療

寒冷刺激を避ける．基礎疾患が存在する場合はその治療を行う．血管炎症状に対してはステロイド投与など．

3. 色素性紫斑病　pigmented purpuric dermatosis

同義語：**特発性色素性紫斑**（idiopathic pigmentary purpura），**慢性色素性紫斑**（purpura pigmentosa chronica；PPC）

症状・分類

中年の下肢に好発する原因不明の紫斑で，点状出血や毛細血管拡張を伴い色素沈着を残すものをいう（**図11.25**）．全身症状を伴うことはない．慢性的に増悪と軽快を繰り返す．主に皮疹の分布形式から，Schamberg病，Majocchi紫斑，Gougerot-Blum病，黄色苔癬，瘙痒性紫斑などに分類されるが，いずれも本態は同じものであり，混在している症例が多い（**表11.5**）．本症の多くはSchamberg病であり，ときに下肢静脈瘤を伴う．

病理所見

真皮上層の血管周囲にリンパ球浸潤と赤血球の血管外漏出をみる．慢性の出血性炎症であり，古い病巣ではヘモジデリンの沈着をみる（**図11.26**）．一部の症例では帯状細胞浸潤がみられ，臨床的にも初期の菌状息肉症と区別がつかないことがある．

治療

対症的にステロイド外用を行う．ビタミンCや止血薬の内

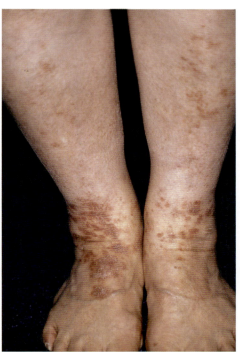

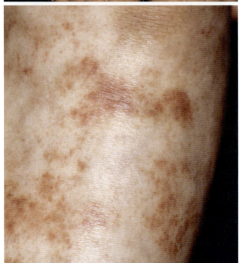

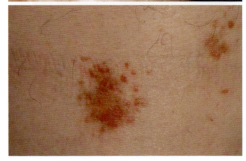

図 11.25　色素性紫斑病（pigmented purpuric dermatosis）

表 11.5　色素性紫斑病の主な病型

	Schamberg病 Schamberg's disease	Majocchi紫斑 （血管拡張性環状紫斑） Majocchi's purpura	Gougerot-Blum病 （紫斑性色素性苔癬様皮膚症） pigmented purpuric lichenoid dermatosis	黄色苔癬 lichen aureus	瘙痒性紫斑 itching purpura
好発年齢	40歳代	30歳代	40歳代	20～30歳代	50歳代
性別	男性＞女性	女性＞男性	男性＞女性	男性＞女性	男性＞女性
発症形式	緩徐	緩徐	急性	急性	急性
好発部位	両側下肢	両側下肢	両側下肢＞上肢	片側下肢	両側下肢より拡大
臨床症状	点状出血が不規則に融合	環状の紫斑で毛細血管拡張を伴う	茶褐色の丘疹．ときに苔癬になる	黄色調〜褐色の局面	急激に瘙痒の強い紫斑が拡大する
瘙痒	±	±	＋	−〜＋＋	＋＋＋
経過	慢性	慢性	慢性	徐々に拡大することあり	数か月〜慢性

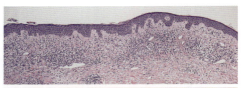
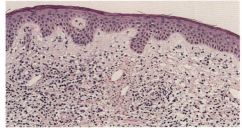

図 11.26　色素性紫斑病の病理組織像
真皮上層の血管周囲のリンパ球浸潤．出血像．ヘモジデリン沈着．

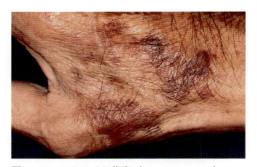

図 11.27　ステロイド紫斑（steroid purpura）

> **怒責性紫斑**
> （purpura due to raised intravascular pressure, mask phenomenon）　**MEMO**
> 急激に腹圧が掛かる状況（啼泣，咳嗽，嘔吐，排便，分娩など）で毛細血管の静脈圧が上昇した結果，点状紫斑を生じたもの．顔面（とくに眼瞼周囲）や頸部に好発する．小児や若年女性に多い．自然軽快するため治療の必要はない．

服もある程度有効である．下肢の安静および挙上，下肢静脈瘤を伴う場合は弾性ストッキングも考慮する．

4．老人性紫斑　senile purpura ★

加齢変化により血管支持組織が脆弱になり，本人が自覚しない程度の刺激によっても容易に紫斑を形成する．手背や前腕伸側に好発し，境界明瞭な皮下出血斑を認める．さらに皮膚も菲薄化し，軽度の物理的刺激により裂創を形成する〔スキンテア（skin tear）〕．

5．単純性紫斑　purpura simplex ★

女性の下肢に好発し，境界のやや不明瞭な点状出血が多発する．やや大型の紫斑が数個みられることもある．浸潤を触れず，自覚症状はない．血液検査上異常所見を認めない．一般的に安静にて自然消退するが，血小板減少性紫斑病や初期のIgA血管炎との鑑別が必要になる．

6．ステロイド紫斑　steroid purpura

ステロイドの長期的な内服や外用により血管支持組織が脆弱になり，機械的刺激によって容易に毛細血管の破綻をきたして紫斑を形成する（図11.27）．高齢者に多い．刺激の回避やステロイド使用の適正化を図る．

▶ 壊血病→17章 p.328 参照．

その他の脈管疾患　other vascular disease

1. 閉塞性動脈硬化症
arteriosclerosis obliterans；ASO ★

類義語：末梢動脈疾患（peripheral arterial disease；PAD）

概念
四肢の主幹動脈などに粥状硬化を生じ，慢性的に動脈硬化性の狭窄や閉塞をきたす疾患である．本書では下肢 ASO について取り上げる．下肢の虚血を呈して皮膚蒼白や感覚異常，疼痛，壊疽などをきたす（図 11.28）．基礎疾患として糖尿病や高血圧，脂質異常症，肥満などを有することが多い．

症状
60 歳以上の男性に好発する．下肢動脈の虚血による各種症状が出現する．日本では Fontaine 分類が用いられる．
① Fontaine Ⅰ度：四肢末端の一過性の冷感，しびれ，チアノーゼや皮膚蒼白，Raynaud 現象もみられる．
② Fontaine Ⅱ度：間欠性跛行（p.178 参照）．
③ Fontaine Ⅲ度：安静時疼痛．足趾に激痛を伴う潰瘍を形成しやすくなる．
④ Fontaine Ⅳ度：潰瘍，壊死．下肢切断を余儀なくされることもある．

安静時疼痛や潰瘍（Fontain Ⅲ度以上）が持続するものを重症下肢虚血（critical limb ischemia；CLI）という．

診断・鑑別診断
足関節と上腕の収縮期血圧比（ankle brachial pressure index；ABI）が最も簡便で有用な検査である．0.9 以下で本症を疑う．鑑別診断としては Buerger 病（表 11.3 参照）や，間欠性跛行をきたす腰部脊柱管狭窄症があげられる．

治療
軽症（Fontaine Ⅰ，Ⅱ度）では，抗血小板薬や血管拡張薬，運動療法などが主体となる．重症下肢虚血例では血管内治療（ステントなど）や外科的再建が行われる．

2. 糖尿病性壊疽　diabetic gangrene ★

微小血管障害や動脈硬化症を背景として足趾や足底，手指に

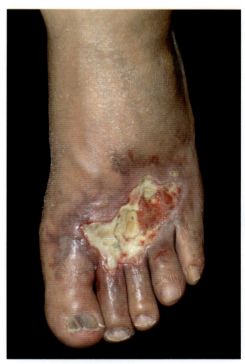

図 11.28　閉塞性動脈硬化症（arteriosclerosis obliterans；ASO）
軽微な外傷を契機として急激に深い潰瘍を形成した．

MEMO

皮膚組織灌流圧（skin perfusion pressure；SPP）検査

レーザードップラー血流計を用いて足部の皮膚灌流圧を測定するもので，皮膚表面から深さ 1mm 程度の血流評価に有用である．浮腫や血管の石灰化を伴う症例でも正確な評価が可能な点で，ABI よりも優れる．SPP 30mmHg 未満で重症虚血肢と判断される．

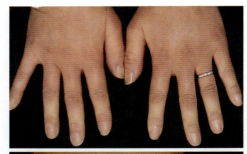

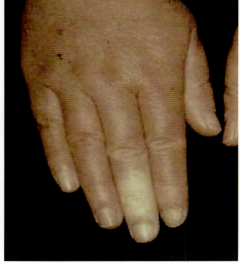

図 11.29　Raynaud 現象（Raynaud's phenomenon）

疼痛の強い潰瘍を生じる．17 章 p.332 を参照．

3. Raynaud 現象, Raynaud 病
Raynaud's phenomenon, Raynaud's disease

定義

突然指趾が蒼白化し，数分後に紫藍色（チアノーゼ）となり，びまん性潮紅を経て正常皮膚色に戻るという一連の現象をいう．全経過は数分から数十分である．基礎疾患なく発症することもあるが，膠原病などの基礎疾患に伴って出現するものが多い．前者を一次性 Raynaud 現象（primary Raynaud's phenomenon）ないし Raynaud 病，後者を二次性 Raynaud 現象（secondary Raynaud's phenomenon）ないし Raynaud 症候群と呼ぶ．

症状

一次性 Raynaud 現象は若年女性にみられ，一般的に軽症である．全身が冷却されるような状況（冬季や冷所作業など）や精神的緊張を契機に生じやすい．冷感，疼痛，しびれ感，浮腫感などの症状を伴い，指趾が蒼白となる（図 11.29）．チアノーゼを経て，回復期にはびまん性潮紅と灼熱感がある．チアノーゼや潮紅を欠き 2 相性や 1 相性になる場合もある．二次性 Raynaud 現象では症状が強く，指端の潰瘍を形成することもある．

病因

二次性 Raynaud 現象を生じうるものを表 11.6 に示す．Raynaud 現象は種々の原因による血流障害とそれに対する反応性変化である．蒼白化は，動脈の攣縮による虚血状態を示し，チアノーゼはうっ血状態を反映する．びまん性潮紅は反応性の

表 11.6　Raynaud 現象の原因

	疾患名・原因
一次性	Raynaud 病
二次性	物理的刺激：振動工具病，ピアニスト，タイピスト，食品業（精肉，鮮魚）
	薬剤：エルゴタミン，トリプタン，β遮断薬，経口避妊薬など
	膠原病：全身性強皮症，混合性結合組織病でとくに高頻度
	血液疾患：クリオグロブリン血症，寒冷凝集素症など
	血管障害：閉塞性動脈硬化症，Buerger 病，全身性血管炎など
	神経疾患：手根管症候群，多発性硬化症など
	その他：悪性腫瘍，甲状腺機能低下症

充血状態を示す.

検査・診断

基礎疾患の有無を検査する．サーモグラフィーで通常時の皮膚温の低下や，寒冷刺激からの回復の遅延を観察する．寒冷刺激試験(4℃の水に1分間手をつける)で誘発されることもある．若年女性で基礎疾患が見つからず，2年間経過すれば一次性Raynaud現象とみなして差し支えない．

治療

発作の原因となる要素を除去し保温する．プロスタグランジン製剤などの投与を行う．禁煙が効果的である．

4. 慢性静脈不全　chronic venous insufficiency；CVI ★

同義語：静脈不全症（venous insufficiency），うっ滞性症候群（venous stasis syndrome）

定義・症状

下肢静脈瘤（varicose veins, 図 11.30）を基礎として，さまざまな症状を呈するものをいう．中年女性や高齢男性に好発し，肥満や立ち仕事の多い者に生じやすい．下肢浅在静脈がホース状，結節状に拡張して蛇行する．側副血行路により網目状の静脈拡張をみることもある．進行すると下肢倦怠感，腫脹，疼痛，色素沈着，うっ滞性皮膚炎（7章p.127参照），皮膚硬化〔硬化性脂肪織炎（sclerosing panniculitis）〕を経て，難治性潰瘍を形成する（図 11.31）．

病因

下肢静脈瘤は，長期立位などで浅在静脈や穿通枝に弁不全を生じた一次性，深部静脈血栓に伴う圧上昇や，血栓性静脈炎後の弁破壊，妊娠時の循環量増加などによる二次性，およびKlippel-Trenaunay-Weber症候群（20章p.401参照）などによる先天性に分類される．これらの機序により大伏在静脈や小伏在静脈の内圧上昇や還流障害を生じる．

治療

長時間の歩行や起立を避け，下肢の挙上や弾性ストッキング着用を行う．静脈不全症の皮膚症状に対しては対症的に抗ヒスタミン薬やステロイド外用薬などを用いる．レーザーやラジオ波を用いた血管内治療，硬化療法，静脈抜去術，静脈高位結紮術も考慮する．

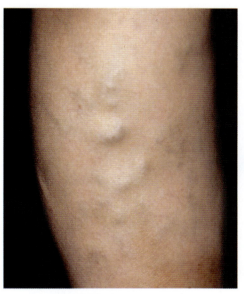

図 11.30　下肢静脈瘤（varicose veins）
静脈弁不全により下肢浅在静脈がホース状，結節状，嚢状に拡張して蛇行する．

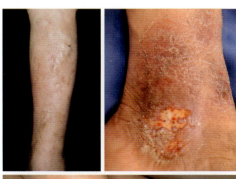
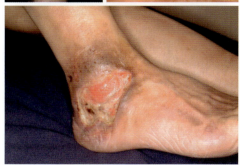

図 11.31　慢性静脈不全（chronic venous insufficiency）

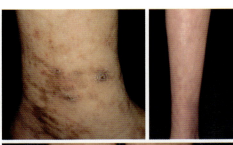
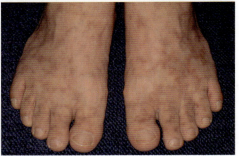

図 11.32　リベド (livedo)

> **MEMO**
> **火だこ，温熱性紅斑（erythema ab igne）**
> ストーブなど，同じ部位が温熱に長時間繰り返し曝露されることにより生じる網状紅斑．臨床的にはリベドであるが，病理組織学的に血管炎の像を呈さない．

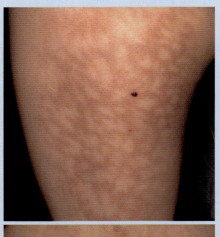
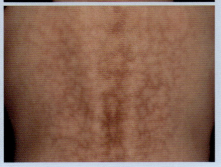

5. リベド，皮斑　livedo ★

　真皮および皮下脂肪組織境界部において，静脈網の緊張低下と動脈網の緊張亢進状態が生じることで生じる赤紫色〜暗赤色の網状斑を認める状態を総称してリベドという．リベドを生じる状態はさまざまである（**図 11.32**）．大きく以下の 3 種に分類される．

① **大理石様皮膚（cutis marmorata）**：基礎疾患のない小児や若年女性の下腿に，淡紅色で環の閉じた網目状の紅斑としてみられる．一過性で自覚症状なく出現し，寒冷時に増強し，温めることによって消失する．交感神経の関与が考えられている．

② **分枝状皮斑（livedo racemosa）**：四肢に樹枝状で，環の閉じていない紫紅色持続性紅斑として出現することが多い．血管腔の閉塞や血流障害，血管壁の障害などをきたすさまざまな原因が考えられる（**表 11.7**）．

③ **先天性血管拡張性大理石様皮斑（cutis marmorata telangiectatica congenita）**：20 章 p.405 参照．

6. リベド血管症　livedo vasculopathy

同義語：リベド血管炎（livedo vasculitis），livedo reticularis with summer/winter ulcerations, livedoid vasculopathy, segmental hyalinizing vasculopathy

　下肢を中心に疼痛を伴うリベドや紫斑を生じ，潰瘍を伴う原因不明の疾患である（**図 11.33**）．潰瘍の治癒後には白色の萎縮性瘢痕〔白色萎縮（atrophie blanche）〕を生じる．全身症状を認めない．季節により増悪軽快をみることもある．病理組織

表 11.7　リベドを生じる状態

原因	症状・疾患
先天性	先天性血管拡張性大理石様皮斑
生理的	大理石様皮膚（基礎疾患なし）
続発性	リベド血管症
	膠原病（抗リン脂質抗体症候群，SLE など）
	血管炎（とくに結節性多発動脈炎）
	クリオグロブリン血症
	コレステロール結晶塞栓症（blue toe syndrome）
	カルシフィラキシー，副甲状腺機能亢進症
	Sneddon 症候群
	造血器腫瘍（真性多血症，本態性血小板血症，悪性リンパ腫）
	火だこ
	感染症（梅毒，結核）

学的に血管炎はなく，真皮血管の血栓形成をみる．抗リン脂質抗体症候群やクリオグロブリン血症などと鑑別する．末梢血管拡張薬やステロイド内服・外用などが行われるが治療抵抗性である．抗凝固薬や抗血小板薬が有効な症例もある．

7. 肢端紅痛症　erythromelalgia

同義語：皮膚紅痛症，先端紅痛症

四肢末端とくに両足底に生じ，発作性の灼熱感，潮紅，皮膚温上昇を3徴とする，原因不明の疾患である．運動や入浴によって発作を生じやすい．常に冷却するため二次的に潰瘍を形成することもある．真性多血症や本態性血小板血症，膠原病などを背景に生じることがある．有効な治療法は確立されていないが，血小板増多が背景にある症例ではアスピリンが有効なことがある．

8. リンパ管炎　lymphangitis

リンパ管に炎症をきたしたものである．レンサ球菌によるものが多い．その原因としては蜂窩織炎，足白癬や悪性腫瘍浸潤（乳癌など），寄生虫（リンパ系フィラリア症など，28章 p.572 参照）があげられる．初発の病変部位から中枢側に向かって疼痛を伴う線状の発赤を認め，圧痛を伴う軟らかい索状物を触れる（図 11.34）．所属リンパ節の腫大を認める．高熱，悪寒戦慄，食欲不振などの全身症状を伴う．速やかな抗菌薬の全身投与が必要である．

9. リンパ浮腫　lymphedema

リンパ管の機能不全により局所的に組織液の貯留をきたしたもの．先天性（リンパ管形成不全など）と後天性（悪性腫瘍，リンパ節郭清術後，リンパ系フィラリア症など）がある．主に下肢に，常色で自覚症状のない軟らかい浮腫を生じる．慢性化すると線維化や硬化をきたし，表皮の乳頭状肥厚を認めることもある〔象皮症（elephantiasis nostras verrucosa），図 11.35〕．脈管肉腫を生じることもある（Stewart-Treves症候群，図 11.36，22章 p.463 参照）．

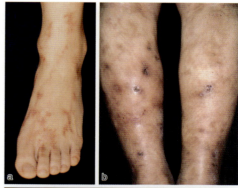
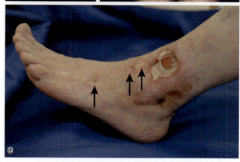

図 11.33　リベド血管症（livedo vasculopathy）
a：足背のリベド．b：下腿にリベドを伴う潰瘍を認める．c：下腿に深い潰瘍を生じている．白色萎縮（atrophie blanche）を伴う（矢印）．

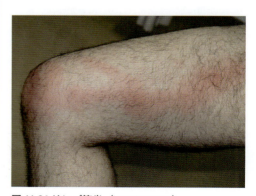

図 11.34　リンパ管炎（lymphangitis）

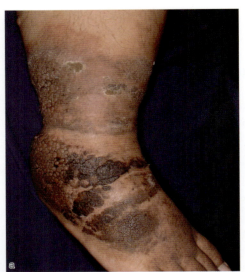

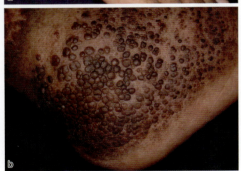

図 11.35　リンパ浮腫（lymphedema）
a：続発性に生じた下肢の著明な腫脹．b：皮膚表面に疣状の変化が起こり，象皮のようである．

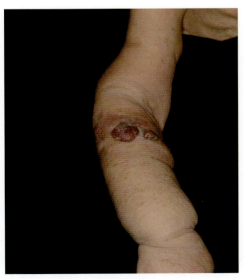

図 11.36　Stewart-Treves 症候群（Stewart-Treves syndrome）

10. 毛細血管拡張性運動失調症
ataxia-telangiectasia；AT

同義語：Louis-Bar 症候群

Essence
- 常染色体劣性遺伝疾患で DNA 修復機構の異常が関与．
- 小脳性運動失調，毛細血管拡張，易感染性の 3 主徴．
- 原発性免疫不全症候群の一型．

症状
眼球結膜の毛細血管拡張が 3〜6 歳頃から認められ，引き続いて皮膚に毛細血管拡張が出現する．耳や頬部から始まり，次第に四肢へ拡大する．思春期以降では多形皮膚萎縮や硬化をきたし早老症様になる．運動失調は歩行開始時頃には明らかとなる．免疫不全により，とくに呼吸器，副鼻腔感染を繰り返す．成長に伴い皮膚を含めた種々の悪性腫瘍を生じる．

病因
常染色体劣性遺伝．11 番染色体の *ATM*（ataxia-telangiectasia mutated）遺伝子の変異による．DNA 修復や細胞周期の制御に関与し，変異により T 細胞や B 細胞の遺伝子再構成が阻害され免疫不全となり，易発癌性を生じる．

検査所見
末梢血リンパ球（とくに T 細胞）の減少，血清 IgA，IgE，IgG2，IgG4 の低下，血清 α フェトプロテイン値の上昇がみられる．頭部 CT および MRI では小脳虫部の萎縮をみる．

診断・治療
臨床症状と検査所見によって行う．*ATM* 遺伝子の解析による診断も可能である．治療は対症療法が中心となる．

Collagen diseases

12章 膠原病および類縁疾患

膠原病（connective tissue disease, collagen disease）ではそれぞれの疾患に特異的な自己抗体が出現することから、自己免疫疾患の要素が強いと考えられている。膠原病では多臓器が侵され、また主病変の部位が異なることが多いため、その診断は診断基準に基づいてなされる。その診断基準には皮膚病変が組み込まれているため、膠原病の診断や治療に際して皮膚科医の果たす役割は非常に大きい。本章では、皮膚症状をきたす膠原病および、自己炎症疾患を含めた類縁疾患について概説する。

A. エリテマトーデス（紅斑性狼瘡） lupus erythematosus；LE

定義・分類

エリテマトーデス〔紅斑性狼瘡（lupus erythematosus；LE）〕は、皮膚を含め全身臓器を侵す病態の診断名〔全身性エリテマトーデス（SLE）、新生児エリテマトーデスなど〕として使用される場合と、皮膚病変の診断名〔円板状エリテマトーデス（DLE）、深在性エリテマトーデスなど〕として使用される場合がある。エリテマトーデスでみられる皮疹は、経過から急性型、亜急性型、慢性型に大別され、それぞれ特徴的な病像を呈する（表12.1）。いずれの皮疹もSLEの一症状として出現しうるが、SLE診断基準を完全に満たさない中間型や、皮膚症状のみが出現するものもある（p.194 MEMO参照）。急性型は通常SLEの一症状として生じるため、本書ではSLEの項で解説する。一方、亜急性型および慢性型は皮膚のみに限局することも多いため、本書では別項で解説する。

1. 全身性エリテマトーデス
systemic lupus erythematosus；SLE ★

Essence
- 腎、心、関節、中枢神経など、多臓器障害をきたし、若年の女性に好発する原因不明の自己免疫疾患。
- 皮膚粘膜症状としては、頬部紅斑（蝶形紅斑）、円板状皮疹、口腔潰瘍、光線過敏症、脱毛など。
- 検査所見としては抗核抗体陽性、抗dsDNA抗体陽性、抗Sm抗体陽性、梅毒血清反応の生物学的偽陽性（BFP）、LE細胞陽性、汎血球減少、補体低下など。
- SLICCによる分類基準が重要。
- 治療はステロイド内服が中心。

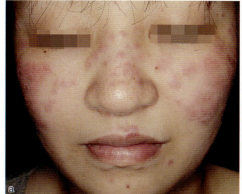
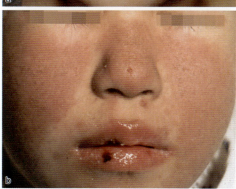

図12.1① 全身性エリテマトーデス（systemic lupus erythematosus）
a：10歳代女性。頬部紅斑、鼻背を中心に両頬部に左右対称性に広がる浮腫性紅斑。一般に鼻唇溝を越えないため、口唇周囲の皮膚には紅斑はない。蝶形紅斑。b：30歳代女性、SLEの再燃時に出現した頬部紅斑。SLEの病勢の悪化に伴い頬部紅斑も出没を繰り返すことがある。

12章 膠原病および類縁疾患

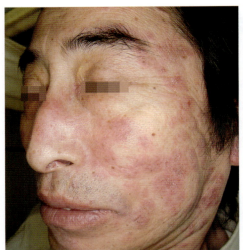

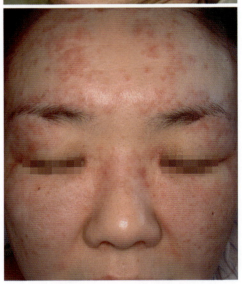

図 12.1②　全身性エリテマトーデス（systemic lupus erythematosus）

表 12.1　エリテマトーデスの皮疹のとらえ方

急性型（acute）：数日単位で経過する	
頬部紅斑（malar rash），脱毛（lupus hair），手掌紅斑（palmar erythema），口腔潰瘍（aphtha），丘疹紅斑（maculopapular rash）など	
亜急性型（subacute = SCLE）：数週〜数か月単位で経過する	
環状連圏状型（annular-polycyclic type），丘疹落屑型（papulosquamous type）など	
慢性型（chronic）：慢性に経過する	
円板状エリテマトーデス（DLE），深在性エリテマトーデス（lupus profundus），凍瘡状エリテマトーデス（chilblain lupus），結節性皮膚ループスムチン沈着症（nodular cutaneous lupus mucinosis）など	

表 12.2　SLE の分類基準（2012年 SLICC）

I. 臨床 11 項目	
急性皮膚ループス	頬部紅斑，水疱型エリテマトーデス，光線過敏症，SCLE など
慢性皮膚ループス	DLE，深在性エリテマトーデス，凍瘡状エリテマトーデス，粘膜疹
口腔潰瘍	他の既知の病因を除く
非瘢痕性脱毛	びまん性脱毛．他の既知の病因を除く
滑膜炎	2か所以上の関節腫脹あるいは滑液貯留を伴う．または，2か所以上の関節痛と30分以上の朝のこわばり
漿膜炎	胸膜炎，胸水，心外膜痛，心嚢液貯留，心外膜炎など
腎症	尿蛋白/クレアチニン比（または24時間尿蛋白）で1日500mg以上の尿蛋白．または赤血球円柱
神経症状	痙攣，精神障害，多発単神経炎など
溶血性貧血	
白血球減少・リンパ球減少	白血球 4,000/mm^3 未満あるいはリンパ球 1,000/mm^3 未満
血小板減少	100,000/mm^3 未満
II. 免疫 6 項目	
抗核抗体陽性	
抗 dsDNA 抗体陽性	
抗 Sm 抗体陽性	
抗リン脂質抗体陽性（LAC，BFP，抗カルジオリピン抗体，抗 β$_2$-GPI 抗体）	
低補体値（低 C3，低 C4，低 CH50）	
溶血性貧血がなく直接クームス陽性	

・臨床 11 項目と免疫 6 項目からそれぞれ 1 項目以上，合計 4 項目で SLE と分類する．
・これらの項目は同時に出現しなくともよい．
SLICC：Systemic Lupus International Collaborating Clinics

抗核抗体検査でみられるパターンと自己抗原 MEMO

パターン	自己抗原
斑紋型（speckled）	RNP, Sm, Scl-70, Jo-1 (ARS), SS-A, SS-B
均一型（homogeneous）	ssDNA, dsDNA, ヒストン, Mi-2
離散斑紋型（discrete speckled）	セントロメア
辺縁型（peripheral）	ssDNA, dsDNA
核小体型（nucleolar）	U3RNP, Th/To

実際は染色手技などの関係で，抗 SS-A/B 抗体・抗 Jo-1 抗体・抗 ssDNA 抗体は抗核抗体検査では検出されないことが多い．

疫学

日本の推定患者数は約 6 万人である．男女比は 1：9 で好発年齢は 20〜40 歳代であり，妊娠可能年齢の女性に多い．

皮膚症状

80％以上の症例で認められ，その皮膚所見は多彩である．分類基準（**表 12.2**）には急性皮膚ループス，慢性皮膚ループス，口腔潰瘍，非瘢痕性脱毛があげられ，さらに前二者にはさまざまな皮疹が含まれる（**図 12.1**）．以下に，その代表的なものに

A. エリテマトーデス（紅斑性狼瘡）　193

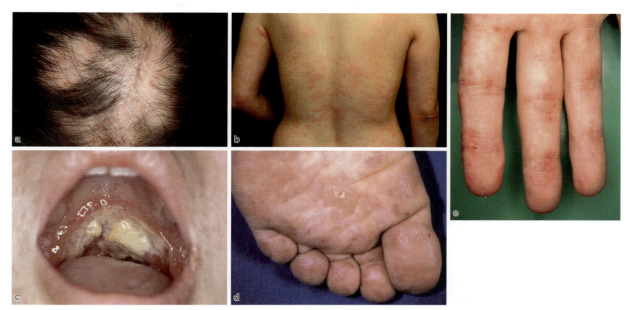

図 12.1③　全身性エリテマトーデス（systemic lupus erythematosus）
a：SLE にみられたびまん性脱毛．この症例では脱毛局面に一致して DLE の皮疹を認めている．b：急性期に体幹に生じた浮腫性紅斑と丘疹．
c：咽頭部の大きな潰瘍．SLE ではこのように大きな口腔粘膜潰瘍がみられることがある．d：足底，足趾のびまん性紅斑．e：手指に生じた
DLE．一部圧痛を伴う．

ついて簡単に述べる．図 12.2 に各症状の頻度を示す．

頬部紅斑（図 12.1① a, b）：蝶形紅斑（butterfly rash）とも呼ばれる．SLE に最も特徴的な皮疹で，SLE の約 70％ に認め，約 40％ は初発症状として出現する．鼻背を中心として頬部に対称性に広がる，比較的境界明瞭な浮腫性紅斑で，蝶が羽を広げたような形を呈する．一般には鼻唇溝を越えない．まれに水疱を形成する．自覚症状はないか，あっても軽い熱感を覚える程度で，消退後に瘢痕を残さない．

DLE：SLE の経過中，約 25％ の症例で DLE を生じる．顔面や口唇，耳など露光部に生じ，鱗屑や痂皮を伴うことの多い境界明瞭な円板状の紅斑である（次項参照）．

手掌紅斑：本症の約半数に認められ，びまん性紅斑が手掌，とくに母指球部，小指球部に生じる．

脱毛：びまん性に頭髪でみられる．とくに前頭部の毛が短く細く，折れやすくなって不揃いな長さとなる〔ループスヘアー（lupus hair）〕．本症の活動期に悪化することが多い．

粘膜疹：本症の約 40％ でみられる．口唇や口腔粘膜，鼻咽頭および喉頭粘膜に，紅暈を伴う小出血斑，小潰瘍が出現する．粘膜に出現した DLE ととらえることもできる．

皮下硬結：顔面や殿部，上腕に硬結をきたす．深在性エリテマトーデスと呼ばれる（後述）．

その他：手背を中心に丘疹紅斑が急性期に出現しやすい．リベド，浸潤性紫斑，爪囲紅斑，爪上皮出血，四肢潰瘍（血管炎），

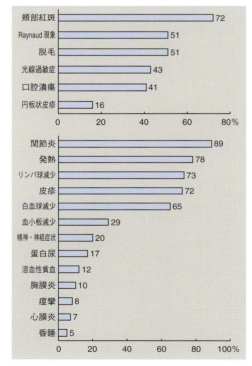

図 12.2　全身性エリテマトーデスにおける主な皮疹と臨床症状の発現頻度（％）
（橋本博史．全身性エリテマトーデス．宮本昭正編．臨床アレルギー学．改訂第 2 版．南江堂；1998 のデータをもとに作図）

表 12.3 SLE の病因と考えられている要素

要因	所見
遺伝的素因	家族内発症．一卵性双生児において発症頻度が高い．HLA-DR2 の相関
ウイルス	レトロウイルスや EB ウイルスなどに対する免疫応答が，自己抗原と反応する可能性がある．また，ヒトパルボウイルス B19 感染で SLE と類似した症状を呈することがある
免疫学的変化	思春期以降の胸腺の退縮により，T 細胞の分画に変化が生じ，自己応答性 B 細胞の亢進などをきたす
外因	薬剤（プロカインアミド，ヒドララジン，イソニアジド，ヒダントイン誘導体）の摂取によって SLE が顕在化することがある

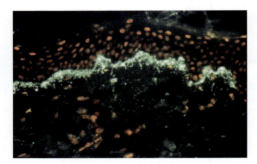

図 12.3 ループスバンドテスト（lupus band test）
患者非露光部の健常皮膚を蛍光抗体直接法で観察した所見．IgG（緑色蛍光）が表皮基底膜に線状に沈着している．オレンジ色は核染色．

点状出血（血小板減少），Raynaud 現象などもみられる．

全身症状

図 12.2 に示すようにきわめて多様であり，詳細は内科学の成書を参照のこと．本症は発熱，全身倦怠感，関節痛，浮腫などを初発とし，それに伴って上記皮膚症状が出現する．

関節炎：本症の 90％以上で認める．多発性関節痛が近位指節間関節（PIP），膝，足，肩，肘関節などにみられる．X 線上関節破壊を認めないことが特徴的である．

腎病変：治療方針を決定する重要な指標となる．ループス腎炎（lupus nephritis）と呼ばれる．病理所見から I～VI 型に分類され，予後が異なる．蛋白尿，血尿，ネフローゼ症候群，腎不全などがみられる．

心病変：心外膜炎，心内膜炎（Libman-Sacks 心内膜炎），心筋炎などを呈する．

神経精神症状：約 20～75％に何らかの神経精神症状（痙攣発作，見当識障害，抑うつ，妄想など）を呈する．ステロイド精神症（steroid psychosis）との鑑別が困難な場合がある．

肺病変：50％以上で胸膜炎をみる．肺高血圧症，肺出血，肺梗塞など．

病因

遺伝的素因，ウイルス感染など種々の外因が複雑に絡み合って発症すると考えられているが，詳細は不明である（表 12.3）．抗核抗体や抗 DNA 抗体，抗 Sm 抗体などの自己抗体を産生し，これが直接的な組織破壊（II 型アレルギー反応），もしくは免疫複合体を形成して補体を介した破壊（III 型アレルギー反応）をきたし，全身臓器に炎症が生じると推定されている．

MEMO： SLE と DLE，どこが違う？

SLE は皮膚を含め，全身にさまざまな病変をきたす「病態」をさす診断名である．一方，DLE や深在性エリテマトーデスは「皮疹」に対する診断名である．DLE や亜急性皮膚エリテマトーデスの皮疹は，それぞれ SLE の一症状として生じることもあれば，純粋に皮膚症状のみとして出現することもある．また SLE の診断基準を一部満たすが SLE とまでは診断に至らないもの（intermediate LE；ILE），LE の皮疹だけで多臓器症状を伴わないもの（cutaneous-limited LE；CLE）と分類して診断することもある．右図に示すように，これらの診断名と皮疹名を 2 次元的にとらえる（観察される組合せの頻度を濃淡で示す）とこの病型分類が理解しやすい．〔図は，土田哲也ほか．エリテマトーデス（LE）の診断名と皮疹名．皮膚科の臨床 1990；32：1139 を参考に作成〕

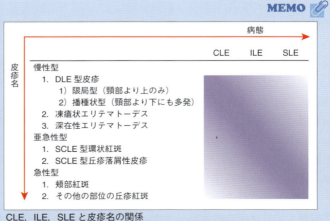

CLE，ILE，SLE と皮疹名の関係
CLE：cutaneous-limited LE，ILE：intermediate LE，SLE：systemic LE

合併症

関節リウマチ，強皮症など，他の膠原病の診断基準をも満たすことがある（オーバーラップ症候群）．Evans（エバンス）症候群（自己免疫性溶血性貧血＋免疫性血小板減少性紫斑病），血栓性血小板減少性紫斑病，抗リン脂質抗体症候群などを合併しうる．

病理所見

多彩な皮膚症状を呈するため，個々の皮疹や時期により異なる．共通してみられやすい所見として，液状変性，血管周囲や付属器周囲への単核球浸潤，ムチン沈着などがあげられる．慢性病変では角栓形成などもみられる（DLE の項も参照）．病変部皮膚のみならず，健常皮膚でも基底膜に IgG，IgM，C3 などの沈着を蛍光抗体直接法で認める〔ループスバンドテスト（lupus band test），図12.3〕．

検査所見

汎血球減少を認め，末梢血で LE 細胞（大型の核を好中球が貪食する像）がみられる．梅毒血清反応の生物学的偽陽性（biological false positive；BFP）を認める．CRP は軽度上昇にとどまり病勢を反映しない．補体低下（C3, C4, CH50）がみられ，とくに C3 は病勢を反映する．抗核抗体など種々の自己抗体が検出され（表12.4），抗二本鎖 DNA（dsDNA）抗体価は特異的かつ活動性を反映する．

診断

皮膚病変においては病理所見や蛍光抗体直接法が診断に重要である．分類基準（表12.2）のうち 4 項目を満たせば確定する．同時に 4 項目満たされなくても，後に諸症状が出現して SLE と確定されることも少なくないため，疑い例では慎重な観察が

表12.4 SLE 患者でみられる主な自己抗体

名称	出現頻度	特徴
抗核抗体（ANA）	95%	びまん型，斑紋型，辺縁型が多い
抗一本鎖 DNA（ssDNA）抗体	60〜70%	疾患特異性は低い
抗二本鎖 DNA（dsDNA）抗体	60〜70%	疾患特異性が高い．病勢を反映
抗 Sm 抗体	20〜30%	疾患特異性が高い
抗 U1-RNP 抗体	20〜30%	抗 Sm 抗体陽性例で多い
抗カルジオリピン抗体	20%	抗リン脂質抗体症候群の合併に注意
抗ヒストン抗体	30〜50%	薬剤誘発性ループスで陽性例が多い
抗 SS-A 抗体	35〜60%	亜急性皮膚エリテマトーデスを伴う例で多い
抗 SS-B 抗体	20%	二次性に Sjögren 症候群を生じやすい
抗 Scl-70 抗体	25%	肺高血圧を合併しやすい
MPO-ANCA（P-ANCA）	25%	血管炎の合併をみることがある

MEMO：薬剤誘発性ループス

クロルプロマジン，メチルドパ，ヒドララジン，プロカインアミド，イソニアジド，D-ペニシラミンなどの服用によって，軽症の SLE に類似した症状を呈することがあり，薬剤誘発性ループスという．多くは薬剤中止により改善するが，一部そのまま SLE を発症することがある．抗 dsDNA 抗体陰性が鑑別点となる．

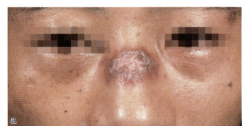

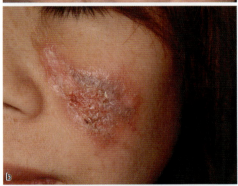

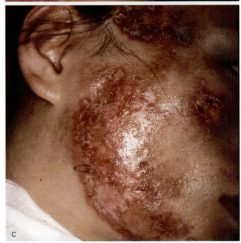

図12.4① 円板状エリテマトーデス（discoid lupus erythematosus）
a：20 歳代男性の鼻背部．境界明瞭，中央部は紅色，辺縁は茶褐色で落屑を伴う．b：20 歳代女性の左頬部．境界明瞭，毛孔拡大を伴う．一部皮膚にびらんを伴っている．c：30 歳代女性の右顔面全体に広範囲に認められた例．直径 1 cm 大の DLE の皮疹が多発，徐々に拡大あるいは融合して大きな局面を形成している．

必要である．

治療

皮膚病変に対してはステロイド外用やタクロリムス外用，ヒドロキシクロロキン内服を行う．SLEに対する第一選択はステロイド内服であり，腎病変の病型によって初期量を決定することが多い．シクロホスファミドなどの免疫抑制薬やステロイドパルス療法が行われることもある．生活指導も重要であり，直射日光，過労などのストレスや寒冷刺激などを極力避けるようにする．また妊娠に伴って増悪傾向を示すことが知られており，慎重な対応が必要である．

予後

増悪と寛解とを繰り返し，慢性に経過する．従来は腎不全が最多の死亡原因であったが，ステロイド治療や透析療法により死亡率は低下（5年生存率は97％）．現在は感染症，中枢神経障害，心不全で死亡する例が多い．

2. 円板状エリテマトーデス
discoid lupus erythematosus；DLE ★

定義

DLEは皮疹の名称としての疾患名である．DLEの皮疹のみで他臓器病変を伴わない症例のほうがはるかに多い．一方，SLEは病態としての疾患名であり，SLE患者にDLEの皮疹がしばしば生じる．

症状

境界明瞭で落屑や毛孔開大を伴う，類円形の紅色局面が単発ないし多発する（図12.4）．潰瘍を形成することもある．最終的には中心部に瘢痕と色素脱失を残して治癒する．露光部（顔面，頭部，耳介部）や粘膜（口唇・口腔粘膜など）に好発する．頭部にDLEが生じると不可逆性の瘢痕性脱毛になる．頸部より下にDLEが多発するものを汎発型円板状エリテマトーデス（disseminated DLE，図12.5）という．

病理所見

①毛孔角栓形成，②表皮萎縮，③液状変性と基底膜の肥厚，④付属器および血管周囲に島嶼状の密な単核球浸潤，⑤真皮のムチン沈着を特徴とする（図12.6）．また病変部皮膚のみならず正常皮膚でも基底膜部に免疫グロブリンの線状沈着を認める

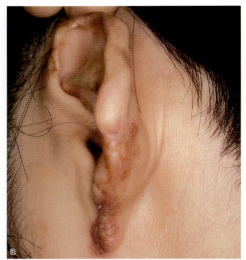
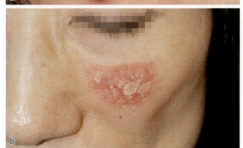
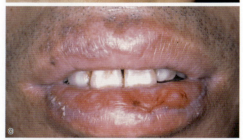
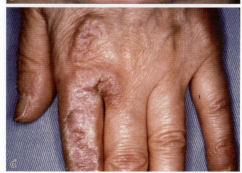

図12.4②　円板状エリテマトーデス（discoid lupus erythematosus）
a：耳介～耳垂部に生じたDLE．中央は瘢痕化している．b：頬部に生じた比較的早期のDLE．c：口唇に生じたDLE．紅斑および紫色の皮疹を呈する．扁平苔癬との鑑別が重要．口唇のDLEを母地として有棘細胞癌が発症することもある．d：左手背および指背のDLE．

ことが多い（ループスバンドテスト陽性，図12.3 参照）．

検査所見
患者の大部分は他臓器病変を伴わず，一般検査所見も正常である．一部の患者では SLE に移行する場合がある．

鑑別診断
扁平苔癬，サルコイドーシス，菌状息肉症，深在性真菌症，皮膚抗酸菌感染症などで類似した皮疹を呈することがある．

治療・予後
日光曝露により増悪するため遮光を指導する．ステロイド外用，タクロリムス外用などを行うが難治性である．ヒドロキシクロロキン内服も有効．DLE を慢性に繰り返すことで有棘細胞癌を生じることがあり，注意を要する．

3. 深在性エリテマトーデス
lupus erythematosus profundus

同義語：ループス脂肪織炎（lupus panniculitis）

定義・症状
皮下脂肪組織を病変の主座とする慢性型エリテマトーデスの一種である．顔面，肩，上腕，殿部に好発し，常色から紅色の直径 1～3 cm の皮下硬結として初発する（図12.7）．表面皮膚に DLE を有することが多い．最終的に皮膚陥凹と石灰化を残して治癒する．約半数の例で SLE の合併をみる．

病理所見
皮下脂肪組織にムチン沈着や血管周囲などへの単核球浸潤がみられ，次第に線維化を生じる．病変部の血管壁に免疫グロブリンや補体の沈着をみることがある．

治療
整容的に問題を生じる場合は早期のステロイド局所注射や内服を検討する．

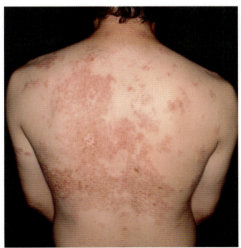

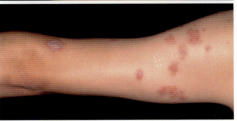

図 12.5　汎発型円板状エリテマトーデス（disseminated DLE）
DLE が頸部より下の体幹・上肢に広範囲に多発する．

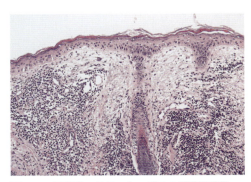

図 12.6　円板状エリテマトーデスの病理組織像
基底層の液状変性，真皮内では血管ならびに付属器周囲性の密なリンパ球浸潤，真皮の著明な浮腫を認める．通常，好中球，好酸球はあまりみられない．

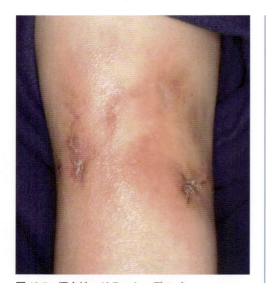

図 12.7　深在性エリテマトーデス（lupus erythe-matosus profundus）
SLE 患者に生じた広範な脂肪織炎．被覆表皮には DLE の皮疹を認める．

4. 凍瘡状エリテマトーデス　chilblain lupus

凍瘡状狼瘡ともいう．慢性型エリテマトーデスの一種．四肢末端や鼻尖，耳介部などに凍瘡（13 章 p.223 参照）に類似した紫紅色斑をみる．冬季に悪化しやすい．病理組織学的には DLE と同様である．類似の皮疹を呈するびまん浸潤型サルコイドーシス（lupus pernio, 18 章 p.345 参照）も凍瘡状狼瘡と訳されるため注意が必要である．

5. 亜急性皮膚エリテマトーデス
subacute cutaneous lupus erythematosus；SCLE

定義

慢性型 DLE と，急性型 SLE の丘疹紅斑との中間に位置する経過や皮疹型を示すものである．

症状・病理所見

露光部を中心に対称性に皮疹が多発する．中心退色傾向をもつ紅斑を生じる環状連圏状型（annular-polycyclic, 図 12.8）と，乾癬に類似し軽度の鱗屑を伴う丘疹落屑型（papulosquamous, psoriasiform）が多い．いずれも瘢痕を残すことなく治癒するが再発性である．本症患者の約半数が SLE の診断基準を満たすが，重篤な腎症状や中枢神経症状は少ない．病理所見は SLE の項を参照．

検査所見

60 〜 80％の例で抗核抗体陽性．抗 SS-A 抗体（70 〜 90％），抗 SS-B 抗体（30 〜 50％）の出現頻度が高いことが特徴的で

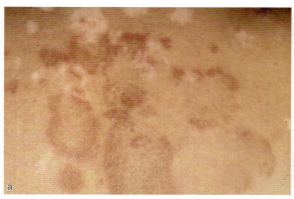
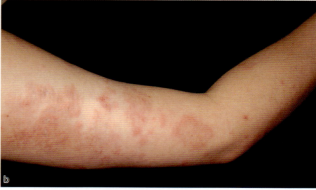

図 12.8　亜急性皮膚エリテマトーデス（subacute cutaneous lupus erythematosus；SCLE）
a：中心退色傾向をもつ環状連圏状紅斑．Sjögren 症候群に生じる環状紅斑に類似する．b：丘疹落屑型．

ある.

治療

ステロイド外用もしくは少量内服が中心となる.

6. 新生児エリテマトーデス
neonatal lupus erythematosus

類義語：新生児ループス（症候群）（neonatal lupus syndrome）

症状

生下時〜生後3か月の間に，Sjögren 症候群に伴う環状紅斑様，あるいは SCLE 様の鱗屑を伴う環状皮疹を生じ（**図 12.9**），6か月程度で軽度の色素沈着を残して消退する．ときに全身症状（肝機能異常，血球減少）を生じる．不可逆性の先天性心ブロックを1〜2％の症例で伴い，細心の注意と対応が必要である.

病因・治療

SLE や Sjögren 症候群に罹患した，あるいはときに無症状の母親から，経胎盤的に移行した母親由来自己抗体による受身型の自己免疫疾患．とくに皮膚症状は抗 SS-A 抗体と関連している．遮光および対症療法が中心となるが，心ブロックにはペースメーカー導入が必要になることが多い.

7. 結節性皮膚ループスムチン沈着症
nodular cutaneous lupus mucinosis

背部や上肢などにみられる丘疹や結節で，真皮内に多量のムチンが沈着して生じる慢性型エリテマトーデスの一型である．SLE に伴うことが多い.

8. 水疱型エリテマトーデス
bullous lupus erythematosus

顔面など上半身を中心に多形紅斑様の浮腫性紅斑が生じ，小水疱が単発ないし集簇する（**図 12.10**）．臨床的に Duhring 疱疹状皮膚炎や後天性表皮水疱症（14 章参照）に類似することがある．VII 型コラーゲンに対する自己抗体を認めることがある.

A. エリテマトーデス（紅斑性狼瘡）　199

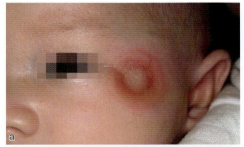
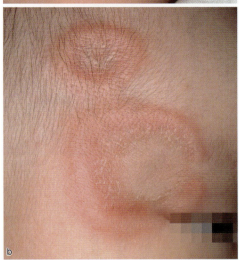

図 12.9　新生児エリテマトーデス（neonatal lupus erythematosus）**の環状紅斑**
a：0 歳男児左側頭部．初め 5 mm〜1 cm 大の紅斑として生じ，徐々に環状に拡大．中心部は消退傾向を示すが，辺縁部は著明な浮腫と隆起を認める．b：右側頭部に生じた2つの環状紅斑.

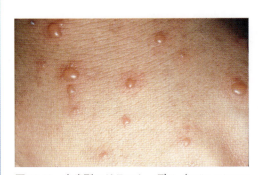

図 12.10　水疱型エリテマトーデス（bullous lupus erythematosus）
SLE 患者に生じた症例．水疱は LE の紅斑上だけでなく，健常皮膚上にも生じる.

B. 強皮症　scleroderma

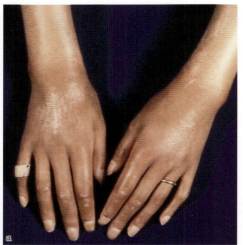
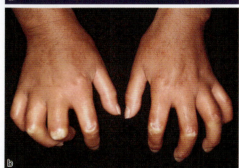
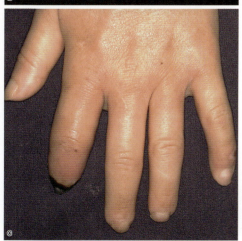

図 12.11①　全身性強皮症（systemic sclerosis）
a：強い硬化をきたし，手指の運動障害を認める．b：皮膚が硬化し，手指の伸展障害を認めている（prayer sign）．c：示指先端は血流障害のために壊死して脱落している．他の指も先端部が一部壊死して短くなっている．

皮膚が浮腫→硬化→萎縮と変化していく疾患である．強皮症は，種々の内臓病変を合併する全身性強皮症（systemic sclerosis）と，他臓器に病変をきたさない限局性強皮症（localized scleroderma）に大別される．

1. 全身性強皮症　systemic sclerosis；SSc ★

同義語：進行性全身性強皮症（progressive systemic sclerosis；PSS）

Essence
- 四肢末端より生じる皮膚硬化と Raynaud 現象．
- 舌小帯の短縮，仮面様顔貌に加え，食道狭窄，強皮症腎，肺線維症など，全身臓器や血管の硬化を伴う．
- 検査では抗 Scl-70 抗体陽性，抗セントロメア抗体陽性．
- 治療は血管拡張薬やステロイドなど．

分類

本症はいくつかの分類法や亜系が存在するが，現在は LeRoy（ルロイ）& Medsger（メッガー）の分類が主に用いられる（**表 12.5**）．すなわち，皮膚硬化が肘関節より近位にも出現し，進行が急速で各種内臓病変を生じやすいびまん皮膚硬化型（diffuse cutaneous SSc；dcSSc）と，皮膚硬化が肘関節より遠位にとどまり内臓病変が比較的軽度な限局皮膚硬化型（limited cutaneous SSc；lcSSc）の 2 病型である．それぞれの病型の臨床症状の相違点を**表 12.6**に示す．

表 12.5　全身性強皮症の主な病型分類

a. LeRoy & Medsger の分類
びまん皮膚硬化型（dcSSc）：皮膚硬化範囲が肘から近位に拡大する．内臓病変が急速に進行し予後は不良であることが多い．抗 Scl-70 抗体陽性例は原則として本病型に分類される
限局皮膚硬化型（lcSSc）：皮膚硬化は肘から末梢に限局される．内臓病変が軽く，予後は良好である．抗セントロメア抗体陽性例は本病型に分類されることが多い
b. Barnett 分類
Ⅰ型：皮膚症状が Raynaud 症状と手指硬化に限局
Ⅱ型：皮膚硬化が四肢および顔面に限局
Ⅲ型：体幹まで皮膚硬化が及んだもの

表 12.6 全身性強皮症の臨床症状

	びまん皮膚硬化型（dcSSc）	限局皮膚硬化型（lcSSc）
皮膚硬化の範囲	肘より近位に拡大する	肘より末梢に限局
病勢の進行	比較的急速	緩徐なことが多い
皮膚毛細血管	減少	毛細血管拡張（+）
爪上皮毛細血管拡張	（+）	（++）
石灰沈着	（±）	（+）
臓器病変	肺，腎，食道	肺，食道
抗核抗体	抗トポイソメラーゼⅠ抗体（抗 Scl-70 抗体）抗RNA ポリメラーゼⅢ抗体	抗セントロメア抗体（抗 CENP-B 抗体）

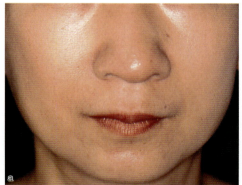

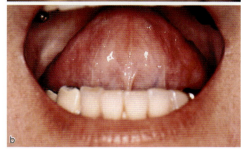

図 12.11② 全身性強皮症（systemic sclerosis）
a：仮面様顔貌．b：舌萎縮．

症状

30～50 歳代に好発し，男女比は 1：3～4 と女性に多い．Raynaud 現象および関節痛で初発し，冬季に増悪することを繰り返しながら次第に末端（指趾や顔面）から近位へ硬化していく．部位により特徴的な皮膚病変がみられるが，基本的に数年～数十年をかけて浮腫期→硬化期→萎縮期の順に進行する．

①指趾（図 12.11①）

Raynaud 現象（11 章 p.186 参照）をほぼ全例で認める．初期では浮腫性腫脹が認められ，押しても陥凹しない〔ソーセージ指（sausage-like finger）〕．進行すると硬化して皮膚をつまむことができなくなり，さらに伸展障害をきたして特徴的な姿勢となる（prayer sign）．指趾尖端は先細り（マドンナの指），循環不全により激痛を伴う小潰瘍が形成され，治癒後には陥凹した瘢痕を残す〔虫食い状瘢痕（digital pitting scar）〕．このような症状は，一般に手指から上肢へと近位方向に拡大する．爪甲では爪上皮の延長（2 mm 以上）と毛細血管拡張がみられる．そのほかに，皮膚の毛細血管拡張や色素沈着，色素脱失，石灰沈着などをきたす．

②顔面（図 12.11② a，b）

仮面様顔貌：浮腫性硬化のため顔面の皺が消失する．鼻が小さく尖ってくる．開口障害のため口が小さくみえ〔小口症（microstomia）〕，その周囲に放射状の皺を形成する．本症に特徴的である．

舌萎縮（microglossia），舌小帯萎縮：これにより舌が出しにくくなる．

③その他

他臓器においても，線維化や血管の内膜肥厚による症状が出現する．関節炎（手指関節の腫脹や腱摩擦音）や食道蠕動運動低下，逆流性食道炎，肺線維症，肺高血圧症，心症状（心筋虚血や心筋炎），腎症状〔強皮症腎クリーゼ（scleroderma renal crisis）〕などがある．

CREST 症候群（CREST syndrome）

石灰沈着（calcinosis），Raynaud 現象（Raynaud's phenomenon），食道機能不全（esophageal dysmotility），強指症（sclerodactyly），毛細血管拡張（telangiectasia）を 5 徴とする．現在は限局皮膚硬化型 SSc に含まれる．

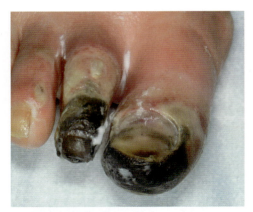

図 12.11③ 全身性強皮症 (systemic sclerosis)
第 1, 第 2 足趾先端の潰瘍・壊疽

病因

本症は線維芽細胞の活性化・血管障害・免疫学的異常によって病態が形成され, 線維芽細胞や血管内皮細胞で FLI1 など転写因子の異常が示唆されている. 遺伝的要因, マイクロキメリズム (妊娠を経験した女性や輸血経験者などで, 体内にわずかに存在する非自己細胞が発症に関与する), 環境因子なども発症に関与すると考えられている.

病理所見

初期には真皮中層から下層にかけて膠原線維の増加や軽度の膨化, 浮腫やリンパ球浸潤がみられる. 硬化が進むと, 表皮萎縮と付属器の減少や消失がみられ, 膠原線維の均質化 (表皮に平行に走る), ムチン沈着が観察される. SSc 単独では, 皮膚組織の免疫染色直接法では通常陰性である.

検査所見

びまん皮膚硬化型の 40%, 限局皮膚硬化型の 15% で抗トポイソメラーゼⅠ抗体 (抗 Scl-70 抗体) を認め, SSc に特異的である. 抗セントロメア抗体 (抗 CENP-B 抗体) はびまん皮膚硬化型の 3% 未満, 限局皮膚硬化型では 30〜60% でみられ, 限局皮膚硬化型のマーカーとなりうる. これは抗核抗体検査で唯一, 離散斑紋型 (discrete speckled type) を呈する. そのほか, 抗 RNA ポリメラーゼⅢ抗体 (男性の重症型で出やすい) などが検出されうる. びまん皮膚硬化型では, 触診で腱摩擦音 (palpable tendon friction rub) を感じることがある.

診断・鑑別診断

診断基準を表 12.7 に示す. 前腕伸側からの皮膚生検で硬化の有無や程度を判断する. 皮膚の重症度判定は modified Rodnan total skin thickness score (TSS, 表 12.8) が頻用される. 本症の浮腫期においては, 混合性結合組織病との鑑別に注意を要する. また類縁疾患として, 以下にあげたような強皮症に類似する皮膚病変を呈する疾患が存在する.

・ヒトアジュバント病 (human adjuvant disease): 豊胸術などで従来用いられていたシリコンやパラフィンが免疫反応を起こし, 強皮症など膠原病に類似した症状をきたす.

表 12.7 全身性強皮症の診断基準 (2010 年)

大基準
手指あるいは足趾を越える皮膚硬化 [*1]

小基準
1) 手指あるいは足趾に限局する皮膚硬化
2) 手指尖端の陥凹性瘢痕, あるいは指腹の萎縮 [*2]
3) 両側性肺基底部の線維症
4) 抗トポイソメラーゼ (Scl-70) 抗体または抗セントロメア抗体または抗 RNA ポリメラーゼⅢ抗体陽性

大基準, あるいは小基準 1) かつ 2)〜4) の 1 項目以上を満たせば全身性強皮症と診断
[*1] 限局性強皮症 (いわゆるモルフェア) を除外する
[*2] 手指の環境障害によるもので, 外傷などによるものを除く

(厚生労働省. http://www.mhlw.go.jp/file/06-Seisakujouhou-10900000-Kenkoukyoku/0000089930.pdf から引用)

> **腎性全身性線維症**
> **(nephrogenic systemic fibrosis)**
> 腎不全 (特に腹膜透析中) の患者に対して, 一部のガドリニウム造影剤を用いて MRI 検査を行うと, 施行後数日〜数年経過してから, 四肢の発赤や硬化を生じて非可逆的に拘縮することがある. 皮膚症状は全身性強皮症に類似することがある.

表12.8 スキンスコア記録シート（m-Rodnan TSS）

【右】					【左】				
手指	0	1	2	3	手指	0	1	2	3
手背	0	1	2	3	手背	0	1	2	3
前腕	0	1	2	3	前腕	0	1	2	3
上腕	0	1	2	3	上腕	0	1	2	3

顔	0	1	2	3
前胸部	0	1	2	3
腹部	0	1	2	3

大腿	0	1	2	3	大腿	0	1	2	3
下腿	0	1	2	3	下腿	0	1	2	3
足背	0	1	2	3	足背	0	1	2	3

合計（m-Rodnan TSS）　　　点

合計17の部位で皮膚硬化の程度をスコア化し、その合計（51点満点）を算出する. 0＝正常、1＝軽度（つまみ上げたときに厚みを感じる）、2＝中等度（大きくつまめるが小さくつまめない）、3＝高度（つまめない. 浮腫期の病変と混同しないよう注意）.

- 好酸球性筋膜炎：後述 p.204.
- 慢性 GVHD：10章 p.161 参照.
- 化学物質による強皮症様変化：トルエンや塩化ビニルなどの化学物質やブレオマイシンによって強皮症様変化をきたしうる.

治療・予後

皮膚硬化の早期病変に対してはステロイドの中等量内服が行われるが、強皮症腎クリーゼの誘発に注意する. Raynaud現象や皮膚潰瘍にはプロスタグランジン製剤などを投与する. 難治性の指趾潰瘍に対して、エンドセリン阻害薬であるボセンタンの有効性が最近示された. 四肢の保温や禁煙も大切である. 重症例では免疫抑制薬や造血幹細胞移植などを行うことがある. 本症の予後は強皮症腎クリーゼ、肺病変、心病変によることが多い.

2. 限局性強皮症　localized scleroderma

定義・病因

皮膚に限局して硬化をきたすものの総称であり、内臓病変を伴わない. 原因不明であるが、外傷が誘因となる症例もある. ボレリア感染が関与するという報告もある.

症状・分類

外観および経過から、大きく3病型に分類する.

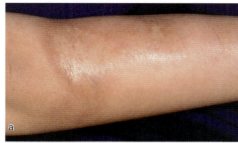
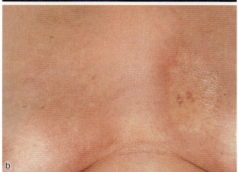
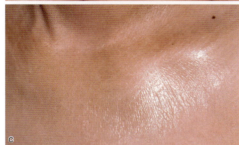
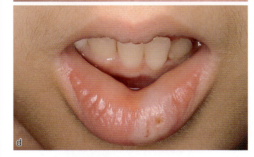

図12.12　限局性強皮症（localized scleroderma）：モルフェア（morphea）
a：右前腕伸側に生じた直径10 cm大の硬化性局面. 中心部は象牙色で光沢を有する. 周囲にはライラック輪があり淡い紅斑を認める. b, c：前胸部. d：線状強皮症（小児の口唇）.

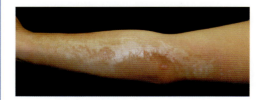

図12.13　線状強皮症（linear scleroderma）

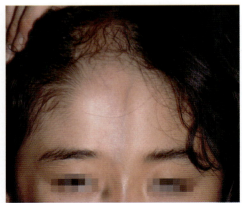
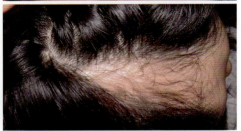

図12.14 剣創状強皮症（scleroderma en coup de sabre）
あたかもサーベルで頭を切られたような分布で脱毛局面，皮膚の硬化をみる．一部皮下の骨にも萎縮を伴う．

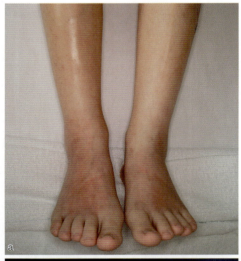
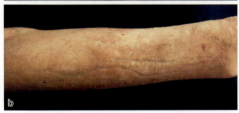

図12.15 好酸球性筋膜炎（eosinophilic fasciitis）
a：両下腿が硬化し，光沢を伴っている．足背や足趾に硬化はみられない．b：groove sign がみられる．

①モルフェア〔morphea：斑状強皮症（scleroderma en plaques）〕

中年の体幹に好発する類円形の硬化病変で，中心部は象牙色で光沢を有する（図12.12）．初期にはライラック輪（lilac ring）と呼ばれる紫紅色の紅暈に取り囲まれる．大きさは数mm〜30 cm 前後までさまざまである．皮下脂肪組織を中心とする深在性（morphea profunda），水疱を伴う水疱性（bullous morphea）などの亜型がある．

②多発性モルフェア（generalized morphea）

中年の体幹にモルフェアが出現し，次第に拡大，多発，融合する．関節痛やまれに Raynaud 現象を生じる．

③線状強皮症〔linear scleroderma：帯状強皮症（scleroderma en bandes）〕

小児に好発する．モルフェアに類似した硬化病変が通常は片側に，線状ないし帯状に生じる（図12.13）．ライラック輪はほとんどみられない．前頭部に生じたものは剣創状強皮症（scleroderma en coup de sabre）と呼ばれ，頭皮部に及んで脱毛を生じ（図12.14），ときに顔面片側萎縮症（facial hemiatrophy）を伴う．

病理所見・検査所見

全身性強皮症の病理所見に類似する．一般に全身性強皮症でみられるような免疫異常は認めないが，多発性モルフェアではリウマトイド因子や抗核抗体が陽性となることがある．

治療

初期病変や硬化局面にはステロイド局注および外用を行う．重症例はステロイド内服を行うこともある．一定期間観察し拡大傾向がなければ外科手術も考慮する．

3. 好酸球性筋膜炎　eosinophilic fasciitis

同義語：Shulman 症候群（Shulman syndrome），びまん性筋膜炎（diffuse fasciitis）

壮年男性に好発する．過度の運動などを契機として四肢遠位に対称性に皮膚硬化を生じる（図12.15a）．臨床的に全身性強皮症に類似するが，①手足は侵されない，②末梢血および皮膚生検組織で好酸球増多をみる，③表在静脈に一致して線状に陥凹が目立つ（groove sign，図12.15b）点で鑑別されることが多い．中等量のステロイド内服が行われる．

C. その他の膠原病　other collagen diseases

1. 皮膚筋炎　dermatomyositis；DM　★

Essence
- ヘリオトロープ疹，ゴットロン徴候，多形皮膚萎縮（poikiloderma），びまん性浮腫性紅斑，爪囲の毛細血管拡張などの特徴的な皮疹．
- 近位筋から筋力低下が始まり，筋障害を反映してCK高値，アルドラーゼ高値，尿中クレアチン高値．
- 内臓悪性腫瘍を高率に合併．
- 間質性肺炎の急性増悪に注意．
- 治療はステロイド．

疫学
日本での患者数は約20,000人．30〜60歳代および小児期に多く，男女比は1：2で女性に多い．
皮膚病変を認めないものは多発性筋炎（polymyositis；PM）という．

症状
皮膚症状：顔面とくに眼瞼，眼周囲の浮腫性紫紅色斑〔ヘリオトロープ疹（heliotrope rash），約30％で観察される〕，両指関節背面の扁平隆起性丘疹〔ゴットロン丘疹（Gottron's papules）〕，肘頭や膝蓋などの関節伸側に生じる角化性紅斑〔ゴットロン徴候（Gottron's sign）〕が特徴的である（**図12.16**）．頬部や頭部では脂漏性皮膚炎様の紅斑が出現し，小児ではしばしば頬部紅斑となる．また，頸部から上胸部〜上背部に瘙痒の強いびまん性浮腫性紅斑が生じる．ショールをまとったように，ないし皮疹の形状からshawl sign, V-neck signと呼ばれる．両手示指側面に角化性紅斑を認めることがあり，機械工の手（mechanic's hand）と呼ばれる（**図12.17**）．これらの皮疹は，経過とともに色素沈着および脱失，皮膚萎縮，落屑，毛細血管拡張をきたし，いわゆる多形皮膚萎縮（poikiloderma）の状態を呈する．爪囲紅斑および毛細血管拡張，脱毛も認める．深在性エリテマトーデス様の脂肪織炎や皮下石灰沈着を生じることもある．

筋症状：体幹，四肢近位部，頸部での対称性の筋力低下および筋痛（自発痛，圧痛，把握痛）がみられる．皮疹部位との関連性はない．近位筋の障害により，階段の昇降や立ち上がり，歩

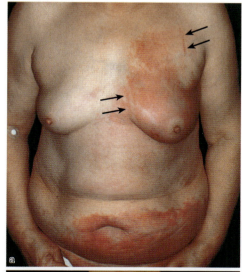
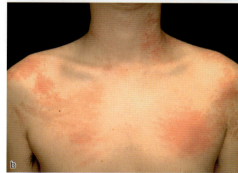
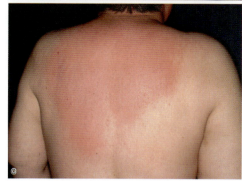

図12.16①　皮膚筋炎（dermatomyositis）
a：体幹前面に生じた瘙痒を伴うびまん性浮腫性紅斑．左胸部は搔破により線状紅斑（flagellate erythema，矢印）を呈している．b：体幹に生じた浮腫性紅斑．c：背部に生じた瘙痒を伴う紅斑（shawl sign）．

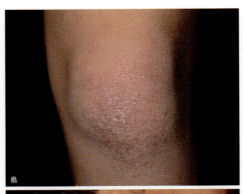
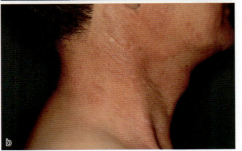

図 12.16② 皮膚筋炎（dermatomyositis）
a：膝部に認められた萎縮性紅斑局面（ゴットロン徴候）．b：首から頬にかけて多形皮膚萎縮を認める．

表 12.9 膠原病および類縁疾患に見出される主要な特異的自己抗体

疾患名	自己抗体
全身性エリテマトーデス（SLE）	抗 dsDNA 抗体（60～70%） 抗 Sm 抗体（20～30%）
全身性強皮症（SSc）	抗 Scl-70 抗体 （びまん皮膚硬化型，40%） 抗セントロメア抗体 （限局皮膚硬化型，30～60%） 抗 RNA ポリメラーゼ抗体（6%）
多発性筋炎/皮膚筋炎（PM/DM）	抗 ARS 抗体*（20～30%） 抗 Jo-1 抗体（15～20%） 抗 PL-7 抗体（5%） 抗 Mi-2 抗体（10%） 抗 MDA5 抗体（20%） 抗 TIF1-γ 抗体（30%） 抗 NXP-2 抗体 （小児 DM，20%）
混合性結合組織病（MCTD）	抗 U1-RNP 抗体（100%）
オーバーラップ症候群	抗 Ku 抗体（SSc+PM, 50%）
Sjögren 症候群	抗 SS-A 抗体（50～70%） 抗 SS-B 抗体（20～30%）

*Jo-1 や PL-7 など 8 種類のアミノアシル tRNA 合成酵素に対する自己抗体の総称

行に困難を生じる．咽頭筋群の筋力低下により嚥下障害や嗄声をきたすこともある．

その他の症状：多発関節痛，発熱，倦怠感など．間質性肺炎や肺線維症は急激に発症することがあり，予後に大きく関係する．不整脈や心不全も生じうる．

分類・病因

原因不明．ウイルス感染説，自己免疫説，内臓悪性腫瘍や感染に対するアレルギー反応説などがある．

合併症

成人例では 30～40% で内臓悪性腫瘍を合併する．50 歳以上の症例や，強度の浮腫や瘙痒のみられる例ではとくに高率である．胃癌，乳癌，肺癌，悪性リンパ腫などの合併の頻度が高い．

病理所見

初期の紅斑においては，真皮上層の浮腫や基底層の軽度肥厚（PAS 染色陽性）が主体となる．次第に表皮萎縮，基底膜の液状変性，ムチン沈着，毛細血管の拡張，膠原線維の膨化，リンパ球および組織球浸潤などが認められ，SLE の組織像に類似する．通常は免疫グロブリンや補体の皮膚への沈着はみられない．

検査所見

初期では白血球増多，赤沈亢進など非特異的な炎症反応のみで，リウマトイド因子および抗核抗体の陽性率は 60～80% である．筋炎によって CK，アルドラーゼ，AST，LDH が増加し，尿中クレアチン，ミオグロビンの増加がみられる．特異的自己抗体として，抗アミノアシル tRNA 合成酵素（ARS）抗体や抗 Mi-2 抗体（10%，DM 特異的），抗 TIF1-γ 抗体（30%，悪性腫瘍合併例）などを認める（表 12.9，後述）．診断に際しては皮膚生検，四肢 MRI および筋生検が有用である．

診断

特徴的な皮膚病変と筋症状，検査所見が揃う例では容易だが，初期の皮疹での確定診断は困難である．主に用いられている診断基準を表 12.10 に示す．

治療

悪性腫瘍合併の場合はその治療を優先する．ステロイド投与，重症例ではステロイドパルス療法を行う．免疫抑制薬が投与されることもある．

C. その他の膠原病　207

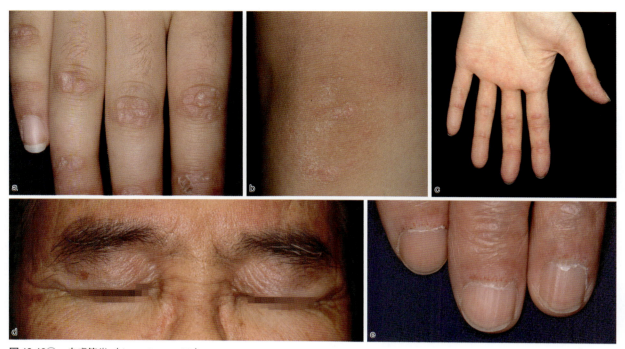

図 12.16③　皮膚筋炎（dermatomyositis）
a：手指の DIP, PIP 関節伸側に境界明瞭な数 mm 大の丘疹が多発，一部融合する（ゴットロン丘疹）．b：肘頭の落屑を伴う角化性紅斑（ゴットロン徴候）．c：手指屈側に紅斑が出現することもある（逆ゴットロン徴候）．d：両側眼瞼には強い浮腫を認め，紫色皮疹を呈している（ヘリオトロープ疹）．e：後爪郭の毛細血管拡張．

1）抗 ARS 抗体症候群　antisynthetase syndrome

同義語：抗合成酵素症候群

　細胞内でアミノ酸を tRNA に結合させるアミノアシル tRNA 合成酵素（ARS）に対して，自己抗体が産生された皮膚筋炎／多発性筋炎の亜型を，抗 ARS 抗体症候群という（表 12.9）．比較的慢性に経過する間質性肺炎，関節痛，Raynaud 現象や機械工の手が共通してみられやすい．悪性腫瘍の合併はまれ．抗核抗体は通常陰性．

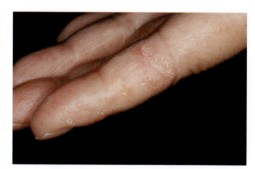

図 12.17　皮膚筋炎でみられる皮膚症状 "機械工の手（mechanic's hand）"

2）無筋症性皮膚筋炎　amyopathic dermatomyositis；ADM

　筋力低下や肺などの他臓器症状を認めないものの，ゴットロン徴候やヘリオトロープ疹など典型的な皮膚症状を呈する症例があり，これを無筋症性皮膚筋炎という．ステロイド外用などでコントロール可能なことも多いが，経過中，急に全身症状が生じることもあり，注意深い観察が必要である．特に，抗 MDA5 抗体陽性例では血管障害による網状皮斑や皮膚潰瘍がみられやすく，50〜70％で予後不良の急速進行性間質性肺炎を発症する．

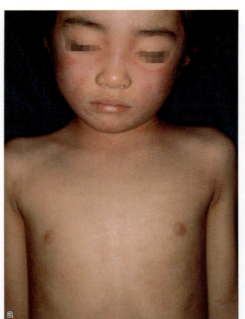
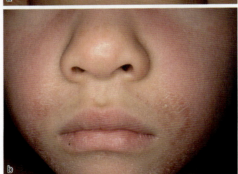
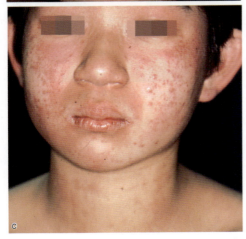

図 12.18　小児皮膚筋炎（juvenile dermatomyositis）
a：顔面ならびに体幹に鱗屑を伴うびまん性の紅斑を認める．b, c：とくに頬部にびまん性の紅斑を認め，SLE の際に生じる頬部紅斑と類似した臨床像を呈している．

表 12.10　皮膚筋炎 / 多発性筋炎の診断基準

1．診断基準項目
（1）皮膚症状 　　（a）ヘリオトロープ疹：両側又は片側の眼瞼部の紫紅色浮腫性紅斑 　　（b）ゴットロン丘疹：手指関節背面の丘疹 　　（c）ゴットロン徴候：手指関節背面および四肢関節背面の紅斑
（2）上肢又は下肢の近位筋の筋力低下
（3）筋肉の自発痛又は把握痛
（4）血清中筋原性酵素（クレアチンキナーゼ又はアルドラーゼ）の上昇
（5）筋炎を示す筋電図変化
（6）骨破壊を伴わない関節炎又は関節痛
（7）全身性炎症所見（発熱，CRP 上昇，又は赤沈亢進）
（8）抗アミノアシル tRNA 合成酵素抗体（抗 Jo-1 抗体を含む）陽性
（9）筋生検で筋炎の病理所見：筋線維の変性及び細胞浸潤
2．診断基準
皮膚筋炎：（1）の皮膚症状の（a）～（c）の 1 項目以上を満たし，かつ経過中に（2）～（9）の項目中 4 項目以上を満たすもの．なお，皮膚症状のみで皮膚病理学的所見が皮膚筋炎に合致するものは無筋症性皮膚筋炎として皮膚筋炎に含む．
多発性筋炎：（2）～（9）の項目中 4 項目以上を満たすもの
3．鑑別診断を要する疾患
感染による筋炎，薬剤誘発性ミオパチー，内分泌異常に基づくミオパチー，筋ジストロフィーその他の先天性筋疾患，湿疹・皮膚炎群を含むその他の皮膚疾患

（厚生労働省．http://www.mhlw.go.jp/file/06-Seisakujouhou-10900000-Kenkoukyoku/0000089962.pdf から引用）

3）抗 Mi-2 抗体陽性皮膚筋炎　dermatomyositis with anti-Mi-2 antibody

　顔面を含む典型的な皮膚筋炎の皮膚症状に加え，CK 上昇と筋症状が著しい．一方で間質性肺炎の合併は少なく，予後良好であることが多い．抗核抗体は高力価になることが多い．

4）抗 TIF1-γ 抗体陽性皮膚筋炎　dermatomyositis with anti-TIF1-γ antibody

　悪性腫瘍を合併する成人皮膚筋炎の約 60％ で抗 TIF1-γ 抗体が陽性になる．びまん性の紅斑や水疱を伴いやすい．筋症状として嚥下障害をきたしやすい．間質性肺炎の合併はまれ．

5）小児皮膚筋炎　juvenile dermatomyositis

　皮膚症状が筋症状に先行し，かつ皮膚症状が強い（図 12.18）．頬部紅斑を呈し，臨床的に SLE に類似する．10～20％に皮下，筋肉内に石灰沈着が認められ，運動障害をきたすことが多い．間質性肺炎はほとんどみられない．慢性に経過するものと，全身の血管炎を生じて予後不良となるものがある．

2. 混合性結合組織病
mixed connective tissue disease ; MCTD

Essence
- SLE, SSc, PM/DM の症状が混在しており, 抗 U1-RNP 抗体が陽性となるもの.
- Raynaud 現象, 手指腫脹（ソーセージ指）が共通所見.
- 肺高血圧症を合併することがあり, 予後への影響大.
- 本症を独立疾患として扱うか否かにおいては国際的にも議論がある.

症状
40 歳代女性に好発する. MCTD で共通してみられる症状としては, Raynaud 現象をほぼ全例に認め, 手背や手指の腫脹（ソーセージ指）を生じる（図 12.19）. 多発関節痛もみられる. また本症の特異点として, 10％未満の症例で肺高血圧症をきたし重篤になりやすい. SLE 様症状として顔面紅斑（頬部紅斑ほどはっきりしない）や漿膜炎, 腎炎, SSc 様症状として手指の硬化や肺線維症, 食道運動低下, PM/DM 様症状として筋力低下などが認められる. これらの症状の出現により膠原病を疑われるが, それぞれの診断基準を満たさないことが多い. ときに SLE へ移行することがある.

検査所見
抗 U1-RNP 抗体陽性が特徴であるが, 疾患特異性は低い. SLE とは異なり, CRP が活動性を反映して上昇する. 補体価は正常である.

診断
厚生労働省研究班（2004）による診断基準を用いる. 本症をオーバーラップ症候群（次項）に含め, 独立疾患として認めない説もある.

治療・予後
ステロイドの全身投与に比較的よく反応するが, 肺高血圧症合併例では予後不良となることが多い. 軽症例では NSAIDs が使われるが, 無菌性髄膜炎を生じることがある.

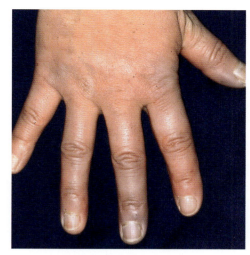

図 12.19 混合性結合組織病 (mixed connective tissue disease；MCTD)

3. オーバーラップ症候群　overlap syndrome

同義語：重複症候群

定義

2つ以上の膠原病（SLE，DM/PM，SSc，関節リウマチ，Sjögren症候群など）の診断基準を満たした症例に対して用いられる病名である．膠原病患者の約1/4が当てはまる．日本ではSLE/SScオーバーラップの症例が多い．近年は各診断基準を満たさなくても，複数の膠原病の症状があるものを広くオーバーラップ症候群と称する傾向にあり，MCTD（前項）も本症の一型とみなすことができる．

検査所見

SLE特異抗体（抗dsDNA抗体，抗Sm抗体），SSc特異抗体（抗Scl-70抗体），PM/DM特異抗体（抗Jo-1抗体），さらにSScとPMの組合せ例において抗Ku抗体陽性となることが多い（表12.9）．

診断・治療

基本的に各膠原病の診断基準を完全に満たす．日本では，抗U1-RNP抗体陽性かつMCTDの診断基準を満たしている例ではMCTDと診断する．原則として最も顕著な症状に注目し，各膠原病の治療指針に基づいて行われる．

4. 抗リン脂質抗体症候群
antiphospholipid (antibody) syndrome；APS ★

Essence

- リン脂質と血漿蛋白の複合体に対する自己抗体が生じることにより，全身の動静脈に血栓塞栓症を生じる．
- "抗リン脂質抗体" は総称．具体的には抗カルジオリピン抗体やループスアンチコアグラントなど．
- 習慣流産，虚血性心疾患，チアノーゼ，下腿潰瘍，リベドを特徴とする．SLEに合併しやすい．

症状

皮膚の動静脈に血栓塞栓症を生じる．静脈の変化によりリベドや血栓性静脈炎，下腿潰瘍を，動脈の障害により皮下結節や指尖潰瘍，壊疽などがみられる（図12.20）．SLE合併例では頬部紅斑，DLE，光線過敏症などが現れうる．皮膚症状以外

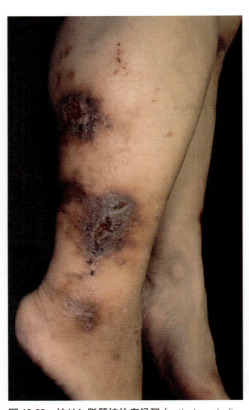

図12.20　抗リン脂質抗体症候群（anti-phospholipid antibody syndrome）
高齢女性の下腿部に生じた難治性の皮膚潰瘍および紫斑．抗リン脂質抗体により血管炎を生じ循環不全に陥ってこのような潰瘍が形成される．

C. その他の膠原病

では，肺塞栓，一過性脳虚血発作，脳梗塞，Budd-Chiari症候群，心筋梗塞などを生じうる．特徴的な症状として習慣流産がある．胎盤に血栓が形成されて胎盤機能不全に陥ることが原因といわれ，妊娠5～6か月以降でみられることが多い．数日の経過で全身に血栓塞栓症を生じ，致命的になる劇症型APSも存在する．

病因

抗リン脂質抗体は種々の抗体の総称であり，抗カルジオリピン抗体（anticardiolipin antibody；aCL）や抗プロトロンビン抗体などから構成される．本症でみられるaCLは，抗凝固作用を有するβ$_2$グリコプロテインI（β$_2$-GPI）を阻害する（カルジオリピン-β$_2$-GPI複合体に反応する抗β$_2$-GPI抗体）．これらの抗体が凝固亢進や血管障害を引き起こすと考えられている．

検査所見

凝固異常として，APTTは延長するがPTは正常である．血栓形成により血小板減少をみることがある．梅毒血清反応の生物学的偽陽性（BFP）を認めやすい．多くはaCL陽性，抗β$_2$-GPI抗体陽性．抗リン脂質抗体を機能的に検出する方法としてループスアンチコアグラント（lupus anticoagulant；LAC）があり，抗β$_2$-GPI抗体陰性でもLAC陽性になることがある．

診断・治療

特徴的臨床所見（血栓塞栓症状または習慣流産）のうち一つと，特徴的検査所見（上記自己抗体など）のうち一つを，12週間以上の間隔をあけて2回確認されることをもってAPSと診断する（2006年国際改訂基準）．血栓症がある場合には，ヘパリン，ワルファリンカリウムなどの抗凝固療法．また，再発予防に関しては，流産の予防としてアスピリン少量療法，さらにステロイドの併用が有効である．

5. Sjögren症候群　Sjögren syndrome ★

類義語：乾燥症候群（sicca syndrome）

Essence
- 唾液腺，涙腺など外分泌腺に対する自己免疫疾患．原発性と続発性がある．
- 皮膚症状としては環状紅斑と四肢の紫斑が特徴的．
- 口腔内乾燥，乾燥性角結膜炎，遠位尿細管性アシドーシスなど．齲歯の発生も多い．
- 抗SS-A抗体陽性，抗SS-B抗体陽性．

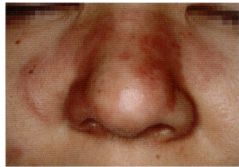
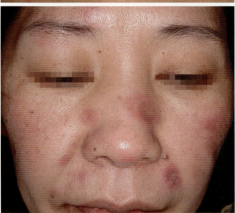
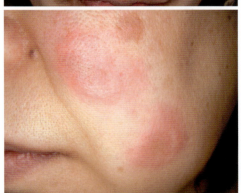

図12.21①　Sjögren症候群（Sjögren syndrome）
直径1cm大の浮腫性の隆起性紅斑として初発し，それらがゆっくりと拡大し環状の紅斑となる．多くは多発性であり，紅斑は中心治癒傾向を示し，辺縁は強い浸潤を呈する．新生児エリトマトーデスに生じる皮疹と類似する．

表12.11　Sjögren症候群の主な合併症

自己免疫疾患	全身性エリテマトーデス，関節リウマチ，全身性強皮症，結節性多発動脈炎，多発性筋炎/皮膚筋炎，原発性胆汁性肝硬変
甲状腺	慢性甲状腺炎（橋本病）
血液	自己免疫性溶血性貧血，悪性リンパ腫，高ガンマグロブリン血症，マクログロブリン血症，免疫性血小板減少性紫斑病

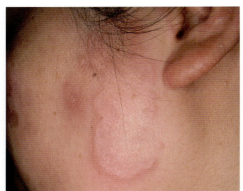

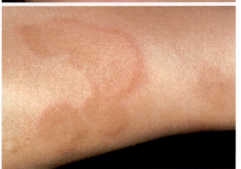

図 12.21② Sjögren 症候群（Sjögren syndrome）

表 12.12 Sjögren 症候群の改訂診断基準

1. 生検病理組織検査で次のいずれかの陽性所見を認めること
A）口唇腺組織で 4 mm² あたり 1 focus（導管周囲に 50 個以上のリンパ球浸潤）以上
B）涙腺組織で 4 mm² あたり 1 focus（導管周囲に 50 個以上のリンパ球浸潤）以上
2. 口腔検査で次のいずれかの陽性所見を認めること
A）唾液腺造影で Stage 1（直径 1 mm 未満の小点状陰影）以上の異常所見
B）唾液分泌量低下（ガム試験にて 10 分間に 10 mL 以下または Saxon テストにて 2 分間で 2 g 以下）があり，かつ唾液腺シンチグラフィーにて機能低下の所見
3. 眼科検査で次のいずれかの陽性所見を認めること
A）Schirmer 試験で 5 分間に 5 mm 以下で，かつローズ・ベンガル試験（van Bijsterveld スコア）で 3 以上
B）Schirmer 試験で 5 分間に 5 mm 以下で，かつ蛍光色素試験で陽性
4. 血清検査で次のいずれかの陽性所見を認めること
A）抗 Ro/SS-A 抗体 陽性
B）抗 La/SS-B 抗体 陽性
［診断基準］
上の 4 項目のうち，いずれか 2 項目以上を満たせば Sjögren 症候群と診断する

〔厚生省研究班，日本シェーグレン症候群研究会，1999 年．藤林孝司，改訂診断基準，シェーグレン症候群の改訂診断基準（1999 年）．江口勝美編．シェーグレン症候群の手技・手法マニュアル．日本シェーグレン研究会；2000：3 から引用〕

- 合併症として橋本病や B 細胞リンパ腫．

定義・分類

原因不明の，慢性かつ進行性の外分泌腺に対する自己免疫疾患である．唾液および涙液の分泌低下を特徴とする．乾燥症状のみで他の膠原病の合併がない場合を原発性 Sjögren 症候群（乾燥症候群），SLE など他の膠原病を合併するものを続発性 Sjögren 症候群と区別する．

症状

好発年齢は 30～50 歳代で，男女比は 1：9 と女性に多い．
皮膚症状：環状紅斑は顔面に好発し，1～5 cm 大で境界明瞭，淡紅色から紫紅色で辺縁が浮腫性に隆起した円形～弓形の環状紅斑が単発ないし多発する（図 12.21）．2 週間ほどで自然消退するものから長期間持続するものまである．抗 SS-B 抗体陽性例で多い．また，下肢を中心に色素沈着を伴う点状出血，斑状出血，リベドが出現し，年余にわたって繰り返す（高ガンマグロブリン血症性紫斑）．乾燥を反映して口角炎や皮脂欠乏症もみられる．血管炎症状として浸潤性紫斑，潰瘍などをみることもある．Raynaud 現象を 10～20% で認める．
眼症状：結膜乾燥やびまん性乾燥性角結膜炎により，眼の違和感，羞明，疼痛，瘙痒，流涙障害を生じる．
口腔症状：口腔内乾燥感，嚥下困難，舌の乾燥，味覚障害，齲歯など．
他の粘膜症状：鼻腔，咽頭，喉頭，気管支，外陰部，消化管に乾燥ないし萎縮性病変がみられる．
その他：間質性肺炎，腎病変（腎尿細管性アシドーシス），関節痛，発熱，倦怠感，抑うつなど．

合併症

膠原病として SLE や関節リウマチに合併することが多い．慢性甲状腺炎（橋本病），原発性胆汁性肝硬変，B 細胞リンパ腫，免疫性血小板減少性紫斑病などを合併することがある（表 12.11）．

病理所見

環状紅斑では SLE や SCLE とは異なり，表皮変化や液状変性はほとんどみられない．真皮血管周囲への密なリンパ球浸潤が主体となる．紫斑部の生検では単核球の血管周囲への浸潤を認めることが多く，ときに血管周囲に免疫グロブリンの沈着を認める．外分泌腺におけるリンパ球，形質細胞の浸潤を特徴とし，とくに口唇生検による小唾液腺の所見は診断価値が高い．

検査所見

　眼科的にSchirmer試験，ローズ・ベンガル試験，蛍光色素試験を行うことで涙液分泌障害が確認される．耳下腺造影でapple tree像，耳下腺シンチグラムで唾液分泌障害が確認される．血液所見では，免疫グロブリン高値と血清アミラーゼ（唾液型）高値を認める．抗核抗体（80〜90％），リウマトイド因子（70％），抗SS-A抗体（50〜70％），抗SS-B抗体（20〜30％）などの自己抗体が出現する．本症では，抗SS-A抗体は感度が高く，抗SS-B抗体は疾患特異性が高いとされている．

診断・治療

　厚生省診断基準を**表12.12**に示す．対症療法が中心で，皮疹にはステロイド外用，口腔乾燥にはアセチルコリン作動薬（ピロカルピンなど）が用いられる．うがいによる口腔内洗浄，齲歯の治療を行い，人工唾液，人工涙液などを使用する．

6. 再発性多発軟骨炎　relapsing polychondritis　★

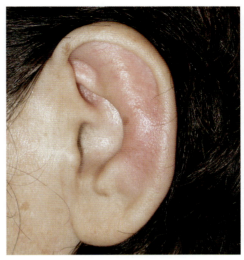

図 12.22　再発性多発軟骨炎（relapsing polychondritis）

　全身の軟骨組織に炎症が生じる特発性の疾患である．SLEや関節リウマチに関連して生じることがあり，約半数でⅡ型コラーゲンに対する自己抗体が検出される．耳介軟骨および鼻軟骨が最も頻度が高く，両側外耳や鼻が腫脹して強い疼痛を生じる（**図12.22**）．他臓器の軟骨障害として関節炎，眼症状，気管狭窄，弁膜症なども生じることがある．ステロイド内服が有効である．

D. 関節炎を主体とするリウマチ性疾患　rheumatic diseases whose main symptom is arthritis

1. 関節リウマチ　rheumatoid arthritis；RA　★

Essence
- 多関節の疼痛および腫脹をきたす膠原病の一つ．
- リウマトイド結節と血管炎に伴う皮膚病変が特徴的．
- 関節滑膜の慢性炎症と滑膜増殖による関節軟骨と骨の破壊．

症状

　皮膚症状としてはリウマトイド結節と，血管炎（リウマチ性血管炎）に伴う下腿潰瘍などの皮膚病変が特徴的である（**図12.23**）．リウマトイド結節は全患者の20〜25％にみられ，大きさ0.5〜数cmの無痛性の硬い皮下結節である．圧迫を受け

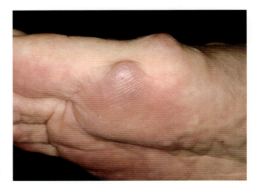

図 12.23①　関節リウマチ（rheumatoid arthritis）
リウマトイド結節．

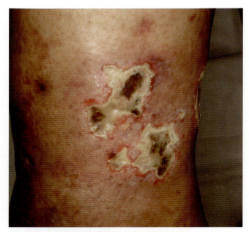

図12.23② 関節リウマチ（rheumatoid arthritis）
リウマチ性血管炎による下腿潰瘍．

表12.13 関節リウマチ分類基準（2010年ACR/EULAR）

1）1関節以上で臨床的に滑膜炎（関節の腫れを認める） 2）滑膜炎の原因が他の疾患で説明がつかない	
罹患関節	スコア
大関節1か所 *1	0
大関節2〜10か所	1
小関節1〜3か所 *2	2
小関節4〜10か所	3
11か所以上（1か所以上の小関節）*3	5
血清学的検査	
リウマトイド因子陰性かつ抗CCP抗体陰性	0
いずれかが低値陽性	2
いずれかが高値陽性 *4	3
急性期反応物質	
CRP正常かつ赤沈正常	0
CRP，赤沈のいずれかが異常	1
症状の持続	
6週未満	0
6週以上	1
合計6点以上で関節リウマチと診断できる *1 大関節：肩，肘，股，膝，足関節 *2 小関節：手指，足趾，手関節など *3 顎・胸鎖，肩鎖関節を含めてよい *4 高値：正常上限の3倍を超えるもの	

やすい部位（前腕伸側，後頭部，膝，殿部など）に好発し，1〜2か月で自然消退する．ときに自潰や二次感染を起こす．また，リウマチ性血管炎に伴い，指尖部潰瘍，壊疽，紫斑，水疱，潰瘍，リベドなどがみられる．

関節炎（滑膜炎）は"朝のこわばり（morning stiffness）"と呼ばれる症状から始まり，近位指節間関節などが対称性に侵される．最終的には関節の破壊，脱臼をきたし，手指では特徴的なスワンネック変形，ボタン穴変形，尺側偏位などを呈する．他臓器症状として心嚢炎や間質性肺炎，末梢神経炎，ぶどう膜炎などを伴う．

病理所見

リウマトイド結節では，3層構造の柵状肉芽腫（palisading granuloma）がみられる．フィブリノイド変性した膠原線維を中心に組織球が柵状に取り囲み，その外側をリンパ球，形質細胞などの炎症性細胞が取り巻いている．リウマチ性血管炎では，病変部血管壁に免疫複合体の沈着を認め，白血球破砕性血管炎の像を呈することが多い．

検査所見

80〜90％の症例でリウマトイド因子（異常産生されたIgGに対して作用する抗体で，IgM成分が多い）陽性．関節破壊の指標としてはマトリックスメタロプロテアーゼ-3（MMP-3）値が有用である．抗シトルリン化ペプチド抗体（抗CCP抗体）は感度・特異度ともにリウマトイド因子より優れている．

診断・治療

長らく1987年の米国リウマチ学会による基準が使われていたが，早期発症例を診断できない欠点があった．そこで現在は表12.13の分類基準が使われている．治療としては抗リウマチ薬（DMARDs：D-ペニシラミン，メトトレキサートなど）に加え，活動性の高い症例に対して生物学的製剤が用いられる．

2. 成人Still病　adult-onset Still's disease　★

Essence

- サーモンピンクのリウマトイド疹，弛張熱，関節症状の3主徴．
- 検査所見では赤沈亢進，白血球増加，リウマトイド因子陰性，フェリチン著増．

症状

若年成人（16〜35歳）の女性に好発する．発熱と関節痛に加え，特徴的な皮膚症状がみられる（図12.24）．体幹や四肢を中心に，サーモンピンクと表現される淡紅色斑が出現する（リウマトイド疹）．直径数mm〜数cmで自覚症状はなく，患者本人も気づかないことが多い．皮疹は発熱に一致して出現することが多いが，持続性の淡紅色斑や丘疹を生じることもある（persistent pruritic eruption，図12.25a）．

他の症状：発熱は1週間以上にわたる弛張熱であり，典型的には夕方〜夜間に上昇するevening spikeを示すことが多い．関節痛は主として大関節（手，膝，足，肘）に出現する．咽頭痛，リンパ節腫脹，脾腫，筋肉痛などもみられる．

検査所見

赤沈亢進，CRP強陽性，貧血，白血球増加，補体価上昇が認められる．抗核抗体陰性およびリウマトイド因子陰性は，他の膠原病と鑑別する特徴となる．血清フェリチン高値は本症に特徴的であり，本症の活動性を表す指標にもなりうる．持続性の皮疹を生検すると表皮上層の角化細胞で個細胞壊死が散見され，特異性が高い（図12.25b）．

診断・治療

診断基準案を表12.14に示す．治療はステロイド内服を行うことが多い．治療効果の判定は，主にCRP値と血清フェリチン値で行う．

---

3. 若年性特発性関節炎
juvenile idiopathic arthritis；JIA ★

同義語：若年性関節リウマチ（juvenile rheumatoid arthritis；JRA）

16歳以下にみられる，6週間以上持続する原因不明の慢性関節炎．小児膠原病では最も頻度が高い．臨床症状から，全身型（関節外症状が主体．Still病とも呼ばれる），多関節型（5か所以上の関節炎），少関節型（4か所以下）に大別される．

全身型では間欠性弛張熱とリウマトイド疹（前項参照）が特徴的で，関節炎は軽度である．発育遅延，肝脾腫，心膜炎などが認められ，ときにDICを生じて致死的になる（マクロファージ活性化症候群）．多関節型，少関節型では関節リウマチに類似した関節炎が主体となり，他の症状の頻度は低い．リウマトイド因子陽性の多関節型では，リウマトイド結節を生じやすい．

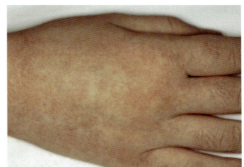
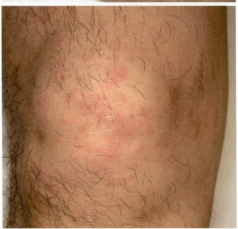

図12.24　成人Still病（adult-onset Still's disease）

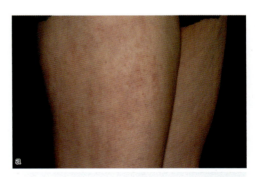
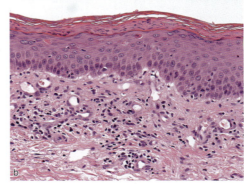

図12.25　成人Still病の持続性紅斑と病理組織像

表 12.14 成人 Still 病の診断基準案

大項目
1. 発熱（39℃以上，1週間以上持続）
2. 関節症状（2週間以上持続）
3. 定型的皮疹
4. 白血球増加（10,000/μL 以上，好中球 80％以上）

小項目
1. 咽頭痛
2. リンパ節腫脹または脾腫
3. 肝機能異常
4. リウマトイド因子陰性および抗核抗体陰性

診断：大項目 2 項目以上を含み，合計 5 項目以上で成人 Still 病と診断する
参考項目：血清フェリチン著増（正常上限の 5 倍以上）は診断の参考とする

除外項目	Ⅰ．感染症（とくに敗血症，伝染性単核球症）
	Ⅱ．悪性腫瘍（とくに悪性リンパ腫）
	Ⅲ．膠原病（とくに結節性多発動脈炎，悪性関節リウマチ）

（大田明英ほか．厚生省特定疾患自己免疫疾患調査研究班．平成 7 年度報告書．1996；160 から引用）

4. 反応性関節炎　reactive arthritis

同義語：Reiter 症候群（Reiter's syndrome），Reiter 病（Reiter's disease）

Essence

- 10 〜 30 歳の男性に多い．HLA-B27 関連疾患の一つ．
- 尿道炎などの感染症に対する反応として生じる．多発性関節炎，尿道炎，結膜炎（3 主徴）．
- 手掌足底の紅斑，膿疱，角化，環状亀頭炎．
- 多くは 6 か月以内に自然治癒．HIV 感染の合併に注意．

症状

20 歳代の男性に多い（男女比 20：1）．尿道炎や子宮頸部炎（とくに *Chlamydia trachomatis* 感染），細菌性腸炎などの感染症を契機とし，感染 1 〜 2 週間後に関節炎や結膜炎，皮膚粘膜症状が出現する．亀頭部に無痛性の環状のびらん〔環状亀頭炎（circinate balanitis）〕を約 30％に生じる．無痛性口腔内潰瘍もみられる．約 15％の症例で手掌足底に紅斑や丘疹が出現し，融合して角化性局面を形成してときに膿疱を伴う〔膿漏性角皮症（keratoderma blennorrhagicum）〕．皮疹が全身に拡大することもあり，その場合は HIV 感染を疑う必要がある．

結膜炎は急性に発症し，灼熱感などを伴う．関節炎は膝，足，指関節に生じやすい．

検査所見

本症の 90％で HLA-B27 陽性となる．病理組織学的には乾癬と区別できない．X 線所見では踵骨底や指，趾骨周囲の石灰化が特徴的である．

治療

皮膚病変は尋常性乾癬の治療に準じる．関節炎には NSAIDs が第一選択になる．通常 6 か月以内に軽快するが，関節炎が遷延することもある．

RS3PE 症候群

remitting seronegative symmetrical synovitis with pitting edema（圧痕を残す浮腫を伴う，寛解性かつ自己抗体が陰性となる対称性滑膜炎）の頭文字からとった病名である．関節リウマチなどの自己免疫疾患に類似した機序が考えられている．中高年の男性で対称性に関節痛を生じ，抗核抗体やリウマトイド因子が陰性で四肢に圧痕を残す浮腫を生じる場合は，本症の可能性を考える．

5. IgG4 関連疾患　IgG4-related disease　★

血清 IgG4 高値（135mg/dL 以上）と，種々の臓器への IgG4 陽性形質細胞の浸潤・腫瘤形成を特徴とする疾患概念である．下垂体へ浸潤すると自己免疫性下垂体炎，涙腺に浸潤すると上眼瞼が腫脹する Mikulicz 病（図 12.26），膵臓へ浸潤すると自己免疫性膵炎を発症する．臨床的に Sjögren 症候群に類似するが，抗 SS-A/B 抗体は通常陰性である．皮膚病変としては形質細胞増多症，偽リンパ腫，好酸球性血管リンパ球増殖症，木村病などが鑑別となり，これらと診断されたものの中に本症が含まれることがある．

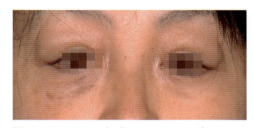

図 12.26　Mikulicz 病（Mikulicz' disease）

E.　自己炎症性疾患　autoinflammatory diseases

いわゆる膠原病に，獲得免疫系の異常により自己抗体を産生することで発症するのに対し，自然免疫系の異常で説明される全身性疾患の存在が近年報告されるようになり，これをまとめて自己炎症性疾患という．狭義には自然免疫系にかかわる遺伝子異常によって発症するものをさすが，広義には成人 Still 病（p.214 参照）Behçet 病（11 章 p.174 参照）や壊疽性膿皮症（11 章 p.176 参照）なども包括しうる．本書では代表的な疾患を取り上げる．

1. 家族性地中海熱　familial Mediterranean fever

常染色体劣性遺伝で，*MEFV* 遺伝子変異による．*MEFV* 遺伝子はピリン（pyrin）をコードし，これが低下することで自己炎症反応の制御が破綻すると考えられている．大部分は 20 歳以下で初発するが，中高年になって診断されることもある．典型例では 1〜4 日間持続する高熱，腹痛，関節炎や胸膜炎といったエピソードを 2〜4 週ごとに周期的に繰り返す．このときに，関節炎部位の周囲に丹毒様のびまん性紅斑がみられることがある（図 12.27）．NSAIDs やステロイド内服に反応しにくく，コルヒチンが著効する．

2. クリオピリン関連周期熱症候群
cryopyrin-associated periodic syndrome；CAPS

炎症の初期反応を制御するクリオピリン（*NLRP3* 遺伝子）の変異により，IL-1β が異常に産生されることで発症する常染色体優性遺伝疾患．臨床症状の程度により，家族性寒冷蕁麻疹

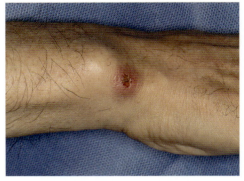

図 12.27　家族性地中海熱（familial Mediterranean fever）
潰瘍を伴う浮腫性紅斑．Sweet 症候群（9 章 p.143）に類似した皮疹を生じることもある．

（軽症），Muckle-Wells 症候群（中等症），慢性乳児神経皮膚関節炎症候群（chronic infantile neurological cutaneous articular syndrome；CINCA 症候群，重症）の3型に分類される．寒冷刺激によって膨疹や関節痛，発熱発作をきたす．特発性の寒冷蕁麻疹との鑑別には，アイスキューブテストが参考になる（CAPS では氷を手に5分間持たせても膨疹が惹起されない）．ステロイド内服は無効で，IL-1に拮抗する生物学的製剤であるカナキヌマブやアナキンラが著効する．

3. TNF 受容体関連周期性症候群
TNF receptor-associated periodic syndrome；TRAPS

TNF 受容体1型をコードする *TNFRSF1A* 遺伝子の変異による常染色体優性遺伝疾患．小胞体ストレスなどを介してIL-1β，IL-6 や TNF-α が高値になる．通常20歳未満で発症する．成人 Still 病に類似した皮疹を伴い，発熱や関節痛，結膜炎が通常5日以上持続するが，フェリチン上昇を伴わない．コルヒチンに反応しにくく，ステロイド内服やエタネルセプトが有効．

4. その他　other autoinflammatory diseases

①中條-西村症候群：*PSMB8* 遺伝子の変異により，細胞内のプロテアソーム活性が低下することで発症する常染色体劣性疾患．周期熱に加え，凍瘡〜結節性紅斑に類似した皮疹を全身に生じる．顔面・上肢の脂肪萎縮症を伴う．
②Blau 症候群：*NOD2* 遺伝子変異による．常染色体優性遺伝．乳幼児に肉芽腫を生じ，若年性サルコイドーシス（early-onset sarcoidosis）ともいう．苔癬様丘疹，関節炎，ぶどう膜炎をきたすが，両側肺門リンパ節腫脹はみられない．
③化膿性無菌性関節炎・壊疽性膿皮症・アクネ症候群（pyogenic arthritis with pyoderma gangrenosum and acne syndrome；PAPA 症候群）：常染色体優性遺伝で *PSTPIP1* 遺伝子の変異による．幼少時から繰り返す化膿性関節炎や壊疽性膿皮症，膿疱性痤瘡を主徴とする．
④IL-36 受容体阻害因子欠損症：15章 p.287 MEMO 参照．

13章 物理化学的皮膚障害・光線性皮膚疾患

Physicochemical injury and photosensitive diseases

　光線，温熱，寒冷といった物理的刺激から生体を保護することは，皮膚のもつ大きな役割の一つである．具体的には，日光や紫外線によるDNA損傷に対し，表皮に存在するメラニンや角層などが防御に働く．温熱，寒冷に対しては発汗や毛細血管の調節を介して体温の保持を行う．衝撃などの物理化学的刺激に対しては，表皮が物理的バリアとなって生体の損傷を食い止めている．しかしながら，ある閾値を越えた刺激が加わると皮膚のバリア機能は破綻し，生体は損傷を受ける．熱傷（電撃症や化学熱傷を含む）や凍傷，放射線障害などがその例である．本章ではこれら物理化学的刺激による皮膚障害と光線性皮膚疾患について述べる．

物理化学的皮膚障害　physicochemical injury

1. 熱傷　burn　★

Essence
- 高温による皮膚組織の障害．深度からⅠ度，Ⅱ度，Ⅲ度に分類．
- 熱傷範囲は「9の法則」や「5の法則」などで推定．
- 治療は冷却が基本．重症熱傷では全身管理や減張切開．
- 熱傷時の初期輸液は乳酸加リンゲル液を用い，受傷面積に応じて輸液量を調節（Baxter（バクスター）法など）．

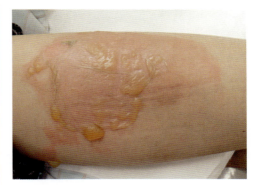

図13.1① 熱傷（burn）
Ⅰ度〜浅達性Ⅱ度．

症状・分類

　熱傷創の深度や範囲，年齢などによって重症度を規定し，それらを総合的に判断する．

①深度による分類（表13.1）

　深度は，熱源の温度と接触時間により決定され，Ⅰ〜Ⅲ度熱傷に分類される．ただし，深度は受傷直後では正確に診断することが困難であり，また経過とともに深度が進行する場合もあるので注意を要する．

表13.1 熱傷深度と症状による診断

診断	同義語	所見	治療	後遺症
Ⅰ度	表皮熱傷 (epidermal burn)	有痛性紅斑，浮腫	外用	瘢痕（−）
Ⅱ度	真皮浅層熱傷 (superficial dermal burn ; SDB)	有痛性紅色の水疱底	外用，ドレッシング	治癒まで2週間程度，瘢痕（−）
	真皮深層熱傷 (deep dermal burn ; DDB)	白色，知覚鈍麻の水疱底	デブリードマン，植皮 （外用，ドレッシング）	治癒まで3〜4週間程度，瘢痕（＋）
Ⅲ度	皮下熱傷 (deep burn)	灰白色あるいは褐色炭化の表皮，水疱（−）	デブリードマン，植皮	瘢痕（＋）

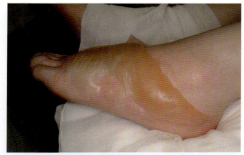
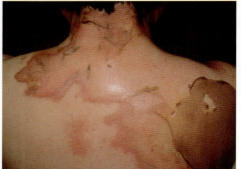
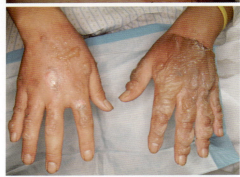
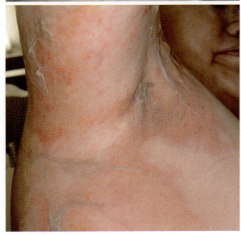

図 13.1② 熱傷（burn）
Ⅰ～Ⅱ度.

Ⅰ度熱傷〔表皮熱傷（epidermal burn）〕：有痛性の紅斑および浮腫のみで，3～4日で瘢痕を残さず治癒する．

Ⅱ度熱傷〔真皮熱傷（dermal burn）〕：最初は灼熱感の強い紅斑であるが，数時間以内にびらんや緊満性の水疱を形成する（図13.1）．深度から，さらに浅達性Ⅱ度熱傷〔真皮浅層熱傷（superficial dermal burn；SDB）〕と深達性Ⅱ度熱傷〔真皮深層熱傷（deep dermal burn；DDB）〕に分類される．前者は真皮への損傷が少ないため，約2～3週間でほぼ瘢痕を残さず治癒する．水疱底は紅色で有痛性である．後者は真皮深層まで損傷が広がっているもので，治癒には3～4週間を要し瘢痕を残す．水疱底は白色で知覚も鈍麻し，Ⅲ度熱傷と区別が難しいことが多く，移行することも多い．

Ⅲ度熱傷〔皮下熱傷（deep burn）〕：皮膚全層，あるいはそれ以上の深度で損傷をきたしたものである（図13.2）．皮膚は灰白色で水疱を形成しないか，あるいは褐色に炭化する．皮膚は壊死して焼痂（eschar）を形成し，自己融解を起こす．自然治癒は創周囲からの表皮増殖を待つしかなく，多くは植皮術が必要となる．

補助的な診断法として，針刺法や抜毛法がある．前者は，注射針で軽く刺してみて痛みがあればⅡ度熱傷，痛みがなければⅢ度熱傷と判断できる．後者は，毛を軽く引っ張って容易に抜ければⅡ度熱傷（DDB）ないしⅢ度熱傷である．

② 熱傷範囲の算出（図13.3）

おおよその範囲の決定に，成人では「9の法則（rule of nine）」が頻用され，小児では「5の法則（rule of five）」が用いられる．詳細な決定にはLund-Browderの公式が用いられる．また，小範囲の面積の加算算出には手掌1枚分を体表面積約1％として計算する（手掌法）．

③ 重症度の評価（図13.3）

一般に，熱傷範囲が小児でⅡ度10％，成人でⅡ度15％を越えた場合には，輸液など全身管理の適応となる．また，burn indexで15～20以上，熱傷予後指数（prognostic burn index）80以上で重症熱傷として扱う．

病因

熱による．発生頻度は10歳未満の幼小児に圧倒的に多いが，最近は電気あんかや温風器などとの長期接触による"低温熱傷"が糖尿病患者や高齢者に増加している（図13.4）．重症熱傷では代謝系の変化や高サイトカイン血症などを背景に，全身の血管透過性が亢進する．これにより血漿蛋白の漏出や細胞外液の喪失が起こり，種々の臓器障害や熱傷ショックをきたす．

物理化学的皮膚障害／1. 熱傷　221

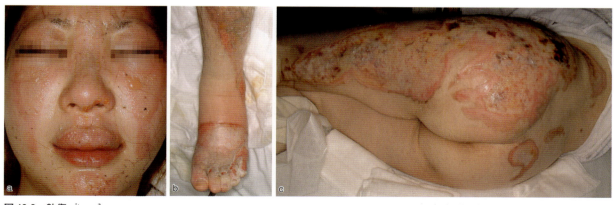

図 13.2　熱傷（burn）
a, b：熱湯によるⅡ度熱傷．著明な水疱形成を認める．c：熱湯のついた衣服を剝ぎ取ったことにより表皮が剝離している．Ⅲ度熱傷を伴う．

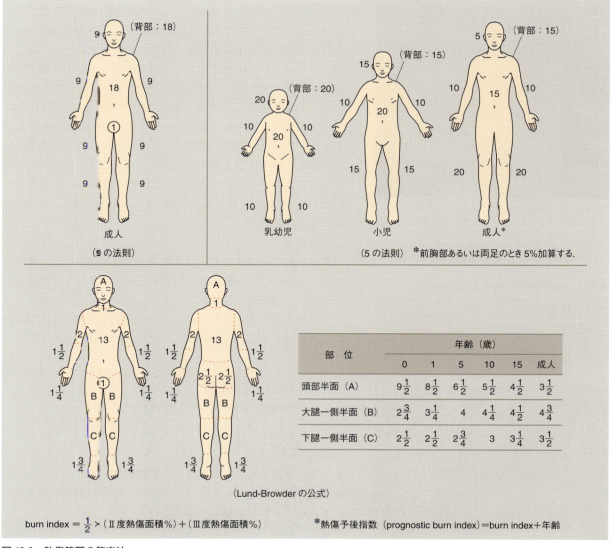

図 13.3　熱傷範囲の算定法

13章 物理化学的皮膚障害・光線性皮膚疾患

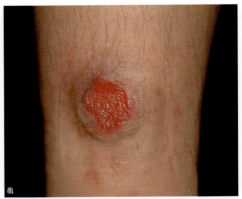

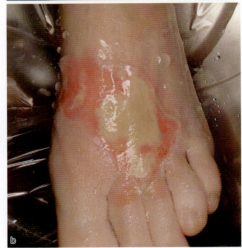

図 13.4 低温熱傷（Ⅲ度）
a：睡眠中あんかを長時間あてていたことによって生じた．一見，熱傷面積は小さくみえるが，深いⅢ度熱傷．b：湯たんぽによって睡眠中に生じたⅢ度熱傷．患者は糖尿病があり，末梢神経知覚障害がある．

表 13.2 重症熱傷時の輸液法（Baxter 法）

受傷後 24 時間まで
乳酸加リンゲル液のみを輸液する 　必要量＝4×Ⅱ度以上の受傷面積（％）×体重（kg） このうち 1/2 を最初の 8 時間までに入れ，残りの 1/2 を続く 16 時間で入れる

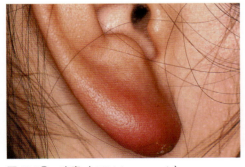

図 13.5① 凍瘡（chilblains, pernio）

合併症

腎不全，肺水腫，DIC，多臓器障害などがある．また，火災などで熱風を吸入した際の気道浮腫による呼吸不全もある．広範熱傷では感染症（敗血症）の危険があり，受傷 1 週間以内に消化性潰瘍（Curling 潰瘍）を起こしやすい．さらに，上皮化後では肥厚性瘢痕や長年の経過の後，有棘細胞癌を発症する場合がある．とくに関節屈側に肥厚性瘢痕が生じると拘縮をきたすことがある．

治療

①局所療法

初期治療は流水による 30 分以上の水冷を行い，鎮痛消炎をはかり，病変拡大や浮腫を抑制する．

Ⅰ度熱傷に対してはステロイド外用薬を用いる．Ⅱ度以上の熱傷の場合は，感染の予防が重要であり，水疱穿刺も適宜行う．抗菌外用薬，皮膚潰瘍治療薬，創傷被覆材などを状況に応じて使い分ける．外科的療法として，深達性Ⅱ度やⅢ度熱傷では創傷部の除去〔デブリードマン（débridement）〕や植皮が行われる．受傷 2 週間ほどすると深達度の判定がより明確になり，どの部位が保存的治療でよいか，外科的治療が必要な部位はどこかなどを決定することが多い．広範囲熱傷では早期のデブリードマンと植皮術が推奨されており，ときには培養皮膚移植が行われることがある．浮腫が著しく，四肢末端への血行障害のおそれがある場合は，減張切開（relaxing incision）を行い，壊死を防止する．

②全身療法

重症熱傷患者では最初に気道確保と輸液療法を行う．輸液法として Baxter 法（表 13.2）などが用いられており，尿量や中心静脈圧，血清ナトリウム，カリウム濃度などをモニターしながら輸液を調節する．そのほか，敗血症や消化性潰瘍，心不全，肺水腫，腎不全などに十分注意しながら全身管理を行う．

2. 凍瘡および凍傷
chilblains（pernio）and frostbite

Essence

- 寒冷に曝露することで発生する皮膚障害．
- 凍瘡はいわゆる "しもやけ" であり，局所の血管収縮で生じる浮腫，多形紅斑様の皮疹．
- 凍傷は組織が凍結することで生じる病態であり，熱傷に準じた深度分類を用いる．

- 寒冷の回避が基本である．凍傷では急に温めないことが重要である．

1) 凍瘡 chilblains, pernio

症状

いわゆる"しもやけ"．学童に好発し，寒冷曝露により発症する．好発部位は四肢末端，ついで耳介，頰である（図 13.5）．限局性の疼痛や瘙痒を伴う鮮紅色から紫紅色の浮腫性紅斑で，ときに水疱，潰瘍を伴う．多形紅斑様の皮疹を呈することもある．通常は 1～3 週間で治癒する．

病因

反復寒冷刺激によって小動静脈がうっ血し，炎症をきたす．厳冬よりも初冬や初春に生じやすく，温暖地でも発症する．発症要因は気温だけではなく，発汗による湿潤や遺伝的素因などが大きく関与し，明確な機序は不明である．

治療

ステロイド外用，血管拡張薬内服，ビタミン E の外用および内服などを行う．予防のために寒冷刺激を避け，局所の保温に留意しマッサージを行う．難治例では凍瘡状エリテマトーデス（12 章 p.198）の鑑別を要する．

2) 凍傷 frostbite

症状

凍傷は，寒冷曝露によって皮膚組織が急速に凍結したものである．わずか数秒の曝露によって発生することがある．指趾や耳，鼻に好発する．寒冷に不馴れな人，高齢者，やせた人などは重症化の因子となる．日本では重症例の発生は少なく，冬山登山者，酩酊者，ときに職業災害で発生する．皮膚は蒼白から紫紅色になり，知覚鈍麻を伴う．高度になると水疱形成，壊死潰瘍，ミイラ化をきたす（図 13.6）．重症度の評価には熱傷に準じた深度分類を用いる（表 13.1 参照）．

病因

寒冷曝露により，細胞内の脱水や細胞膜破壊が起こる（組織の凍結）．さらには局所ないし全身の血管収縮が起こり，血流量低下と血栓形成をきたす．気温 −12℃以下で起こることが多

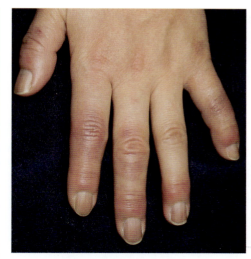

図 13.5② 凍瘡（chilblains, pernio）

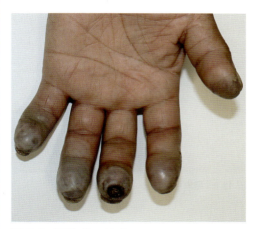

図 13.6 凍傷（frostbite）

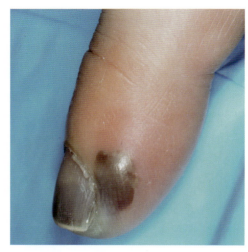

図 13.7① 化学熱傷（chemical burn）
フッ化水素酸による．表面は蒼白になり，きわめて疼痛が強い．

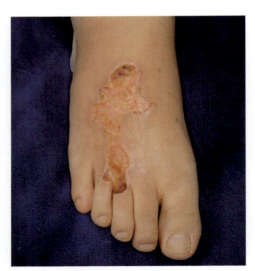

図 13.7② 化学熱傷（chemical burn）

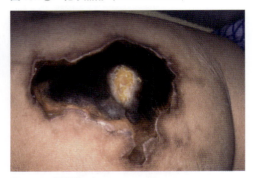

図 13.8 電撃傷（electric burn）

> **灯油皮膚炎**
> **(kerosene dermatitis)**
> 灯油の皮膚刺激作用による刺激性接触皮膚炎．灯油との長時間接触により生じる．灯油の付着した衣類を着用し続けた場合などに生じやすい．灯油の接触部に一致して紅斑および浮腫，水疱，びらんなどがみられる（浅達性Ⅱ度熱傷に類似）．ステロイド外用が著効する．水疱，びらんなどがみられる場合には熱傷の治療に準じる．

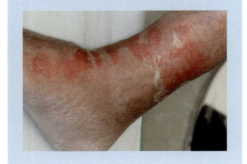

いが，曝露時間や風速なども重要な因子となる．寒冷曝露が全身的，長時間に及ぶと昏睡から凍死に至る．

治療

応急処置として徐々に温める．急激な加熱や強い摩擦を避け，40℃の湯で20分間加熱した後，清潔を保ちつつ保護する．壊死組織に対しては熱傷に準じてデブリードマンなどを考慮する．循環障害に対しては血管拡張薬の点滴が有効である．

3. 化学熱傷　chemical burn　★

同義語：薬傷

酸やアルカリ，その他の腐食性化学物質による皮膚組織損傷．酸は凝固壊死を起こし，酸の種類により特徴的な色調の痂皮を呈する（硫酸：褐色，塩酸・硝酸：黄色，フッ化水素酸：蒼白色，図13.7）．アルカリは作用時間が長く，深層に到達しやすい．受傷後は速やかに局所を流水で十分に洗い流し，中和剤は用いない．その後の処置は熱傷に準じる．

4. 電撃傷　electric burn　★

電流の通過による皮膚組織損傷である（図13.8）．電極との接触部皮膚に生じる電流斑〔電撃斑（electric mark）〕は，通電が集中して発熱作用が強く出るために生じる潰瘍や壊死である．電撃の程度によっては，そこから連続して電紋（電流の経路に沿った樹枝状の発赤，潰瘍）や電撃性鉱性変化（接触した電極金属が融解して皮膚に付着する）などが認められる．

5. 血管外漏出に伴う皮膚障害　★
extravasation injury

経静脈投与された薬剤が血管外に漏出することで，カテーテルの挿入部周囲に発赤・腫脹などの皮膚障害をきたしたものをいう．発生頻度は0.1～6.5%とされる．抗悪性腫瘍薬〔とくにダウノルビシンなどの起壊死性薬剤（vesicant drugs）〕やガベキサートメシル酸塩，グルコン酸カルシウムなどの皮膚障害性の強い薬剤の場合は，難治性の潰瘍を形成する場合がある．速やかに薬剤の投与を中止し，ステロイド外用や局所注射などを行う．アントラサイクリン系抗悪性腫瘍薬の場合は，トポイソメラーゼⅡを阻害するデクスラゾキサン（サビーン®）が有効．

6. 放射線皮膚炎　radiodermatitis　★

同義語：radiation dermatitis, radiation-induced dermatitis, cutaneous radiation syndrome

Essence
- 放射線による皮膚障害であり，曝露直後に生じる急性放射線皮膚炎と時間をおいて発症する慢性放射線皮膚炎とに大別．
- 治療は熱傷に準じる．
- 慢性放射線皮膚炎では放射線角化症や有棘細胞癌（放射線癌）を発症することがあるので切除も治療の選択肢．

症状

①急性放射線皮膚炎（acute radiodermatitis）

1回の放射線大量照射により生じる．少量被曝では，数分～数時間後に初期紅斑が出現し2, 3日で消退する．照射量が高くなるにつれ，浮腫性紅斑（主紅斑），皮膚乾燥（乾性落屑），滲出性の湿疹性病変（湿性落屑）などを生じる．20 Gyを越えると潰瘍を形成する．治療による分割照射であっても，総量が増えるにつれ上記症状を呈する（図13.9，表13.3）．

②慢性放射線皮膚炎（chronic radiodermatitis）

総計10 Gy以上の放射線を1か所に受けると半年後以降に出現しうる．悪性腫瘍への分割照射療法の照射部皮膚や，放射線を扱う医療従事者の手などに生じる（図13.10）．症状は4つの期に分類され，萎縮期（萎縮，色素沈着，脱毛，毛細血管拡張），角化期（過角化など），潰瘍期（難治性潰瘍），癌化期（15～20年後に有棘細胞癌や基底細胞癌を発生）という順に進行する．

病因

X線，放射性物質，粒子線などで生じ，線源により重症度は

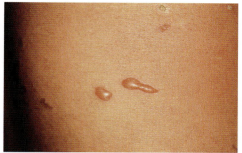
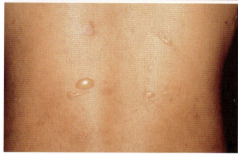

図13.9　急性放射線皮膚炎（acute radiodermatitis）　放射線照射後に生じた水疱形成．

> **MEMO**
> **リコール現象（radiation recall dermatitis）**
> 放射線照射を受けた後に抗悪性腫瘍薬による治療を行うと，照射部位に一致して発赤や腫脹，水疱などを生じることがある．過去に抗悪性腫瘍薬で血管外漏出を起こした部位に炎症が再燃することもある．アドリアマイシン，タキサン系，カペシタビンなどが多い．照射（投与）後数年経過して発症することもある．

表13.3　急性放射線皮膚炎の分類

重症度	主な障害	発現時期（1回照射後）	1回照射量（Gy）	総線量（Gy）（分割照射時）	症状など
第1度	初期紅斑（early erythema）	照射直後～24時間	>2	<20	一過性の紅斑
	主紅斑（main erythema, edema）	数日～3週間	>10	20～30	灼熱感を伴う浮腫性紅斑，一過性脱毛
第2度	乾性落屑（dry desquamation）	3～6週間	>15	30～50	軽度の多形皮膚萎縮，ドライスキン，落屑
第3度	湿性落屑（moist desquamation）	4週以降	>18	50～70	水疱，びらんを伴う滲出性の湿疹性病変，永久脱毛
第4度	潰瘍・壊死（ulcer, necrosis）	6週以降	>20	>70	1回照射量が100Gyを越えると2週間以内に壊死となる

とくに分割照射時の場合，線源や照射部位，照射範囲や年齢などにより個人差が大きい．
（福田　寛．放射線皮膚障害に関する考察．核医学 2003；40：213 を参考に作成）

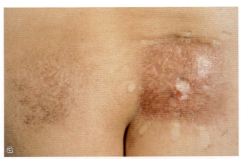

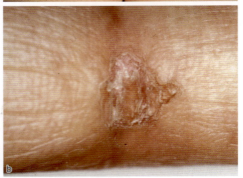

図 13.10　慢性放射線皮膚炎（chronic radiodermatitis）
a：子宮癌に対して過去に放射線照射した部位に生じた例（殿部）．多形皮膚萎縮と一部潰瘍化を認める．有棘細胞癌の母地となりうる．b：62 歳男性（著者の父親）．DIP 関節屈側に生じた慢性放射線障害誘発性の日光角化症．約 30 年前に手白癬と診断され，治療に対して，デルモパン（限界線）を照射された既往あり．

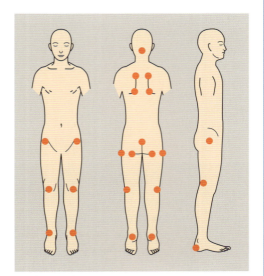

図 13.11　褥瘡の好発部位
仙骨部，坐骨結節，足関節部など患者が臥床したときに骨が突出し，下床と圧迫を受けやすい部位に褥瘡が多発する．

異なるが同様に皮膚障害をきたす．近年は画像診断的介入治療（interventional radiology；IVR）に伴う急性放射線皮膚炎が注目されている．

治療

急性放射線皮膚炎では熱傷の治療に準じる．慢性放射線皮膚炎では，外的刺激を避けて軟膏や包帯などで防御する．潰瘍や腫瘍をみたら十分に切除し，有茎皮弁などの血行のよい組織で修復する．

7. 褥瘡　pressure ulcer, decubitus　★

症状

仙骨部，坐骨結節，足関節部などに好発する（図 13.11，13.12）．圧迫部に紅斑，浮腫，硬結を生じ，やがて潰瘍となる．潰瘍は，深いものでは骨に達し，関節内や直腸，腟に及ぶ場合もある．潰瘍の辺縁は侵食性であり，病巣は外観よりも大きい場合が多い．潰瘍底は湿潤し，壊死組織や膿苔で覆われる．嫌気性菌などによる二次感染を起こすと敗血症に至る場合もある．

褥瘡部皮膚の状態により治療法やスキンケアが異なるため，進行度評価が重要である．日本では DESIGN-R® が普及している（表 13.4）．

病因

圧迫による血流障害のため，皮膚および皮下組織に壊死が生じる．活動性の低下（寝たきりや脊髄損傷など），知覚障害，低栄養状態など種々の要因が重なって褥瘡が生じると考えられている．看護ケア領域では，褥瘡のリスク因子を事前評価するためにブレーデンスケールなどが用いられている．

治療

圧迫の除去，軽減が大原則である．褥瘡は予防に始まり予防に終わるといわれるほど，予防が重要である．個々の病変に対し，状態に応じて創傷治癒に適した環境をつくること（wound bed preparation）も重要である．局所洗浄のうえ，皮膚潰瘍

> **MEMO**
> **医療関連機器圧迫創傷（medical device-related pressure ulcers；MDRPU）**
> 経鼻カニューレや陽圧換気療法時のフェイスマスク，弾性ストッキングなどの使用部位で，これらの機器の圧迫により創傷をつくったもの．頭頸部に好発する．発症機序は基本的に褥瘡と同一であるが，必ずしも自重によって発症するわけではないため，厳密には褥瘡に含まれない．

物理化学的皮膚障害／8. 人工皮膚炎　227

表 13.4　褥瘡経過評価スケール：DESIGN-R®（日本褥瘡学会，2013／日本褥瘡学会ホームページから一部引用）

Depth 深さ 創内の一番深い部分で評価し，改善に伴い創底が浅くなった場合，これと相応の深さとして評価する				
d	0	皮膚損傷・発赤なし	D	3　皮下組織までの損傷
	1	持続する発赤		4　皮下組織を越える損傷
	2	真皮までの損傷		5　関節腔，体腔に至る損傷
				U　深さ判定が不能の場合

Exudate 滲出液				
e	0	なし	E	6　多量：1日2回以上のドレッシング交換を要する
	1	少量：毎日のドレッシング交換を要しない		
	3	中等量：1日1回のドレッシング交換を要する		

Size 大きさ 皮膚損傷範囲を測定：〔長径（cm）×長径と直交する最大径（cm）〕				
s	0	皮膚損傷なし	S	15　100 以上
	3	4 未満		
	6	4 以上　16 未満		
	8	16 以上　36 未満		
	9	36 以上　64 未満		
	12	64 以上　100 未満		

Inflammation/Infection 炎症／感染				
i	0	局所の炎症徴候なし	I	3　局所の明らかな感染徴候あり（炎症徴候，膿，悪臭など）
	1	局所の炎症徴候あり（創周囲の発赤，腫脹，熱感，疼痛）		9　全身的影響あり（発熱など）

Granulation 肉芽組織				
g	0	治癒あるいは創が浅いため肉芽形成の評価ができない	G	4　良性肉芽が，創面の 10% 以上 50% 未満を占める
	1	良性肉芽が創面の 90% 以上を占める		5　良性肉芽が，創面の 10% 未満を占める
	3	良性肉芽が創面の 50% 以上 90% 未満を占める		6　良性肉芽がまったく形成されていない

Necrotic tissue 壊死組織　混在している場合は全体的に多い病態をもって評価する				
n	0	壊死組織なし	N	3　柔らかい壊死組織あり
				6　硬く厚い密着した壊死組織あり

Pocket ポケット　毎回同じ体位で，ポケット全周（潰瘍面も含め）〔長径（cm）×短径（cm）〕から潰瘍の大きさを差し引いたもの				
p	0	ポケットなし	P	6　4 未満
				9　4 以上 16 未満
				12　16 以上 36 未満
				24　36 以上

DESIGN® の改訂版．評価項目である深さ（D），滲出液（E），大きさ（S），炎症および感染（I），肉芽組織（G），壊死組織（N）をつなげて命名された褥瘡の評価スケールである．深さ以外の点数を合計し（66 点満点）重症度を判定する．褥瘡治療においてポケット（P）の有無は大きな要因となるので，ポケットがある場合「P」の項目も評価する．

治療薬や抗菌薬含有軟膏，創傷被覆材，陰圧閉鎖療法，デブリードマンを適宜使い分ける．消毒液は明らかな感染のある場合以外，原則的に使用しない．

8. 人工皮膚炎　factitial dermatitis

同義語：自傷性皮膚炎（dermatitis artefacta）

症状

紅斑，びらん，壊疽，潰瘍などが突然発生する．手の届く範

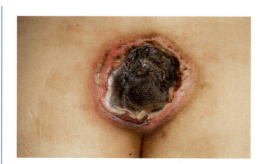

図 13.12　褥瘡（pressure ulcer，decubitus）
DESIGN-R® で判定すると，この症例は $D_3\text{-}e_3s_8i_1G_5N_6P_9$：32 点となる．

13章　物理化学的皮膚障害・光線性皮膚疾患

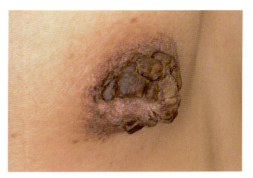

図 13.13　あかつき病（akatsuki disease）
20歳代女性．乳頭部に湿疹が生じることを恐がって長期間ほとんど洗わなかったために著明に角質が堆積した．

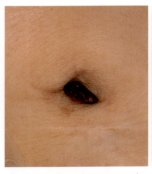 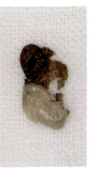

図 13.14　臍石（navel stone）
いわゆる"おへその石"．患者は臍部の黒い腫瘤を主訴に受診．ひっぱると"あか"（角質塊による臍石）が除去された．臍を洗ってはいけないという両親からの教えを長年強く守ってきたことによって生じた例．

> **MEMO**　ミュンヒハウゼン症候群（Münchhausen syndrome）
> 周囲の関心を引きつけるために，虚偽の話をしたり人工皮膚炎などで病気を装う症例をいう．人工皮膚炎患者のなかには本症が存在する場合がある．精神神経科による対応も必要である

> **MEMO**　Trigeminal trophic syndrome
> 脳腫瘍切除後などで三叉神経領域に感覚異常を生じた結果，同部位を慢性的に掻破して不整形の潰瘍をつくることがある．鼻翼付近に好発する．臨床的に基底細胞癌などが鑑別になることがある．

囲（四肢，胸部，顔面）に多く，右利きの患者には左側に多発する．爪，刃物，薬物などが用いられ，それに応じてさまざまな皮疹を示す．

病因・診断

　精神的ストレス，神経症，うつ病，精神遅滞，統合失調症などを背景に，自らの皮膚，毛，爪，粘膜を自ら傷つけることで生じる人工的病変である．ほとんどの患者が自傷行為をしていることを否定する．本症の特殊型として，トリコチロマニア（trichotillomania，19章 p.371 参照）や爪甲損傷癖（onychotillomania，habit-tic deformity）といったものが存在する．また，あかつき病（akatsuki disease，図 13.13）や臍石（navel stone，図 13.14），バガボンド病（vagabond's disease）などが類似疾患としてあり，これは，その部位を洗わない状態が長期間続いたために生じた皮膚の状態である．

治療

　皮膚病変に対し適切な治療を行う．精神神経科医と相談しながら解決をはかることが必要な場合が多いが，患者の同意を得られないことが多い．

光線性皮膚疾患　photodermatosis

> **MEMO**　suntan と sunburn
> どちらも日本語に訳すと「日焼け」である．suntan は皮膚を小麦色に健康的に焼くことに対して使われ，sunburn は皮膚が赤くなってひりひりするような日焼けに対して使われる．

　日光や，それに含まれる紫外線曝露により皮膚にはさまざまな変化が生じうる．これを光線性皮膚疾患と総称する．このなかには，光線のみによって誰にでも生じうる日光皮膚炎（いわゆる"日焼け"）や光老化などが含まれる．一方，何らかの内的・外的因子が加わり，健常人では反応を起こさない光線量で異常な皮膚反応を示すことがあり，これを光線過敏症（photosensitivity）という．

1. 日光皮膚炎，日焼け　solar dermatitis, sunburn

過度の日光曝露（主として UVB が原因）によって紅斑，水疱が形成される．病理所見では，sunburn cell（角化細胞のアポトーシスによる）の出現，真皮血管周囲の浮腫，炎症細胞浸潤，壊死，表皮下水疱などをみる．日光曝露の数時間後に紅斑が生じ，次第に浮腫状となる（図 13.15）．発症後 12 ～ 24 時間をピークとして軽快し，数日で落屑や色素沈着，ときには色素脱失を残して治癒する．治療には冷湿布やステロイド外用薬，水疱形成が生じた際には第Ⅱ度熱傷に準じた治療が必要である．予防にはサンスクリーンの塗布を行う．

2. 光老化　photoaging

日光ないし紫外線の慢性曝露により生じた，健常人の皮膚変化の総称．皺の形成，日光性弾力線維症，項部菱形皮膚（18 章参照），老人性色素斑，Favre-Racouchot 症候群などが含まれる．

3. 光線過敏症　photosensitivity　★

同義語：光線過敏性皮膚症（photosensitive dermatosis）

Essence

- 日光ないし紫外線曝露によって発生あるいは悪化する皮膚疾患の総称．
- 外因性（薬剤など，表 13.5）と内因性（遺伝疾患や代謝疾患など）がある．
- 外因性で発症する機序は，薬剤の直接作用によるもの（光毒性皮膚炎）と免疫学的機序を介するもの（光アレルギー性皮膚炎）に大別．
- 内因性で発症する疾患には色素性乾皮症など．

病因

外因性の化学物質によるものと，内因性の 2 つに分類される．内因性に光線過敏性皮膚症を生じる疾患については，それぞれ別項を参照されたい．本項目では，外因性によって生じるものについて解説する．

外因性の光線過敏症は，体内に取り込まれて皮膚に到達し，光線によって励起される物質〔クロモフォア（chromophore）〕が，日光や紫外線（UVA であることが多い）を受けて励起されることにより，皮膚に炎症を生じたものである．クロモフォアの皮膚への到達には，皮膚外表を経由するもの（化粧水，香

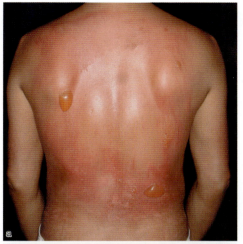
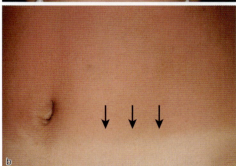
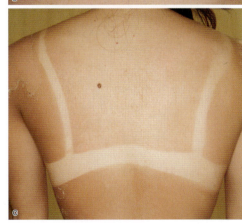

図 13.15　日光皮膚炎，日焼け（solar dermatitis, sunburn）
a：海水浴中に浜辺で 3 時間寝てしまったために生じた例．著明な水疱形成も認める．第Ⅰ～Ⅱ度熱傷と同様の状態．b，c：水着に覆われていた部位と露出部位の違いが明瞭な点に注目．

13章 物理化学的皮膚障害・光線性皮膚疾患

表 13.5 光線過敏症を引き起こす主な薬剤（青字はよく用いられるもの）

分類	薬剤名
向精神薬	クロルプロマジン塩酸塩，プロメタジン塩酸塩，ジアゼパム，カルバマゼピン，イミプラミン塩酸塩
筋弛緩薬	アフロクァロン
抗ヒスタミン薬	ジフェンヒドラミン，メキタジン
抗菌薬	オフロキサシン，シプロフロキサシン，ロメフロキサシン塩酸塩，スパルフロキサシン，フレロキサシン，トスフロキサシントシル酸塩水和物，テトラサイクリン塩酸塩，ドキシサイクリン塩酸塩水和物
抗真菌薬	グリセオフルビン，フルシトシン，イトラコナゾール
消炎鎮痛薬	ケトプロフェン，チアプロフェン酸，スプロフェン，ピロキシカム，アンピロキシカム，アクタリット，ジクロフェナクナトリウム，ナプロキセン
降圧薬	ヒドロクロロチアジド，トリクロルメチアジド，メチクラン，トリパミド，フロセミド，チリソロール塩酸塩，ピンドロール，ジルチアゼム塩酸塩，ニカルジピン塩酸塩，ニフェジピン，カプトプリル，リシノプリル水和物
血糖降下薬	トルブタミド，クロルプロパミド，グリベンクラミド
痛風治療薬	ベンズブロマロン
抗悪性腫瘍薬	フルオロウラシル，テガフール，ダカルバジン，フルタミド
脂質異常症治療薬	シンバスタチン
前立腺肥大治療薬	タムスロシン塩酸塩
光化学療法薬	8-メトキシソラレン，トリオキシソラレン，ヘマトポルフィリン誘導体
ビタミン製剤	エトレチナート，ピリドキシン塩酸塩，ビタミン B_{12}
抗リウマチ薬	金チオリンゴ酸ナトリウム，メトトレキサート
紫外線吸収剤	オキシベンゾン，オクトクリレン

（上出良一．外因性光感作物質による光線過敏症．玉置邦彦総編集．最新皮膚科学大系　16巻　動物性皮膚症　環境因子による皮膚障害．中山書店；2003：293 を参考に作表）

表 13.6 光線過敏症の分類と本書で解説した章

分類	要因	診断名	掲載頁
外因性	薬剤	光毒性皮膚炎	p.232
		光アレルギー性皮膚炎	p.230
内因性	光感作物質の皮膚への集積	ペラグラ	p.327
		ポルフィリン症	p.328
	DNA修復障害	色素性乾皮症	p.234
		Cockayne症候群	p.340
		Bloom症候群	p.340
	メラニン色素の減少	眼皮膚白皮症	p.302
		フェニルケトン尿症	p.336
	原因不明	種痘様水疱症	p.234
		日光蕁麻疹	p.232
		多形日光疹	p.233
		慢性光線性皮膚炎	p.233

> **MEMO**
> **MED，MRD，MPD**
> 本書では以下のように定義して記載する．
> **MED**（minimal erythema dose，最小紅斑量）：
> 　UVB を照射して紅斑を生じる最小量．
> **MRD**（minimal response dose，最小反応量）：
> 　UVA を照射して紅斑，丘疹を生じる最小量．
> **MPD**（minimal phototoxic dose，最小光毒量）：
> 　各種 PUVA 療法前に行う．ソラレンを使用した状態で照射して紅斑などをきたす最小 UVA 量．MED，MRD は混同しやすいため，UVB-MED，UVA-MED と記載することもある．

水，果汁，タールなど．光接触皮膚炎という）と，体内から皮膚に移動するもの（薬剤，食品など）の2つの経路が存在する（表 13.6）．また，炎症を惹起する機序は2つ存在し，励起物質が抗原となって免疫反応を介して炎症を起こす場合（光アレルギー性）と，励起された物質が直接細胞毒性を帯びる場合（光毒性）がある（表 13.7，図 13.16）．

1) 光アレルギー性皮膚炎　photoallergic dermatitis

Essence
- 薬物摂取後，日光曝露によりⅣ型アレルギー反応で生じる光線過敏性皮膚症．
- 症状は紅斑や水疱が主体．
- 本病態をきたす薬剤はケトプロフェン，クロルプロマジン，サイアザイド薬，経口血糖降下薬など．

症状

日光曝露を受けた部位に一致して紅斑や漿液性丘疹を生じる．高度の場合は浮腫，水疱，びらんを形成する．サイアザイド系降圧薬などでは，光線過敏症の後に著明な色素沈着と色素脱失を生じることがあり，白斑黒皮症（leukomelanoderma）

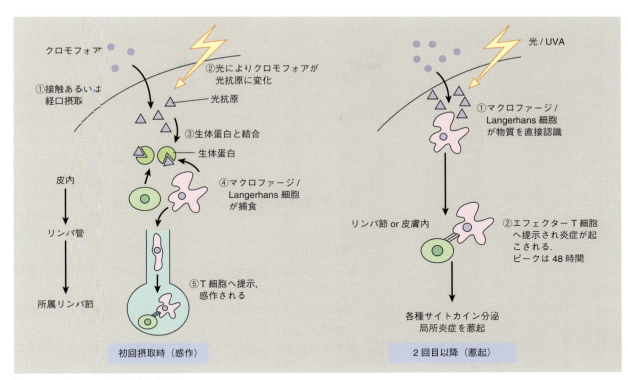

図 13.16　光アレルギー反応の機序

と呼ばれる

病因

　何らかの経路で皮膚に沈着したクロモフォア（chromophore，発色団）が特定波長の光線（多くはUVA）により化学変化を起こし抗原となるか，ハプテンとなり生体蛋白と結合して，完全抗原〔光抗原（photoallergen）〕となって感作する．その後再び原因物質が皮膚に到達し光線曝露を受けると，Ⅳ型アレルギー反応を生じる（図13.16）．アレルギー反応は，まず感作される必要があるので，初回曝露では炎症を起こさず，またすべての人に生じるわけではない．一方，一度感作されると，ごく少量の物質が原因でも光線曝露によって容易に炎症を生じる．

検査所見・診断

光パッチテスト（5章 p.84 も参照）：通常のパッチテストと同様の方法で被検物質を2列貼布し，同時に被検者の最小反応量（MRD）や最小紅斑量（MED）を測定する．24時間後に除去し，被検物質貼布部の一方に紫外線（照射量は正常部MRD/MEDの1/2〜2/3）を照射し，残りは照射しない．照射48時間後に判定する（図13.17）．
内服照射試験（photo-drug test）：まず，疑われる薬剤を20日

表 13.7　光毒性反応と光アレルギー反応

	光毒性 （phototoxic）	光アレルギー性 （photoallergic）
頻度	すべての人に生じうる	特定のアレルギー反応をもつ光のみ
初回曝露時の発症	あり	なし（感作のため）
潜伏期	短い（数時間〜1日）	長い（半日以上）
臨床症状	日焼け様の紅斑	湿疹病変など多彩
非曝露部への進展	なし	ありうる
病理所見	表皮細胞の壊死（sunburn）	海綿状態，好酸球浸潤（eczema）
類似化合物との交差反応	ほとんどなし	ときにあり
発症に必要な薬剤濃度	高い	低い

> **MEMO**
> **光線過敏型薬疹**
> 薬剤がかかわる場合は，光毒性や光アレルギー性といった機序のほか，薬剤によって全身性の光線過敏性疾患が誘発・増悪する場合がある（ポルフィリン症やエリテマトーデスなど）．

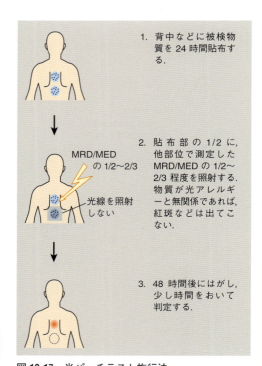

図 13.17 光パッチテスト施行法

以上中止する．ついで被検薬剤を 2 日間常用量で投与し，光照射により皮疹が再現できればほぼ確実である．

治療

原因物質の摂取を避け，遮光を行う．接触皮膚炎に準じて治療する．原因物質を断っても persistent light reaction と呼ばれる光線過敏症が残存することがある．persistent light reaction は現在，慢性光線性皮膚炎の概念（後述）に含まれている．

2）光毒性皮膚炎　phototoxic dermatitis

Essence
- 一定量の薬剤と日光により，誰にでも発生しうる光線過敏性皮膚症．
- 初回曝露（主に UVA）にて潜伏期なしで発症することが特徴的．
- 本病態をきたす薬剤はソラレン，コールタール，スパルフロキサシンなど．

症状・治療

日焼け様症状が主である．すなわち，紅斑や浮腫をきたしたのち，落屑および色素沈着がみられる．とくに，香水中のベルガモット油に含まれるベルガプテン（bergapten, 5-methoxypsoralen）によるものをベルロック皮膚炎と呼ぶ．原因物質の摂取を避け，遮光を行う．治療は接触皮膚炎に準じる．

4. 日光蕁麻疹　solar urticaria

定義・病因・症状

何らかのクロモフォアが血清中に存在しており，光線曝露により皮膚内で I 型アレルギーが生じたものである．光線（可視光線が多い）曝露部位に一致して，数分後に著明な瘙痒を伴う蕁麻疹を生じるが，数時間で消退する．まれにアナフィラキシーショックを起こすこともある．

診断・検査

通常は日光や人工光源により皮疹の再発がみられることで診断されるが，遮光することで膨疹の発生や悪化をみる例もある（抑制波長の存在が考えられる）．若年者では骨髄性プロトポルフィリン症との鑑別が必要な場合がある．

> **MEMO**
> **光接触皮膚炎（photocontact dermatitis）**
> 光線過敏症の原因となる物質が直接皮膚に付着し，さらに紫外線の作用により感作物質に変化した場合〔光抗原（photoallergen）〕，日光曝露した場合に限って接触部位に湿疹を生じるものを指す．通常の接触皮膚炎と同様に，光毒性（ソラレン，ベルガプテンなど）と光アレルギー性（ケトプロフェンなど）に分類される．

治療

対症療法として抗ヒスタミン薬が用いられる．脱感作療法として短時間の日光浴をすすめる．重症例では，免疫抑制薬や血漿交換が有効な報告もある．

5. 慢性光線性皮膚炎 chronic actinic dermatitis；CAD

症状・病因

中年以上の男性に好発する．露出部に，慢性に経過する苔癬化局面を主体とした難治性の湿疹性病変が生じる（図13.18）．なかには紅皮症へ移行し，皮膚リンパ腫様の皮下結節や皮膚肥厚，獅子様顔貌にまで至る症例もある．何らかの理由により，光線曝露によって内因性抗原が産生されるという仮説があるが詳細は不明である．過去に persistent light reaction, actinic reticuloid, chronic photosensitivity dermatitis などと呼ばれた光線過敏症は，現在この慢性光線性皮膚炎に包括されている．

病理所見

湿疹病変が主体である．しかし進行すると真皮全層にリンパ球浸潤，異型細胞の出現，ポートリエ微小膿瘍様の変化が表皮に認められることもある〔この場合，とくに光線性類細網症（actinic reticuloid）と呼ばれる〕．

検査所見・診断・治療

MED が著明に低下する．MRD の低下や可視光線への過敏性もみられることがある．UVB 反復照射による湿疹様病変の出現を確認する．治療はタクロリムス外用が有効であり，徹底的な遮光が重要である．ステロイド外用も行われる．重症例ではステロイドや免疫抑制薬の内服が有効である．

6. 多形日光疹 polymorphic light eruption

10～20歳代の女性に多く，夏季に日光露出部に瘙痒を伴う紅斑や丘疹，ときに小水疱をみる．慢性に経過するが次第に軽快する傾向にある．

遅延型アレルギーなどが考えられているが原因は不明．MED，MRD は正常である．光に関係する原因不明の症例がすべて本症とされており，本症の概念については再検討の余地がある．発症背景の明らかな他の光線過敏症との鑑別を要する．

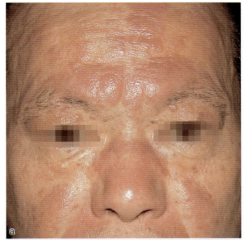
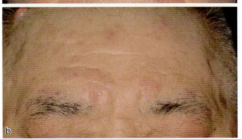
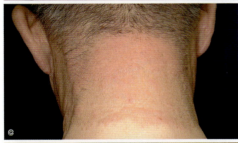
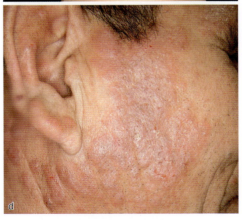

図13.18① 慢性光線性皮膚炎（chronic actinic dermatitis）
a：慢性に経過する苔癬化局面を呈する難治性の湿疹病変．b：タクロリムス軟膏を数か月外用すると，かなり軽快する．c：後頸部の境界明瞭な紅色局面．日光の関与を示唆する．d：頰部の扁平隆起局面．

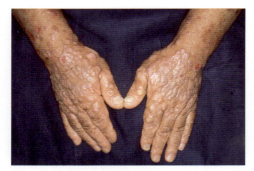

図 13.18② 慢性光線性皮膚炎（chronic actinic dermatitis）
手背の著しい苔癬化局面と結節性痒疹．

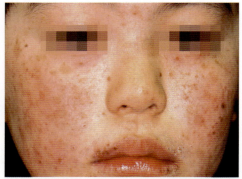

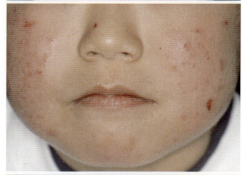

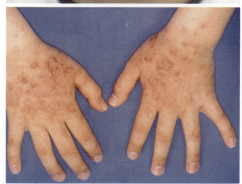

図 13.19 種痘様水疱症（hydroa vacciniforme）

7. 種痘様水疱症　hydroa vacciniforme　★

Essence
- まれな小児の内因性光線過敏症の一種．思春期頃までに自然寛解．
- 顔面や手背の日光曝露部位に，中心陥凹性の水疱を形成．
- EB ウイルスの関与．一部はリンパ腫などを生じ予後不良．

症状・病因
　2〜3歳までに発症し，多くは思春期頃に自然寛解する．男性に多い．日光（もしくは UVA）曝露後の数時間で紅斑，ついで特徴的な中心臍窩を伴う水疱を生じる．1〜2週間で痂皮を形成し，軽度の萎縮を残して治癒する．顔面，耳介，手背に好発する（図 13.19）．夏季に悪化しやすい．重症例では発熱や肝脾腫を伴う．また，慢性活動性 EBV 感染症，血球貪食症候群や EB ウイルス関連リンパ腫を発症し，予後不良になることもある．本症の皮疹部や痂皮から EB ウイルスが検出され，EB ウイルス関連疾患の一つと考えられる．

診断・検査・治療
　臨床症状による．ポルフィリン症を除外する必要がある．EB ウイルス抗体価は正常既感染パターンであることが多い．遮光と強力なサンスクリーンを使用することが唯一の治療法である．全身症状を伴う場合はステロイド内服などを考慮する．

8. 色素性乾皮症　xeroderma pigmentosum；XP　★

Essence
- DNA 修復過程に先天的障害があり，光線過敏症と神経症状をきたす．
- すべての病型で常染色体劣性遺伝形式をとる．
- 成長とともに悪性腫瘍を合併しやすい．
- 治療は徹底的な遮光．

分類・病因
　紫外線曝露によって生じた DNA 損傷を除去修復する過程において，先天的な異常をもっているために光線過敏症および神経症状をきたす疾患である．
　原因遺伝子および不定期 DNA 合成（unscheduled DNA synthesis；UDS）値から，A 群〜G 群と V（variant）型の合計 8

表13.8 色素性乾皮症の各病型間の比較

病型	原因遺伝子	UDS(%)	MED低下	皮膚症状	神経症状	癌初発平均年齢
A	XPA	<5	あり	+++	++	9.7
B	XPB/ERCC3	3〜7	あり	++	−〜++	
C	XPC	10〜20	なし	++	−	14.0
D	XPD/ERCC2	20〜50	あり	++	−〜++	38.0
E	DDB2	40〜60	なし	+	−	38.3
F	XPF	10〜20	あり	+	−〜+	43.7
G	ERCC5	<5	あり	++	−〜++	32.0
V	POLH	75〜100	なし	+	−	41.5

型に分類される（表13.8）．すべて常染色体劣性遺伝形式である．A群が最も重症で，V型が最も軽症．日本ではA群（55%）とV型（25%）が多く，ついでD群，F群とされる．日本では人口2.2万人に1人程度で発症する．

病因

紫外線の曝露により，DNAのピリミジン塩基が連続した場所で構造変化（シクロブタン型ピリミジン二量体，(6-4)光産物など）をきたし，突然変異やアポトーシスに至る．これに対抗するDNA修復機構として，ヌクレオチド除去修復（nucleotide excision repair；NER）や損傷乗り越え複製（translesion synthesis；TLS）などが生体に備わっている．V型ではTLSポリメラーゼη，その他の群ではNER関連因子に異常をきたすために，DNA修復が正常に行われなくなる．

症状

本症の臨床症状は，日光曝露によって激しい日焼けをきたすもの（サンバーン増強型：A，B，D，F，G群）と，日焼けを起こさず色素沈着が強くなるもの（色素異常型：C，E群，V型）に大別される．以下，主にA群について述べる．生下時は正常であるが，生後1〜2か月で日光浴後に高度かつ遅延性の日焼けを起こすことで気づくことが多い．露出部（顔面，手背，前腕伸側）の日焼けを反復するうちに皮膚は乾燥，粗糙化し，雀卵斑様色素斑，脱色素斑，落屑，毛細血管拡張が混合し，多形皮膚萎縮を呈する（図13.20）．これらの皮膚のうえに，小児期から次々と脂漏性角化症や小潰瘍が発生し，さらには基底細胞癌，有棘細胞癌，ケラトアカントーマ，悪性黒色腫などを生じる（図13.20①c）．

眼の光線過敏症として，生後まもなくから眼瞼炎，羞明，流涙，結膜炎を生じ，末期には眼瞼外反や失明，悪性腫瘍発生に至る．

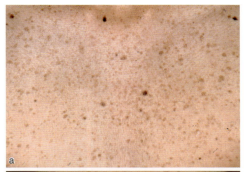
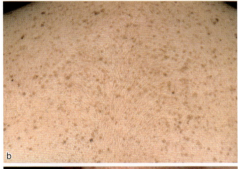
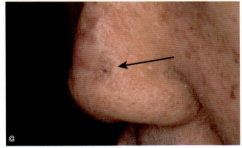

図13.20① 色素性乾皮症（xeroderma pigmentosum）
a, b：図13.20②bと同一症例．日光曝露を受けやすい前胸部や上背部に色素沈着を認める．c：図13.20②dと同一症例．鼻背部に基底細胞癌を発症．

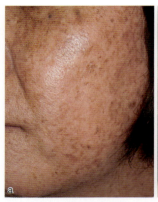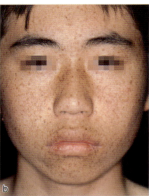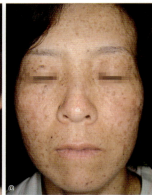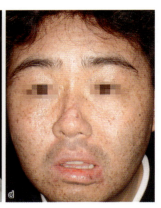

図 13.20② 色素性乾皮症（xeroderma pigmentosum）
a：40歳代女性，D群．顔面に色素沈着を認める．b：10歳代男性．露光部を中心に色素沈着を認める．c：40歳代女性．30歳代より基底細胞癌が多発してきた．d：20歳代男性，D群．精神遅滞と歩行不能を伴っていた．

神経運動発達は小学校低学年頃がピークで，以後進行性に低下する．10歳までに難聴が，その後，小脳失調などが現れる．20歳くらいで歩行不能や誤嚥性肺炎を生じることが多い．

E～G群は光線過敏症状が軽度のため見落とされることが多い．発癌時期は30～40歳代と遅く，眼症状や神経症状もそれほど認めない．しかし，一部にはA群と区別できないほどの皮膚症状，神経症状を呈する例もある．V型ではMEDはほぼ正常であり，小児期以降に雀卵斑様色素斑が徐々に出現する．眼症状や神経症状はほとんどみられないが，成人期になって基底細胞癌や有棘細胞癌を生じる．

検査所見・診断

MEDの測定（A群ではMEDの著明な低下と反応のピークの遅延がみられる），UDS値測定や遺伝的相補性群試験，遺伝子検査により確定診断する．

鑑別診断

雀卵斑，遺伝性対側色素異常症，骨髄性プロトポルフィリン症など．色素斑の分布や遺伝様式などから鑑別される．

治療

とくに皮膚症状の強いA～C群では徹底的に日光を避ける必要がある（衣類，紫外線遮断レンズ眼鏡，窓への紫外線防御フィルム貼布，蛍光灯へのシェード，サンスクリーンの使用など）．皮膚悪性腫瘍の早期発見，早期治療に努め，神経症状に対しては，定期的聴覚検査や言語訓練，運動機能の保持訓練などで対処する．

> **MEMO** UDS〔不定期DNA合成（unscheduled DNA synthesis）〕値
> 色素性乾皮症の検査の一つ．UDSはUVで照射によって損傷を受けたDNAがどのくらい修復できるかを正常と比較した百分率で示したものである．具体的には，シャーレに播いた患者皮膚由来の培養線維芽細胞にUVを照射し，[³H]-チミジン含有の培養液で培養すると，損傷DNAが修復されて核内に[³H]-チミジンが取り込まれる．これをオートラジオグラフィーで測定し正常と比較する．健常者は100％であるが，紫外線により細胞傷害を受ける本症患者ではUDS値が低下する．

Blistering and pustular diseases

14章　水疱症・膿疱症

水疱および膿疱を多数生じる疾患を総称して，それぞれ水疱症および膿疱症と表現する．一般的に物理的皮膚障害（熱傷や凍傷など）や感染（伝染性膿痂疹や単純疱疹など）によるものは狭義の水疱症・膿疱症には含まれない．

水疱症は先天性と後天性に大別される．前者の代表は表皮水疱症であり，表皮基底膜構成蛋白をコードする遺伝子の変異により発症し，その部位で皮膚脆弱性が生じた結果，水疱を形成する．表皮水疱症の原因遺伝子が明らかにされたことで，疾患の正確な診断，遺伝形式の把握，遺伝相談および出生前診断が可能となった．一方，後者の代表は天疱瘡，水疱性類天疱瘡などの自己免疫性水疱症である．表皮構成蛋白に対する自己抗体が産生され，皮膚脆弱性が生じて水疱を形成する．膿疱症は無菌性膿疱が多発する疾患群である．本章では，比較的頻度の高い臨床的にも重要な水疱症および膿疱症について解説する．

水疱症　blistering disease

A. 遺伝性水疱症（先天性水疱症）　genetic blistering diseases

a. 表皮水疱症　epidermolysis bullosa；EB

同義語：先天性表皮水疱症（epidermolysis bullosa hereditaria）

Essence
- 先天的に皮膚が脆弱で，わずかな外力で生後早期から，全身とくに機械的刺激を受けやすい部位に水疱，びらん，潰瘍を形成する（Nikolsky現象）．
- 裂隙の形成部位により大きく単純型（表皮内水疱），接合部型（表皮基底膜透明帯水疱），栄養障害型（表皮下水疱）の3型に大別される．臨床像や原因遺伝子などからさらに細分される（表14.1，図14.1，14.2）．
- 表皮基底膜を構成する分子をコードする遺伝子の変異によって生じる．
- 患者皮膚を採取し，蛍光抗体直接法で蛋白レベルでの異常を調べるのが基本である．さらに必要があれば，電子顕微鏡で裂隙の形成部位を調べ，最終的に遺伝子変異を同定する．
- 対症療法が主となる．

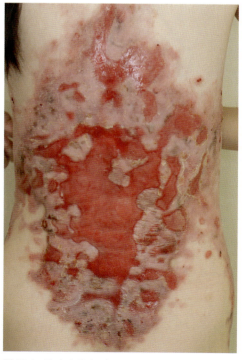

図 14.1　表皮水疱症（epidermolysis bullosa）
軽度の機械的刺激により全身に水疱やびらん・潰瘍を繰り返す．本例は栄養障害型（中等症汎発型RDEB）である．

14章 水疱症・膿疱症

表 14.1 表皮水疱症の主な病型

大分類	小分類	遺伝形式	標的蛋白
単純型 (EBS)	限局型	AD	ケラチン 5, ケラチン 14
	中等症汎発型	AD	ケラチン 5, ケラチン 14
	重症汎発型	AD	ケラチン 5, ケラチン 14
	筋ジストロフィー合併型	AR	プレクチン
	幽門閉鎖合併型	AR	プレクチン
	外胚葉形成不全・ 皮膚脆弱性症候群	AR	プラコフィリン 1
接合部型 (JEB)	重症汎発型	AR	ラミニン 332
	中等症汎発型	AR	17 型コラーゲン, ラミニン 332
	幽門閉鎖合併型	AR	α_6/β_4 インテグリン
栄養障害型 (DEB)	優性型		VII 型コラーゲン
	劣性中等症汎発型	AR	VII 型コラーゲン
	劣性重症汎発型	AR	VII 型コラーゲン
Kindler 症候群	—	AR	キンドリン-1

AD (autosomal dominant):常染色体優性,AR (autosomal recessive):常染色体劣性

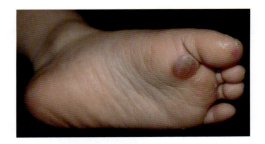

図 14.3 単純型表皮水疱症(限局型)(EBS, localized)
手足に限局して水疱を形成する.長時間の歩行などにより水疱が誘発される.

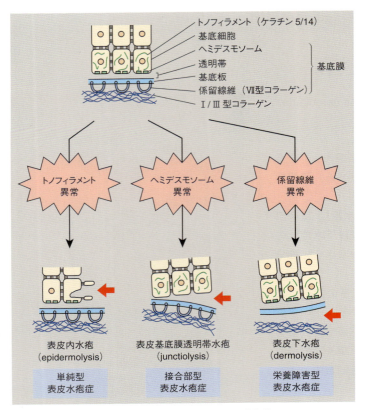

図 14.2 表皮水疱症をきたす機序と裂隙の微細形成部位

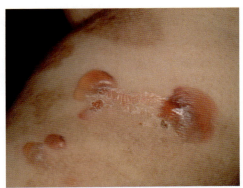

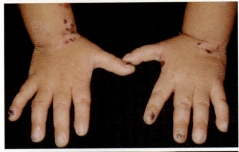

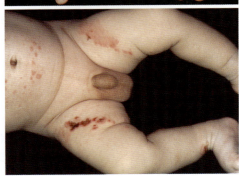

図 14.4 単純型表皮水疱症(中等症汎発型 EBS)
(EBS, generalized intermediate)
全身に水疱を認める.臨床的重症度は重症汎発型 EBS と限局型 EBS の中間である.

1. 単純型表皮水疱症
epidermolysis bullosa simplex；EBS ★

Essence
- 生後〜乳幼児期から，物理的刺激を受けやすい手足などに水疱を形成する．ほとんどが常染色体優性遺伝形式をとる．
- 予後は一般的に良好で，成長とともに軽快．

症状・分類

生後まもなく，手，足，肘，膝などの機械的刺激を受けやすい部位，あるいは衣類の擦れるような部位に大小の水疱を形成する．水疱が限局性の限局型，水疱が全身に生じる重症汎発型（Dowling-Meara 型），中等症汎発型はケラチン 5 ないし 14 遺伝子の変異で発症し，常染色体優性遺伝形式をとる．表皮内水疱であるため，瘢痕を形成せずに治癒する．夏季，温熱により増悪傾向にある．成長とともに軽快し，予後は一般的に良好である．

まれな特殊型として筋ジストロフィー合併型 EBS，幽門閉鎖合併型 EBS があるが，いずれもプレクチン遺伝子の変異で発症し，常染色体劣性遺伝形式をとる．

① **限局型 EBS（EBS, localized）**
水疱が手足に限局する軽症型．以前は Weber-Cockayne 型と称されていた（図 14.3）．

② **中等症汎発型 EBS（EBS, generalized intermediate）**
Köbner 型ともいう．手足以外にも水疱を形成する中等症の病型（図 14.4）．

③ **重症汎発型 EBS（EBS, generalized severe）**
Dowling-Meara 型ともいう．水疱が環状に配列し全身に生じる．粘膜びらんも生じ，とくに新生児期には全身に水疱が生じ，死亡する症例もある（図 14.5）．

④ **外胚葉形成不全・皮膚脆弱性症候群**
デスモソーム構成蛋白の一つであるプラコフィリン 1 の遺伝子異常により生じる常染色体劣性遺伝性疾患．単純型表皮水疱症の特殊型（suprabasal type）に分類されている．表皮の脆弱性，手掌足底の有痛性の過角化病変，頭髪や爪の異常，発汗異常などを示す．

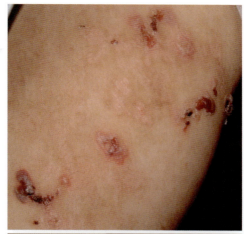
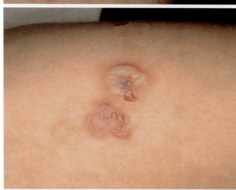

図 14.5 単純型表皮水疱症（重症汎発型 EBS）
（EBS, generalized severe）
水疱が環状に配列し，瘢痕を残さず治癒する．

病因

ケラチン 5/14 は，基底細胞の細胞骨格を形成する（**図 1.16** 参照）．このため EBS では基底細胞が変性し，基底層で裂隙や水疱を形成する．ケラチン 5/14 遺伝子の変異の部位や種類，

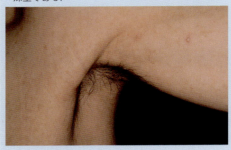

> **MEMO**
> **色素異常型単純型表皮水疱症（epidermolysis bullosa simplex with mottled pigmentation）**
> 水疱は限局型 EBS とほとんど同一であるが，直径 2～5 mm の小斑状色素斑が下腹部，腋窩，四肢に生じるのを特徴とする単純型表皮水疱症の特殊型である．

変異アミノ酸の種類によって重症度は変化する．すなわち，変異したケラチン蛋白がもつ機能の程度が重症度を規定する．また，プレクチンはヘミデスモソームや筋細胞膜の構成分子であり，この変異により単純型表皮水疱症ばかりではなく，筋ジストロフィーや幽門閉鎖を併発する．

病理所見

基底細胞の細胞質内に裂隙が生じ表皮内水疱を呈する（図 14.6）．重症汎発型 EBS では変性したケラチン線維の凝集（clumping）が電子顕微鏡で明瞭にみられる（図 14.7）．

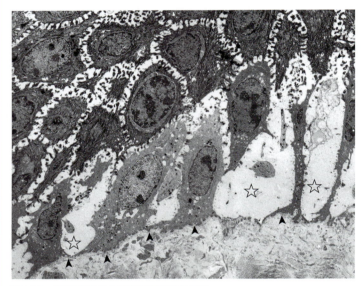

図 14.6　単純型表皮水疱症の電子顕微鏡像
基底板を矢尻で示す．基底膜直上の基底細胞（☆印）の細胞質が崩壊し，水疱が形成される．

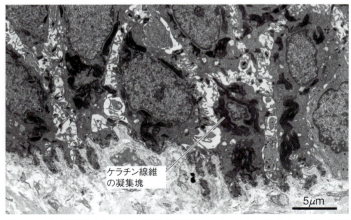

図 14.7　単純型表皮水疱症（重症汎発型 EBS）でみられるケラチン線維の凝集

治療

対症療法が主．機械的刺激，温暖を避ける．局所療法（水疱内容除去，ワセリン外用，創傷被覆材など）．加齢とともに皮膚症状は改善する．

2. 接合部型表皮水疱症
junctional epidermolysis bullosa；JEB ★

Essence
- ヘミデスモソームを構成する分子（ラミニン 332 または 17 型コラーゲン）をコードする遺伝子変異により発症．全身に水疱を形成する．水疱は表皮基底膜透明帯で生じる．
- 常染色体劣性遺伝．生後 1 年以内にほぼ全例死亡する重症汎発型 JEB と，生命予後良好な中等症汎発型 JEB に大別される．
- 特殊型である幽門閉鎖合併型は α_6/β_4 インテグリン遺伝子変異により発症．予後不良．
- 対症療法が主．遺伝相談，出生前診断も行われる．

症状

重症汎発型 JEB（JEB, generalized severe）は生下時から全身に水疱やびらん，潰瘍を形成し，治癒せずに次々と新生,

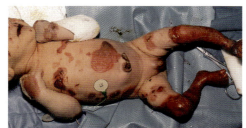
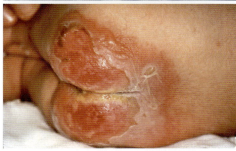

図 14.8　接合部型表皮水疱症（重症汎発型 JEB）
(junctional epidermolysis bullosa, generalized severe)
全身の難治性びらん，潰瘍．一度できたびらん，潰瘍は治癒せず，徐々に潰瘍が広がっていく．

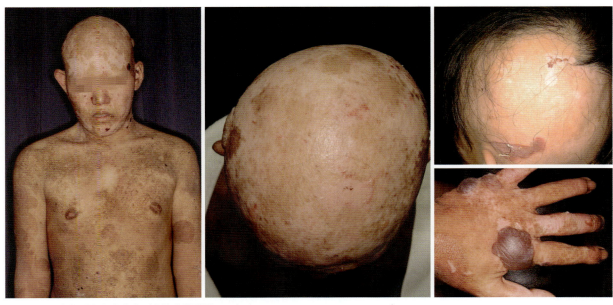

図 14.9　接合部型表皮水疱症（中等症汎発型 JEB）（JEB, generalized intermediate）
全身の水疱形成，色素沈着に加え，頭部では非瘢痕性脱毛を認める．17 型コラーゲン遺伝子の変異を同定．

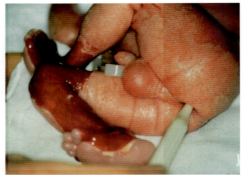

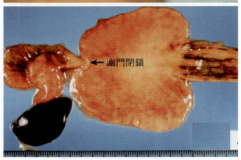

図 14.10 接合部型表皮水疱症（幽門閉鎖合併型）
先天性皮膚欠損症様の皮膚の剥脱ならびに先天性幽門閉鎖の合併．β₄ インテグリン遺伝子の変異を同定．

拡大する．粘膜病変および歯牙，爪などの発育不良を伴う．ほぼ全例が感染症などで生後 1 年以内に死亡する（図 14.8）．以前は Herlitz 型と呼ばれていた．

中等症汎発型 JEB（JEB, generalized intermediate）は生命予後はよく，生殖可能年齢に達しうる．頭部脱毛，掌蹠角化，爪の変形，歯エナメル質形成不全を伴う（図 14.9）．いずれも Nikolsky 現象陽性である．特殊型として，幽門閉鎖合併型がある．全身の水疱に加え，先天性幽門閉鎖を合併する．生後まもなく死に至る例が多い（図 14.10）．

病因

それぞれ原因遺伝子が同定されており，いずれもヘミデスモソームを構成し，表皮基底膜透明帯に存在する蛋白をコードする（図 1.12，1.13 も参照）．重症汎発型 JEB はラミニン 332 の完全欠損により生じ，生命予後のよい中等症汎発型 JEB はラミニン 332 の不完全欠損，あるいは 17 型コラーゲンの完全欠損によって発症する．幽門閉鎖合併型は α₆/β₄ インテグリンの遺伝子変異により発症する．これにより表皮基底膜透明帯で皮膚脆弱性をきたし，水疱を形成する．

検査所見

蛍光抗体直接法により，ラミニン 332，17 型コラーゲン，α₆/β₄ インテグリンなど，減弱ないし消失している基底膜蛋白を同定することが最も重要である．光学顕微鏡では表皮下水疱として観察される．電子顕微鏡では透明帯で剥離が認められる（図 14.2，14.11）．

> **MEMO**
> **ラミニン 332（laminin-332）**
> 以前はラミニン 5 と呼ばれていた．α3 鎖，β3 鎖，γ2 鎖の 3 本鎖から構成されており，それらは *LAMA3*，*LAMB3*，*LAMC2* 遺伝子によりコードされている．いずれかの変異で接合部型表皮水疱症を発症する．

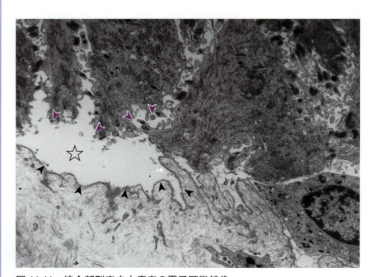

図 14.11 接合部型表皮水疱症の電子顕微鏡像
水疱（☆印）は基底板（黒の矢尻）と基底細胞細胞膜（紫の矢尻）の間である透明帯に形成されている．

治療

物理的刺激を避け，対症療法（補液，栄養管理，軟膏外用など）を行う．重症汎発型 JEB などの重症型には，出生前診断も行われる．

3. 栄養障害型表皮水疱症
dystrophic epidermolysis bullosa；DEB ★

Essence
- 基底板と真皮を結合する係留線維を構成するⅦ型コラーゲン遺伝子変異により発症．
- 全身に表皮下水疱を形成し，稗粒腫（21章 p.417 参照）や瘢痕を残す．Nikolsky 現象陽性．
- 常染色体優性遺伝と劣性遺伝がある．劣性遺伝のほうが臨床症状が重症で，指趾の融合や有棘細胞癌を生じる例も多い．

病因・分類

表皮と真皮との接合において，最も重要な役割を果たしている係留線維（anchoring fibril，図 1.12，1.13 参照）を構成するⅦ型コラーゲン遺伝子の変異によって生じる．係留線維の消失，形成不全により表皮下に裂隙が形成され水疱が生じる（図 14.2 参照）．常染色体優性遺伝〔優性栄養障害型表皮水疱症（dominant DEB；DDEB）〕と劣性遺伝〔劣性栄養障害型表皮水疱症（recessive DEB；RDEB）〕があり，後者はさらに2型に大別される．

①**優性型 DEB（DDEB）**
常染色体優性遺伝．出生時〜乳児期に発症．四肢伸側に多くの水疱を形成し，食道狭窄などをきたすものや体幹に白色丘疹を形成するものがある．治癒後に瘢痕を残す（図 14.12）．爪変形がある．加齢とともに改善する症例もある．

②**中等症汎発型 RDEB（RDEB, generalized intermediate）**
Ⅶ型コラーゲンの減少を認めるが，完全欠損をきたす遺伝子変異ではないため，臨床的重症度は多様である（図 14.13）．重症汎発型 RDEB に比較して症状は軽く，指趾は融合しても棍棒状になることはない．以前は非 Hallopeau-Siemens 型と呼ばれていた．

③**重症汎発型 RDEB（RDEB, generalized severe）**
Ⅶ型コラーゲンの発現が完全に欠損している最重症型．以前は Hallopeau-Siemens 型と呼ばれていた．生下時ないし生後まもなくから，外力の有無にかかわらず水疱やびらんが四肢，体幹に繰り返し出現し，治癒後，稗粒腫や瘢痕を残す．指趾は融

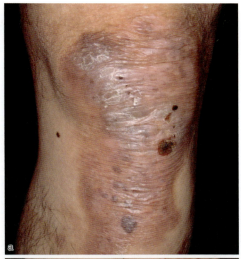
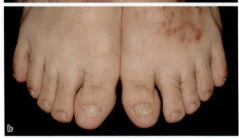

図 14.12　優性栄養障害型表皮水疱症（dominant dystrophic epidermolysis bullosa）
a：外的刺激が加わる部位（膝）の水疱と瘢痕，b：足趾爪の変形．

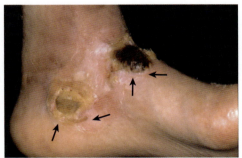
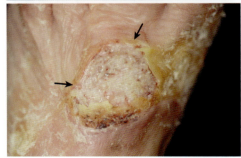

図 14.13①　劣性栄養障害型表皮水疱症（中等症汎発型 RDEB）（RDEB, generalized intermediate）有棘細胞癌を生じたもの（矢印）．

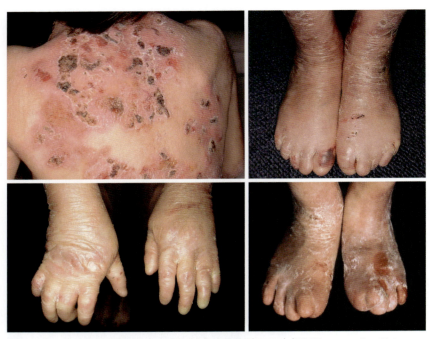

図14.13②　劣性栄養障害型表皮水疱症（中等症汎発型RDEB）（RDEB, generalized intermediate）
瘢痕性水疱や痂皮，手指の融合を認めるが，その程度は重症汎発型 RDEB と比べて軽度である．Ⅶ型コラーゲンの発現は減弱しているものの，完全には消失していない．

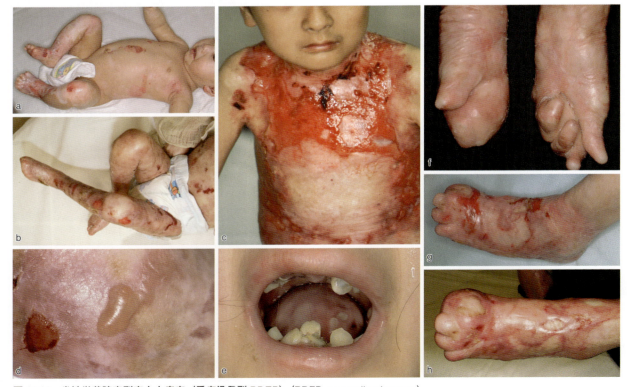

図14.14　劣性栄養障害型表皮水疱症（重症汎発型 RDEB）（RDEB, generalized severe）
生下時は水疱や潰瘍が比較的少ない（a）．成長とともに難治性の水疱（b, c）が形成される．全身の著明な水疱形成（d）．歯牙の形成不全（e），手指，足趾の融合（f, g, h）を認める．

合して棍棒状となる（図14.14）．病変は爪，口腔粘膜，食道粘膜などにも多くみられ，食道狭窄や嚥下困難が起こりやすい．加齢によっても症状は改善せず，青年期以降には瘢痕部に悪性腫瘍（主に有棘細胞癌）が頻発する．重篤で若年期に死に至ることもある．

検査所見

蛍光抗体直接法によりⅦ型コラーゲンの減弱，あるいは消失の有無を検索することが最も重要である．光学顕微鏡的には表皮下水疱であり，電子顕微鏡では係留線維が存在する基底板の直下で解離が認められる（図14.15，14.16）．係留線維の消失や形成不全が特徴的である．

診断

臨床症状，蛍光抗体法所見，電子顕微鏡所見により診断．RDEBとDDEBの鑑別のために遺伝子変異の同定が必要な場合もある．RDEBに対しては胎児皮膚生検や羊水穿刺，絨毛生検による出生前診断も行われている．

治療

物理的刺激を避け，創傷被覆材などで局所療法を行う．RDEBに対しては補液，栄養管理を積極的に行う．有棘細胞癌の早期発見のため，定期的に全身を診察する必要がある．重症例では遺伝相談や出生前診断も行われる．近年はⅦ型コラーゲン補充療法や造血幹細胞移植，間葉系幹細胞療法，培養表皮

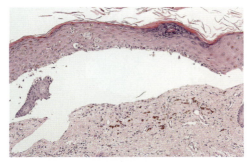

図14.15　劣性栄養障害型表皮水疱症の病理組織像
典型的な表皮下水疱を認めるが，真皮への炎症性細胞浸潤は少ない．

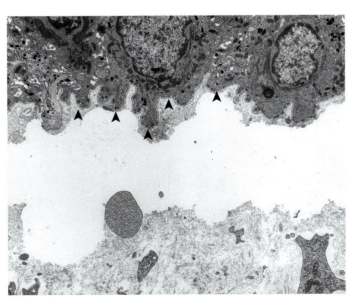

図14.16　劣性栄養障害型表皮水疱症の電子顕微鏡像
係留線維が消失しており，基底板（矢尻）直下での水疱の形成をみる．

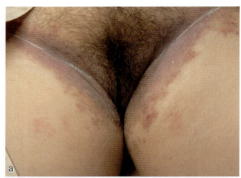
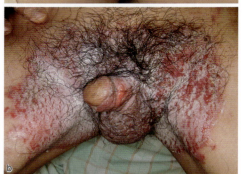
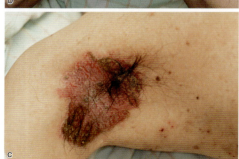
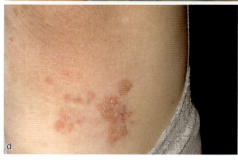

図 14.17 Hailey-Hailey 病 (Hailey-Hailey disease)
a, b：鼠径部の小水疱, びらん, 膿痂疹, 膿疱の形成.
c, d：腋窩部. d はまれではあるが, このような水疱を生じることがある.

シート移植などの新しい治療法も試みられている.

b. その他の遺伝性水疱症
other genetic blistering diseases

Hailey-Hailey 病　Hailey-Hailey disease

同義語：家族性良性慢性天疱瘡 (familial benign chronic pemphigus)

Essence
- 腋窩など間擦部位の紅斑上に小水疱が集簇し, 一見膿痂疹に類似.
- 常染色体優性遺伝であるが, 30～40 歳代で発症する.
- 角化細胞内 Golgi 装置のカルシウムポンプを発現する *ATP2C1* 遺伝子の変異により発症.
- 病理所見は表皮の棘融解と絨毛形成. Darier 病（15 章 p.279 参照）にやや類似.
- 治療はステロイド外用など.

症状
遺伝性疾患であるが成人以降に発症しやすい. 頸部や腋窩, 鼠径部, 肛囲などの間擦部位に好発し, 紅斑と小水疱が集簇して出現する. 水疱はまもなく破れてびらんになり, これに痂皮や膿疱, 色素沈着, 二次感染が加わって膿痂疹に類似した局面を形成する（図 14.17）. 瘙痒あり. 色素沈着を残して瘢痕なく治癒するが反復する. 夏季に悪化し冬季に軽快する. 物理的刺激, 発汗, 感染, 紫外線などで増悪する.

病理所見
表皮の棘融解の結果, 基底層直上に表皮内裂隙 (lacunae) が形成され, その裂隙の空間に残された 1 層の基底細胞に覆われた真皮乳頭が突出し絨毛 (villi) のようにみえる. Darier 病でみられる異常角化細胞〔顆粒体 (grains)〕もときにみられる.

Hailey-Hailey 病と haploinsufficiency　MEMO
Hailey-Hailey 病と Darier 病はともに常染色体優性遺伝である. 両親由来の 2 つの対立遺伝子のうち, 一方のみに遺伝子変異が生じ発症する. 通常, 幼少期には皮膚症状がなく成人になり初めて皮膚症状が出現する. この機序として haploinsufficiency という考え方が提唱されている. すなわち, 一方の対立遺伝子だけによる蛋白の産生量は幼少時には十分であるが, 加齢とともに不足するため, 成人になり発症するという説である.

裂隙中の棘融解細胞は少数のデスモソームで緩やかに結合しており，"壊れたがれき状"の外観を呈する（図 14.18）．蛍光抗体法で自己抗体は検出されない．

診断

臨床症状や病理診断による．本症は常染色体優性遺伝疾患であり，家族内発症が多いので家族歴が重要である．また，*ATP2C1* 遺伝子の変異を同定することにより，遺伝子診断も可能である．

治療

ステロイド外用が有効である．細菌感染や真菌感染を伴っていることが多く，それらの治療も必要である．レチノイド内服が有効なこともある．難治例には外科的切除など．

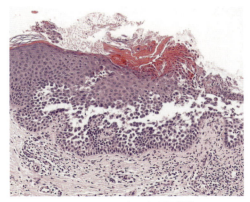

図 14.18　Hailey-Hailey 病の病理組織像
表皮の棘融解．

B. 自己免疫性水疱症（後天性水疱症）　autoimmune blistering diseases

a. 表皮内水疱症（天疱瘡群）　pemphigus

Essence
- 角化細胞間を結合するデスモソームの構成分子，デスモグレイン 1 および 3（図 1.14 参照）に対する自己抗体によって棘融解が生じ，表皮内水疱（弛緩性水疱）を形成する自己免疫疾患．
- 尋常性天疱瘡と落葉状天疱瘡が 2 大病型である．中高年に好発．
- 角化細胞間への自己抗体沈着（蛍光抗体直接法），抗デスモグレイン抗体の存在（CLEIA/ELISA），Nikolsky 現象陽性．
- 治療はステロイドや免疫抑制薬の内服，免疫グロブリン大量静注療法など．

分類

尋常性天疱瘡と落葉状天疱瘡の 2 つに大別され（表 14.2），さらに前者の亜型として増殖性天疱瘡，後者の亜型として紅斑性天疱瘡がある．各病型の特徴を表 14.3 にまとめる．このうち，尋常性天疱瘡（図 14.19）が天疱瘡全体の 6 割を占める．そのほか，腫瘍随伴性天疱瘡などの疾患が存在する．

病因

尋常性天疱瘡では，表皮下層に豊富に分布するデスモグレイン 3 に対する自己抗体が必ず存在して細胞接着機能が障害さ

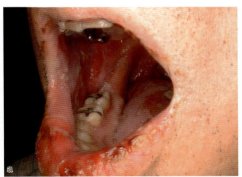

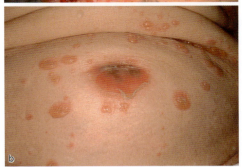

図 14.19　天疱瘡（pemphigus）
a：尋常性天疱瘡でみられる口内のびらん．b：表皮内水疱（弛緩性水疱）．

表 14.2 天疱瘡の診断基準

(1) 臨床診断項目

① 皮膚に多発する，破れやすい弛緩性水疱
② 水疱に続発する進行性，難治性のびらん，あるいは鱗屑痂皮性局面
③ 口腔粘膜を含む可視粘膜部の非感染性水疱，あるいはびらん
④ Nikolsky 現象陽性

(2) 病理組織学的診断項目

表皮細胞間接着障害（棘融解 acantholysis）による表皮内水疱を認める．

(3) 免疫組織学的診断項目

① 病変部ないし外見上正常な皮膚・粘膜部の細胞膜（間）部に IgG（ときに補体）の沈着を直接蛍光抗体法により認める．
② 血清中に抗表皮細胞膜（間）IgG 自己抗体（抗デスモグレイン IgG 抗体）を間接蛍光抗体法あるいは ELISA 法（または CLEIA 法）により同定する．

[判定及び診断]

①(1) 項目のうち少なくとも 1 項目と (2) 項目を満たし，かつ (3) 項目のうち少なくとも 1 項目を満たす症例を天疱瘡と診断する．
②(1) 項目のうち 2 項目以上を満たし，(3) 項目の①，②を満たす症例を天疱瘡と診断する．

（厚生労働省．http://www.mhlw.go.jp/file/06-Seisakujouhou-10900000-Kenkoukyoku/0000089946.pdf から引用）

表 14.3 天疱瘡群の各病型の特徴

		尋常性天疱瘡	増殖性天疱瘡	落葉性天疱瘡	紅斑性天疱瘡
年齢		中年〜老年	中年〜老年	中年	中年〜老年
好発部位		口腔粘膜，全身	腋窩など間擦部	全身	顔面など
臨床像	皮膚所見	水疱，びらん	水疱，びらん，乳頭状増殖，膿疱	びらん，葉状落屑，痂皮	びらん，頬部紅斑，脂漏性皮膚炎様
	粘膜浸潤	++	+	−	−
	Nikolsky 現象	+	+	+	+
病理組織像	所見	表皮内水疱（棘融解）			
	Tzanck 試験	+	+	+	+
	棘融解部位	表皮下層（基底細胞直上）		表皮上層（顆粒層）	
標的抗原		デスモグレイン（Dsg）3 のみ，Dsg3 と 1 の共存		Dsg1 のみ	
CLEIA/ELISA		Dsg1（+または−），Dsg3（+）		Dsg1（+），Dsg3（−）	
蛍光抗体法所見	直接法（病変部皮膚）	表皮細胞間に IgG, C3 陽性			
	間接法（血清中）	抗表皮細胞間物質抗体（IgG）陽性			
治療		ステロイド，免疫抑制薬，免疫グロブリン大量静注療法，血漿交換療法			

れ，その結果，基底細胞直上での棘融解と水疱形成をきたす．一方，落葉状天疱瘡では表皮のほぼ全層に分布するデスモグレイン 1 に対する自己抗体により表皮上層での棘融解が生じ，非常に破れやすい水疱，浅いびらんを形成するようになる（図 **14.20**）．

病理所見

角化細胞間結合の解離がみられる〔棘融解（acantholysis）〕．この解離が進行することで裂隙が発生し，表皮内水疱が形成される．水疱内には，剥離して細胞間結合が消失し球状に変形した有棘細胞が存在する（棘融解細胞）．棘融解細胞は，尋常性天疱瘡や増殖性天疱瘡では基底層直上に，落葉状天疱瘡や紅斑性天疱瘡では表皮上層（角層直下，顆粒層など）に認められる．

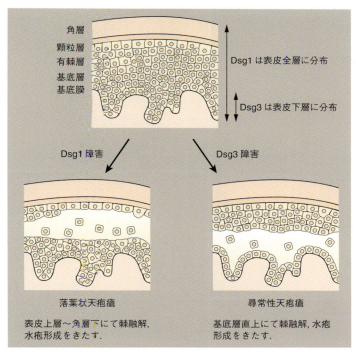

図 14.20 表皮におけるデスモグレイン 1 および 3 の分布，ならびに天疱瘡の発生メカニズム
病型分類の鍵はデスモグレイン分子にある（図 14.24 参照）．

増殖性天疱瘡では，これらの所見のほかに表皮肥厚や乳頭腫症を伴い，表皮内には好酸球の充満した小膿疱がみられる．

検査所見

CLEIA ないし ELISA によりデスモグレイン 1 と 3 に対する自己抗体を検出する．蛍光抗体直接法で病変部角化細胞間への IgG の沈着を証明，蛍光抗体間接法により患者血清中の抗表皮細胞間抗体（IgG）を証明する（図 14.21）．Tzanck 試験（5 章 p.87 参照）は現在では補助的検査として行われる．末梢血や水疱内容液で好酸球増多がみられることがある．

1. 尋常性天疱瘡　pemphigus vulgaris；PV　★

Essence

- 中高年に好発，口腔粘膜の有痛性びらんで初発し，皮膚に弛緩性水疱やびらんを形成する．
- 角化細胞同士を接着する，デスモグレイン 3 分子に対する自己抗体の存在が必須．
- デスモグレイン 3 抗体のみでは粘膜優位型，デスモグレイン 1 と 3 の両方が存在する場合は全身に水疱も多発する粘

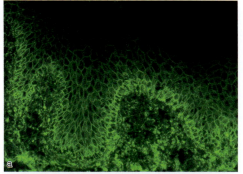
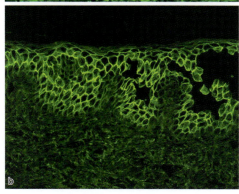

図 14.21 天疱瘡の蛍光抗体直接法
患者皮膚の角化細胞間に IgG が沈着している．a：尋常性天疱瘡．b：落葉状天疱瘡．

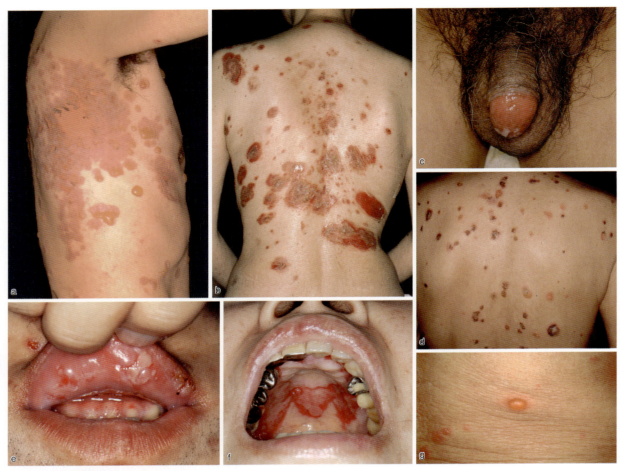

図 14.22 尋常性天疱瘡（pemphigus vulgaris）
a：浮腫性の紅斑と水疱形成．b：水疱は容易に破れ，びらんになる．c：外陰部（亀頭部）における粘膜面のびらん．d：体幹の水疱とびらん，痂皮の混在．e, f：口唇，口腔内における難治性のびらん．g：健常皮膚上に生じた水疱．

- 膜皮膚型となる．
- 基底層直上での棘融解，水疱形成．
- Nikolsky 現象陽性．
- 治療はステロイド内服や免疫グロブリン大量静注療法など．

症状

　中高年に好発．70～80％の症例では突然発生する有痛性の口腔粘膜のびらん，潰瘍が初発症状となる．やがて健常皮膚に大小さまざまの水疱が発生する（図14.22）．水疱はどの部位にも発生しうるが，圧迫や摩擦の多い背，殿部，足などに好発する．水疱の被膜は容易に破れ，大きなびらんや痂皮を形成して疼痛を伴う．また，水疱を破れないようにして圧迫すると，水疱が周囲の健常皮膚にも拡大し，びらんを形成する（Nikolsky現象）．

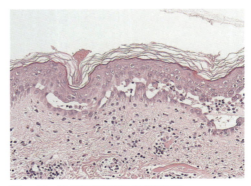

図 14.23　尋常性天疱瘡の病理組織像
基底層直上での棘融解．

水疱症／B．自己免疫性水疱症（後天性水疱症） 251

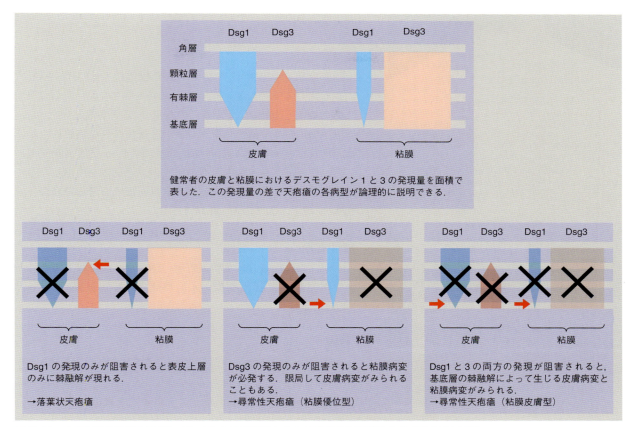

図14.24　皮膚と粘膜のデスモグレイン1と3の発現量からみた天疱瘡各病型の成因（図14.20 参照）

口腔内から食道粘膜にかけて生じるびらんが原因となって，摂食困難をみる．皮疹が広範囲に及ぶと体液の喪失による電解質異常や低蛋白血症がみられ，二次感染によって致命的となることがある．胸腺腫や重症筋無力症などの合併例もある．

病理所見

棘融解による表皮内水疱．とくに基底層1層のみを底に残して水疱を形成することが多く，墓石状外観（tombstone appearance）と呼ぶ（**図14.23**）．水疱内容および真皮上層に好酸球の浸潤を認める．好酸球が表皮内に浸潤して海綿状態を形

表14.4　CLEIA/ELISAによるデスモグレイン（Dsg）に対する自己抗体の検出，診断の確定

| CLEIA/ELISA || 診断名 |
抗Dsg1 IgG抗体	抗Dsg3 IgG抗体	
−	+	尋常性天疱瘡（粘膜優位型）
+	+	尋常性天疱瘡（粘膜皮膚型）
+	−	落葉状天疱瘡
−	−	正常あるいは天疱瘡以外の疾患

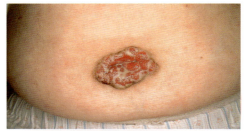
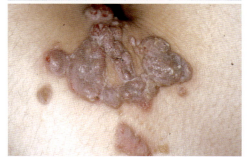

図14.25　増殖性天疱瘡（pemphigus vegetans）

成することがある.

診断

臨床症状や病理所見に加え,蛍光抗体法やCLEIA/ELISAによる抗デスモグレイン抗体の証明が必須である(前項参照).血清中の自己抗体価は天疱瘡の病勢を反映するといわれる.CLEIA/ELISAで抗デスモグレイン3抗体のみを検出した際には,粘膜症状が主体で皮膚症状は軽微である(粘膜優位型).一方,デスモグレイン1と3の両方の自己抗体を検出した際には,口腔粘膜とともに全身皮膚にも水疱形成をみる場合が多い(粘膜皮膚型,図14.24,表14.4).

鑑別診断

水疱性類天疱瘡,落葉状天疱瘡,Duhring(デューリング)疱疹状皮膚炎,伝染性膿痂疹,TEN型薬疹,水疱型薬疹,多形紅斑,Stevens-Johnson(スティーブンス ジョンソン)症候群など.

治療

ステロイド全身投与が第一選択(プレドニゾロン1 mg/kg/日)である.疾患の病勢をPDAI(pemphigus disease area index)で随時評価しながら,ステロイドを漸減して離脱ないし維持量投与を目指す.難治性の場合は免疫グロブリン大量静注療法や血漿交換療法を併用する.近年は抗CD20抗体(リツキシマブなど)の有効性が報告されている.局所にはワセリンやステロイド外用薬などを用いる.

2. 増殖性天疱瘡　pemphigus vegetans

症状

尋常性天疱瘡の亜型.小水疱で始まるが,びらん面は再上皮化することなく次第に増殖隆起する.しばしば小水疱,膿疱を呈する.腋窩や臍窩外陰部などの間擦部に好発し,悪臭が強い(図14.25).尋常性天疱瘡と同様の水疱・びらんから初発して隆起するものをNeumann(ノイマン)型,小膿疱が主体のものをHallopeau(アロポー)型という.Hallopeau型はNeumann型より予後良好である.

鑑別診断

扁平コンジローマ,尖圭(せんけい)コンジローマ,慢性膿皮症,深在性真菌症など.

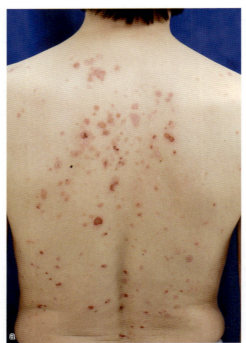
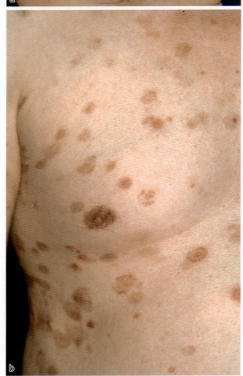

図14.26① 落葉状天疱瘡(pemphigus foliaceus)
a:背部のびらん.b:胸部の紅斑,色素沈着.

治療

尋常性天疱瘡に準じる.

3. 落葉状天疱瘡　pemphigus foliaceus；PF　★

Essence
- 中高年に好発. 脆弱な水疱および落屑, 痂皮を伴うびらんが全身に生じる. 粘膜病変はない
- デスモグレイン 1 のみに対する自己抗体の存在.
- 表皮浅層（顆粒層）での棘融解, 水疱形成.
- 検査および治療は尋常性天疱瘡に準じるが, ステロイドは比較的少量で有効.

症状

中高年に好発する. 弛緩性の小水疱を生じるが非常に破れやすく, これが乾燥して葉状の鱗屑となって次々と剥離する. 顔面, 頭部, 背部, 胸部などの脂漏部位に好発する. 進行して汎発化し, 紅皮症になることもある（図 14.26）. 尋常性天疱瘡とは異なり, 粘膜病変はみられない. Nikolsky 現象陽性. 全身状態は比較的良好.

病理所見・検査所見

棘融解は角層下〜表皮上層でみる（図 14.27）. 蛍光抗体法で角化細胞間への IgG 自己抗体の沈着を確認, CLEIA/ELISA で抗デスモグレイン 1 抗体のみを検出する.

治療

尋常性天疱瘡に準じる. ステロイド開始量は尋常性天疱瘡よりも少量で十分なことが多く（プレドニゾロン 0.5 mg/kg/日）, ステロイド外用薬のみで有効な場合もある.

4. 紅斑性天疱瘡　pemphigus erythematosus

同義語：Senear-Usher 症候群

落葉状天疱瘡の亜型で中高年に好発する. 臨床像は落葉状天

MEMO　ウェスタンブロット法と自己免疫性水疱症
皮膚の表皮ないし真皮の抽出液を電気泳動し, 膜にブロットした後, 患者血清を反応させ, さらに標識抗ヒト IgG を作用させると, 血清中の皮膚構成蛋白に対する自己抗体を検出することができる（表 5.8 参照）.

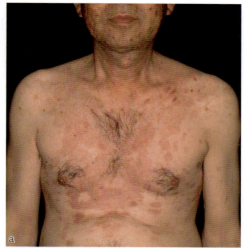
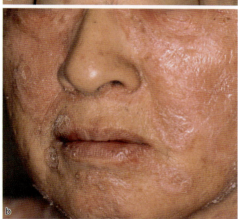

図 14.26② 落葉状天疱瘡（pemphigus foliaceus）
a：胸部のびらん, 紅斑, 色素沈着. b：顔面の落屑, 紅斑. 水疱蓋が薄く, すぐに破れてしまうため, 明らかな水疱形成を認めることはまれである.

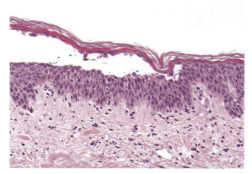

図 14.27　落葉状天疱瘡の病理組織像

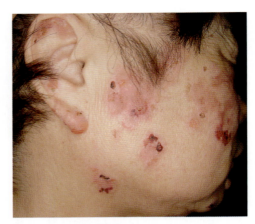

図 14.28　紅斑性天疱瘡（pemphigus erythematosus）
頬部の紅斑，びらん．落葉状天疱瘡と同様である．

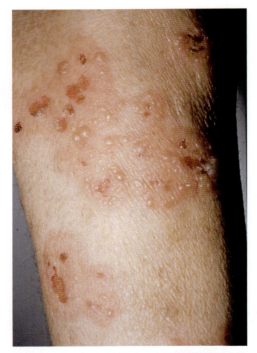

図 14.29　D-ペニシラミンによる薬剤誘発性天疱瘡
紅斑ならびに小水疱の混在．D-ペニシラミン誘発症例では，薬剤を中止しても病変が遷延するケースが多い．

> **MEMO**
> **一時的棘融解性皮膚症（transient acantholytic dermatosis）**
> Grover 病ともいう．体幹や四肢に，病理組織学的に棘融解を特徴とする丘疹や水疱が生じ，瘙痒を伴う．約3か月以内に軽快する．現在のところ原因は不明．自己抗体は存在しない．

疱瘡と同様であるが，顔面に SLE に類似した頬部紅斑ないし脂漏性皮膚炎様の皮疹を生じる（図 14.28）．蛍光抗体直接法で，角化細胞間に加え基底膜にも IgG の沈着をみる．抗核抗体陽性であり SLE との関連を思わせるが，合併例や移行例はほとんどない．治療は落葉状天疱瘡に準じる．

5. 腫瘍随伴性天疱瘡　paraneoplastic pemphigus

咽頭から口腔内，赤色口唇にかけて，広範囲の粘膜部にびらん，潰瘍，血痂を生じる．偽膜性角結膜炎を生じ，眼瞼癒着に至ることもある．皮膚病変は弛緩性水疱のほか，苔癬様，多形紅斑様など多彩な像を呈する．CLEIA/ELISA にてデスモグレイン 1/3 に対する自己抗体が検出されるほか，ウェスタンブロット法にてデスモプラキンなど複数の表皮蛋白に対する自己抗体が検出される（250，210，190 kD など）．リンパ増殖性疾患を背景に生じることが大部分であり，うち約半数を悪性リンパ腫が占め，他に慢性リンパ性白血病，Castleman 病などでも生じる．

6. 薬剤誘発性天疱瘡　drug-induced pemphigus

D-ペニシラミンなど分子中に SH 基を含む薬剤により惹起される．落葉状天疱瘡の像を呈することが多いが，多様な臨床像をとる（図 14.29）．デスモグレイン 1 や 3 に対する自己抗体を認めることが多い．

7. 新生児天疱瘡　neonatal pemphigus

天疱瘡に罹患している母親から生まれた新生児にみられる．母親の IgG 自己抗体が胎盤を通過して新生児の皮膚に作用したもの．天疱瘡と同様の臨床像と検査所見を一過性に認める．

8. IgA 天疱瘡　IgA pemphigus

同義語：表皮細胞間 IgA 皮膚症（intercellular IgA dermatoses）

慢性に経過する小水疱，膿疱性の発疹が体幹，四肢に生じる．角化細胞間に IgA 沈着を示す．角層下にほぼ限局する角層下膿疱症（subcorneal pustular dermatosis；SPD）型と，表皮全層に細胞が浸潤する表皮内好中球（intraepidermal neutrophilic；IEN）型に分けられる．SPD 型はデスモコリン 1 に対する自己 IgA 抗体により発症する．DDS が有効である．

9. 疱疹状天疱瘡　herpetiform pemphigus

臨床的にDuhring疱疹状皮膚炎（p.261）に酷似した，環状に集簇する小水疱を特徴とする．デスモグレイン1ないしデスモグレイン3に対する自己抗体が検出され，落葉状ないし尋常性天疱瘡に移行することがある．

10. ブラジル天疱瘡　fogo selvagem, Brazilian pemphigus foliaceus

ブラジルを中心とした南アメリカの特定の地域を中心にみられる風土病の一種．若年者に落葉状天疱瘡と同様の症状をきたす．ブユ（black fly, *Simulium nigrimanum*）の唾液中に含まれるLJM11蛋白に対して産生された自己抗体が，デスモグレイン1と交差反応するために発症すると考えられている．

b. 表皮下水疱症（類天疱瘡群）
diseases with subepidermal blistering (pemphigoid group)

Essence
- 基底膜構成蛋白に対する自己抗体によって，表皮下水疱をきたす自己免疫性水疱症（表14.5）．
- 表皮内水疱症（天疱瘡群）が弛緩性なのに対して，破けにくい緊満性水疱を生じる（図14.30）．
- ときに血疱や稗粒腫を併発．

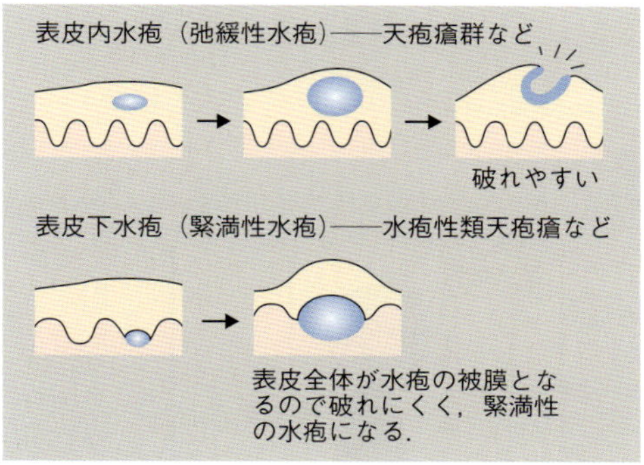

図14.30　表皮内水疱と表皮下水疱の相違点

表14.5　類天疱瘡（後天性表皮水疱症を含む）の診断基準

A　臨床的診断項目
1. 皮膚に多発する，瘙痒性紅斑 2. 皮膚に多発する，緊満性水疱およびびらん 3. 口腔粘膜を含む粘膜部の非感染性水疱およびびらん
B　検査所見
1. 病理組織学的診断項目 　1）表皮下水疱を認める． 2. 免疫学的診断項目 　1）蛍光抗体直接法により，皮膚の表皮基底膜部にIgG，あるいは補体の沈着を認める． 　2）蛍光抗体間接法により，血中の抗表皮基底膜部抗体（IgG）を検出する．あるいはELISA（CLEIA）法により，血中の抗BP180抗体（IgG），抗BP230抗体（IgG）あるいは抗VII型コラーゲン抗体（IgG）を検出する．
C　鑑別診断
以下の疾患を鑑別する． 表皮水疱症，虫刺症，蕁麻疹様血管炎，ポルフィリン症，多形紅斑，薬疹，アミロイドーシス，水疱型エリテマトーデス
＜診断のカテゴリー＞
Definite：以下の①又は②を満たすもの ①：Aのうち1項目以上かつB-1かつB-2のうち1項目以上を満たし，Cの鑑別すべき疾患を除外したもの． ②：Aのうち1項目以上かつB-2の2項目を満たし，Cの鑑別すべき疾患を除外したもの．

（厚生労働省．http://www.mhlw.go.jp/file/06-Seisakujouhou-10900000-Kenkoukyoku/0000101257.pdf から引用）

14章 水疱症・膿疱症

表 14.6 表皮下水疱をきたす自己免疫性水疱症

		水疱性類天疱瘡	妊娠性類天疱瘡	粘膜類天疱瘡	後天性表皮水疱症	Duhring 疱疹状皮膚炎	線状 IgA 水疱性皮膚症
好発年齢		老年（若年もあり）	妊娠4か月～分娩直後	成人以降	成人以降	中年	10歳未満，40歳以上
好発部位		全身	腹部，殿部，四肢	口腔，眼粘膜	膝，肘などの間擦部	全身，とくに肘，膝，殿部	全身
臨床像	皮膚所見	緊満性水疱，浮腫性紅斑，瘙痒	膨疹様紅斑，瘙痒	水疱，びらん，瘢痕	びらん，水疱，瘢痕	瘙痒，紅斑，蕁麻疹様の膨疹	紅斑，緊満性水疱，瘙痒
	粘膜浸潤	+	−	++	+	−	+
病理像	所見	好酸球の浸潤	好酸球の浸潤	好酸球少ない 線維化を伴う	好酸球の浸潤	好中球の浸潤，微小膿瘍	好中球の浸潤
自己抗原		17型コラーゲン	17型コラーゲン	17型コラーゲン，ラミニン332，α6/β4インテグリン	VII型コラーゲン	表皮トランスグルタミナーゼ	17型コラーゲン，VII型コラーゲン，ラミニン332
蛍光抗体法所見	直接法（病変部皮膚）	基底膜部に IgG と C3 の線状沈着	基底膜部に C3 の線状沈着，IgG は陰性のこと有	基底膜部に IgG と C3 の線状沈着	基底膜部に IgG の線状沈着	基底膜部や真皮，乳頭に顆粒状 IgA 沈着	基底膜部に IgA，ときに C3 の線状沈着
	間接法（血清中）	抗基底膜抗体の検出	補体添加にて抗基底膜抗体検出	抗基底膜抗体は低力価または陰性	1M食塩水処理皮膚で真皮側に反応する自己抗体検出	抗皮膚自己抗体は認めない	抗基底膜 IgA 抗体の検出
治療		ステロイド内服，免疫抑制薬，DDS など	ステロイド外用・内服	ステロイド外用・内服，免疫抑制薬	ステロイド内服，免疫抑制薬，血漿交換療法	DDS，無グルテン食	DDS，ステロイド内服

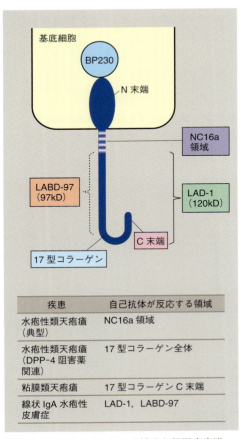

図 14.31 17型コラーゲンの構造と類天疱瘡群

- 水疱性類天疱瘡，線状 IgA 水疱性皮膚症，後天性表皮水疱症などに分類される（表 14.6，図 14.31）．
- 蛍光抗体法や CLEIA/ELISA が診断に有用．
- 治療はステロイド，DDS など．

1. 水疱性類天疱瘡　bullous pemphigoid；BP ★

Essence
- 高齢者に好発し，緊満性水疱をきたす自己免疫性水疱症．
- 瘙痒を伴うことが多い．粘膜疹の頻度は高くない．
- ヘミデスモソームを構成する 17 型コラーゲンや BP230 蛋白に対する自己抗体によって生じる．
- 表皮下水疱を特徴とし，好酸球浸潤が強い．CLEIA/ELISA や蛍光抗体法が診断に有用である．
- 治療はステロイド内服など．

症状

高齢者に好発するが，若年にも発症する．比較的大型で疱膜の丈夫な緊満性（表皮下）水疱が多発し，瘙痒のある浮腫性紅斑を伴うことが多い（図 14.32）．尋常性天疱瘡と比較して粘膜疹の頻度は少なく（20％程度），軽度であることが多い．全身状態は概して良好であるが，内臓悪性腫瘍を合併することがある．

水疱症／B. 自己免疫性水疱症（後天性水疱症） 257

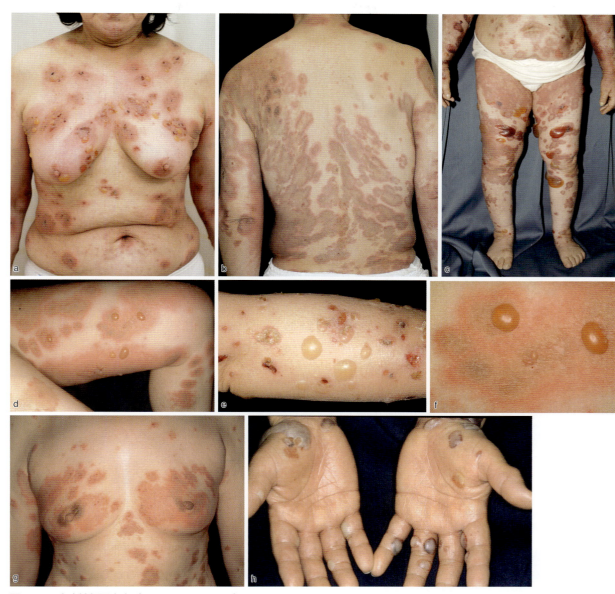

図 14.32　水疱性類天疱瘡（bullous pemphigoid）
　a：前胸部．b：背部．多形紅斑に類似する．c：大型の水疱を伴う．d：瘙痒性の浮腫性紅斑ならびに緊満性水疱．水疱性類天疱瘡の典型的な皮疹．e：上腕部．f：比較的大きな紅斑と水疱．g：胸部．h：手掌．

病因

　基底膜部のヘミデスモソームを構成する蛋白のうち，17型コラーゲンおよびBP230蛋白に対する自己抗体が産生されることにより生じる（**図 14.31**，**図 1.13**参照）．とくに，17型コラーゲンのNC16a領域に対する自己抗体が病因となる．
　近年は糖尿病治療薬である dipeptidyl peptidase-Ⅳ（DPP-4）阻害薬に関連した水疱性類天疱瘡の報告が相次いでいる（**図 14.33**）．これらは好酸球浸潤などの炎症所見に乏しく，17型

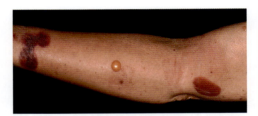

図 14.33　DPP-4 阻害薬の服用で生じた水疱性類天疱瘡

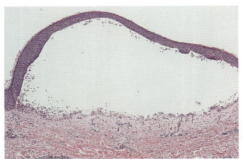

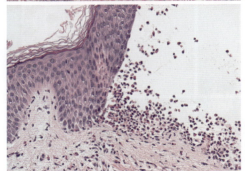

図 14.34　水疱性類天疱瘡の病理組織像
明らかな表皮下水疱．また，水疱辺縁部では好酸球を含む炎症性細胞浸潤を認める．

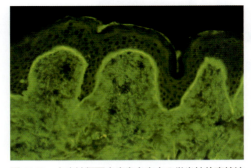

図 14.35　水疱性類天疱瘡患者表皮の蛍光抗体直接法
表皮基底膜に IgG の線状沈着を認める．

コラーゲンのうち NC16a 領域以外に自己抗体が反応する傾向にある．

病理所見・検査所見

好酸球浸潤を伴う表皮下水疱である（図 14.34）．蛍光抗体直接法で，病変部基底膜部に IgG と C3 の線状沈着をみる（図 14.35）．蛍光抗体間接法では患者血清中に基底膜部に反応する抗基底膜抗体が検出され，CLEIA/ELISA で 17 型コラーゲンに対する自己抗体の存在が証明される．そのほか，末梢血で IgE 高値や好酸球増加を示す症例がある．

診断

臨床症状，病理所見，蛍光抗体法，CLEIA/ELISA にて診断する（表 14.6）．とくに基底膜部への IgG の線状沈着はすべての患者で認められ，診断上最も重要である．後天性表皮水疱症との鑑別には 1M 食塩水処理皮膚を用いた蛍光抗体間接法を行う（図 14.36，p.261 MEMO 参照）．疾患活動性の評価には，BPDAI（bullous pemphigoid disease area index）を用いる．

治療

ステロイド内服（0.5 mg/kg/日）．緩徐に減量していくことが重要である．免疫抑制薬，DDS，テトラサイクリンとニコチン酸アミドの併用療法も有効である．高齢者が多いため，脱水や低栄養，二次感染に注意を要する．ステロイド外用のみでコントロール可能な軽症例も存在する．重症例では免疫グロブリン大量静注療法や血漿交換療法を併用することがある．

2.　妊娠性類天疱瘡　pemphigoid gestationis

同義語：妊娠性疱疹（herpes gestationis；HG）

症状

妊娠 4 か月〜分娩直後の時期に，腹部（とくに臍部），殿部，四肢に膨疹様の紅斑が多発し，そのまわりに水疱を生じる（図 14.37）．粘膜が侵されることは少ない．瘙痒が強い．分娩前後に急性増悪をみることがある．出生児に同様の皮疹を認める場合がまれに存在するが，一過性であり自然消退する．

病因・疫学

本態は妊婦に生じた水疱性類天疱瘡と考えられている．分娩数万回に 1 回程度の割合で生じる．17 型コラーゲンに対する自己抗体（かつては HG 因子と呼ばれた）をみる．

診断・鑑別診断

蛍光抗体直接法でC3の基底膜部への線状沈着を認める．CLEIA/ELISAで17型コラーゲンNC16a領域に対する自己抗体が陽性になる．瘙痒が激しくDuhring疱疹状皮膚炎に類似するが，IgAの沈着を認めない点で鑑別する（表14.6）．

治療・予後

ステロイド外用薬を中心に用いる．重症例ではステロイド内服．本症は出産後2〜3か月で消退することが多い．次回妊娠において約90％が再発する．経口避妊薬を使用すると再燃するため注意が必要である．

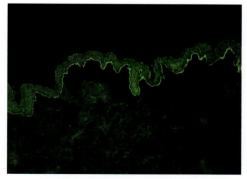

図14.36 水疱性類天疱瘡での1M食塩水処理蛍光抗体間接法（split skin法）

3. 粘膜類天疱瘡
mucous membrane pemphigoid；MMP

同義語：瘢痕性類天疱瘡（cicatricial pemphigoid）

主に口腔，眼粘膜に水疱やびらん性病変を生じ瘢痕を残す（図14.38）．外陰部，肛門周囲，咽頭，食道，鼻粘膜に病変がみられることもある．眼瞼癒着と呼吸困難が生じた場合には早急な治療が必要となる．17型コラーゲンのC末端領域（図14.31），ラミニン332や$α_6/β_4$インテグリン（とくに眼型）に対する自己抗体が存在する．

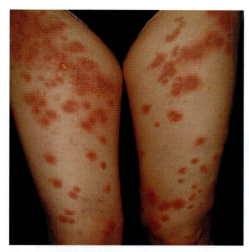

図14.37 妊娠性類天疱瘡（pemphigoid gestationis）

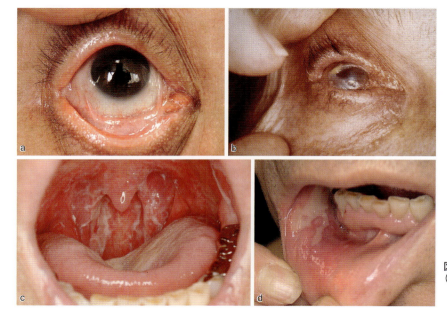

図14.38 粘膜類天疱瘡
(mucous membrane pemphigoid)
a，b：眼のびらん，瘢痕．c, d：口腔内のびらん．

4. 後天性表皮水疱症
epidermolysis bullosa acquisita；EBA

Essence
- 臨床的に水疱性類天疱瘡と類似した水疱を生じる．
- 表皮下水疱が形成され，治癒後に稗粒腫を残す．
- 係留線維を構成するⅦ型コラーゲンに対する自己抗体が産生される自己免疫性水疱症．
- ステロイド内服などが行われるが難治性．

症状
膝，肘，掌蹠などの物理的刺激を受けやすい部位に好発し，びらんや緊満性水疱を生じる．治癒後に瘢痕や稗粒腫を残すことが多い（図14.39）．水疱性類天疱瘡に類似した紅斑や水疱を伴う例がある．進行例では栄養障害型表皮水疱症と類似した皮膚症状（爪変形，指趾融合など）を呈することがある．

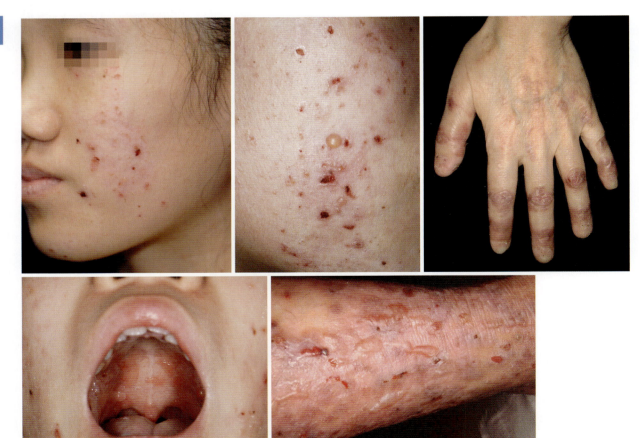

図 14.39　後天性表皮水疱症（epidermolysis bullosa acquisita）
一部瘢痕形成を伴う水疱，びらん，潰瘍を認める．

> **MEMO**
> **1M 食塩水処理皮膚を利用した，水疱性類天疱瘡と後天性表皮水疱症の鑑別**
> 水疱性類天疱瘡と後天性表皮水疱症はしばしば類似した臨床経過，蛍光抗体法所見を呈し，鑑別困難なことも少なくない．このため1mol/Lの食塩水で処理をした正常ヒト皮膚を利用して鑑別する．正常皮膚を1M食塩水に4℃48時間浸すと，基底膜透明帯 (lamina lucida) の部位で表皮と真皮が分離され，人工的に水疱を形成した状態になる．この分離状態の正常皮膚を基質として，患者血清を反応させて蛍光抗体間接法を行う（図2.26参照）．水疱性類天疱瘡患者の場合は表皮側のヘミデスモソームと反応して蛍光を発し，後天性表皮水疱症患者の場合は真皮側の係留線維と反応して蛍光を発するので，鑑別することができる（図，split skin法）．

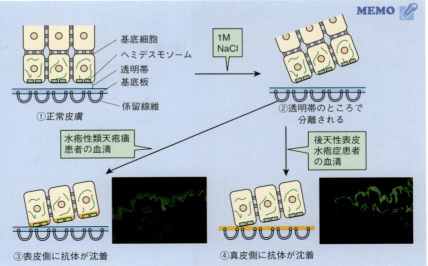

病因
表皮と真皮とを結合する係留線維の構成分子であるⅦ型コラーゲンに対する自己抗体が産生され，表皮下水疱を形成する．

検査所見
蛍光抗体直接法で，病変部皮膚基底膜部に一致して線状にIgGが沈着．患者血清を用いたウェスタンブロット法で290 kDのⅦ型コラーゲンに対する自己抗体を認める．

診断・鑑別診断
家族歴がなく，成人で発症することが重要な診断根拠となる．水疱性類天疱瘡，栄養障害型表皮水疱症，天疱瘡，ポルフィリン症，薬疹，アミロイドーシス，水疱型エリテマトーデスなどとの鑑別を要する．1M食塩水処理皮膚を用いた蛍光抗体間接法（図14.40，MEMO参照）やウェスタンブロット法が有用．

治療
一般的に治療に抵抗性．ステロイド内服，免疫抑制薬，血漿交換療法など．

> **MEMO**
> **split skin 間接蛍光抗体法による類天疱瘡群の鑑別**
> 蛍光を発するのが表皮側か真皮側かで鑑別が可能となる．
>
> | 表皮側
(roof side) | 水疱性類天疱瘡
粘膜類天疱瘡（17型コラーゲン）
妊娠性類天疱瘡
線状IgA水疱性皮膚症（17型コラーゲン）
Lichen planus pemphigoides |
> |---|---|
> | 真皮側
(bottom side) | 後天性表皮水疱症
粘膜類天疱瘡（ラミニン332）
線状IgA水疱性皮膚症（Ⅶ型コラーゲン）
抗ラミニンγ1類天疱瘡 |

---

5. Duhring 疱疹状皮膚炎
dermatitis herpetiformis（Duhring） ★

Essence
● 瘙痒のきわめて強い慢性再発性の紅斑や小水疱を特徴とす

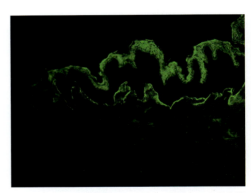

図14.40　後天性表皮水疱での1M食塩水処理蛍光抗体間接法（split skin法）

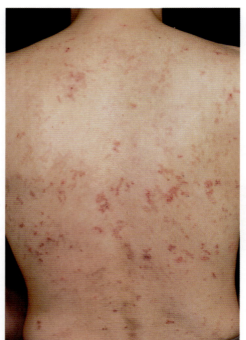

図14.41 Duhring 疱疹状皮膚炎〔dermatitis herpetiformis (Duhring)〕
強い瘙痒を伴う水疱ならびに紅斑の混在.

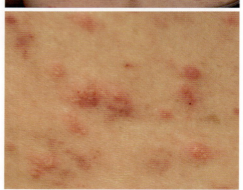

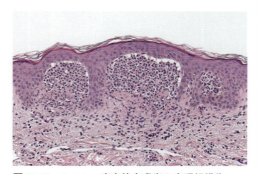

図14.42 Duhring 疱疹状皮膚炎の病理組織像

る疾患. 小水疱は環状に配置することが多い.
- 欧米人に多く, 日本人にはまれ.
- 真皮乳頭部に顆粒状に IgA が沈着.
- 多くの症例でグルテン過敏性腸炎を合併.
- DDS 内服が有効.

症状

紅斑や蕁麻疹様の発疹が発生し, ついでその辺縁に環状に小水疱を生じる (図 14.41). 瘙痒が強烈なため, 掻破によりびらんとなり痂皮や血痂を形成する. 皮疹の治癒後には色素沈着や色素脱失を認める. 皮疹は全身に生じうるが, とくに肘頭, 膝蓋, 殿部などに好発する. 掌蹠や粘膜が侵されることはまれ. 本症の 90% 以上でグルテン過敏性の腸症状を呈する. その場合は Celiac 病と同様に, 空腸絨毛の萎縮性変化を認める.

病因

グルテンとそれに対する IgA との免疫複合体が, 皮膚に沈着するために発症すると考えられている. 患者血清中に表皮トランスグルタミナーゼに対する IgA が存在することが最近明らかとなっている.

病理所見

表皮下水疱を形成する. 真皮上層には浮腫が認められ, 好中球を主体とした浸潤による微小膿瘍を形成する (図 14.42).

検査所見

蛍光抗体直接法で真皮乳頭部に顆粒状に IgA の沈着が認められる (図 14.43) が, 患者血清中に抗皮膚自己抗体は検出されない. HLA-B8, DR3, DQ2 との相関が示唆される. 末梢血では好酸球増多.

診断・鑑別診断

多彩な皮疹, 強い瘙痒などの臨床症状, 表皮下水疱, IgA の顆粒状沈着, DDS による症状の改善 (治療以外に診断的意義ももつ) が診断の参考となる. ただし, 日本人には本疾患はまれである. 鑑別診断として線状 IgA 水疱性皮膚症, 水疱性類天疱瘡, 妊娠性類天疱瘡, 疱疹状天疱瘡, 多形紅斑などがあげられる.

治療

DDS 内服がきわめて有効である. そのほか, 無グルテン食, 抗ヒスタミン薬など.

6. 線状 IgA 水疱性皮膚症
linear IgA bullous dermatosis；LABD

同義語：線状 IgA 皮膚症（linear IgA dermatosis；LAD）

症状

10歳未満に発症する小児型〔小児慢性水疱症（chronic bullous dermatosis of childhood）〕と，40歳以上に発症する成人型に分類される．Duhring 疱疹状皮膚炎と同様に，紅斑および緊満性水疱が全身に多発し，強い瘙痒を伴う（**図14.44**）．粘膜に病変をきたす場合もある．小児慢性水疱症では外陰部や大腿内側に集簇する傾向にあり，自然治癒する症例が多い．

病因・疫学

基底膜部に IgA 自己抗体が線状に沈着して表皮下水疱を生じる．日本人では，基底膜部に IgA が沈着する疾患の大部分は本症である．バンコマイシンやジクロフェナク，カプトプリルなどによる薬剤性のものも報告されている．

病理所見

表皮下水疱および好中球を主体とする細胞浸潤を認める．

検査所見・診断

蛍光抗体直接法によって基底膜部への線状の IgA 沈着を証明する．蛍光抗体間接法で血清中に抗基底膜 IgA が証明されることもある．1M 食塩水処理皮膚を用いた蛍光抗体間接法（p.261 MEMO 参照）を行うと，表皮側に染まる場合（17型コラーゲンの 120 kD，97 kD 分解産物が抗原）と，真皮側に染まる場合（Ⅶ型コラーゲンが抗原）がある．どちらも臨床症状に大きな違いはない．

鑑別診断

Duhring 疱疹状皮膚炎との鑑別点としては，①病理所見で，顆粒状ではなく線状の IgA 沈着がみられる（**図14.45**），②血清中に抗基底膜 IgA を検出する場合がある，③ HLA-B8，DR3，DQ2 との相関を認めない，④粘膜症状をきたす，⑤グルテン過敏症を伴わない，があげられる．

治療

DDS が有効．DDS 無効の場合にはステロイド内服．

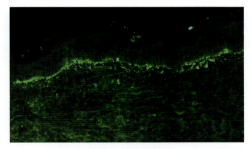

図 14.43　Duhring 疱疹状皮膚炎患者皮膚の蛍光抗体直接法
真皮乳頭部に顆粒状に IgA の沈着を認める．

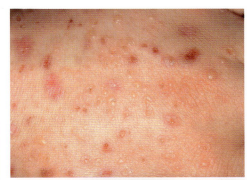

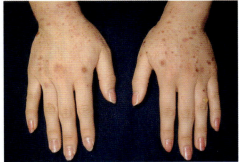

図 14.44　線状 IgA 水疱性皮膚症（linear IgA bullous dermatosis）

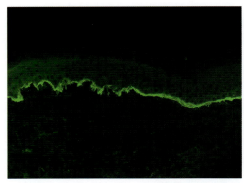

図 14.45　線状 IgA 水疱性皮膚症患者皮膚の蛍光抗体直接法
表皮基底膜にみる線状の IgA 沈着．

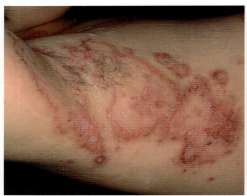
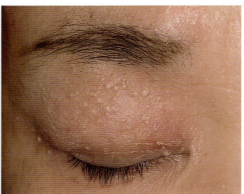

図 14.46　抗ラミニンγ1類天疱瘡（anti-laminin gamma 1 pemphigoid）

7. 抗ラミニンγ1類天疱瘡
anti-laminin gamma 1 pemphigoid

同義語：抗p200類天疱瘡（anti-p200 pemphigoid）

　水疱性類天疱瘡と同様の緊満性水疱をつくる（図 14.46）が，約半数の症例で乾癬を合併することが特徴的である．1M食塩水処理皮膚を利用した蛍光抗体間接法で真皮側に自己抗体が沈着する．基底膜のラミニンγ1（200 kDa）に対する自己抗体を有する．

膿疱症　pustular disease

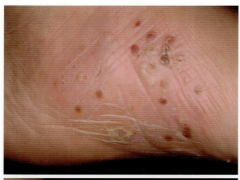
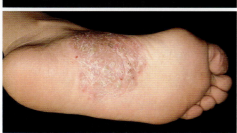

図 14.47①　掌蹠膿疱症（palmoplantar pustulosis）

1. 掌蹠膿疱症　palmoplantar pustulosis　★

同義語：pustulosis palmaris et plantaris；PPP

Essence
- 中年の手掌足底に対称性の無菌性膿疱を形成し，慢性に経過する．
- 喫煙，細菌感染（扁桃炎），齲歯，歯科金属アレルギーなどが原因として関与する症例がある．
- 胸痛などの関節炎をきたすことがある（掌蹠膿疱症性骨関節炎）．
- 治療として，禁煙，ステロイド外用，扁桃摘出など．

症状
　中年女性に好発する．手掌の母指球部や小指球部，足底の土踏まず部に小水疱が多発し，膿疱化して周囲は紅斑となり，融合して局面を形成する（図 14.47）．ときに瘙痒がある．爪の

点状陥凹や肥厚が高頻度にみられる．膿疱は2～4週間で繰り返し発生して慢性に経過，膝や下肢，頭部などに拡大することもある．約10～30%の症例では胸肋関節炎などの関節症状を伴い，これを掌蹠膿疱症性骨関節炎（pustulotic arthro-osteitis；PAO）という．

病因

病因は不明である．1日20本以上の長期喫煙者に多い．病巣感染（扁桃炎，齲歯，根尖病巣，副鼻腔炎など）がみられる例では，治療により本症の治癒軽快を認めることがあり，レンサ球菌などの細菌に対する過剰な免疫応答が背景にあると考えられている．また，エクリン汗中の抗菌ペプチドによりIL-8が過剰分泌され，好中球が誘導されることが最近判明している．歯科金属アレルギーを誘因とする症例もある．欧米では膿疱性乾癬の限局型ととらえられることが多い．

病理所見

表皮内の無菌性単房性膿疱で，中に好中球と変性角化細胞とを含む．

検査所見

扁桃炎や齲歯などの病巣感染を検索するため，末梢血検査で白血球数，ASO，CRP，赤沈などを参考にする．扁桃マッサージで皮疹の増悪をきたす症例もある．金属アレルギーの検索には口腔内金属の確認，金属パッチテスト，口腔内電流測定など．関節症あるいは骨化症（胸肋鎖骨間骨化症など）の有無を確認する．

鑑別診断

異汗性湿疹，白癬，膿疱性乾癬，接触皮膚炎，好酸球性膿疱性毛包炎，反応性関節炎（Reiter症候群）など．

治療

長期喫煙者では禁煙が有効である．背景となる病巣感染を治療あるいは予防する．咽頭炎の予防，抗菌薬内服，耳鼻科や歯科治療など．扁桃摘出が有効なこともある．皮疹に対しては，ステロイド外用薬や活性型ビタミンD_3軟膏が第一選択である．PUVA療法も有効である．急性増悪時にはレチノイドやシクロスポリン，メトトレキサート，コルヒチンの内服を考慮する．

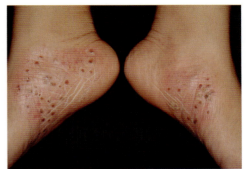
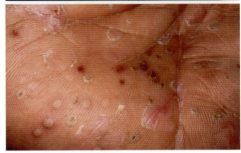

図14.47② 掌蹠膿疱症（palmoplantar pustulosis）
手掌足底における多発性の小膿疱の集簇．

> **SAPHO症候群** MEMO
> 滑膜炎（synovitis），痤瘡（acne），膿疱症（pustulosis），骨化症（hyperostosis），骨炎（osteitis）の頭文字から取られた疾患概念である．皮膚症状としては掌蹠膿疱症や重症の痤瘡，化膿性汗腺炎などを生じる．HLA-B27関連疾患と考えられている．掌蹠膿疱症性骨関節炎や乾癬性関節炎（15章p.287）との異同が問題になる．

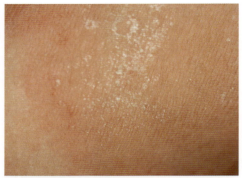
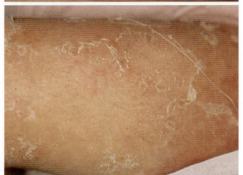
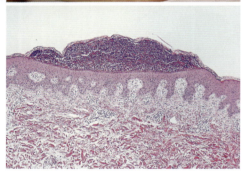

図14.48 角層下膿疱症（subcorneal pustular dermatosis）

2. 角層下膿疱症　subcorneal pustular dermatosis

同義語：Sneddon-Wilkinson 病

症状

40歳以上の女性にまれにみられる．体幹や間擦部に紅斑や膿疱が環状ないし蛇行状に配列する．膿疱は速やかに乾燥し痂皮や鱗屑を残す（フリル様の落屑，図14.48）．自覚症状および全身症状を伴わず粘膜症状をきたすこともないが，増悪と寛解を繰り返し慢性に経過する．

病因・病理所見・鑑別診断

多くの症例では原因不明であるが，一部の症例ではIgA型骨髄腫や潰瘍性大腸炎を合併する．病理組織学的には，角層下に好中球を主体とする無菌性膿疱を認め，コゴイ海綿状膿疱はみられない．

臨床的にも病理組織学的にもIgA天疱瘡（p.254）と区別がつかないことが多い．そのため鑑別に蛍光抗体直接法が必要である．本症ではIgAの角化細胞間への沈着を認めない．そのほか，真菌感染症，膿疱性乾癬，伝染性膿痂疹などを鑑別する．

治療

DDSの内服が有効である．レチノイド，PUVAが有効な例もある．

3. 好酸球性膿疱性毛包炎　eosinophilic pustular folliculitis（Ofuji）；EPF

同義語：好酸球性膿疱性皮膚症（eosinophilic pustular dermatosis）

Essence

- 顔面などに主に毛包に一致した，瘙痒を伴う丘疹および膿疱が集簇．
- 成年男子に好発，原因不明．再燃と寛解を繰り返し慢性に経過．
- 膿疱内容物に多数の好酸球が混じる．
- ときにHIV感染症に関連して出現．
- 治療はインドメタシンが有効．

症状・分類

20〜30歳代の男性に好発する．無菌性で毛孔一致性の瘙痒の強い丘疹や小膿疱が環状に集簇し，紅色局面を形成する．遠

心性に拡大し，ときに中心治癒傾向を示す（図 14.49）．主に顔面，上半身，上肢伸側に好発するが，毛包の存在しない手掌足底にも掌蹠膿疱症に類似した皮疹が生じることがある．皮疹は色素沈着を残して治癒するが，再燃と寛解を繰り返す．

本症は明らかな基礎疾患を伴わない古典型（太藤病），HIV感染症など免疫抑制状態と関連するIS（immunosuppression-associated）型，乳幼児の頭部に好発する小児型の3型に分類される．

病理所見・病因

膿疱内容物には多数の好酸球を混じる．毛包および毛包付属器への好酸球の浸潤，毛包の破壊がみられる（図 14.50）．毛包付属器に浸潤する炎症細胞ではプロスタグランジン D_2 が過剰に発現しており，これが脂腺のエオタキシン-3発現を誘導することで好酸球が浸潤すると考えられている．

鑑別診断・治療

白癬，カンジダ症，毛包炎，尋常性痤瘡，酒皶，接触皮膚炎などとの鑑別を要し，手掌足底に生じた場合は掌蹠膿疱症と鑑別困難になる．治療ではインドメタシンが著効する．

4. 急性汎発性膿疱性細菌疹　acute generalized pustular bacterid；AGPB

上気道感染に引き続き，体幹，四肢に急激な無菌性膿疱を生じるもの．発症機序がはっきりせず，独立疾患単位としては議論がある．

5. 小児肢端膿疱症　infantile acropustulosis

乳幼児の四肢末端に発生，再発性をもつ．瘙痒の強い無菌性の多発性小膿疱，小水疱を主病変とした膿疱症である．疥癬が先行することがある．

▶ 膿疱性乾癬 → 15章 p.287 参照．

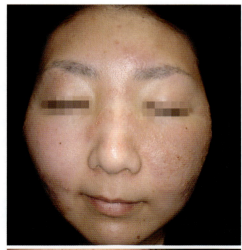
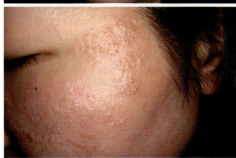
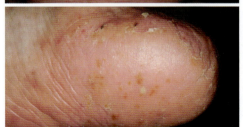

図 14.49　好酸球性膿疱性毛包炎（eosinophilic pustular folliculitis）
瘙痒を伴う毛孔一致性の丘疹や小膿疱の集簇．

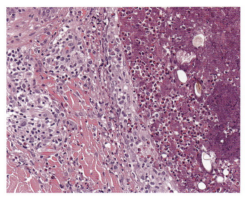

図 14.50　好酸球性膿疱性毛包炎の病理組織像
破壊された毛包（右側）に好酸球が多数浸潤している．

Disorders of keratinization

15章 角化症

近年角化のメカニズムが次々と明らかになりつつあり，不明とされていた遺伝性角化症の原因遺伝子が同定されてきている．しかし今なお原因不明な角化症もあり，今後のさらなる解明が期待される分野の一つである．
　角化症は遺伝性角化症（魚鱗癬，Darier病など）と後天性角化症とに大別され，さらに後天性角化症は，炎症を主体とし瘙痒などを伴う炎症性角化症（乾癬，扁平苔癬など），炎症を伴わない非炎症性角化症（鶏眼，胼胝）に分類することができる．本章では，以上の分類に基づいて代表的な角化症について解説する．

A. 遺伝性角化症　hereditary keratoses

表 15.1　魚鱗癬の分類（【　】内は従来の病名）

Ⅰ．非症候性の遺伝性魚鱗癬
1．遅発性魚鱗癬（出生時に症状を認めない） 　・尋常性魚鱗癬 　・X連鎖性魚鱗癬【伴性遺伝性魚鱗癬】 2．先天性魚鱗癬（出生時から症状を認める） 　常染色体劣性先天性魚鱗癬 　・道化師様魚鱗癬 　・葉状魚鱗癬 　・先天性魚鱗癬様紅皮症【非水疱型先天性魚鱗癬様紅皮症】 　ケラチン性魚鱗癬 　・表皮融解性魚鱗癬【水疱型先天性魚鱗癬様紅皮症】 　・表在性表皮融解性魚鱗癬【Siemens型水疱性魚鱗癬】 　その他 　・ロリクリン角皮症
Ⅱ．魚鱗癬症候群（表15.3も参照） 　・Netherton症候群 　・Sjögren-Larsson症候群 　・KID症候群 　・Dorfman-Chanarin症候群（neutral lipid storage disease with ichthyosis） 　・Refsum症候群 　・Conradi-Hünermann-Happle症候群 　・変動性紅斑角皮症
Ⅲ．後天性魚鱗癬 　・悪性リンパ腫，内臓悪性腫瘍，サルコイドーシスなど

(Oji V, et al. J Am Acad Dermatol 2010：63；607より要約．この分類法コンセンサス会議には著者も含め世界の魚鱗癬の専門家20名ほどが参加した）

a. 魚鱗癬　ichthyoses

　魚鱗癬とは，角層の形成・剥脱機構に異常が生じた結果，全身の皮膚が乾燥および粗糙化して落屑を生じる状態のことをいう．魚の鱗のようにみえることから名づけられた．皮膚の角化や脱落過程に先天的な異常があり，遺伝性角化症に分類されるものが大部分であるが，まれに後天的にこの症状を呈する場合があり，内臓悪性腫瘍に伴うことが多い．魚鱗癬は，原因遺伝子や臨床症状，罹患部位などによって10種類以上に分類される（表15.1）．ここでは代表的な病型について，以下それぞれ述べる．

1. 尋常性魚鱗癬　ichthyosis vulgaris ★

Essence
- 常染色体半優性遺伝で，フィラグリンの遺伝子変異による．皮膚の乾燥と落屑が特徴．魚鱗癬のなかでは最も軽症．
- 潜在的な患者も含めると有病率は人口の約10%と推測される．
- 乳幼児期に発症し，主に四肢伸側に魚鱗様外観，乾燥，落屑．夏季に軽快．
- 治療は対症的．保湿剤など．

症状
　出生時は無症状で，通常は乳幼児期に発症し，青年期以降に多くは軽快する．四肢伸側や体幹において，皮膚が乾燥し枇糠様，小葉状落屑を呈する．とくに下腿伸側や背部に好発し，関節屈側，腋窩，外陰は侵されにくい（図15.1）．自覚症状はなく，

A. 遺伝性角化症／a. 魚鱗癬

まれに瘙痒がある程度．夏季に軽快する．掌紋の増強（palmoplantar hyperlinearity，図 15.1②）や毛孔性角化症を伴う．アトピー性皮膚炎に合併することも多い（7 章 p.119 参照）．

病因

角層間に存在し，保湿などにかかわるフィラグリン（filaggrin；*FLG*）遺伝子変異により，角層脱落の障害，皮膚の乾燥や落屑を生じる（1 章 p.8 参照）．常染色体半優性遺伝（semi-dominant）を示し，フィラグリン遺伝子の両方のアレル（対立遺伝子）に変異遺伝子をもつ患者は症状が強くなる．

病理所見

過角化を認める．HE 染色では顆粒層が菲薄化ないし消失しているようにみえる．

診断・鑑別診断

皮疹の分布，家族歴や掌紋の増強などから診断する．他の遺伝性魚鱗癬では出生時から発症し，四肢関節屈側も侵されることが多い（表 15.2）．アトピー性皮膚炎患者の 20 ～ 50％はフィラグリン遺伝子変異をもっていることも最近解明された（7 章 p.119 参照）．すなわちアトピー性皮膚炎患者でみられるドライスキンの多くは本症である．

治療

対症療法が主体となる．保湿剤，サリチル酸ワセリン，活性型ビタミン D$_3$ 外用などを行う．

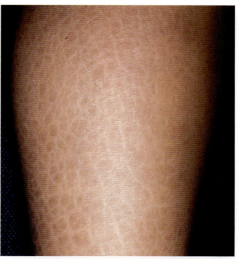

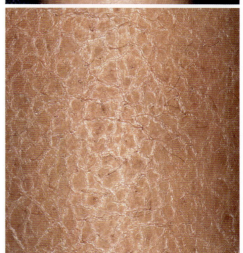

図 15.1① 尋常性魚鱗癬（ichthyosis vulgaris）
皮膚は乾燥し粃糠様，小葉状落屑を呈する．

表 15.2 魚鱗癬の各病型の比較

		尋常性魚鱗癬	X 連鎖性魚鱗癬	道化師様魚鱗癬	葉状魚鱗癬	先天性魚鱗癬様紅皮症	表皮融解性魚鱗癬
頻度		しばしば	ときに	きわめてまれ	きわめてまれ	きわめてまれ	まれ
遺伝形式		常染色体半優性	X 連鎖劣性	常染色体劣性	常染色体劣性	常染色体劣性	常染色体優性
発症時期		乳幼児	生下時～出生直後	生下時	生下時	生下時	生下時～出生直後
皮膚症状	部位	四肢 体幹（背部＞腹部） 間擦部 伸側＞屈側	腹部＞背部 間擦部 伸側＝屈側	全身	全身	全身	全身
	形態	細かい鱗屑	黒褐色，大きな鱗屑	きわめて厚い角層，ひびわれ，眼瞼外反	暗褐色の大きな鱗屑，眼瞼外反	びまん性潮紅，細かい鱗屑，眼瞼外反	過角化が強い
病理組織		過角化と顆粒層の菲薄化，毛孔性角化	過角化，顆粒層はほぼ正常	著明な過角化	過角化	過角化	過角化，顆粒変性
原因遺伝子		*FLG*	*STS*	*ABCA12*	*TGM1*, *ABCA12*, *NIPAL4*, *ALOXB12* など	*TGM1*, *ABCA12*, *ALOXE3*, *ALOXB12* など	*KRT1* / *KRT10*

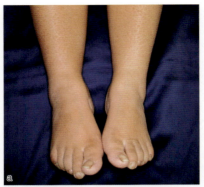

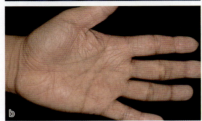

図15.1②　尋常性魚鱗癬（ichthyosis vulgaris）
a：下腿前面の小葉状落屑．b：掌紋が増強している（palmar hyperlinearity）．

2. X連鎖性魚鱗癬　(recessive) X-linked ichthyosis ★

同義語：伴性遺伝性魚鱗癬

Essence
- ステロイドサルファターゼの欠損あるいは著明減少により，角層の脱落遅延が生じる．X連鎖劣性遺伝．
- 症状は尋常性魚鱗癬よりも重症．皮疹は関節伸側だけでなく屈側にも生じる．

症状
　生後まもなく発症し，加齢により軽快しない．皮膚症状は尋常性魚鱗癬よりも高度で，鱗屑は大きく暗褐色を呈する（図15.2）．四肢関節伸側ばかりでなく屈側も侵され，体幹では背部のみならず腹部も侵される．角膜に点状混濁を伴うことがある．尋常性魚鱗癬と同じく，冬季に悪化し夏季に軽快する．

病因
　X染色体上にあるステロイドサルファターゼ（steroid sulfatase；STS）遺伝子の点突然変異，または同遺伝子を含む染色体領域（Xp22.31）の大規模欠失により発症する．これは角層細胞間の接着に寄与する硫酸コレステロールを分解する酵素である（1章 p.9 参照）．ステロイドサルファターゼが欠損すると硫酸コレステロールが角層細胞間に蓄積し，角層細胞が剥離遅延を起こして本症を発症する．X連鎖劣性遺伝であるため，基本的に男性にのみ発症する．

病理所見・検査所見
　過角化を認めるが，尋常性魚鱗癬と異なり，顆粒層は正常である．毛孔性角化はまれ．角層，白血球，線維芽細胞中のステロイドサルファターゼの欠損あるいは著減をみる．患者の母（保因者）では尿中エストリオールの低下をみる．末梢血白血球からステロイドサルファターゼ遺伝子の大規模欠失をFISH法にて視覚化でき，本症の診断に有用である．

治療
　尋常性魚鱗癬に準じる．

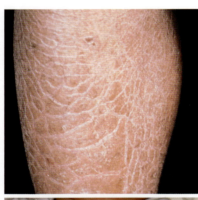

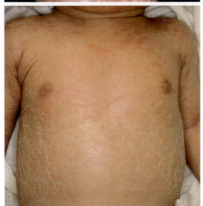

図15.2　X連鎖性魚鱗癬（X-linked ichthyosis）
比較的大きな鱗屑を有し，尋常性魚鱗癬より症状が強い．

3. 道化師様魚鱗癬　harlequin ichthyosis

同義語：道化師様胎児（harlequin fetus）

出生時から皮膚がきわめて厚い角質で覆われ，深い亀裂を伴い，眼瞼外反や口唇突出，開口が著しい．以前は生後2週間以内に死亡する例が多かったが，エトレチナートの内服により長期生存する例が増えている（図15.3）．ABCA12遺伝子の変異により発症する．ABCA12は層板顆粒に存在する主要な脂質輸送蛋白である．この欠損によりセラミドに代表される角質細胞間脂質が著しく減少し，発症する（1章p.9参照）．本症では層板顆粒の形成異常がある．常染色体劣性遺伝．出生前診断の適応にもなる．

4. 葉状魚鱗癬　lamellar ichthyosis

粗大で，暗褐色，板状，葉状の大きな鱗屑が全身に広範囲にみられるが，発赤や潮紅（紅皮症）が目立たないものをいう（図15.4）．膜様の厚い角化物質（コロジオン膜）に覆われて出生することがあり〔コロジオン児（collodion baby）〕，この膜は1〜2日以内に自然脱落する．本症は臨床的に類似したものを集めた疾患概念であり，遺伝的には多様なものを含む．いずれも常染色体劣性遺伝であるが，大部分の症例では，周辺帯（cornified cell envelope）の形成に関与するトランスグルタミナーゼ1遺伝子（TGM1）の欠損により発症する（1章p.9参照）．そのほか，ABCA12，NIPAL4，ALOXB12の変異症例も報告されている．

5. 先天性魚鱗癬様紅皮症
congenital ichthyosiform erythroderma

同義語：非水疱型先天性魚鱗癬様紅皮症（non-bullous congenital ichthyosiform erythroderma；NBCIE）

症状

コロジオン児（前項参照）で出生することが多く，コロジオン膜の脱落後は，全身のびまん性潮紅（紅皮症）と細かい鱗屑を伴う落屑をきたす（図15.5）．眼瞼外反をきたすこともある．掌蹠の過角化を伴うこともある．季節による症状の変動は少ない．

病因

本症は臨床的に類似したものをまとめた概念であり，多くは

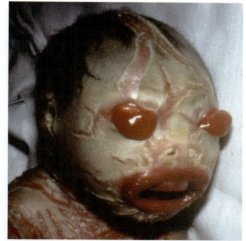
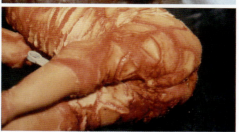

図15.3　道化師様魚鱗癬（harlequin ichthyosis）
全身の著明な過角化を認める．眼部が赤いのは眼瞼外反を呈しているためである．正常な眼球はその下に存在している．

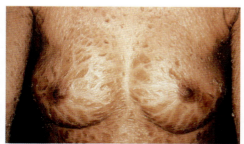
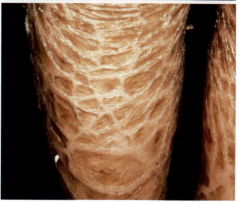

図15.4　葉状魚鱗癬（lamellar ichthyosis）
暗褐色の葉状の大きな鱗屑が特徴．

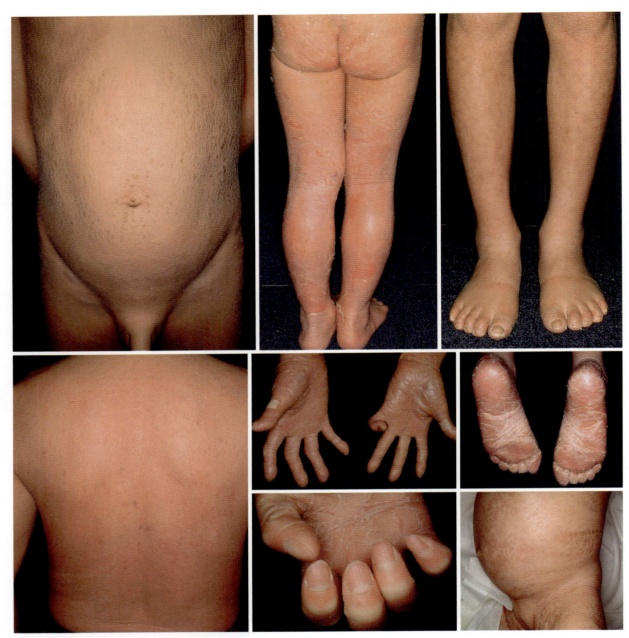

図 15.5　先天性魚鱗癬様紅皮症（congenital ichthyosiform erythroderma）
全身性のびまん性潮紅と細かい鱗屑を伴う落屑．水疱形成はみられない．

病因不明である．いずれも常染色体劣性遺伝形式をとる．一部は *ABCA12* 遺伝子変異によって生じる．*ALOX12B*，*ALOXE3*，*TGM1*，*NIPAL4* などの変異症例も報告されている．

治療

保湿剤やレチノイド内服が有効．二次感染を予防するため皮膚を清潔に保つ．

6. 表皮融解性魚鱗癬　epidermolytic ichthyosis

同義語：水疱型先天性魚鱗癬様紅皮症（bullous congenital ichthyosiform erythroderma；BCIE）

症状

コロジオン児として出生することがある．びまん性の潮紅を伴い，乳幼児期は物理的刺激を受けた部位に水疱形成を繰り返す．成長とともに水疱形成は減少し，過角化が目立つようになる．学童期には高度の過角化が固定する（**図 15.6**）．潮紅を伴う皮膚面上の厚い角化性局面は特徴的な臭気を伴う．四肢関節屈側を含めて全身が侵され，暗紅色調の紅皮症を呈する．ケラチン 1 の変異でに手掌足底にも過角化をきたすが，ケラチン 10 の変異では手掌足底は正常であることが多い．

病因

有棘細胞の細胞骨格（中間径線維）はケラチン 1 と 10 により構築されている（**図 1.16 参照**）．本症はケラチン 1 または 10 遺伝子の変異の結果，ケラチン線維の形成に障害が生じ，細胞骨格が乱れ，表皮内水疱形成をきたし，続発性の過角化を生じる．大部分は常染色体優性遺伝．

病理所見

角層や有棘層の肥厚のほか，顆粒層から有棘層にかけて，ケラチン線維の凝集．大型のケラトヒアリン顆粒をもつ空胞化細胞が特徴的にみられる〔顆粒変性（granular degeneration），**図 15.7**〕．

鑑別診断・治療

とくに新生児期には水疱形成が著明であり，表皮水疱症や色素失調症，伝染性膿痂疹との鑑別が必要．病理所見により鑑別する．レチノイド内服や各種外用療法を行う．

7. 表在性表皮融解性魚鱗癬　superficial epidermolytic ichthyosis

同義語：Siemens 型水疱性魚鱗癬（ichthyosis bullosa of Siemens）

顆粒層で発現するケラチン 2e 遺伝子の変異により生じる常染色体優性遺伝疾患．病理組織学的に，有棘層上層と顆粒層に限局した顆粒変性を認める．臨床的に表皮融解性魚鱗癬と類似の

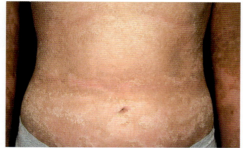
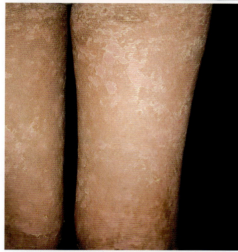
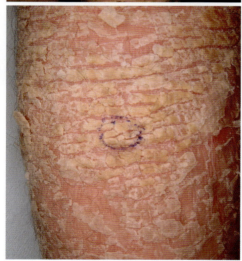

図 15.6① 表皮融解性魚鱗癬（epidermolytic ichthyosis）
潮紅と厚い角化を伴う皮膚病変を全身に認める．

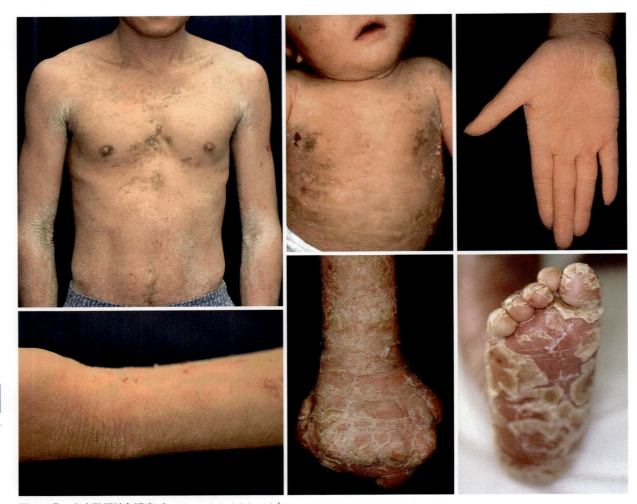

図15.6② 表皮融解性魚鱗癬 (epidermolytic ichthyosis)
全身性皮膚の潮紅. 手掌, 足蹠に色調の強い角化を伴う.

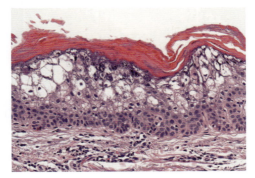

図15.7 表皮融解性魚鱗癬の病理組織像
表皮の顆粒変性を認める.

皮膚症状を呈するが, 軽症である (図15.8).

8. ロリクリン角皮症　loricrin keratoderma

常染色体優性遺伝. 角層細胞の周辺帯を形成するロリクリン (LOR) 遺伝子変異による角化症をさす. 症状が掌蹠に限局し, 蜂の巣状の掌蹠角化や手指の絞扼輪を認めるもの (図15.9), 全身皮膚に症状を呈して進行性紅斑角皮症や先天性魚鱗癬様紅皮症と診断されるものがあり, 臨床症状は非常に多彩である.

9. 魚鱗癬症候群
ichthyosis syndrome, syndromic ichthyosis

魚鱗癬の皮膚症状に加えて, 一定の他臓器の先天異常を伴う

まれな遺伝性疾患を総称して魚鱗癬症候群と呼ぶ．皮膚症状は先天性魚鱗癬様紅皮症に類似したものが多い．以下に比較的頻度の高いものをあげる（**表15.3**）．

①Netherton症候群

常染色体劣性遺伝．セリンプロテアーゼインヒビターをコードする遺伝子（*SPINK5*）の変異により生じる．先天性魚鱗癬様紅皮症様の皮疹ないしアトピー性皮膚炎類似の皮疹を呈する（**図15.10**）．紅斑の辺縁に二重の鱗屑をつける特徴的な所見を有する〔曲折線状魚鱗癬（ichthyosis linearis circumflexa）〕．頭髪は節をもった結節性裂毛（bamboo hair）で，短く折れやすい．成長障害や精神遅滞を伴うことがある．本症に対してタクロリムス外用は吸収されやすく，血中濃度の上昇をきたすため注意が必要である．

②Sjögren-Larsson症候群

常染色体劣性遺伝．先天性魚鱗癬，痙性四肢麻痺，精神遅滞を3主徴とする（**図15.11**）．fatty aldehyde dehydrogenase（*ALDH3A2*）遺伝子の異常による．皮疹は頸部，下腹部，四肢屈側でとくに著しい．

③KID症候群

常染色体優性遺伝．コネキシン26をコードする*GJB2*遺伝子の変異による．角膜炎（keratitis），魚鱗癬（ichthyosis），聴覚障害（deafness）を特徴とする．顔面や四肢を中心に乳頭腫状〜棘状の角化性病変を生じ，脱毛や掌蹠の角化をきたす（**図15.12**）．

④Dorfman-Chanarin症候群（neutral lipid storage disease with ichthyosis）

常染色体劣性遺伝の中性脂肪代謝異常症．*ABHD5*（*CGI58*）遺伝子の変異が原因である．トリアシルグリセロールがさまざまな細胞の細胞質内に蓄積し，脂肪滴を形成する．魚鱗癬様紅

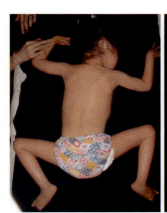
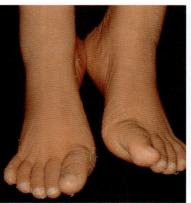

図15.11 Sjögren-Larsson症候群（Sjögren-Larsson syndrome）
先天性魚鱗癬様紅皮症様の皮疹を伴う．

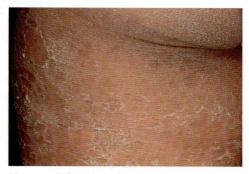

図15.8 表在性表皮融解性魚鱗癬（superficial epidermolytic ichthyosis）
潮紅と過角化を伴い，臨床的には軽症の表皮融解性魚鱗癬を呈する．

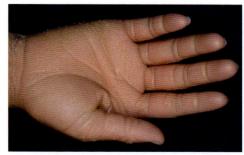

図15.9 ロリクリン角皮症（loricrin keratoderma）

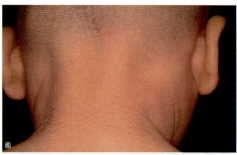
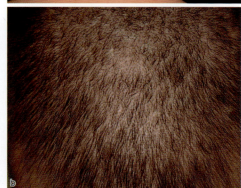

図15.10 Netherton症候群（Netherton syndrome）
a：アトピー性皮膚炎様，先天性魚鱗癬様紅皮症様皮疹を伴う．b：毛は節をもっており（bamboo hair），その部分で折れやすいため短毛である．

276　15章　角化症

表15.3　主な魚鱗癬症候群

病名	遺伝	皮疹	その他の症状	原因遺伝子
Netherton 症候群	常染色体劣性	アトピー性皮膚炎様，曲折線状魚鱗癬，bamboo hair	アトピー素因，精神遅滞，成長障害	SPINK5
Sjögren-Larsson 症候群	常染色体劣性	先天性魚鱗癬様紅皮症	精神遅滞，痙性四肢麻痺	ALDH3A2（FALDH）
KID 症候群	常染色体優性	四肢・顔面の棘状過角化，脱毛，掌蹠角化	聴覚障害，角膜炎	GJB2
Dorfman-Chanarin 症候群	常染色体劣性	先天性魚鱗癬様紅皮症	白血球内の脂肪滴，脂肪肝，白内障，神経症状	ABHD5（CGI58）
Refsum 症候群	常染色体劣性	尋常性魚鱗癬様皮膚	網膜色素変性，多発性神経炎，小脳性運動失調，聴覚障害	PHYT, PEX7
Conradi-Hünermann-Happle 症候群	X連鎖優性	先天性魚鱗癬様紅皮症（皮膚萎縮を伴う）	骨格異常，白内障，骨端点状陰影，四肢麻痺	EBP
Rud 症候群	常染色体劣性	先天性魚鱗癬様紅皮症	てんかん，精神遅滞，低身長，性腺機能低下	
変動性紅斑角皮症	常染色体優性	角化性局面と移動性紅斑	ときに聴覚障害，小脳性運動失調	GJB3, GJB4

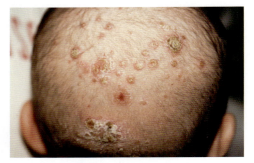

図15.12　KID 症候群（KID syndrome）
脱毛と角化性丘疹を認める．

皮症のほか，肝障害，聴覚障害，精神遅滞，白内障，眼振などを伴うことがある（図15.13）．

⑤**Refsum 症候群**

　常染色体劣性遺伝．食物中に含まれるフィタン酸（phytanic acid）の代謝に関与する遺伝子変異（*PHYT* など）による，ペルオキシソーム病の一種．青年期に尋常性魚鱗癬に類似した皮疹を呈する．網膜色素変性，小脳性運動失調，多発性神経炎，難聴など．ペルオキシソーム病パネル検査で血中フィタン酸の上昇をみる．

⑥**Conradi-Hünermann-Happle 症候群**

　皮膚萎縮を伴う先天性魚鱗癬様紅皮症の症状に加え，低身長，軟骨形成異常，白内障などを認める．点状軟骨異形成症（chondrodysplasia punctata）の一種である．本症はX連鎖優性遺伝形式をとり，*EBP* 遺伝子の異常により生じる．原則として罹患女児は出生するが，男児は胎内死亡する．

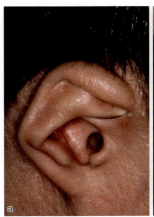
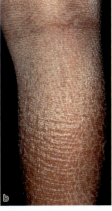
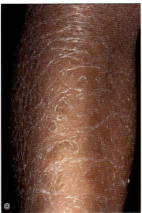
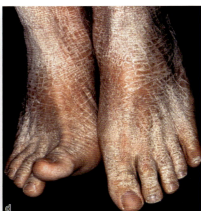

図15.13　Dorfman-Chanarin 症候群（Dorfman-Chanarin syndrome）
臨床的に先天性魚鱗癬様紅皮症に相当する皮膚症状を呈する．

▶ 変動性紅斑角皮症 → p.280 参照.

b. 掌蹠角化症
palmoplantar keratoderma；PPK

定義・分類

遺伝性に手掌や足底に高度な過角化をきたす疾患の総称. 臨床型や遺伝形式によりいくつかの病型に分類されているが, 病型の決定が困難な症例も少なくない（図 15.14, 表 15.4）.

治療

いずれの型も根本的な治療法はない. レチノイド内服やサリチル酸ワセリン, 保湿剤の外用.

1. 長島型掌蹠角化症
Nagashima type palmoplantar keratosis；NPPK ★

日本で最も高頻度にみられる掌蹠角化症である. 常染色体劣性遺伝で SERPINB7 遺伝子変異によることが最近判明した. 潮紅を伴う過角化が掌蹠のみならず手背や足背, 肘などに及ぶ（図 15.14① a, b）. 多汗を伴い, 入浴などにより角層が白く浸軟することが多い.

2. Unna-Thost 型掌蹠角化症
Unna-Thost palmoplantar keratoderma

同義語：(diffuse) non-epidermolytic palmoplantar keratoderma

常染色体優性遺伝. 乳児期から掌蹠に限局したびまん性の病変を形成し, 周囲に紅暈を認める. 掌蹠は発汗過多を示すことが多い. 手背や足背に症状をきたさない. 病理学的には, 過角化と表皮肥厚が観察されるが顆粒変性を認めない. Vörner 型（次項）との異同が議論になっている.

3. Vörner 型掌蹠角化症
Vörner palmoplantar keratoderma

同義語：(diffuse) epidermolytic palmoplantar keratoderma

常染色体優性遺伝. 臨床的には Unna-Thost 型と同様（図 15.14① c）. 病理組織学的に顆粒変性（granular degeneration）

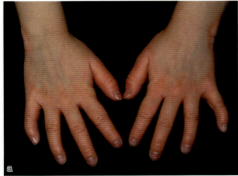
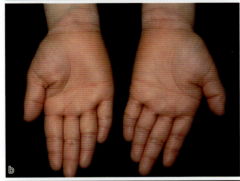
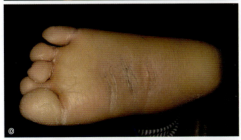
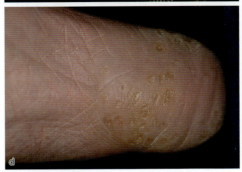

図 15.14① 掌蹠角化症（palmoplantar keratoderma）
さまざまな程度の角化を掌蹠に認める. a, b：長島型. c：Vörner 型. d：点状掌蹠角化症.

表 15.4 掌蹠角化症の主な病型

症状・病名	遺伝	原因遺伝子	臨床的特徴
I. 皮膚症状のみ			
1. 掌蹠に限局するもの			
Unna-Thost 型	常染色体優性		掌蹠に限局したびまん性角化病変，顆粒変性（−）
Vörner 型	常染色体優性	KRT9/KRT1	掌蹠に限局したびまん性角化病変，顆粒変性（＋）
点状掌蹠角化症	常染色体優性	AAGAB	掌蹠に硬い点状の角化様丘疹が多発
線状掌蹠角化症	常染色体優性	KRT1/DSG1/DSP など	掌蹠の荷重部を中心に過角化，手指腹側に線状の過角化
2. 掌蹠以外の症状を伴うもの			
長島型	常染色体劣性	SERPINB7	皮疹が指趾背側や手首，足首などに拡大，多汗，浸水により角層が容易に浸軟
メレダ病	常染色体劣性	SLURP1	手掌足底を越える高度な過角化
優性メレダ型	常染色体優性		優性遺伝，メレダ病より軽症
ロリクリン角皮症	常染色体優性	LOR	びまん性・蜂の巣状の過角化，絞扼輪，多くは魚鱗癬を合併
Olmsted 症候群	常染色体優性/劣性	TRPV3	手指の拘縮，ときに絞扼輪，口囲・臍・陰部などに角化性局面
II. 他臓器症状を伴うもの			
Vohwinkel 症候群	常染色体優性	GJB2	手掌足底を越える過角化，亀甲模様の角化，絞扼輪，難聴
Richner-Hanhart 症候群	常染色体劣性	TAT	有痛性の角化性丘疹，精神遅滞，角膜潰瘍，高チロシン血症
Papillon-Lefèvre 症候群	常染色体劣性	CTSC	メレダ病に類似したびまん性角化，歯肉炎，歯牙脱落

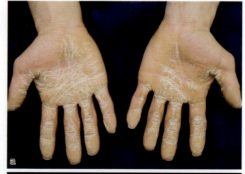

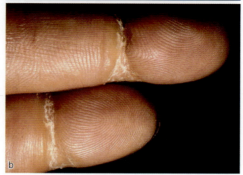

図 15.14② 掌蹠角化症（palmoplantar keratoderma）
さまざまな程度の角化を掌蹠に認める．a：線状掌蹠角化症．b：Vohwinkel 症候群．

を認める．大部分はケラチン 9 遺伝子の変異によるが，ケラチン 1 変異の報告もある．

4. 点状掌蹠角化症　punctate palmoplantar keratoderma

加齢とともに掌蹠に点状の過角化をきたし，鶏眼と鑑別を要する（図15.14①d）．AAGAB 遺伝子変異によるもの（Buschke-Fischer-Brauer 病）などが報告されている．

5. 線状掌蹠角化症　striate palmoplantar keratoderma

常染色体優性遺伝．掌蹠内に線状ないし帯状の過角化を示す（図15.14② a）．デスモグレイン 1，デスモプラキン，ケラチン 1 遺伝子の変異がみられる家系がある．

6. メレダ病　mal de Meleda

常染色体劣性遺伝．SLURP1 遺伝子変異による．血族結婚の家系にみられ，日本ではほとんど報告がない．出生直後から潮紅を伴った過角化が出現し，成長とともに手背や足背，膝や肘などに拡大して絞扼輪を形成する．

7. Vohwinkel 症候群　Vohwinkel syndrome

掌蹠の角化および絞扼輪による指趾の絞窄・断裂をきたす（図 15.14②b）．手背，足背，肘膝部に亀甲模様の角化局面を認める．

8. Papillon-Lefèvre 症候群　Papillon-Lefèvre syndrome

常染色体劣性遺伝で，*CTSC* 遺伝子変異による．メレダ病に類似した掌蹠のびまん性角化を認める．乳幼児期から歯肉炎や歯槽骨の破壊をきたし，歯牙が自然脱落する．

c. その他の遺伝性角化症
other hereditary keratoses

1. Darier 病　Darier's disease ★

同義語：毛包性角化症（keratosis follicularis），Darier-White disease

Essence
- 2〜5 mm 大の角化性丘疹が脂漏部や間擦部を中心として多発し，融合して局面を形成する．夏季は発汗により増悪．
- 角化細胞に発現するカルシウムポンプ（SERCA2）の遺伝子変異による．常染色体優性遺伝．
- 病理所見として棘融解，裂隙，円形体，顆粒体などが特徴的．

症状

通常 10〜20 歳頃に発症する．頸部，腋窩，胸骨部，乳房下，腹部，鼠径などの脂漏部や間擦部を中心に，直径 2〜5 mm 大の暗褐色の角化性丘疹が多発し，融合して局面を形成する（図 15.15）．瘙痒を伴う．発汗の多い間擦部では丘疹が融合して乳頭状からコンジローマ様増殖をきたし，しばしば湿潤して悪臭を伴う．二次的に細菌やウイルス感染（Kaposi 水痘様発疹症など）をきたしやすい．掌蹠の角化性丘疹や点状陥凹は本症に特徴的である．口腔粘膜の小丘疹，爪甲の脆弱化，ときに神経症状（精神遅滞など）を伴う．

病因

常染色体優性遺伝．角化細胞の細胞質内カルシウム濃度を調節するポンプ（SERCA2）をコードする *ATP2A2* 遺伝子の変

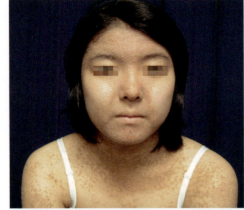
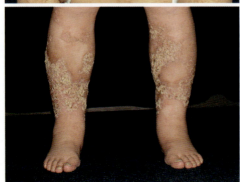

図 15.15①　Darier 病（Darier's disease）
全身に生じる暗褐色の角化性丘疹．

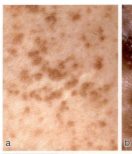
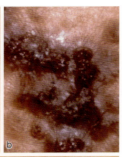
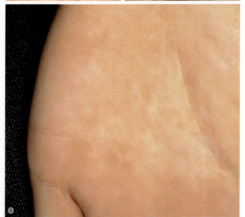
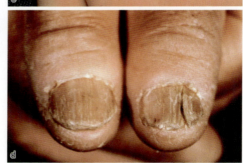

図 15.15②　Darier 病（Darier's disease）
a, b：角化性丘疹．c：手掌の疣贅状角化．d：爪甲の変化．

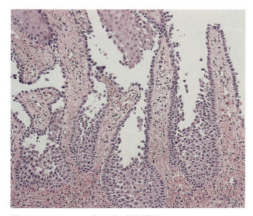

図 15.16　Darier 病の病理組織像
棘融解，裂隙，絨毛を認める．

異により発症する．カルシウムには角化細胞間の接着や分化調節作用があるため，角化の亢進とデスモソーム-ケラチン線維複合体の形成異常をきたし，そのため異常角化と棘融解が起こる．

病理所見

異常角化（dyskeratosis）が特徴的．有棘層上層に円形体（corps ronds：好塩基性の濃縮核と明るい細胞質を有する大型，円形の細胞），顆粒層付近には顆粒（grains：穀物状に細長く，濃染する核をもつ細胞）を認める．また，棘融解とそれに伴う裂隙（lacunae）の形成や，上方に伸びた真皮乳頭が裂隙の中に突出して絨毛（villi）を形成するのも特徴的である（図 15.16）．

鑑別診断

黒色表皮腫，Hailey-Hailey 病，脂漏性皮膚炎など．

治療

レチノイド内服により一時的に症状が改善される．そのほか，尿素軟膏など．二次感染や日光曝露を避ける．

2. 紅斑角皮症　erythrokeratoderma

類義語：変動性進行性紅斑角皮症（erythrokeratodermia variabilis et progressiva）

遺伝性で，潮紅を伴う限局性の過角化病変が幼児期から出現する病態を，総称して紅斑角皮症（erythrokeratoderma）と呼ぶ．臨床症状，原因遺伝子の両面において多様な疾患である（図 15.17）．以下に代表的な 2 病型をあげる．

①進行性（対称性）紅斑角皮症（progressive symmetric erythrokeratoderma）

常染色体優性遺伝．一部の症例でロリクリン遺伝子の変異を認める．幼児期から，境界明瞭な紅色の角化性局面を認める．とくに四肢に好発し，多くは対称性に出現する．このような病変が時間経過とともに拡大する．治療は主にレチノイド内服．

②変動性紅斑角皮症（erythrokeratodermia variabilis）

常染色体優性遺伝．一部の症例でコネキシン遺伝子（*GJB3*, *GJB4*）の変異が証明されている．乳児期から顔面，体幹，四肢に暗紅色の角化性局面を認め，拡大および融合傾向を認める．それに加えて，境界明瞭な直径数 cm までの地図状の紅斑がみられ，数分から数日単位で移動するかのように出現や消退を繰り返す．自覚症状は通常ない．難聴や小脳性運動失調を伴う例がある．治療はレチノイド内服．

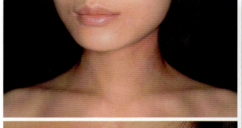
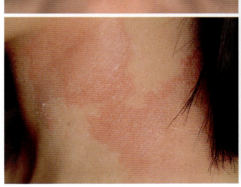
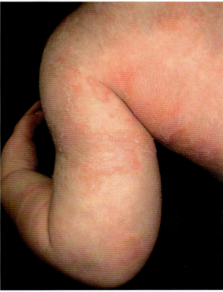

図 15.17 変動性紅斑角皮症 (erythrokeratoderma variabilis)
境界明瞭な潮紅を伴う過角化病変.

B. 後天性角化症　acquired keratoses

a. 炎症性角化症　inflammatory keratosis

1. 乾癬　psoriasis　★

Essence
- 代表的な炎症性角化症の一つで原因は不明.
- 青年〜中年に好発. 厚い銀白色の鱗屑を伴った紅斑, 丘疹が出没 (図 15.18), 表皮の炎症と角化細胞のターンオーバーの亢進を認める.
- 尋常性乾癬, 滴状乾癬, 膿疱性乾癬, 乾癬性紅皮症の 4 型がある.
- 約 15% の症例で関節炎を合併する (乾癬性関節炎).
- 特徴的所見として Auspitz 現象や Köbner 現象.
- 病理所見では表皮肥厚 (図 15.19), 真皮乳頭層の血管拡張などのほか, 角層直下に好中球浸潤 (マンロー微小膿瘍) がみられる.
- 治療は活性型ビタミン D_3 外用, ステロイド外用, PUVA 療法が中心. 重症例ではシクロスポリン, レチノイド内服, モノクローナル抗体などの生物学的製剤.

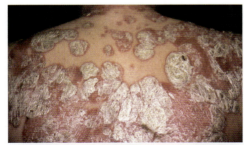
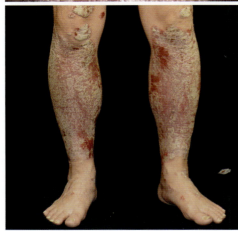

図 15.18 乾癬 (psoriasis)
尋常性乾癬. 著しい銀白色鱗屑を伴う紅斑.

> **MEMO　関節症性乾癬と乾癬性関節炎**
> 日本の成書では関節症性乾癬（psoriasis arthropathica）が乾癬の一病型として記載されているが，この病名は乾癬の皮疹型を表していない点が問題である．実際のところ日本以外において関節症性乾癬の病名はほとんど用いられず，通常は乾癬性関節炎（psoriatic arthritis）＋乾癬の皮疹型（膿疱性，尋常性など）で記述される．

疫学・分類

白人では約 2％に発症，日本人の発症率は 0.3％程度である．男女比は 2：1 で男性に多く，20 歳代と 40 歳代に好発する．症状により，尋常性乾癬（鱗屑を伴う角化性紅斑が主体），滴状乾癬（直径 10 mm 以下の小病変が全身に多発），膿疱性乾癬（無菌性膿疱が主体），乾癬性紅皮症の 4 病型に分類される（**表 15.5**）．また，約 15％の症例では関節炎を合併することがあり，乾癬性関節炎（関節症性乾癬）という．同じ病型のままで推移する症例もあれば，病型が移行，合併する症例もある．尋常性乾癬が圧倒的に多い．各病型の症状については後述する．

病因

角化細胞増殖の亢進に伴い，基底細胞が角化により角層細胞として脱落するまでの時間（ターンオーバー時間．通常は 45 日）が 4〜7 日と著しく短縮している．根本的な原因は不明であるが，複数の要素が考えられる．

①**遺伝的要因**：家族内発症率が高く，多因子遺伝が発症に関与している．とくに白人では家族内発症が多く認められる．また，HLA-Cw6，HLA-B13 などとの相関がある．また，*PSORS1* などの疾患感受性遺伝子の存在も示唆されている．

②**外的要因**：物理的刺激（外傷や日光皮膚炎など．Köbner 現象），感染症（レンサ球菌など），薬剤（リチウム製剤，β 遮断薬，カルシウム拮抗薬，インターフェロンなど．表 10.1 も参照）といった誘発因子が存在する．

③**免疫学的要因**：外的因子などを背景として，真皮樹状細胞や Th17 細胞を主体とした複雑な免疫反応を生じることで，角化細胞の増殖と慢性的な炎症の維持がなされると考えられている（**図 15.20**）．初期病変では，遺伝的背景や物理的刺激を契機として表皮で抗菌ペプチドや自己 DNA が放出され，これが真皮樹状細胞を活性化させる（1 章 p.35「真皮樹状細胞」も参照）．

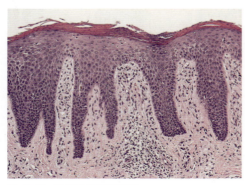

図 15.19　乾癬の病理組織像
不全角化と表皮の棍棒状延長．

表 15.5　乾癬の病型と特徴

	臨床所見	病理所見
尋常性乾癬	紅色丘疹から銀白色鱗屑を付した境界明瞭な紅斑．蝋片現象，Auspitz 現象，Köbner 現象	不全角化，マンロー微小膿瘍，棍棒状の表皮突起，毛細血管拡張
滴状乾癬	尋常性乾癬に同じ．個疹は 10 mm 以下	同上
膿疱性乾癬	紅斑上の無菌性膿疱．発熱，倦怠感を伴うことがある	コゴイ海綿状膿疱
乾癬性紅皮症	びまん性潮紅，細かな鱗屑が全身に生じる	
乾癬性関節炎	乾癬に伴って，あるいは先行して生じた関節炎．リウマトイド因子は通常陰性	尋常性乾癬と同様

これが TNF-α を自己分泌して維持しつつ，IL-23 を介して T 細胞を Th17 細胞へ分化させる（1 章 p.31「T 細胞」も参照）．Th17 細胞は IL-17 などを産生して角化細胞を増殖させ，乾癬の表皮肥厚を形成する．活性化された角化細胞は各種サイトカインやケモカインを放出して，好中球の遊走や血管内皮細胞の活性化，さらにはこれらの炎症反応を循環させるように働く．

病理所見

主な炎症の中心は表皮上層である（**図 15.19**）．表皮ターンオーバーが亢進しているので表皮細胞は核を残したまま角層を形成する〔不全角化（parakeratosis）〕．過角化（hyperkeratosis）が認められ，角層直下には好中球による無菌性膿瘍〔マンロー微小膿瘍（Munro's microabscess），**図 15.21a**〕がみられる．ケラトヒアリン顆粒が成熟する前に角化するため顆粒層は消失する．有棘層は肥厚し，表皮突起は真皮に向かって規則的に棍棒状に延長する（regular acanthosis）．真皮乳頭は角層直下にまで突出する部分がみられ，毛細血管の増加，拡張を伴う．真皮浅層の血管周囲ではリンパ球の浸潤を認める．膿疱性乾癬では有棘層上層で好中球が大量に浸潤し，表皮細胞が破壊されて

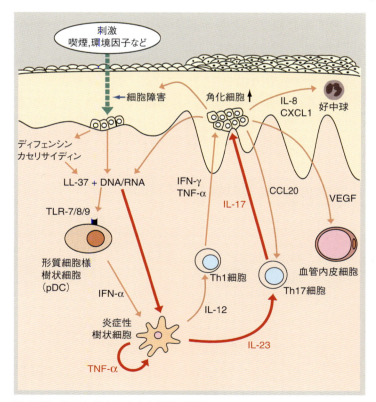

図 15.20　乾癬を引き起こす免疫学的要因
（Nestle FO, et al. N Engl J Med 2009；361：496／Chu CC, et al. Semin Immunol 2011；23：28 を参考に作図）

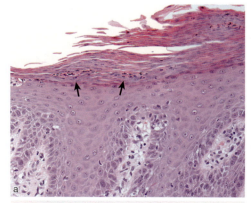
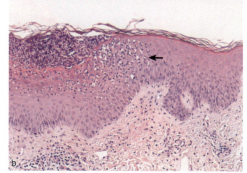

図 15.21　膿疱性乾癬の病理組織像
a：マンロー微小膿瘍（矢印）．b：コゴイ海綿状膿疱（矢印）．有棘層に好中球浸潤による海綿状態をみる．

> **MEMO**
> **The rule of 10s**
> 乾癬の重症度を評価する際には，①罹患体表面積（body surface area; BSA）＞10%，②PASIスコア＞10，③QOL評価スコア（dermatology life quality index; DLQI）＞10，のいずれかが当てはまった場合を重症とみなす考え方があり，これをthe rule of 10sという．

多房性の海綿状態を形成する．これを，コゴイ海綿状膿疱（Kogoj's spongiform pustule）と呼ぶ（図15.21b）．

検査所見

Köbner現象，Auspitz現象陽性を認める．レンサ球菌感染が先行する滴状乾癬ではASO値などの上昇をみる．膿疱性乾癬や乾癬性紅皮症では赤沈亢進，白血球増多，低カルシウム血症，低蛋白血症をきたすことがある．乾癬性関節炎ではリウマトイド因子は通常陰性である．

診断・鑑別診断

特徴的な臨床症状により診断可能だが，鑑別診断のために生検が必要になることもある．鑑別診断を表15.6に示す．膿疱性乾癬では無菌性膿疱であることを確認する．疾患の重症度を評価するためにPASI（psoriasis area and severity index）スコア（表15.7）が主に用いられる．

治療・予後

慢性に経過し，増悪と寛解を繰り返す．慢性炎症を反映して，とくに重症型ではメタボリックシンドロームや虚血性心疾患など全身疾患のリスク因子になる（乾癬マーチ，psoriatic march）．

局所療法としては，活性型ビタミンD_3外用やステロイド外用．密封包帯法（ODT）も用いられる．紫外線療法として，PUVA療法やnarrow band UVB療法，ターゲット型UVB療法も有効である．これらの無効例ではレチノイドやシクロスポリン，メトトレキサートの内服が検討されるが，副作用に注意

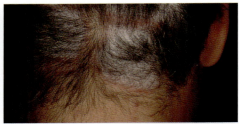

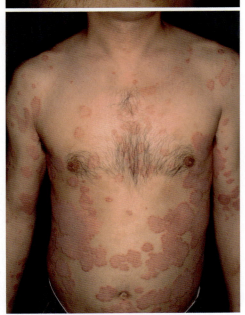

図15.22① **尋常性乾癬**（psoriasis vulgaris）

> **MEMO**
> **乾癬の検査所見：蝋片現象，Auspitz現象，Köbner現象**
> 蝋片（ろうへん）現象とは，乾癬皮疹の表面を爪などでこすった際に蝋をはがしたような白色鱗屑がみられることをさす．鱗屑をはがし続けると，容易に点状出血を認めるようになり，これをAuspitz現象ないし血露現象と呼んでいる．これは，真皮部分が角層直下まで突出したために生じる（図）．また，皮疹のない部位に外傷などの刺激を加えると，その部位に皮疹を生じるKöbner現象がみられる．
>
>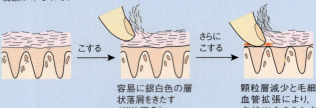

表 15.6 乾癬の鑑別疾患

疾患名	鑑別ポイント
脂漏性皮膚炎	臨床像は類似するが，脂漏部位に限定され，全身に及ばない
慢性湿疹，貨幣状湿疹	限局性であり，紅斑と鱗屑以外に丘疹や水疱など，多彩な病変を認める．瘙痒が強い．乾癬と比較して病変部の境界が不明瞭である
類乾癬	色素沈着や皮膚萎縮を伴うことが多く鱗屑が軽度．病理組織学的な鑑別が必要なことも多い
Gibert ばら色粃糠疹	初発疹を出した後に乾癬に類似した病変を呈するが，1〜2か月で消退
菌状息肉症	臨床像が類似することがある．病理所見において，表皮への異常リンパ球浸潤（ポートリエ微小膿瘍）
梅毒性乾癬（第2期梅毒疹）	掌蹠に乾癬類似の皮疹を伴う．病歴聴取と梅毒血清反応で鑑別
強直性脊椎炎	乾癬様皮疹を呈することがあり，乾癬性関節炎との異同が問題

そのほか，毛孔性紅色粃糠疹，体部白癬，反応性関節炎（Reiter 症候群）など

表 15.7 PASI スコア簡易計算表（乾癬の重症度評価）

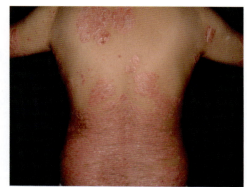
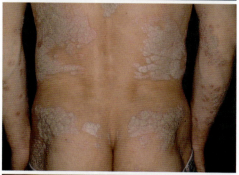
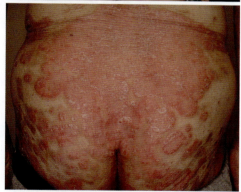

(http://www.kyowa-kirin.co.jp/kayumi/kansen/diagnosis.html から引用)

する必要がある．ステロイド内服は膿疱性乾癬を惹起する可能性があるため，原則として行わない．重症例では分子生物学的な機序の解明を背景として，TNF-α や IL-23，IL-17 などに対するモノクローナル抗体（生物学的製剤，表 6.12 参照）による治療も行われる．最近は PDE4 阻害薬や JAK 阻害薬による治療も注目されている．膿疱性乾癬では顆粒球単球吸着除去療法（granulocyte and monocyte absorption apheresis；GMA）が行われることもある．

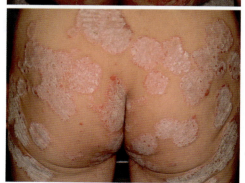

図 15.22② 尋常性乾癬（psoriasis vulgaris）

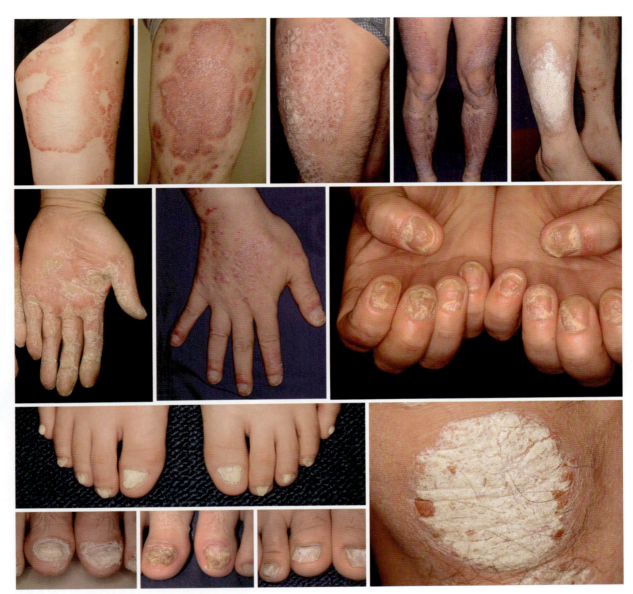

図 15.22③ **尋常性乾癬**(psoriasis vulgaris)
境界明瞭,銀白色の厚い鱗屑を付着した紅斑局面.特徴的な爪の変化.

1) 尋常性乾癬　psoriasis vulgaris

　紅色丘疹からはじまり,拡大や融合して境界明瞭で銀白色の厚い鱗屑を付着した直径1〜数cmの紅色局面を形成する(図15.22).自覚症状はないこともあるが,瘙痒を伴う場合もある.肘頭や膝蓋,被髪頭部(とくに生え際),殿部などの刺激を受けやすい部位に好発する.肥満者では間擦部にも認めやすい.爪の変化(粗糙化や点状陥凹など)も高頻度に認める.

2）滴状乾癬　guttate psoriasis

体幹や四肢近位側に，比較的急性の経過で1cm大までの小さな角化性紅斑が多発する（図15.23）．個々の皮疹は尋常性乾癬と同様である．小児に多く，上気道のレンサ球菌感染後の発症や薬剤誘発性も存在する．数か月で消退することが多い．

3）膿疱性乾癬　pustular psoriasis

無菌性膿疱を主体とする．汎発型や限局型などの病型がある（表15.8）．汎発型では発熱や全身倦怠感，悪寒戦慄とともに全身に紅斑を生じ，その上に無菌性膿疱が多発し，さらに融合して膿海を形成する．膿疱は容易に破れてびらんを形成する．低蛋白血症をきたし，全身状態が悪化する場合もある．尋常性乾癬の経過中に生じることもあるが，乾癬の既往がなく突然発症する場合もある（図15.24）．

4）乾癬性紅皮症　psoriatic erythroderma

乾癬の皮疹が全身に出現し，紅皮症化したものをいう（図15.25）．尋常性乾癬や膿疱性乾癬から移行することが多い．低蛋白血症や脱水，低カルシウム血症などをきたしやすい．

5）乾癬性関節炎　psoriatic arthritis；PsA

乾癬に伴って関節炎症状をきたしたものをいい，乾癬患者の約15％にみられる（図15.26）．爪や頭部に皮疹があると本症を合併しやすい．運動時よりも安静時に関節痛が増強し，炎症

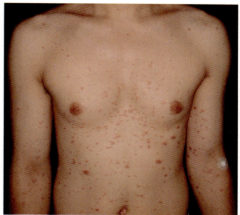
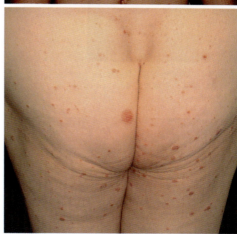

図15.23　滴状乾癬（guttate psoriasis）
1cm大の角化性紅斑の多発．

表15.8　膿疱性乾癬の分類

	分類		臨床像
限局型	限局性膿疱性乾癬		尋常性乾癬の周囲に限局した膿疱
	掌蹠膿疱性病変	掌蹠膿疱症	拇指球や土踏まずに限局した膿疱．両側性．14章 p.264 参照
		稽留性肢端皮膚炎（Hallopeau）	外傷に続発することが多い．片側の指趾先端に膿疱．爪の変形を伴う
汎発型	汎発性膿疱性乾癬	von Zumbusch 型	急激に全身症状とともに膿疱を多発し，再発を繰り返す．尋常性乾癬からの移行例もある
		稽留性肢端皮膚炎の汎発化	まれ
		小児汎発性膿疱性乾癬	まれ
		疱疹状膿痂疹	妊娠中〜末期に多発性膿疱と全身症状
	連圏環状型（circinate annular）		小児に好発．全身状態良好だが難治性

> **MEMO**
> **IL-36 受容体阻害因子欠損症（deficiency of interleukin-36 receptor antagonist；DITRA）**
> 汎発性膿疱性乾癬，とくに尋常性乾癬が先行しない患者の多くは，*IL36RN* 遺伝子の異常を有することが最近判明した．IL-36 受容体阻害因子が欠損し，角化細胞から分泌される IL-36 が異常に活性化されることで発症すると考えられている．

> **MEMO**
> **疱疹状膿痂疹（impetigo herpetiformis）**
> 妊娠後期に全身性膿疱性乾癬と同様の皮疹を生じることがある．発熱や低カルシウム血症などの全身症状を伴うことが多く，死産など胎児へ影響を及ぼすこともある．治療はステロイド内服を行うことが多い．

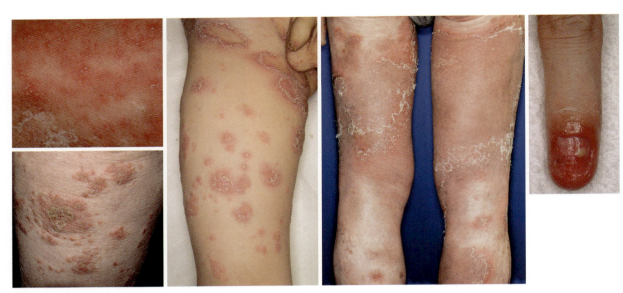

図15.24 膿疱性乾癬（pustular psoriasis）
無菌性膿疱を主体とする.

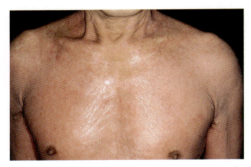

図15.25 乾癬性紅皮症（psoriatic erythroderma）

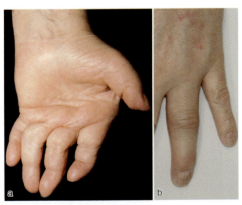

図15.26 乾癬性関節炎（psoriatic arthritis）
a：強い手指の変形をきたしたもの（ムチランス変形）.
b：左環指が全体的に腫脹している（指趾炎）. 爪変化を伴っている.

の主座は腱が骨に付着する部分であることが多い〔腱付着部炎（enthesitis），図15.27〕. 指全体が腫脹することもある〔指趾炎（dactylitis），図15.26b〕. 多くは非対称性関節炎型（単一～複数の指趾関節を侵す）であるが，関節リウマチ型や強直性脊椎炎型なども存在する. 関節炎が先行し，皮疹が認められない場合も少なくない. 不可逆性の変形をきたす場合があるため，生物学的製剤などを検討する.

2. 毛孔性紅色粃糠疹　pityriasis rubra pilaris；PRP

症状

掌蹠，四肢伸側（とくに肘，膝），胸腹部に好発する. 1～2mm大で毛孔一致性の角化性丘疹から始まり，融合して境界明瞭かつ不規則形のオレンジ色～紅色局面を呈する（図15.28）. その上に鱗屑が付着し，白色の角化性丘疹も多数出現する（おろし金様）. 掌蹠ではびまん性の角化を呈する. 通常自覚症状はないが，軽度の瘙痒や，掌蹠の亀裂による疼痛を生じることがある. 紅皮症化することがあり，一部に円形の正常皮膚を残す.

病因・疫学

ビタミンA代謝異常説があるが病因は不明. 小児期と40～50歳代に発症のピークがあり，若年型と成人型に分類される. 約半数は成人型である. 若年型では常染色体優性遺伝形式をと

ることがあり，一部は*CARD14*の遺伝子変異が指摘されている．HIV感染に関連する例も報告されている．

病理所見
毛孔は開大し，その中に角質が充満している．その周囲の表皮は肥厚し，不規則的に不全角化を認め，正常角化と不全角化の交互配列をみる．表皮内への好中球の浸潤は認められず，乾癬との鑑別点となる．真皮上層では毛細血管の拡張とリンパ球浸潤が観察される．

鑑別診断
乾癬，皮膚T細胞リンパ腫，脂漏性皮膚炎，薬疹，魚鱗癬，進行性（対称性）紅斑角皮症など．

治療・予後
通常は，若年型は1年以内，成人型は2〜3年で自然治癒する．対症療法としてサリチル酸ワセリン外用，ステロイド外用，活性型ビタミンD_3外用など．レチノイド内服も用いられる．

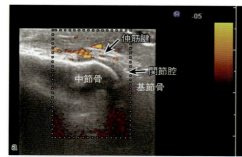
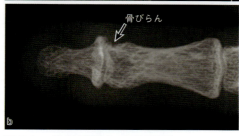

図15.27 乾癬性関節炎の画像診断像
a：指関節のパワードップラーエコー所見．伸筋腱が骨に付着する部分で血流が増加しており，腱付着部炎を反映する．b：腱付着部炎が持続すると同部位で骨の吸収が亢進し，骨びらんがみられる（矢印）．

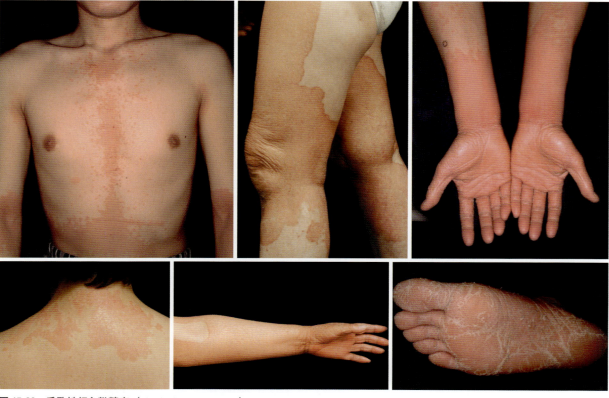

図15.28 毛孔性紅色粃糠疹（pityriasis rubra pilaris）
毛孔一致性の角化性丘疹．オレンジ色を帯びた乾癬様の局面．掌蹠のびまん性角化．

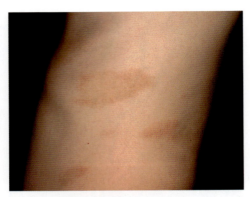

図 15.29　局面状類乾癬（parapsoriasis en plaque）
比較的境界明瞭な淡い紅斑を認める．

3. 類乾癬　parapsoriasis　★

Essence
- 乾癬に類似した角化性紅斑が多発する疾患の総称．
- 皮疹の形態から局面状類乾癬，苔癬状粃糠疹の 2 つに大別される．
- 自覚症状のない紅斑や落屑が出現し，新旧の皮疹が混在．
- 数年にわたって慢性に経過．局面状類乾癬の一部は菌状息肉症の前駆症状．
- 治療はステロイド外用や PUVA など．

分類
臨床症状から，局面状類乾癬（parapsoriasis en plaque）と苔癬状粃糠疹（pityriasis lichenoides）の 2 型に分類し，さらに細かく亜型に分類される（表 15.9）．

病因
原因不明．病態的には，いずれも表皮真皮接合部における T 細胞の浸潤を主体とするが，炎症性疾患から菌状息肉症の前駆症状までさまざまである．

病理所見
不全角化と表皮肥厚を認める．表皮および血管周囲にリンパ球の浸潤がみられる．局面状類乾癬では表皮内へのリンパ球浸潤が強く，異型を伴うこともある．苔癬状粃糠疹では液状変性や海綿状態，異常角化，赤血球の血管外漏出や潰瘍形成を認める．

鑑別診断
乾癬，脂漏性皮膚炎，Gibert ばら色粃糠疹，菌状息肉症．

表 15.9　類乾癬の分類とその特徴

局面状類乾癬
【臨床症状】粃糠様鱗屑を伴った紅斑．瘙痒はない
【病理所見】表皮真皮接合部のリンパ球浸潤
・大局面型：皮疹の直径 5 cm 以上，皮膚萎縮を伴う．一部は菌状息肉症の前駆症
・小局面型：皮疹直径 5 cm 未満．digitate dermatosis
苔癬状粃糠疹
【臨床症状】直径 1cm 大以下の紅斑，角化性丘疹，新旧の皮疹が混在する
【病理所見】リンパ球の表皮への浸潤，液状変性，出血
・慢性苔癬状粃糠疹（滴状類乾癬）：薄い白色鱗屑を伴う紅斑，小丘疹
・急性痘瘡状苔癬状粃糠疹：炎症症状が強く，潰瘍が主体

治療

ステロイド外用や narrow band UVB 療法が主．菌状息肉症や悪性リンパ腫に移行しうる大局面型類乾癬では，定期的に経過を観察する．

1）局面状類乾癬　parapsoriasis en plaque

壮年から老年男性に好発する．体幹や四肢に比較的境界明瞭な淡い紅斑を認め，わずかに鱗屑をつける（図 15.29）．「局面状」という病名であるが浸潤は触れない．瘙痒などの自覚症状はない．皮疹の直径が 5 cm より大きいか否かで大局面型（large plaque parapsoriasis）と小局面型（small plaque parapsoriasis）に分類する．

大局面型は軽度の萎縮を伴い，経過中に 10〜30％の割合で菌状息肉症へ移行しうる（図 22.38 参照）．小局面型は左右対称に多発することが多く，粃糠様落屑を伴う．皮膚割線に一致して細長い病変を形成することもある（digitate dermatosis）．

2）苔癬状粃糠疹　pityriasis lichenoides

若年者に好発し，体幹や大腿部，上腕を中心に生じる．顔面や掌蹠にはみられない．直径数 mm〜1 cm 程度までの小型の角化性丘疹が次々に発生し，新旧の皮疹が混在するのが特徴的である．治癒後に色素沈着や色素脱失，瘢痕を残す．経過から以下の 2 型に区別されるが，混在例や移行例も多い．いずれも年余にわたり増悪と軽快を繰り返す．

①慢性苔癬状粃糠疹（pityriasis lichenoides chronica；PLC）

直径 1 cm 程度までの紅斑や小丘疹が生じ，白色の鱗屑を付着する（図 15.30）．自覚症状は通常ない．個疹は数か月で軽快する．以前は滴状類乾癬と呼ばれていた．

②急性痘瘡状苔癬状粃糠疹（pityriasis lichenoides et varioliformis acuta；PLEVA）

発熱や倦怠感とともに，痂皮や潰瘍を伴う丘疹が多発する（図 15.31，15.32）．個疹は数週間で瘢痕を残して治癒する．以前は Mucha-Habermann 病とも呼ばれていた．

4. 扁平苔癬　lichen planus；LP　★

Essence

● 扁平に隆起した灰青色〜紫紅色の局面が手背，四肢や口腔粘膜に好発する．慢性に経過．

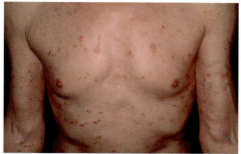

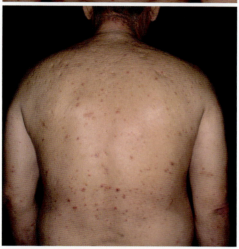

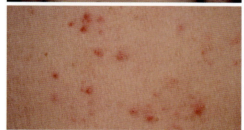

図 15.30　慢性苔癬状粃糠疹（pityriasis lichenoides chronica）
新旧の皮疹の混在は比較的少なく，潰瘍を伴うことはない．

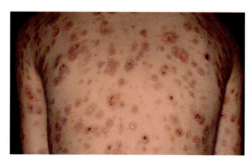

図 15.31①　急性痘瘡状苔癬状粃糠疹（pityriasis lichenoides et varioliformis acuta；PLEVA）
急性炎症症状が強く，新旧の皮疹が混在し，びらん・潰瘍形成も伴う．

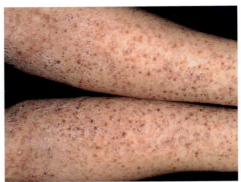

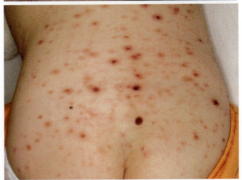

図15.31② 急性痘瘡状苔癬状粃糠疹（pityriasis lichenoides et varioliformis acuta ; PLEVA）

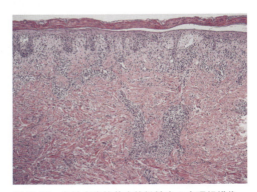

図15.32 急性痘瘡状苔癬状粃糠疹の病理組織像
液状変性と，強いリンパ球浸潤を伴う．

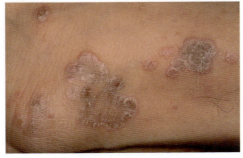

図15.33① 扁平苔癬（lichen planus）
典型例．

- 原因不明であるが，薬剤，C型肝炎，歯科金属が誘因となることがある．
- Köbner現象陽性．白色線条（Wickham線条）．
- 病理組織学的には液状変性が認められ，真皮浅層にリンパ球の帯状浸潤．
- 治療は原因の除去，タクロリムス外用，ステロイド外用が有用．

症状

男女差はなく成人に好発する．直径5～20mm程度の多角形および地図状の灰青色～紫紅色の丘疹，ないし硬貨大までの扁平隆起した紫紅色斑の形をとり，しばしば中央は陥凹する．表面は特有の光沢を有するか，白色調の鱗屑をわずかに付着する．皮疹が融合して局面を形成することもある（図15.33）．ときに強い瘙痒感を伴う．手背や四肢，口腔，爪に好発する．口腔粘膜では不規則な形の浸潤性白斑，白色線条あるいはびらん局面として観察されやすい．強い疼痛を伴うこともある．爪病変は爪甲縦溝や菲薄化，翼状片などをみる（図15.34）．

病因

表皮と真皮との境界部においてCD4$^+$T細胞を中心とする細胞傷害性反応が起こり，基底細胞の障害と角化異常をきたした結果，扁平隆起性の紫紅色紅斑や丘疹を形成する．炎症の起こる原因は不明であるが，薬剤（降圧薬，脳循環改善薬，抗結核薬など），C型肝炎，化学薬品（カラーフィルム現像液など），金属アレルギー（歯科金属など）によって生じることがある．造血幹細胞移植後に扁平苔癬様の皮疹を呈しやすい（p.293 MEMO参照）．

病理所見

不全角化を伴わない過角化，顆粒層の楔状肥厚，表皮突起の鋸歯状の延長，液状変性，真皮乳頭および乳頭下層での帯状（band-like）のリンパ球浸潤が認められる（図15.35）．液状変性により真皮浅層に変性した角化細胞が認められる（シバット小体）．真皮にはメラノファージも認められる（組織学的色素失調）．

検査所見・診断

健常皮膚に摩擦，紫外線照射などの刺激を加えると，扁平苔癬の皮疹が出現することがある（Köbner現象陽性）．皮疹の表面に細い灰白色線条がみえ，融合局面では網目として観察される（Wickham線条）．このような臨床症状および病理所見か

B. 後天性角化症／a. 炎症性角化症　293

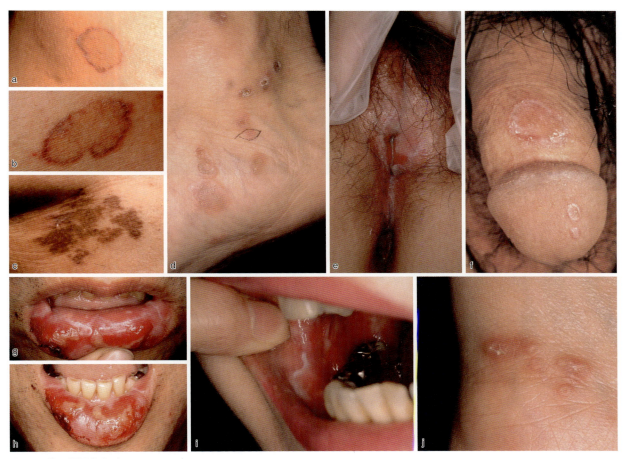

図 15.33② 扁平苔癬 (lichen planus)
多彩な臨床像. a, b：環状扁平苔癬. 汗孔角化症との鑑別が重要. 周囲に紅斑を認めるのが特徴的. c：色素性扁平苔癬. d：下肢に生じた典型例. e：硬化性苔癬との鑑別が重要. f：包皮, 亀頭に多発している. g, h：口唇. i：大臼歯近くの頬粘膜部に形成された白色線条. j：手首に生じた典型例.

ら診断する. また薬剤や歯科金属が原因かどうか, 薬剤摂取歴や職業歴, 歯科治療歴を聴取する. 必要に応じてパッチテストなどを行う.

治療・予後

慢性の経過をたどる. 薬剤などの原因を検索して中止する. 薬剤性では中止後も皮疹が遷延することが多い. タクロリムス外用, ステロイド外用などを行う. 口腔や口唇粘膜では, びらんから有棘細胞癌を生じることがある.

5. 線状苔癬　lichen striatus

症状・病因

小児に好発する. 主に片側四肢の Blaschko 線(ブラシュコ)に沿い, 線状

扁平毛孔性苔癬
(lichen planopilaris)
毛包を中心に扁平苔癬の変化を生じたもので, 頭部に好発する. 瘢痕性脱毛症（19章 p.372）の原因の一つとして重要である.

慢性 GVHD と扁平苔癬
造血幹細胞移植後の慢性 GVHD の症状として, しばしば扁平苔癬様の皮疹が現れる（10章 p.161 参照）. GVHD はドナーT細胞の免疫応答による宿主組織破壊により発症する. したがって, 扁平苔癬の発症には少なからず同様の機序が関与していると考えられている.

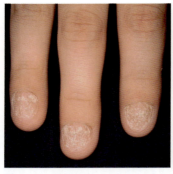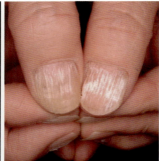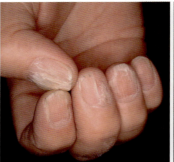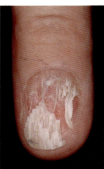

図 15.34　扁平苔癬でみられる爪変形
萎縮性の変形がみられる．

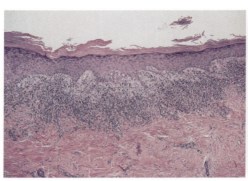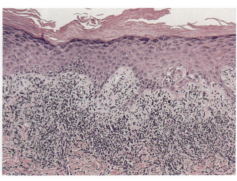

図 15.35　扁平苔癬の病理組織像
不全角化を伴わない過角化．表皮の鋸歯状の延長，真皮上層に帯状のリンパ球浸潤，基底層の液状変性をみる．

に配列する皮疹（図 15.36）．最初は淡紅色〜暗紅色で 2〜4 mm 径の丘疹が数個生じ，それが多発融合して線状あるいは帯状の皮疹となる．幅は 1〜2 cm 程度．自覚症状は通常ない．病因は不明．病理組織学的に湿疹性の非特異的炎症所見を示す．

鑑別診断・治療・予後

疣贅状表皮母斑，色素失調症（第 2 期），扁平疣贅，線状扁平苔癬などを鑑別する．本症の多くは数か月で自然消退する．ステロイド外用薬にも反応する．

6. 光沢苔癬　lichen nitidus

症状・病因

若年者に好発．表面が平滑で光沢のある，大きさのそろった直径 1〜2 mm 大の小丘疹が，散在ないし集簇する（図 15.37）．皮疹の融合や紅斑を伴わず，色調は正常皮膚色〜黄白色を呈する．瘙痒などの自覚症状を伴わない．下腹部や四肢屈側，陰茎に生じやすい．約 50％の症例で Köbner 現象が観察される．

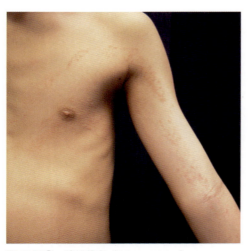

図 15.36①　線状苔癬（lichen striatus）

病理所見

小丘疹に一致した部位では表皮突起が軽度延長し，その直下に類上皮細胞やリンパ球，Langhans型巨細胞(ラングハンス)などからなる巣状の細胞浸潤が観察される．液状変性も認められる．

治療・予後

数か月から数年で自然治癒する．瘙痒を伴う場合はステロイド外用薬を用いる．

7. Gibert ばら色粃糠疹(ジベル)
pityriasis rosea（Gibert） ★

Essence
- 一過性の原因不明の炎症性角化症．青年に多い．
- 楕円形の皮疹が体幹を中心に散発し，襟飾り状紅色局面．長軸が皮膚の割線方向に一致する．
- 初発疹はヘラルドパッチと呼ばれる．
- 1～3か月にて自然治癒．治療はステロイド外用など．

症状

10～30歳代に多く，春と秋に多く発生する．感冒様症状が先行する例がある．初発疹はヘラルドパッチ（herald patch）と呼ばれ，50～90％でみられる（図15.38）．主に体幹に直径2～5 cmで比較的大きな類円形の淡紅色局面が1個発生する．辺縁に環状の鱗屑を有する（襟飾り状）．経過とともに中心部は退色してやや黄色調になる．初発疹から2～14日後に，急激に体幹や四肢中枢側にかけて卵円形，大小不同で辺縁に鱗屑を伴う直径1～2 cmの紅色局面が多発する．卵円形の長軸は皮膚の割線方向（Langer割線）(ランガー)にほぼ一致しており，背部ではクリスマスツリーのようにみえる．皮疹の出現は体幹と近位四肢が主体で，数週間新生が続く．さらに末梢へ広がることもあるが，掌蹠と頭部（日光露出部）は通常侵されない．全身状態は良好で，軽度の瘙痒を伴う程度である．

病因

不明であるが，遺伝的素因やHHV-6，7の再活性化の関与が指摘されている．また，薬剤や化学物質（メトロニダゾール，砒素など）によって本症に類似した皮疹を呈することがある．

病理所見

表皮肥厚，海綿状態，不全角化および単核球の表皮内浸潤が

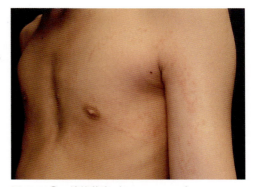

図15.36② 線状苔癬（lichen striatus）

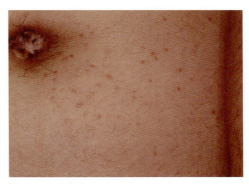

図15.37 光沢苔癬（lichen nitidus）
正常皮膚色から黄白色の数mm大の小丘疹が散在性に多発．

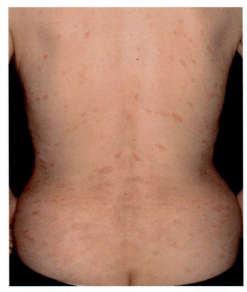

図15.38① Gibertばら色粃糠疹〔pityriasis rosea（Gibert）〕
クリスマスツリー状．

296　15章　角化症

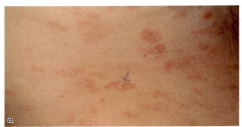
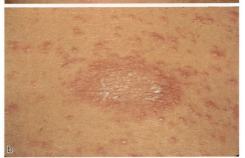

図 15.38②　Gibert ばら色粃糠疹〔pityriasis rosea (Gibert)〕
a：粃糠疹．b：初発疹（ヘラルドパッチ）を呈する．

表 15.10　Gibert ばら色粃糠疹の鑑別疾患

疾患	鑑別点
癜風	発赤を伴わない．KOH 法で癜風菌の検出
脂漏性皮膚炎	頭部や顔面など、脂漏部位にも皮疹を認める
梅毒性ばら疹	鱗屑が少ない．手掌足底にも皮疹出現．梅毒血清反応陽性
滴状乾癬	鱗屑が厚く銀白色．Auspitz 現象
薬疹	薬剤摂取歴
体部白癬	瘙痒が強い．KOH 法で白癬菌を検出

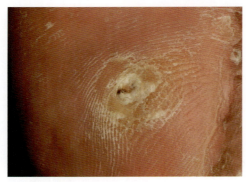

図 15.39　鶏眼（clavus, corn）

> **MEMO**
> **指背線維腫症（dorsal fibromatosis）**
> 同義語：ナックルパッド（knuckle pad）．指趾背関節部に，正常皮膚色から褐色で，直径 1〜2 cm 大の過角化を伴う隆起性病変が多発する．同部位への繰り返す外力に対する反応性変化．

認められるが，特異的ではない．

鑑別診断・治療・予後

表 15.10 にあげた疾患との鑑別が重要である．治療は対症療法が中心となり，ステロイド外用薬と抗ヒスタミン薬を用いる．通常 1〜3 か月で自然治癒し，再発はほとんどない．

b. 非炎症性角化症　noninflammatory keratosis

1. 鶏眼　clavus, corn　★

症状・病因

鶏眼（いわゆる"うおのめ"）は慢性的な物理的圧迫によって，反応性に限局性の過角化をきたしたものである（図 15.39）．足底に生じやすく，足の変形などで靴が合わなくなることで生じる場合が多い．肥厚した角層の中心が，芯のように真皮へ深く侵入している〔核 (core)〕ため，魚の目のような外観を呈し，圧痛を伴う（図 15.40）．

鑑別疾患

足底疣贅（23 章 p.495 参照）との鑑別を要する．足底疣贅では圧迫部と関係なく生じ多発する傾向にあり，角層を削ってダーモスコピーなどで観察すると点状出血がみられやすい．

治療

原因となる刺激を避ける．フットパッドの使用．スピール膏®の貼布などを行う．

2. 胼胝　callus, tylosis　★

胼胝（いわゆる"たこ"）も鶏眼と同じ原因で生じるが，角質が一様に肥厚しているため，圧痛はほとんどない（図 15.40, 15.41）．圧迫や摩擦などの機械的刺激が反復している部位，骨の突起部に一致して好発する．持続すると真皮の線維化も生じる．第 2，第 3 指末節骨対向部（筆記具によるペンだこ），足関節背部（正座による座りだこ）などが好発部位となる．

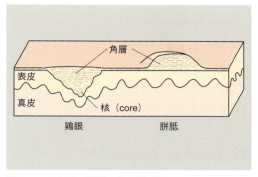

図 15.40 鶏眼，胼胝の病理模式図

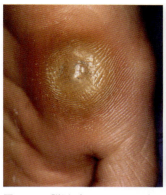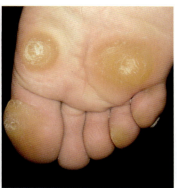

図 15.41 胼胝 (callus, tylosis)

3. 毛孔性角化症　keratosis pilaris

同義語：毛孔性苔癬（lichen pilaris）

症状・病因・病理所見

上腕や大腿の伸側に，毛孔に一致した正常皮膚色〜淡紅色，1〜3 mm 大の角化性丘疹が多発する（図 15.42）．軽症も含めると 10 歳代の 30〜40％に認められる．多くは学童期から発症し，思春期頃に目立つようになる．丘疹はザラザラした感触をもち，融合や拡大傾向を示すことはない．自覚症状を伴うことも通常ない．病理所見では毛孔が開大し，その中に角栓と捻転毛を認める．遺伝傾向があり，常染色体優性遺伝が推測される．また尋常性魚鱗癬やアトピー性皮膚炎を伴う例もある．

治療・予後

思春期を過ぎると自然消退する．対症療法として保湿剤またはサリチル酸ワセリンなどの外用．

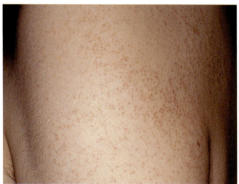
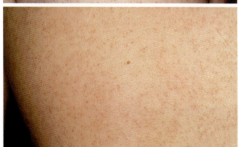

図 15.42 毛孔性角化症 (keratosis pilaris)

4. 顔面毛包性紅斑黒皮症（北村）
erythromelanosis follicularis faciei（Kitamura）

同義語：erythromelanosis follicularis faciei et colli

耳前部から頬にかけて対称性に紅斑性局面を形成し，その上に毛孔一致性の角化性丘疹を認める（図 15.43）．若年男子に好発する．海外では毛孔性角化症の一型ととらえられており，四肢に毛孔性角化症を合併しやすい．

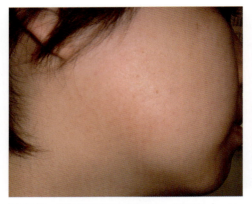

図 15.43 顔面毛包性紅斑黒皮症（北村）〔erythromelanosis follicularis faciei（Kitamura）〕
10歳代女性．耳前部から頬にかけて毛孔一致性の角化性丘疹による紅斑性局面を認める．

5. 棘状苔癬　lichen spinulosus

棘状の突起をもった毛孔性丘疹が集簇し，直径 2〜5 cm の局面を形成する．若年者の頸部，殿部，腹部などに生じる．病理組織学的には毛孔性角化症と同一．原因不明であるが AIDS や Crohn 病などに続発した報告がある．

6. 黒色表皮腫　acanthosis nigricans；AN　★

Essence
- 頸部や腋窩に，ザラザラした表面の黒褐色の局面をきたす疾患．
- 内臓悪性腫瘍（とくに胃癌）に合併する悪性型，肥満関連型，内分泌疾患に伴う症候型の 3 型に大別．
- 病理所見では，乳頭腫，過角化，基底層の色素沈着を特徴とし，基本的に表皮肥厚はない．

症状
項頸部，腋窩，臍窩，鼠径部などに，黒褐色のザラザラした乳頭状隆起をきたし，ビロード状あるいはおろし金状の外観を呈する（図 15.44）．内臓悪性腫瘍（とくに胃癌）を合併する悪性型（malignant AN），肥満者にみられる肥満関連型（obesity-associated AN，以前は仮性型と呼ばれた），高インスリン血症や SLE などを背景とする症候型（syndromic AN，良性型

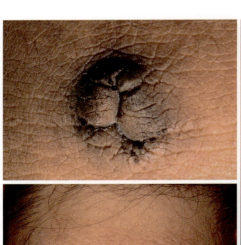
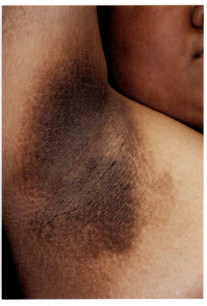

図 15.44　黒色表皮腫（acanthosis nigricans）

と呼ばれた概念を含む）などに分類される．肥満関連型が最も多い．悪性型では口囲に出現しやすい．

病理所見

乳頭腫，過角化，基底層の色素沈着を3主徴とする（図15.45）．acanthosis nigricans という病名ではあるが，表皮肥厚（acanthosis）はみられないことが多い．

診断・治療

臨床症状から診断する．悪性型では，内臓悪性腫瘍に先行ないし同時発生する場合が70％以上を占めるため，癌の早期発見にもつながる．基礎疾患の治療や肥満の改善により皮疹も軽快する．

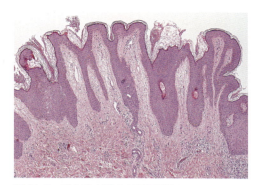

図 15.45　黒色表皮腫の病理組織像

7. 融合性細網状乳頭腫症
confluent and reticulated papillomatosis

体幹（とくに乳房間，上腹部）に灰褐色の色素斑～角化性丘疹が生じて，それが融合して網目状の局面を形成する（図15.46）．思春期から青年期に多く発生し，慢性に経過する．自覚症状はない．原因不明であるが Malassezia 属感染の関連が示唆されている．抗真菌薬外用，ミノサイクリン内服などが行われる．

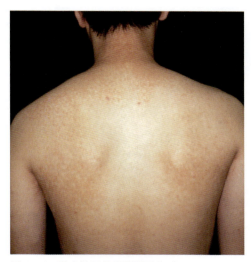

図 15.46　融合性細網状乳頭腫症（confluent and reticulated papillomatosis）

8. 腫瘍随伴性先端角化症
paraneoplastic acrokeratosis

同義語：Bazex 症候群（Bazex syndrome）

四肢末端，鼻尖，耳介などに対称性に乾癬に類似した紅色局面が出現し（図15.47），その数か月後に内臓悪性腫瘍が顕在化するものをいう．40歳以上の男性に多く，食道，肺，咽頭，喉頭の扁平上皮癌を背景とすることが多い．角化病変は悪性腫瘍の病勢に並行する．

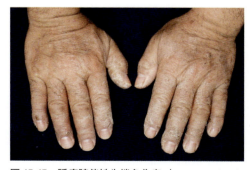

図 15.47　腫瘍随伴性先端角化症（paraneoplastic acrokeratosis）

9. 鱗状毛包性角化症（土肥）
keratosis follicularis squamosa（Dohi）

体幹，とくに腰部，腹部，殿部に毛孔に一致した黒点が左右対称性に生じ，それを中心に3 mm～1 cm大の灰白色，円形葉状の鱗屑が付着する（図15.48，15.49）．自覚症状はない．青年期に好発する．

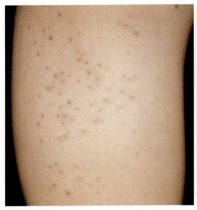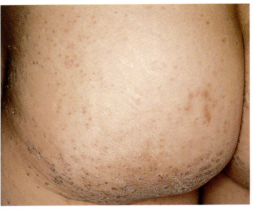

図15.48 鱗状毛包性角化症（土肥）
[keratosis follicularis squamosa (Dohi)]

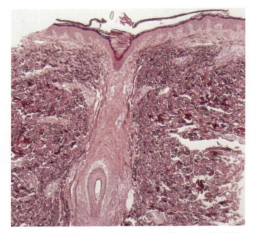

図15.49 鱗状毛包性角化症（土肥）の病理組織像

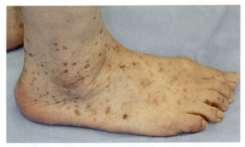

図 15.50 固定性扁豆状角化症 (hyperkeratosis lenticularis perstans)

10. 連圏状粃糠疹（遠山） pityriasis circinata（Toyama）

同義語：pityriasis rotunda

　腰部，腹部，殿部に生じる後天性角化症．皮疹は直径1～数cm，正円形あるいは楕円形で境界明瞭な角化性の淡紅色局面である．褐色～灰白色のちりめん皺様の落屑を伴う．内臓悪性腫瘍の合併例がある．

11. 固定性扁豆状角化症 hyperkeratosis lenticularis perstans

同義語：Flegel病（フレーゲル）

　中高年の四肢，とくに足背や手背に好発．直径1～5mmまでの赤～茶褐色調の，鱗屑が固着した棘状の扁平隆起性丘疹で，左右対称性に発症する（図15.50）．原因不明で慢性に経過する．

12. 後天性魚鱗癬 acquired ichthyosis

Essence
- 悪性腫瘍（悪性リンパ腫など），サルコイドーシス，薬剤などに続発．
- 尋常性魚鱗癬に類似した臨床像をとるが，関節伸側のみでなく屈側も侵す．

症状・病理所見

尋常性魚鱗癬に類似した皮疹が生じる．関節伸側のみでなく屈側も侵す（**図 15.51**）．病理組織学的にも尋常性魚鱗癬に類似する．

病因

悪性腫瘍〔悪性リンパ腫（とくに Hodgkin リンパ腫），白血病，内臓悪性腫瘍，Kaposi 肉腫など〕，全身性疾患（サルコイドーシス，甲状腺機能低下症，ハンセン病，結核，SLE，AIDS など），薬剤（ニコチン酸など）を背景として生じうる．

診断

皮膚症状や病理所見のみでは他の先天性魚鱗癬との鑑別は不可能．臨床経過と基礎疾患の検索が診断に重要となる．

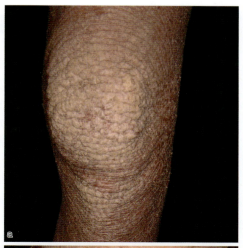
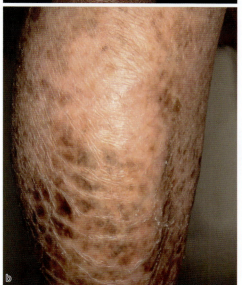

図 15.51　後天性魚鱗癬（acquired ichthyosis）
a：Hodgkin リンパ腫に伴う．b：菌状息肉症に伴う．

Disorders of skin color

16章 色素異常症

　ヒトの皮膚色を決定する代表的な因子はメラニン，カロテン，ヘモグロビンである．なかでもメラニンによる影響が大きく，人種差による皮膚色の違いはメラニンの種類と量の差による．よって，色素異常をきたす疾患の多くはメラニンの増加ないし減少によるもので，その機序としてメラニンの生成不全ないし亢進，メラノサイトの減少ないし増加があげられる．原因には先天的，自己免疫反応，光線などが考えられる．
　また，ビタミンAの前駆体であるカロテンを含んだ物質を大量に摂取すると，角層や皮下脂肪組織にカロテンが増加し黄色調の皮膚を呈する（柑皮症）．そのほか，刺青や外傷など異物の皮膚沈着についても解説する．血管の異常，あるいは血管内のヘモグロビンも皮膚色に変化を及ぼすが，本章では取り上げない．

A. 色素の脱失を主体とするもの　depigmentations

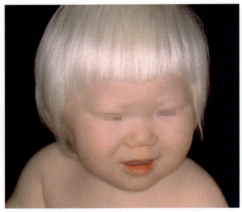

図 16.1　眼皮膚白皮症（oculocutaneous albinism），OCA1A 型
女児例．メラニン生成能を有さないため，成長しても毛髪は白色調のままである．チロシナーゼ遺伝子変異が同定された．

表 16.1　眼皮膚白皮症（OCA）の主な分類

病型
OCA 1 型：チロシナーゼ遺伝子（*TYR*）関連型
1A：酵素活性がまったくない（チロシナーゼ陰性型）
1B：酵素活性をわずかに残す（黄色変異型）
1MP：最小色素型（minimal pigment）
1TS：温度感受性型（temperature-sensitive）
OCA 2 型：P 遺伝子関連型（旧名：チロシナーゼ陽性型）
OCA 3 型：*TYRP1* 関連型
OCA 4 型：*SLCA45A2*（*MATP*）遺伝子型
HPS 型：Hermansky-Pudlak 症候群
CHS 型：Chédiak-Higashi 症候群

1. 眼皮膚白皮症　oculocutaneous albinism；OCA ★

同義語：先天性白皮症（congenital albinism）

Essence
- メラニン生成経路（図1.20 参照）に先天的な異常があるため，生下時から皮膚や髪，眼の色素が減少ないし消失（図16.1）．
- 眼振を認めることが多い．
- 全病型とも常染色体劣性遺伝．
- 著しい光線過敏症のため，皮膚悪性腫瘍を合併しやすい．
- 強力なサンスクリーンの使用，眼の保護が重要．

分類
　原因遺伝子の違いによりOCA1〜OCA4の4型に大別され（表16.1），さらにHermansky-Pudlak症候群やChédiak-Higashi症候群など，他の遺伝性疾患の一症状としても眼皮膚白皮症が認められる．各病型の症状や原因については後述する．

病理所見
　メラノサイトの数や形は正常であるが，未熟なメラノソーム（stage Ⅳにまで達していないもの）を電子顕微鏡で確認できる（図16.2）．

診断・検査
　電子顕微鏡下でメラノサイト内のメラノソームの成熟度を観察する．最重症型のOCA1Aではメラニンの沈着を認めない未熟な stage Ⅰ/Ⅱのメラノソームのみを認める（図1.21参照）．

ある程度色素産生が残存する病型では stage Ⅲ と少数ながら stage Ⅳ までのメラノソームも認めることがある．最重症型の OCA1A では，出生前診断が行われることがある．病型確定には遺伝子変異の同定が必要となる．

治療

紫外線による発癌および皮膚老化を予防するため，乳児期から強力なサンスクリーンを外用する．また，眼の保護および矯正のためコンタクトレンズやサングラスを使用する．

眼皮膚白皮症の病型

1) OCA1 型 ★

チロシナーゼ遺伝子の変異により生じる（図 1.20 参照）．チロシナーゼ活性がまったく失われた OCA1A，部分的に活性の残っている OCA1B などにさらに細かく分類される．いずれも常染色体劣性遺伝形式をとる．日本人では最も頻度の高い病型である．

OCA1A のようにメラニンがまったく生成されない病型では，皮膚は生涯を通じて白またはピンク色を呈し，毛髪も白色となる（図 16.1）．日光皮膚炎（日焼け）が著しく，露出部では悪性腫瘍（基底細胞癌，有棘細胞癌，悪性黒色腫など）を生じやすい．眼においては，虹彩と脈絡膜は青色，眼底は淡紅色を呈するため，真横からの照明では青く，正面からの照明ではピンク色に見える（pink-eye）．羞明および矯正不可能な視力障害を伴い，常に眼を細め横目で見るという特有の顔貌を示す．水平方向の眼振も呈する．一方，メラニンの生成がきわめて低下しているが若干でも残っている病型では，出生時はOCA1A と区別不可能であっても，加齢に伴い毛髪と皮膚に徐々に色素が認められるようになる症例もある．

2) OCA2 型

15 番染色体にある P 蛋白の遺伝子の異常により生じ，常染色体劣性遺伝形式をとる．P 蛋白はメラノソームのイオンチャネルを制御して，メラノソーム内の pH を調整する．P 蛋白の異常によってメラノソームの機能が低下すると推測されている．

出生時に色素がまったくないものから軽度を認める症例までさまざまであり，臨床症状だけでは OCA1 型とは鑑別できない．眼は青みがかった灰色で，毛髪は淡い黄色からブロンドを呈するが，加齢とともに色素が強くなる．

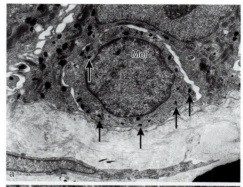
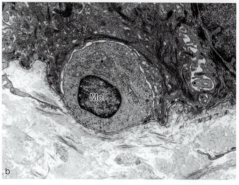

図 16.2 メラノサイト（Mel）の電子顕微鏡像：健常者（a）と眼皮膚白皮症（OCA1A）（b）．
a：健常者のメラノサイトでは，黒色調に成熟した stage Ⅳ メラノソームを細胞質内に大量に認める（矢印）．メラノサイトは周囲の角化細胞へメラノソームを移送している．b：眼皮膚白皮症ではほとんどが未熟な stage Ⅱ までのメラノソーム．周囲の角化細胞の細胞質内にも成熟したメラノソームは認められない（図 1.21 参照）．

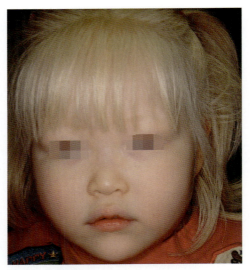

図16.3 眼皮膚白皮症(oculocutaneous albinism)，OCA4型
生下時は完全な白毛であったが，成長とともに徐々に色素沈着が生じ，現在は金髪を呈する．SLC45A2遺伝子変異が同定された．

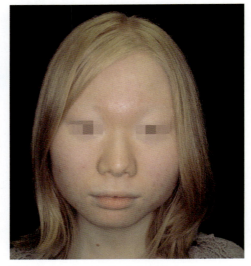

図16.4 Hermansky-Pudlak 症候群 (Hermansky-Pudlak syndrome；HPS)
毛は金髪，皮膚は色白である．成長とともに徐々に色素を有するようになってきた．出血傾向あり．肺線維症や腸炎などの症状は年齢を経てから出現することが多い．

3) OCA3型

メラニン生成を調節する *TYRP1*（チロシナーゼ関連蛋白1型）遺伝子変異により発症する．アフリカ系人種に好発し，皮膚色は赤褐色で，毛髪は淡い赤褐色から赤毛を呈する．通常眼症状は伴わない．

4) OCA4型

SLC45A2（*MATP*）遺伝子の異常により発症する．MATP（membrane-associated transporter protein）はメラノソーム膜表面の輸送蛋白の一種である．日本人では OCA1 型に続き頻度の高い病型である．皮膚には色素を若干認め，毛髪は淡い黄色が最も多いが茶などの症例もある（**図16.3**）．眼は青や灰色，赤褐色である．

5) Hermansky-Pudlak 症候群 Hermansky-Pudlak syndrome；HPS ★

細胞内蛋白質輸送にかかわると推測されているいくつかの原因遺伝子が明らかになっており，原因遺伝子に基づいて，さらに病型分類（HPS1〜10）されている．常染色体劣性遺伝．皮膚や毛髪にはある程度の色素が出現する（**図16.4**）．セロイドリポフスチンの沈着による肺線維症や肉芽腫性大腸炎を併発することがあり，また，歯肉出血や紫斑などの出血傾向を示す．

6) Chédiak-Higashi 症候群 Chédiak-Higashi syndrome；CHS ★

1番染色体（1q42）にある *LYST*（lysosomal trafficking regulator）遺伝子の異常により，微小管（microtubule）が正常に機能せず発症する．常染色体劣性遺伝．メラノサイトの輸送障害による部分的白皮症と光線過敏症がある．皮膚はクリーム色〜灰色を呈し，毛髪は赤毛となるが，顔面などの露出部は日光皮膚炎により暗紅色を呈する．また，好中球性免疫能低下により細菌感染症に罹患しやすい．病理組織学的には末梢白血球に巨大リソソーム顆粒（ペルオキシダーゼ陽性）を認める．治療としては感染症などに対する対症療法．根治療法として造血幹細胞移植を行う．リンパ増殖性疾患や血球貪食症候群を生じて予後不良となることが多い．

2. 尋常性白斑　vitiligo vulgaris　★

Essence
- 俗にいう"白なまず".
- 後天的にメラノサイトが減少ないし消失するため，脱色素斑（白斑）を形成.
- メラノサイトやメラニンに対する自己免疫などが原因と考えられているが不明.
- 治療はステロイド外用やPUVAなど.

分類
　白斑の分布によって，神経支配領域と関係なく全身に生じる汎発型（generalized vitiligo，最も頻度が高い），神経支配領域に沿って片側性に生じる分節型（segmental vitiligo），口囲と指趾に限局する肢端顔面型（acrofacial vitiligo）などに分類される.

症状・疫学
　発症に男女差はなく，20歳前後の若年者に多い．人口の約1％が罹患する．20～30％の症例において家系内発生をみる．皮疹は境界明瞭な完全脱色素斑で，多くはその辺縁で色素が軽度増強している．形や大きさは不定で，しばしば融合する（図16.5）．頭部に発症すると白髪になる．自覚症状はない．汎発型は脂漏部位や，機械的刺激が加わりやすい四肢伸側，腰部，腹部，間擦部，顔面頸部に対称性に出現し，拡大傾向がある．分節型は一定神経支配領域に一致して片側性に発生し，顔面に好発する.

病因・合併症
　病因は不明であるが，メラノサイトやメラニンに対する自己免疫や，末梢神経機能異常などが関与すると考えられている．Graves病や慢性甲状腺炎（橋本病），Addison病，悪性貧血，糖尿病などを合併することがある.

病理所見
　初期においては，ドーパ反応が減弱ないし消失した変性メラノサイトと，真皮上層へのリンパ球や組織球の浸潤が認められる．完成期ではメラノサイトの消失と基底層でのメラニン顆粒の欠如をみる.

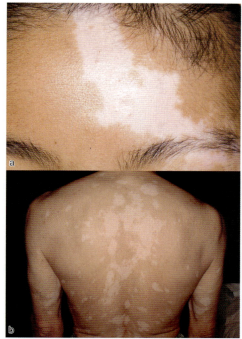
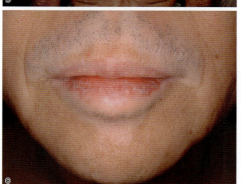
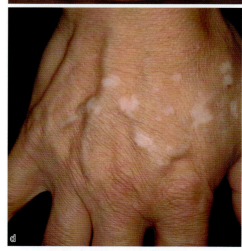

図 16.5　尋常性白斑（vitiligo vulgaris）
　a：前額部．b：背部．c：口唇部．d：手背部に辺縁明瞭な脱色素斑を認める.

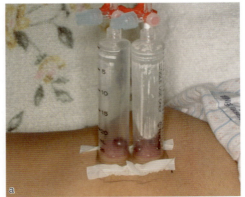

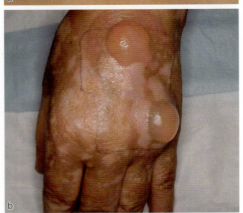

図 16.6 尋常性白斑の陰圧吸引法による治療
a：健常皮膚に陰圧をかけ人工的に水疱（suction blister）を作製する．b：尋常性白斑病変部に同様に陰圧で水疱を作製させる．病変部の水疱蓋を除去し，健常部から採取した水疱蓋を移植する．

MEMO　ロドデノールによる白斑

ロドデノール（rhododenol）はチロシナーゼを阻害することでメラニン生成を抑制する．美白成分としてかつて化粧品に配合されていたが，2013年に白斑をきたした症例が相次ぎ，社会問題となった（図）．

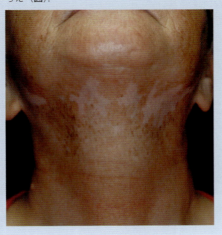

鑑別診断

まだら症，脱色素性母斑，老人性白斑，Vogt・小柳・原田病，白斑黒皮症，癜風，ハンセン病など．

治療

PUVA療法，ステロイド外用のほか，narrow band UVB療法や活性型ビタミンD_3外用，タクロリムス外用が有効．露出部の場合は，カバーメイクアップなどを用いて白斑を隠すことで，患者の精神的負担を減らす．健常部から白斑部への皮膚移植（ミニグラフト法や陰圧吸引法，図16.6）が行われることもある．

3. まだら症　piebaldism

同義語：ぶち症，限局性白皮症（partial albinism）

定義

限局性で，とくに前額部や前頭部の白毛および白色斑が特徴的である．白斑および白毛部にはメラノサイトがほとんど観察されない．常染色体優性遺伝のまれな先天性疾患である．

症状

90％の症例で前頭部から前額部にかけて，三角形〜菱形の白毛および白斑部を認める〔ホワイト・フォアロック（white forelock）〕．四肢や体幹では地図状の白斑を生じる．白斑の内部に小色素斑が混じる．これらの白斑および白毛は生下時から存在し，加齢とともに拡大や縮小をきたすことはない．

病因・病理所見

KIT 遺伝子の異常により発症．発生の段階において，メラノブラストは神経堤から表皮へ移動して定着し，メラノサイトへと分化する．*KIT* 遺伝子はこの移動，定着に関与し，異常受容体が半分生じることでメラノブラストの定着しない部位が出現し，白斑を生じると考えられている．病理組織学的には，白毛および白斑部においてメラノサイトが欠如する．

診断・治療

常染色体優性遺伝，ホワイト・フォアロックの存在，白斑内部の小色素斑の存在で確定診断する．同様にメラノサイトの消失をきたしホワイト・フォアロックや白斑を呈する疾患としてWaardenburg-Klein症候群があり，虹彩異色症，顔面形成異常，先天性難聴を伴う．治療は表皮移植や培養メラノサイト移植などが報告されている．

A. 色素の脱失を主体とするもの　307

4. Sutton 母斑　Sutton nevus, halo nevus ★

同義語：Sutton 遠心性後天性白斑（leukoderma acquisitum centrifugum Sutton），Sutton 白斑（leukoderma Sutton）

定義・病因・症状

母斑細胞母斑（黒子）を中心に置いて，周囲に楕円形の白斑を生じたもの（図 16.7）．小児〜青年の体幹や顔面，頸部に好発し，突然白斑が生じる．尋常性白斑を合併することもある．中心の黒子部に存在するメラニンに対する自己免疫が生じ，その免疫反応が周囲皮膚のメラニンに対しても起こるために白斑が生じると考えられている．まれに，悪性黒色腫，血管腫，青色母斑，神経線維腫，老人性疣贅などの周囲に白斑を生じる場合があり，これを Sutton 現象（Sutton's phenomenon）という．

病理所見

母斑細胞やメラノサイトの変性，崩壊が認められ，その周囲にリンパ球とマクロファージの密な浸潤を認める．

治療・予後

白斑は遠心性に拡大し，それとともに中心の母斑は退色扁平化，ついには消失する．母斑が消失すると白斑も自然治癒する．中心の母斑を切除すると，白斑の治癒が促進されることが多い．

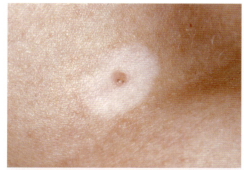
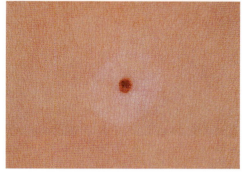

図 16.7　Sutton 母斑（Sutton nevus, halo nevus）
母斑細胞母斑の周囲に境界明瞭な白斑を認める．

5. Vogt・小柳・原田病　Vogt-Koyanagi-Harada disease ★

同義語：Vogt・小柳・原田症候群（Vogt-Koyanagi-Harada syndrome）

Essence

- メラノサイトに対する自己免疫によって発症．ぶどう膜，皮膚，内耳，髄膜に炎症を生じる．
- ぶどう膜炎や白毛，脱毛，白斑などを認める．
- 治療はステロイド内服．皮膚病変に対しては尋常性白斑に準じる．

症状

眼病変を中心に急性の経過をとるが，皮膚病変は回復期に移行した頃（発症後約 2 か月）に出現する（図 16.8）．メラノサイトが破壊された結果，90％の症例で眉毛や睫毛，毛髪などの白毛（poliosis）を生じ，ときに脱毛も認める．また，不規

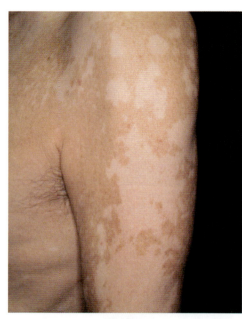

図 16.8①　Vogt・小柳・原田病（Vogt-Koyanagi-Harada disease）
不規則な形の白斑が散在．

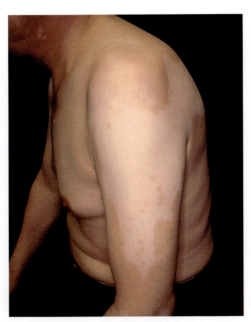

図 16.8② Vogt・小柳・原田病（Vogt-Koyanagi-Harada disease）

則な形の白斑が頭部，顔面や体幹に散在する．とくに両眼周囲や仙骨部に生じることが多い．

本症は病期が3つに分けられる．まず感冒様症状や頭痛，発熱，めまい，眼痛から初発する（前駆期）．この時期に皮膚や頭髪の触覚過敏を訴えることがある．5～7日間持続した後に，急激な両側性ぶどう膜炎および漿液性網膜剝離をきたす（眼病期）．この症状が1～2か月持続し，しだいに症状は落ち着いて回復期に向かう．回復期では前述した皮膚症状が主で，夕焼状眼底（ぶどう膜メラノサイトが消失した結果，眼底全体が明るい紅色を呈する）やSugiura's sign（角膜輪部の色素脱失）などが認められる．

病因

メラノサイトやチロシナーゼ，TYRP1などに対する細胞性免疫がみられ，自己免疫疾患の一つととらえるのが妥当である．HLA-DR4，DR53と強い相関がある．

治療

可能な限り早期に高用量ステロイド内服を行う．ステロイドパルス療法や免疫抑制薬も用いられる．皮膚病変に対しては尋常性白斑に準じる．

6. 特発性滴状色素減少症
idiopathic guttate hypomelanosis

同義語：老人性白斑（senile leukoderma）

四肢や体幹に直径3～4mm程度の境界明瞭な円形～不整形の脱色素斑が散在性に20歳代から出現しはじめ，加齢とともに増加していく．病理組織学的には，活性化メラノサイトおよびメラノソームの数が減少しており，メラノサイトの老化による機能低下と考えられる．

7. 脱色素性母斑　nevus depigmentosus

非遺伝性で，先天的に皮膚の一部においてメラノサイトの機能低下が生じたもの．メラノサイトの数は不変．生下時～生後まもなくから背部や殿部などに不完全脱色素斑を認める（図16.9）．単発で不整形のものから，帯状などの配列をもって多発するものまで存在する．生涯大きさ，分布，数は変化しない．

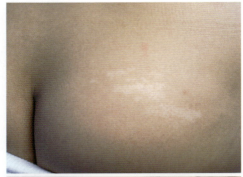

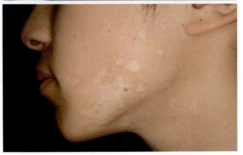

図 16.9　脱色素性母斑（nevus depigmentosus）

8. 偽梅毒性白斑　leukoderma pseudosyphiliticum

　20～30歳代，色黒のアジア人男性の腰殿部に好発する．約1～2 cm大の境界鮮明な不完全色素脱失斑が多発し，しばしば融合して網目状になる．自覚症状はない．網目状の白斑が梅毒性白斑に類似するが，梅毒性白斑は露出部の皮膚に発生する傾向をもち，梅毒血清反応陽性の点で鑑別される．

B. 色素増加を主体とするもの　hyperpigmentations

1. 雀卵斑（じゃくらんはん）　ephelides

症状
　いわゆる"そばかす（freckles）"である．3歳頃から顔面，頸部，前腕などの露光部に，直径3 mm程度の類円形，表面平滑な褐色斑が多発する（図16.10）ようになり，とくに夏季の日光（とくに紫外線）で色が濃くなり，冬季には消失傾向になる．加齢とともに増悪し，思春期に最も顕著となるが，以後色調は薄くなっていく．

病因・病理所見
　家族内発生が多く，一部はメラノコルチン1受容体（MC1R）の遺伝子多型が発症に関与している．色素性乾皮症などによる重症例では常染色体劣性遺伝形式をとる．メラノサイトが活性化し，基底層においてメラノソームの著増を認める．本症のメラノサイトは樹枝状突起が発達し，機能も亢進しているが，数は増えない．

診断・治療
　単純黒子，色素性乾皮症，遺伝性対側色素異常症，Peutz-Jeghers（ポイツ・イェガース）症候群，早老症などの疾患を除外する．サンスクリーンを用い紫外線を避ける．

2. 肝斑　melasma, chloasma

症状
　いわゆる"しみ"である．30歳以降の女性に好発し，男性ではまれ．境界明瞭な淡褐色斑が，頰部を中心に対称性にみられる．前額や口囲に拡大することもあるが，眼囲は侵されない．

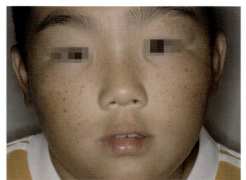
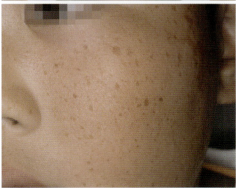

図 16.10　雀卵斑（ephelides）
いわゆる"そばかす"．

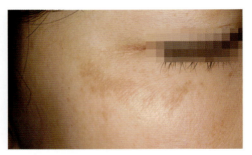

図 16.11 肝斑 (melasma, chloasma)
いわゆる "しみ". 両側頬部に生じる単褐色斑.

大きさや形は一定しない. 紫外線により夏季に増悪し, 冬季に軽減する (図 16.11). 妊娠を契機に発症することがある (妊娠性肝斑).

病因・病理所見

性ホルモンや副腎皮質ホルモンの分泌変化, 紫外線などの慢性的な物理的刺激などがメラノサイトを活性化させると考えられている. 病理組織学的に基底層中心にメラニン顆粒の増加を認め, 真皮にメラノファージを伴うこともある.

診断・鑑別診断

太田母斑や後天性真皮メラノサイトーシス (20章 p.383 参照) との鑑別が重要である. 肝斑では基底層のメラニン増加のため青色調にならない点と, 眼瞼周囲は侵されない点で鑑別される. 肝斑と後天性真皮メラノサイトーシスを同時に生じている例もある.

治療

紫外線, 経口避妊薬などの誘発因子を除去する. 妊娠性の場合は分娩後数か月で軽快する. ハイドロキノン外用やトラネキサム酸内服も行われる. レーザー療法は色素の増強を生じるため禁忌である.

3. Riehl 黒皮症　Riehl's melanosis

同義語：女子顔面黒皮症 (melanosis faciei feminina)

主として中年女性の顔面に生じるびまん性, 境界不明瞭な灰紫褐色の網状色素沈着である. ときに毛孔一致性の角化性丘疹を伴う. 色素沈着の前に潮紅および瘙痒などの炎症病変が先行する場合が多い.

本質は顔面の反復する接触皮膚炎であり, 接触抗原の多くはタール系色素成分を含む化粧品である. 最近は化粧品に使用できる化学物質の規制が強化されたのでほとんどみられない. 病理組織学的にメラノファージが真皮上層に観察される.

4. 摩擦黒皮症　friction melanosis

同義語：タオルメラノーシス (towel melanosis)

定義・症状

ナイロンタオルやブラシなどを長期間使用して皮膚に機械的

MEMO

ハイドロキノン (hydroquinone)
ハイドロキノンはメラノサイトなどチロシナーゼ活性の高い細胞に作用し, 細胞の生理活性やチロシナーゼを阻害することで美白剤として作用する. 通常 2～5% 配合外用薬が用いられている.

MEMO

色素分界線条 (pigmentary demarcation lines)
四肢や体幹に, 対称性に境界明瞭な色調の差を認めることがあり, その境界線を色素分界線条という. 神経分布の境界線 (Voigt線) に一致するとされている. 妊娠時に一時的に目立ちやすい.

刺激を与え続けた結果，色素沈着をきたすようになったもので，成人に好発する．鎖骨部や頸部，肋骨部，脊柱部などの骨上部に，網状ないしびまん性の褐色の色素沈着を認める（図16.12）．瘙痒などの自覚症状はまったくない．

病因・病理所見

機械的刺激やそれによる軽度の炎症によってメラノソームが真皮に滴下し，真皮上層でメラノファージが増加する（組織学的色素失調）．一部の症例ではアミロイド沈着をみる．

治療

ナイロンタオルなどの刺激の原因となるものの使用を中止すれば，色調は徐々に正常に戻る．

5. 遺伝性対側性色素異常症（遠山）
dyschromatosis symmetrica hereditaria（Toyama）

定義・病因・症状

四肢末端（とくに手背や足背）において両側性に，3～8 mm までの褐色斑と脱色素斑が多発し，それらが融合して網目状の外観を呈する（図16.13）．一般に末梢に向かうにつれて症状が激しくなる．色素斑は表面平滑で，陥凹などを認めない．顔面に雀卵斑様の色素斑を生じやすい．多くの症例では6歳までに発症し，常染色体優性遺伝形式で家族内発症する．*ADAR1* 遺伝子の変異による．加齢とともに拡大，顕在化するが，成人期には停止する．アジア人に好発する．

診断・鑑別診断

特徴的な皮膚所見および家族内発症の有無で臨床診断が可能である．鑑別すべき類似疾患に網状肢端色素沈着症（次頁MEMO参照）がある．本症と同様に四肢末端に網目状の色素沈着をきたし，常染色体優性遺伝をとる疾患であるが，色素斑に皮膚陥凹を伴う点，脱色素斑を認めない点において鑑別される．

治療

カバーメイクアップを使用．色素斑部位の削皮術を行う場合もある．

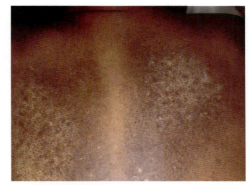

図16.12 摩擦黒皮症（friction melanosis）
体幹とくに背部にみられる網状，びまん性の褐色色素斑．個疹は直径数 mm の黒色調丘疹で，病理組織学的にはアミロイドの沈着をみることがある．

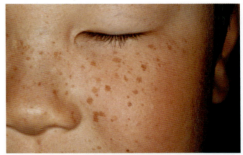
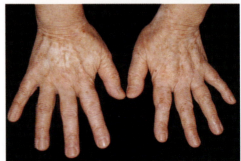
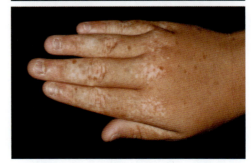

図16.13 遺伝性対側性色素異常症（dyschromatosis symmetrica hereditaria）
顔面には雀卵斑が，手背には3～8 mm までの褐色色素斑が多発．それらが融合して網目状の外観を呈する．脱色素斑も混在する．

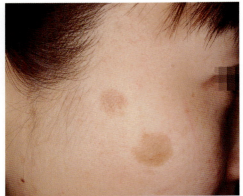

6. 老人性色素斑　senile lentigo, senile freckle

同義語：日光黒子（solar lentigo）

定義・症状

ほとんどの中年以降の男女に出現する．主に顔面や手背，前腕伸側などの露光部において，類円形で大小種々の褐色斑が出現する．境界は比較的明瞭で，ときに軽い落屑を伴う（図16.14）．一部は脂漏性角化症（21章 p.406）に移行する．

治療

アレキサンドライト，ルビーレーザー療法や凍結療法など．

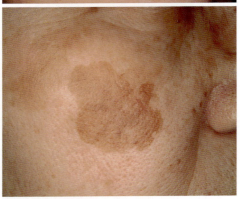

図16.14　老人性色素斑（senile lentigo, senile freckle）
類円型境界明瞭な褐色斑．一部が若干隆起して脂漏性角化症へと移行する場合がある．

7. Addison 病　Addison's disease ★

副腎皮質ホルモンの分泌低下により，下垂体前葉からのACTHやMSH分泌が亢進し，これがメラノサイトを刺激して色素沈着をきたす（図16.15）．色素沈着は全身に認められるが，とくに掌紋部，膝，肘，乳輪，腋窩，外陰部に強い．舌や歯肉，口腔粘膜など生理的に色素沈着の少ない部位にも色素斑が認められ，診断に有用である．

8. 光線性花弁状色素斑　pigmentatio petaloides actinica

肩から上背部にかけて，数mm～1cm大までの花弁状～金平糖形の境界鮮明な褐色色素斑が多発する（図16.16）．色白の人が海水浴などで水疱が生じるほどの強い日焼けをした後，1～3か月後に多発性に出現することが多い．

9. 色素異常性固定紅斑　erythema dyschromicum perstans, ashy dermatosis

有色人種の体幹や四肢に小紅斑が多発し，まもなく1～3cm大の灰白～灰青色斑となる．辺縁に紅斑性隆起を伴うこ

> **MEMO**
> 網状肢端色素沈着症（北村）
> (reticulate acropigmentation of Kitamura, acropigmentatio reticularis)
> 四肢末端に軽度陥凹した小褐色斑が多発し，融合して網状になる．手掌足底に点状陥凹を伴う．常染色体優性遺伝形式をとり，ADAM10が原因遺伝子であることが最近判明した．

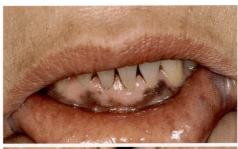

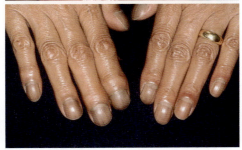

図16.15　Addison病（Addison's disease）

C. 異物沈着によるもの　313

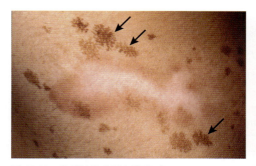

図 16.16　光線性花弁状色素斑（pigmentatio petaloides actinica）
尋常性白斑（中央部）に対する PUVA 療法施行後に生じた例.

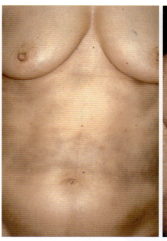
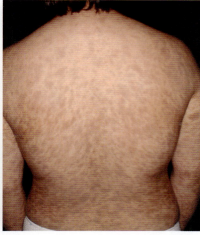

図 16.17　色素異常性固定紅斑（erythema dyschromicum perstans, ashy dermatosis）
灰青色斑の皮疹および皮疹辺縁に紅斑性皮疹を認める.

ともある（図 16.17）. まれに瘙痒を伴うことがあるが, 多くは自覚症状を欠き, 慢性に経過する原因不明の疾患. 薬剤誘発性あるいは扁平苔癬の一型として本症に一致する皮疹が生じることがある.

C. 異物沈着によるもの　diseases caused by extrinsic deposition

1. 柑皮症　carotenosis（cutis）, aurantiasis cutis

定義・病因・症状

血中カロテン濃度が上昇した結果, 角層および皮下脂肪組織にカロテンが沈着して黄色調を呈するようになったものである（図 16.18）. 手掌足底などの過角化部に目立つ. 顔面（前額, 鼻翼, 鼻唇溝など）にも色調変化が現れることがあるが, 強膜などの粘膜に生じることはなく, 汎発化することもほとんどない. 自覚症状はない. 一般に, 血中カロテン濃度が 0.5 mg/dL を越える状態が 1〜2 か月続くと症状が出現する. この高カロテン血症（carotenemia）はカロテン含有食物（柑橘類, カボチャ, ニンジン, ホウレンソウ, ノリ, トウモロコシ, 卵黄, バターなど）の大量摂取や肝機能障害（カロテンがビタミン A に代謝されず, 血中カロテン濃度が上昇）, 脂質異常症（カロテンは脂溶性のため, 脂質異常症により血中濃度が上昇しやすい）による.

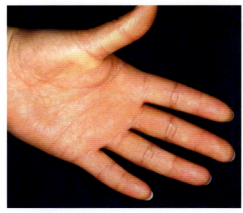

図 16.18　柑皮症（carotenosis, aurantiasis cutis）
手掌の黄色調変化.

診断・治療

黄疸との鑑別を要する．黄疸では強膜の黄染化，瘙痒，肝機能異常がみられるため容易に鑑別できる．原因食物の摂取を制限すれば2～3か月で自然治癒する．

2. 銀皮症　argyria

定義・病因・症状

銀製医療器具（銀針，縫合糸，歯科充填材）の使用や銀含有食品の長期摂取により生じた限局性および全身性の銀沈着症である．日本では仁丹®，欧米では銀含有の薬剤により発症した報告が多い．汗腺や弾性線維などに銀化合物が沈着し青灰色を呈する．全身性では日光露光部である顔面や頸部，前腕部で生じやすい．

診断・治療・予後

皮膚生検で茶褐色の微細な顆粒塊を認め，顆粒成分の微小部蛍光X線分析で銀にピークをみることで診断する．有効な治療法はなく，さらなる銀の摂取を控える．本症と発癌などの疾患とのかかわりはない．

3. 刺青　tattoo

いわゆる"入墨"．人為的に色素や墨を皮膚に刺入し，絵や字を描き出したものである（図16.19）．文身ともいう．転倒などで偶発的に異物が真皮などに入った場合は外傷性刺青（traumatic tattoo）という（図16.20）．色素は主に真皮上層に存在するが，一部はマクロファージに貪食され，リンパ流を経てリンパ節に沈着する．刺青の合併症として，色素によるアレルギー反応や，光線過敏症を起こす場合がある．色調によりレーザー療法が有効なことがある．

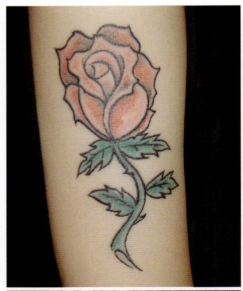
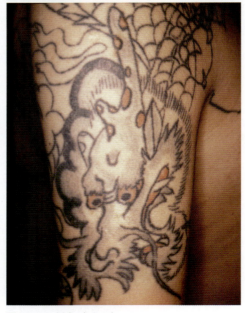

図 16.19　刺青（tattoo）
いわゆる"入墨"．さまざまな色調が混在している．

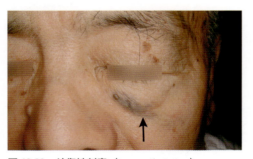

図 16.20　外傷性刺青（traumatic tattoo）

Metabolic disorders

17章 代謝異常症

生体の構造や機能を担う物質の生合成ないし代謝排泄などの経路において，先天的あるいは後天的な異常をきたし，結果としてそれらの物質の質的および量的な異常を生じる疾患を，本書では代謝異常症としてまとめた．アミロイド，ムチン，脂質，核酸，ポルフィリン，ビタミン，無機質などの代謝異常により，以下のような多数の皮膚疾患が生じる．

A. アミロイドーシス amyloidosis

Essence
- アミロイドが組織や細胞間隙に沈着または蓄積して発症．
- アミロイドは種々の前駆物質からなり，その組成は病型により異なる．
- アミロイドの沈着が皮膚のみに限局する皮膚限局性アミロイドーシスと全身臓器にわたる全身性アミロイドーシスに大別（表17.1）．

分類・病因

正常の代謝ではみられない，アミロイドと呼ばれる線維性構造（βシート構造）をもつ蛋白が組織や細胞間隙に沈着または蓄積し，それによって全身あるいは特定の臓器に機能障害が引き起こされる．アミロイドは単一の物質ではなく，免疫グロブリンL鎖やβ2-ミクログロブリン，ケラチンなど種々の前駆物質から形成され，その組成は病型により異なる．アミロイドーシスは表17.1のように分類できる．

病理所見・検査所見

アミロイドはHE染色でエオジンに淡染，PAS染色で淡赤色に，コンゴーレッドで橙赤色に染色される．皮膚限局性アミロイドーシスではコンゴーレッドで染色されにくいため，ダイレクト・ファスト・スカーレット染色（橙赤色）やダイロン染色（赤褐色）を用いることが多い（図17.1，表2.1）．また，偏光顕微鏡では緑色〜黄色蛍光を発する（図17.2）．電子顕微鏡で観察すると，幅が7〜15 mmの細長い線維が錯綜して沈着する様子が観察される．全身性アミロイドーシスにおいては，尿中Bence Jones蛋白の検出や血清電気泳動によるM蛋白の検出が診断に役立つ．また，腹部からの皮膚生検や脂肪吸引生検（局所麻酔下に皮下脂肪組織を18G針で吸引し，塗抹標本を観察）も診断に有用である．

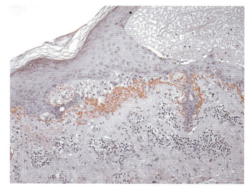

図17.1 アミロイドーシスの病理組織像
ダイレクト・ファスト・スカーレット染色でアミロイドは橙赤色に染まる．

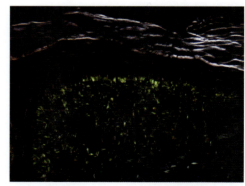

図17.2 アミロイドーシスの偏光顕微鏡像
表皮直下に黄緑色の蛍光を発するアミロイドの沈着がみえる．

表 17.1 アミロイドーシスの分類

疾患名	沈着アミロイド（前駆蛋白）
皮膚限局性アミロイドーシス	
原発性皮膚アミロイドーシス	
アミロイド苔癬	AD（ケラチン？）
斑状アミロイドーシス	AD
結節性皮膚アミロイドーシス	AL（免疫グロブリンL鎖）
肛門・仙骨部皮膚アミロイドーシス	AD
続発性皮膚限局性アミロイドーシス	AD
全身性アミロイドーシス	
ALアミロイドーシス	AL
反応性AAアミロイドーシス	AA（血清アミロイドA）
家族性全身性アミロイドーシス	ATTR（トランスサイレチン）など
透析アミロイドーシス	Aβ2M（β_2-ミクログロブリン）

治療・予後

皮膚限局性アミロイドーシスに対しては，ステロイド外用薬のODT（6章 p.97 参照）が効果的である．骨髄腫を伴った全身性アミロイドーシスは予後不良で，腎不全や心不全をきたして死亡することが多い．

a. 皮膚限局性アミロイドーシス
localized cutaneous amyloidosis

1. アミロイド苔癬　lichen amyloidosis

下腿前面，前腕伸側，背部に好発する．2〜10 mm大の淡褐色調かつ表面平滑な丘疹が多発し，ときに集簇する（図17.3）．激しい瘙痒を伴うことが多い．病理所見では真皮乳頭部のアミロイド集塊のほか，角質および表皮肥厚，基底層のメラニン顆粒増加などを認める．ステロイド外用，抗ヒスタミン薬内服が有効である．

2. 斑状アミロイドーシス　macular amyloidosis

中年女性の肩甲部や背部に好発する．点状ないし網目状の色素沈着（図17.4）．ナイロンタオルを長期にわたり使用したことで生じる摩擦黒皮症（16章 p.310 参照）の部位にアミロイドが沈着している場合があり，斑状アミロイドーシスとの強い関係が想定される．

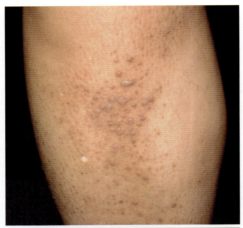
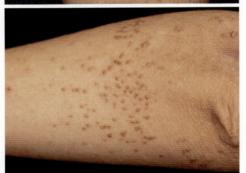
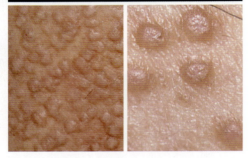

図 17.3　アミロイド苔癬（lichen amyloidosis）
3〜8 mm大の淡褐色調，瘙痒の強い丘疹が多発，集簇する．

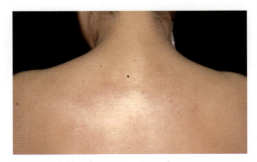

図 17.4　斑状アミロイドーシス（macular amyloidosis）

3. 結節性皮膚アミロイドーシス
nodular cutaneous amyloidosis

顔面や体幹などに，直径数 mm～数 cm の常色から赤褐色の硬い結節が単発ないし多発する（図 17.5）．アミロイドは AL（免疫グロブリン L 鎖）由来で，形質細胞浸潤を伴う．糖尿病や Sjögren 症候群の合併例が多い．約 7％で経過中に AL アミロイドーシスに移行しうる．本症の亜型として，中年女性の下腹部に黄褐色の萎縮性の結節を生じる萎縮性結節性皮膚アミロイドーシス（amyloidosis cutis nodularis atrophicans）がある．

4. 肛門・仙骨部皮膚アミロイドーシス
anosacral cutaneous amyloidosis

高齢者の肛門および仙骨部に生じる過角化を伴った色素沈着を臨床的特徴とする．座位による慢性刺激が関与していると考えられる．病理組織学的にアミロイド沈着をみる．

5. 続発性皮膚限局性アミロイドーシス
secondary localized cutaneous amyloidosis

既存する皮膚病変が存在し，その真皮乳頭層にアミロイドが二次的に沈着しているものである．病理組織学的な診断名である．母斑細胞母斑，汗腺系腫瘍，毛母腫，皮膚線維腫，脂漏性角化症，日光角化症，基底細胞癌，Bowen 病，汗孔角化症，DLE，慢性単純性苔癬などで生じうる．

b. 全身性アミロイドーシス
systemic amyloidosis

1. AL アミロイドーシス　AL amyloidosis ★

類義語：原発性全身性アミロイドーシス（primary systemic amyloidosis），免疫細胞性アミロイドーシス（immunocytic amyloidosis）

60 歳代に好発する．多発性骨髄腫に伴うもの，あるいは形質細胞の形成異常（plasma cell dyscrasia）が原因として考えられている．皮膚病変としては，黄白色調の光沢のある丘疹が眼瞼，顔面や頸部に好発する．軽い刺激により紫斑を伴いやす

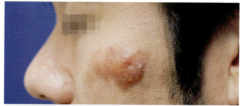
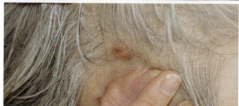

図 17.5　結節性皮膚アミロイドーシス（nodular cutaneous amyloidosis）

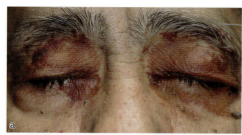
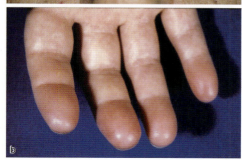

図 17.6①　AL アミロイドーシス（AL amyloidosis）
a：pinch purpura．b：アミロイドが手指に沈着し，全身性強皮症に類似した皮膚硬化を生じている．

> **MEMO**
>
> **家族性原発性皮膚限局性アミロイドーシス（familial primary localized cutaneous amyloidosis）**
>
> アミロイド苔癬に類似した瘙痒を伴う皮疹が遺伝性に出現することがまれにみられ，oncostatin M receptor β（OSMR）遺伝子の変異により生じる．

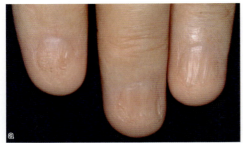
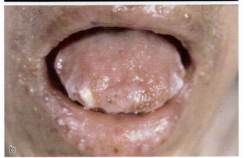

図 17.6② AL アミロイドーシス（AL amyloidosis）
a：爪母，爪床にアミロイドが沈着し爪の変形を生じている．b：巨大舌．アミロイドの沈着により，舌は非常に硬く腫脹している．

> **MEMO**
> **インスリンボール（insulin ball）**
> 同一部位にインスリン皮下注射を繰り返すうちにアミロイドが沈着し，皮下硬結を形成することがある．これをインスリンボールという．ボール部位への皮下注射はインスリンの効果を減弱させるため，ボール部位以外へ皮下注射する際にはインスリン量に注意する必要がある．

く，pinch purpura と呼ばれる（図 17.6① a）．全身性強皮症様の手指の硬化（図 17.6① b），爪変形（図 17.6② a）なども生じる．病理組織学的には，皮疹部において真皮膠原線維間や血管外膜にアミロイド沈着を認める．アミロイドは消化管，心筋，骨格筋といった全身臓器にも蓄積し，多彩な症状を呈する．口腔や喉頭粘膜にも病変が生じ，巨大舌（図 17.6② b）や嗄声が認められる．形質細胞の増殖が基盤にあるため，この増殖を抑える治療を行う．一部の症例では尿中に Bence Jones 蛋白を認める．予後は不良である．

2. 反応性 AA アミロイドーシス
reactive（AA）amyloidosis

血清中アミロイド A 蛋白（serum amyloid A protein；SAA）が前駆蛋白となるアミロイドーシスで，慢性の炎症性疾患や感染症（関節リウマチ，SLE，結核など）に続発して発症する．皮疹の形成はきわめてまれである．

3. 家族性全身性アミロイドーシス
familial systemic amyloidosis

異型トランスサイレチン（ATTR）により生じる家族性アミロイドポリニューロパチーに代表される．常染色体優性遺伝であり，アミロイドが神経，胃，心臓などの諸臓器に沈着し機能障害をきたす．

4. 透析アミロイドーシス ★
dialysis-related amyloidosis

同義語：β_2-ミクログロブリンアミロイドーシス

長期血液透析患者でみられる．血液透析で除去されにくい β_2-ミクログロブリンがアミロイドとして沈着する．手根管滑膜，関節，心臓，血管，消化管，腎などが障害される．皮膚症状としては，紅斑，丘疹，紫斑，皮下結節，巨大舌などを呈する（図 17.7）．

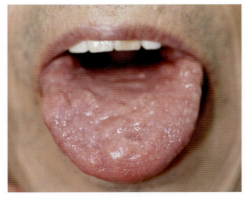

図 17.7 透析アミロイドーシス（dialysis-related amyloidosis）

B. ムチン（沈着）症　mucinosis

定義・病因

ムチン（粘液に含まれる糖蛋白）が皮膚に沈着する疾患の総称である．ムチンは通常，ムコ多糖類とコア蛋白の複合体から構成され，線維芽細胞で産生される．アルシアンブルー染色，コロイド鉄染色，トルイジンブルー染色で青色を示す．真皮に存在するムコ多糖には，ヒアルロン酸，デルマタン硫酸，コンドロイチン硫酸，ケラタン硫酸などがある．

ムチンが膠原線維間に異常に沈着した結果，膠原線維の膨化や断裂，離開が生じ，皮膚は浮腫状となる．ムチン沈着は，膠原病の皮膚病変でも病理組織学的にみられやすいほか，甲状腺疾患や糖尿病，腫瘍などを誘因として特徴的な皮疹を生じる．本項ではそのような皮膚ムチン沈着症について述べる．

また，先天的にムコ多糖分解酵素に異常があり，全身臓器にムチンが沈着するものをムコ多糖症（mucopolysaccharidosis）という（表 17.2）．

1. 浮腫性硬化症　scleredema ★

同義語：成年性浮腫性硬化症（scleredema adultorum）

急性感染症を契機として発症することが多い．顔面，頸部，肩，上背部の皮膚に硬化が生じ，上肢や体幹にまで及ぶこともある（図 17.8）．圧迫にて圧痕を残さない．初期には自覚症状はないが，しだいに軽い運動障害を訴えるようになる．四肢末端が侵されることはない．病変部では真皮が肥厚し，膠原線維

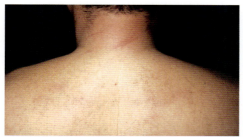
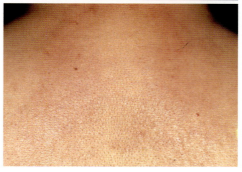

図 17.8　浮腫性硬化症（scleredema）
後頸部から上背部にかけての皮膚に著明な硬化を認める．

表 17.2　ムコ多糖症（mucopolysaccharidosis）の分類と特徴

分類名		臨床症状							遺伝形式	欠損酵素
		低身長	特有な顔貌	骨変化	関節拘縮	肝脾腫	角膜混濁	知能障害		
MPS IH	Hurler 病	++	++	++	+	+	+	++	AR	α-L-イズロニダーゼ
MPS II	Hunter 病	±	+	+	+	+	−	±	XR	イズロン酸-2-スルファターゼ
MPS III	Sanfilippo 病	±	+	+	±	+	−	++	AR	ヘパラン N-スルファターゼなど
MPS IV	Morquio 病	++	−	++	+	±	±	−	AR	ガラクトース-6-スルファターゼなど
MPS VI	Maroteaux-Lamy 病	++	++	++	+	+	+	−	AR	N-アセチルガラクトサミン-4-スルファターゼ
MPS VII	Sly 病	±	±	−〜++	±	±	±	±	AR	β-グルクロニダーゼ
MPS IX	ヒアルロニダーゼ欠損症	+	+	±	−	−	−	−	AR	ヒアルロニダーゼ

MPS：mucopolysaccharidosis，AR：常染色体劣性遺伝，XR：X連鎖劣性遺伝．

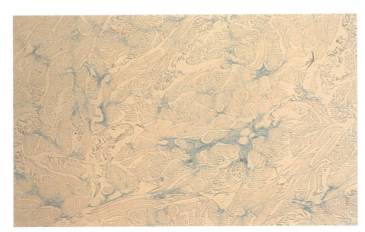

図 17.9　浮腫性硬化症の病理組織像（アルシアンブルー染色）
ムチンの沈着がみられる．

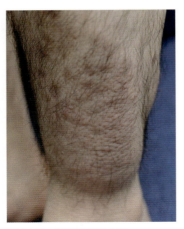

図 17.10　脛骨前粘液水腫
(pretibial myxedema)

間にムチンが沈着する（**図 17.9**）．本症は糖尿病性浮腫性硬化症（p.332 参照）との異同が議論となっており，糖尿病の検索が必要である．数か月から数年後に自然治癒する．

2. 汎発性粘液水腫　generalized myxedema　★

　甲状腺機能低下により生じる．全身の皮膚にムチンが沈着し，とくに顔面や四肢に浮腫状変化が目立つ．皮膚は冷たく，乾燥して蒼白を呈する．つまむと軟らかく圧痕を残さない（non-pitting edema）．顔面に特徴があり，全体に腫れぼったく，鼻の幅が広がり，巨大舌と口唇の肥厚がみられる．頭髪および眉毛外側 1/3 の脱毛や脆弱性を認める．

3. 脛骨前粘液水腫　pretibial myxedema　★

　両側の脛骨前面から足背にかけて好発し，淡紅褐色調の局面，皮下硬結，結節を呈する（**図 17.10**）．毛孔の開大や多毛を認める．甲状腺機能亢進症やその治療後の機能低下状態で生じることが多い．

4. 粘液水腫性苔癬　lichen myxedematosus

類義語：硬化性粘液水腫（scleromyxedema），丘疹性ムチン沈着症（papular mucinosis）

　顔面，手指，前腕伸側などの四肢を中心に，直径 1〜3 mm のやや黄色調の丘疹が多数集簇，融合し，局面を形成してオレンジの皮様の外観を示す（**図 17.11**）．丘疹が単発ないし散在

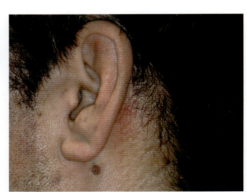

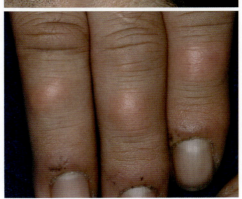

図 17.11　粘液水腫性苔癬（lichen myxedematosus）

することもある．甲状腺機能異常は通常みられない．多発性骨髄腫ないし形質細胞の形成異常（plasma cell dyscrasia），糖尿病，膠原病，肝障害などの原疾患が存在することが多い．

5. 網状紅斑性ムチン沈着症
reticular erythematous mucinosis；REM

中年女性の前胸部や背部に，自覚症状に乏しい網状紅斑を生じる（図17.12）．真皮へのムチン沈着に加え，血管周囲への単核球浸潤が強いことが特徴的である．SLE，糖尿病，甲状腺疾患，内臓悪性腫瘍などに関連して生じることがある．

6. 毛包性ムチン沈着症　follicular mucinosis ★

常色〜紅色の丘疹が主に顔面・頭部に集簇，融合し，隆起した局面となる（図17.13）．脱毛を伴うことが多い．外毛根鞘と脂腺に浮腫とムチン沈着を認める．また，毛包部の液状変性とリンパ球浸潤がみられる．数か月で自然消退するものと，慢性に経過するものとがあり，後者のなかには悪性リンパ腫を合併するものがある．

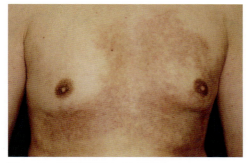

図 17.12　網状紅斑性ムチン沈着症（reticular erythematous mucinosis）

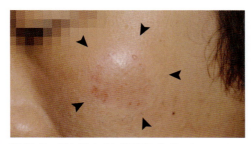

図 17.13　毛包性ムチン沈着症（follicular mucinosis）
比較的境界明瞭な直径3〜4cmの紅色浸潤を伴う局面．脱毛を伴っている．

C. 黄色腫　xanthoma

定義

脂質を貪食した組織球である泡沫細胞（foam cell）が皮膚や粘膜に集簇したもので，肉眼的に黄色調を呈する（図17.14，17.16〜19）．一般に，黄色腫は全身性のリポ蛋白代謝異常（脂質代謝異常）に伴うが，脂質代謝異常を認めないこともある（正脂血症性黄色腫）．臨床像からいくつかの病型に分けられるが，主なものを以下に解説する．そのほか，結節性発疹性黄色腫や手掌黄色腫などの病型もみられる．

病理所見

真皮のとくに血管周囲に，脂肪滴を含有した泡沫細胞が集簇した組織像を呈する（図17.15）．Touton型巨細胞を認めることもある．

治療

脂質異常症の治療が主となる．眼瞼黄色腫では，脂質異常症を伴わない症例でも脂質異常症治療薬が有効なことがある．発疹性黄色腫は脂質異常症が是正されれば数週間で消失するが，

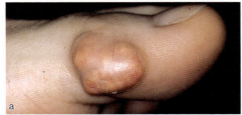

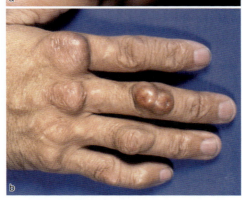

図 17.14　結節性黄色腫（tuberous xanthoma）
a：左母趾に生じた例．b：MP関節およびPIP関節に生じた例．一部赤みを伴う．

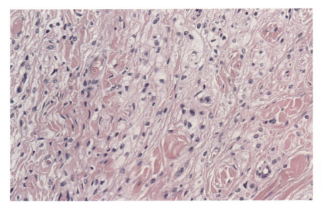

図 17.15 黄色腫（xanthoma）の病理組織像
真皮内に脂肪滴を貪食した泡沫細胞を多数認める．

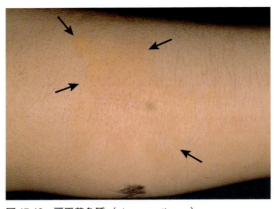

図 17.16 扁平黄色腫（plane xanthoma）
右上腕のリンパ浮腫に続発した例．境界不明瞭な黄色局面を認める．

結節性黄色腫や眼瞼黄色腫は数か月，腱黄色腫は数年以上を要する．治療抵抗例や整容的に問題のある場合には，外科的切除も行われる．

1. 結節性黄色腫　tuberous xanthoma

肘および膝などの四肢伸側や，手足の関節部に好発する．直径 5 mm ～数 cm 大の隆起を伴う赤色～黄色調の硬い結節を生じる（図 17.14）．高コレステロール血症（Ⅱ型）に伴う．

2. 腱黄色腫　tendon xanthoma ★

アキレス腱や手足，膝の腱が腫瘤状になる．可動域制限を伴うことがある．高コレステロール血症（Ⅱ型）に伴う．若年性白内障や神経症状を伴う場合は，常染色体劣性遺伝疾患である脳腱黄色腫症（cerebrotendinous xanthomatosis）の可能性を考慮する．

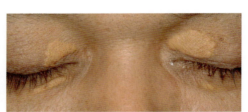
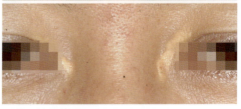

図 17.17 眼瞼黄色腫（xanthelasma palpebrarum）
上下眼瞼の内眼角部に扁平隆起性，軽度浸潤を伴う黄色局面が散在．

3. 扁平黄色腫　plane xanthoma

ほとんど盛り上がらない黄色調の変化である．Ⅲ型脂質異常症で掌紋に一致して出現することがある〔手掌線状黄色腫（xanthoma striatum palmare）〕．高リポ蛋白血症を伴うものと，先行皮膚病変に続発するもの（図 17.16）とがある．

4. 眼瞼黄色腫　xanthelasma palpebrarum ★

扁平隆起性で主に上眼瞼の内眼角部に生じる．約半数で高コレステロール血症（Ⅱ，Ⅲ型）を伴う（図 17.17）．

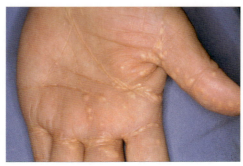

図 17.18 発疹性黄色腫（eruptive xanthoma）

5. 発疹性黄色腫　eruptive xanthoma

直径 5 mm 以下の小型の黄色調丘疹が殿部，肩，四肢伸側などに多発する．通常は瘙痒を伴う．高トリグリセリド血症（Ⅰ，Ⅳ，Ⅴ型）に伴う（図 17.18）．糖尿病などに続発して生じることもある．

6. 疣状黄色腫　verruciform xanthoma

口腔内や口唇，外陰部に好発する．黄色から赤色調でドーム状～有茎性，表面が顆粒状の小結節（図 17.19）．血中脂質は正常．病理組織学的には，真皮乳頭および乳頭下層に脂質を豊富に含んだ多数の泡沫細胞の浸潤をみる．尋常性疣贅や疣状癌との鑑別を要する．

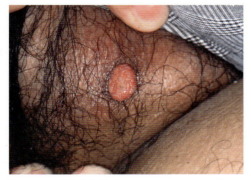

図 17.19　疣状黄色腫（verruciform xanthoma）

D. 無機質　mineral

1. 亜鉛欠乏症候群　zinc deficiency syndrome ★

類義語：腸性肢端皮膚炎（acrodermatitis enteropathica）

Essence
- 亜鉛の欠乏による疾患で，皮膚炎，脱毛，下痢が 3 主徴．
- 常染色体劣性遺伝をとる先天性（腸性肢端皮膚炎）と，経中心静脈栄養などによる後天性に大別．
- 四肢末端，外陰部，開口部（眼囲，鼻孔，口囲，耳孔）といった部位に，紅斑とびらんを形成し，乾癬や脂漏性皮膚炎，カンジダ症などに類似した病像をとる．

症状

皮疹は四肢末端や外陰部，開口部（眼囲，鼻孔，口囲，耳孔）などに対称性に生じる（図 17.20）．丘疹や小水疱，膿疱を伴う紅斑で初発し，びらん，痂皮を生じる．環状の鱗屑を形成し，乾癬や伝染性膿痂疹，脂漏性皮膚炎，カンジダ症や壊死性遊走性紅斑に類似した病像を示す．爪の変形や爪囲炎もきたす．脱毛はほとんどの症例にみられ，後頭部や側頭部から始まり，全頭髪や眉毛などに及ぶ．その他の症状として，下痢や嘔吐を繰り返す．

病因

先天性では常染色体劣性遺伝形式をとり，亜鉛の輸送蛋白 ZIP4 をコードする *SLC39A4* 遺伝子の変異により離乳期に発

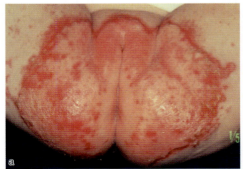

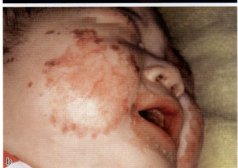

図 17.20①　亜鉛欠乏症候群（zinc deficiency syndrome）
a：外陰部に広範囲の膿痂疹様の紅斑を認める．一部水疱，膿疱も伴っている．b：口囲や頬部の落屑を伴う紅斑．

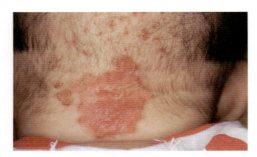

図 17.20② 亜鉛欠乏症候群（zinc deficiency syndrome）後頸部.

症する（腸性肢端皮膚炎）．また，母親の乳腺に発現する亜鉛トランスポーター *ZnT2*（*SLC30A2*）遺伝子のヘテロ接合変異により低亜鉛母乳になり，正常な生後2～3か月の乳児に亜鉛欠乏を生じることがある（一過性乳児亜鉛欠乏症, transient neonatal zinc deficiency）．後天性の亜鉛欠乏を起こす原因には，長期の経中心静脈栄養，消化管切除，炎症性腸疾患，神経性無食欲症，薬剤性（D-ペニシラミン）などがあげられる．

亜鉛は，表皮角化細胞からの炎症関連因子（アデノシン三リン酸，ATP）の放出を抑制する．亜鉛欠乏により，外界刺激に対する炎症反応の亢進とLangerhans細胞の減少をきたし，開口部に刺激性接触皮膚炎と同様の病態を生じると考えられている．

検査所見・診断

血清亜鉛濃度の低値（70μg/dL 未満），血清濃度の亜鉛／銅比の低下（0.7 以下），尿中亜鉛濃度低値を示す．また，血中アルカリホスファターゼ値は亜鉛値と相関し，低値をきたす．

治療

1日の亜鉛必要量は乳児で2～3 mg，成人で6～8 mgとされる．輸液補助製剤，経腸栄養剤，酢酸亜鉛の内服などを行う．治療開始3～7日で皮疹の改善を認める．

2. ヘモクロマトーシス　hemochromatosis ★

類義語：血色症，血色素沈着症，青銅色糖尿病（bronze diabetes）

Essence

- 体内の鉄が過剰となり，ヘモジデリン（鉄結合蛋白）が諸臓器に沈着して生じる臓器障害．遺伝性や貧血，肝疾患，鉄剤過剰摂取，大量輸血などによる．
- 褐青灰色のびまん性色素沈着，肝硬変，糖尿病が3徴．中枢神経異常は認めない．
- 血液検査で血清鉄および血清フェリチン上昇．
- 治療は瀉血療法や鉄キレート剤など．

症状

ヘモジデリンやフェリチン，メラニンの著明な沈着により，皮膚に褐青灰色のびまん性色素沈着をきたす（図17.21）．顔面や手背，前腕伸側といった露出部や外陰部に著明にみられる．色素沈着とともに，皮膚の萎縮と乾燥を伴う．また，腋毛

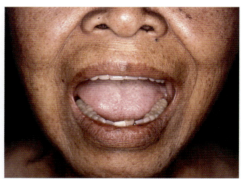
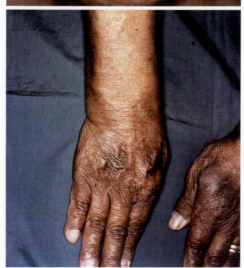

図 17.21 ヘモクロマトーシス（hemochromatosis）

や陰毛などが疎になることもある．症状は緩徐に進行する．肝機能障害もほぼ必発で，鉄沈着による肝機能の低下と肝腫大，肝硬変などを認める．未治療では肝細胞癌に進行しうる．糖尿病や心不全なども合併する．

分類・病因

常染色体劣性遺伝を示す遺伝性ヘモクロマトーシス（hereditary hemochromatosis）と，続発性ヘモクロマトーシス（secondary hemochromatosis）に大別される．遺伝性ヘモクロマトーシスの大部分は HFE 遺伝子の異常により生じ，腸管からの鉄の吸収亢進や網内系での鉄代謝異常をきたす．続発性ヘモクロマトーシスを起こす原因としては，①無効造血を伴う貧血（鉄芽球性貧血，溶血性貧血など），②肝疾患（アルコール性肝障害など），③鉄の摂取（赤ワインの大量飲酒，鉄剤の過剰内服），④大量輸血などがあげられる．

病理所見

真皮の萎縮と色素沈着がみられ，とくに脂腺周囲に鉄沈着を認める（**図 17.22**）．表皮メラニンと真皮上層マクロファージの増加に伴う色素沈着と，真皮下層に鉄沈着が認められる．

検査所見・診断

鉄の過剰を反映して，血清鉄上昇，トランスフェリン飽和度上昇（UIBC の低下），血清フェリチン値上昇がみられる．確定診断には肝生検を行う．

治療

瀉血療法が第一選択であるが，施行できない場合は鉄キレート剤（デフェロキサミン）の投与を行う．臓器障害に対しては対症療法．

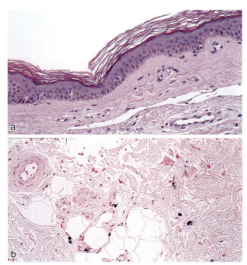

図 17.22 ヘモクロマトーシスの病理組織像
a：基底層にメラニンの沈着が認められる．b：真皮に鉄沈着が認められる．

3. Menkes 病　Menkes' kinky hair disease ★

Essence
- X 連鎖劣性遺伝．銅吸収に先天的異常．
- 皮膚の色素減少と捻転毛が特徴的．

症状

メラニンやケラチンの合成過程には銅依存性の酵素が存在する．本症では銅が欠乏するため，生下時から皮膚の色素減少をみる．また，白っぽく折れやすい節状の捻転毛（kinky hair）

がみられる．罹患児は低出生体重児として生まれ，生後まもなく痙攣などの神経症状を呈し，精神運動発達遅延，筋緊張低下，哺乳力低下，低体温などをきたす．全身の血管異常や骨粗鬆症，尿路感染症なども認める．

病因

coppertransporting ATPase（*ATP7A*）遺伝子の変異によって，腸管での銅の吸収に異常が生じるため銅の欠乏をきたす．X 連鎖劣性遺伝形式で男児に好発する．

治療

銅塩の非経口的な投与が試みられ，軽症の症例には効果がある．原因遺伝子が同定されたため，遺伝子治療の対象になる可能性がある．

4. 皮膚石灰沈着症　calcinosis cutis

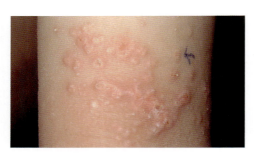

図 17.23　皮膚石灰沈着症（calcinosis cutis）
小児前腕伸側．数〜7 mm 大の石灰沈着による丘疹・小結節が多発し，一部で自潰，融合し内容物が排出されている．

カルシウム塩の沈着により生じる黄色〜白色の硬い丘疹，結節である．高カルシウム血症や高リン血症を伴い，胃，腎，肺，筋，皮下などに石灰沈着をみる場合は，副甲状腺機能亢進（腫瘍や慢性腎不全など）やビタミン D 過剰，多発性骨髄腫，腫瘍の骨転移などが原因になる（転移性石灰沈着症）．全身性強皮症や皮膚筋炎では，血中カルシウム値が正常であっても，一症状として現れることがある（栄養障害性石灰沈着症，図 17.23）．特発性の症例も知られており，陰嚢部に生じたものを陰嚢石灰沈着症と呼ぶ（図 17.24）．

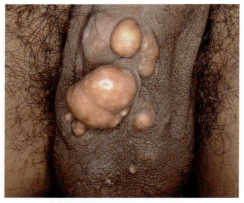

図 17.24　陰嚢石灰沈着症（scrotal calcinosis）

5. カルシフィラキシー　calciphylaxis

長期血液透析中で二次性に副甲状腺機能が亢進している慢性腎不全患者などで，まれに微小外傷を契機として著しい疼痛を伴う潰瘍が急速に拡大する（図 17.25）．小動脈の石灰化が病理組織学的に認められる．高圧酸素療法やチオ硫酸ナトリウム投与などが行われるが，予後は一般的に不良．

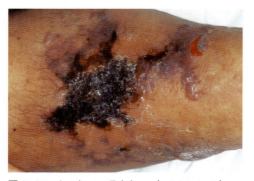

図 17.25　カルシフィラキシー（calciphylaxis）

E. ビタミン　vitamin

1. ペラグラ　pellagra ★

Essence
- ナイアシン（ニコチン酸, ニコチン酸アミド）の欠乏による.
- 皮膚炎（dermatitis）, 下痢（diarrhea）, 認知症（dementia）の3Dを主徴とする.
- 慢性アルコール中毒, 胃切除患者, 偏食, イソニアジド内服などにより生じる.
- 治療はニコチン酸アミドの補充.

病因・症状
　ナイアシン（ニコチン酸, ニコチン酸アミド）の欠乏による. 皮膚炎, 下痢, 認知症を3主徴とするが, 近年では, これらの3症状すべてを生じる症例は少ない. 皮膚症状は灼熱感と強い瘙痒を伴う光線過敏症で, 露光部に日焼け様の皮疹が出現し, 赤褐色斑や水疱, びらんを形成する. 皮膚は粗糙となり, 境界明瞭な黒褐色の色素沈着と皮膚萎縮を残す（**図17.26**）. 頸部前面に皮疹を呈したものをカザールの首飾り（Casal's necklace）と呼ぶ. 口角炎や口内炎, 舌炎のほか, 消化器症状として下痢や食道炎, 悪心嘔吐などを生じる. 末梢神経障害, 抑うつ, せん妄, 幻覚などの精神神経症状が起こる場合がある.

検査所見・診断
　全血総ニコチン酸濃度の低下を示す. ニコチン酸の代謝産物である N^1-メチルニコチンアミドなどを24時間尿で定量すると低値を示す. 他の光線過敏症との鑑別に注意を要する.

治療
　ニコチン酸アミドを投与する. 食事の改善, 遮光などを行う.

2. ビオチン欠乏症　biotin deficiency ★

　糖新生, アミノ酸代謝および脂肪酸合成に必要な補酵素であるビオチン（biotin）の欠乏によって生じる（**図17.27**）. 亜鉛欠乏症候群に類似した, 顔面間擦部中心の落屑を伴う湿疹様病変を生じる. 舌乳頭萎縮, 食欲不振, 振戦, 筋肉痛なども呈する. 長期間の経中心静脈栄養患者や, 新生児に生じうる. また, ビオチン関連酵素の先天的異常により常染色体劣性遺伝形式で

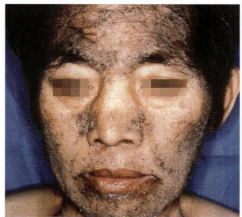
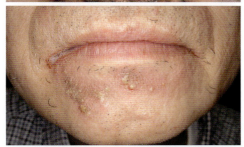
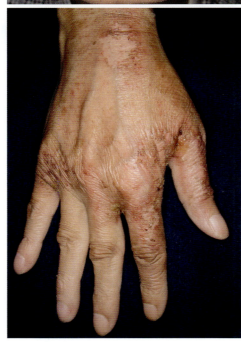

図17.26 ペラグラ（pellagra）
露光部の紅斑と黒褐色の色素沈着. 不適切な食生活により生じた.

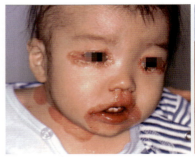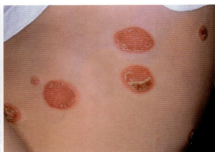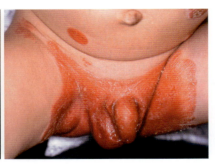

図 17.27　ビオチン欠乏症（biotin deficiency）

> **MEMO**
> **Hartnup 病（Hartnup disease）**ハルトナップ
> まれな常染色体劣性遺伝疾患．中性アミノ酸輸送蛋白（*SLC6A19* 遺伝子）の異常により，トリプトファンの吸収が阻害され，その結果としてナイアシンが欠乏する．ペラグラとほぼ同様の皮膚症状を幼少期に生じる．ナイアシンの経口投与により治療する．

乳児に発症する．

3. 壊血病　scurvy ★

　ビタミン C（アスコルビン酸）の欠乏により生じる．アスコルビン酸はⅢ，Ⅳ型コラーゲンの合成に必要なヒドロキシプリンの合成に不可欠であり，この欠乏が原因でコラーゲン合成が低下した結果，血管壁や毛組織が脆弱になる．毛孔一致性の角化と紫斑が特徴的であり，歯肉出血，歯肉腫脹を起こす．また，倦怠感などの全身症状や易骨折を伴うこともある．ビタミン C の補充によって速やかに回復する．

F. ポルフィリン症　porphyria

> **Essence**
> - ヘム合成に必要な酵素が先天的あるいは後天的に障害されているために，ポルフィリンなどの中間生成物が肝臓や皮膚などに蓄積し，症状を呈した病態の総称．
> - 肝性と骨髄性に大別される．
> - 皮膚症状は，水疱を伴う光線過敏症が主．

分類・病因

　ポルフィリン（porphyrin）はポルフィリン環をもつ分子の総称で，グリシンとスクシニル CoA からヘムが生合成される過程の中間代謝産物をさす．ヘムの生合成には 8 種類の酵素が関与しており，その異常によりポルフィリンが蓄積されたものが本症である（**図 17.28**）．肝では P450 などの代謝酵素がヘム蛋白として存在し，骨髄ではヘモグロビン中のヘムとして合成される．よって，ポルフィリン症は肝性と骨髄性に大別され，そのなかでさらに分類されている．**表 17.3** に代表的な病型を示す．

F. ポルフィリン症 329

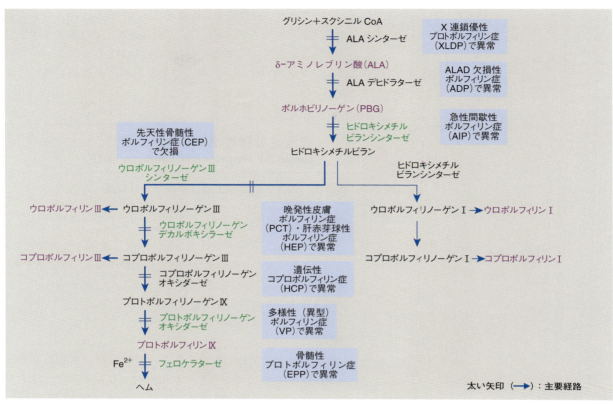

図17.28 ポルフィリン代謝経路と作用酵素

表17.3 主なポルフィリン症候群の病型

	ポルフィリン症	光線過敏症	原因酵素	遺伝形式	赤血球中 URO	赤血球中 CP	赤血球中 PP	尿中 URO	尿中 CP	糞便中 URO	糞便中 CP	糞便中 PP
骨髄性	先天性骨髄性ポルフィリン症（CEP）	＋	UROS	常染色体劣性	++	++	−	++	++	++	++	−
骨髄性	骨髄性プロトポルフィリン症（EPP）	＋	FECH	常染色体優性	−	−	++	−	−	−	−	++
肝性および骨髄性	肝赤芽球性ポルフィリン症（HEP）	＋	UROD	常染色体劣性	−	−	−	＋	＋	＋	＋	＋
肝性	急性間歇性ポルフィリン症（AIP）	−	HMBS	常染色体優性	−	−	−	＋	＋	−	−	−
肝性	ALAD欠損性ポルフィリン症（ADP）	−	ALAD	常染色体劣性	−	−	−	＋	＋	−	＋	＋
肝性	多様性（異型）ポルフィリン症（VP）	＋	PPOX	常染色体優性	−	−	−	＋	＋	−	++	++
肝性	遺伝性コプロポルフィリン症（HCP）	＋	CPO	常染色体優性	−	−	−	＋	＋	−	＋	−
肝性	晩発性皮膚ポルフィリン症（PCT）	＋	UROD	家族内発症のものは常染色体優性	−	−	−	++	++	＋	＋	−

UROS：ウロポルフィリノーゲンⅢシンターゼ，FECH：フェロケラターゼ，UROD：ウロポルフィリノーゲンデカルボキシラーゼ，HMBS：ヒドロキシメチルビランシンターゼ，ALAD：ALAデヒドラターゼ，PPOX：プロトポルフィリノーゲンオキシダーゼ，CPO：コプロポルフィリノーゲンオキシダーゼ，URO：ウロポルフィリン，CP：コプロポルフィリン，PP：プロトポルフィリン

ポルフィリンの性質から皮膚症状と神経症状が主となる．ポルフィリンは光エネルギーにより励起され，活性酸素を産生して細胞毒性を起こすため，光線過敏症を呈する．また，δ-アミノレブリン酸（δ-ALA）などは血液脳関門を通過して神経毒作用を起こす．

1. 先天性骨髄性ポルフィリン症
congenital erythropoietic porphyria；CEP

同義語：先天性赤血球生成性ポルフィリン症

症状
生後まもなく光線過敏症（水疱，膿疱，潰瘍，やがて瘢痕）で発症する．ワイン色の尿や黒紫色の糞便をみる．赤血球や歯，骨にも蓄積し，Wood灯を照射すると紅色の蛍光をきたす．溶血性貧血により脾腫などを認める．

病因
常染色体劣性遺伝．ウロポルフィリノーゲンIIIシンターゼ（UROS）が欠損しており，ウロポルフィリンI，コプロポルフィリンIが造血組織で大量につくられる（図 17.28 参照）．これが皮膚や赤血球に蓄積し，光エネルギーを吸収して細胞膜を破壊する．ウロポルフィリン，コプロポルフィリンが血液，尿，糞便から検出される．

2. 骨髄性プロトポルフィリン症
erythropoietic protoporphyria；EPP

同義語：赤血球生成性プロトポルフィリン症

症状
通常10歳頃までに軽度の光線過敏症（熱感，疼痛，潮紅，浮腫，蕁麻疹）で発症する．前述のCEPと同様に溶血性貧血もみられるが軽度である．肝内で蓄積したプロトポルフィリンが結晶化して胆汁中に排泄されるため，軽度の肝機能障害と胆石を認める．

病因・検査所見
常染色体優性遺伝．フェロケラターゼ（FECH）遺伝子の異常による．プロトポルフィリンIXのヘムへの転換が行われず，これが主に骨髄で蓄積して発症する（図 17.28 参照）．血中および糞便中のプロトポルフィリンは増加を認めるが，尿中ポル

フィリンは増加しない．赤血球を蛍光顕微鏡で観察すると赤色蛍光を発する．また，患者赤血球を日光曝露すると溶血する（光溶血反応）．

3. 多様性（異型）ポルフィリン症
variegate porphyria；VP

常染色体優性遺伝の肝性ポルフィリン症である．プロトポルフィリノーゲンオキシダーゼ（PPOX）の異常による．臨床的には晩発性皮膚ポルフィリン症（次項）に類似する．

4. 晩発性皮膚ポルフィリン症
porphyria cutanea tarda；PCT ★

症状
春〜夏季に日光曝露部位（顔面，手背など）ないし外傷によって水疱を形成する．軽度の瘢痕，萎縮，色素沈着をもって消退し，これが反復する（図17.29）．赤色尿や，急性間歇性ポルフィリン症のような腹部症状，顔面の多毛，肝機能障害を伴う場合がある．

病因
肝におけるウロポルフィリノーゲンデカルボキシラーゼ（UROD）の活性低下により，ウロポルフィリンなどが肝臓や皮膚に蓄積する（図17.28参照）．C型肝炎，アルコールの長期摂取，血液透析，薬剤（エストロゲン，ヘキサクロロベンゼン，鉄剤，SU薬など）が誘因となる．常染色体優性遺伝形式で家族内発症をきたすこともある．中年以降の男性に好発．

病理所見
表皮下水疱を認める．内皮細胞が障害され，血管周囲にPAS陽性物質が検出される．

検査所見
ウロポルフィリン，コプロポルフィリンの尿中および糞便中排泄増加をみる．血清鉄，フェリチン上昇を伴うことが多い．C型肝炎や肝臓癌の合併例が多く注意を要する．

治療
禁酒，遮光，瀉血療法，鉄キレート剤，肝庇護療法，炭酸水素ナトリウム内服などを行う．

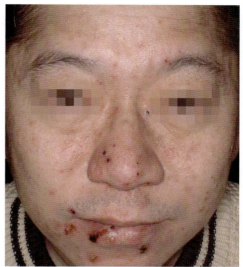
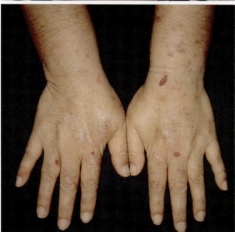
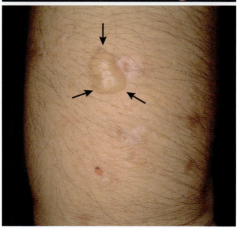

図17.29 晩発性皮膚ポルフィリン症（porphyria cutanea tarda）
水疱，軽度の瘢痕，萎縮，色素沈着を認める．これらの症状が日光曝露により繰り返される．水疱（矢印）．

G. 糖尿病における皮膚変化　skin manifestation associated with diabetes

糖尿病によって，さまざまな皮膚病変が誘発され，それらは直接デルマドローム（特異性の高いもの：リポイド類壊死症など）と間接デルマドローム（非特異疹：皮膚瘙痒症や感染症など）に大別される．本項では代表的なものについて概説する．

1. 糖尿病性壊疽　diabetic gangrene ★

微小血管障害や動脈硬化症を背景として足趾や足底，手指に生じる．軽微な外傷をきっかけに，二次感染，潰瘍化し，広範な壊死が生じて難治性となる（図17.30）．血管拡張薬や皮膚潰瘍治療薬，外科的治療（デブリードマン，切断など）を行う．主幹動脈に閉塞性動脈硬化症が存在すればその治療が必要になる（11章 p.185 参照）．

2. 糖尿病性浮腫性硬化症　diabetic scleredema, scleredema diabeticorum ★

背部から後頸部に生じる浮腫性硬化症（p.319 参照）である（図17.31）．急性感染症の先行はなく，自然軽快傾向が少ない．

3. 糖尿病性黄色腫　diabetic xanthoma

殿部や四肢伸側に好発する発疹性黄色腫（p.323 参照）．治療によって高トリグリセリド血症が改善されると，数週間で黄色腫も軽快する．

4. リポイド類壊死症　necrobiosis lipoidica

成年女性の前脛骨部に好発する．不規則で境界明瞭な萎縮性局面であり，病変部は5～10cm大の黄～黄褐色，周囲は紫～赤褐色を呈し，毛細血管拡張を伴う（図17.32）．病理組織学的に環状肉芽腫に類似する．大腿部，手などに生じることも

> **MEMO**
> **リポイド類壊死症は必ず糖尿病を合併するか？**
> リポイド類壊死症は従来糖尿病による皮膚病変としてとらえられており，糖尿病性リポイド類壊死症（necrobiosis lipoidica diabeticorum）と呼ばれてきた．しかしながら近年，必ずしも糖尿病を合併するわけではないことが判明した．一方で，本症を有する患者はその後糖尿病を発症する可能性が高いという意見もある．本書では便宜上，糖尿病における皮膚変化の項で解説した．

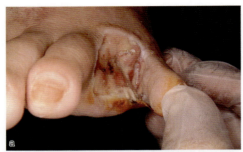
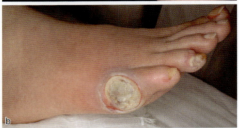
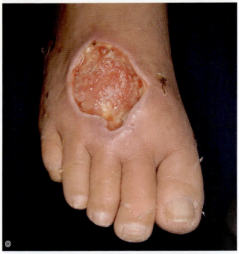
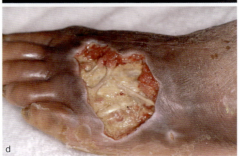

図17.30　糖尿病性壊疽（diabetic gangrene）
a：足白癬に続発して生じた潰瘍．b, c：靴擦れから生じた潰瘍．d：進行例．下床の腱膜まで露出している．

ある．糖尿病患者の0.3％に生じるとされ，慢性の経過をとる（前頁MEMO参照）．

5. 糖尿病性水疱症　diabetic bulla

下腿や指趾に突然，緊満性水疱を生じる．微細血管障害が原因と考えられる．糖尿病患者では知覚が低下しており熱傷を自覚しにくいため，Ⅱ度熱傷との鑑別が必要となる．

6. Dupuytren拘縮（デュピュイトラン）　Dupuytren contracture ★

同義語：手掌線維腫症（palmar fibromatosis）

両手掌，とくに尺側に生じる索状硬結である．腱膜の増生による深在性の線維腫症である（21章 p.434 参照）．

7. 汎発型環状肉芽腫（はんぱつ・にくげ）　generalized granuloma annulare

淡紅色の集簇性充実性丘疹あるいは浸潤性紅斑を生じる（18章 p.348 参照）．耐糖能異常が高率にみられる．

8. 湿疹・皮膚炎および皮膚瘙痒症（そうよう）　eczema, dermatitis, pruritus

脂漏部位や間擦部位に好発する．糖尿病管理が不良であると，湿疹・皮膚炎は再燃を繰り返しやすい．また，皮脂低下やドライスキンを呈し，皮膚瘙痒症を生じる（8章 p.137 参照）．

9. 日和見感染　opportunistic infection

種々の日和見感染を含めた皮膚感染症がみられ，治りにくい．カンジダ症や白癬，癤腫症（せつ），皮下膿瘍，蜂窩織炎（ほうかしきえん），化膿性爪囲炎，壊死性筋膜炎，非 *Clostridium*（クロストリジウム）性ガス壊疽など．

10. その他

穿孔性皮膚症（18章 p.343），澄明細胞汗管腫（ちょうめい）（21章 p.413），硬化性線維腫（sclerotic fibroma）などがみられることがある．

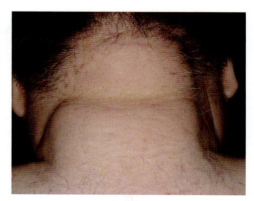

図 17.31　糖尿病性浮腫性硬化症（diabetic scler-edema）
後頸部の非常に硬い大きな硬化性，板状局面．

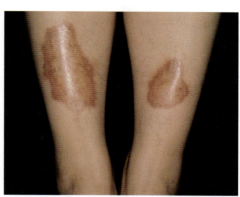

図 17.32　リポイド類壊死症（necrobiosis lipoidica）
前脛骨部の不規則で境界明瞭な萎縮性板状局面．

H. その他　other metabolic disorders

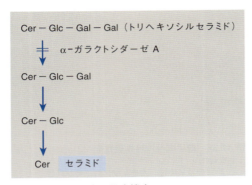

図 17.33　Fabry 病の発症機序
本症は α-ガラクトシダーゼ A 活性がないため，トリヘキソシルセラミド（Cer-Glc-Gal-Gal）が主に腎，血管系組織に蓄積する．

1. Fabry 病　Fabry's disease

同義語：びまん性体幹被角血管腫〔angiokeratoma corporis diffusum（Fabry）〕

X 染色体連鎖劣性遺伝で，α-ガラクトシダーゼ A（α-gal A）遺伝子の変異による酵素活性欠損，あるいは著減により発症する（図 17.33, 17.34）．女性保因者も種々の程度で発症しうる．酵素欠損で分解されなくなったトリヘキソシルセラミド（trihexosylceramide）がリソソームに蓄積され，血管壁などに障害をきたす（図 17.35）．皮膚では bathing trunk area と呼ばれる腹腰部を中心に被角血管腫（直径数 mm 〜 1 cm までの紅色〜黒色丘疹．21 章 p.430 も参照）を幼少時から生じ，年齢とともに増加する．四肢のリンパ浮腫や乏汗症も認める．発作性の四肢末端痛や腹痛（Fabry crisis）は本症に特徴的である．角膜混濁，脳血管障害，腎不全，心不全などを進行性に認める．酵素補充療法として遺伝子組換え α-ガラクトシダーゼが用いられる．被角血管腫に対しては炭酸ガスレーザー療法などが行われる．

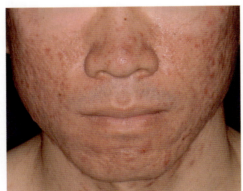
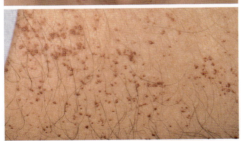
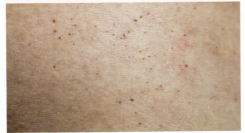

図 17.34　Fabry 病（Fabry's disease）
20 歳代男性．顔および体幹に毛細血管拡張を伴う直径 2 〜 3 mm の紅色丘疹（被角血管腫）の多発を認める．

2. 神崎病　Kanzaki disease

同義語：びまん性体幹被角血管腫〔angiokeratoma corporis diffusum（Kanzaki）〕, Schindler disease（type Ⅱ）

α-N-アセチルガラクトサミニダーゼ遺伝子の変異による酵素欠損で，リソソーム蓄積症の一種である．常染色体劣性遺伝

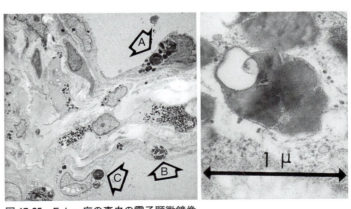

図 17.35　Fabry 病の真皮の電子顕微鏡像
A：血管内皮細胞．B：マクロファージ．C：神経細胞．トリヘキソシルセラミドが高電子密度の黒色沈着としてさまざまな種類の細胞質内にみられる．

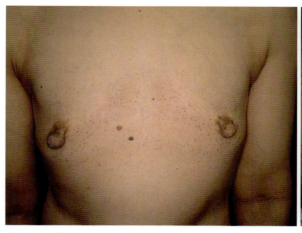 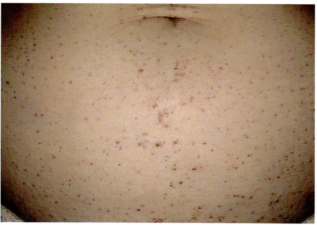

図17.36 神崎病（Kanzaki disease）
40歳代女性．前胸部，腹部に2〜3 mmの被角血管腫が多発する．臨床像だけではFabry病とは鑑別できない．

形式をとる．Fabry病に類似した皮膚症状で，全身，とくに腰殿部に小さな被角血管腫の多発を認める（図17.36）．乏汗症や軽度の四肢感覚障害，聴力低下などもみられるが，生命予後は良好である．

3. 痛風結節　tophus　★

痛風（gout）患者で，治療せずに高尿酸血症が長期間持続した場合に生じる．耳介や指趾関節，肘膝関節，アキレス腱などに，5〜30 mm大までの結節が多発する．通常は無痛性．皮膚は緊張して薄く，その下で黄白色を呈する．皮膚を破るとチョーク状物質が排出され，潰瘍を経て瘢痕化する（図17.37）．病理組織学的に，針状の空隙を伴う無定型沈着物（尿酸塩結晶）および異物型巨細胞を認める．尿酸塩結晶は，アルコール固定標本で観察できる．

4. 類脂質蛋白症　lipoid proteinosis

同義語：リポイド蛋白症，皮膚粘膜ヒアリノーシス（hyalinosis cutis et mucosae）

ヒアリン様物質が皮膚や粘膜に沈着する．眼瞼縁に小丘疹が並ぶことが特徴的であり，真珠の首飾り状と称される．肘などに疣贅状の結節や丘疹，口腔内に白色結節を形成する声帯にも結節が生じて嗄声となる．常染色体劣性遺伝形式をとり，ECM1遺伝子の変異が報告されている．

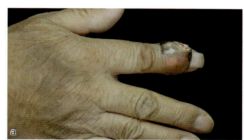
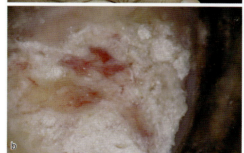
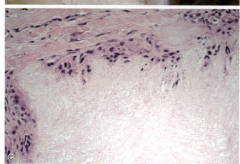

図17.37 痛風結節（tophus）
a: 右示指に生じたもの．潰瘍を形成している．b: ダーモスコピーで観察すると，黄白色のチョーク状物質が排出されていることがわかる．c: 病理組織像．針状の空隙を伴う沈着物．

5. フェニルケトン尿症　phenylketonuria ★

　常染色体劣性遺伝．フェニルアラニンをチロシンに代謝するフェニルアラニン水酸化酵素（*PAH*）の遺伝子変異によって生じる．これによりチロシンが減少し，皮膚色素の減弱，毛髪の褐色化，精神遅滞を示す．日本では新生児に対してGuthrie（ガスリー）法などによるマススクリーニングが実施され，7万人に1人の割合で発見されている．生後1か月以内にフェニルアラニン制限食を開始し，生涯継続することで知能低下を予防する．制限食にチロシンを添加することで，皮膚および毛髪の色は正常化する．

Disorders of dermis and subcutaneous fat

18章 真皮，皮下脂肪組織の疾患

　真皮や皮下脂肪組織は表皮を保持し支える役目を有している．このため，これらの組織が侵された場合，色調などの皮表の変化は乏しいものの，皮膚全体の構築に大きな影響を及ぼす．本書では，真皮や皮下脂肪組織を主に侵す疾患に関して，本章でまとめて解説する．

真皮の疾患　disorders of the dermis

A. 皮膚萎縮症　cutaneous atrophy

1. 伸展性皮膚線条　striae cutis distensae

同義語：線状皮膚萎縮症（striae atrophicae），皮膚伸展線条（striae distensae）

Essence
- 皮膚割線に沿った，わずかに陥凹した線状の皮膚萎縮．
- 大腿や下腹部に好発．
- ステロイド内服が契機となるほか，妊娠や思春期など，急速に皮膚が過伸展することで生じる．

症状

　幅は数 mm，長さは十数 cm までの，ほぼ平行して走る萎縮性線条である．いわゆる"肉割れ"．わずかに陥凹し，初期に淡紅色（striae rubra）を示すがのちに灰白色（striae alba）になり表面に細かい皺を呈する（図 18.1）．線条の長軸は Langer 割線に沿う．思春期に急激に成長することで，大腿外側，殿部，乳房などに生じることが多い．妊娠線条（striae gravidarum，妊娠線）は妊婦の 90％以上に認められ，妊娠 6 か月頃から下腹部，乳房，殿部などに認める．そのほか，ステロイド内服，Cushing 症候群，重症感染症，糖尿病などでも生じうる．

病因

　ステロイド（糖質コルチコイド）が線維芽細胞の増殖とコラーゲン産生を抑制し，それに加えて外力や皮膚の過伸展などが生じて結合組織が破綻することで，皮膚に線条や萎縮を生じると考えられている．思春期や妊娠においても内因性ステロイドの増加が発症に関与していると考えられる．

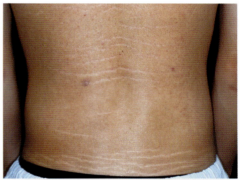
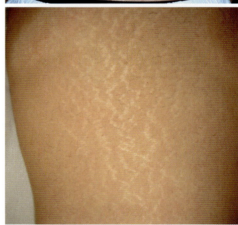

図 18.1　伸展性皮膚線条（striae cutis distensae）

MEMO

Pasini-Pierini 型進行性特発性皮膚萎縮症（atrophoderma of Pasini and Pierini）

思春期以降に，褐色調で直径数 cm の皮膚萎縮が体幹などに生じる，原因不明の疾患である．境界明瞭な陥凹を伴い，cliff-drop と形容される．限局性強皮症の 1 型とする説もある．

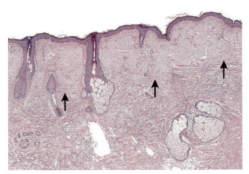

図 18.2 皮膚老化（skin aging）の病理組織像
表皮が萎縮し真皮上層の弾性線維，膠原線維が断裂し，塊状を呈する（矢印）．

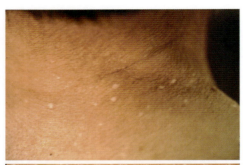
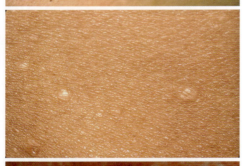
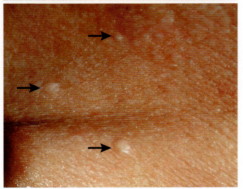

図 18.3 white fibrous papulosis of the neck
2〜4mm 大の白色小丘疹が頸部に多発．

治療・予後

現時点で有効な治療法はない．時間の経過とともに目立たなくなるが，完全に消退することはない．

2. 皮膚老化　skin aging

類義語：老人性皮膚萎縮症（senile skin atrophy），日光性弾力線維症（solar elastosis），皮膚粗鬆症（dermatoporosis）

Essence

- 加齢とともに生じる皮膚変化の総称．長期の光線曝露も関与する．
- 基本は皮膚全体の機能低下と萎縮である．
- 後頸部に生じ，菱形に深い溝が形成されたものを項部菱形皮膚という．

症状

加齢とともに生じる皮膚変化の総称．皮膚は全体的に菲薄化して緊張を失い，とくに顔面や頸部，関節部では，皮野に沿った皺を形成するようになる．ドライスキンから粃糠様落屑を生じ，皮脂欠乏性湿疹，皮膚瘙痒症をきたしうる．萎縮によって独特の淡黄色調の光沢を示したり，あるいは褐色調となる．紫外線を受けやすい露光部ではとくに顕著となる〔光老化（photoaging），13 章 p.229 も参照〕．戸外労働者では変化が強く，とくに項部では深い皮溝が形成され，菱形の皮野形成が認められる〔項部菱形皮膚（cutis rhomboidalis nuchae）〕．また，血管の脆弱性により紫斑を生じやすくなる（老人性紫斑，11 章 p.184 参照）．

病理所見

紫外線の影響によって表皮が菲薄化し，表皮突起が消失する．真皮も薄くなり，膠原線維の減少が著しい（図 18.2）．エラスチカ・ワンギーソン染色では弾性線維は断裂し，小塊状変化をきたす〔日光性弾力線維症（solar elastosis）〕．汗腺や脂腺の数，大きさは減少し，皮下脂肪組織も減少する．

3. white fibrous papulosis of the neck （Shimizu）

症状

高齢者の頸部に，直径 2〜4mm 程度，円形〜楕円形，白色

〜淡黄色の小丘疹が多発する（図18.3）．皮疹は境界明瞭であり，毛包と関係なく出現する．融合傾向は示さない．病理所見では真皮上層での膠原線維の肥厚が認められる（図18.4）．病因は加齢による真皮の変性である．

疫学

日本人，アジア人のみならず，欧米人にもよくみられる．

4. 硬化性苔癬　lichen sclerosus；LS

同義語：硬化性萎縮性苔癬（lichen sclerosus et atrophicus；LSA）

症状

直径2〜3mmの白色扁平丘疹が出現し，集簇して硬い白色局面を形成する．のちに白色局面は萎縮し，羊皮状となる（図18.5）．面皰様の角栓を伴うことが特徴的である．ときに瘙痒や疼痛を伴う．中年以降ないし10歳以下の外陰部に生じる場合が8割を占め，1:5〜15で女性に多い．女性では大陰唇や陰核，肛門部にも好発し，しばしば数字の「8」型の分布をみる．男性では陰茎に生じやすく，硬化により尿道口の狭窄をきたすことがある．背部など体幹や前腕などに生じ，水疱を形成することもある．円形脱毛症や尋常性白斑を合併することがある．

病因

不明であるが，遺伝的要因や性ホルモン低下，免疫学的機序の関与の可能性がある．細胞外マトリックス（extracellular matrix 1；ECM1）に対する自己抗体が患者血清中に認められるとの報告がある．

病理所見

表皮萎縮と液状変性がみられ，真皮上層では膠原線維が均質化，浮腫状となり細胞成分が減少する．進行すると真皮に帯状リンパ球浸潤をきたす．過角化および角栓形成が認められる（図18.6）．

治療・予後

小児ではステロイド外用に反応し，自然消失することも多い．成人では慢性に経過し難治であることが多い．外陰部では数％の症例で有棘細胞癌を病変部に生じるため，注意深い観察が必要である．

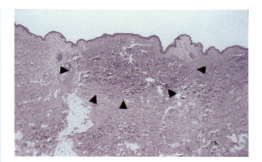

図18.4　white fibrous papulosis of the neckの病理組織像
真皮上層の線維化（矢尻で囲んだ部位）

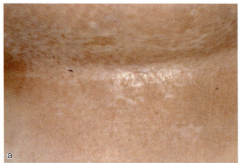

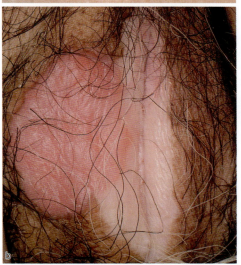

図18.5　硬化性苔癬（lichen sclerosus）
a：前胸部の白色局面．b：高齢女性大陰唇部に生じた病変（白色病変）．一部有棘細胞癌へ移行している（紅色隆起性病変）．

MEMO
外陰部の硬化性苔癬
以前は，女性の外陰部に生じたものを陰門萎縮症（kraurosis vulvae），男性の陰茎に生じたものを陰茎萎縮症（kraurosis penis）ないし閉塞性乾燥性亀頭炎（balanitis xerotica obliterans）と称していた．

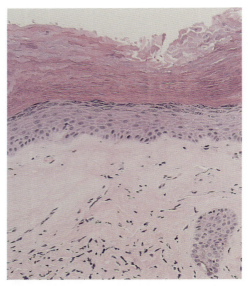

図 18.6　硬化性苔癬の病理組織像
過角化および表皮突起の消失，真皮上層での膠原線維の均質化，リンパ球浸潤を認める．

5. Werner 症候群　Werner syndrome　★

同義語：成人早老症（adult progeria）

Essence
- 早期老化をきたす代表的な疾患であり，思春期以降に全身組織の老化を認める．
- *WRN* 遺伝子の変異による．常染色体劣性遺伝．
- 全身の皮膚萎縮，強皮症様変化，難治性潰瘍，白髪，脱毛．

症状
日本からの報告が圧倒的に多く，日本では約 2,000 人の患者がいると推定されている．思春期前後で成長が止まり，低身長になる．20 歳前後から全身の皮膚萎縮と毛細血管拡張を伴う強皮症様変化，白髪や脱毛を生じる（図 18.7a）．真皮のみならず皮下脂肪組織や筋の萎縮を生じる．顔面では皮膚萎縮のために口囲に放射線状の皺を生じ，鼻は細く尖る〔鳥様顔貌（birdlike facial appearance）〕．皮膚石灰沈着症も好発する．足底では過角化，難治性潰瘍を認める（図 18.7b）．他臓器においても，早期では特徴的な嗄声（high pitched voice）が，その後，白内障，糖尿病，骨粗鬆症，性腺機能低下などを生じ，動脈硬化や肉腫などの悪性腫瘍に至る（表 18.1）．

病因
常染色体劣性遺伝で *WRN* 遺伝子の変異による．WRN 蛋白は，DNA の二重らせん構造をほどく酵素（RecQ-like ヘリカーゼ）の一種である．RecQ-like ヘリカーゼは DNA の複製や転写翻訳，あるいは修復など染色体の安定性に必須であるが，とくに WRN 蛋白はテロメアの維持にも関与する．本症では，染色体の不安定化とテロメア短縮により老化現象をきたすと考

> **MEMO**
> **Bloom 症候群**
> **(Bloom syndrome)**
> DNA 修復にかかわる RecQ-like ヘリカーゼ（*BLM*）遺伝子の変異により生じる常染色体劣性遺伝疾患．顔面の毛細血管拡張，光線過敏症，低身長を 3 徴とする．

表 18.1　主な遺伝性早期老化症候群

疾患名	遺伝形式	原因遺伝子	症状・所見	生命予後
Werner 症候群	AR	*WRN*	20 歳代から発症．嗄声，全身皮膚萎縮，鳥様顔貌	40〜50 歳
Rothmund-Thomson 症候群	AR	*RECQL4*	乳児期から顔面紅斑と光線過敏，多形皮膚萎縮　小児期に白内障	良好
プロジェリア（Hutchinson-Gilford 症候群）	AR	*LMNA*	幼児期から著明な鳥様顔貌，関節拘縮，発育不全と動脈硬化	10 歳代
アクロジェリア（Gottron）	一部 AD	一部 *COL3A1*	四肢末端，鼻，耳介に皮膚萎縮が限局　血管型 Ehlers-Danlos 症候群の一部が含まれる	良好
Cockayne 症候群	AR	*CSA*, *CSB*	幼児期から光線過敏，低身長，老人様顔貌　色素性乾皮症との合併例あり	10 歳代
Hallermann-Streiff 症候群	AR	*GJA1*	先天性白内障，鳥様顔貌，乏毛，皮膚萎縮	比較的良好
Wiedemann-Rautenstrauch 症候群	AR	?	生下時から老人様顔貌，乏毛，皮膚萎縮	乳幼児期

AR：常染色体劣性遺伝，AD：常染色体優性遺伝

えられている.

鑑別診断

他の早期老化症候群（**表18.1**）や全身性強皮症との鑑別が必要である.

予後

動脈硬化による心筋梗塞，脳卒中，糖尿病の悪化や内臓悪性腫瘍などにより，平均寿命46歳と短命な症例が多い.

6. Rothmund-Thomson 症候群
Rothmund-Thomson syndrome

同義語：先天性多形皮膚萎縮症

常染色体劣性遺伝．原因遺伝子の一つは8番染色体に存在する *RECQL4* 遺伝子である．乳児期から顔面などに皮膚萎縮や網状～びまん性紅斑，若年性白内障などを認め，光線過敏症を1/3の症例でみる．成人期には頭毛や体毛が疎となり，露光部の角化や爪の発育障害をみる（**図18.8**）．内臓悪性腫瘍（とくに骨肉腫）が30％で併発するとされるが，併発しなければ生命予後はよい．Werner症候群と同様の早期老化症候群ととらえることができる．

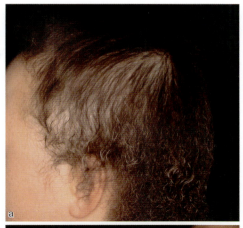
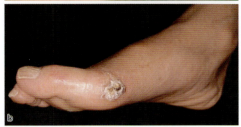

図 18.7　Werner 症候群（Werner syndrome）
a：頭髪の疎毛．b：足の潰瘍．

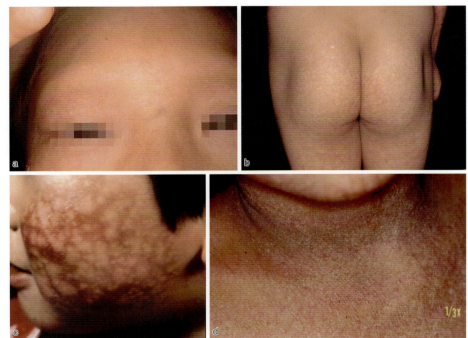

図 18.8　Rothmund-Thomson 症候群（Rothmund-Thomson syndrome）
a：疎となった体毛．b：殿部にみられる網状のびまん性紅斑．c：頬部の網状紅斑．d：前胸部．

B. 皮膚形成異常症　dysplasia

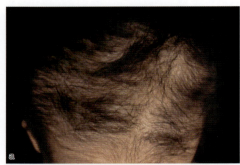

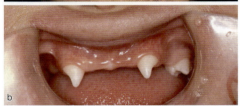

図 18.9　無汗性外胚葉形成異常症〔anhidrotic (hypohidrotic) ectodermal dysplasia〕
a：頭髪の疎毛．b：歯牙形成異常．

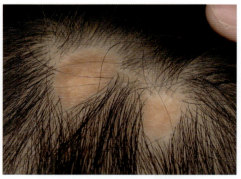

図 18.10　先天性皮膚欠損症（aplasia cutis congenita）
頭頂部の瘢痕性脱毛局面．

1. 外胚葉形成異常症　ectodermal dysplasia

先天的に外胚葉系組織（毛，歯，爪，汗腺）に形成異常を認める疾患の総称である．異常をきたす器官や合併症などから，150種類以上に分類されている．以下に代表的な疾患をあげる．

1）無汗性外胚葉形成異常症
anhidrotic（hypohidrotic）ectodermal dysplasia

疎毛，無汗症，歯牙形成異常の3主徴を認める（図18.9）．多くは*EDA1*遺伝子の変異によりX連鎖劣性遺伝形式をとる．また*EDAR*遺伝子変異により常染色体劣性ないし優性遺伝形式をとることもある．

皮膚は発汗構造の欠如のため全体的に薄く，乾燥している．高温の環境に弱く熱中症になりやすい．流涙の減少や口腔鼻粘膜の乾燥のため，角結膜炎や口内炎，化膿性鼻炎，嗄声をきたしやすい．高温の環境に注意すればほぼ正常の生活を送ることができる．

2）有汗性外胚葉形成異常症
hidrotic ectodermal dysplasia；Clouston症候群

爪甲変形，疎毛，掌蹠角化症を3主徴とするが，爪甲の変化のみの症例もある．爪甲の肥厚や線条を認めることが多く，成長速度が遅い．常染色体優性遺伝．コネキシン30（1章p.7参照）をコードする*GJB6*遺伝子の異常による．

2. 先天性皮膚欠損症　aplasia cutis congenita

生下時にみられる表皮〜皮下組織，ときには骨に達する欠損である．頭頂部に好発し，境界明瞭な萎縮局面やびらん，潰瘍としてみられる（図18.10）．胎生期の部分的な形成不全による．

3. 脳回転状皮膚　cutis verticis gyrata

頭皮の過形成のために，主に男児の頭頂部を中心に，大脳の皺を思わせるような皺襞が生じる症候名である．幅1〜2 cmで弾力性や可動性に富み，溝の部分では正常な発毛がみられるが隆起部は疎毛である（図18.11）．原発性のほかに，母斑性

のもの（母斑細胞母斑，結合組織母斑）や，後天的な全身性疾患に伴うもの（先端巨大症など）が存在する．治療は形成外科的修復．

　この病態を呈する遺伝性疾患として，肥厚性皮膚骨膜症（pachydermoperiostosis）があげられる．時計皿爪（ばち状指），骨肥大および皮膚の肥厚性変化を3主徴とする．常染色体優性遺伝のものと常染色体劣性遺伝のものがあり，後者はプロスタグランジンの代謝や輸送にかかわる *HPGD* や *SLCO2A1* 遺伝子の変異による．

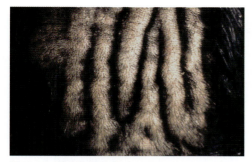

図 18.11　脳回転状皮膚（cutis verticis gyrata）

C. 穿孔性皮膚症　perforating dermatosis

1. 蛇行性穿孔性弾力線維症
elastosis perforans serpiginosa

症状

　頸部や四肢，体幹上部に両側性に好発する．赤褐色の直径2～10 mmの角化性小丘疹が多発，線状および環状に配列し，全体として蛇行状を呈する（図18.12）．小丘疹で取り囲まれた皮膚は萎縮する．

病因

　真皮上層の弾性線維に変性が生じ，それを表面へ排除しようとした結果〔経表皮性排除（transepidermal elimination），2章 p.45参照〕として発症する．若年男性に特発性に発生する場合もあるが，真皮異常をきたす疾患（弾性線維性仮性黄色腫，Marfan症候群，Ehlers-Danlos症候群，Rothmund-Thomson

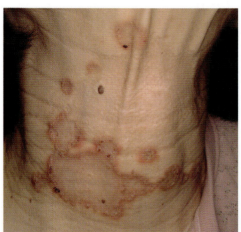

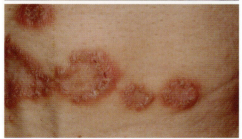

図 18.12　蛇行性穿孔性弾力線維症（elastosis perforans serpiginosa）
D-ペニシラミン内服中の Wilson 病の患者に生じた．

穿孔性皮膚症とは　MEMO

変性した皮膚成分に対して，経表皮性排除をきたした結果生じる皮膚病変の総称である．排除される物質や部位から以下のように分類される．慢性腎不全や糖尿病の患者に生じやすい．環状肉芽腫などでも経表皮性排除がみられることがある（p.348参照）．

疾患名	経皮排除される物質
蛇行性穿孔性弾力線維症 （elastosis perforans serpiginosa）	弾性線維
反応性穿孔性膠原線維症 （reactive perforating collagenosis）	膠原線維
結節性耳輪軟骨皮膚炎 （chondrodermatitis nodularis helicis）	膠原線維（軟骨変性を伴う）
Kyrle 病（Kyrle's disease）	角質・角化細胞
穿孔性毛包炎（perforating folliculitis）	（毛包から）膠原線維・弾性線維

症候群，Down 症候群など）に合併して認められる．D-ペニシラミンによって生じる場合もある．

病理所見

真皮上層に変性した弾性線維の蓄積を認め，その上方にある表皮が異常線維を巻き込むように真皮内へ増殖している像が認められる．表皮肥厚や真皮での異物肉芽腫も観察される．

2. 反応性穿孔性膠原線維症　reactive perforating collagenosis

体幹や四肢に，角栓を伴う直径 1 cm 程度の硬い茶褐色結節が多発する（図 18.13）．外傷などを契機として膠原線維が変性し，経表皮性排除をきたしたものである．糖尿病や腎不全を背景に生じやすく，瘙痒が強い．Köbner 現象陽性になることがある．

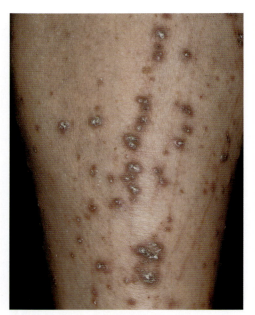

図 18.13　反応性穿孔性膠原線維症（reactive perforating collagenosis）

3. 結節性耳輪軟骨皮膚炎　chondrodermatitis nodularis helicis

同義語：慢性結節性耳輪軟骨皮膚炎（chondrodermatitis nodularis chronica helicis）

耳輪（とくに上部）に 1 cm 大程度の有痛性の角化性結節が生じる（図 18.14）．日光，外傷，寒冷などの外的刺激によって耳輪軟骨と膠原線維に変性と炎症が生じ，膠原線維の経表皮性排除をきたしたものである．中年以降の男性に好発し，脂漏性角化症，基底細胞癌，有棘細胞癌などとの鑑別を要する．治療はステロイドの外用および局所注射，外科的切除を行う．

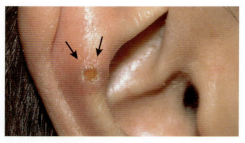

図 18.14　結節性耳輪軟骨皮膚炎（chondrodermatitis nodularis helicis）
有痛性結節．

D. 肉芽腫性疾患　granulomatous disorder

1. サルコイドーシス　sarcoidosis

Essence

- 原因不明の全身性肉芽腫．
- 皮膚病変は特異疹（肉芽腫病変）と，反応性の非特異疹（結節性紅斑などの炎症病変）に大別される．
- 両側肺門リンパ節腫脹（bilateral hilar lymphadenopathy；BHL），ぶどう膜炎など．

MEMO：サルコイドーシスと結節性紅斑

サルコイドーシスの患者では反応性の脂肪組織の炎症として，結節性紅斑が生じることがある．一方，サルコイドーシスでは下腿伸側を好発部位として皮下脂肪組織に肉芽腫を形成することもある．このサルコイドーシスの特異疹は，臨床上は結節性紅斑と区別できず，これをサルコイドーシスの結節性紅斑様皮疹と呼ぶ．

- 血清 ACE 活性高値，高カルシウム血症，ツベルクリン反応陰性．
- 治療はステロイド外用，内服など．

定義・疫学・病因

サルコイドーシスは，多臓器に出現する原因不明の肉芽腫を伴う炎症性疾患で，病理組織学的に類上皮細胞肉芽腫を特徴とする．20歳代と50歳以上に好発しやすい．病因は不明であるが，①遺伝的素因（欧米では HLA-A1 などと相関がある），②環境素因（近年は細胞壁欠失型 *Propionibacterium acnes* との関連が注目されている），③免疫学的素因（Th1 細胞や組織球の活性化，IL-2 上昇など）などが複雑に絡んで発症すると考えられる．

皮膚症状

サルコイドーシスの約 25% で皮膚病変を認める．類上皮細胞肉芽腫によって多彩な皮膚病変を生じる特異疹と，反応性の炎症病変による非特異疹に大別される．

①**皮膚の特異疹（specific lesion）**

下に代表的な病型を示す．これらの病変が混在して生じることが多い．

結節型（図 18.15① a〜c）：最も多い病型で，顔面（とくに鼻周囲）や四肢，体幹の中心側に好発する．3〜30 mm 大の円形〜楕円形，淡紅色から暗紅色の浸潤性紅斑や丘疹が多発する．下腿においては小型の丘疹が生じることが多い．

局面型（図 18.15① d, e）：辺縁は堤防状に隆起し，中央は萎縮性の扁平な浸潤局面を呈する．顔面に好発する．

びまん浸潤型（図 18.15② a, b）：暗赤色のびまん性浸潤局面が対称性に生じる．鼻，頬，耳，指趾などの凍瘡の生じやすい部位に好発し，臨床像も凍瘡に酷似するが，自覚症状や季節性はない（lupus pernio）．難治性である．

皮下型：四肢に好発し，皮下の弾性硬の硬結として触れる．大きさは直径 3〜30 mm．

瘢痕浸潤型（図 18.15② c, d）：膝，肘などの外傷を受けやすい部位に好発し，外傷などでできた陳旧性の瘢痕の上に類上皮細胞肉芽腫を生じる．サルコイドーシスに特有で診断的価値が高い．

結節性紅斑様皮疹：外見は結節性紅斑と同様であるが，病理組織学的に類上皮細胞肉芽腫を認めるもの．自然消退することが多い（p.344 MEMO 参照）．

その他：苔癬様型，潰瘍型，魚鱗癬型，白斑型，疣贅型，紅皮症型などの特殊型がある．

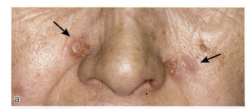
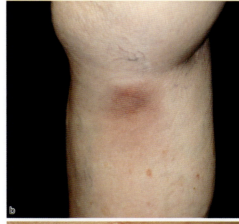
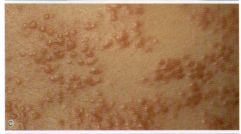
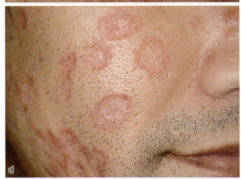
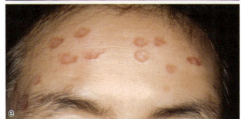

図 18.15①　サルコイドーシス（sarcoidosis）
a, b, c：結節型．d, e：局面型．

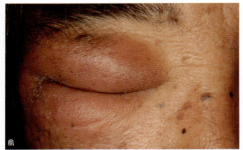
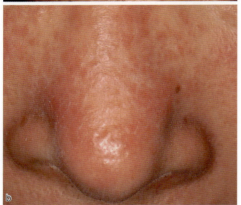
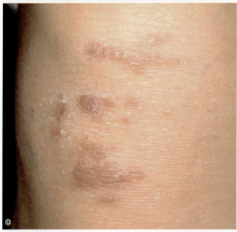
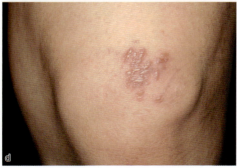

②非特異疹（nonspecific lesion）

結節性紅斑（p.344 MEMO 参照），皮膚瘙痒症，多形紅斑などを生じうる．

全身症状

発熱や倦怠感で初発し，不明熱の原因の一つになるが，自覚症状に乏しい例も多い．種々の臓器に類上皮細胞肉芽腫を形成する．とくに肺，眼，心臓に好発する．
肺病変：BHL や肺実質浸潤，進行すると肺線維症をきたす．乾性咳嗽や呼吸困難を約半数で認める．
眼病変：肉芽腫性前部ぶどう膜炎などを生じる．
心病変：房室ブロックなど．突然死の原因になりうる．日本では死亡例の 77％が心病変による．
その他：肝機能障害，関節炎，筋肉病変，骨嚢胞，中枢および末梢神経病変，耳下腺炎などを生じる．

病理所見

非乾酪性の類上皮細胞肉芽腫（サルコイド肉芽腫）が特徴的（図 18.16）で，肉芽腫周囲には炎症細胞浸潤が少ない（naked granuloma）．巨細胞においては，封入体としてシャウマン小体（Schaumann body）や星状体（asteroid body）をみることがある．シャウマン小体は好塩基性で円形の層状構造を有し，カルシウム沈着を伴う．星状体は，中心に核を有し放射状の針状構造がみられる．瘢痕浸潤では上記病変に加え，異物（シリカなど）を認める．

図 18.15②　サルコイドーシス（sarcoidosis）
a, b：びまん浸潤型（lupus pernio）．c, d：瘢痕浸潤型．

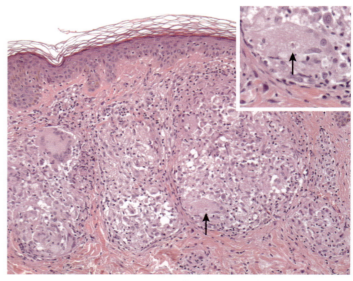

図 18.16　サルコイドーシスの病理組織像（枠内は星状体の拡大像）
非乾酪性類上皮細胞肉芽腫が特徴的である．矢印は星状体をさす．

真皮の疾患／D．肉芽腫性疾患

表 18.2　サルコイドーシス診断基準（組織診断群と臨床診断群を指定難病の対象とする）

A．臨床症状

呼吸器，眼，皮膚，心臓，神経を主とする全身のいずれかの臓器の臨床症状あるいは臓器非特異的全身症状
- 臓器非特異的全身症状：慢性疲労，慢性疼痛，息切れ，発熱，寝汗，体重減少
- 呼吸器：胸部異常陰影，咳，痰，息切れ
- 眼：霧視，飛蚊症，視力低下
- 神経：脳神経麻痺，頭痛，意識障害，運動麻痺，失調，感覚障害，排尿障害，尿崩症
- 心臓：不整脈，心電図異常，動悸，息切れ，意識消失，突然死
- 皮膚：皮疹（結節型，局面型，皮下型，びまん浸潤型，苔癬様型，結節性紅斑様型，魚鱗癬型，瘢痕浸潤，結節性紅斑）
- 胸郭外リンパ節：リンパ節腫大
- 筋肉：筋力低下，筋痛，筋肉腫瘤
- 骨：骨痛，骨折
- 上気道：鼻閉，扁桃腫大，咽頭腫瘤，嗄声，上気道狭窄，副鼻腔炎
- 外分泌腺：涙腺腫大，唾液腺腫大，ドライアイ，口腔内乾燥
- 関節：関節痛，関節変形，関節腫大
- 代謝：高カルシウム血症，尿路結石
- 腎臓：腎機能障害，腎腫瘤
- 消化管：食欲不振，腹部膨満，消化管ポリープ
- 肝臓：肝機能障害，肝腫大
- 脾臓：脾機能亢進症状（血球減少症），脾腫
- 膵臓：膵腫瘤
- 胆道病変：胆道内腫瘤
- 骨髄：血球減少症
- 乳房：腫瘤形成
- 甲状腺：甲状腺機能亢進，甲状腺機能低下，甲状腺腫
- 生殖器：不妊症，生殖器腫瘤

B．特徴的検査所見

1. 両側肺門縦隔リンパ節腫脹（bilateral hilar-mediastinal lymphadenopathy；BHL）
2. 血清アンジオテンシン変換酵素（ACE）活性高値または血清リゾチーム値高値
3. 血清可溶性インターロイキン-2 受容体（sIL-2R）高値
4. ^{67}Ga シンチグラフィまたは ^{18}F-FDG/PET における著明な集積所見
5. 気管支肺胞洗浄液のリンパ球比率上昇または CD4/CD8 比の上昇

付記 1．両側肺門縦隔リンパ節腫脹とは両側肺門リンパ節腫脹または多発縦隔リンパ節腫脹である．
付記 2．リンパ球比率は非喫煙者 20％，喫煙者 10％，CD4/CD8 は 3.5 を判断の目安とする．

C．臓器病変を強く示唆する臨床所見

1. 呼吸器病変を強く示唆する臨床所見
   画像所見にて，①または②を満たす場合
   ①両側肺門縦隔リンパ節腫脹（BHL）
   ②リンパ路である広義間質（気管支血管束周囲，小葉間隔壁，胸膜直下，小葉中心部）に沿った多発粒状影または肥厚像
2. 眼病変を強く示唆する臨床所見
   眼所見にて，下記 6 項目中 2 項目以上を満たす場合
   ①肉芽腫性前部ぶどう膜炎（豚脂様角膜後面沈着物，虹彩結節）
   ②隅角結節またはテント状周辺虹彩前癒着
   ③塊状硝子体混濁（雪玉状，数珠状）
   ④網膜血管周囲炎（主に静脈）及び血管周囲結節
   ⑤多発するろう様網脈絡膜滲出斑または光凝固斑様の網脈絡膜萎縮病巣
   ⑥視神経乳頭肉芽腫または脈絡膜肉芽腫
3. 心臓病変を強く示唆する臨床所見
   各種検査所見にて，①または②を満たす場合（下記出典の表 1 参照）
   ①主徴候 5 項目中 2 項目が陽性の場合
   ②主徴候 5 項目中 1 項目が陽性で，副徴候 3 項目中 2 項目以上が陽性の場合

D．鑑別診断

以下の疾患を鑑別する．
①原因既知あるいは別の病態の全身性疾患：悪性リンパ腫，他のリンパ増殖性疾患，がん，ベーチェット病，アミロイドーシス，多発血管炎性肉芽腫症（GPA）／ウェゲナー肉芽腫症，IgG4 関連疾患，ブラウ症候群，結核，肉芽腫を伴う感染症（非結核性抗酸菌感染症，真菌症）
②異物，がんなどによるサルコイド反応
③他の肉芽腫性肺疾患：ベリリウム肺，じん肺，過敏性肺炎
④巨細胞性心筋炎
⑤原因既知のブドウ膜炎：ヘルペス性ぶどう膜炎，HTLV-1 関連ぶどう膜炎，ポスナー・シュロスマン症候群
⑥他の皮膚肉芽腫：環状肉芽腫，環状弾性線維融解性巨細胞肉芽腫，リポイド類壊死症，メルカーソン・ローゼンタール症候群，顔面播種状粟粒性狼瘡，酒皶
⑦他の肝肉芽腫：原発性胆汁性胆管炎

E．病理学的所見

いずれかの臓器の組織生検にて，乾酪壊死を伴わない類上皮細胞肉芽腫が認められる．

＜診断のカテゴリー＞
組織診断群：A，B，C のいずれかで 1 項目以上を満たし，D が除外され，E の所見が陽性のもの
臨床診断群：A の 1 項目以上があり，B の 5 項目中 2 項目以上であり，C の呼吸器，眼，心臓病変 3 項目中 2 項目を満たし，D が除外され，E の所見が陰性のもの

（難病情報センター．http://www.nanbyou.or.jp/entry/266 から引用）

診断・鑑別診断

基本的に臨床像と病理組織学的診断，他疾患の除外によって診断される．検査所見などは**表 18.2** を参照．皮膚病変では，環状肉芽腫，環状弾性線維融解性巨細胞肉芽腫，リポイド類壊死症，Melkersson-Rosenthal 症候群，顔面播種状粟粒性狼瘡，酒皶，皮膚抗酸菌感染症，悪性リンパ腫などとの鑑別が必要である．皮膚生検は必須であり，必要に応じて組織培養検査や PCR 法を行う．

> **MEMO**
> **サルコイドーシスに関連した症候群**
> **Heerfordt 症候群**：発熱，顔面神経麻痺，前部ぶどう膜炎，耳下腺腫脹を呈するものをいう．
> **Löfgren 症候群**：発熱，BHL，結節性紅斑と関節痛を生じたものをいう．

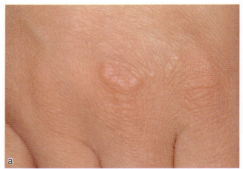
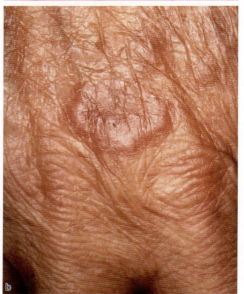
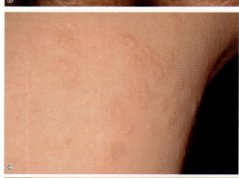
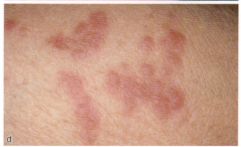

図18.17① 環状肉芽腫（granuloma annulare）
a，b：限局性環状肉芽腫．c，d：汎発性環状肉芽腫．

治療

本症は約 2/3 の症例で自然軽快する．進行性の肺病変を有する例や，心臓，眼，神経病変があるものはステロイド内服が有効である．皮膚病変に対してはステロイド外用を行う．

2. 環状肉芽腫　granuloma annulare；GA　★

Essence
- ドーナツ状の辺縁隆起性の皮疹．
- 病理組織学的に，柵状に細胞が取り囲む肉芽腫（柵状肉芽腫）を形成．
- 皮疹の形，分布から 4 型に分類される．
- 全身に汎発するものでは，糖尿病を合併していることが多い．

症状・病理所見

主に手背や足背にドーナツ状の小丘疹として生じ，それが遠心性に拡大して，環状に硬い小丘疹が配列する形態をとる（図18.17）．色調は常色〜淡紅色で，環の中央は陥凹する．鱗屑や自覚症状を伴わない．病理組織学的には，中央に変性した膠原線維を入れ，その周囲を組織球やリンパ球，巨細胞が放射状に取り囲む柵状肉芽腫（palisading granuloma）の形態をとる（図18.18）．中央の不完全壊死をきたした部位にはムチンが沈着する．

病因

発症機序は十分に解明されていないが，末梢循環障害，糖尿病のほか，虫刺症，紫外線，外傷などが誘因となる．B 型肝炎や HIV など，感染症に関連して発症する報告もある．

> **MEMO**
>
> **環状肉芽腫の臨床分類**
> ①限局性環状肉芽腫（localized granuloma annulare）
> 　最も多い病型．手指背や関節部位などの一定部位に限局する．約半数の症例では 2 年以内に自然治癒する．
> ②汎発型環状肉芽腫（generalized granuloma annulare）
> 　中高年の女性に好発し，体幹や四肢末端に，両側性および散在性に小型の環状肉芽腫が多発する．糖尿病を合併している症例が多い．
> ③穿孔型環状肉芽腫（perforating granuloma annulare）
> 　中心臍窩のある丘疹で，中心が痂皮で覆われ潰瘍を形成することがある．変性膠原線維が経表皮的に排出される．
> ④皮下型環状肉芽腫（subcutaneous granuloma annulare）
> 　小児に好発し，常色の皮下結節として触れる．頭部や前脛骨部などに好発する．

真皮の疾患／D. 肉芽腫性疾患　　349

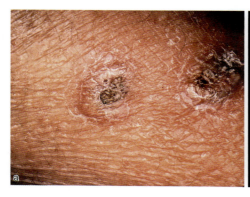
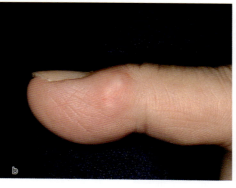

図18.17② 環状肉芽腫
(granuloma annulare)
a：穿孔型環状肉芽腫. b：皮下型環状肉芽腫.

治療

自然治癒しやすく，皮膚生検後にその病変部位が退縮することも多い．局所治療としてはステロイド外用，PUVA療法，凍結療法など．糖尿病を合併している場合はその治療を行う．

3. 環状弾性線維融解性巨細胞肉芽腫
annular elastolytic giant cell granuloma；AEGCG

同義語：光線性肉芽腫（actinic granuloma），エラストファジック巨細胞性肉芽腫（elastophagic giant cell granuloma）

変性した弾性線維（日光性弾力線維症）を貪食する巨細胞が中心となった肉芽腫性病変である．中年女性に好発し，辺縁が隆起し中央が脱色した大型の環状局面として，顔面や頸部，四肢など露出部に出現する（図 18.19）．あたかも環状紅斑のようにみえることがある．自然消退することが多い．環状肉芽腫の亜型とする考え方が有力である．

4. Melkersson-Rosenthal 症候群
メルカーソン　ローゼンタール
Melkersson-Rosenthal syndrome

類義語：肉芽腫性口唇炎（cheilitis granulomatosa）

症状

20歳代に好発し，口唇の腫脹，皺襞舌，顔面神経麻痺を3主徴とする．上記すべてが出現するものを Melkersson-Rosenthal 症候群というが，口唇の腫脹のみを訴える症例も多く，肉芽腫性口唇炎という．

口唇の腫脹：口唇（とくに上口唇）の突然の腫脹がみられる（図18.20）．頬粘膜の腫脹を伴うこともある．これらの腫脹に疼痛などの自覚症状はなく，数時間から数日間持続する．再発を繰

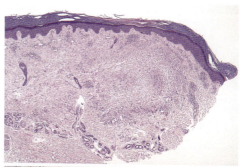
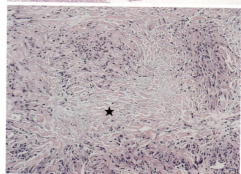

図 18.18 環状肉芽腫の病理組織像
中心部に変性した膠原線維とムチン沈着を認め（★印），その周囲に柵状の類上皮細胞肉芽腫を認める．

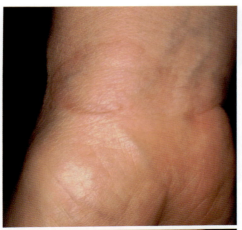

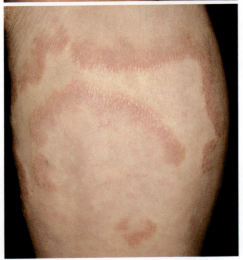

図 18.19 環状弾性線維融解性巨細胞肉芽腫
(annular elastolytic giant cell granuloma)

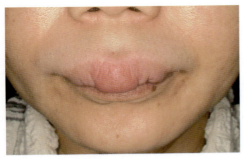

図 18.20 肉芽腫性口唇炎 (cheilitis granulomatosa)

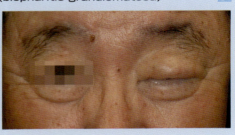

肉芽腫性眼瞼炎（blepharitis granulomatosa） MEMO

肉芽腫性口唇炎とほぼ同様の腫脹を眼瞼にみることがある．顔面神経麻痺などを伴うことは少ない（図）．

り返しながら，次第にゴム様の硬さに変化し腫脹が持続するようになる．

皺襞舌：口唇の腫脹と同時に舌も腫大し，表面の皺襞が著明となる．

顔面神経麻痺：頬部の腫脹に先行あるいは同時に，突然片側の末梢性顔面神経麻痺をきたす．再発と寛解を繰り返すうちに症状が固定する．

病因・病理所見

病因は明らかではないが，歯科金属アレルギー，サルコイド反応などが示唆されている．病理組織学的には，初期では真皮全層のリンパ浮腫とリンパ球，組織球浸潤が認められる．慢性期ではリンパ球，類上皮細胞，Langhans 型巨細胞からなる肉芽腫性病変を示す．

治療

対症療法的に抗ヒスタミン薬内服，ステロイド内服ないし局所注射が行われる．

5. 乳児殿部肉芽腫　granuloma gluteale infantum

乳児のおむつ接触部位（肛門周囲〜殿部が多い）に一致して，類円形で1〜4cm大までの比較的硬い扁平隆起性，紅褐色の結節が多発する．ときにびらん，潰瘍を伴う．おむつを使用する高齢者にも出現する．糞便，尿，カンジダ感染などの慢性的な外的刺激によって発症すると考えられている．病理組織学的には，表皮肥厚と真皮内への多彩な細胞浸潤が認められる．刺激物の除去により数か月で自然消退する．

真皮の疾患／E. 遺伝性結合組織疾患　351

E. 遺伝性結合組織疾患　hereditary connective tissue disease

1. Ehlers-Danlos症候群
Ehlers-Danlos syndrome；EDS ★

Essence
- 先天性の結合組織疾患．常染色体優性遺伝であるものが多い．
- 皮膚の過伸展と脆弱性，易出血性，靱帯や関節の可動性亢進の3主徴．

病因・分類・症状
臨床症状や遺伝形式，原因遺伝子，生化学的異常により10以上の亜型に分類されている（**表18.3**）．Ⅰ，Ⅲ，Ⅴ型コラーゲン遺伝子などの変異により発症し，多くは常染色体優性遺伝形式をとる．

皮膚は一見健常であるが触れると軟らかい．過伸展性があり，引っ張って放すと直ちに元に戻る．外力や外傷により容易に裂傷を形成し出血する．とくに最重症の血管型 EDS では出血傾向が強く，皮膚は薄く血管走行が透見される．膝など外的刺激の加わりやすい部位では，外傷の繰り返しにより萎縮性瘢痕（シガレットペーパー様と称される）を生じる．晩期には袋状に皮膚が垂れ下がり，踵などの強い外力が掛かる部位では，裂けた真皮膠原線維に皮下脂肪組織が陥入して腫瘤が形成される．また，指趾や肘，膝の関節が異常に伸展し，180°を越えて外反する（**図18.21**）．関節の変形や脱臼をきたしやすく，先天性股関節脱臼や脊椎後側彎をみることがある．血管の脆弱性により，皮下出血や眼底出血，心奇形，僧帽弁逸脱，動脈瘤，大動脈解離などを認め，水晶体偏位や強度の近乱視も起こす．

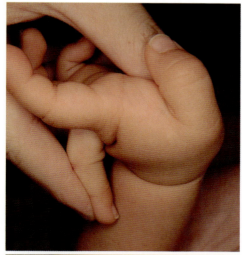

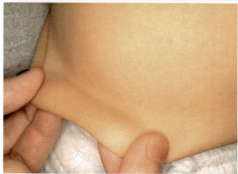

図18.21　Ehlers-Danlos症候群（Ehlers-Danlos syndrome）
皮膚の過伸展を認める．

表18.3　Ehlers-Danlos症候群（EDS）の病型

新病型	従来の病型	標的蛋白	遺伝形式
古典型（classical type）	重症型（EDS type Ⅰ）	Ⅴ型コラーゲン，Ⅰ型コラーゲン	AD
	軽症型（EDS type Ⅱ）	Ⅴ型コラーゲン，Ⅰ型コラーゲン	AD
過可動型（hypermobility type）	過可動型（EDS type Ⅲ）	テネイシン-X，Ⅲ型コラーゲン	AD，AR
血管型（vascular type）	動脈-出血型（EDS type Ⅳ）	Ⅲ型コラーゲン	AD
後側彎型（kyphoscoliosis type）	眼-側彎型（EDS type Ⅵ A）	リジン水酸化酵素	AR
多発性関節弛緩型（arthrochalasia type）	先天性多発関節弛緩型（EDS type Ⅶ A，Ⅶ B）	Ⅰ型コラーゲン	AD
皮膚脆弱型（dermatosparaxis type）	皮膚脆弱型（EDS type Ⅶ C）	ADAMTS2	AR
その他の型	歯根膜炎型（EDS type Ⅷ）		AD
	progeroid EDS	β-1,4-ガラクトシルトランスフェラーゼ7	AR

AD：常染色体優性，AR：常染色体劣性

診断・治療

病理組織学的に膠原線維の減少，断裂をみる．臨床症状などから総合的に判断し，必要に応じて遺伝子変異の確定を行う．現時点で根本的な治療法はなく対症療法となる．妊娠や出産は，子宮破裂や大出血をきたす場合がある．

2. Marfan 症候群　Marfan's syndrome ★

Essence
- 先天性の結合組織疾患．骨格異常，眼症状，心血管系異常の3主徴．
- 常染色体優性遺伝．主にフィブリリン1（*FBN1*）遺伝子の異常による．
- 皮膚症状は胸部などの伸展性皮膚線条．異常な弾性線維が経表皮性に排除され，蛇行性穿孔性弾力線維症がしばしばみられる．
- くも指や胸部骨格の変形，大動脈弁輪拡張症，水晶体偏位なども特徴的．

症状

皮膚症状として，胸部や大腿部に高度の伸展性皮膚線条を認めるほか，異常弾性線維が表皮から排除される蛇行性穿孔性弾力線維症（p.343参照）がみられる．外見上では身長が異常に高く，上半身に比べて下半身が異常に長い．四肢や指趾も細長い〔くも指（arachnodactyly）〕．漏斗胸や鳩胸などの胸部の変形，脊柱変形，関節の過伸展や脱臼もある．また，心血管の弾力性が低下するため，僧帽弁逸脱が高率に発生．大動脈弁輪拡張症（annulo-aortic ectasia）による大動脈弁閉鎖不全や解離性大動脈瘤をきたしやすく，死因となる．

水晶体を支持するチン小帯（zonula ciliaris, zonules of Zinn）がフィブリリン（fibrillin）から構成されているため，水晶体の偏位がみられる．眼球前後径の延長のため強度の近視も認められることがある．

病因

15番染色体上にある*FBN1*遺伝子の異常による．フィブリリン1は細胞外マトリックスを構成する要素で，弾性線維を合成するのに必要な蛋白質である．常染色体優性遺伝の形式をとるが，突然変異による孤発例が約30％を占める．また，*TGFBR2*遺伝子の変異によって生じる例も存在する．

MEMO　リンカーンと Marfan 症候群

アメリカ合衆国第16代大統領であるリンカーン（Abraham Lincoln）は高身長で手指が長く，漏斗胸であったことから Marfan 症候群に罹患していたのではないかという説が存在する．

診断・鑑別診断・治療

家族歴や臨床像などから総合的に診断する（Ghent 診断基準など）．近年，アンジオテンシンⅡ受容体拮抗薬が心血管病変などに有効という報告がある．

3. 弾性線維性仮性黄色腫
pseudoxanthoma elasticum；PXE ★

同義語：Grönblad-Strandberg 症候群

Essence
- 弾性線維に異常をきたす常染色体劣性遺伝疾患．*ABCC6* 遺伝子異常により発症する．
- 頸部や腋窩にオレンジ色の丘疹が集簇し，加齢とともに皮膚の弛緩が進行する．自覚症状はない．
- 眼症状や血管狭窄も認める．

症状

男女比 1：2 で女子に多い．皮疹は幼少時から出現するが，自覚症状がないため通常は思春期以降に気づかれる．側頸部，腋窩，関節屈曲部などに対称性に，黄色調を帯びた丘疹が集簇して特徴的な敷石状の局面を形成する（cobblestone appearance）．皮膚は軟らかくたるみ，加齢とともに皺が著しくなる（**図 18.22**）．蛇行性穿孔性弾力線維症（p.343 参照）も生じうる．若年期から生じる頤部の皺は本症に特徴的である．

また，網膜と脈絡膜との間に存在する Bruch 膜は弾性線維に富んでおり，この部位の変性と石灰化により網膜血管線条（angioid streaks of the retina）を形成する．成人期の本症患者の 85％にみられる．また，網膜には点状の色素沈着を認める（peau d'orange）．進行すると網膜剥離や失明をきたす．また，動脈の弾性板に変性と石灰化が生じ，間欠性跛行，高血圧，狭心発作，心筋梗塞，消化管出血などを生じやすい．

病因

ATP binding casette（ABC）の一種である *ABCC6*（*MRP6*）遺伝子の変異により常染色体劣性遺伝する．キャリアの頻度が高く，常染色体優性遺伝のような家族歴をとることもある．

病理所見

真皮中層から深層にかけて，弾性線維の膨化と断裂がみられ，石灰沈着を伴う（**図 18.23**）．病変部以外の皮膚でも同様の病理組織学的変化を認めることが多い．

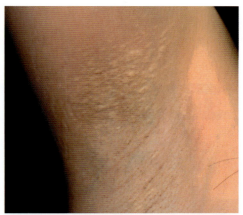
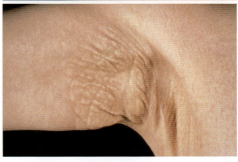

図 18.22 弾性線維性仮性黄色腫（pseudoxanthoma elasticum）
腋窩部の皮膚は軟らかくたるみ敷石状の外観を呈する．

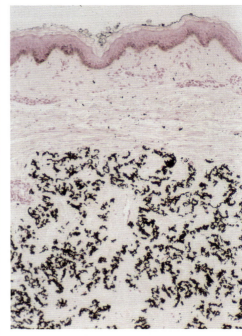

図 18.23 弾性線維性仮性黄色腫の病理組織像（コッサ染色）
沈着したカルシウムはコッサ染色で黒褐色に染まる．

治療・予後

眼病変，血管病変への早期の予防的対応が重要である．皮膚病変に対しては整容的側面から切除されることがある．

皮下脂肪組織疾患　disorder of subcutaneous fat

A. 脂肪組織炎　panniculitis

1. 結節性紅斑　erythema nodosum；EN ★

Essence

- 下腿伸側に好発する圧痛を伴う紅色結節．潰瘍化しない．
- 種々の誘因（上気道感染，薬疹，Behçet病，サルコイドーシスなど）により皮下脂肪組織に生じる炎症反応．
- 病理組織学的に皮下脂肪組織隔壁に炎症がみられる．
- 硬結性紅斑との鑑別が重要．
- 治療は安静，冷却などの保存療法のほかに感染症が誘因のときは抗菌薬を使用する．ほかにNSAIDs，ヨウ化カリウム，重症例ではステロイド内服を行うこともある．

症状

成人女性に好発し，上気道炎症状が先行することが多い．ときに発熱や倦怠感，関節痛などを伴って，下腿伸側を中心に対称性に境界不明瞭な淡紅色の紅斑が数個出現する（**図 18.24**）．大きさは直径1～10 cmと多様．皮疹は皮膚面からわずかに盛り上がり，浸潤を触れ（硬結），熱感をもつ．圧痛および自発痛を伴うが，潰瘍は形成しない．病勢が強い場合は大腿や上肢，体幹などにも生じる．このような皮疹の新生が2～6週間続く．個々の皮疹は，2～4週間で暗紅色から黄～青色となり，軽度の落屑を伴い瘢痕を残さずに治癒する．

病因

細菌，真菌，ウイルス感染によるアレルギー反応として生じることが多い．A群β溶血性レンサ球菌 *Streptococcus pyogenes* による上気道感染や腸管感染症などに引き続いて発症する．ハンセン病や結核，トキソプラズマ症，クラミジア症なども原因となりうる．Behçet病や炎症性腸疾患，サルコイドーシスなどに合併することがある．比較的頻度の高い基礎疾患を**表 18.4**にまとめた．原疾患のみられない特発性のものも多い．

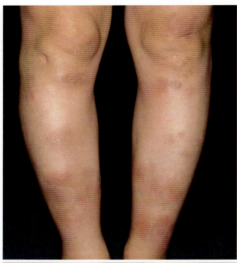
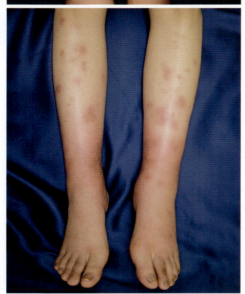

図 18.24① 結節性紅斑（erythema nodosum）
下腿伸側に強い圧痛を伴う紅斑が多発．

病理所見

初期の皮疹では真皮から皮下脂肪組織（とくに脂肪隔壁）にかけて，リンパ球や好中球の浸潤を認め，いわゆる隔壁性脂肪織炎（septal panniculitis）を呈する．血管炎の所見や脂肪細胞の変性を通常認めない．晩期には巨細胞を含む肉芽腫を形成する．

診断・鑑別診断

圧痛を伴う特徴的な臨床症状や病理所見，感染症の先行などから総合的に判断する．基礎疾患の検索を行う．鑑別診断として，硬結性紅斑，サルコイドーシス，Sweet症候群，蜂窩織炎，深在性エリテマトーデス，結節性多発動脈炎など．

治療

基本的に自然軽快する疾患であり，安静を保ち，下肢を挙上し冷却する．基礎疾患がある場合はその治療．炎症症状が強い場合は，NSAIDsやヨウ化カリウム，ステロイド内服を行う．

2. 硬結性紅斑　erythema induratum；EI ★

同義語：Bazin硬結性紅斑，結節性血管炎（nodular vasculitis）

Essence

- 女性の下腿に好発する皮下結節．結節性紅斑に類似するが，急性炎症所見に乏しく，潰瘍を伴い瘢痕治癒する．圧痛を伴うこともある．
- 病理組織学的に小葉性脂肪織炎を呈する．
- 結核菌によるアレルギーの関与（結核疹）が証明されれば，結核に準じた治療を行う．

症状

中年〜高齢女性の主に下腿1/3に対称性に好発する．肥満や慢性静脈不全（11章p.187参照）を伴うことが多い．境界不明瞭でびまん性，軽度隆起した暗赤色の紅斑や皮下結節（図18.25）が生じる．隣接した硬結が癒合して板状になったり，自潰して潰瘍を形成する．このような病変は単発することもあるが，次々と発生して各病期の皮疹を混在させることもある．個疹は1〜2か月で瘢痕を残して消退するが，年余にわたり繰り返すことも多い．圧痛を伴うこともあるが，結節性紅斑ほどではない．

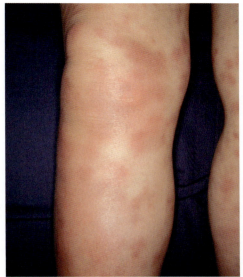
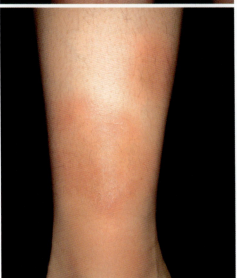

図18.24②　結節性紅斑（erythema nodosum）

表18.4　結節性紅斑をきたす基礎疾患など

細菌感染症	レンサ球菌，エルシニア，サルモネラ，カンピロバクター，クラミジア，マイコプラズマ
抗酸菌感染症	結核，ハンセン病
ウイルス感染症	伝染性単核球症，B型肝炎，単純疱疹
その他の感染症	白癬，トキソプラズマ
薬剤	サルファ剤，経口避妊薬，ヨード剤
悪性疾患	悪性リンパ腫（Hodgkinリンパ腫など），白血病
炎症性腸疾患	潰瘍性大腸炎，Crohn病
その他	サルコイドーシス，Behçet病，反応性関節炎（Reiter症候群）

18章 真皮，皮下脂肪組織の疾患

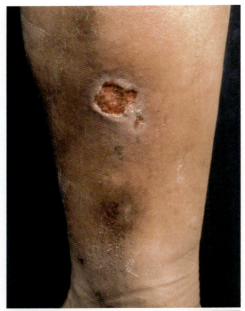

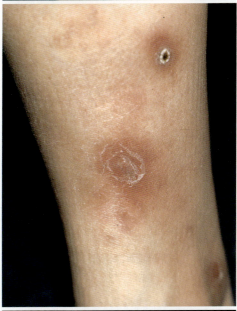

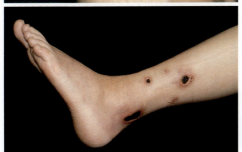

図 18.25　硬結性紅斑（erythema induratum）
硬結を伴う紅斑と皮膚潰瘍を認める．

病因

かつて，結核菌ないしその代謝物に対するアレルギー反応として生じる結核疹（tuberculid）と考えられていた（26章 p.549 参照）．ところがその後，結核を伴わずステロイドが有効な症例が相次いだことから，循環障害を基盤として発症する皮下の結節性血管炎（nodular vasculitis）と考えられるようになった．しかし，皮膚組織PCR法で調べると結核菌のDNAが約80％の確率で検出されるとの報告もあり，本症と結核菌との関連性は議論中である．現時点では，上記臨床症状を呈するものを硬結性紅斑と総称し，結核に関連するもの（Bazin型）と関連しないもの（非Bazin型，結節性血管炎）に分けて考えると理解しやすい．ときにC型肝炎に関連して生じることがある．

病理所見

脂肪小葉組織を中心として，脂肪壊死と好中球浸潤を認める〔小葉性脂肪織炎（lobular panniculitis）〕．慢性期では乾酪壊死，Langhans型巨細胞やリンパ球浸潤を伴う類上皮細胞肉芽腫を認める．皮下脂肪組織に血管炎を認めることも多い（図2.25参照）．

診断・検査

結核感染の有無を，インターフェロンγ遊離試験（26章 p.547 MEMO 参照），胸部X線撮影，皮膚組織PCR法，ツベルクリン反応などで確認する必要がある．皮膚組織PCR法については，複数回施行して初めて陽性になることもある．

鑑別診断

結節性紅斑，移動性血栓性静脈炎，結節性多発動脈炎や，各種下腿潰瘍が鑑別にあがる．結節性紅斑は鮮紅色で自発痛など急性炎症反応が強く，自潰せず，病理組織学的に皮下脂肪隔壁を中心とした病変を認める．

治療

結核感染がある場合は，結核の治療により数か月で軽快す

Weber-Christian 病 MEMO
ウェーバー　クリスチアン
(Weber-Christian disease)
従来，発熱などの全身症状を伴い，小葉性脂肪織炎の病理所見をとる皮下結節が四肢や体幹に生じるものをWeber-Christian病と称していた．現在では疾患独立性はほぼ否定され，硬結性紅斑，深在性エリテマトーデス，酵素欠損や膵炎による脂肪織炎，血球貪食症候群の皮膚症状（cytophagic histiocytic panniculitis），皮下脂肪織炎様T細胞リンパ腫（22章 p.477 参照）などが含まれていたものと考えられている．

る．それ以外の場合は難治性で慢性の経過をとる．下腿の安静およびうっ滞の防止を心がけ，NSAIDsやヨウ化カリウムなどの内服を行う．重症例にはステロイド内服が有効．

3. 好酸球性蜂窩織炎　eosinophilic cellulitis

同義語：Wells症候群（Wells' syndrome）

感染症や虫刺症などを契機として，突然四肢に瘙痒を伴う浮腫性紅斑・水疱・血疱を形成する（図18.26）．真皮から皮下脂肪組織にかけて著明な好酸球浸潤を認める．膠原線維が変性し，好酸球顆粒が付着して炎のようにみえるflame figuresを伴うことがある（図18.27）．末梢血好酸球増多もみられる．ステロイド外用・内服で比較的速やかに改善する．

4. ステロイド後脂肪織炎　poststeroid panniculitis

ステロイドを大量投与中，急に減量あるいは投与中止をした数日後に生じる．リウマチ熱や白血病などで加療中の乳幼児に好発する．直径0.5〜5 cmの皮下結節が頬部，頸部や上半身に多発し，表面皮膚は正常色ないし淡紅色を呈する．頬部では瘢痕を残しやすい．ステロイドの減量スケジュールの再考が必要になる．

5. 寒冷脂肪組織炎　cold panniculitis

氷や冷たい外気などの寒冷曝露を受けて2〜3日後に，主に頬や四肢に生じる，紅斑と冷感を伴う境界不明瞭な皮下結節が生じる．新生児や小児に多く発症する．温めることで，数週間の経過で瘢痕を残さず自然治癒する．

6. 外傷性脂肪組織炎　traumatic panniculitis

外傷に引き続いて脂肪細胞が傷害されることによって生じた

> **MEMO**
> **好酸球増多症候群（hypereosinophilic syndrome）**
> ①6か月以上持続する末梢血好酸球増多（>1,500/μL），②寄生虫感染やアレルギーなど好酸球増多を説明できる原因が存在しない，③肝脾腫・心不全など臓器障害を呈する，を満たすものをいう．皮膚では淡紅色斑が四肢に出現するほか，ときに紫斑や水疱など好酸球性蜂窩織炎に類似することがある．本症の一部には慢性好酸球性白血病（chronic eosinophilic leukemia）が含まれる．*FIP1L1-PDGFRA*融合遺伝子が証明される例ではメシル酸イマチニブなどのチロシンキナーゼ阻害薬が有効である．

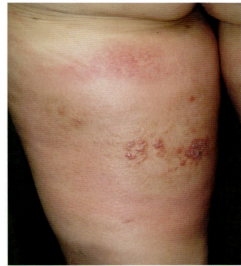
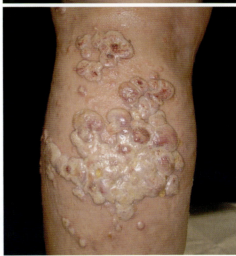

図18.26　好酸球性蜂窩織炎（eosinophilic cellulitis）

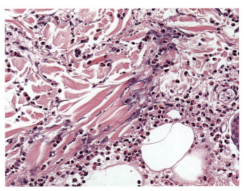

図18.27　好酸球性蜂巣織炎の病理組織像
好酸球が脱顆粒し，変性した膠原線維に付着している（flame figures）．

> **酵素異常により生じる脂肪織炎**
> α_1-antitrypsin もしくは α_1-antichymotrypsin 欠損症：まれな遺伝性疾患．蛋白分解酵素阻害物質が減少することにより，分解酵素活性が亢進し，発熱と結節を伴う脂肪織炎を生じることがある．
> pancreatic panniculitis：膵炎患者では血清中のリパーゼ，アミラーゼの上昇により脂肪織炎を生じることがある．脂肪織炎をみたときの鑑別疾患として重要である．

炎症反応で，一般には浸潤を触れる紅斑性の局面や結節で痛みがある．多くは肥満女性の乳房に生じる．下腿では微小外傷を契機に，可動性のある直径数 mm の皮下小結節を触れることがある（encapsulated fat necrosis）．

7. 新生児皮下脂肪壊死症　subcutaneous fat necrosis of the newborn

生後数日から 1 か月以内に，脂肪が多く分布する殿部や大腿部に種々の大きさの板状の皮下硬結が生じる．出産時の微小外傷や鉗子分娩，異常分娩などを契機に生じた脂肪織炎とされ，高カルシウム血症を合併することがある．通常は瘢痕を残さずに 2～3 か月で自然治癒するが，軽度の脂肪萎縮を残すことがある．

8. その他の脂肪織炎　other panniculitis

硬化性脂肪織炎（11 章 p.187 参照），深在性エリテマトーデス（12 章 p.197 参照），深在性モルフェア（12 章 p.204 参照），皮下型環状肉芽腫（p.348 参照），リポイド類壊死症（17 章 p.332 参照），人工脂肪織炎（factitial panniculitis），酵素異常による脂肪織炎（MEMO 参照），cytophagic histiocytic panniculitis などがある．

B. リポジストロフィー　lipodystrophies

皮下脂肪組織が異常に減少〔脂肪萎縮症（lipoatrophy）〕したり，あるいは増加する状態をリポジストロフィー（脂肪異栄養症）と総称する．後者はまれであるため，リポジストロフィーを脂肪萎縮症と同義ととらえてもほぼ問題はない．全身型と部分型，先天性と後天性に分類することができる．本書では主なものを解説する．

1. 全身型リポジストロフィー　generalized lipodystrophy

1）先天性全身型リポジストロフィー　congenital generalized lipodystrophy

AGPAT2 ないし *BSCL2* 遺伝子の異常による，まれな常染色

> **進行性顔面片側萎縮症**
> （バリー　ロンベルグ）
> （Parry-Romberg 症候群）
> 真皮，皮下脂肪組織，骨格筋および骨の萎縮が，進行性に顔面の片側に限局して生じる原因不明の疾患．限局性強皮症との鑑別が必要になる場合がある．遊離組織移植が行われることがある．

体劣性遺伝疾患．出生時から全身の脂肪が欠損し，筋肉が明瞭となる．脂質異常症や高インスリン血症，臓器肥大，インスリン抵抗性糖尿病を伴う．本症では脂肪細胞由来のホルモンであるレプチン（leptin）が低下しており，レプチン補充療法が有効である．

2）後天性全身型リポジストロフィー
acquired generalized lipodystrophy

女児に多く，皮膚筋炎や熱性疾患に続発して生じることがある．数か月から数年をかけて脂肪が消失するが，ときに数週間で消失する場合もある．食欲亢進やインスリン抵抗性糖尿病などを合併する．

2. 後天性部分型リポジストロフィー
acquired localized lipodystrophy

多様な外的刺激，あるいは脂肪織炎の後に生じる局所的な脂肪組織の変化である（図 18.28）．原因不明で特発性のことが多いが，インスリン，ステロイド，鉄剤，ワクチンなどの注射部位に脂肪萎縮を生じることもある（注射後脂肪組織炎）．また，膠原病に伴う脂肪織炎の後に脂肪萎縮をきたすこともある（深在性エリテマトーデス，皮膚筋炎，強皮症など）．抗 HIV 薬を投与して数か月で脂肪萎縮や脂肪増加を生じる，HIV 関連リポジストロフィー（HIV-associated lipodystrophy）もみられる．

3. 小児腹壁遠心性脂肪萎縮症
lipodystrophia centrifugalis abdominalis infantilis

同義語：遠心性リポジストロフィー（centrifugal lipodystrophy）

小児の鼠径部あるいは腋窩で主に片側性にみられる限局性脂肪萎縮症である（図 18.29）．原因不明だが家族性もみられるため，遺伝子の関与も考えられる．まれな疾患であり，ほとんどの症例がアジア人である女児に多い．痛みのない紅斑から境界の明白な陥凹となり，遠心性に拡大して下床の血管が透視される．陥凹の拡大は発症後 7 年以内に停止する．症例の 2/3 で症状の治癒，寛解がみられる．

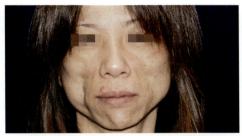
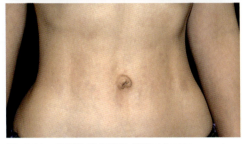

図 18.28　後天性部分型リポジストロフィー（acquired localized lipodystrophy）
両頬部に顕著な脂肪萎縮を認める．特発性で原因不明の例．

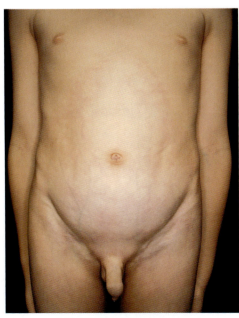

図 18.29　小児腹壁遠心性脂肪萎縮症（lipodystrophia centrifugalis abdominalis infantilis）
両下腹部から鼠径部にかけて脂肪萎縮を認める．

Disorders of skin appendages

19章 付属器疾患

　皮膚付属器である汗腺，脂腺，毛髪，爪の疾患を取り上げる．これらの器官が侵されると，体温調節など皮膚のもつ機能に影響を与えるのみならず，外観的，美容的にも問題を生じる．各付属器の構造や機能については1章で述べているので，本章ではこれらの器官を病変の主座とする疾患について解説する．

A. 汗腺の疾患　disorders of sweat glands

1. 汗疹　miliaria ★

同義語：汗貯留症候群（sweat retention syndrome）

Essence
- エクリン汗腺の閉塞による，いわゆる"あせも"．
- 治療はスキンケア中心．

症状・分類

　導管の閉塞する部位によって，水晶様汗疹，紅色汗疹，深在性汗疹の3つに分類される（図19.1）．

①水晶様汗疹（miliaria crystallina）

　角層内あるいは角層直下で導管が閉塞し，浅在性で透見される直径数 mm の小水疱を形成する．潮紅などを伴わず，まもなく乾いて白色の薄い鱗屑になる．瘙痒も炎症もなく，1〜数

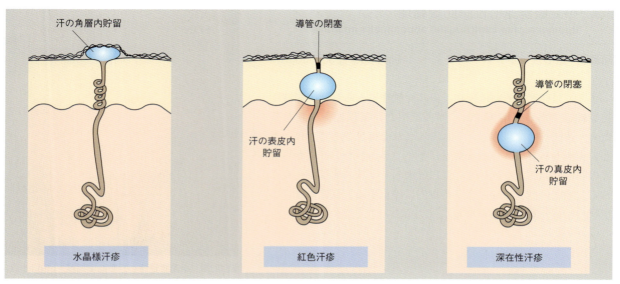

図 19.1　汗疹の分類と閉塞部位

日で消退. 新生児の顔面に好発するが, 成人でも発熱などの際に生じることがある (図 19.2).

②**紅色汗疹** (miliaria rubra)

高温多湿の環境や肥満者, 多汗症, 乳児に好発する (図 19.3). 顆粒層付近での導管の閉塞によって炎症が生じ, 1～2 mm 大の紅色小丘疹となる. 発赤と強い瘙痒を伴う. 好発部位は体幹, 四肢屈側, 頸部, 腋窩部である. しばしば湿疹化, 膿疱化〔膿疱性汗疹 (miliaria pustulosa)〕する.

③**深在性汗疹** (miliaria profunda)

表皮真皮接合部において導管が破綻. 紅色汗疹を繰り返しているうちに, 発汗時に瘙痒を欠く蒼白色の扁平な丘疹が多発するようになる.

病因

エクリン発汗の際に導管の閉塞が生じ, 汗の流出が障害されることが原因である. このとき貯留した汗が導管周囲の組織に漏出して皮疹を生じる. 夏季, 高温多湿の環境での身体運動, 発熱性疾患, 湿布, 包帯やギプス, 絆創膏, 通気性の低い衣類の着用など, 多汗をきたす状況のときに好発する.

治療

高温多湿の環境を避け, 入浴により清潔を保つ. 湿疹化している場合はステロイド外用薬を用いる. 二次感染に注意する.

2. 臭汗症 bromhidrosis / osmidrosis

定義・分類・症状

汗に臭気を伴うものの総称である. エクリン臭汗症とアポクリン臭汗症に大別される.

①**エクリン臭汗症** (eccrine bromhidrosis)

ニンニク, 香辛料, 薬剤などの摂取により, 身体全体のエクリン汗に臭気を帯びる場合がある. 足の臭汗症は, 足底で分泌された汗が皮表細菌によって分解されることで生じる.

②**アポクリン臭汗症** (apocrine bromhidrosis)

腋臭症 (osmidrosis axillae), いわゆる"わきが"がその代表である. 外陰部に生じる臭汗症はアポクリン汗による. アポクリン汗自体は無臭であるが, 皮表細菌により分解されて低級脂肪酸が生じ, これが臭気の源となる. アポクリン腺は思春期頃から発達し, 精神的興奮や運動によって発汗は増加する.

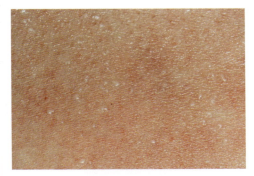

図 19.2 水晶様汗疹 (miliaria crystallina)

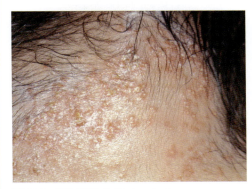

図 19.3 紅色汗疹 (miliaria rubra)
発熱後に生じた.

MEMO

Frey 症候群 (Frey syndrome)

耳介側頭症候群, 味覚性多汗症ともいう. 食事などの味覚刺激により, 片側の耳前部に紅斑と発汗をきたす. 耳下腺腫瘍切除後などで耳介側頭神経が再生する際に, 唾液分泌神経が皮内に迷入して汗腺に連絡することで生じる. ボツリヌス毒素注射が有効.

> **MEMO**
> **Fordyce 状態 (Fordyce's condition)**
> 口唇や頰粘膜，包皮，大小陰唇に，1～2 mm 大までの黄色小丘疹が多発集簇している状態（図）．独立脂腺の増殖による．とくに口腔粘膜においては，中年以降の約 80％に本状態を認める．なお，アポクリン汗腺に慢性炎症をきたす Fox-Fordyce 病との関連性はない．

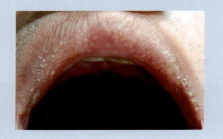

> **MEMO**
> **symmetrical lividity**
> 類義語：symmetrical lividities of the soles of the feet, symmetrical lividities of the palms and soles. 手掌足底に対称性に生じる浮腫性紅斑（図）．若年者にみられ，発汗により誘発される．

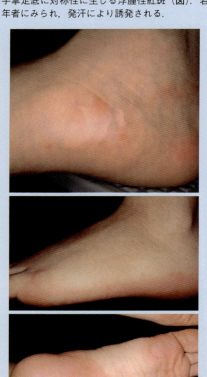

治療

制汗剤，剃毛，デオドラントなどが用いられる．腋臭症に対しては外科手術やレーザー脱毛も行われる．ただし，腋臭症を主訴に受診する患者の多くは臭気に関して正常範囲内であり，神経症的要素が強い（osmidrophobia）．

3. Fox-Fordyce 病　Fox-Fordyce disease

同義語：アポクリン汗疹（apocrine miliaria）

症状

主に 20 歳代女性の腋窩，乳暈，外陰部などアポクリン汗腺分布領域に生じ，常～紅色で直径 2～3 mm の毛孔一致性丘疹が集簇する．激しい瘙痒を伴い，運動や興奮で増悪する．慢性に経過し，搔破により苔癬化したり，化膿性汗腺炎などの二次感染を生じることがある．

病因

アポクリン汗腺の導管が閉塞し，アポクリン汗が表皮中に漏出して生じる．

治療・予後

瘙痒に対してステロイド外用や抗ヒスタミン薬内服を行うが難治性である．腋臭症に準じて剪除法など外科手術も行われる．

4. 多汗症　hyperhidrosis, hyperidorosis

分類・症状

エクリン発汗が亢進している疾患で，以下のように分類される．

①全身性多汗症（generalized hyperhidrosis）

高温多湿の環境や運動時あるいは交感神経緊張時には，生理的に多汗になる．甲状腺機能亢進症，糖尿病，低血糖，感染症，神経変性疾患（Parkinson 病など），悪性リンパ腫といった疾患を有する場合や，薬剤（解熱薬，ステロイド，向精神薬など），妊娠，肥満などによっても多汗となる．特段の原因のない特発性全身性多汗症も存在する．

②局所性多汗症（localized hyperhidrosis）

手掌，足底，腋窩，顔面など，体の一部に限局性に多汗がみられる．緊張や運動などで増悪することが多い（情緒性発汗）．安静時でも蒸発量を越えた発汗を生じることが多く，QOL の

低下をきたす.
- **掌蹠多汗症**（palmoplantar hyperhidrosis）：アトピー素因，掌蹠角化症などに合併することがある．
- **片側性多汗症**（hemihyperhidrosis）：半身不随やParkinson病など，末梢神経の片側障害によって身体の片側に多汗が生じる．

診断・治療

診断は明らかなことが多いが，軽症例ではヨードデンプン法などで健常人と比較する．塩化アルミニウム水溶液などの制汗剤や抗不安薬を用いる．水道水イオントフォレーシスやボツリヌス毒素局所注射も有効である．難治例では交感神経遮断術を行うが，他の部位の発汗が増強することが多い（代償性発汗）．

5. 無汗症，乏汗症　anhidrosis, hypohidrosis

発汗がまったくない，あるいは非常に少ない状態である（図19.4）．このため皮膚は乾燥，粗糙化し，鱗屑と軽度の瘙痒感をきたす．運動により発熱し，熱中症に至ることもある．全身性のもの（無汗性外胚葉形成異常症，18章 p.342など）と局所性のもの（神経障害など）がある．原因と考えられる疾患を表19.1にまとめる．

特発性後天性全身性無汗症（acquired idiopathic generalized anhidrosis；AIGA）は，他の自律神経異常や神経学的異常を伴わずに，後天的に全身皮膚で発汗が低下する．コリン性蕁麻疹（8章 p.133）を合併することがある．ステロイド内服やステロイドパルス療法が行われるが難治．

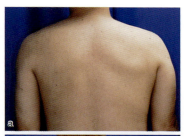
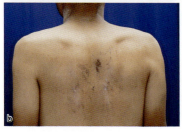

図19.4　無汗症（anhidrosis）
発汗機能検査（ヨードデンプン法）：aの患者では変色部位がほとんどみられず，著しい低発汗であることがわかる．

表19.1　無汗症・乏汗症の原因と考えられる疾患

原因	疾患
先天的な汗腺の機能欠如	無汗性外胚葉形成異常症，先天性無痛無汗症
代謝異常	甲状腺機能低下症，脱水症，熱射病，Fabry病，神崎病，糖尿病
神経疾患	体温調節中枢ないし脊髄の障害，アルコール性神経炎，ハンセン病，特発性後天性全身性無汗症
汗孔，導管の閉塞	魚鱗癬，脂漏性皮膚炎，アトピー性皮膚炎，紅皮症，乾癬など
汗腺の萎縮，破壊	強皮症，Sjögren症候群，皮膚老化など

B. 脂腺の疾患　disorders of sebaceous glands

1. 尋常性痤瘡　acne vulgaris ★

Essence
- いわゆる"にきび"で，90％以上の思春期男女が経験する．毛包に一致した丘疹，膿疱を呈する．
- アクネ桿菌 *Propionibacterium acnes*（*P. acnes*），毛包虫，内分泌，ストレスなど多数の因子が存在．
- 治療は生活の改善，レチノイド外用，抗菌薬の投与など．

MEMO　油症（yusho）
カネミ油症ともいう．ポリ塩化ビフェニルやダイオキシン類で汚染された米ぬか油の摂取により，中毒症状として痤瘡様皮疹や色素沈着，末梢神経障害などをきたす．1968年に西日本で約1,860人が発症し，社会問題になった．

症状

10〜30歳代までの青年期の男女に多く、顔面、背部、前胸部などの脂漏部位に好発する、毛孔一致性の炎症性丘疹（図19.5）．膿疱，さらには嚢腫や結節を形成することもある慢性の炎症性疾患である．とくに思春期に増悪する．初発疹は面皰（comedo）と呼ばれ、毛孔が開口して黒色を呈するもの〔開放面皰（open comedo, blackhead）〕と、皮膚内に黄白色の小結節として認められるもの〔閉鎖面皰（closed comedo, whitehead）〕とに分類される．毛孔に形成された角栓によるもので、炎症を欠き自覚症状はない．このうち、主に閉鎖面皰が炎症を伴い、紅色丘疹や膿疱（炎症性皮疹）、重症例では結節を形成する．さまざまな病期の皮疹が混在して認められるのが特徴である．軽快後には、瘢痕を形成することがある．痤瘡の特殊型として以下のようなものがある．

- 新生児痤瘡（neonatal acne）：生後2週間前後の新生児の顔面に炎症性変化を伴う小丘疹が出現し、2〜3か月で自然消退する．母親由来の性ホルモンによるとされる．健常児の20％で生じる．
- 集簇性痤瘡（acne conglobata）：結節を含む重症の痤瘡や瘢痕が、顔面や背部に多発集簇したもの．慢性膿皮症（24章 p.521参照）の一種ともとらえられる．
- ステロイド痤瘡（steroid-induced acne）：ステロイド使用2週間前後で、胸部などに一様な毛孔一致性小丘疹が出現する．免疫抑制薬外用でも類似の皮疹を呈することがある．
- 毛包虫性痤瘡（acne demodecica）：毛包虫（ニキビダニ *Demodex folliculorum*，図19.6）による．成人女性に好発する難治性の痤瘡には本症が含まれている可能性がある．
- 痤瘡型薬疹（acneiform drug eruption）：表10.1参照．

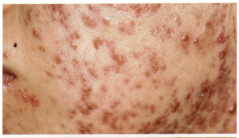
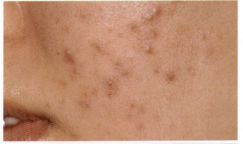
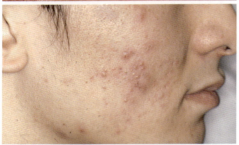
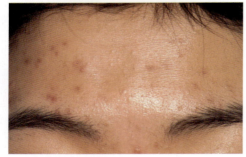

図 19.5　尋常性痤瘡（acne vulgaris）
頬部、前額部などの脂漏部位に生じた毛孔一致性多発性の炎症性丘疹．面皰も混在する．

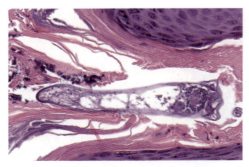

図 19.6　毛包虫（ニキビダニ *Demodex folliculorum*）

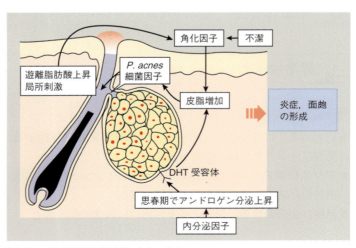

図 19.7　尋常性痤瘡の発症メカニズム

病因

発症因子としては，ホルモンバランス，皮脂，角化異常，細菌感染の4つが重要である（図19.7）．これに加え，遺伝性因子や年齢，食事，ストレス，化粧品などの外的因子が複雑に発症に関与する．

ホルモンバランス：思春期の内分泌変動で血中のアンドロゲン〔とくに副腎由来のジヒドロテストステロン（DHT）〕が増加し，皮脂腺の機能が亢進する．これにより皮脂の貯留と細菌増殖が起こりやすくなる．

皮脂の過剰産生：前記ホルモンバランスの変化が皮脂の過剰産生をきたす．皮脂の過剰分泌，組成やその分解産物によって，角化異常や細菌感染が生じやすくなる．

角化異常：皮脂が細菌によって分解されて遊離脂肪酸が発生すると，これが毛漏斗部を刺激して角化を引き起こす．これに体質や不潔が加わり，毛漏斗部が角質で塞がれる（貯留性過角化）ことにより皮脂の貯留がますます著しくなり，初発疹（面皰）を形成するに至る．

細菌感染：毛漏斗部の常在菌である P. acnes などが皮脂に含まれるトリグリセリドを分解して遊離脂肪酸を生成し，これが毛包を破壊して炎症反応を惹起する．また，細菌それ自身も毛包を破壊し，炎症を誘発する．

病理所見

脂腺肥大と毛孔性角化が特徴的である．毛包の囊腫状拡張がみられ，壁破壊による炎症反応を認める．

鑑別診断

稗粒腫，脂腺増殖症，酒皶，酒皶様皮膚炎，紅色汗疹，顔面播種状粟粒性狼瘡，扁平疣贅などと鑑別する．既往歴，問診を十分にとることが肝要である．

治療

日常生活の改善が第一となる．規則正しい生活，食事，外的刺激や化粧品（とくにコールドクリームやファンデーション）を避ける，洗顔，便通などが重要である．治療としては，基本的にレチノイド外用薬や過酸化ベンゾイル外用薬が第一選択となる．面皰には圧出法や硫黄製剤外用が，炎症性皮疹に対しては抗菌薬の外用や内服も行われる．ケミカルピーリングが有効な場合もある．結節や瘢痕を形成した場合はステロイド局所注射などが行われる．

MEMO 痤瘡に対して用いられる外用薬

- **アダパレン（adapalene）**：レチノイドの一種．レチノイン酸レセプターに選択的に結合し，毛包上皮細胞の角化を制御し，面皰形成の抑制や抗炎症作用を有する．
- **過酸化ベンゾイル（benzoyl peroxide）**：強い酸化作用をもち，生じたフリーラジカルが P. acnes に殺菌的に作用する．

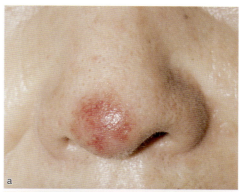
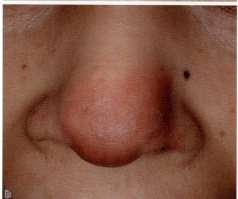
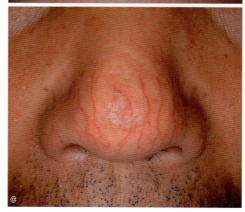

図19.8 第1度酒皶〔紅斑性酒皶（rosacea erythematosa）〕
a：20歳代男性例．鼻尖部．b：30歳代女性例．c：30歳代男性例．毛細血管の拡張が著明である．

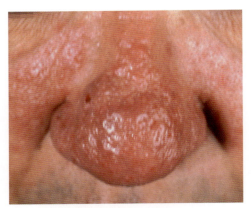

図 19.9 第 2 度酒皶〔酒皶性痤瘡（acne rosacea）〕
50 歳代男性．鼻から頰部にかけての紅色皮疹．

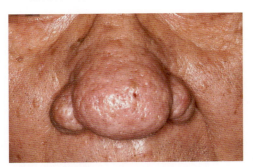

図 19.10 第 3 度酒皶〔鼻瘤（rhinophyma）〕
60 歳代男性．腫瘤状となり毛孔が拡大しミカンの皮のような外観である．

2. 酒皶 rosacea

定義

中高年の顔面，とくに鼻部に好発し，びまん性発赤と血管拡張が数か月以上持続する慢性炎症性疾患である．痤瘡様の丘疹，膿疱を混じることがある．

症状

臨床症状と部位により，酒皶は 4 種類に分類される．中年以降の女性に好発するが，重症例は男性に多い．

①紅斑毛細血管拡張型（erythematotelangiectatic rosacea），第 1 度酒皶

鼻尖，頰，眉間，頤部に，一過性の発赤が出現する．次第に持続性となり毛細血管拡張と脂漏を伴うようになる（図 19.8）．寒暖や飲酒で症状が増悪する．瘙痒，ほてり感，易刺激性などの自覚症状がある．

②丘疹膿疱型（papulopustular rosacea），第 2 度酒皶

病状が進行すると，尋常性痤瘡に類似した毛孔一致性の丘疹，膿疱が加わり，脂漏が強まる（図 19.9）．病変は顔面全体へ広がる．

③瘤腫型（phymatous rosacea），第 3 度酒皶

丘疹が密集融合して腫瘤状となる．とくに鼻が凹凸不整に隆起して赤紫色を呈し，毛孔が拡大してミカンの皮のような外観となる〔鼻瘤（rhinophyma），図 19.10〕．

④眼型（ocular rosacea）

眼囲の腫脹や結膜炎，角膜炎などを生じる．約 20％で皮膚症状に先行する．

病因

原因は不明．病変部皮膚では自然免疫に関与する TLR2 や抗菌ペプチド〔カセリサイディン（cathelicidin）など〕の発現が亢進している．これにより日光，精神的ストレス，飲酒，刺激物摂取，毛包虫感染などの外的刺激に対する感受性が高まり，炎症や血管増生をきたすと考えられている．

治療

一般に慢性の経過をとり，難治性である．刺激の強い食物や過度の日光曝露，ストレスを避けるよう努める．メトロニダゾール外用やドキシサイクリン低用量内服が有効である．レチノイドの外用ないし内服も行われる．毛細血管拡張に対してはレーザー療法を行い，鼻瘤に対してはレーザー療法や凍結療法，

整容的手術が行われる.

3. 酒皶様皮膚炎　rosacea-like dermatitis ★

同義語：口囲皮膚炎（perioral dermatitis），ステロイド誘発性皮膚炎（steroid-induced dermatitis）

Essence
- ステロイド外用薬を顔面に長期使用することで，酒皶に類似した紅色丘疹，びまん性潮紅，痤瘡が発生する.
- 治療はステロイドを中止したうえで，尋常性痤瘡に準じる.

症状
中年女性に好発し，不適切なステロイド外用による副作用の代表である．ステロイド外用部位に一致して，紅斑，毛細血管拡張，丘疹，膿疱，びまん性潮紅，落屑を生じ，瘙痒や灼熱感を伴う（図19.11）．皮疹が口囲に限定されているものを口囲皮膚炎（perioral dermatitis）と呼ぶ．

病因
ステロイド外用薬の長期使用による表皮萎縮，血管拡張などの副作用が基本．ステロイド外用薬が，炎症などによって刺激された角化細胞のTLR2を過剰発現させ，自然免疫系を介して発症するという説もある．

治療
ステロイド外用薬を中止する．これによりリバウンド（反跳現象）が起こり，発赤腫脹の増悪，びらんが数週から数か月持続する場合がある．この症状を緩和するため尋常性痤瘡に準じた治療を行う．タクロリムス外用薬も有効であるが，逆に酒皶様皮膚炎を増悪させることがあり注意を要する．リバウンドが激しい場合は，ステロイド外用を再開し，使用量やランクを徐々に下げていく．

4. 顔面播種状粟粒性狼瘡　lupus miliaris disseminatus faciei；LMDF ★

同義語：acne agminata

Essence
- 主に顔面（とくに下眼瞼など）に常色ないし紅色の2〜5mm大の小丘疹が多発する疾患．自覚症状はない．

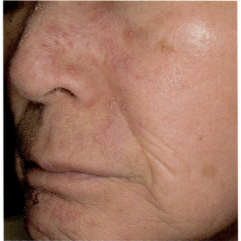
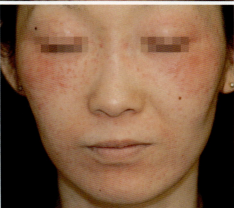
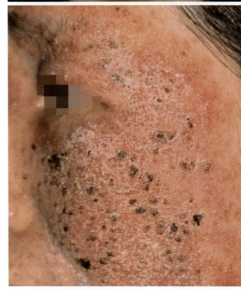

図19.11　酒皶様皮膚炎（rosacea-like dermatitis）
1か月間ステロイドを外用しつづけた患者に生じた皮疹．びまん性潮紅，落屑，瘙痒，灼熱感を伴う．

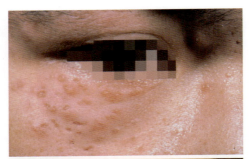

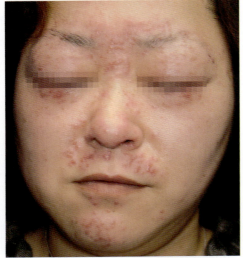

図 19.12　顔面播種状粟粒性狼瘡（lupus miliaris disseminatus faciei）
顔面の左右対称に生じる常色ないし紅色の 2～5 mm 大の多発性小丘疹．丘疹の一部は瘢痕を残し治癒する．

- 類上皮細胞肉芽腫と中心壊死の病理組織像を呈する．結核との関連性は否定されている．
- 治療はテトラサイクリンの少量内服など．

症状
　性差はなく，20～30 歳代に好発する．顔面，とくに下眼瞼，頬部，鼻背に，左右対称性に発生する．常色ないし紅色の 2～5 mm 大の小丘疹が多発し，膿疱を混じる（図 19.12）．自覚症状はほとんどないか，軽度の瘙痒を伴う．硝子圧法で黄白色の小結節を認める．1～数年の経過で陥凹性の瘢痕を残して治癒する．瘢痕は最終的に目立たなくなることが多い．

病因・病理所見
　病理組織学的所見から従来は皮膚結核疹の一種と考えられていたが，現在では否定されている．毛包やその内容物に対する肉芽腫性の反応によって発生するとされ，肉芽腫を伴う酒皶の亜型と考えられている．病理所見では，類上皮細胞肉芽腫と中心壊死を認める．

鑑別診断
　汗管腫，稗粒腫，尋常性痤瘡，サルコイドーシスなどとの鑑別を要する．

治療
　テトラサイクリンや DDS の少量内服が一般的である．

C. 毛髪疾患　disorders of hairs

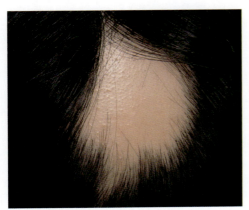

図 19.13 ①　円形脱毛症（alopecia areata）
境界明瞭な脱毛斑．活動性のものでは脱毛辺縁の毛髪が容易に脱落する．

1. 円形脱毛症　alopecia areata　★

Essence
- 突然，円形の境界明瞭な脱毛斑が発生．
- 数か月で自然治癒することが多いが，多発する場合は汎発性脱毛症へと進行することがある．
- 治療はステロイド外用や PUVA など．

症状
　若年者に好発する．大部分は頭髪に生じるが，眉毛，ひげ，四肢の毛などに認められる場合もある．前駆症状や自覚症状を欠き，突然に境界鮮明な脱毛斑が出現する（図 19.13）．病変

部の毛根は膨らみがなく，先の尖った感嘆符毛（exclamation hair）となる．直径は2～3cmの円形ないし卵円形で，通常は単発性であるが，多発する例もある．後頭部から側頭部の毛の生え際にかけての脱毛〔蛇行状脱毛症（ophiasis）〕は難治性である．また，脱毛斑が融合し全頭脱毛症（alopecia totalis, 図 19.14）に進行する例もある．全身の毛も脱毛したものを汎発性脱毛症（alopecia universalis）という．また，爪の小陥凹や粗糙化を伴うこともある．

病因

正常毛包ではMHC class Iの発現が低下しており，免疫系から隔離されている（免疫特権，immune privilege）．栄養障害や遺伝的要素，ストレスならびにアトピー性皮膚炎や自己免疫性甲状腺疾患などの素因を背景として免疫特権が一時的に破綻し，細胞傷害性T細胞やTh1が毛包へ浸潤・活性化すると考えられている．これにより成長期毛は急激に退行期に移行して毛包の縮小をきたし，根本の細い感嘆符毛となって脱落する．

病理所見

初期では成長期の毛包周囲にリンパ球が浸潤し，ハチの群れ（swarm of bees）を思わせる病理像をとる．Langerhans細胞や肥満細胞の浸潤も観察される．毛球上皮細胞ではMHC class Iの発現がみられる．完成期では毛包が縮小した休止期毛包や退行期毛包が多数観察される．

鑑別診断

トリコチロマニアや瘢痕性脱毛との鑑別を要する．トリコチロマニアは小児に多く，脱毛巣内に短く切れた硬毛が残存する．病的毛がみられず，病巣周囲の毛は容易に抜けない．瘢痕

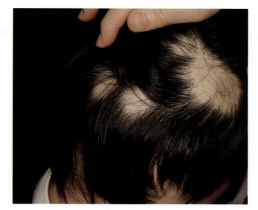

図 19.13② 円形脱毛症（alopecia areata）
一部で毛の再生を認める．

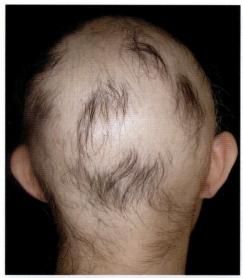

> **休止期脱毛と成長期脱毛** MEMO
> 休止期脱毛（teloger effluvium）：精神的ストレスや外科手術，出産などを契機として成長期毛が一度に休止期に移行し，数週～数か月後にびまん性脱毛を生じる．可逆的な変化であり数か月から1年の経過で回復する．
> 成長期脱毛（anager effluvium）：化学療法などによって成長期毛の分化増殖が抑制され，比較的速やかに脱毛を生じる．可逆的な変化である．

> **ビマトプロスト（bimatoprost）** MEMO
> 点眼の緑内障治療薬として開発されたプロスタグランジン構造類似体である．睫毛が伸長する副作用があり，これを応用して睫毛貧毛症の治療薬（グラッシュビスタ®）として発売されている．毛包に発現するプロスタグランジン$F_{2\alpha}$受容体を介して，休止期睫毛を成長期に転化させ，成長を促進させると考えられている．

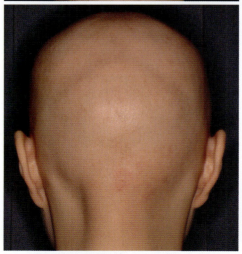

図 19.14① 全頭脱毛症（alopecia totalis）
頭髪全体の脱毛．

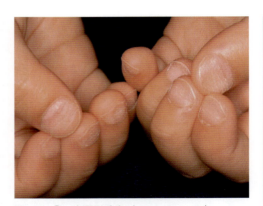

図 19.14② 全頭脱毛症（alopecia totalis）
爪に生じる多発性の小陥凹．

> **MEMO** 白髪（gray hair, canities）
> 一般的に 35 歳前後から白髪がみられるようになる．毛隆起には色素幹細胞が存在し，その周囲にある毛包幹細胞が色素幹細胞の維持に必須である〔このような，幹細胞を維持するために必要な微小環境をニッチ（niche）という〕．加齢に伴い毛包幹細胞に発現する 17 型コラーゲンが減少すると，色素幹細胞を維持しきれなくなり白髪になることが最近判明した．

> **MEMO** 粃糠性脱毛症（alopecia pityrodes）
> 頭部粃糠疹（ふけ症）と脱毛が合併したものである．思春期以降の男子に好発する．日本でのみ用いられる病名であり，本態は脂漏性皮膚炎に脱毛を合併したものと考えられる．

> **MEMO** 先天性三角形脱毛症（congenital triangular alopecia）
> 生下時から生後数年で，前頭部や側頭部に類円形の不完全脱毛斑をみる（図）．ダーモスコピーで観察すると白色の軟毛が観察される．原因は不明．

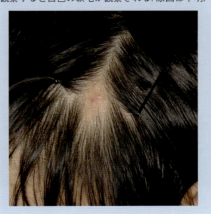

性脱毛では，線維化や色素沈着など頭皮の変化を認める．そのほか，SLE や梅毒による脱毛とも鑑別が必要となる．

治療

数か月の経過で自然治癒するが，難治性や再発性のものもある．多発型では再発しやすい．若年発症，アトピー性皮膚炎合併例，広範囲の脱毛では治療抵抗性のことが多い．ステロイド外用や塩化カルプロニウム外用，難治例では SADBE（squaric acid dibutylester）などの局所免疫療法，PUVA 療法，紫外線療法，凍結療法などを行う．患者の脱毛に対する不安感を取り除くことも重要であり，必要に応じて精神安定薬などを用いる．急性増悪時にはステロイドパルスやステロイド内服を考慮する．近年，T 細胞を抑制する JAK 阻害薬の著効例が報告されている．

2. 男性型脱毛症　male pattern baldness ★

同義語：アンドロゲン性脱毛症（androgenic alopecia；AGA），壮年性脱毛症（alopecia prematura）

症状

いわゆる"はげ"である．成年男性の約半数に生じる．前頭部から軟毛化がみられるものと，頭頂部から軟毛化がみられるものが，単独あるいは同時に認められる（進行度，パターン分類として Norwood/Hamilton 分類が知られている）．軟毛化により毛髪の直径は減少し，単位面積あたりの毛の数も減少する．これが進むことで，最終的には毛がみられなくなる．更年期以降の女性では頭頂部を中心にびまん性の脱毛が生じる（female pattern baldness）が，本態は本症と同一である．

病因

遺伝的基盤がある場合，ある時期から男性ホルモン〔とくにジヒドロテストステロン（dihydrotestosterone；DHT）〕に対する毛包の感受性が高まり，成長期の短縮や休止期毛の増加，毛包の縮小，終毛から軟毛への転換などが生じる．これらにより細い疎な軟毛が生じるようになり，それも減少してついには脱毛となる．

治療

抗アンドロゲン製剤の内服により病勢の抑制や改善がみられるが，効果は可逆的で内服中止により脱毛が再び進行する（次頁 MEMO 参照）．ミノキシジル外用も有効．自毛植毛術が行

> **MEMO 抗アンドロゲン製剤**
> テストステロンを DHT へ変換する 5α-還元酵素を阻害する．フィナステリドはⅡ型 5α-還元酵素を，デュタステリドはⅠ型／Ⅱ型 5α-還元酵素を阻害する．血清 PSA 値を減少させる点，男児の外性器発達障害をきたすため，妊婦や授乳中の女性への投与は禁忌である点などに注意する．

われることもある．

3. 先天性脱毛症　congenital alopecia

多数の病態において先天性の無毛，縮毛，乏毛が知られる．

①**先天性乏毛症**（hypotrichosis congenita）
　LIPH 遺伝子変異による常染色体劣性遺伝形式の縮毛症／乏毛症（autosomal recessive wooly hair/hypotrichosis）が日本人に多い．生下時は正常であるが，徐々に脱毛が進み，細い毛がまばらに生えている状態となる（図 19.15）．

②**無汗性外胚葉形成異常症**　→ 18 章 p.342 参照．

③**tricho-rhino-phalangeal 症候群**：乏毛症，西洋梨状の鼻，指趾形成異常（短指症など）を 3 主徴とする．常染色体優性遺伝形式をとり *TRPS1* 遺伝子の変異による．

④**先天性汎発性無毛症**（alopecia universalis congenita）
　常染色体劣性遺伝．生下時に毛があっても，数か月あるいは思春期までに脱毛し，体毛がまったくない状態となる．一部の症例では原因遺伝子（*HR* など）も同定されている．

⑤**その他の先天性無毛症および脱毛症**
　主な疾患として先天性皮膚欠損症，Werner 症候群，Rothmund-Thomson 症候群，Netherton 症候群などがある．歯牙形成不全や爪甲異常，掌蹠角化症，無汗症などを伴うことが多い．詳細は各項目を参照．

4. トリコチロマニア（抜毛症，抜毛癖）　trichotillomania ★

自らの手で毛髪を引き抜いてしまうために脱毛を生じるものである．学童期に好発する．患者は抜毛を否定，ないし自覚していない場合があるため，他の脱毛症との鑑別を要する．境界不明瞭な不整形の脱毛がみられ，不完全な脱毛斑となる．病巣内に短く切れた毛が残存する一方，新生毛もある．手の届く範囲に病巣があり，利き手側の前頭部や側頭部に多い．患者の心理的問題や性格，家庭環境を背景にしているため，治療に際しては精神神経科医などと協力する必要がある．

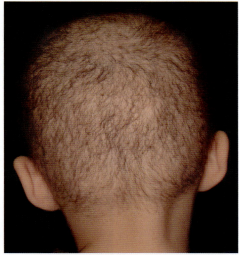
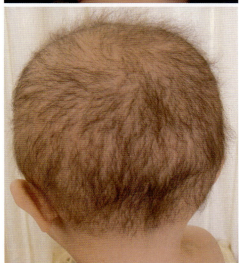

図 19.15　先天性乏毛症（hypotrichosis congenita）
先天的に乏毛であり，一度も散髪をしたことがないが，これ以上毛は伸びない．

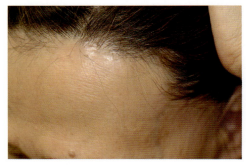

図 19.16　瘢痕性脱毛症（scarring alopecia）
前額の被髪境界部が脱毛し，光沢を伴っている〔前頭部線維化性脱毛症（frontal fibrosing alopecia）〕．

5. 瘢痕性脱毛症　scarring alopecia

外傷，熱傷，放射線などによる瘢痕形成の結果，毛包が不可逆的に破壊されて脱毛をきたしたものである（図 19.16）．DLE，剣創状強皮症などの疾患でも生じうる．治療には外科的再建を要する．

D. 爪甲の変化　disorders of nails

a. 爪甲の色調の変化　color changes of nail plates

1. メラニン色（黒色）の爪　melanonychia

爪母メラノサイトの増加によるもの（母斑細胞母斑，炎症，圧迫によるメラノサイト活性化など），悪性黒色腫，Addison病，薬剤性（フルオロウラシル，ブレオマイシン，ヒドロキシウレアなど）などの原因が考えられる．爪外の皮膚（爪郭部など）まで黒色病変が及んでいる場合を Hutchinson 徴候といい，悪性黒色腫の可能性が高い（図 19.17）．爪下出血でも黒色調になるが，多くはダーモスコピーで鑑別可能である．また，細く縦走する数 mm 大の線状出血（splinter hemorrhage）は健常人でもみられるが，遺伝性出血性毛細血管拡張症（Osler 病）や感染性心内膜炎で生じることがあり注意を要する．

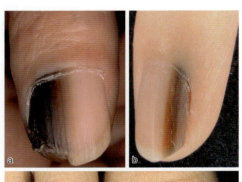
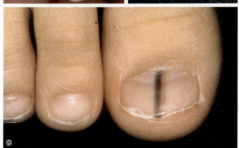

図 19.17　メラニン色（黒色）の爪（melanonychia）
a：爪の色に濃淡の差があり，爪の先端部が変形する．悪性黒色腫が疑われる．b：25 歳女性．半年前より急速に発現し，病理組織学的には malignant melanoma in situ の像を呈した．c：爪母の母斑細胞母斑．

2. 黄色の爪　yellow nail

爪の栄養障害や感染症，柑皮症や黄疸などによる．リンパ浮腫および慢性呼吸器疾患を合併したものを黄色爪症候群（yellow nail syndrome）といい，D-ペニシラミン，テトラサイクリンで誘発されることがある（図 19.18）．

3. 緑色の爪　green nail syndrome, chloronychia

緑膿菌の日和見感染であり，爪白癬や爪カンジダ症を合併しやすい（図 19.19）．

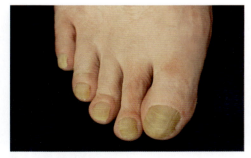

図 19.18　黄色の爪（yellow nail）

4. 白色の爪　leukonychia

点状の白斑は，外傷などによって部分的に不全角化が起こるために生じるもので無害である（図 19.20）．ネフローゼ，肝

硬変などの低アルブミン血症によるMuehrcke's nail，貧血，強皮症，糖尿病などの全身性疾患や砒素などの中毒，白癬や爪甲剥離などによっても白色となる．

b. 爪の形態の異常　abnormal formations of nails

1. 時計皿爪　nail clubbing ★

ばち状指（clubbed finger），ヒポクラテス爪（hippocratic nail）とも呼ばれる．爪甲が全体的に大きくなって時計ガラス状に丸く隆起し，指趾末節が太鼓ばちのように肥大する（図19.21）．指の末端の軟部組織にムチンが沈着するために生じる．慢性の心肺疾患（肺気腫，肺癌，気管支拡張症，先天性心疾患），甲状腺機能亢進症，炎症性腸疾患などで認められる．肥厚性皮膚骨膜症（18章 p.343 参照）の一症状として家族性に出現することもある．

2. 匙状爪　spoon nail ★

爪甲がスプーン状に陥凹し，爪甲自体も薄くなるものである（図19.22）．手の爪に多い．乳幼児では生理的にみられる．指先に力を掛ける仕事をしている健常人にもみられる．鉄欠乏性貧血や甲状腺疾患で生じるほか，扁平苔癬，乾癬，真菌感染，外傷，化学物質などでもみられることがある．

3. 爪甲剥離症　onycholysis

爪甲が末梢側から剥離してくる状態をいい，剥離をきたすが脱落に至ることはない．爪カンジダ症などの感染症，外傷や慢性的刺激，マニキュア，洗剤など爪甲部皮膚の炎症によるもの，甲状腺機能亢進症や末梢循環障害，薬剤などの全身的な原因によるものが存在する．

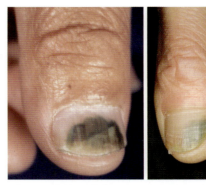

図 19.19　緑色の爪（green nail syndrome）

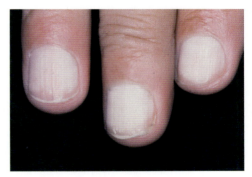

図 19.20　白色の爪（leukonychia）

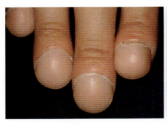 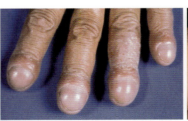 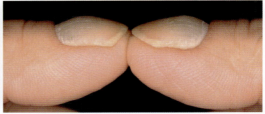

図 19.21　時計皿爪（nail clubbing）
爪甲全体が時計ガラス状に丸く隆起し，指末節が太鼓ばち状に肥大する．

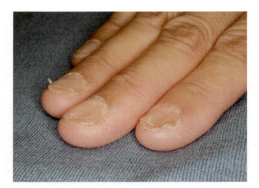

図 19.22　匙状爪（spoon nail）

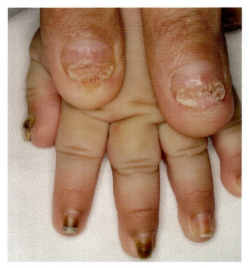

図 19.23　先天性爪甲肥厚症（pachyonychia congenita）
母親（上）と子（下）に生じた爪甲変形.

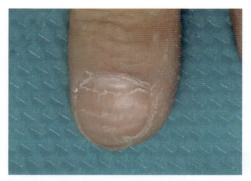

図 19.24　爪甲横溝（transversal groove）
月1回の化学療法により，横溝（ボー線）が多発している.

4. 爪甲脱落症　onychomadesis, nail shedding

爪甲剥離症とは逆に，爪根部から末梢側へ爪の剥離が進み，ついには脱落する．特発性のものもあるが，外傷や爪囲炎，乾癬，扁平苔癬，梅毒，紅皮症などで生じることもある．爪甲横溝が著しくなった場合でも生じる．

5. 爪甲肥厚症（厚硬爪甲）　pachyonychia

爪甲自体が厚くなるか，あるいは爪甲下の過角化で肥厚した状態である．爪甲の伸びが妨げられて分厚くなる．先天性のものはケラチン 6A, 6B, 16, 17 の遺伝子の変異が原因である〔先天性爪甲肥厚症（pachyonychia congenita），図 19.23〕．分厚く彎曲した状態を爪甲鉤彎症（onychogryphosis）といい，高齢者の母趾に好発する．

6. 爪甲縦溝　longitudinal groove

爪甲を縦に走る線条である．老人性変化の一つとしてみられることが多い．進行すると爪甲縦裂症（onychorrhexis）という爪甲が縦に割れやすい状態となる．外傷，湿疹，強皮症，貧血などでみられる．

7. 爪甲横溝　transversal groove

横に溝が走った状態をさし，爪母に何らかの障害が生じて，爪甲の成長が一時的に抑制された結果である．溝の幅は障害の期間を，溝の深さは障害の強さを意味する．外傷など局所的原因では侵される爪が限られるが，内因性で生じたものではすべての爪に生じる〔ボー線（Beau's lines），図 19.24〕．発熱性疾患，感染症，糖尿病，薬剤，出産，亜鉛欠乏症などが原因となる．

8. 点状陥凹　nail pitting

爪甲に針でつついたような点状の凹窩が多発する．乾癬や円形脱毛症（図 19.25）でみられるほか，健常人にも生じることがある．

9. 爪甲層状分裂症　onychoschizia

爪の先端が細かく鱗状に層状分離をきたして，割れやすくなっている状態である．爪甲の水分低下によるとされ，冬季に好

D. 爪甲の変化　375

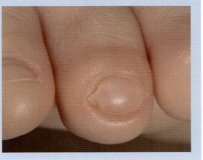

congenital curved nail of the fourth toe
出生時から両側第4趾の爪が趾腹側へ彎曲する．同趾の末節骨低形成によると考えられるが原因は不明．

MEMO

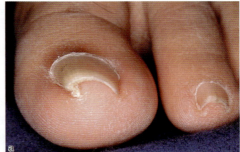

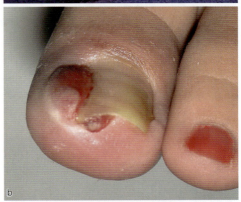

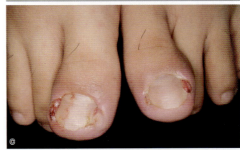

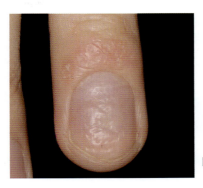

図 19.25　点状陥凹（nail pitting）
円形脱毛症の例．

発する．マニキュアによることが最も多いが，SLEなどの全身性疾患によっても生じうる．

10. 陥入爪　ingrown nail

爪の側縁が側爪郭に食い込み，このために側爪郭が腫脹発赤して肉芽腫様に盛り上がり，圧痛を伴う（図 19.26）．程度が強いと爪囲炎など二次感染をきたし，反応性の肉芽形成を伴う．靴による圧迫や深爪が原因となり，第1趾に好発する．爪が異常に内側に彎曲する状態を巻き爪（pincer nail）といい，陥入爪をきたしやすい．白癬菌による爪の変形に続発する場合は原疾患の治療を行う．治療は外力を避け，清潔を保つのが第一であるが，難治性のものに対してはワイヤー法などの爪矯正術や外科手術が必要となる（図 19.26d）．

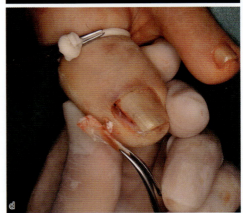

図 19.26　陥入爪（ingrown nail）
a：第1足趾爪，内側が側爪郭に食い込み疼痛を伴う．
b，c：反応性の肉芽形成．d：治療として爪母を含めた部分抜爪術．

20章 母斑と神経皮膚症候群

Nevus and neurocutaneous syndrome

　母斑（nevus）とは，遺伝的または胎生的要因に基づいて，生涯のさまざまな時期に発現し，きわめて緩慢に発育し，色調あるいは形の異常を主体とする限局性の皮膚奇形である．一般的に"ほくろ""生まれつきのあざ"と呼ばれるものを含む概念である．遺伝的モザイクなどを原因として，種々の段階に分化した細胞が集合し，皮膚奇形を形成したものと考えられる．病変を構成する細胞（母斑細胞）の種類により，メラノサイト系（母斑細胞母斑など），表皮系（疣贅状表皮母斑など），間葉系（結合組織母斑など），血管系（血管腫および血管奇形）に分類すると理解しやすい．本章では代表的な母斑について解説する．なお血管系は21章で取り上げる．
　神経皮膚症候群（neurocutaneous syndrome）とは，皮膚に母斑を形成するだけでなく，その母斑性の病変が全身の諸器官にも生じ，中枢神経症状などを含んで一つのまとまった病像を呈するようになったものをいう．神経皮膚症候群は日本では母斑症（phakomatosis）という診断名で慣用的にまとめられることも多いが，phakomatosis という病名は国際的には使われない方向にある．

母斑 nevus

A. メラノサイト系母斑（図20.1）　melanocytic nevi

a. 母斑細胞母斑　nevus cell nevus ★

同義語：色素性母斑（nevus pigmentosus），pigmented nevus, nevocellular nevus, nevomelanocytic nevus

Essence
- 未分化なメラノサイト系細胞である母斑細胞の増殖による．小さなものは俗にいう"ほくろ"．

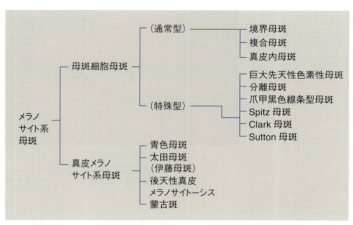

図20.1　メラノサイト系母斑の分類

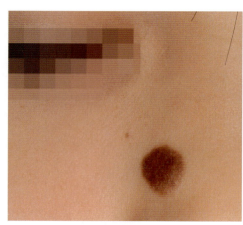

図20.2①　母斑細胞母斑（nevus cell nevus）

母斑／A．メラノサイト系母斑　377

- 直径 20 cm を越える巨大な母斑細胞母斑で有毛性のものは獣皮様母斑と呼ばれ，悪性黒色腫を発生しやすい．
- 病理組織学的には，境界母斑，複合母斑，真皮内母斑に分類される．
- ダーモスコピー所見が診断に重要．
- 色素性母斑が同義語として用いられることがあるが，amelanotic（メラニン欠乏）なものもあり，母斑細胞母斑という診断名が推奨される．

症状

褐色ないし黒色．ときに正常皮膚色の色素斑あるいは腫瘤で，表面は平滑〜疣状であり，ときに硬毛を伴う（図 20.2）．臨床的には色素斑の大きさから 3 つに分類する．小型（直径 1.5 cm まで）の母斑細胞母斑は，いわゆる"黒子（ほくろ，mole）"と呼ばれ，大部分は後天性である．生下時には存在せず，3〜4 歳頃から生じて次第に増加する．20〜30 歳代をピークとして（日本人で平均約 10 個，白色人種で 20〜50 個）以後は退色，脂肪組織や線維性組織で置き換わる．直径 1.5〜20 cm のものは"黒あざ"と呼ばれ，頭頸部に好発する．多くは先天性で生下時から存在し，成長とともに拡大，明瞭化する．直径 20 cm 以上のものは巨大先天性色素性母斑と呼ばれる．そのほか，特殊な臨床像をとるものがある．

病因

神経堤（neural crest）由来の母斑細胞（nevus cell）が異常増殖することにより，黒褐色の色素斑が皮膚に生じる．神経堤由来の細胞にはメラノサイトと Schwann 細胞があるが，このどちらにも分化しきれずに中途半端のままの状態になっているものが母斑細胞である（図 20.3）．一般的に遺伝性を認めない．

MEMO

黒子（ほくろ）

俗に"ほくろ"と呼ばれているものの多くは小型の母斑細胞母斑（mole）である．一方，"黒子"と記載されるもののなかには，皮膚科学的に別の病態も含まれる．皮膚疾患名として用いられる黒子（lentigo）は，母斑細胞の増加を認めず，紫外線の影響下にメラノサイトの限局的な増殖をきたし，平坦な黒褐色病変を生じたものをさす．以下のようなものがある．
単純黒子（lentigo simplex）：生下時〜幼少時に出現する．直径 15mm までの一部不整形な黒褐色斑．生涯を通じて隆起しない．
日光黒子（solar lentigo）：中年以降に露光部に出現する．老人性色素斑（16 章 p.312 参照）と同義．
悪性黒子（lentigo maligna）：悪性黒色腫の表皮内病変．→ 22 章 p.482 参照．
黒子を多発する疾患群：色素性乾皮症，Peutz-Jeghers 症候群，Cronkhite-Canada 症候群，RAS/MAPK 症候群など．

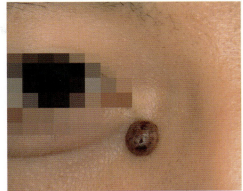
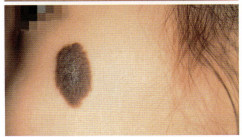
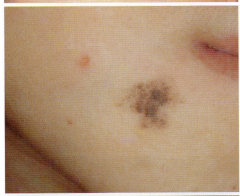
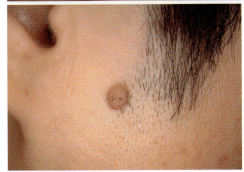
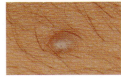
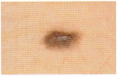

図 20.2② 母斑細胞母斑（nevus cell nevus）

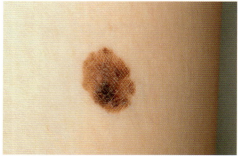
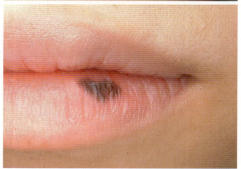
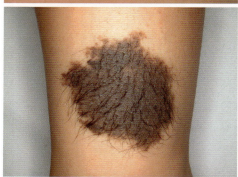
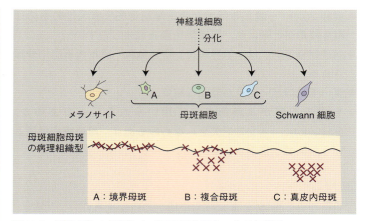

図 20.3　母斑細胞の起源および母斑細胞母斑の病理組織型

病理所見

　増殖している母斑細胞の存在部位から，境界母斑，複合母斑，真皮内母斑の3型に分類される．それぞれ臨床像が特徴的である（図20.3）．

診断・鑑別診断

　悪性黒色腫との鑑別が重要であり（22章 p.481 参照），ダーモスコピー所見（3章 p.54 参照）が有用である．

治療

　ダーモスコピー所見からも良性と考えられる母斑細胞母斑は経過観察とする．長径6 mmを越える掌蹠病変や，比較的大きなものでは，悪性化リスクや整容的側面から外科的切除を基本とする．巨大先天性色素性母斑は切除，削皮術および植皮が行われるが，大きすぎて切除できない場合は悪性黒色腫の発生に注意しながら慎重に経過観察する．

通常型

1. 境界母斑　junctional nevus ★

　母斑細胞が真皮表皮接合部に限局する．機能的によりメラノサイトに近く（メラニン産生能が高く），形態的には角化細胞に類似した弱好酸性の細胞質を有するサイコロ状の大型細胞で構成される．

2. 複合母斑　compound nevus ★

　境界母斑と真皮内母斑の混合型で，小型の母斑細胞母斑が多い．

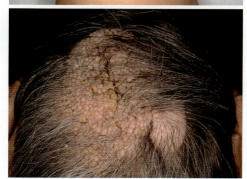

図 20.2③　母斑細胞母斑（nevus cell nevus）

あざ（birthmark） 〔MEMO〕
俗に"あざ"と呼ばれるものには，種々の皮膚疾患が含まれている．中型の母斑細胞母斑，蒙古斑，カフェオレ斑，皮下出血，毛細血管奇形（サーモンパッチ）など．

3. 真皮内母斑　intradermal nevus ★

母斑細胞がほぼ真皮に限局する（図20.4）。深部に行くほどメラニン産生能が低下し、サイコロ状からやや小型で紡錘形、Schwann細胞に類似した外観に変化する。体幹に生じた有茎性・乳頭状表面のものをUnna色素性母斑、顔面に好発し半ドーム状、軟毛を伴うものをMiescher母斑という。

特殊型

1. 巨大先天性色素性母斑　giant congenital melanocytic nevus ★

一般的に直径20 cmを越えるものをいう。出生時から存在し、ときに黒色の剛毛を伴う（獣皮様母斑、図20.5）。悪性黒色腫のリスクがあり、まれに中枢神経症状を伴う（神経皮膚黒色症、p.402参照）。

2. 分離母斑　divided nevus

主に眼瞼の上下に分布する中型の母斑細胞母斑。目を閉じると一つの病変にみえるが眼を開けると眼裂により2つに分割される。ほとんどが出生時から存在し、黒褐色を呈する（図20.6）。

3. 爪甲黒色線条型母斑　melanonychia striata type nevus

爪甲に縦走する黒色線条をきたす（図20.7）。19章p.372も参照。大部分は爪母に生じた母斑細胞母斑であるが、線条が爪の外にまで及ぶ場合は悪性黒色腫の可能性が高い（Hutchinson徴候）。

4. Spitz母斑　Spitz nevus

同義語：若年性黒色腫（juvenile melanoma）、spindle and epithelioid cell nevus

Essence
- 青少年に好発する母斑細胞母斑の一種。
- 頭頸部などに突然出現、比較的急速に直径1 cm程度まで拡大。周囲が紅色調を呈する場合もある。
- 臨床的、病理組織学的に悪性黒色腫に類似することもある

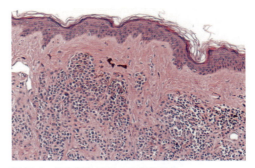
図20.4　母斑細胞母斑の病理組織像

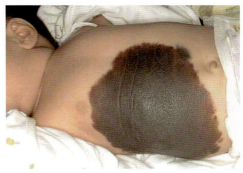
図20.5　巨大先天性母斑細胞母斑（giant congenital melanocytic nevus）

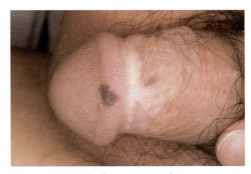
図20.6　分離母斑（divided nevus）

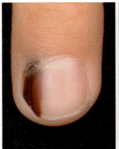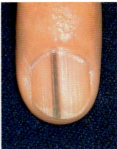
図20.7　爪甲黒色線条型母斑（melanonychia striata type nevus）

20章　母斑と神経皮膚症候群

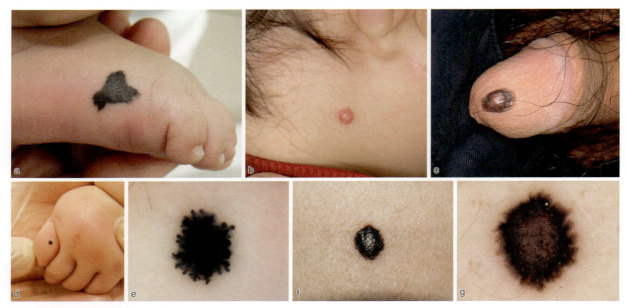

図 20.8　Spitz 母斑（Spitz nevus）
a～d, f：臨床像．e：d のダーモスコピー所見．g：f のダーモスコピー所見．

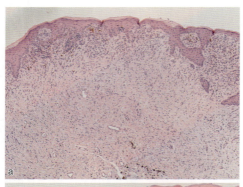

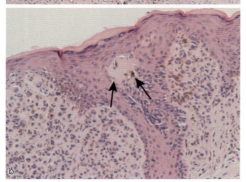

図 20.9　Spitz 母斑の病理組織像
a：弱拡大像．b：強拡大像．エオジンに好染される Kamino 小体（矢印）を認める．

が，良性疾患であり自然退縮することもある．

症状

　小児に生じることが多いが，青壮年に発症することもある．数 mm～2 cm 大くらいまでの半球状および淡紅色，赤褐色～黒色の小結節で，通常は単発性である（**図 20.8**）．主に頭頸部に突然出現し拡大する．ときに色素沈着を伴って黒褐色の病像を呈し（Reed 母斑），悪性黒色腫との鑑別が困難である．しかし，本症は良性疾患であり一定以上の拡大や浸潤をきたすことはない．

病理所見・診断

　複合母斑の形態をとるが，紡錘状，類上皮細胞状，異型細胞状，多核巨細胞状といった多様な形態の母斑細胞が混在する．真皮の浮腫，毛細血管拡張，炎症細胞浸潤を認めることもある．これらの所見は悪性黒色腫と類似しており，しばしば鑑別が困難である．本症では母斑細胞母斑の基本的構造が保たれており，構築が対称性，逆三角形で深部に行くほど細胞が小型化する．また，母斑細胞内の胞巣内に Kamino 小体（Kamino body）と呼ばれるエオジン好染，PAS 染色陽性の均質な無構造物質を約 70％ に伴い診断の補助となる（**図 20.9**）．ダーモスコピーでは辺縁に特徴的な模様（starburst pattern）がみられ，診断に有用となる（3 章 p.55 参照）．

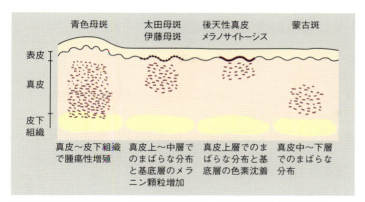

図 20.10 真皮メラノサイト系母斑の分類とメラノサイトの分布様式

治療

外科的切除．悪性化はないが，悪性黒色腫との鑑別を慎重に行う必要がある．

5. Clark 母斑　Clark nevus

同義語：異型母斑（dysplastic nevus），非典型母斑（atypical nevus）

思春期前後から生じる．直径 5 mm 以上の斑状ないし扁平にわずかに隆起した母斑細胞母斑であるが，①不整形，②境界不明瞭，③濃淡差のある色調，のうち 2 つ以上の特徴を有するものをいう．基本的には良性疾患であり，加齢とともに消退する．病理組織学的に複合母斑ないし境界母斑の所見を呈する．悪性黒色腫との鑑別および発症の可能性があり，ダーモスコピーを用いた経過観察が必要である．多発性に Clark 母斑を生じ家系内にも同様の臨床像を呈する場合には悪性黒色腫のリスクが高く，異型母斑症候群（dysplastic nevus syndrome，常染色体優性遺伝）と呼ばれる．

▶ Sutton 母斑 → 6 章 p.307 参照．

b. 真皮メラノサイト系母斑
dermal melanocytic nevi

真皮メラノサイトが増殖する疾患群としては，青色母斑，蒙古斑や太田母斑などがあり（図 20.1），疾患によって細胞の分布と臨床像が異なる（図 20.10）．

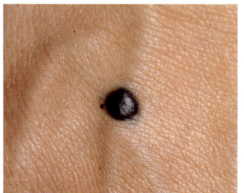
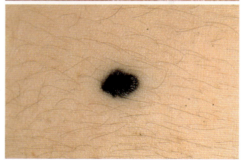

図 20.11 青色母斑（blue nevus）

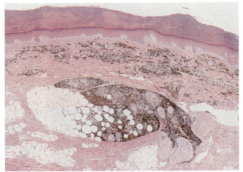

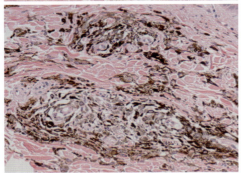

図 20.12　青色母斑の病理組織像

1. 青色母斑　blue nevus

Essence
- 真皮にメラノサイトが密に増殖した結果生じる扁平～やや隆起した青色結節.
- 多くは幼児期までに出現し，四肢，頭部や殿部に好発.

症状
日本では成人の約3%でみられる．通常1cm以下の青色ないし黒色調の硬い小結節を形成する．扁平なものや腫瘤状になるものも存在する（図20.11）．一般に単発性であり，発育が緩徐である．四肢や頭部，顔面のほか，背部，殿部などに好発する．直径1cmを越え，隆起の強い不整形局面を形成することがあり，細胞増殖型青色母斑（cellular blue nevus）と呼ばれる．

病理所見・診断
真皮中層を中心に，メラニン産生能の高い真皮メラノサイト（dermal melanocyte：青色母斑細胞）の腫瘍性増殖が認められる（図20.12）．細胞増殖型青色母斑では，メラニン産生能が低くSchwann細胞に類似した紡錘形細胞を混じる．悪性黒色腫との鑑別を要する．

治療・予後
切除する場合は病巣すべてを取り残しのないように行う．悪性化する場合もあるため経過を観察する．

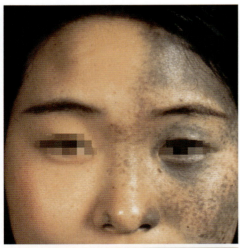

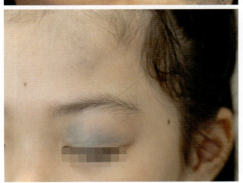

図 20.13①　太田母斑（nevus of Ota）

2. 太田母斑　nevus of Ota

同義語：眼上顎褐青色母斑（nevus fuscoceruleus ophthalmo-maxillaris）

Essence
- 黄色人種の乳児あるいは思春期女子に好発し，三叉神経第1,2枝領域に片側性の淡青褐色斑と眼球メラノーシスを生じる．
- 真皮メラノサイトの増殖とメラニンの基底層への沈着による．
- 悪性化は認めないが，自然消退もない．レーザー療法が著効する．

症状

淡青色の母斑が，三叉神経第1枝，第2枝領域（瞼裂，眼瞼，頬骨部，側額，顳部）に片側性に生じる．色調は単一ではなく，全体として淡青色を呈するが，その中に青色や褐色，赤色の小点が播種性に散在する（図20.13）．約半数の症例においては強膜や虹彩，眼窩にも色素沈着を認め，これを眼球メラノーシス（ocular melanosis）という．鼓膜や鼻粘膜，咽頭，口蓋に色素沈着を認めることがある．同様の皮疹が肩峰から三角筋部にかけて生じたものを伊藤母斑（nevus of Ito）という．

病理所見

真皮上層〜中層にメラノサイトが散在し（図20.10参照），基底層でメラニン沈着を認める．

治療

レーザー療法（アレキサンドライトやQスイッチルビーなど）が有効である．

3. 後天性真皮メラノサイトーシス
acquired dermal melanocytosis

同義語：後天性両側性太田母斑様色素斑（acquired bilateral nevus of Ota-like macule）

従来，遅発性／両側性太田母斑として太田母斑の亜型と扱われていたが，現在は独立疾患と考えられている．前額側面，頬骨部，鼻翼などに灰褐色の直径1〜3mmの点状色素斑が多発し，次第に色調が濃くなる（図20.14）．思春期〜中年の女性，とくに日本人や中国人に好発する．病理組織学的に真皮上層にメラノサイトの増加を認める．眼球メラノーシスはみられない．レーザー療法が有効．肝斑（16章p.309参照）との鑑別や合併に注意する．

4. 蒙古斑　mongolian spot

同義語：先天性真皮メラノサイトーシス（congenital dermal melanocytosis）

症状・病理所見

新生児の仙骨部や腰殿部にみられる青色斑．黄色人種では乳幼児のほぼ100%，黒人では80〜90%（ただし青色色調はみえない），白人では約5%でみられる．生後2年頃までは青色

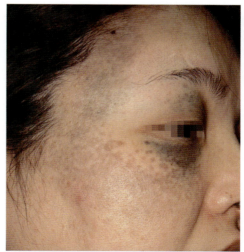

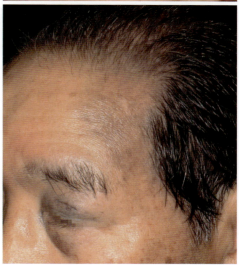

図20.13② 太田母斑（nevus of Ota）

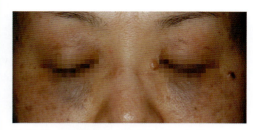

図20.14 後天性真皮メラノサイトーシス
(acquired dermal melanocytosis)

調を増すが，その後退色に向かう．通常4〜10歳前後で消失．褐色調を混じることがない点が太田母斑と異なる．腰殿部以外（顔面や四肢など）に生じたものを異所性蒙古斑（aberrant mongolian spot）という（図20.15）．病理組織学的には真皮中層〜下層のメラノサイトの増加を認める（図20.16，図20.10参照）．

治療

通常は自然消退する．残存しても悪性化のリスク上昇はない．境界明瞭なもの，病変が大きいもの，異所性蒙古斑では自然消退傾向に乏しいため，整容的側面から早期のレーザー療法を考慮する（図20.17）．

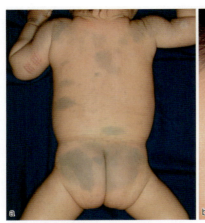
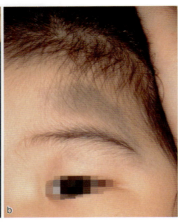
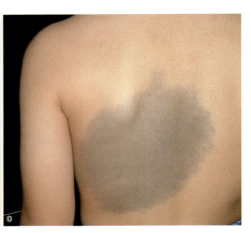

図20.15 異所性蒙古斑（aberrant mongolian spot）
a：通常みられる腰殿部を越えて，上背部や肩に蒙古斑が拡大している．b：前額部．c：背部．

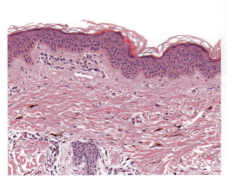

図20.16 蒙古斑の病理組織像
真皮でメラノサイトが散在性に観察される．基底層での色素増加はみられない．

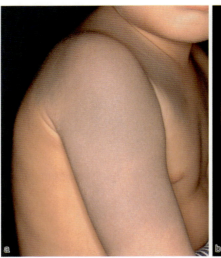
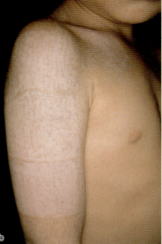

図20.17 異所性蒙古斑の治療例
a：肩から右腕にかけて生じた例．治療前．b：aの症例へのアレキサンドライトレーザー1回治療後．

B. 表皮系母斑　epidermal nevi

1. 疣贅状表皮母斑　verrucous epidermal nevus

同義語：線状表皮母斑（linear epidermal nevus），表皮母斑（epidermal nevus）

定義・病因
角化細胞の過形成が生じた結果，限局型ないし列序性に疣状の母斑が出現し，徐々に拡大して著明になる．日本で一般的に「表皮母斑（epidermal nevus）」というと本症をさすが，国際的には脂腺母斑（次項）などを含めた表皮系細胞由来の母斑の総称を意味する．

症状
黄～暗褐色のざらざらした疣状の丘疹や小結節が出生時または幼小児期から発生し，次第に拡大，集合して大小の局面を形成する（図 20.18）．限局性に生じることもあるが，多くは片側性で，全体として Blaschko 線（図 1.4 参照）に沿った列序性配列を示す．ときに全身に及ぶ汎発型もある．

自覚症状は基本的にないが，瘙痒や湿疹様変化を伴うものもある．その代表である炎症性線状疣贅状表皮母斑（inflammatory linear verrucous epidermal nevus；ILVEN）は女児の下肢に好発し，強い瘙痒を伴う淡紅色疣贅状丘疹が多発，融合および苔癬化して線状に配列する（図 20.19）．

また，中枢神経症状や骨異常をきたす場合がまれにあり，表皮母斑症候群（epidermal nevus syndrome）と呼ばれる．

病理所見
表皮の乳頭腫状の増殖をみる．顆粒変性を伴うことがあり，その部位ではケラチン 1/10 の遺伝子異常を認める〔表皮融解性魚鱗癬（15 章 p.273 参照）のモザイクということができる〕．ILVEN ではリンパ球浸潤や不全角化などを伴い，一部では *GJA1* 遺伝子の体細胞変異が報告されている．

治療
消退しないが悪性化もしない．整容的に外科的切除，凍結療法，炭酸ガスレーザー療法など．瘙痒が強い場合（ILVEN など）はステロイド外用を行う．

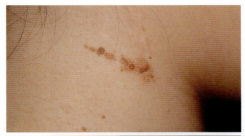
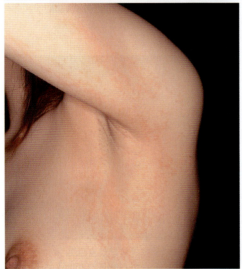
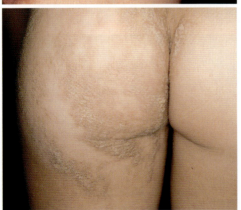

図 20.18①　疣贅状表皮母斑（verrucous epidermal nevus）

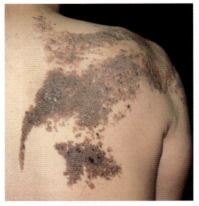

図 20.18② 疣贅状表皮母斑（verrucous epidermal nevus）

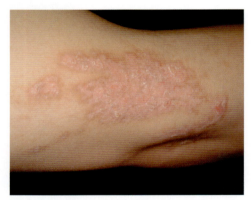

図 20.19 炎症性線状疣贅状表皮母斑（inflammatory linear verrucous epidermal nevus）

2. 脂腺母斑　sebaceous nevus ★

同義語：類器官母斑（organoid nevus）

Essence

- 表皮，付属器，結合組織など，種々の成分由来の細胞が異常増殖して生じる．
- 生下時から存在し，頭部被髪部や顔面に好発．頭部に生じると脱毛斑となる．
- 加齢とともに毛芽腫，基底細胞癌などの腫瘍を生じる場合があるため，切除を考慮する．

症状・病因

頭部や顔面に好発し，新生児の 0.3％でみられる（図 20.20）．通常単発性で長径 1〜10 cm 程度，類円形ないし Blaschko 線に沿った線状で，わずかに隆起した黄色調の脱毛局面を形成する．思春期頃から隆起が増強し，次第に疣贅状となり，色調が褐色調を帯びる．中年以降（ときに思春期頃から）になると本症を母地として種々の上皮系腫瘍が発生する．続発する腫瘍としては良性付属器腫瘍（乳頭状汗管嚢胞腺腫，毛芽腫，外毛根鞘腫など．21 章参照）や基底細胞癌が多い．

本症の病変部では KRAS, HRAS 遺伝子の体細胞変異が報告されており，これにより病変が形成されると考えられている．

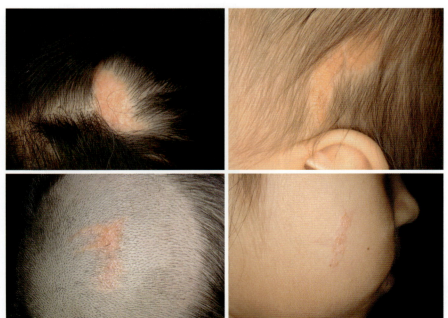

図 20.20 脂腺母斑（sebaceous nevus）
被髪部の脂腺母斑および脱毛を認める．

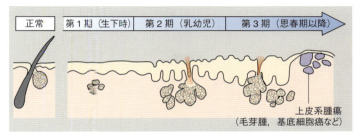

図 20.21　3 期に分類された脂腺母斑の病理組織像の模式図
加齢とともに脂腺母斑の病理・臨床所見も徐々に変化する.

病理所見

初期では軽度の表皮肥厚と未発達な毛包脂腺系組織の増生がみられる. 隆起が強くなるに伴い, 成熟した毛包脂腺系が目立つようになり, 表皮の乳頭腫状増殖, アポクリン腺の異所性増殖, 真皮結合組織の異常などが加わる. 晩期では毛包系, 汗腺系などの腫瘍性増殖が加わる (図 20.21).

治療・予後

二次性腫瘍の発生が疑われる場合や整容目的で切除希望のある場合, 外科的切除を行う. 生涯の悪性腫瘍発生率は 5% 以下と考えられている.

3. 副乳
supernumerary nipple, accessory mammary tissue

乳腺原基が消失せずに残っているものである (図 20.22). 乳腺原基は左右の肩から腋窩, 鼠径, 大腿内側にかけて乳腺堤 (embryonic milk line) に沿って存在するが, 通常は胸部の 1 対のみを残して消失する (図 20.23). 腋窩や乳房直下に好発し, 多くは本来の乳頭の 30% 程度の大きさの褐色斑ないし硬結として触れる. 正常人の約 2% にみられ, 発症に男女差はないが女性で発見されやすい. 妊娠時に腫脹や疼痛, 乳汁分泌を認めることがある. まれに副乳癌を発生する.

4. 面皰母斑　nevus comedonicus

黒色角栓を有する開大した毛包が, 集簇性ないし帯状に生じる (図 20.24). 出生時, あるいは 10 歳代までに発症することが多く, 顔面, 頸部, 前胸部, 腹部, 頭部に好発する.

5. エクリン母斑　eccrine nevus

エクリン汗腺の先天性および限局性の過誤腫. 多汗を示す結

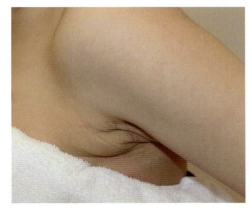

図 20.22　副乳 (supernumerary nipple)
左腋窩の皮下腫瘤.

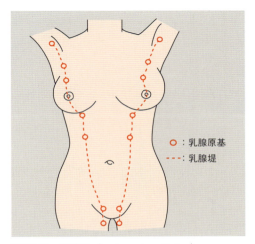

図 20.23　乳腺堤 (embryonic milk line)

○ : 乳腺原基
---- : 乳腺堤

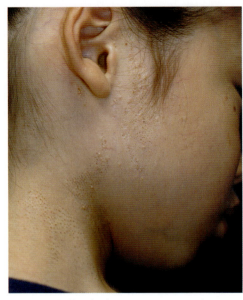

図 20.24　面皰母斑 (nevus comedonicus)

節ないし局面を生じる．これに血管腫の要素を伴うものを eccrine angiomatous hamartoma といい，四肢に好発する．

6. アポクリン母斑　apocrine nevus

脂腺母斑ではアポクリン腺の増殖を伴いやすいが，ごくまれにアポクリン腺の増殖のみを認める過誤腫があり，これをアポクリン母斑という．頭部または腋窩に生じる丘疹，小結節である．

C. 間葉細胞系母斑　mesenchymal-cell nevi

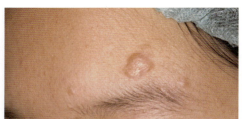

1. 結合組織母斑　connective tissue nevus

膠原線維，弾性線維ないしムチンが増生した結果，主に体幹に正常皮膚色の軽度隆起した局面や結節が出現する（図20.25, 20.26）．種々の基礎疾患を背景に生じることが多い（表20.1）．

2. 表在性皮膚脂肪腫性母斑　nevus lipomatosus cutaneous superficialis

脂肪細胞が真皮内で異所性に増殖し，直径数 cm までの軟らかい黄色結節を生じる（図20.27）．先天性のものと成人になって生じるものがある．

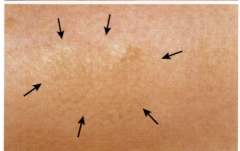

図20.25　結合組織母斑（connective tissue nevus）

3. 軟骨母斑　cartilage nevus

軟骨を含んだ，半球状で正常皮膚色の丘疹が出現する．耳周辺で生じたものを副耳（accessory auricle, ear tag）と呼ぶ．胎児期鰓弓発生障害に伴う．

4. 平滑筋過誤腫　smooth muscle hamartoma

同義語：平滑筋母斑

立毛筋部の過誤腫（図20.28）．腰部，仙骨部に好発し，生後6か月以内に発症することが多い．境界がやや不明瞭な淡褐色斑で，しばしば多毛を伴う．

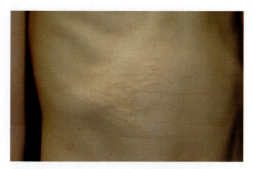

図20.26　Buschke-Ollendorff 症候群に生じた結合組織母斑
右季肋部に弾性線維の増加による局面がみられる．常染色体優性遺伝．

表 20.1　結合組織母斑を生じる基礎疾患

増生するもの	基礎疾患	好発部位	特徴
膠原線維	結節性硬化症（tuberous sclerosis）	腰部・殿部・仙骨部	粒起革様皮膚（shagreen patch）
	多発性内分泌腫瘍1型（multiple endocrine neoplasia type 1）	頸部・上背部	複数個生じた場合は本症を強く疑う
	Proteus 症候群	手掌	巨大な手足，調和のとれない発育異常
	家族性皮膚膠原線維増殖症（familial cutaneous collagenoma）	背部	非常にまれ．思春期以降に増加する
弾性線維	Buschke-Ollendorff 症候群	腹部など	隆起に乏しい硬い結節が多発融合
ムチン	Hunter 症候群	四肢・胸部	やや硬い丘疹が多発する

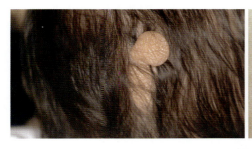
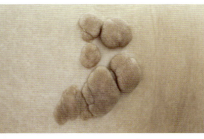

図 20.27　表在性皮膚脂肪腫性母斑（nevus lipomatosus cutaneous superficialis）

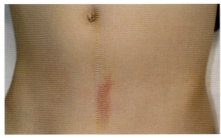
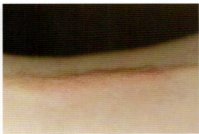
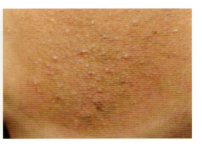

図 20.28　平滑筋過誤腫（smooth muscle hamartoma）

D. 皮膚の色素異常を伴うその他の母斑　other nevi with skin color change

1. カフェオレ斑　café-au-lait spot（macule）　★

　境界明瞭な直径 0.5〜10 cm の淡褐色斑で，皮膚色以外の変化を認めない（図 20.29）．多くは生下時に出現し，2〜3歳までに明瞭化する．単発のものは健常人の約10％でみられる．病理組織学的にはメラノサイト系母斑細胞の増加はなく，基底層でメラニン顆粒の増強を認める．カフェオレ斑が多発する場合は神経線維腫症1型や McCune-Albright 症候群，Legius 症候群などを疑う．治療はカバーメイクアップや一部の症例では

McCune-Albright 症候群　★　MEMO
　GNAS1 遺伝子変異を有する細胞のモザイクにより発症するとされる．カフェオレ斑，早発思春期，線維性骨異形成症を3徴とする．本症でみられるカフェオレ斑は複雑な形状をとり，coast of Maine と形容される．

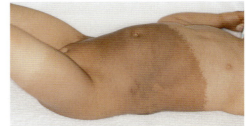
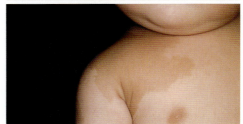

図 20.29　カフェオレ斑（café-au-lait spot）

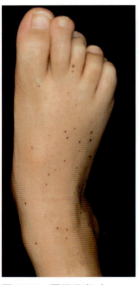

図 20.30 扁平母斑（nevus spilus），点状集簇生母斑（speckled lentiginous nevus）

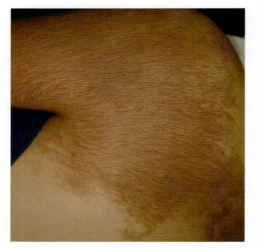

図 20.31 Becker 母斑（Becker's nevus）

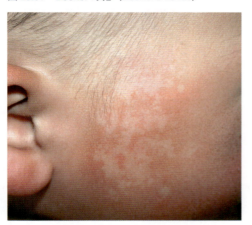

図 20.32 貧血母斑（nevus anemicus）

表 20.2 カフェオレ斑と Becker 母斑の比較

	カフェオレ斑	Becker 母斑
発生時期	生下時	思春期前後
好発部位	なし（全身）	肩部，腰殿部
合併症の有無	ときに神経線維腫症	ごくまれ（Becker 母斑症候群）
多毛の有無	なし	ときにあり
色調	淡褐～黒褐色	より濃い
皮疹の大きさ	大小さまざま	大型が多い
病理組織所見	基底層メラニンの増加	基底層メラニンの増加に加え，ときに表皮変化，立毛筋増生を伴う

レーザー療法が有効である．

2. 扁平母斑　nevus spilus

日本と欧米とでは本診断名の意味が異なる．日本においては，基礎疾患を有しないカフェオレ斑として用いられることが多い（図 20.29）．欧米では，淡褐色斑の上に小さな母斑細胞母斑が散在しているものを扁平母斑と称し，点状集簇性母斑（speckled lentiginous nevus）とも呼ばれる（図 20.30）．

3. Becker 母斑（ベッカー）　Becker's nevus

同義語：遅発性扁平母斑

不規則な斑状の淡褐色色素斑が生じたのち，辺縁に新生した色素斑と融合，数～20 cm 大となる（図 20.31）．その数か月～数年後に多毛を生じることが多い．カフェオレ斑と病理組織学的に類似するが，剛毛を伴い真皮内に平滑筋線維の増生を認め，平滑筋過誤腫（p.388 参照）の一種とする考えもある．レーザー療法の効果はカフェオレ斑よりも高い（表 20.2）．

4. 貧血母斑　nevus anemicus

入浴や摩擦などによって周囲の皮膚が紅潮した際に，境界鮮明に蒼白部位が出現するもので，上胸部に好発する（図 20.32）．毛細血管の機能的障害（カテコラミン過敏症）といわれる．神経線維腫症1型や結節性硬化症に合併することがある．

▶ 脱色素性母斑　→ 16 章 p.308 参照．

神経皮膚症候群　neurocutaneous syndrome

1. 神経線維腫症1型
neurofibromatosis type 1；NF1

同義語：レックリングハウゼン病（von Recklinghausen disease）

Essence
- 神経堤細胞由来の細胞が増生する．カフェオレ斑，神経線維腫，神経系腫瘍，骨格異常などを主徴とする．
- ニューロフィブロミンの遺伝子変異により発症．常染色体優性遺伝．
- 皮膚病変としては，生下時から多発する色素斑（カフェオレ斑），小児期以降に出現する弾性軟の腫瘤（神経線維腫），貧血母斑など．
- 治療は外科的切除やレーザー療法．神経線維腫の悪性化に注意．

症状

①カフェオレ斑〔café-au-lait spot（macule）〕

大小さまざまのカフェオレ斑が出生児の95％にみられ，成長とともに増大する（図20.33）．直径1 cm以下のものを雀卵斑様色素斑（小レックリングハウゼン斑）といい，幼児期から出現して腋窩や鼠径に集簇する特徴をもつ（freckling）．個々のカフェオレ斑は境界明瞭でなだらかな境界線をもつ．大型の病変では，後にびまん性（蔓状）神経線維腫を生じることがある．

②神経線維腫（neurofibroma）

全身皮膚に，常色から淡紅褐色の弾性軟の腫瘤がみられる（図20.34）．半球状あるいは乳頭状に隆起するものや，盛り上がらずに軟らかい淡青色斑として触れるもの（pseudoatrophic macule）など多様である．学童期から思春期にかけて出現し，以後進行性に増大，増加する．妊娠や分娩を契機に急激に増加する場合もある．

大きく弁状もしくは懸垂状に垂れ下がるものを，びまん性（蔓状）神経線維腫（diffuse plexiform neurofibroma，pachydermatocele）と呼ぶ（図20.35）．運動制限や腫瘍内出血を生じやすく，ときに生命に危険が及ぶ．

一方，末梢神経内に神経線維腫が生じることがある（nodular plexiform neurofibroma）．紡錘形〜数珠状のやや硬い腫瘤として触れ，圧痛や放散痛を伴う．切除すると神経も切断される

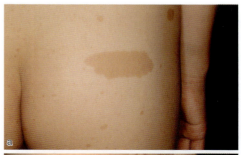
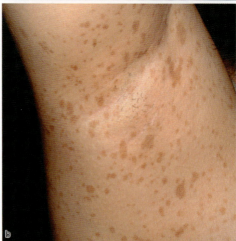
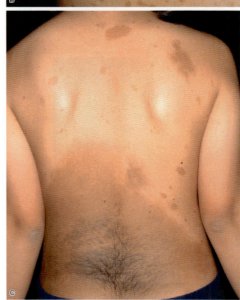

図20.33　NF1にみられるカフェオレ斑（café-au-lait spot）
a：大型のカフェオレ斑．b：雀卵斑様色素斑の多発．c：多発するカフェオレ斑．大型の色素斑に硬毛を伴うこともある．

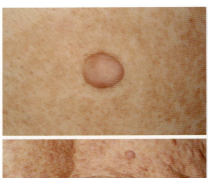
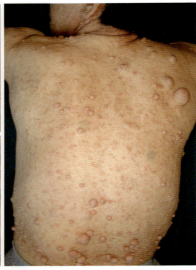
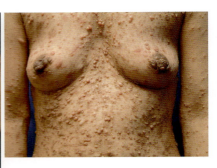

図20.34　NF1にみられる神経線維腫（neurofibroma）

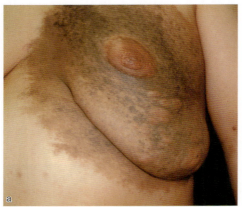
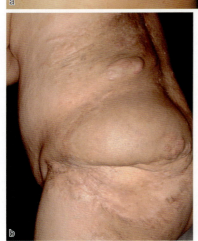

図20.35　びまん性（蔓状）神経線維腫（diffuse plexiform neurofibroma, pachydermatocele）
a：左乳房．b：体側部．縮縫手術により一部除去している．

ことになる．
　びまん性や末梢神経内の神経線維腫から悪性末梢神経鞘腫瘍（malignant peripheral nerve sheath tumor）を生じることがある．

③その他の皮膚病変
　貧血母斑（p.390参照）やグロムス腫瘍（21章 p.426参照）がみられることがある．幼児の顔面および頭部に黄色肉芽腫（21章 p.436参照）を生じることもある．

④その他の症状
　脳神経および脊髄神経の神経線維腫，神経膠腫などがときにみられ，痙攣発作や精神遅滞などを生じうる．骨格異常も本症に特徴的であり，脊柱変形（側彎が多い），胸郭変形，四肢骨変形（先天性脛骨偽関節症），頭蓋骨欠損などをみる．眼ではLisch結節と呼ばれる虹彩小結節が特徴的（図20.36）で，視神経膠腫も生じうる．そのほか，褐色細胞腫や消化管腫瘍を生じることがある．

分類
　神経線維腫症（NF）は臨床的に8型（NF1～8）に分類される．本症は最も頻度が高く約3,000出生に1例の割合で生じる．常染色体優性遺伝形式であるが，半数以上は突然変異による孤発例である．NF2は現在では別の疾患であることが判明しているため別項で記載する．本症が身体の一部に分節状に生じることもあり（NF5），モザイクによるものと考えられる．

病因

原因遺伝子ニューロフィブロミン（neurofibromin）は17番染色体（17q11.2）に存在する．これはRAS遺伝子機能を抑制する一種の癌抑制遺伝子で，NF1ではこの部位に変異が生じて細胞増殖が進むとされる．NF1では遺伝子に異常をもつ者はすべて発症する（浸透率100％）が，同一家系内でも症例によって臨床症状の差が著しい．

病理所見

神経線維腫（21章 p.420）を参照．

診断・検査所見

表20.3に日本での診断基準を示す．思春期前に直径5 mm，思春期後に15 mmを越えるカフェオレ斑が6個以上存在すれば本症の可能性がきわめて高い（six spots criterion）．脳MRIで小脳などにT2強調像で高信号病変（unidentified bright object；UBO）をみることがある．

治療

カフェオレ斑に対してはレーザー療法や削皮術，カバーメイクアップなどが行われる．神経線維腫は整容的に切除を行う．びまん性（蔓状）神経線維腫では術中出血が問題となる．

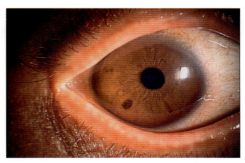

図20.36　Lisch結節

> **MEMO**
> **Legius症候群**（レジウス）
> 常染色体優性遺伝．カフェオレ斑などの色素性病変はNF1と同様であるが，神経線維腫はみられない．SPRED1遺伝子変異による．大頭症や，Noonan症候群様の顔貌をきたすこともある．

表20.3　神経線維腫症1型の診断基準

1. 主な症候	（1）カフェオレ斑 扁平で盛り上がりのない斑であり，色は淡いミルクコーヒー色から濃い褐色に至るまで様々で，色素斑内に色の濃淡はみられない．形は長円形のものが多く，丸みを帯びたなめらかな輪郭を呈している． （2）神経線維腫 皮膚の神経線維腫は思春期頃より全身に多発する．このほか末梢神経内の神経線維腫（nodular plexiform neurofibroma），びまん性の神経線維腫（diffuse plexiform neurofibroma）がみられることもある．
2. その他の症候	①皮膚病変―雀卵斑様色素斑，大型の褐色斑，貧血母斑，若年性黄色肉芽腫，有毛性褐青色斑など ②骨病変―頭蓋骨・顔面骨の骨欠損，四肢骨の変形・骨折，脊柱・胸郭の変形など ③眼病変―虹彩小結節（Lisch nodule），視神経膠腫など ④脳脊髄腫瘍―神経膠腫，脳神経ならびに脊髄神経の神経線維腫など ⑤Unidentified bright object（UBO） ⑥Gastrointestinal stromal tumor（GIST） ⑦褐色細胞腫 ⑧悪性末梢神経鞘腫瘍 ⑨学習障害・注意欠陥多動症
3. 診断上のポイント	カフェオレ斑と神経線維腫がみられれば診断は確実である．小児例（pretumorous stage）ではカフェオレ斑が6個以上あれば本症が疑われ，家族歴その他の症候を参考にして診断する．ただし両親ともに正常のことも多い．成人例ではカフェオレ斑が分かりにくいことも多いので，神経線維腫を主体に診断する．

（厚生労働省．http://www.mhlw.go.jp/file/06-Seisakujouhou-10900000-Kenkoukyoku/0000089916.pdf から引用）

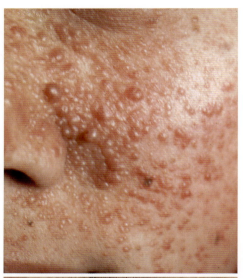

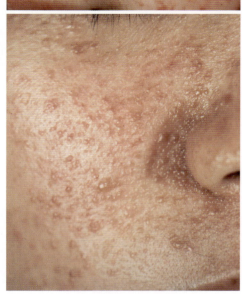

図 20.37① 結節性硬化症（tuberous sclerosis）
顔面の血管線維腫（angiofibroma）．

予後

一般的に生命予後はよい．定期的に脊柱病変の出現や腫瘍の悪性化，高血圧の出現などを観察する．

2. 神経線維腫症 2 型
neurofibromatosis type 2；NF2

症状

皮膚症状としては，弾性硬で境界明瞭な皮下の神経鞘腫（21章 p.420 参照）が主である．カフェオレ斑をみることがあるが6個以下で，frecklingを認めない．ときに少数の神経線維腫をみる．本症は，両側聴神経の神経鞘腫（前庭神経鞘腫）や，多発性中枢神経腫瘍（髄膜腫，脊髄神経鞘腫など）が主体となる．思春期頃から生じる難聴や平衡機能障害で気づかれ，腫瘍の拡大によって四肢麻痺などを引き起こす．また，若年性白内障など眼病変も生じる．

病因・疫学

約4万人に1人の割合で発生する常染色体優性遺伝疾患．約半数は孤発例である．原因遺伝子は22番染色体（22q12）の *NF2* 遺伝子で，merlinと呼ばれる細胞骨格蛋白に類似した構造の蛋白を産生する．腫瘍抑制に働くとされるが機序は不明である．

治療・予後

神経腫瘍の全摘出が基本である．摘出によっては聴力障害を惹起する．腫瘍がいつ拡大するかの予測は難しく，機能保存や生命予後を考慮した治療時期の決定は困難である．NF1に比べ，NF2では生命予後が悪い．

3. 結節性硬化症　tuberous sclerosis（complex）

同義語：Bourneville(-Pringle) 病〔Bourneville(-Pringle) disease〕

Essence

- 顔面の多発血管線維腫，精神遅滞，てんかんの3主徴．
- 原因遺伝子は *TSC1* および *TSC2* で，常染色体優性遺伝．
- 乳児期の葉状白斑，幼児期以降に多発する鼻周辺の丘疹（血管線維腫）が特徴的．粒起革様皮膚，爪囲線維腫（Koenen腫瘍）も重要な所見．

- 肺のリンパ脈管筋腫症，腎の血管筋脂肪腫，心臓の横紋筋腫などに注意．

症状

①顔面の血管線維腫（angiofibroma）

約90％の症例で，直径10 mmまでの常色～淡紅色の硬い丘疹が2歳頃から出現，多発する．鼻唇溝，頬部，鼻周辺に対称性に出現する（図20.37①）．思春期に急激に増大融合し，腫瘤状や局面状になる．成人以降では増加は停止する．特異性の高い皮疹であるが，多発性内分泌腫瘍1型で同様の皮疹を生じることがある．

②粒起革様皮膚（shagreen patch）

粒起革とは"鮫皮のように表面がブツブツしている革"という意味である．膠原線維の増加からなる結合組織母斑である（図20.37②）．主に腰部や殿部に，直径1～10 cmの硬い扁平隆起性病変が生じて融合し，唐草模様のような外観を呈する．約50％の症例でみられ，思春期頃に発見されることが多い．

③葉状白斑（white leaf-shaped macules, hypomelanotic macules）

体幹や下腿に好発する直径3 cmまでの楕円形の脱色素性母斑（図20.37②）．病変部位でのメラニン産生低下によって生じる．約半数の症例で出現し，乳幼児期から出現するため早期発見の手がかりとして重要である．Wood灯を照射すると確認しやすい．成長とともに消退傾向となる．

④爪囲線維腫（periungual fibroma），Koenen腫瘍（Koenen's tumor）

被角線維腫（fibrokeratoma，21章 p.434参照）が爪囲（まれに爪下）に出現したもの（図20.38）．直径2～10 mmまでの淡紅～褐色の紡錘形，過角化を伴う硬い小結節がみられる．足趾に好発し成人症例の約90％でみられる．

⑤中枢神経症状

てんかんおよび精神遅滞が主となる．生後1年以内に約80％の症例でみられる．発作型は点頭てんかん（infantile spasms, West症候群），Lennox-Gastaut症候群，強直間代発作など多様である．良性腫瘍の上衣下巨細胞性星細胞腫（sub-ependymal giant cell astrocytoma；SEGA）がみられやすい．

⑥その他の症状

網膜に特徴的な半透明の腫瘍〔星状膠細胞過誤腫（astrocytic hamartoma）〕を生じ，視野欠損を伴うことがある．肺ではまれにリンパ脈管筋腫症（lymphangioleiomyomatosis；LAM）を認める．心横紋筋腫を罹患乳児の約半数で認める．腎病変として血管筋脂肪腫（angiomyolipoma；AML）や水腎症，腎囊

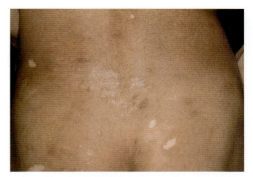

図20.37② 結節性硬化症（tuberous sclerosis）
粒起革様皮膚（shagreen patch）と葉状白斑（white leaf-shaped macules）．

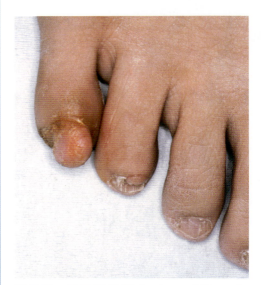

図20.38 爪囲線維腫（periungual fibroma），Koenen腫瘍（Koenen's tumor）

胞などをきたす．

病因

原因遺伝子は 9 番染色体（9q34）に存在する *TSC1*（tuberous sclerosis complex 1）遺伝子および 16 番染色体（16 p13.3）に存在する *TSC2* 遺伝子である．TSC1/TSC2 複合体は mTOR シグナル経路を抑制し，腫瘍抑制遺伝子として働く．本疾患は常染色体優性遺伝形式をとり，約 2/3 が孤発例である．

検査所見

頭部 CT で側脳室壁や基底核での結節状石灰沈着（上衣下巨細胞性星細胞腫）と側脳室の拡大，MRI で大脳皮質などに結節状の腫瘍を認める．

治療・予後

予後は脳腫瘍病変，肺病変，心病変，腎病変の軽重による．痙攣発作に対しては抗てんかん薬を用いる．腫瘍性病変や LAM には mTOR 阻害薬が使われる．皮膚病変に対しては，削皮術や切除術，凍結療法，レーザー療法などを行うが，再発しやすい．mTOR 阻害薬であるラパマイシン外用薬（ラパリムス®ゲル）の有効性が期待されている．

4. Peutz-Jeghers 症候群
Peutz-Jeghers syndrome

Essence

- *STK11* 遺伝子の変異による．常染色体優性遺伝．
- 口唇や口腔粘膜，四肢末端の色素斑，消化管ポリポーシスを特徴とする．
- 消化管ポリープにより腸重積を生じうる．消化管癌を生じる危険があるので注意が必要．

症状

①皮膚の色素沈着

口唇や口腔粘膜，掌蹠（とくに四肢末端）に左右対称性にみられる．平坦で境界鮮明，直径 2〜10 mm までの黒褐色斑として認められる（図 20.39）．自覚症状はない．色素斑は，楕円の長軸が皮膚紋理の流線方向に一致し，ダーモスコピーでは皮丘優位の色素増強をみる（parallel ridge pattern）．色素沈着は生下時〜幼児期に出現し，加齢に伴って増大する傾向にある．指趾病変は成人期以降に退色しやすい．

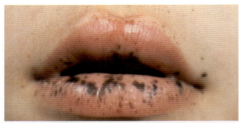
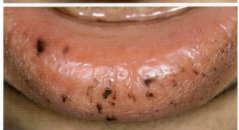
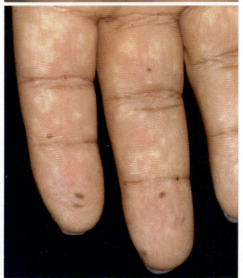

図 20.39 Peutz-Jeghers 症候群（Peutz-Jeghers syndrome）
口唇や手掌への色素沈着を認める．

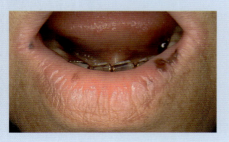

Laugier-Hunziker-Baran 症候群 MEMO
臨床的に Peutz-Jeghers 症候群に類似した色素斑を四肢末端や口唇に生じるが，消化管ポリポーシスを伴わないものをいう．

表 20.4　主な消化管ポリポーシスに随伴する皮膚症状

疾患名	遺　伝	ポリープ形成場所	皮膚症状
Peutz-Jeghers 症候群	常染色体優性	全消化管（食道除く）	口唇，口腔粘膜，手掌の色素斑
Cronkhite-Canada 症候群	－	主に胃と大腸	脱毛，爪甲異常，手背の色素斑
Gardner 症候群	常染色体優性	主として大腸	多発性表皮嚢腫，線維腫，骨腫，歯牙形成異常
Turcot 症候群	常染色体劣性	大腸	カフェオレ斑，多発性脂肪腫
Cowden 症候群	常染色体優性	全消化管（食道含む）	顔面・四肢の角化性丘疹，口腔粘膜の乳頭腫

②消化管ポリポーシス

　食道を除く全消化管に認められるが，とくに空腸に多い．単発のこともあれば，複数の消化管にまたがって数十個以上発生することもある．腸重積を起こしやすく，強い腹痛や下血を伴う．病理組織学的には大部分が過誤腫であり，他の消化管ポリポーシスより癌化率はやや低いとされる（**表 20.4**）．

病因

　常染色体優性遺伝の疾患であるが，約半数は孤発例である．19 番染色体（19p13.3）に存在する *STK11* 遺伝子の変異により発症する．*STK11* 遺伝子はセリン-スレオニンキナーゼ 11 をコードしており，癌抑制遺伝子の一つと考えられている．

病理所見

　基底層でメラノサイトおよびメラニンの増加をみる．皮丘に相当する表皮の厚い部分に一致した色素の増加が認められ，臨床像と一致する．皮膚病変の悪性化はない．

鑑別診断

　Cronkhite-Canada 症候群（**図 20.40**）は消化管ポリポーシスと色素斑を特徴とする点で共通性があるが，通常中年期以降に発症し，脱毛や脱色素斑，爪甲異常を伴う点で異なる．色素斑はやや境界不明瞭で病理組織学的にメラノサイトの増殖を認めない．

治療・予後

　皮膚色素斑に対しては，レーザー療法や削皮術，凍結療法が有効である．消化管ポリープに対しては，内視鏡的および外科的に切除する．

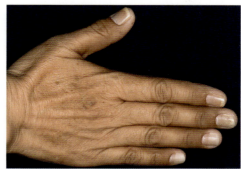
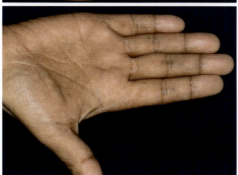

図 20.40　Chronkhite-Canada 症候群（Chronkhite-Canada syndrome）

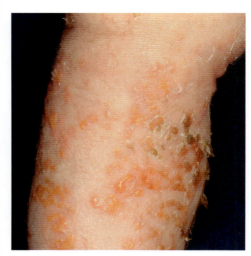

図 20.41①　色素失調症（incontinentia pigmenti）の水疱期

5. 色素失調症　incontinentia pigmenti

同義語：Bloch-Sulzberger 症候群

Essence
- 生下時から生じる紅斑，水疱→丘疹→色素沈着→消退という特徴的な経過の皮疹を生じる（図 20.41〜20.43）．
- *NEMO* 遺伝子の変異により発症．X連鎖優性遺伝の形式をとり，圧倒的に女子に多い．
- 生命予後は良好であるが，眼科的治療や奇形に対する治療を要することがある．

症状

①皮膚症状

臨床症状から4期に分類する．いずれの期においてもBlaschko線（図 1.4）に沿って生じるのが特徴である．

第1期〔水疱期（vesicular stage）〕：生下時〜生後2週間以内に，紅斑を伴う小水疱が体幹，四肢に生じ，やがて膿疱やびらんとなる．数日〜数か月で治癒するが，皮疹を繰り返すこともある（図 20.41）．

第2期〔疣状期（verrucous stage）〕：四肢末端を中心に過角化を伴う疣贅状丘疹が多発する．第1期消失後，ないし引き続いて生じることが多いが，手背などでは生下時から認めることもある．生後6か月以内に消退することが多いが，成人まで持続する場合もある（図 20.42）．

第3期〔色素沈着期（hyperpigmented stage）〕：多くは第1，2期の皮疹の存在した部位に一致して，灰褐色〜紫褐色の特徴

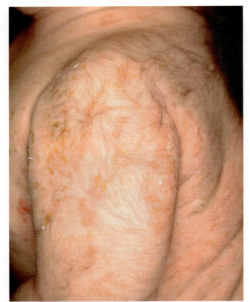
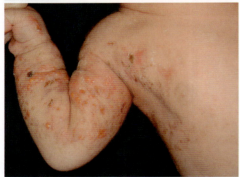

図 20.41② 色素失調症（incontinentia pigmenti）の水疱期

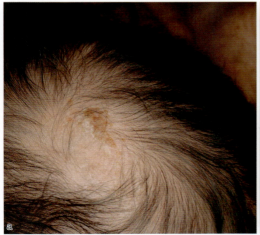
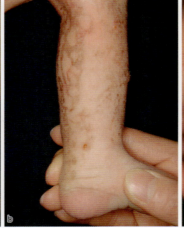
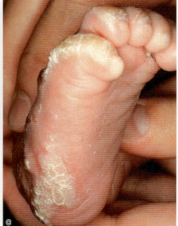

図 20.42 色素失調症（incontinentia pigmenti）の疣状期
a：頭部の皮疹．脱毛局面を呈している．b：網状の色素沈着．c：疣贅状表皮母斑を思わせるような強い過角化を示す疣贅状皮疹．

神経皮膚症候群／5. 色素失調症　399

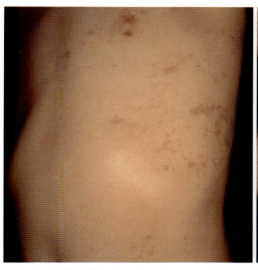
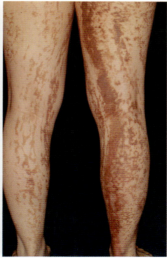
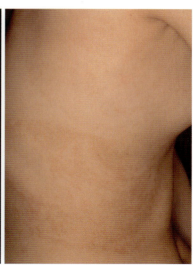

図20.43　色素失調症（incontinentia pigmenti）の色素沈着期
症例により色素沈着の程度は多様である.

的な色素沈着を生じる．色素沈着のみを唯一の皮膚症状とする症例もある．生後6か月頃から目立つようになる．特徴的な配列の色素沈着であり，渦巻き状（whorls），マーブルケーキ状などと表現される（図20.43）．

第4期〔色素消退期（hypopigmentation stage）〕：多くは4〜5歳頃から色素斑が消退しはじめ思春期までに消失するが，色素沈着が成人まで残ることも珍しくない．また，約半数では軽度の脱色素性瘢痕を残す．

その他：約25％で頭部に皮疹を生じ，瘢痕性脱毛をきたす（図20.42a）．爪変形（爪甲縦溝など），縮毛など．

②全身症状

眼病変が約30％で片側性に生じる．斜視，白内障，視神経萎縮，網膜剥離，失明など．中枢神経病変として，てんかんや精神遅滞，小頭症，水頭症などを生じうる．そのほか，歯牙形成不全，骨格異常（多指症など）を生じる．

病因・疫学

NEMO（NF-κB essential modulator）遺伝子の変異により発症する．NF-κBは炎症反応やアポトーシスに関連する蛋白であるが，本症の発症機序は不明な点が多い．X連鎖優性遺伝形式であり，患者の95％以上は女子である．大部分の罹患男子は胎内死亡するが，Klinefelter症候群（XXY）やモザイクで出生することがある．

病理所見・検査所見

第1期の水疱は表皮内水疱であり，著明な好酸球浸潤を認め

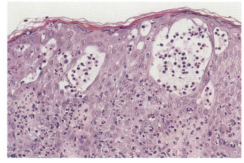

図20.44　色素失調症の病理組織像
第1期（水疱期）．表皮内への著明な好酸球浸潤が特徴的.

> **hypomelanosis of Ito**　MEMO
> 2歳頃から体幹などに不完全脱色素斑（脱色素性母斑，16章 p.308 参照）が出現し，Blaschko線に沿う分布をとる．通常は2分節以上に非対称性に出現する．てんかんや精神遅滞，歯牙形成異常など色素失調症に類似する全身症状を伴うが，原因遺伝子は不明であり独立した疾患概念である．

る（図20.44）．末梢血好酸球増多もみられる．第2期の疣贅状丘疹は病理組織学的に疣贅状表皮母斑に類似する．第3期では，真皮上層にメラノファージが大量に観察される（組織学的色素失調）．第4期ではメラノファージの減少がみられる．

診断・治療

生下時に水疱を生じるため，とくに新生児期は表皮水疱症との鑑別を要することがある．皮膚病変に関しては多くの例で自然消退するため，必要に応じて対症療法を行う．眼病変，中枢神経病変，骨格異常の早期発見に努める．本症に罹患している母親が妊娠した場合，女子の半数が発症する．

6. Sturge-Weber 症候群
Sturge-Weber syndrome

Essence
- 顔面皮膚，眼脈絡膜，軟髄膜（くも膜や脳軟膜）に毛細血管奇形を生じる，非遺伝性の疾患．
- 三叉神経第1，2枝に沿って，顔面に毛細血管奇形（単純性血管腫）を生じる．
- 眼では緑内障をきたし，牛眼と呼ばれる状態を生じる．

症状

顔面の毛細血管奇形，眼病変，脳神経症状を古典的3主徴とするが，多くの症例は顔面病変と脳神経病変のみを認める不完全型である．

皮膚症状：生下時からみられる紅斑で，毛細血管奇形（単純性血管腫，ポートワイン母斑．21章 p.427参照）である．分布は三叉神経領域に沿い，大多数は第1，2枝領域である（図20.45）．片側性，両側性ともに生じる．本症の95％以上で皮膚病変をみる．

中枢神経症状：約80％の症例で乳幼児期からてんかん発作をみる．顔面病変が存在する側の，とくに後頭葉に軟髄膜血管腫（leptomeningeal angiomatosis）を有する．対側の片麻痺，大脳半球萎縮，精神遅滞など．

眼症状：顔面病変の存在する側，とくに眼瞼に病変がある場合に脈絡膜の血管奇形が発生する．眼圧亢進（緑内障）や角膜径の拡大〔牛眼（buphthalmos）〕を認める．最終的には失明に至ることもある．幼児期に発症することが多いが，生下時～成人に生じることもある．

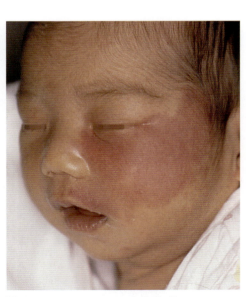

図20.45 Sturge-Weber 症候群 (Sturge-Weber syndrome)

病因

胎生期の交感神経の障害による血管形成異常が病因と考えられ，最近 *GNAQ* 遺伝子の体細胞モザイク変異が報告された．先天性疾患であるが，一般的に遺伝性はないとされ，5 万人に 1 人程度の有病率と考えられる．

検査所見

頭蓋骨 X 線撮影では，脳回に沿った二重輪郭の石灰化像を認め，tram-line calcification という．頭部 CT や MRI が早期診断に有用である．

治療

皮膚病変に対してはレーザー療法が行われる．痙攣発作に対しては薬物療法が行われるが，無効な場合は脳血管腫の切除を行う．眼病変に対しては早期診断と眼圧の調整が重要となる．

7. Klippel-Trenaunay-Weber 症候群
Klippel-Trenaunay-Weber syndrome

同義語：Klippel-Trenaunay 症候群，Klippel-Weber 症候群

Essence
- 四肢の血管奇形と患肢の肥大延長をきたす．
- 脚長差による側彎や動静脈瘻による皮膚潰瘍，心不全などが問題となる．
- 治療は対症療法が主体．

症状・病因

病因は不明であるが，血管新生にもかかわる *PIK3CA* 遺伝子の体細胞変異が一部の症例で示されている．皮膚の毛細血管奇形は生下時から認められることが多く，通常は一肢であるが，ときに両肢，さらに広範囲に及ぶこともある（図 20.46）．リンパ管奇形や静脈奇形（海綿状血管腫，静脈瘤）も生じ，二次的に浮腫や潰瘍などをきたす．これらの病変は生下時〜幼児期に気づかれ，加齢とともに目立ってくる．先天性動静脈瘻を伴うこともある（Parkes Weber 症候群）．骨および軟部組織の肥大，過成長が生じ，成長とともに脚長差が目立つようになる．これは皮膚病変と同側に生じることが多いが，まれに対側に生じる．脚長差により，跛行や代償性側彎症をきたす．そのほか，内臓臓器の血管腫，合指症などの指趾形成異常，心不全などを合併することがある．ときに著しい凝固異常（Kasabach-Merritt 症候群，21 章 p.425 参照）を伴う．

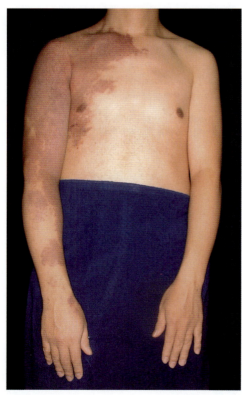

図 20.46　Klippel-Trenaunay-Weber 症候群（Klippel-Trenaunay-Weber syndrome）
血管腫が存在する右上肢は左上肢よりも明らかに長い．

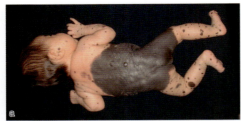
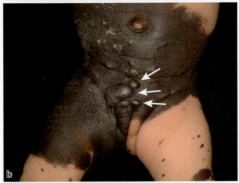
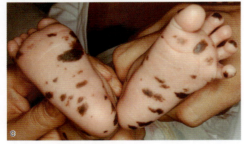

図 20.47 神経皮膚黒色症（neurocutaneous melanosis）
a：全体像．b：結節を伴うことが多い（矢印）．c：小〜中型の母斑細胞母斑が多発．

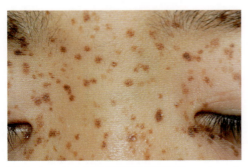

図 20.48 LEOPARD症候群（LEOPARD syndrome）

診断・治療

特徴ある臨床症状や，骨X線や全身CT所見から診断する．動静脈瘻を評価するために，サーモグラフィーや血液ガス分析，血管造影などを行う．対症療法を主体とし，皮膚病変に対してはレーザー療法を考慮する．動静脈瘻は心不全をきたしうるため，結紮術などを行う．脚長差による関節症や側彎症の予防には，靴の高さの調節や患肢の骨切り術を行う．

8. 神経皮膚黒色症　neurocutaneous melanosis

症状

非家族性で，発症に男女差はない．生下時から，体幹の半分近くを占める巨大先天性色素性母斑を生じる（図20.47）．また，小〜中型の先天性母斑細胞母斑が全身に多発する．いずれも美容上大きな問題となる．脳神経症状として，脳圧亢進症状と二次性の水頭症を認める．頭痛，嘔吐，てんかん，精神遅滞なども伴いやすい．巨大先天性色素性母斑や脳軟膜病変から悪性黒色腫を生じることが多い．

病因

皮膚および中枢神経（脳軟膜など）で，神経堤起源のメラノブラストが増殖することによる．

治療

可能な限り母斑を切除，生後なるべく早いうちに剥離術（curettage）を行ったほうが美容上よい結果が得られる．中枢神経症状に対しては，水頭症に対するシャント術や抗てんかん薬などの対症療法を行う．

9. Noonan症候群　Noonan syndrome

類義語：LEOPARD症候群，RAS/MAPK症候群（RAS/MAPK syndrome），RASopathies

常染色体優性遺伝．眼間開離や眼瞼下垂などの特徴的な顔貌，低身長，翼状頸，肺動脈狭窄，精神遅滞などを臨床的特徴とする．RAS/MAPK経路にかかわる遺伝子異常による．全身の多発性黒子やカフェオレ斑が目立つものをLEOPARD症候群（図20.48，次頁MEMO参照）といい，現在は本症の亜型と考えられている．また，同じくRAS/MAPK経路にかかわる遺伝子の異常によるCostello症候群やCardio-facio-cutaneous

> **LEOPARD 症候群の名前の由来** MEMO
>
> 以下の全身症状を伴うため，その頭文字を組み合わせて呼ばれている．L（lentigines：多発性黒子），E（electrocardiographic conduction abnormalities：心電図異常），O（ocular hypertelorism：両眼隔離），P（pulmonary stenosis：肺動脈狭窄），A（abnormalities of genitalia：生殖器異常），R（retardation of growth：成長障害），D（deafness：難聴）．

(CFC)症候群（図 20.49）をあわせて，RAS/MAPK 症候群という．Noonan 症候群の低身長に対して，成長ホルモン製剤（ソマトロピン）が用いられる．

10. 母斑性基底細胞癌症候群
nevoid basal cell carcinoma syndrome

同義語：Gorlin 症候群（Gorlin syndrome）

常染色体優性遺伝疾患で，癌抑制遺伝子の一種である *PTCH1* 遺伝子の変異による．皮膚症状として，掌蹠小陥凹（直径 2，3 mm の角層欠損が幼児期から生じ，次第に増加する）および多発性基底細胞癌が特徴的である（図 20.50）．基底細胞癌は思春期頃から黒褐色斑や小結節として全身に生じうる．表皮囊腫や稗粒腫など種々の上皮系囊腫も生じる．多発性の顎骨囊腫〔角化囊胞性歯原性腫瘍（keratocystic odontogenic tumor）〕や両眼隔離症，二分肋骨，中枢神経病変（大脳鎌石灰化，髄芽腫）を伴う．若年で基底細胞癌を生じた場合は本症を疑う．最近，SMO 阻害薬外用（patidegib）の有効性が注目されている．

11. 色素血管母斑症
phakomatosis pigmentovascularis

皮膚の毛細血管奇形と表皮系／メラノサイト系母斑が合併し，一部で互いに重なり合う疾患（図 20.51）．非遺伝性とされる．合併する母斑の種類により 4 型に分かれ，さらに皮膚のみ症状を有する a 型，筋骨格系や眼病変など皮膚外病変を有する b 型に分かれる．疣贅状表皮母斑ないし疣贅状母斑細胞母斑（Ⅰ型），青色斑（Ⅱ型），扁平母斑（点状集簇性母斑）（Ⅲ型），青色斑＋扁平母斑（Ⅳ型）と呼ぶ．このうち最多はⅡb 型で約 50％を占める．Sturge-Weber 症候群や Klippel-Trenaunay-Weber 症候群に合併することもある．

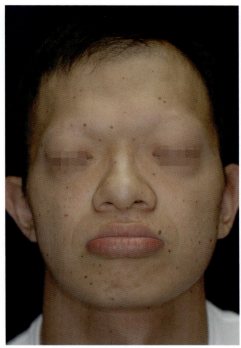

図 20.49 Cardio-facio-cutaneous（CFC）症候群（Cardio-facio-cutaneous syndrome）

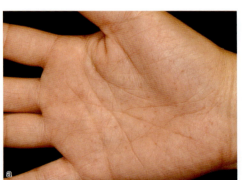

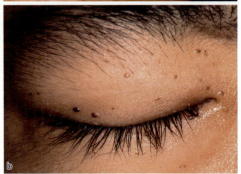

図 20.50 母斑性基底細胞癌症候群（nevoid basal cell carcinoma syndrome）
a：手掌に生じた小陥凹（pitting）．b：眼瞼に基底細胞癌が多発した例．

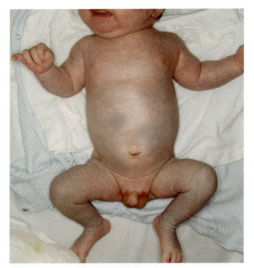

図 20.51 色素血管母斑症（phakomatosis pigmentovascularis）

12. 遺伝性出血性毛細血管拡張症
hereditary hemorrhagic telangiectasia

同義語：Osler-Rendu-Weber 症候群，Osler 病（Osler's disease）

血管新生に関与する TGF-β 受容体遺伝子（*ENG*, *ACVRL1*）などに変異をきたし，全身の動静脈吻合部で血管拡張を生じる常染色体優性遺伝疾患．幼少期〜思春期以降に舌，口唇，顔面など主に上半身に，紅色小丘疹や毛細血管拡張が多発する（**図 20.52, 20.53**）．初発症状として反復性鼻出血が診断に重要である．肺動静脈瘻の破綻による喀血や血胸，消化管出血，肝硬変などを生じうる．

13. 青色ゴムまり様母斑症候群
blue rubber bleb nevus syndrome

静脈奇形（海綿状血管腫）が多臓器（とくに皮膚と消化管）に生じる常染色体優性遺伝のまれな疾患．皮膚病変は，境界不明瞭な青色斑や，暗青色で弾力性に富むゴムまり様の腫瘤を全身に形成する（**図 20.54**）．大きさは直径数 mm 〜 10 cm 以上にわたる．生下時〜学童期に生じ，加齢とともに増大する．二次的に骨変形をきたしうる．消化管の血管奇形は口腔や舌も含め全消化管で生じるが，大腸や小腸に多発しやすく，出血による鉄欠乏性貧血や腸重積症，失血死を引き起こす．肝，脳，骨格筋，腎などにも血管奇形をみることがある．

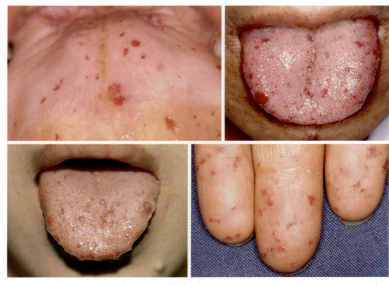

図 20.52 遺伝性出血性毛細血管拡張症（hereditary hemorrhagic telangiectasia）

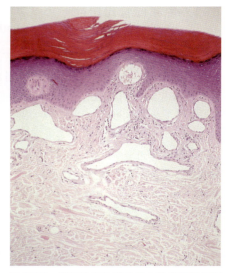

図 20.53 遺伝性出血性毛細血管拡張症の病理組織像

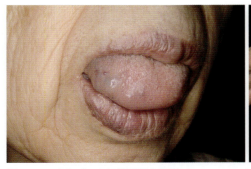 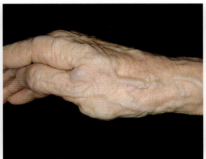 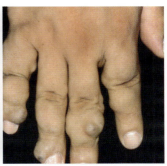

図20.54　青色ゴムまり様母斑症候群（blue rubber bleb nevus syndrome）

14. Maffucci症候群　Maffucci syndrome

　先天性の中胚葉形成不全のため，皮膚や内臓の脈管奇形と内軟骨腫をきたす．皮膚病変は静脈奇形（海綿状血管腫）が多く，毛細血管奇形やリンパ管奇形もみられる．内軟骨腫は四肢に好発し，皮下結節として認めたり，骨折による脚長差を生じうる．青年期以降進行は止まるが，軟骨肉腫を30％で認める．

15. 先天性角化異常症　dyskeratosis congenita

同義語：Zinsser-Cole-Engman症候群（Zinsser-Cole-Engman syndrome）

　皮膚の網状色素沈着，爪甲変形，口腔粘膜の白板症様変化の3主徴を認める．常染色体優性遺伝，常染色体劣性遺伝，X連鎖劣性遺伝のものがある．幼児期〜思春期に初発し，網状の色素沈着が頸部から始まり，体幹や四肢へ拡大して多形皮膚萎縮となる．爪甲の萎縮性変化なども生じる．白板症様変化が舌，頬粘膜，外陰部に好発し，ときに悪性化する．再生不良性貧血や肺線維症など全身臓器の異常も生じる．

16. 先天性血管拡張性大理石様皮斑　cutis marmorata telangiectatica congenita

　生下時か出生後早期に出現するリベド（図20.55）を特徴とする．下肢に生じることが多く，毛細血管奇形や静脈奇形を伴うことがある．典型的皮斑は成長とともに軽快し，生後2年以内にはほとんどが消退する．孤発例が多いが，まれに家族性もみる．中枢神経系，心，血管，筋，骨格，眼などに奇形がみられることがあるため，精査を要する．

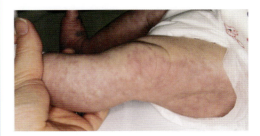

図20.55　先天性血管拡張性大理石様皮斑（cutis marmorata telangiectatica congenita）

Benign skin tumors

21章 皮膚の良性腫瘍

　一般に皮膚腫瘍を診断する際には，それが良性か悪性かを判断すると同時に，皮膚のどの成分から生じたものなのかを知る必要がある．具体的には，由来が角化細胞，汗腺などの付属器細胞，神経堤由来細胞，線維芽細胞などの間葉系細胞のいずれかによって臨床像や疫学，経過が異なる．本章では良性皮膚腫瘍を由来細胞によって以下のA～Mに分類して解説する．

A：表皮系腫瘍	B：毛包系腫瘍	C：脂腺系腫瘍	D：汗腺系腫瘍	E：嚢腫
F：神経系腫瘍	G：脈管系腫瘍	H：線維組織系腫瘍	I：組織球系腫瘍	J：脂肪細胞系腫瘍
K：筋組織系腫瘍	L：骨組織系腫瘍	M：造血系		

A. 表皮系腫瘍　tumors originating from epidermal components

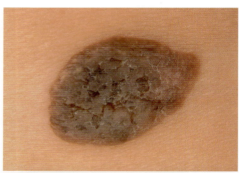

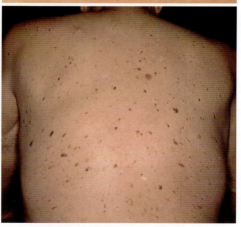

図 21.1①　脂漏性角化症（seborrheic keratosis）
高齢者の背部に多発した褐色から黒褐色の1～2cm大の角化性，扁平性隆起性皮疹．

1. 脂漏性角化症　seborrheic keratosis；SK　★

同義語：老人性疣贅（verruca senilis）

Essence
- 中年以降の顔面，頭部，体幹などにみられる疣贅状の良性腫瘍．表皮や毛包漏斗部の角化細胞由来．
- 直径1～2cmの境界明瞭な灰褐色～黒褐色の隆起性結節．
- 治療は凍結療法，レーザー療法あるいは切除．
- 急激に全身に脂漏性角化症が多発し，瘙痒を伴う場合はLeser-Trélat徴候と呼ばれ，内臓悪性腫瘍合併の可能性がある．

症状

　20歳代から出現し，80歳以上の高齢者ではほぼ全員に認める．老人性疣贅という別名が示すように，いわゆる老化により生じる"いぼ"であり，老人性色素斑（"しみ"，16章 p.312 参照）から隆起してくることが多い．顔面や頭部，体幹などに扁平丘疹として出現し，直径は1～2cm程度までで，色調は褐色から黒褐色までさまざまである（図21.1）．掌蹠には生じない．表面は角化性で乳頭状や顆粒状を呈することが多く，皮膚面に粘土細工を貼りつけたような外観を呈する．瘙痒や疼痛は通常ない．

Leser-Trélat徴候　MEMO
数か月のうちに脂漏性角化症が急激に多発し，瘙痒を伴いやすい．内臓悪性腫瘍（とくに胃癌）が存在する可能性があり，全身検索が必要である．

病理所見

基底細胞および有棘細胞の表皮内増殖が認められ,上方に盛り上がりながら増殖する(外方増殖性病巣).増殖する細胞の比率は多種多様.異型細胞は認められず,さまざまな程度のメラニン沈着を認める.偽角質囊腫(pseudohorn cyst)の形成がみられ(図 21.2),ダーモスコピーで multiple milia-like cysts(多発性粟粒腫様囊腫)として観察される(3章 p.60,図 3.25 参照).苔癬型の炎症細胞浸潤を伴うことがあり,扁平苔癬様角化症(lichen planus-like keratosis)と呼ばれる.

診断・鑑別診断

ダーモスコピーが診断に有用で,特徴的な所見を有する(3章参照).鑑別診断は日光角化症,Bowen 病,基底細胞癌,有棘細胞癌,悪性黒色腫,ケラトアカントーマ,扁平疣贅,尋常性疣贅など.

治療

必ずしも治療を必要とする疾患ではないが,自然消退せず加齢とともに増加する.美容上の問題や他の悪性疾患の疑いがある場合は治療の対象となる.必要に応じ,凍結療法,炭酸ガスレーザー療法,外科的切除など.

2. 澄明細胞性棘細胞腫 clear cell acanthoma

半球状あるいは扁平隆起性の最大直径 2 cm 程度,弾性硬の小腫瘍で,通常下肢に単発する.有茎のものや茸状,乳頭腫状を呈する場合もある.表面は平滑あるいは顆粒状であり,色調は一般に紅色であるが,褐色や黒褐色もみられる.病因は不明であり,真の腫瘍性病変か炎症に伴う反応性の病変なのかは疑問の余地がある.病理組織学的に,グリコーゲンに富み細胞質の明るい角化細胞(澄明細胞)が増殖する.

3. 疣贅状異常角化腫 warty dyskeratoma

直径 1〜2 cm の疣状あるいは扁平隆起する小結節で,中心に角栓を伴う.顔面,頭部に好発し,自覚症状はほとんどない.病理組織学的には,基底細胞様の細胞が真皮に向かって増殖する様子がみられ,その直上で裂隙や異常角化など Darier 病(15章 p.279 参照)に類似した像を呈する.治療は外科的切除.

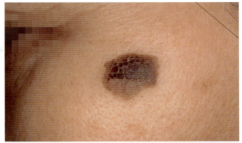

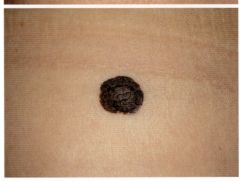

図 21.1②　脂漏性角化症(seborrheic keratosis)
皮膚面に粘土細工を貼りつけたような外観を呈する.表面は角化性で乳頭状である.

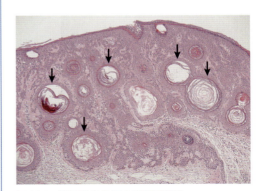

図 21.2　脂漏性角化症の病理組織像
偽角化囊腫の形成がみられる(矢印).

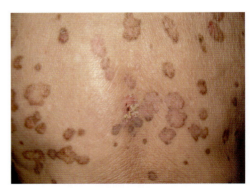

図 21.3①　汗孔角化症(porokeratosis)

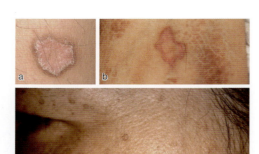
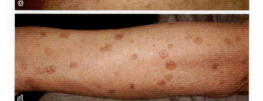
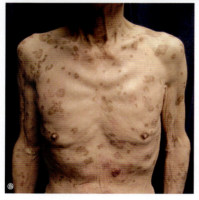

図 21.3② 汗孔角化症 (porokeratosis)
a, b：古典（Mibelli）型．2 cm 大．辺縁が環状隆起を示す角化性皮疹．c, d：日光表在播種型．辺縁がふちどり状に軽度隆起した皮疹．e：表在播種型．

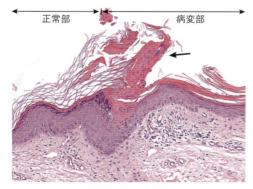

図 21.4 汗孔角化症の病理組織像
病変部の辺縁には cornoid lamella（矢印）があり，肉眼でみえる辺縁部の堤防状隆起に一致する．

4. 汗孔角化症　porokeratosis ★

Essence
- 四肢や体幹，顔面に散在する，辺縁がふちどり状に隆起した円形かつ褐色の角化性病変．
- 自覚症状がなく慢性に進行．まれに有棘細胞癌などに移行．
- cornoid lamella（コルノイド・ラメラ）と呼ばれる不全角化細胞の柱が特徴的な病理所見．
- 治療は外科的切除やレチノイド内服．

症状
四肢伸側や体幹，顔面に好発する，円形〜楕円形の環状隆起を示す角化性皮疹（図 21.3）．中央部は萎縮性でわずかに陥凹する．黒褐色の丘疹から始まり，次第に遠心性に拡大する．自覚症状はなく，年余にわたって慢性に進行し軽快しない．大型のものでは，ときに悪性化して Bowen 病や有棘細胞癌に移行する．"汗孔"角化症の名前ではあるが，皮疹は汗孔とは無関係である．臨床的に数種の病型に分類される．以下，主なものを示す．日光表在播種型の頻度が最も高い．

古典（Mibelli）型（porokeratosis of Mibelli）：幼少時より出現し，四肢末端や顔面に対称性に散在する．個疹の大きさは 1〜2 cm 程度のことが多い．

日光表在播種型〔播種状表在性光線性汗孔角化症（disseminated superficial actinic porokeratosis；DSAP）〕：成人女性の露光部（とくに四肢伸側）に好発し，直径 1 cm 以下の病変が多発，ときに融合する．

表在播種型（disseminated superficial porokeratosis）：DSAP とほぼ同様であるが露光部以外にも出現する．

線状型（linear porokeratosis）：出生時から幼児期に初発，列序性をもち，帯状や線状に配列．

掌蹠播種型（porokeratosis palmaris et plantaris disseminata）：手掌足底に角化性小丘疹が多発し，全身に拡大する．

病因
限局性に異常角化をきたす表皮クローンが存在し，紫外線曝露，外傷，加齢などを契機に発症する．一部は常染色体優性遺伝．メバロン酸経路の遺伝子異常が最近報告されている．

病理所見
堤防状に隆起する辺縁では，表皮肥厚や過角化がみられる．その間に不全角化細胞の柱（cornoid lamella）を認め，下方で

は顆粒層が欠如する（**図 21.4**）．中央陥凹部では表皮が菲薄化する．

治療
角質溶解剤外用，外科切除，電気凝固，凍結療法，削皮術，レチノイド投与など．慢性で難治性である．

B. 毛包系腫瘍　follicular tumors

1. 毛包腫　trichofolliculoma

表面平滑な 5～10 mm ほどのドーム状の小結節あるいは丘疹で，顔面，とくに鼻部やその周辺に好発する（**図 21.5**）．中央部に角化性小陥凹がみられ，その部位に羊毛に似た複数の幼弱毛（毳毛（ぜいもう））が生えることが特徴である．病因は不明であるが，内・外毛根鞘と毛乳頭などを含む全毛包性分化を示す良性腫瘍と考えられている．

2. 毛包腺腫　trichoadenoma

直径 1.5 cm 以下の単発性で弾性硬の結節．顔面に好発する．毛包腫と毛包上皮腫の間の分化を示す腫瘍と考えられる．正常真皮との境界は明瞭で，真皮内に多くの角質嚢腫や充実性細胞塊を認める．

3. 毛包上皮腫　trichoepithelioma

基底細胞様細胞を主体とし，毛乳頭などへの分化傾向も伴う毛芽由来の良性腫瘍である．鼻周囲や眉毛部，上口部，頤部（おとがい），頬部（きょうぶ）に直径 2～10 mm 程度，正常皮膚色の小丘疹がみられる．弾性硬で表面に光沢を有する．①単発性，②遺伝性を有する多発性，③病理組織学的に線維化の強い線維硬化性毛包上皮腫に分類される．

①単発性毛包上皮腫（solitary trichoepithelioma）
最も出現頻度が高い．遺伝性はみられない．病理組織学的には小角質嚢腫や基底細胞様細胞で構成され，間質が増殖する．基底細胞癌と鑑別の難しいものも存在するが，多くは分化が進んだ角質嚢腫で，不完全ながら毛乳頭の形成もみられる所見を有する．また，腫瘍塊と間質間に裂隙を形成しない点が基底細胞癌との鑑別になる．ときに周囲に異物反応や石灰沈着を認める．

②多発性家族性毛包上皮腫（multiple familial trichoepithelioma）

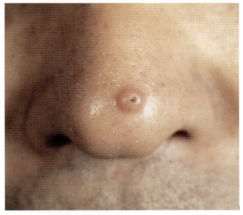

図 21.5　毛包腫（trichofolliculoma）
中央部に角化性小陥凹がみられ，複数の幼弱毛が生えている．

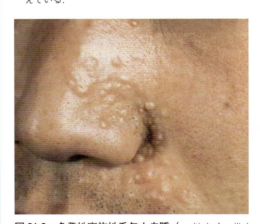

図 21.6　多発性家族性毛包上皮腫（multiple familial trichoepithelioma）
正常皮膚色，2～10 mm 大の半球状の硬い丘疹が多発．

〔同義語：多発性丘疹状毛包上皮腫（trichoepithelioma papulosum multiplex）〕

女子にやや多い．常染色体優性遺伝形式をとり家族内発生がある．本症の原因として cylindromatosis gene（*CYLD* 遺伝子）の異常が同定されている．思春期に初発し，常色の小丘疹が鼻を中心に出現，多発する（図 21.6）．結節性硬化症の顔面血管線維腫（20 章 p.395 参照）に類似するが，白斑や粒起革様皮膚など他症状の有無で鑑別可能である．必要に応じて単純切除やレーザー療法を行うが再発しやすい．

③ **線維硬化性毛包上皮腫**（desmoplastic trichoepithelioma）

比較的若年成人女性の頬部，額部，鼻部などの顔面に好発し，正常皮膚色から淡黄色で数 mm ～ 1 cm までの環状結節ないしは局面を呈する．辺縁が隆起し，中央が陥凹するのが特徴である（図 21.7）．病理組織学的に腫瘍細胞の索状増殖や多数の角質嚢腫，硝子化した膠原線維をみる．基底細胞癌との鑑別が困難なものもある．

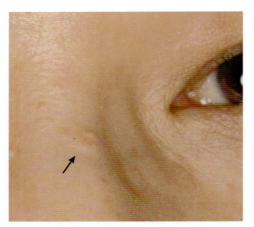

図 21.7　線維硬化性毛包上皮腫（desmoplastic trichoepithelioma）
5 mm 大，辺縁が隆起し小環状結節が縁取りする．

4. 毛芽腫　trichoblastoma

好発部位は顔面や頭部で，半球状に隆起した結節ないしは皮下結節．毛包の毛芽細胞（follicular germinative cell）に類似した腫瘍細胞と，線維性間質で構成されている．脂腺母斑に伴って生じる場合もある．基底細胞癌との鑑別が困難なものもある．毛包上皮腫との異同が論議されている．

5. 毛母腫　pilomatricoma

同義語：石灰化上皮腫（calcifying epithelioma），毛根腫（pilomatrixoma）

症状

幼小児の顔面，頸部，上肢に好発し，通常単発性の直径 1 ～ 2 cm までの硬い皮内および皮下腫瘍．表面は常色ないし青白く透見され，凹凸に富み骨様硬に触知する（図 21.8）．ときに水疱様外観を呈する．自覚症状はないが，ときに軽度の圧痛を伴う．二次感染を生じて炎症性類表皮嚢腫（p.417）と区別がつかなくなることがある．筋緊張性ジストロフィー症で多発することがある．ごくまれに癌化することがあり，毛母癌（pilomatrix carcinoma）という．

病因

毛隆起（hair bulge）から発生する奇形腫の一種．βカテニ

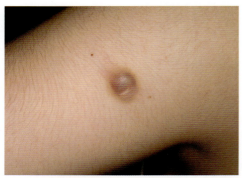
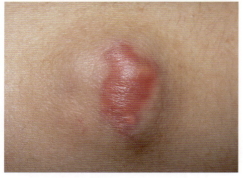

図 21.8　毛母腫（pilomatricoma）
直径 1 ～ 2 cm の軽度圧痛を伴う皮下結節．水疱形成や淡紅斑を伴うこともある．

> **MEMO**
> **過形成，腺腫，上皮腫**
> 皮膚付属器の良性腫瘍では，その分化の程度から過形成や腺腫，上皮腫などの病名が決定される．正常組織に近い順番に過形成（hyperplasia）＞腺腫（adenoma）＞上皮腫（epithelioma）となる．それよりも分化度が低い場合は芽腫（blastoma）や悪性腫瘍となる．また，外胚葉のみならず中胚葉や内胚葉成分の混在がみられるものを奇形腫（teratoma）という．

ン遺伝子の異常でも本症が発症する．

病理所見
真皮下層〜皮下組織に境界鮮明な不規則形の腫瘍塊を認める．明らかな被膜をもたないが線維性結合組織で包囲される（図21.9）．腫瘍細胞は好塩基性細胞（basophilic cell：毛母細胞由来）および陰影細胞（shadow cell：核が消失し好酸性に染色され，毛皮質に相当する）から構成される．石灰化や異物肉芽腫を伴う．

治療
外科的に摘出する．小児例では自然消退することもある．

6. 外毛根鞘腫　trichilemmoma

顔面に好発する．直径 3〜8 mm くらいの正常皮膚色から淡褐色の疣贅状の丘疹．多くは単発性であるが，多発する場合は Cowden 症候群（MEMO）の可能性を考慮する．病理組織学的には円柱状細胞が柵状に配列し，外毛根鞘細胞に類似した澄明細胞が集団で存在する．本症の悪性型として外毛根鞘癌（trichilemmal carcinoma）がある．

7. 増殖性外毛根鞘性囊腫　proliferating trichilemmal cyst

被髪部位に好発する．1〜10 cm 大の皮下結節ないしは腫瘤．臨床的に類表皮囊腫や外毛根鞘囊腫（p.418）と類似するが，表面にびらんや潰瘍を形成することがある．病理所見で外毛根鞘性角化（trichilemmal keratinization）を示すが，細胞成分の増殖もみられ，毛包峡部由来と考えられている．病理組織学的に異型性を伴う悪性増殖性外毛根鞘性囊腫（malignant proliferating trichilemmal cyst）との鑑別を要する．

C. 脂腺系腫瘍　sebaceous tumors

1. 脂腺増殖症　sebaceous hyperplasia

同義語：老人性脂腺増殖症（senile sebaceous hyperplasia）

成熟した脂腺が増殖して隆起したもので，高齢者の顔面（前額，頬，鼻）に好発する．直径 3〜8 mm の黄白色の丘疹ない

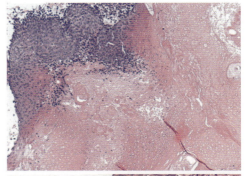
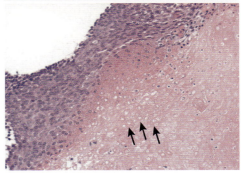

図 21.9　毛母腫の病理組織像
矢印は shadow cell．

> **MEMO**
> **Cowden 症候群（Cowden syndrome, multiple hamartoma syndrome）**
> 全身に過誤腫性病変を生じる常染色体優性遺伝疾患．*PTEN* 遺伝子異常による．口腔粘膜の乳頭腫症，顔面および四肢の角化性丘疹（外毛根鞘腫が多い）や，乳腺，甲状腺，消化管腫瘍を生じる．悪性腫瘍を合併しやすい．

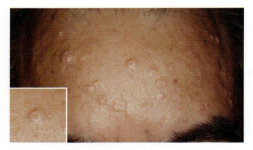

図 21.10　脂腺増殖症（sebaceous hyperplasia）

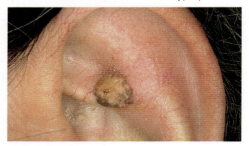

図 21.11　脂腺腫（sebaceoma）
黄色調のドーム状に隆起する小結節．

し扁平な小結節（図 21.10）．複数個生じることが多い．中心臍窩を有し，ときに中央から皮脂を排出する．

2. 脂腺腺腫　sebaceous adenoma

中高年の顔面，頭皮に好発する黄色調の結節および腫瘤．病理組織学的に脂腺分化を示す良性腫瘍である．

3. 脂腺腫（脂腺上皮腫） sebaceoma（sebaceous epithelioma）

顔面や頭皮に生じるドーム状あるいは有茎性の結節（図 21.11）．黄色調を呈することもある．病理組織学的に，基底細胞様の腫瘍細胞の増殖を認める．未分化な細胞がみられるなか，一部で脂腺細胞や導管への分化を認める．

D. 汗腺系腫瘍　sweat gland tumors

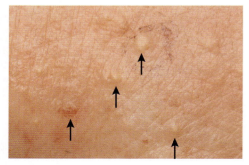

図 21.12　エクリン汗囊腫（eccrine hidrocystoma）

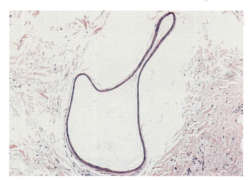

図 21.13　エクリン汗囊腫の病理組織像

1. エクリン汗囊腫　eccrine hidrocystoma

顔面に単発，ときに多発する，直径2～3 mmの常色～青色調の半透明小結節（図 21.12）．多発する症例では夏季に増加，冬季に減少する傾向がある．エクリン汗腺の真皮内導管が拡張，囊腫化したものと考えられる（図 21.13）．断頭分泌はみられない．針で穿刺すると汗の貯留が確認される．

2. 汗管腫　syringoma

症状

エクリン汗腺の真皮内導管が限局性に増殖した結果，直径1～3 mm大の正常皮膚色の扁平隆起性および小丘疹が多発する．眼瞼部に好発し，体幹に播種状に認められることや融合傾向を示すこともある（図 21.14）．女性に多く，汗の分泌量が増加する思春期に目立つ．自覚症状はないが，自然消退することもほとんどない．

病理所見

真皮上～中層に，大小の管腔構造と索状構造がみられる．管

D. 汗腺系腫瘍　413

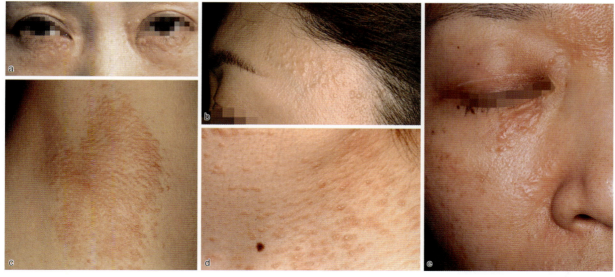

図 21.14　汗管腫（syringoma）
a：眼瞼に多発する 2〜5mm 大の扁平隆起性小丘疹．b：額部．c：腋窩に多発，融合して大きな局面を形成している．d：前胸部．e：顔面に多発．一部融合．

腔の一端に，短い尾のような上皮索をつける特徴的な像〔オタマジャクシ様（tadpole-like）またはコンマ状（comma tail）〕を呈する．管腔は2層の壁細胞からなり，周囲に結合組織の増殖をみる（図 21.15）．壁細胞の胞体が明るくみえるものを澄明細胞汗管腫（clear cell syringoma）といい，糖尿病を合併することがある．

鑑別診断

臨床的に顔面播種性粟粒性狼瘡，稗粒腫，血管線維腫，エクリン汗嚢腫などとの鑑別を要する．

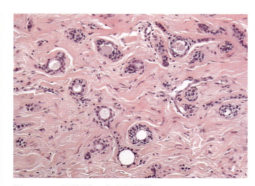

図 21.15　汗管腫の病理組織像
本症にきわめて特徴的なオタマジャクシ様，またはコンマ状の腫瘍細胞塊から形成されている．

MEMO　汗腺由来の腫瘍の分類

皮膚の汗腺から発生したもの，あるいは汗腺への分化傾向を示す良性腫瘍のすべてを総称して汗腺腫（hidradenoma）と呼ぶ．分化の方向によりアポクリン汗腺腫（apocrine hidradenoma，下図）とエクリン汗腺腫（eccrine hidradenoma）とに分けられる．また，増殖の主体が導管の表皮内部分，真皮内部分，腺体部分のいずれかによって，汗孔腫（poroma），汗管腫（syringoma），らせん腺腫（spiradenoma）などに分類される．さらに，増殖細胞の病理組織学的所見によって，澄明細胞汗腺腫，皮膚混合腫瘍，円柱腫，乳頭状汗腺腫，嚢胞腺腫などの疾患が区別されている．

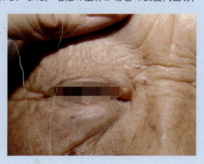

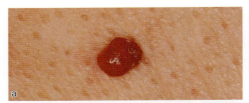
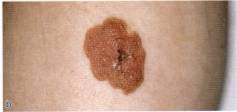

図 21.16　エクリン汗孔腫（eccrine poroma）
暗赤色有茎性（a）および広基性（b）の小結節．

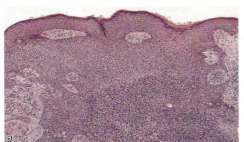
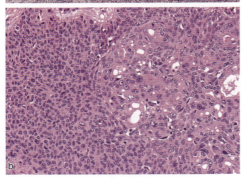

図 21.17　エクリン汗孔腫の病理組織像
a：表皮と連続する腫瘍細胞．b：クチクラ細胞の領域（右側）では小管腔の形成がみられる．同部位に軽度の核異型（Bowen 様変化）がある．

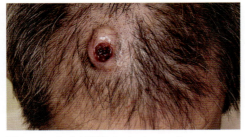

図 21.18　らせん腺腫（spiradenoma）

治療

自覚症状がなく悪性化もないため通常治療は必要としない．整容的に問題がある場合は，炭酸ガスレーザー療法や凍結療法，ケミカルピーリングなどが行われる．

3. エクリン汗孔腫　eccrine poroma

定義・症状

エクリン汗腺の表皮内導管由来の良性腫瘍である．広基性または有茎性の小結節で，暗赤色で易出血性を示すのが特徴であるが，とくに足底や手掌に好発する（図 21.16）．臨床的に，化膿性肉芽腫，母斑細胞母斑や無色素性悪性黒色腫と鑑別を要する場合がある．

病理所見

連続性に表皮から真皮内へ腫瘍細胞（poroid cell）の増殖巣を認め，その中では好酸性の細胞が小管腔を形成する〔クチクラ細胞（cuticular cell），図 21.17〕．腫瘍細胞は多量のグリコーゲンを含む．一部の領域で Bowen 病（22 章 p.451）に類似した多核細胞や軽度の核異型を伴うことがある．

治療

まれに悪性化〔エクリン汗孔癌（eccrine porocarcinoma, 22 章 p.458 参照）〕するため外科的に切除する．

4. らせん腺腫　spiradenoma

類義語：エクリンらせん腺腫（eccrine spiradenoma）

主にエクリン汗腺の真皮内導管および腺細胞への分化を示す良性腫瘍である．顔面，頸部，体幹，上肢に単発する直径 1〜2 cm の境界明瞭な硬い皮内および皮下結節．表面は正常皮膚色または青色で，自発痛や圧痛を伴うことが特徴である（図 21.18）．病理組織学的には，大型明調細胞と小型暗調細胞が柵状および塊状に増殖し，管腔構造を形成する．

5. 乳頭状エクリン腺腫　papillary eccrine adenoma

四肢に好発し，直径 1〜3 cm 大の小結節が単発する．病理組織学的に，種々の大きさの嚢腫構造と，上皮細胞の内腔への乳頭状増殖を認める．断頭分泌はみられない．エクリン汗管に

分化する良性腫瘍と考えられているが，管状アポクリン腺腫（p.416参照）との異同について議論が続いている．

6. 結節性汗腺腫　nodular hidradenoma

顔面，頭部に好発する単発性の皮内結節．腫瘍細胞は，暗調で細長い核をもつ紡錘形細胞と，円形の核をもつ澄明細胞とが種々の割合で存在する．後者が目立つものを澄明細胞汗腺腫（clear cell hidradenoma）と呼ぶ．エクリンないしアポクリン系の分化を示す良性腫瘍と考えられている．ときに悪性化することがあり，悪性結節性汗腺腫（malignant nodular hidradenoma）と呼ばれる．

7. 皮膚混合腫瘍　mixed tumor of the skin

同義語：軟骨様汗管腫（chondroid syringoma）

青壮年の顔面（上口唇，鼻，頭部）に好発する，比較的硬い皮内結節ないし皮下結節（図 21.19）．下部は可動性を有することが多い．1～2層の壁細胞で囲まれた管状構造をとる上皮性組織と，粘液様および軟骨様の間葉系組織とが混在してみられることが特徴である．断頭分泌や毛包系，脂肪細胞への分化がみられることもある．エクリンおよびアポクリン汗器官由来の良性腫瘍とみなされる．まれに癌化する．

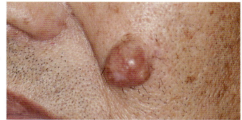
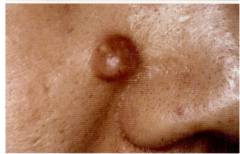
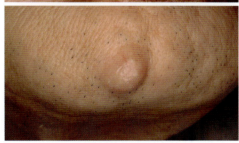

図 21.19　皮膚混合腫瘍（mixed tumor of the skin）

8. アポクリン汗嚢腫　apocrine hidrocystoma

アポクリン汗器官系腫瘍．中年以降の眼囲，顔面，耳，頭皮部に単発するドーム状に隆起する透明ないし青色調で直径数mm～2cmの小結節（図 21.20）．真皮内に巨大な嚢腫構造を認め，アポクリン分泌を示す1層の円柱状細胞とその外側に位置する筋上皮細胞から構成される．通常自覚症状はない．患者が希望すれば外科的切除を行う．

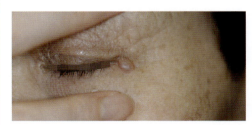

図 21.20　アポクリン汗嚢腫（apocrine hidrocystoma）

9. 円柱腫　cylindroma

日本人にはほとんどみられない．思春期の頭部などに，1～10cm大で半球状ないしは軽度有茎性，正常皮膚色～褐色の腫瘤が通常多発する（図 21.21）．頭部全体を侵し，ターバンを巻いているような外観を呈することがある〔ターバン腫瘍（turban tumor）〕．まれに単発例も認める．多発型は常染色体優性遺伝を示し，多発性家族性毛包上皮腫（p.409参照）と同

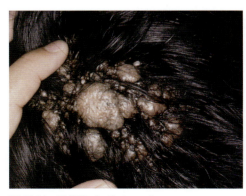

図 21.21　円柱腫（cylindroma）

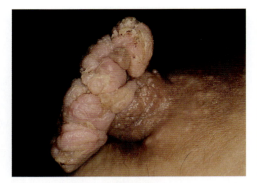

図21.22　乳頭状汗管嚢胞腺腫（syringocystadenoma papilliferum）

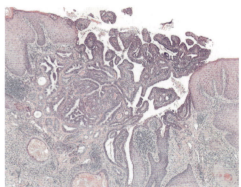

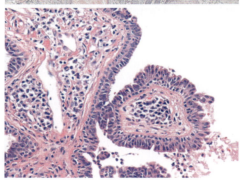

図21.23　乳頭状汗管嚢胞腺腫の病理組織像

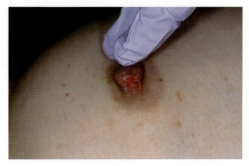

図21.24　乳頭部腺腫（adenoma of the nipple）

Brooke-Spiegler症候群 (Brooke-Spiegler syndrome)

CYLD遺伝子変異による常染色体優性遺伝疾患であり，円柱腫と毛包上皮腫が多発するものをいう．らせん腺腫や種々の付属器系腫瘍が混在することもある．

様にCYLD遺伝子の異常が同定されている．汗腺系への分化を示す腫瘍細胞の集塊が，巣状にジグソーパズルのように配置する．まれに悪性化し，悪性円柱腫と呼ばれる．

10. 乳頭状汗腺腫　hidradenoma papilliferum

女性の外陰部に好発するドーム状の小結節で，びらんや出血を伴いやすい．肉芽組織に類似する．病理組織学的にはアポクリン分泌像を示す腺上皮細胞の密な乳頭状増殖をみる．アポクリン汗腺腫瘍の代表例．

11. 乳頭状汗管嚢胞腺腫　syringocystadenoma papilliferum

小児の頭部や顔面に好発する疣状結節で，表面は紅色で，ときにびらんを伴う（図21.22）．アポクリン汗器官性過誤腫で，脂腺母斑に続発することが多い．病理組織学的には内腔側に高円柱状細胞，外側に立方体状細胞の2層の管状構造を示し，間質には著明な形質細胞浸潤を伴う（図21.23）．

12. 管状アポクリン腺腫　tubular apocrine adenoma

多くは頭部に好発し，脂腺母斑から生じることもある．直径1～2cmの正常皮膚色～褐色の結節．病理組織学的には，乳頭状エクリン腺腫（p.414参照）と同様に多数の小嚢腫と乳頭状の上皮増殖がみられるが，断頭分泌の像を伴う．

13. 乳頭部腺腫　adenoma of the nipple

同義語：erosive adenomatosis of the nipple

乳頭に生じる良性の腫瘍（図21.24）．びらんや滲出液を伴う場合が多く，乳房Paget病や乳管癌との鑑別を要する．病理組織学的には密な乳頭状増殖を伴う管腔構造がみられ，断頭分泌が観察される．乳頭部の乳管由来の良性腫瘍である．治療は外科的切除であり，取り残しがあると再発する．

E. 嚢腫　cysts

1. 類表皮嚢腫　epidermoid cyst　★

類義語：表皮嚢腫（epidermal cyst），粉瘤（atheroma, MEMO 参照），漏斗部嚢腫（infundibular cyst）

症状

頭頸部，体幹上部，腰殿部に好発する．ドーム状に隆起した直径 1～2 cm 大（ときに 10 cm 以上）の皮内ないし皮下腫瘍（**図 21.25**）．被覆表皮とは密着感があるが，腫瘍側面および下床は周囲組織に対して可動性を有する．多くは有毛部に生じ，表面は正常皮膚色～淡青色で弾性硬．中心に黒点状の開口部を有する．切開後，圧迫すると，腐臭を伴う白色粥状物質を排出する．通常，自覚症状はないが，二次感染をきたしたり嚢腫壁が破れたりすると発赤や腫脹，圧痛をきたす（炎症性類表皮嚢腫）．

病因

表皮ないしは毛包漏斗部由来の上皮成分が真皮内に陥入し，それが増殖して内部に角質塊を入れた嚢腫を形成する．手掌足底など一部では，外傷による表皮成分の埋入や HPV-57, 60 感染などが関与すると考えられている（**表 23.1** 参照）．

病理所見

嚢腫は正常表皮とほぼ同じ構造（基底層，有棘層，顆粒層を有する）からなる嚢腫壁を有し（**図 21.26**），角層に相当する部分に層状の角質塊を認める（粥状物質）．嚢腫壁が破れて粥状物質が真皮内に放出されると，多数の多核巨細胞を伴う異物肉芽腫が形成される．

治療

嚢腫壁を含めて外科的に摘出する．

2. 稗粒腫　milium

症状

直径 1～2 mm，表皮直下に出現する白～黄白色の硬い小丘疹（**図21.27**）．切開により白色の角質塊を排出する．原発性のものは眼瞼部に高頻度にみられ，ついで頬部や陰茎，陰唇に好発し，ときに局面を形成する．病理所見は類表皮嚢腫とほぼ同様である．

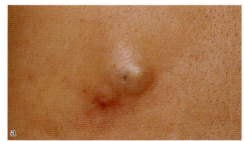
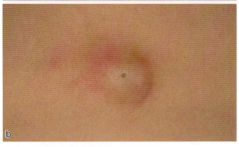

図 21.25　類表皮嚢腫（epidermoid cyst）
a：中心に黒点状の開口部を有する．b：炎症性類表皮嚢腫周囲に発赤，腫脹を伴っている．

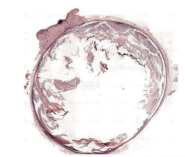
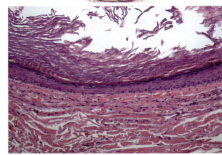

図 21.26　類表皮嚢腫の病理組織像

MEMO
粉瘤（atheroma）
日本では類表皮嚢腫や外毛根鞘嚢腫を，臨床的に粉瘤（atheroma）と呼称することが多いが，国際的には atheroma という用語は用いられない．

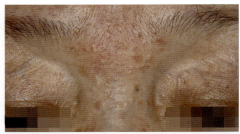

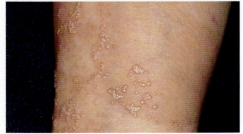

図 21.27　稗粒腫（milium）

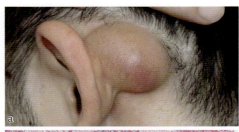

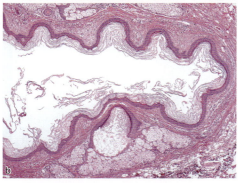

図 21.28　皮様囊腫（dermoid cyst）

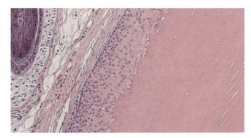

図 21.29　外毛根鞘囊腫（trichilemmal cyst）の病理組織像
外毛根鞘性角化を呈し顆粒層を伴わずに角化している．

定義・病因

原発性のものは，胎生期の上皮芽の迷入により角化性囊腫が形成されて発症すると考えられる．続発性のものは，水疱症（栄養障害型表皮水疱症，後天性表皮水疱症など），熱傷瘢痕，放射線皮膚炎などに引き続いて生じる．付属器や角化細胞がこれらの疾患によって破壊され，表皮下で囊腫状に増殖して発症する．

治療

注射針やメスで小切開し，白色球状の内容物を排出する．

3. 皮様囊腫　dermoid cyst

頭部に好発する直径 1～4 cm の半球状に隆起した皮下結節（図 21.28a）．出生時から存在する．類表皮囊腫と誤診されやすい．病理組織学的には，表皮から構成される囊腫壁に加え，脂腺や汗腺などが認められる（図 21.28b）．

4. 外毛根鞘囊腫　trichilemmal cyst

同義語：毛髪囊腫（pilar cyst）

約 90％が頭部に生じる．臨床所見は類表皮囊腫と類似する．毛包峡部由来と考えられ，病理組織学的には上皮細胞からなる囊腫壁をもち，顆粒層を形成することなく角化を起こす〔外毛根鞘性角化（trichilemmal keratinization）〕．角化細胞の一部に核の遺残がみられる場合がある（図 21.29）．

5. 多発性脂腺囊腫　steatocystoma multiplex

多くは 3～30 mm の大きさで腋窩，前胸部，上肢などに好発する．正常皮膚色から淡黄色，淡青色調の半球状に隆起した硬い腫瘍（図 21.30）．毛孔一致性に生じる場合がある．先天性爪甲肥厚症（19 章 p.374 参照）で本症を多発性に生じることがあり，ケラチン 17 の遺伝子変異が報告されている．病理組織学的には，扁平になった皮脂腺が直接または近傍に存在することが特徴．囊腫壁は数層の上皮成分から構成され，複雑に入り組んでいる様子を認める．

6. 発疹性軟毛囊腫　eruptive vellus hair cyst

軟毛（vellus hair）は，いわゆる"産毛"のことであり，本症は軟毛毛包由来の囊腫である．胸部に好発する直径数 mm

の自覚症状のない毛孔性丘疹．毛孔性角化や臍窩様の外観を呈することがある．多発性脂腺嚢腫（前項参照）の合併例や嚢腫壁に脂腺構造を伴う場合もあるため，両者は関連性があると示唆される．

7. 毛巣洞　pilonidal sinus ★

同義語：毛巣嚢腫（pilonidal cyst），毛巣瘻，毛巣病

機械的に毛の先端が皮内に刺さり，その部位で肉芽組織や，毛包とみられる扁平上皮に囲まれた瘻孔を形成する．感染を繰り返しながら増大傾向を示す．殿部に多毛傾向のある若い男性の仙骨部に好発．後頭部や眼瞼，外陰部，腋窩，臍部，指趾間などにも生じる．指間に生じるものは，理容師などの職業性に生じるものが多い．瘢痕組織を含めて十分に切除する（図21.31）．

8. 鰓性嚢胞　branchial cyst

耳前部から頸部にみられる類表皮嚢腫様の皮下結節．鰓裂の遺残によって生じるため，嚢腫底部の可動性は悪く，深部に索状物を触知する．安易な切除はすべきではなく，頭頸部外科へのコンサルトを要する．甲状舌管の遺残によって生じたものを甲状舌管嚢胞（thyroglossal duct cyst）ないし正中頸嚢胞（median cervical cyst）と呼ぶ．

9. 中央縫線嚢胞　median raphe cyst

若い男性の陰茎縫線に沿って生じる直径数mm大の嚢胞（図21.32）で，尿道口唇部で単発する例が多い．なかには数cmになるものもある．陰嚢や会陰に生じることもある．病理組織学的には，尿道の移行上皮に類似した1層ないし数層の，円柱上皮ないし立方上皮からなる嚢腫壁をもつ．

10. 耳介偽嚢腫　pseudocyst of the auricle

耳介上半部の軟骨内に波動を触れる緊満性の嚢腫が片側性に生じる．発赤，疼痛などの炎症症状はほとんどない．レスリング選手やアトピー性皮膚炎患者など，耳介に慢性刺激を加える者に好発する．耳介の軟骨内に，上皮成分を伴わない液体貯留（仮性嚢胞）を生じる．穿刺後圧迫固定やステロイド局注などで治療するが，難治性である．

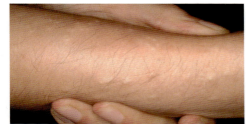
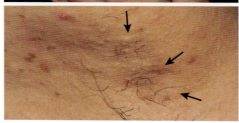

図21.30　多発性脂腺嚢腫（steatocystoma multiplex）
前腕，腋窩に多発する5～10mm大までの皮内嚢腫．

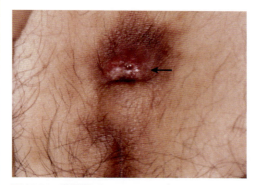

図21.31　毛巣洞（pilonidal sinus）
仙骨部の毛巣洞瘻孔の開口部．

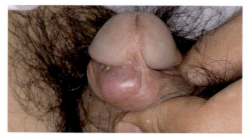
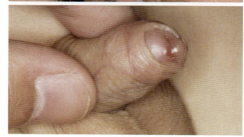

図21.32　中央縫線嚢胞（median raphe cyst）

F. 神経系腫瘍　nerve tumors

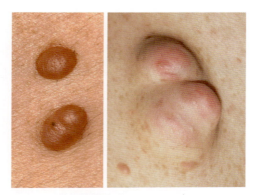

図 21.33　神経線維腫 (neurofibroma)
隆起性の軟らかい皮膚腫瘍.

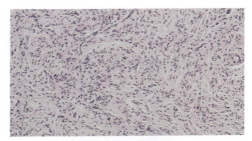

図 21.34　神経線維腫の病理組織像

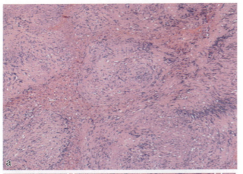

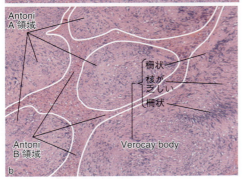

図 21.35　神経鞘腫 (neurilemmoma, schwannoma) の病理組織像 (a) とその解説 (b)

1. 神経線維腫　neurofibroma ★

正常皮膚色から淡紅色で半球状に隆起する軟らかな腫瘍で，ゆっくりと増大する（図 21.33，21.34）．自覚症状は少ないが，皮下に生じた場合（nodular plexiform neurofibroma）は圧痛を伴うことが多い．神経線維腫症 1 型（NF1）では全身に多発するが，モザイクの機序により体幹の一部など限られた部位にみることもある（20 章 p.391 参照）．NF1 と関係なく単発することもある．Schwann 細胞由来の良性腫瘍と考えられているが，神経周膜細胞（perineurial cell）と神経内膜細胞（endoneurial cell）由来の細胞も含む．病理組織学的に，境界明瞭で被膜をもたない腫瘍病変が真皮から皮下組織にかけてみられる．紡錘形の腫瘍細胞の増殖を認め，その間に細く波状にうねった膠原線維が錯綜する．粘液性の間質や肥満細胞浸潤を種々の程度でみる．腫瘍細胞は S-100 陽性．

2. 神経鞘腫　neurilemmoma, schwannoma

症状

軸索の髄鞘を形成する Schwann 細胞由来の良性腫瘍で，通常，単独に発症し，神経線維腫症 2 型（NF2，20 章 p.394 参照）で多発する．皮内または皮下に弾性硬の球状腫瘍を触れる．数珠状に生じることもある．圧痛を伴い，ときに圧迫した部位から末梢に向かって放散痛をきたす．まれであるが悪性化し，悪性神経鞘腫と呼ばれる．

病理所見

細長い核が柵状に並ぶ帯と，核に乏しい好酸性の部位からなる構造（Verocay body）がみられる Antoni A 領域と，方向性がなく細胞成分の疎な Antoni B 領域で構成される（図 21.35）．

治療

圧排されている神経線維を損傷しないよう，慎重に摘出する．

3. 外傷性神経腫　traumatic neuroma

切断神経腫（amputation neuroma）ともいう．末梢神経の断端に生じる腫瘍であり，自発痛や圧痛が強い．病理組織学的

には縦横に増殖する神経線維と，それを取り囲む Schwann 細胞および増殖した線維性組織を認める．疼痛が強ければ切除し，できれば神経縫合を行う．

4. 痕跡的多指症　rudimentary polydactyly

生下時からみられる 1〜2 cm までの小結節．母指側に多い．病理組織学的には，神経線維束の増生，神経終末小体（マイスネル小体およびパチニ小体）の存在が認められ，胎生期に生じた多指の自然切断によるとされる．

5. 顆粒細胞腫　granular cell tumor

皮膚以外でも外陰部，舌，肺，食道，胃腸，膀胱，子宮などに生じる 3 cm 未満の小腫瘤．病理組織学的には，大型多角形で好酸性顆粒を含んだ細胞で構成される（図 21.36）．偽癌型の表皮肥厚を伴い，有棘細胞癌と誤診されやすい．Schwann 細胞由来と考えられている．細胞質には好酸性顆粒が多数存在し，ジアスターゼ抵抗性，PAS 陽性，S-100 陽性を示す．ときに悪性化する．

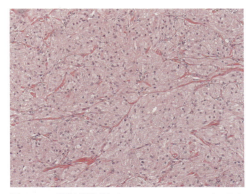

図 21.36　顆粒細胞腫（granular cell tumor）の病理組織像

G. 脈管系腫瘍　vascular tumors

従来，慣用的に用いられていた「血管腫」のなかには，単純性血管腫のように毛細血管の拡張や奇形が主体で，腫瘍性増殖を伴っていないものも存在する．これを整理するため，細胞性増殖を伴う血管腫（hemangioma）と伴わない血管奇形（vascular malformation）とに分類すると理解しやすく，国際的にもこのような分類が主流となりつつある（表 21.1）．本書では便宜上，血管奇形も本項で解説する．

a. 血管成分の腫瘍　hemangiomas

1. 乳児血管腫　infantile hemangioma ★

同義語：苺状血管腫（strawberry mark, strawberry nevus），幼児血管腫，小児血管腫

Essence
- 未熟な毛細血管の増殖により，生後 3〜4 週から鮮紅色か

RICH, NICH MEMO

生下時にほぼ血管腫病変が完成しており，生後 6〜12 か月で急速に自然消退するものと，自然消退せずに緩徐に拡大するものがある．前者を rapidly involuting congenital hemangioma（RICH），後者を noninvoluting congenital hemangioma（NICH）という．

21章 皮膚の良性腫瘍

表 21.1 血管腫・血管奇形の分類

血管異常の種類		代表的な疾患	掲載頁	(従来の疾患名)
血管腫 (hemangiomas)	先天性 (congenital)	乳児血管腫 (infantile hemangioma, GLUT-1 positive)	p.421	(苺状血管腫)
		先天性血管腫 (congenital hemangioma)		(苺状血管腫)
		急性退縮性 (rapidly involuting congenital hemangioma；RICH)	p.421	
		非退縮性 (noninvoluting congenital hemangioma；NICH)	p.421	
		部分退縮性 (partially involuting congenital hemangioma；PICH)		
		Kaposi肉腫様血管内皮腫 (kaposiform hemangioepithelioma)	p.426	
		房状血管腫 (tufted angioma)	p.426	
	後天性 (acquired)	老人性血管腫 (cherry angioma)	p.424	
		糸球体様血管腫 (glomeruloid hemangioma)	p.425	
		POEMS症候群 (POEMS syndrome)	p.425	
		紡錘細胞血管内皮腫 (spindle-cell hemangioendothelioma)	p.465	
		化膿性肉芽腫 (pyogenic granuloma)	p.424	
		血管内乳頭状内皮細胞増殖症 (intravascular papillary endothelial hyperplasia)	p.426	
		好酸球性血管リンパ球増殖症 (angiolymphoid hyperplasia with eosinophilia)	p.440	
		Kaposi肉腫 (Kaposi sarcoma)	p.464	
		血管肉腫 (angiosarcoma)	p.462	
血管奇形 (vascular malformations)	毛細血管性 (capillary)	毛細血管奇形 (capillary malformation)	p.427	(単純性血管腫)
		Sturge-Weber症候群	p.400	
		色素血管母斑症 (phakomatosis pigmentovascularis)	p.403	
		毛細血管拡張 (telangiectasia)		
		遺伝性出血性毛細血管拡張症 (hereditary hemorrhagic telangiectasia)	p.404	
		毛細血管拡張性運動失調症 (ataxia telangiectasia)	p.190	
		先天性血管拡張性大理石様皮斑 (cutis marmorata telangiectatica congenita)	p.405	
		クモ状血管拡張 (spider telangiectasia)	p.429	(クモ状血管腫)
	静脈性 (venous)	静脈奇形 (venous malformation)	p.428	(海綿状血管腫)
		青色ゴムまり様母斑症候群 (blue rubber bleb nevus syndrome)	p.404	
		Maffucci症候群 (Maffucci's syndrome)	p.405	
		静脈湖 (venous lake)	p.428	
		glomuvenous malformation	p.426	(グロムス血管腫)
	リンパ性 (lymphatic)	リンパ管奇形 (lymphatic malformation)	p.429	(リンパ管腫)
	動脈性 (arterial)	皮膚動静脈奇形 (cutaneous arteriovenous malformation)	p.431	
	混合型 (combined)	capillary-lymphatic malformation	p.430	(被角血管腫)
		その他の組合せ		
		Klippel-Trenaunay-Weber症候群など	p.401	

つ隆起性の病変がみられ，6〜7か月まで増大．
● 顔面や腕に好発し，数年で軟らかい瘢痕を残して自然消退．
● 治療は経過観察，ないし色素レーザー療法など．

症状

生後まもなく顔面や腕に毛細血管拡張性の紅斑をきたし，それが徐々に拡大して3〜6か月で赤い隆起性の腫瘤を形成する．

乳児の約1％にみられる．イチゴを半分にして皮膚に置いたような外観を呈する（**図21.37**）．軟らかい腫瘤であり，硝子圧により退色，縮小する．病変部の皮膚が潰瘍を形成することもある．極期を過ぎた後は，静止期を経て退縮．学童期までに大部分が消退し，軟らかい瘢痕を残す．臨床的には，鮮紅色局面が主体で隆起が軽度な局面型，紅色腫瘤をつくる腫瘤型，紅色調の少ない皮下腫瘤としてみえる皮下型に分類される．

病因・病理所見

血管内皮細胞の増殖がその本態．未熟な血管が増殖するために鮮紅色の腫瘤となる．血管芽細胞の細胞塊が，正常な毛細血管組織として分化できないために発症する（**図21.38**）．GLUT-1が陽性となる．

治療

従来は経過観察（wait and see policy）の方針が主流だった．しかし，自然消退した後に瘢痕を伴い整容的に問題があることから，近年の傾向として積極的に発生直後から色素レーザー療法を行う．この治療は開始時期が早ければ早いほどよいとされ

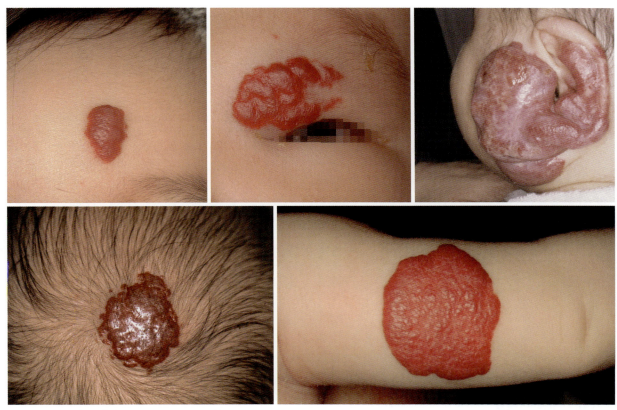

図 21.37　乳児血管腫（infantile hemangioma）

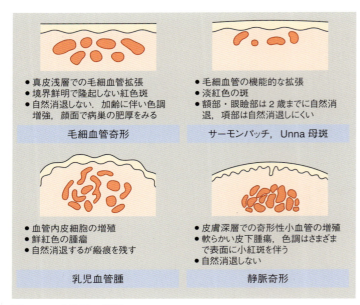

図 21.38　血管腫の分類

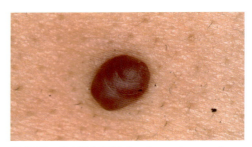

図 21.39　老人性血管腫（senile angioma, cherry angioma）

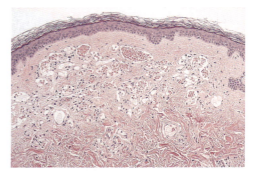

図 21.40　老人性血管腫の病理組織像

る．とくに生後 6 か月を過ぎても増大して潰瘍をつくるものや口唇に生じたもの，眼瞼に生じて視野障害を起こすものなどに対しては積極的な治療が必要である．プロプラノロール内服，ステロイド全身投与などが考慮される．

2. 老人性血管腫　senile angioma, cherry angioma

　鮮紅色の光沢のある点状の紅色丘疹が，体幹に多発する．20 歳代からみられるが，加齢とともに増加する．反応性の血管増殖が原因と考えられており，病理組織学的に真皮乳頭下層に毛細血管の限局性の増殖がみられる（図 21.39，21.40）．

3. 化膿性肉芽腫　pyogenic granuloma；PG　★

同義語：毛細血管拡張性肉芽腫（telangiectatic granuloma）

症状

　外傷などが誘因となって生じた，毛細血管の増殖と血管腔の拡張を主体とした血管腫の一種．直径数 mm〜2 cm の半球状に隆起した有茎性で鮮紅色から暗赤色の軟らかい腫瘤（図 21.41）．外傷により容易に出血，潰瘍を形成する．新生児では臍部に生じることが多い〔臍肉芽腫（umbilical granuloma）〕．

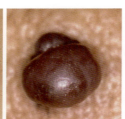
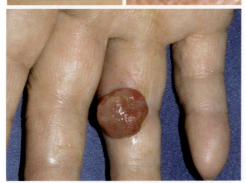

図 21.41①　化膿性肉芽腫（pyogenic granuloma）
有茎性の鮮紅色から暗赤色の軟らかい腫瘤．

G. 脈管系腫瘍／a. 血管成分の腫瘍　425

> **MEMO**
> **POEMS 症候群**
> 同義語：Crow・深瀬症候群（Crow-Fukase syndrome），高月症候群（Takatsuki syndrome）
> POEMS は Polyneuropathy（多発性神経炎），Organomegaly of liver, spleen or lymph nodes（肝臓，脾臓，リンパ節肥大），Endocrinopathy（内分泌異常症），M-protein（M蛋白質），Skin lesions（皮膚病変）を意味する．皮膚病変としては，糸球体様血管腫のほか，色素沈着，多毛症，強皮症様のびまん性硬化，ばち状指，リベド，Raynaud 症状などがみられる．

小児の場合は顔面に，成人では体幹や四肢に好発する．急速に出現し，びらんを形成して出血するので，無色素性悪性黒色腫などの悪性腫瘍との鑑別を要する．

病理所見

二次的炎症性肉芽腫を伴う血管腫，あるいは血管腫構造を伴わない肉芽腫などの像を呈する．

治療

凍結療法，硝酸銀塗布，炭酸ガスレーザー療法や外科的切除を行う．ステロイド外用が有効なこともある．

4. 糸球体様血管腫　glomeruloid hemangioma

POEMS 症候群（MEMO 参照）患者の約半数にみられる 1 cm 以下の血管腫（図 21.42）．血管増生が生じ，血管増殖因子や血中エストロゲンの上昇などがみられる．臨床的には老人性血管腫に類似するが，10～20歳代の患者に急に多発し，頭頸部など体幹や四肢以外にも発生する．老人性血管腫に比して淡い紅色調で，指圧では圧排できないドーム状の結節を呈する．

5. Kasabach-Merritt 症候群　Kasabach-Merritt syndrome ★

症状

巨大血管腫・血小板減少・全身性紫斑がみられる症候群．皮下の硬結として生下時または生後 3 か月までに初発することが多い（図 21.43）．急速に増大，出血して血管腫全体が暗赤，紫色の巨大な腫瘤になる．多量の血小板が消耗される結果，浮腫，小出血，全身の紫斑，出血傾向をきたす．血液凝固因子異常や血小板減少が持続すると DIC を生じる．

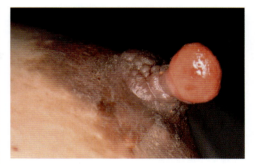

図 21.41② 化膿性肉芽腫（pyogenic granuloma）

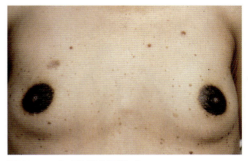

図 21.42 糸球体様血管腫（glomeruloid hemangioma）

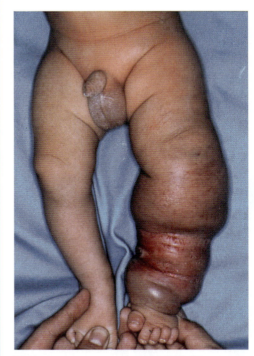

図 21.43 Kasabach-Merritt 症候群（Kasabach-Merritt syndrome）
左下肢の巨大な血管腫．

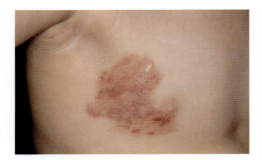

図 21.44　房状血管腫（tufted angioma）

病因

急速に増大する小児の巨大血管腫〔Kaposi 肉腫様血管内皮腫（Kaposiform hemangioepithelioma）や房状血管腫が多いとされる〕において，腫瘍内出血をきたし血小板が消費されることによる．皮膚血管腫は乳児血管腫に類似するが，分化度が低いためにうっ血や血小板消耗，血液凝固因子消耗をきたすと考えられる．

治療

DIC に対する対症療法が必要．ステロイドや抗悪性腫瘍薬投与，血管塞栓術などが行われる．

6. 房状血管腫　tufted angioma

同義語：血管芽細胞腫（中川）（angioblastoma of Nakagawa）

乳幼児に好発．紅斑として生じ，徐々に拡大する扁平隆起性の浸潤局面（図 21.44）．淡紅色から暗紫紅色を呈する．未熟な内皮細胞と周皮細胞が増殖する血管性の腫瘍である．圧痛や疼痛を伴うことが多い．

7. 血管内乳頭状内皮細胞増殖症　intravascular papillary endothelial hyperplasia

拡張した細静脈内に生じた血栓の再疎通過程で生じた血管増生．反応性変化で成人に多い．静脈内に形成される青みがかった暗紅色の結節で，指掌側に好発する．血栓形成による疼痛を伴うこともある．

8. グロムス腫瘍　glomus tumor　★

類義語：glomuvenous malformation，グロムス血管腫（glomangioma）

Essence

- 指の爪甲下に好発する．小動静脈吻合部（neuromyoarterial glomus）に存在するグロムス細胞由来の良性腫瘍．
- 暗紅色～青褐色の硬い腫瘤を形成．強い疼痛を伴う．
- 夜間や寒冷曝露時に発作性に疼痛が増強する．

症状

単発型と多発型に大別されるが，ほとんどが単発型である．

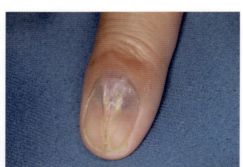

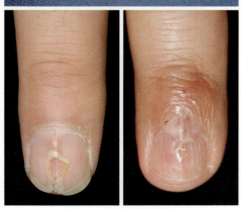

図 21.45①　グロムス腫瘍（glomus tumor）
爪下に形成．爪の変形を認める．激しい圧痛を伴う．

単発型は 20 歳以降，とりわけ爪甲下に好発する．暗紅色から紫紅色，直径 1 cm 程度までの硬い結節で（**図 21.45**），激しい疼痛を伴う．圧迫や冷水によって著しい疼痛を惹起することが特徴である．多発型は，あらゆる年齢に発症する．通常無症候性で，直径 1 cm 程度の正常皮膚色～青色の軟らかい腫瘤が全身に出現し，まれに列序性に存在し常染色体優性遺伝形式を示す症例もある．

病因

グロムス細胞（1 章 p.18 参照）の増殖による過誤腫．遺伝性の多発型では，グロムス装置と静脈系の奇形（glomuvenous malformation）と考えられる．

病理所見

好酸性の細胞質と円形の核を有するグロムス細胞が，拡張した血管を取り囲むように増生する（**図 21.46**）．グロムス細胞はデスミンやミオシン染色で陽性に染色される．単発型では腫瘤が被膜に覆われており，神経線維が豊富である．多発型では血管腔の海綿状拡張が目立つ．

鑑別診断

多発型は青色ゴムまり様母斑症候群（20 章 p.404）などと鑑別する．爪甲下に出現した場合は爪下外骨腫（p.439）との鑑別を要する．

b. 血管奇形　vascular malformations

1. 毛細血管奇形　capillary malformation　★

同義語：単純性血管腫（hemangioma simplex），ポートワイン母斑（portwine stain），火焰状母斑（nevus flammeus）

症状

真皮浅層で毛細血管が拡張して生じる，出生時から存在する境界鮮明で隆起しない紅色斑（**図 21.47**）．終生持続し，基本的に自然消退せず，加齢に伴って色調がやや濃くなる．顔面では思春期以降に病巣が肥厚し，その上に結節性隆起を多発することがある〔肥大性ポートワイン母斑（hypertrophic portwine stain）〕．Sturge-Weber 症候群や Klippel-Trenaunay-Weber 症候群などの一症状となることがある（20 章参照）．

特殊な病型として，正中部に境界不鮮明な淡紅色斑をきたす

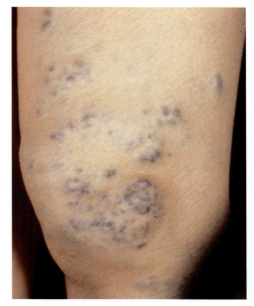

図 21.45② グロムス腫瘍（glomus tumor）多発型の例．

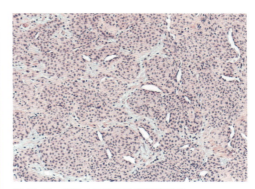

図 21.46 グロムス腫瘍の病理組織像

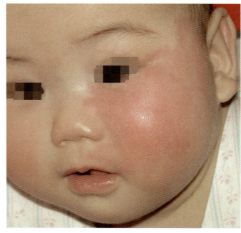

図 21.47① 毛細血管奇形（capillary malformation）

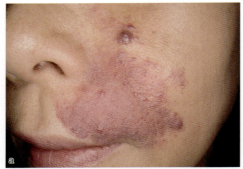
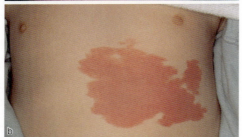
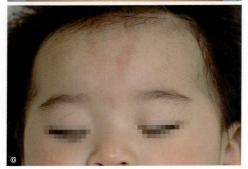

図 21.47② 毛細血管奇形（capillary malformation）

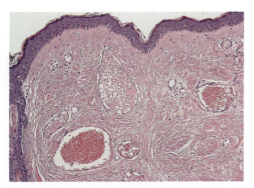

図 21.48 毛細血管奇形の病理組織像
真皮血管の拡張，赤血球の充満像を認める．表面が赤くみえる理由である．

ものを正中部母斑ないしサーモンパッチ（salmon patch）といい，新生児の 20 〜 30％でみられる（図 21.47② c）．額部や眼瞼部に好発し，顔面に生じたものは 2 歳頃までに大部分が自然消退するが，項部に生じたもの〔Unna 母斑（nevus Unna）〕は消退しにくい．

病因・病理所見

真皮浅層で成熟した毛細血管の拡張を認める（図 21.48，21.38）．

治療

色素レーザー療法が第一選択であり早期の治療が望ましい．サーモンパッチは経過観察．そのほか，カバーメイクアップが用いられる．

2. 静脈奇形　venous malformation ★

同義語：海綿状血管腫（cavernous hemangioma）

Essence
- 奇形性静脈が皮膚深層で増生．
- 幼児期に発症し，軟らかい皮下腫瘤を形成．正常皮膚色か淡紫赤色を呈する．

症状

成熟した奇形性小血管（主に静脈）が皮膚深層に生じる（図 21.49，21.38 参照）．出生時から奇形は存在するが，臨床的に幼児期に気づかれることが多い．柔軟な皮下腫瘍として認められる．色調は正常色〜淡青色〜赤紫色であり，表面に小紅斑が散在することがある．圧痛はなく，自然消退しない．通常単発性であるが，多発した場合は青色ゴムまり様母斑症候群や Maffucci 症候群など神経皮膚症候群の可能性がある（20 章参照）．

治療

小型のものは外科的切除．腫瘍内凝固（硬化療法）も行われる．放射線療法は無効である．

3. 静脈湖　venous lake

主に高齢者の顔面や口唇部，耳介に生じる．軽度に隆起した濃青色の小結節（図 21.50）．病理組織学的には血管拡張が主体．

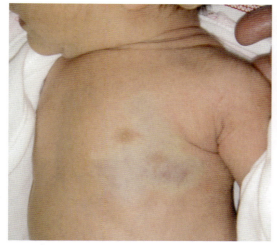

図 21.49　静脈奇形（venous malformation）
左胸部に浸潤を伴う腫瘤を認める．深部の血管にも異常をきたす．

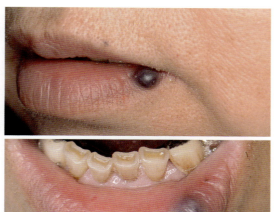

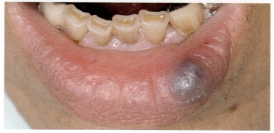

図 21.50　静脈湖（venous lake）

4. クモ状血管拡張　spider telangiectasia ★

同義語：クモ状血管腫（vascular spider, spider nevus, spider angioma）

　中央に直径数 mm までの赤色丘疹があり，その周囲に放射状に毛細血管の拡張を認め，クモが長い足を広げたような外観を呈する（図 21.51，図 3.32 参照）．顔面，頸部，肩，胸，上肢に好発する．妊娠時や肝機能障害時などにエストロゲン上昇を基礎として出現することがある．健常人でも約 15% で認められる．皮疹は硝子圧法にて消退．色素レーザー療法が有効．妊婦や小児でみられるものは自然消失する．

5. リンパ管奇形　lymphatic malformation ★

同義語：リンパ管腫（lymphangioma）

Essence
- リンパ管の形成異常により生じた，リンパ管の過形成と拡張による良性の病変．
- 1～2 mm 大の小水疱が集まり，ときに水疱内出血を起こして紅色～黒色丘疹となる．
- 治療は外科的切除．
- 乳癌や子宮癌などの手術後，腋窩もしくは鼠径部などに生じるものはリンパ管拡張症（後天性リンパ管腫）と呼ばれる．

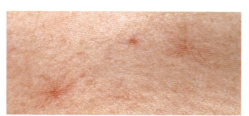

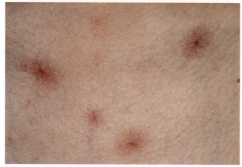

図 21.51　クモ状血管拡張（spider telangiectasia）
クモの巣のように毛細血管が拡張している．

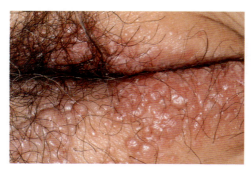

図21.52①　リンパ管奇形（lymphatic malformation）
限局性リンパ管腫．

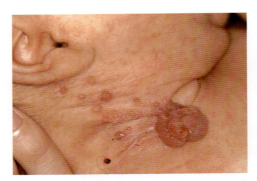

図21.52② リンパ管奇形(lymphatic malformation)
大囊胞リンパ管奇形.

分類・症状・病理所見

以下の3種に分類されている．

限局性リンパ管腫（lymphangioma circumscriptum）：直径数mmの透明な小水疱が集簇して，不規則な局面を形成する．水疱内で出血を起こして内容物が紅色調を呈することや，表皮が肥厚して疣贅様にみえることもある（図21.52①）．病理組織学的には，真皮乳頭層でのリンパ管拡張．

大囊胞リンパ管奇形（macrocystic lymphatic malformation）：皮下に深在し大きな腫瘤を形成する（図21.52②）．色調は正常色〜淡紅色〜青紫色で波動を触れ，穿刺でリンパ液の排出がみられる．舌，顔面，陰部に好発する．病理組織学的には，真皮深層および皮下での不規則なリンパ管拡張を認める．

リンパ管拡張症（lymphangiectasia）〔後天性リンパ管腫（acquired lymphangioma）〕：乳癌や子宮癌などの手術後，腋窩もしくは鼠径部などに後天的に生じたもの．

治療

外科的切除あるいは硬化療法など．

6. 被角血管腫　angiokeratoma

真皮乳頭部の毛細血管の拡張がみられ，毛細血管を取り囲む表皮が過角化をきたし，表面が疣贅状となる（図21.53, 21.54）．本症は血管腫ではなく，真皮乳頭部の毛細血管拡張やリンパ管奇形によると考えられている（capillary-lymphatic malformation）．5つの病型に分類され，種々の病因が背景にある．

①**単発性被角血管腫（solitary angiokeratoma）**
下肢に好発し，外傷後に反応性に生じる．

②**Mibelli 被角血管腫（angiokeratoma of Mibelli）**
凍瘡が先駆症状としてみられ，手足に好発する（図21.53a）．常染色体優性遺伝．

③**陰囊被角血管腫〔angiokeratoma scroti（Fordyce）〕**
主に高齢者の陰囊に多発し，加齢とともに増加する．

④**母斑様限局性被角血管腫（angiokeratoma circumscriptum naeviforme）**
列をなした疣状の血管性丘疹が出生時から四肢や体幹に片側性に発生．痂皮を有する（図21.53b, c）．

⑤**びまん性体幹被角血管腫（angiokeratoma corpris diffusum）**
Fabry病や神崎病などのリソソーム蓄積症の患者に生じ，体幹に多発する小丘疹（17章 p.334参照）．

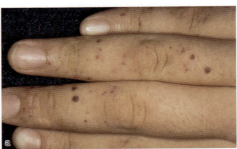
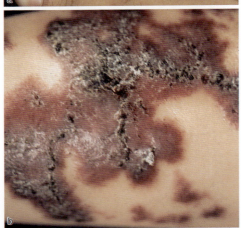
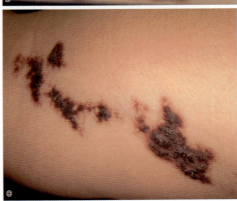

図21.53 被角血管腫（angiokeratoma）
a：Mibelli被角血管腫．b, c：母斑様限局性被角血管腫．

7. 皮膚動静脈奇形
cutaneous arteriovenous malformation

先天的な血管奇形と，胎生期の動静脈瘻が複数個あることが基盤である．出生時には毛細血管奇形の外観を呈するか，あるいはそれほど目立たない場合もあるが，ある時期から増大傾向を示し，皮表が熱感を伴って腫脹する．拍動や振戦も伴う．四肢で生じた場合には，患部の肥大や延長を認め，Klippel-Trenaunay-Weber 症候群（20 章 p.401 参照）をきたすこともある．

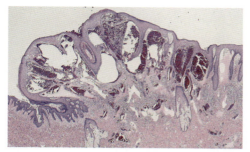

図 21.54 被角血管腫の病理組織像
表皮直下乳頭層の著明な毛細血管の拡張．

H. 線維組織系腫瘍　fibrous tumors

1. 軟性線維腫　soft fibroma

類義語：アクロコルドン（acrochordon），スキンタッグ（skin tag），懸垂性線維腫（fibroma pendulum）

症状

頸部や腋窩，鼠径などに好発する．半球状〜有茎の，柔軟で常色〜淡褐色調の腫瘍．表面に皺が多い（**図 21.55**）．頸部や腋窩などに糸状の小腫瘍（長さ 2〜3 mm）が多発するものをアクロコルドンないしスキンタッグ，体幹に単発するやや大きなもの（直径約 1 cm）を軟性線維腫，これがさらに巨大になり皮膚面から垂れ下がるようになったものを懸垂性線維腫と呼び，それぞれ区別している．肥満者，女性に好発し，一種の加齢変化と考えられている．

病理所見

膠原線維の増生が主体であり，細胞成分に乏しい．軟性線維腫や懸垂性線維腫では，腫瘤の中に脂肪細胞を有する場合も多い．

治療

必要があれば茎を切除ないし凍結療法．

2. 皮膚線維腫　dermatofibroma ★

同義語：線維性組織球腫（fibrous histiocytoma）

Essence

● 線維芽細胞やマクロファージが真皮内で限局性に増殖した良性の硬い腫瘍．虫刺症などの外傷に反応して発生する場合

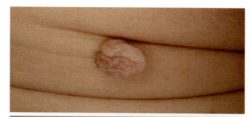
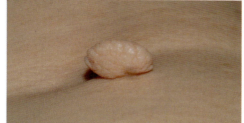
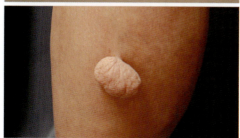
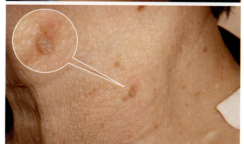

図 21.55 軟性線維腫（soft fibroma）

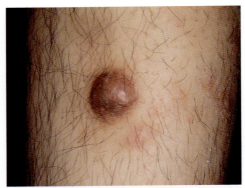
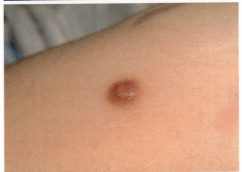
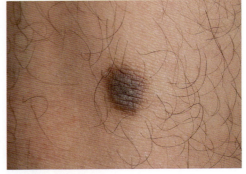

図 21.56　皮膚線維腫（dermatofibroma）

　がある．
- 成人の四肢に好発し，直径数 mm 〜 2 cm 程度の褐色調の隆起性結節を形成する．

症状・病因

"皮膚の浅い部分にボタンを入れた感じ"と表現される褐色調の皮内結節で，四肢に好発する（図 21.56）．緩徐に発育し，通常，ある大きさに達すると変化しない．横からつまむと病変部が軽度陥凹し，痛みが強くなることがある（dimple sign）．単発性であることが多いが，全身性エリテマトーデスなどの自己免疫疾患を背景として多発することもある．本症は微小な外傷に対して反応性に結合組織要素が増殖してできたと考えられ，厳密な意味では腫瘍ではないとする考え方もある．

病理所見

　真皮から皮下にかけて，膠原線維や線維芽細胞，組織球が種々の割合で増殖（図 21.57）．腫瘍細胞は血液凝固第XIIIa因子陽性，CD34 陰性であり，隆起性皮膚線維肉腫（22 章 p.461 参照）との鑑別点となる．また，表皮では軽度の表皮肥厚とメラニンの増加を認める．組織球の増殖が主であるものを cellular type といい，やや赤みを帯び軟らかい．線維芽細胞や膠原線維の増殖が主であるものを fibrous type といい，膠原線維の間に線維芽細胞が散在する．

鑑別疾患

　硬くて黒色調が強いもの，成長が比較的速いものは，悪性黒色腫との鑑別を要する．そのほか，隆起性皮膚線維肉腫，結節性黄色腫，母斑細胞母斑，青色母斑など．ダーモスコピー所見が鑑別に有用である（3 章 p.63 参照）．

治療

　外科的に切除する．悪性腫瘍ではないことが明らかであれば放置してもよい．

3. 肥厚性瘢痕およびケロイド
hypertrophic scar and keloid

Essence

- 結合組織の増殖による，境界明瞭な紅色あるいは褐色の扁平隆起．
- 外傷や手術などに続発して発生するが，突然発生する場合も

ある.
- とくにケロイドでは瘙痒感と側圧痛を伴う.
- 治療はステロイド局注や ODT などがあるが難治性.

分類

線維芽細胞によるコラーゲン線維産生が過剰になり，創面に一致して紅褐色の隆起性病変を生じる．数年以内に自然萎縮するものを肥厚性瘢痕（hypertrophic scar）という．一方，増殖が高度で，創面を越えて大きく盛り上がり，消退傾向を示さないものがケロイド（keloid）である．耳介に生じるピアスケロイド（**図 21.58**）もよくみられる．

症状

外傷や手術などを契機に，通常1か月以内に発症する．耳介，頸部，肩，体幹上部などはとくに生じやすい．境界明瞭な扁平もしくは半球状隆起で，色調は鮮紅色から褐色を呈する（**図 21.58**）．ケロイドに特徴的な所見としては，進行すると側方へ徐々に拡大，中央部はしばしば退色扁平化し（餅を引き伸ばしたようにみえる），横から強くつまむと痛い（これを側圧痛という）．これに対して肥厚性瘢痕では，増生が創面を越えて成長することはなく，側圧痛もない．

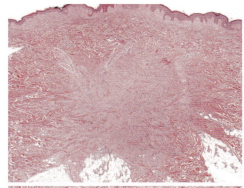
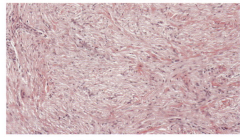

図 21.57　皮膚線維腫の病理組織像

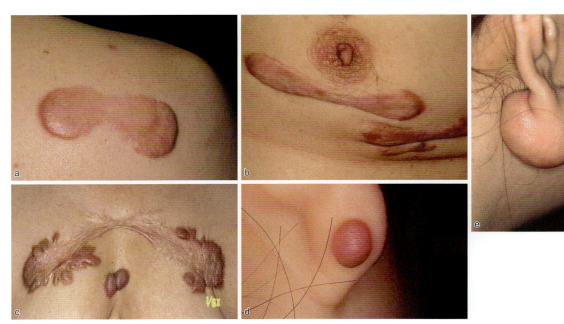

図 21.58　肥厚性瘢痕およびケロイド（hypertrophic scar and keloid）
a～c：体幹に生じた例．d, e：耳部のピアス後に生じた例．

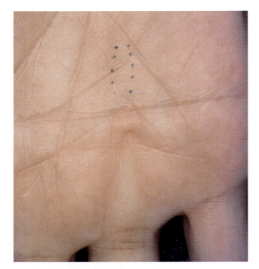

図21.59 手掌足底線維腫症（palmoplantar fibromatosis）
本例は手掌線維腫症（Dupuytren拘縮）なので手指が屈曲拘縮している．

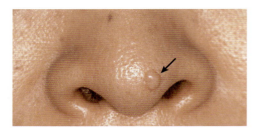

図21.60 鼻部線維性丘疹（fibrous papule of the nose）

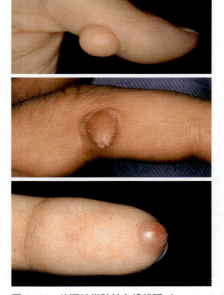

図21.61 後天性指趾被角線維腫（acquired digital fibrokeratoma）

治療

初期の病変に対しては，ステロイド外用薬ODT，持続的圧迫，ステロイド局注，トラニラスト内服が行われるが，難治である．病変が高度な場合や機能障害を伴う場合は，外科的に切除した後に上記治療および放射線照射を試みる．

4. 手掌足底線維腫症　palmoplantar fibromatosis ★

手掌または足底の腱膜に硬い索状物が生じる，手掌腱膜，足底腱膜の増生による深在性の線維腫症である．進行すると屈曲拘縮をきたして有痛性になる．手掌線維腫症（Dupuytren拘縮）は尺側に好発する（図21.59）．足底に生じた場合はLedderhose病という．アルコール依存，糖尿病，てんかん患者に生じやすい．原因は不明であるが約半数に家族歴があり，遺伝的要因も示唆される．腱膜切除術やリハビリテーションを行う．

5. 真珠様陰茎小丘疹　pearly penile papule

陰茎の冠状溝に1～3mm大のドーム状で白色調の丘疹が列序性に多発する．いわゆる血管線維腫で，生理的なものであるため病的意義はない．女性の小陰唇にみるものを腟前庭乳頭症（vestibular papillae of the vulva）という．尖圭コンジローマ（23章 p.496）との鑑別を要する．

6. 鼻部線維性丘疹　fibrous papule of the nose

顔面や頸部に単発する，正常皮膚色から褐色，紅色で直径10mm以下の硬めのドーム状丘疹（図21.60）．病理組織学的に血管線維腫を呈する．

7. 後天性指趾被角線維腫　acquired digital fibrokeratoma

正常皮膚色で弾性硬，表面に過角化を伴い，ドーム状あるいは円筒状に突起した小結節（図21.61）．指趾に好発し，まれに手掌足底に生じる．結節性硬化症（20章 p.394参照）で爪囲に生じたものをKoenen腫瘍という．病理組織学的には過角化，膠原線維と線維芽細胞の増殖，および豊富な小血管を認める．

8. 弾性線維腫　elastofibroma

主に肩甲骨下部に左右両側性にドーム状ないし扁平な盤状の

腫瘤を生じる．膠原線維に加え，弾性線維の増生を認める（**図21.62**）．

9. 硬化性線維腫　sclerotic fibroma

直径2cm大までのドーム状小結節．病理組織学的には，腫瘍内に硬化した膠原線維が花むしろ様に密に存在し，細胞成分はほとんどない．Cowden症候群（p.411 MEMO参照）で多発することがある．

10. 結節性筋膜炎　nodular fasciitis

30歳代の前腕に好発．外傷などが誘因となり，1～2週間で急速に直径2～3cmの皮下結節を形成し，圧痛や自発痛を伴うことが多い（**図21.63**）．病理組織学的には，筋膜付近で幼若な線維芽細胞様細胞が不規則（束状，渦巻き状）に増殖する．血管の増生，ムチンの沈着や核分裂像もみられ，いわゆる肉腫（線維肉腫，未分化多形細胞肉腫，平滑筋肉腫，粘液型脂肪肉腫，隆起性皮膚線維肉腫）との鑑別を要する．本症は自然治癒傾向を示す．

11. 腱鞘巨細胞腫　giant cell tumor of tendon sheath

手指の関節近傍に好発．直径数mm～4cmの，硬い多房性の皮内ないし皮下結節．正常皮膚色で単発性，痛みはない．組織球様細胞や巨細胞の増殖を特徴とする（**図21.64**）．腱鞘あるいは滑膜由来の腫瘍と考えられている．外科的に全摘出する．

12. デスモイド腫瘍　desmoid tumor

肩，胸壁，大腿などの筋，腱膜に好発する直径数～10cmの正常皮膚色の硬い深在性の腫瘤．病理組織学的に，分化した線維芽細胞と膠原線維からなる良性の線維性腫瘍だが，ゆっくりと浸潤性に増大し，再発率が高い．

13. 皮膚粘液腫　cutaneous myxoma

数cm以下の軟らかい結節性の良性腫瘍．自覚症状はない．病理組織学的には粘膜様組織内に星芒状あるいは紡錘形をした腫瘍細胞が浮かぶように認められる．ムチン沈着症（17章 p.319参照）とは異なる，独立した疾患である．

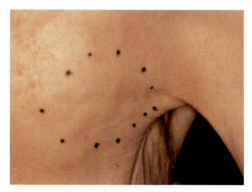

図 21.62　弾性線維腫（elastofibroma）

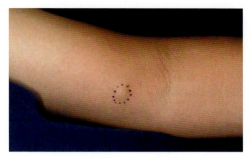

図 21.63　結節性筋膜炎（nodular fasciitis）

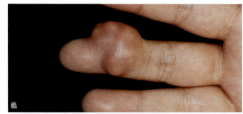

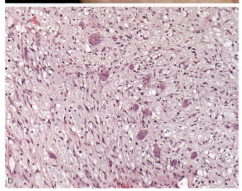

図 21.64　腱鞘巨細胞腫（giant cell tumor of tendon sheath）
a：臨床像．b：病理組織像．

血管線維腫（angiofibroma）MEMO

膠原線維の増生と豊富な小血管が主体になる線維性腫瘍．病理組織学的な診断名ともいえる．結節性硬化症，多発性内分泌腫瘍1型，真珠様陰茎小丘疹，鼻部線維性丘疹などでみられる．

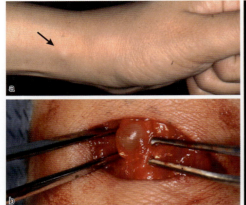
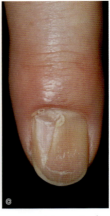
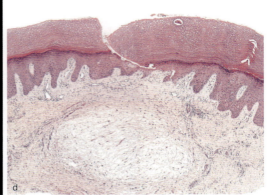

図 21.65　指趾粘液囊腫／ガングリオン（digital mucous cyst / ganglion）
a, c：臨床像． b：外科的切除． d：病理組織像．

> **MEMO**
> **乳児指趾線維腫症**
> **（infantile digital fibromatosis）**
> 乳幼児の指趾に出現する線維性腫瘍で，病理組織学的には封入体を伴う筋線維芽細胞の増殖を特徴とする．自然消退傾向が強いため，歩行に障害がなければ経過観察．

14. 指趾粘液囊腫／ガングリオン
digital mucous cyst / ganglion

　指趾末節背面に生じた，ムチンを含んだ偽囊腫性病変（図 21.65）．水疱あるいは疣贅のような外観を呈することがある．myxomatous type と ganglion type に大別され，前者は線維芽細胞によるヒアルロン酸の過剰生産が原因で，本質的に限局性のムチン沈着症である．後者は関節囊あるいは腱鞘のヘルニアである．不十分な切除は再発を招く．穿刺吸引，圧迫療法，凍結療法，ステロイド局所注射なども行われる．

15. 口腔粘膜粘液囊腫
mucous cyst of the oral mucosa

　下口唇（まれに頬粘膜，舌）に現れる，ドーム状隆起を示す直径 2〜10 mm の軟性腫瘤（図 21.66）．切開により黄色調で透明な粘液を排出する．咬傷により唾液腺の排出管が破れ，唾液が周囲組織に漏出し，肉芽腫を生じたものと考えられる．

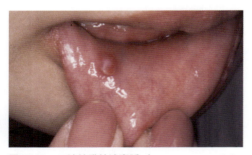

図 21.66　口腔粘膜粘液囊腫（mucous cyst of the oral mucosa）

I. 組織球系腫瘍　histiocytic tumors

1. 黄色肉芽腫　xanthogranuloma

同義語：若年性黄色肉芽腫（juvenile xanthogranuloma）

　黄色〜暗赤色調で表面平滑な数 mm〜1 cm 大の丘疹および結節で（図 21.67），顔面部や四肢，体幹に好発する．多くは

I. 組織球系腫瘍　437

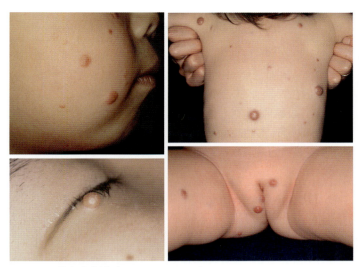

図 21.67　黄色肉芽腫（xanthogranuloma）

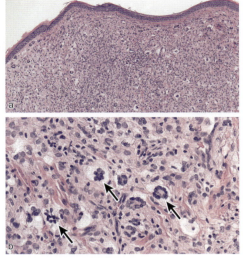

図 21.68　黄色肉芽腫の病理組織像
a：著明な腫瘍細胞の増生．b：脂肪を貪食した Touton 型巨細胞（矢印）．

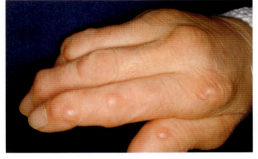

図 21.69　多中心性細網組織球症（multicentric reticulohistiocytosis）
黄色調の硬い結節，丘疹が手背，指背に多発．

生下時〜生後数か月以内に単発ないし多発し，通常は 5〜6 歳までに自然退縮する．成人でも同様の皮疹を生じることがある．血中脂質は正常．Langerhans 細胞組織球症（22 章 p.480 参照）で類似した皮疹をきたすことがあり，鑑別を要する．病理組織学的には，組織球と黄色腫細胞，Touton 型巨細胞からなる反応性肉芽腫である（図 21.68）．神経線維腫症 1 型（20 章 p.391）合併例では白血病の発症に注意する．

2. 多中心性細網組織球症
multicentric reticulohistiocytosis

　主に指背，爪囲，手背，肘部に生じる褐色から黄色調の硬い丘疹や結節（図 21.69）．ときに融合して局面を形成する．対称性，破壊性の関節炎も伴う．活性化された単球あるいはマクロファージ由来の組織球が，反応性に増殖するのが原因と考えられる．病理組織学的に，すりガラス状の好酸性細胞質を有した，組織球様細胞の浸潤を認める．

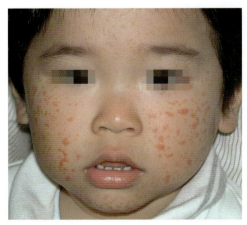

図 21.70　良性頭部組織球症（benign cephalic histiocytosis）

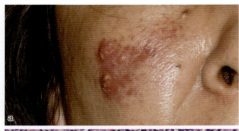

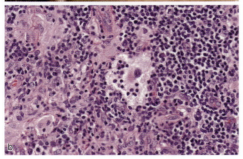

図 21.71 Rosai-Dorfman 病（Rosai-Dorfman disease）
a：皮膚型．顔面の赤褐色の局面がみられる．b：病理組織像．組織球内にリンパ球が取り込まれているようにみえる（emperipolesis）が，貪食されているわけではない．

3. 良性頭部組織球症　benign cephalic histiocytosis

小児に好発し，直径 3 mm ～ 1 cm の紅褐色の斑や丘疹，結節が顔面，耳朶，頸部に散発する（図 21.70）．病理組織学的に真皮内に単調な単核組織球様細胞の浸潤をみる．Langerhans 細胞組織球症（22 章 p.480 参照）との鑑別を要する．腫瘍細胞は CD68 陽性，S-100 陰性，CD1a 陰性．通常自然消退し，黄色肉芽腫に包含されると考えられる．

4. Rosai-Dorfman 病　Rosai-Dorfman disease

同義語：sinus histiocytosis with massive lymphadenopathy

中年に好発する．主に頭頸部のリンパ節で組織球が増殖することで，リンパ節腫大をきたす．病理組織学的に，組織球内にリンパ球が取り込まれているようにみえる像（emperipolesis）が特徴的である（図 21.71）．リンパ節以外にも，皮膚や種々の臓器で同様の組織球浸潤をきたすことがある．皮膚病変のみを生じることもあり，皮膚型と呼ばれる．

J. 脂肪細胞系腫瘍　fat cell tumors

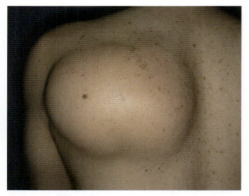

図 21.72 脂肪腫（lipoma）

脂肪腫　lipoma　★

全身のどこにでも生じ，単発性または多発性で，大きさは 1 ～ 10 cm と大小種々である（図 21.72）．通常は皮下組織に存在し，柔軟で可動性に富む．多くは軟らかく触れる．自覚症状は通常ないが，神経を圧迫すると疼痛を訴えることがある．

成熟脂肪組織の増殖がみられ，腫瘍細胞は薄い結合組織被膜で囲まれていることが特徴である．種々の間葉系組織要素が混在することがあり，線維脂肪腫（fibrolipoma），血管脂肪腫（angiolipoma），筋脂肪腫（myolipoma）などと呼ばれる．このうち血管脂肪腫は多発しやすく，圧痛を伴いやすい．脂肪芽細胞（lipoblastic cell）がみられることもある．いずれも良性の間葉系腫瘍である．悪性化はきわめてまれであるが，徐々に増大するので必要に応じて外科的切除を行う．

K. 筋組織系腫瘍　muscular tissue tumors

平滑筋腫　leiomyoma

　皮膚では立毛筋，血管平滑筋，陰部の平滑筋（肉様膜）から腫瘍が生じ，それぞれを皮膚平滑筋腫（cutaneous leiomyoma），血管平滑筋腫（angioleiomyoma），外陰部平滑筋腫（genital leiomyoma）と呼ぶ．直径1cm程度までの腫瘤が単発（ときに多発）し，疼痛，圧痛をきたすことが多い（図21.73）．なかでも血管平滑筋腫は成人女性の下肢に好発し，寒冷刺激などにより強い発作性疼痛をきたす．陰嚢に生じたものは無痛性である．本症の悪性型は平滑筋肉腫（leiomyosarcoma）である．

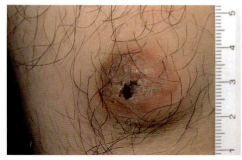

図 21.73　平滑筋腫（leiomyoma）

L. 骨組織系腫瘍　osteosis tumors

1. 皮膚骨腫　osteoma cutis

　頭部や四肢皮膚に生じる異所性の骨形成である．胎生期の骨芽細胞の迷入などによる原発性と，尋常性痤瘡などの炎症などが先行し，二次性に骨化をきたす続発性に区別される．非常に硬い丘疹，結節ないし局面が単発あるいは多発する．下床の骨組織と癒着していることがある．多発例ではMcCune-Albright症候群（20章 p.389 MEMO 参照）の可能性も考慮する．

2. 爪下外骨腫　subungual exostosis

　指趾骨末節由来の骨組織増生が皮膚を押し上げて，爪甲下に出現したもの（**図21.74a**）．10～20歳代に多く，第一趾に好発する．疼痛が強く，爪甲の変形も伴う．グロムス腫瘍などと鑑別が必要であり，X線撮影が有用である（**図 21.74b**）．治療は外科的切除．

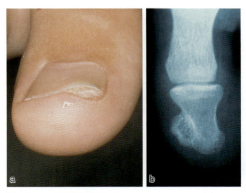

図 21.74　爪下外骨腫（subungual exostosis）
a：臨床像．b：X線写真．

M. 造血系　hematopoietic tumors

1. 皮膚リンパ球腫　lymphocytoma cutis

同義語：皮膚良性リンパ節腫症（lymphadenosis benigna cutis），偽リンパ腫（pseudolymphoma）

　虫刺症，外傷，日光曝露，ライム病などを契機に生じること

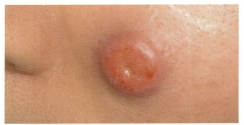
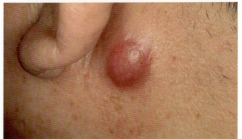
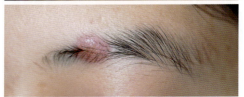
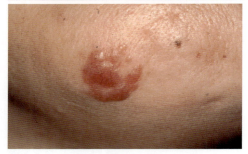

図 21.75　皮膚リンパ球腫 (lymphocytoma cutis)

> **lymphocytic infiltration of the skin (Jessner)** **MEMO**
> 顔面に好発する自覚症状のない淡紅〜紅褐色の浸潤性局面．自然消退するが再燃もある．真皮，とくに付属器周囲の密なリンパ球浸潤をみる．円板状エリテマトーデスや悪性リンパ腫との鑑別が重要．

があるが，大部分は特発性である．直径 1〜2 cm の暗紫紅色のドーム状腫瘤が顔面に好発する（図 21.75）．弾性があり，表面平滑で潰瘍化はない．単発であることが多く，数か月で自然消退する．病理組織学的に異型性に乏しいリンパ濾胞構造を形成し，形質細胞や組織球，好酸球など多彩な細胞浸潤を認める．皮膚 B 細胞リンパ腫との鑑別が問題となるが，本症では濾胞形成が主体であり，多彩な細胞浸潤とリンパ球に異型性を認めない点で鑑別する．予後良好であるがまれに悪性リンパ腫へ移行する．

2. 木村病　Kimura's disease

　思春期男子の顔面に好発する原因不明の疾患．単発または多発する直径 5〜10 cm の皮下〜皮内腫瘤で，扁平ないし半球状に隆起し，弾性軟で一部硬結を伴う．表面皮膚は褐色を帯び，ときに瘙痒を伴う（図 21.76）．病理組織学的には，皮下にリンパ濾胞を形成し，著明な好酸球浸潤を認める．末梢血や骨髄においても好酸球増多を認め，IgE 高値をとることが特徴的．アトピー性皮膚炎や痒疹を合併することがある．治療はステロイド局注が有効であるが，きわめて慢性に経過する．好酸球性血管リンパ球増殖症（次項）との異同が常に議論となる．

3. 好酸球性血管リンパ球増殖症
angiolymphoid hyperplasia with eosinophilia；ALHE

同義語：epithelioid hemangioma

　耳介周囲から前額および側頭に好発する．直径数 cm までの

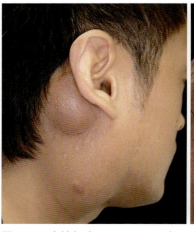
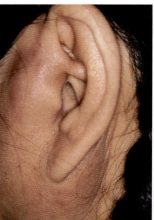

図 21.76　木村病 (Kimura's disease)
耳介周囲の皮内から皮下の結節，腫瘤．

M. 造血系　441

> **MEMO**
> **皮膚T細胞増殖を伴うボーダー疾患**
> ここで解説する疾患は本来良性のものであるが，まれに悪性化することがある．
> **皮膚T細胞偽リンパ腫**〔cutaneous T-cell pseudolymphoma（CTPL），pseudo-T-cell lymphoma〕
> 　皮膚B細胞リンパ腫に対して皮膚B細胞偽リンパ腫が存在することを受け，皮膚T細胞リンパ腫に対して概念的に付けられた疾患名である．単発あるいは多発して浸潤をもつ紅斑や結節をみる．原因には紫外線や薬剤，虫刺症，細菌感染などが考えられる．
> **光線性類細網症**〔actinic reticuloid〕
> 　皮膚T細胞偽リンパ腫の一型で，中高年男性の日光露光部に好発する．可視光線から紫外線（長および中波長）で誘発される強い瘙痒を感じる浸潤性紅斑や苔癬化局面．慢性光線性皮膚炎（13章 p.233参照）と同一スペクトラム上にあると考えられている．全身に拡大し紅皮症になることもある．病理組織学的には皮膚全層にわたってCD8+T細胞が浸潤している．治療はタクロリムス外用などが有効である．

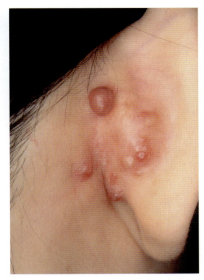

図21.77　好酸球性血管リンパ球増殖症（angiolymphoid hyperplasia with eosinophilia）
直径3〜10 mmまでの硬い暗赤結節が多発．瘙痒を伴う．

　鮮紅色から暗赤色の硬い結節（**図21.77**）．豊富な胞体をもつ内皮細胞からなる血管増生で，血管の周囲にしばしば好酸球とリンパ球の稠密な浸潤を伴う．皮下に生じると木村病（前項）に類似するが，異常血管の増生に乏しい点で鑑別される．ステロイド局注などで治療するが難治である．色素レーザー療法が有効な場合がある．

4. 肥満細胞症　mastocytosis ★

類義語：色素性蕁麻疹（urticaria pigmentosa），肥満細胞腫（mastocytoma）

Essence
- 肥満細胞が腫瘍性に増殖．
- 病変部皮膚をこすると膨疹を生じる（Darier徴候）．
- 小児に好発するが，成人期までに自然治癒することが多い．大人で初発した場合は難治．
- ときに蕁麻疹発作が反復．

症状
　生後1年までに発症する小児型が多いが，思春期以降に発症する成人型もある．小児型では，顔面や体幹に膨疹を繰り返すうちに，1 cm大までの円〜紡錘形の褐色斑ないし小結節が多発する．まれに数cm大の単発性結節を呈することもある（**表21.2**）．皮疹部に機械的刺激を加えると，肥満細胞からヒスタミンなどが放出されて容易に膨疹を形成する〔Darier徴候（Darier's sign），**図21.78**〕．入浴時や全身皮膚をタオルで拭くなどしたときに，全身皮膚に膨疹を生じて紅潮し，悪心嘔吐や下痢腹痛，発熱，心悸亢進，呼吸困難，ショックなどの全身症

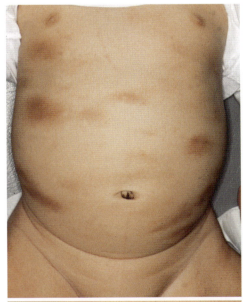

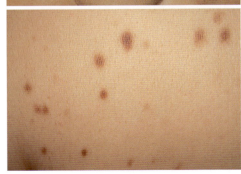

図21.78①　肥満細胞症（mastocytosis）

442   21章　皮膚の良性腫瘍

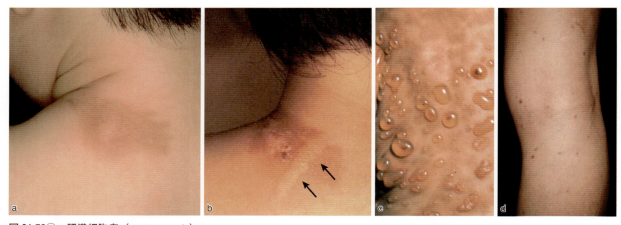

図 21.78②　肥満細胞症（mastocytosis）
a：小児に生じた単発性の例．b：Darier 徴候．機械的刺激により膨疹を生じる．c：水疱を形成した例．d：成人例（下肢）．

表 21.2　皮膚肥満細胞症（cutaneous mastocytosis）の分類

疾患名	好発時期	症状
色素性蕁麻疹（urticaria pigmentosa）	小児＞成人	褐色斑ないし結節が数個〜数千個生じる．水疱を形成することもある
皮膚肥満細胞腫（mastocytoma of skin）	小児	褐色調の結節が単発する
びまん性皮膚肥満細胞症（diffuse cutaneous mastocytosis）	小児	全身皮膚がびまん性に肥厚し，オレンジの皮様の外観を呈する
持久隆起性斑状毛細血管拡張症（telangiectasia macularis eruptiva perstans）	成人	境界不明瞭な毛細血管拡張を伴う暗赤色斑が多発する．Darier 徴候陰性のことが多い

状をきたすことがある（蕁麻疹発作）．

　成人型では思春期以降に上記症状が初発するが，一般に皮疹や全身症状は軽く，Darier 徴候も顕著ではない．全身にびまん性皮疹を生じ，全身性肥満細胞症に移行することがある．全身性肥満細胞症では，リンパ節腫脹や肝脾腫，骨粗鬆症，骨硬化などの病変を伴い，血小板減少性の出血傾向を示す．多くは緩徐な経過（indolent systemic mastocytosis）であるが，まれに白血病化することがある（mast cell leukemia）．

分類・病因

　皮膚もしくは全身において肥満細胞が腫瘍性に増殖し，これが外的刺激を受けてヒスタミンやヘパリンを放出するため蕁麻疹などが出現する．病変が皮膚に限局するものを皮膚肥満細胞症（cutaneous mastocytosis），単発性のものを肥満細胞腫（mastocytoma），骨髄や消化管，脾臓などにも腫瘍性病変を形成するものを全身性肥満細胞症（systemic mastocytosis）という．全身性のものでは病変部に *KIT* 遺伝子変異がみられやすい．

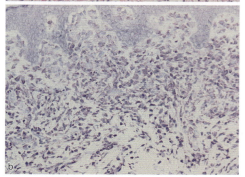

図 21.79　肥満細胞症の病理組織像（Unna 型）
a：HE 染色像．b：トルイジンブルー染色により肥満細胞が青ではなく紫に染まる異染性を示す．

病理所見

真皮上層に，大小不同の多角形でトルイジンブルー染色で異染性を示す肥満細胞が異常増殖する（図 21.79）．増殖形態から，島嶼状の増殖巣が多数存在する Unna 型と，血管周囲に少数分布する Róna 型に分類される．後者は成人型に多く，細胞浸潤に乏しいため Darier 徴候がはっきりしないことも多い．また，色素斑部の有棘層～基底層でメラニン顆粒の増加を認める．

治療・予後

入浴や皮膚摩擦など，ヒスタミン放出刺激となりうるものに注意し，蕁麻疹発作に対しては，一般の蕁麻疹に準じる（抗ヒスタミン薬など）．単発性の肥満細胞腫は切除されることもある．小児型は数年～十数年で自然治癒することが多いため，皮疹が少数で重篤な発作がなければ経過観察．成人型は治癒傾向を示さず，難治である．

5. 形質細胞増多症　plasmacytosis

体幹を中心に茶褐色の浸潤を触れる局面が多発し（図 21.80），病理組織学的に多数の形質細胞浸潤を認める．日本で比較的多く報告されている．高ガンマグロブリン血症やリンパ節腫大，IgG4 関連疾患（12 章 p.217）を伴うことがある．

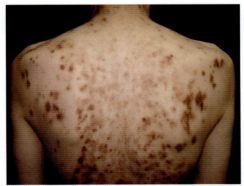
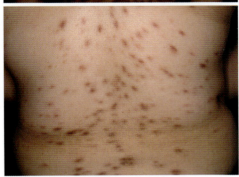

図 21.80　形質細胞増多症（plasmacytosis）

Malignant skin tumors, lymphomas and melanoma

22章　皮膚の悪性腫瘍

　皮膚悪性腫瘍を診断する際にも，良性腫瘍と同様で，皮膚のどの成分から生じたものなのかを考える必要がある．具体的には，由来が①表皮あるいは毛包の角化細胞，②汗腺，脂腺などの付属器細胞，③真皮間葉系細胞，などによって臨床像，経過，予後が異なる．21章に記載したすべての良性腫瘍が悪性化する可能性があるため，それに応じた悪性の診断名が付けられている．本章では皮膚のリンパ腫，悪性黒色腫などを加えて比較的頻度の高い重要なものを解説する．

皮膚の悪性腫瘍　malignant skin tumors

A. 表皮・毛包系腫瘍　epidermal and follicular tumors

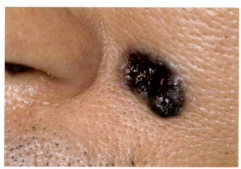
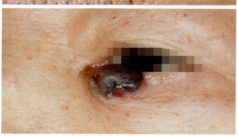
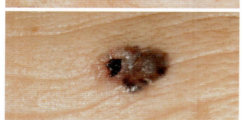

図 22.1①　基底細胞癌（basal cell carcinoma）

1. 基底細胞癌　basal cell carcinoma；BCC ★

同義語：基底細胞上皮腫（basal cell epithelioma）

Essence
- 頻度の高い皮膚癌．
- 紫外線などが誘因となり，高齢者の顔面，とくに正中部に好発．
- 中央は潰瘍化することもある．その周囲に灰黒色の小結節がふちどるように配列．
- 局所で強い浸潤を示すこともあるが転移はまれで，生命予後は良好．
- 治療は外科的切除が基本．

症状

　40歳以上に好発し，性差はない．硬い黒褐色蝋様の光沢性小結節が生じ，病巣辺縁部をふちどるように配列するのが特徴である（pearly border，図 22.1）．また，病変内や周囲に毛細血管拡張を伴うことも多い．80%以上が顔面に生じ，とくに正中部に多い．黄色人種ではほとんどが黒褐色を呈するが，白人に生じるものは通常皮膚色である．臨床症状から以下の病型に分類される．

結節（潰瘍）型（nodular BCC）：本症の80%以上を占める．硬い黒色小結節が融合した外観で，表皮に毛細血管拡張を伴う．しばしば中央が潰瘍化する〔蚕食性潰瘍（rodent ulcer）〕．潰瘍が進行したものを破壊型ともいう．

表在型（superficial BCC）：体幹に好発する．紅色〜黒褐色の

444

皮膚の悪性腫瘍／A. 表皮・毛包系腫瘍　445

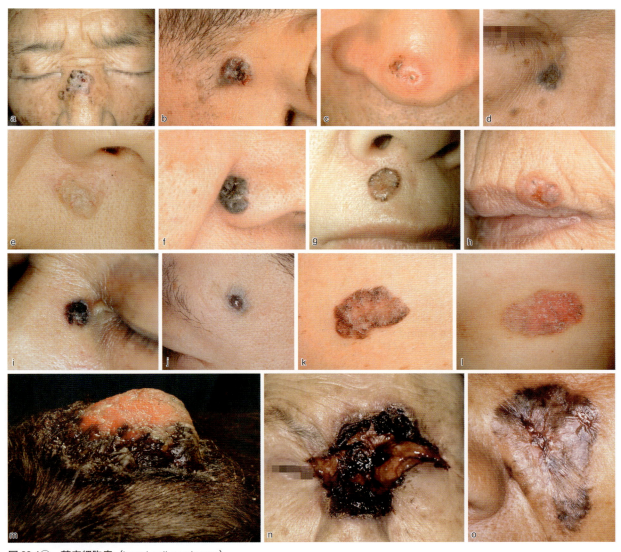

図 22.1② 基底細胞癌（basal cell carcinoma）
多彩な臨床像を呈する．a～j：結節（潰瘍）型．k, l：表在型．m, n：破壊型．o：斑状強皮症型．m では長期間放置していたため，下床の骨まで破壊され，脳内実質まで癌が浸潤している．n では眼球にまで浸潤が及んでいる．

扁平隆起性浸潤局面を形成し，徐々に外方へ拡大する．
斑状強皮症型（モルフェア型）（morpheaform BCC）：楕円形の浸潤局面で中央がやや萎縮する．モルフェア（12 章 p.204）に類似する．
Pinkus 型（fibroepithelioma of Pinkus）：腰部や仙骨部に好発し，有茎性の小腫瘍が単発～多発．

病因

多様な分化傾向を示す胎生期上皮細胞（上皮胚原基，primary epithelial germ）が増殖して生じる．PTCH，SMO 遺伝子など細胞の分化にかかわるヘッジホッグシグナル伝達経路の異

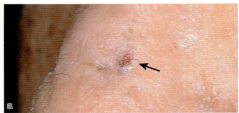
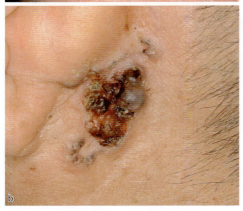

常が発症に関与し，紫外線や外傷，放射線，瘢痕などとの関連性もある．

また，色素性乾皮症，母斑性基底細胞癌症候群，慢性放射線皮膚炎，慢性砒素中毒症，脂腺母斑などの基礎疾患から発症することもあり，この場合は若年者にも生じ，多発する（図22.2）．

病理所見

基底細胞に類似した腫瘍細胞の増殖（図22.3）．大きな楕円形の核をもち，細胞質に乏しく，異型性は低い．基底層では柵状配列（palisading arrangement）を認め，周囲結合組織の増殖をみる．また，腫瘍胞巣と周囲結合組織との間に裂隙を認める点が特徴的．表皮ないし毛包由来のメラノサイトを混じており，また間質内に大量のメラノファージが認められ，このため臨床的に黒色調となる．充実型（solid），微小結節型（micronodular），腺様型（adenoid），角化型（keratotic），囊腫型（cystic）など多様な病理所見を呈し，これらが混在する．（図22.4）．

鑑別診断

母斑細胞母斑，青色母斑，Spitz 母斑，脂漏性角化症，悪性黒色腫，尋常性疣贅，壊疽性膿皮症などとの鑑別を要する．ダ

図 22.2　他の基礎疾患から発症した基底細胞癌
a：色素性乾皮症 D 群患者に生じた例（矢印が基底細胞癌）．b：脂腺母斑上に生じた例．

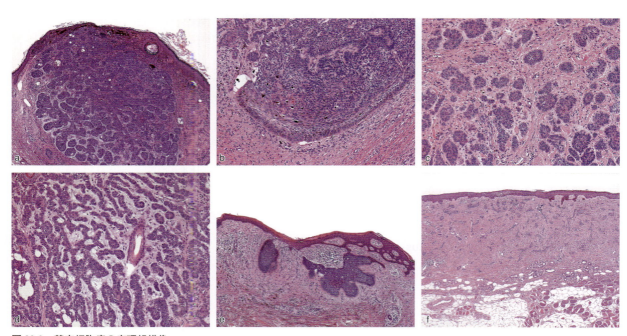

図 22.3　基底細胞癌の病理組織像
a：充実型．表皮と連続している．b：充実型．胞巣と結合組織の間に裂隙をみる．c：微小結節型．10細胞程度からなる小さな胞巣の集簇．d：腺様型．e：表在型．基底細胞に接して，釣り鐘状の胞巣が並ぶ．f：斑状強皮症型．小さな胞巣が浸潤し，線維化を伴う．

> **MEMO**
> **Mohs顕微鏡手術（Mohs micrographic surgery）**
> 切除組織から迅速凍結切片を作製し，腫瘍が取り切れていることが病理組織学的に確認できるまで，少しずつ切除する手技である．基底細胞癌や有棘細胞癌などに対して欧米で行われている．切除範囲が最小限で済み低侵襲であること，再発率が低いことなどが利点である．

ーモスコピーが有用であることが多い（3章参照）．表在型は乾癬やBowen病と，斑状強皮症型はモルフェア，円板状エリテマトーデス，環状肉芽腫，ケロイドとの鑑別を要する．

治療

3〜10 mmの健常部皮膚を付けて外科的切除するのが基本．顔面に好発するので，局所皮弁や植皮を伴うことが多い．放射線療法，外用化学療法，凍結療法，光線力学的療法などが選択されることもある．海外ではSMO阻害薬（ビスモデジブ，ソニデジブ）も用いられている．

予後

基本的に転移しないため生命予後は良好．しかし，治療しない限り正常組織を破壊しつつ増殖する．

2. 有棘細胞癌 squamous cell carcinoma；SCC ★

同義語：扁平上皮癌

Essence
- 角化細胞の悪性増殖による癌．
- 日光角化症，Bowen病などの表皮内病変や，瘢痕性病変から生じることが多い．
- 露光部に好発．硬い結節でしばしば壊死，潰瘍化し悪臭を伴う．
- 病理組織学的には個細胞角化，癌真珠が認められ，角化の少ないものほど未分化で悪性．
- 治療は外科的切除とリンパ節郭清，放射線療法，抗悪性腫瘍薬の投与．

症状

高齢者の露光部（顔面，手背など）に単発する．先行病変の上に，小丘疹〜結節が出現し，次第に拡大して腫瘤や難治性潰瘍を形成する（図22.5）．花キャベツ様増殖を認め，これらの病変に角質や痂皮が付着することも多い．表面が潰瘍化したものでは，細菌の二次感染をきたして特有の悪臭を放つ．所属リンパ節に転移しやすく，硬い腫瘤を触れることもある．

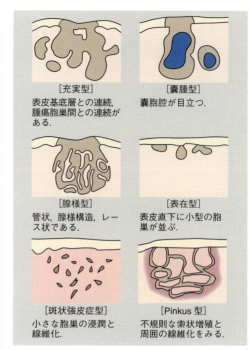

図22.4 基底細胞癌の病理組織型

[充実型] 表皮基底層との連続，腫瘍胞巣間との連続がある．
[囊腫型] 囊胞腔が目立つ．
[腺様型] 管状，腺様構造，レース状である．
[表在型] 表皮直下に小型の胞巣が並ぶ．
[斑状強皮症型] 小さな胞巣の浸潤と線維化．
[Pinkus型] 不規則な索状増殖と周囲の線維化をみる．

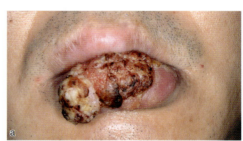

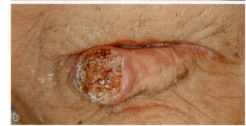

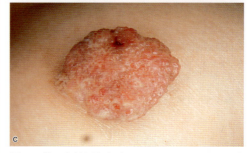

図22.5① 有棘細胞癌（squamous cell carcinoma）
a，b：下口唇．c：体幹．

病因

NOTCH1, TP53, RAS など，癌抑制遺伝子をはじめとしたさまざまな遺伝子異常が関与している．慢性瘢痕性病変の上に生じることが多い．先行病変（表22.1）に加えて，紫外線，砒素，タール，放射線などの発癌因子が発症に関与する．また，悪性黒色腫の治療に用いられる BRAF 阻害薬（p.486 MEMO 参照）によって本症が誘発されることがある．

病理所見

表皮基底膜を破壊し，浸潤性に肥厚した表皮の内部に異常角化細胞を認める（図22.6）．個細胞角化や細胞の配列の乱れ，核異型，癌真珠，細胞分裂像などの特徴を有する．未分化で悪性度の高いものほど角化傾向が少なくなる．

診断・鑑別診断

確定診断は病理組織学的に行う．超音波検査や CT などにより，病変の進達度，リンパ節および遠隔転移を検索し，病期を決定する（TNM 分類，表22.2）．ケラトアカントーマ，日光角化症，基底細胞癌，深在性真菌症などとの鑑別を要する．

治療

外科的切除が第一選択．病期により辺縁から 4～10 mm の

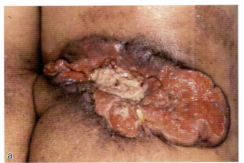
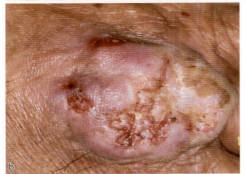
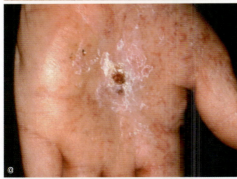
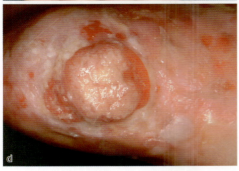

図 22.5② 有棘細胞癌（squamous cell carcinoma）
a：殿部．b：手背．c：慢性放射線皮膚炎が母地となり手掌に生じた例．d：劣性栄養障害型表皮水疱症患者に生じた例．

表 22.1 有棘細胞癌を生じうる先行病変

分類	症名
瘢痕性病変	熱傷瘢痕，慢性放射線皮膚炎，尋常性狼瘡，慢性膿皮症，慢性円板状エリテマトーデス
癌前駆症	Bowen 病，日光角化症，光線口唇炎，白板症，色素性乾皮症，汗孔角化症，硬化性苔癬（外陰部）
その他	包茎，遺伝性早期老化症候群（Rothmund-Thomson 症候群など），劣性栄養障害型表皮水疱症，尖圭コンジローマ，扁平苔癬

MEMO 疣状癌（verrucous carcinoma）

低悪性度を示す有棘細胞癌の亜型．角化性の隆起性結節を形成する（図）．局所の増殖は著しいが転移は低頻度である．ヒト乳頭腫ウイルスが関与する症例がある．部位により，口腔粘膜疣状癌（oral florid papillomatosis，次頁 MEMO 参照），外陰部疣状癌，足底疣状癌などに分類される．治療は外科的切除．

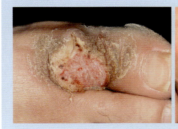
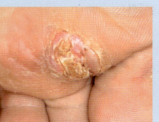

表22.2 有棘細胞癌（頭頸部・外陰部を除く）のTNM分類と病期分類（UICC, 2018）

T分類（原発巣）
T0：原発巣が見当たらないもの
Tis：carcinoma in situ
T1：最大径が2 cm以下のもの
T2：最大径2 cm超で4 cm以下のもの
T3：最大径が4 cm超のもの，軽度骨浸潤，神経浸潤
T4a：骨皮質／髄質に広く浸潤するもの
T4b：体幹骨に侵入するもの

N分類（所属リンパ節）
N0：所属リンパ節転移のないもの
N1：所属リンパ節転移あり：単発，長径3cm以下
N2：所属リンパ節転移あり：単発 or 多発，長径6cm以下
N3：所属リンパ節転移あり：長径6cm超

M分類（遠隔転移）
M0：遠隔転移のないもの
M1：遠隔転移のあるもの

Staging			
Stage 0 :	Tis	N0	M0
Stage I :	T1	N0	M0
Stage II :	T2	N0	M0
Stage III :	T3	N0	M0
	T1, T2, T3	N1	M0
Stage IVA:	T1, T2, T3	N2, N3	M0
	T4	Any N	M0
Stage IVB:	Any T	Any N	M1

（TNM Classification of Malignant Tumors. 8th ed. Wiley-Blackwell；2017 から引用）

健常部皮膚を含めて切除．リンパ節転移を認めるときには根治的リンパ節郭清を行うこともある．進行例に対しては，放射線療法や化学療法（図22.7）など集学的治療．

3. 日光角化症　solar keratosis ★

同義語：老人性角化症（senile keratosis），光線角化症（actinic keratosis；AK）

Essence
- 表皮内有棘細胞癌の一型．
- 紫外線刺激によって，とくに基底層を中心に角化細胞が異型性を示し，表皮内で異常な角化細胞が増殖する．
- 高齢者の日光露出部に生じる落屑および痂皮を伴う境界不明瞭な紅斑や角化性病変．自覚症状はない．
- 角化が著しい場合は角状の突出（皮角）を形成する．
- 治療は凍結療法，外科的切除，抗悪性腫瘍薬外用．

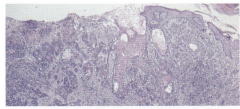

oral florid papillomatosis MEMO
高齢者の口唇および口角粘膜に生じる乳頭腫状～カリフラワー状の角化性ないし浸軟性の局面で，疣状癌の一種．ヒト乳頭腫ウイルスが関与する症例や，喫煙，白板症（p.452）を背景に生じるものがある．病理組織像では高度の表皮肥厚と角化を呈し，浸潤性増殖は認めない．

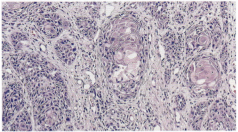

図22.6　有棘細胞癌の病理組織像

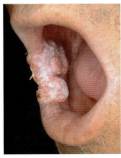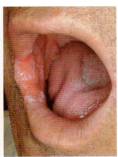

図22.7　有棘細胞癌の化学治療例
シスプラチン動注により著明な縮小をみた．

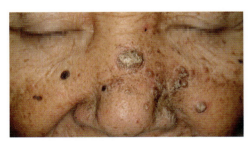

図22.8①　日光角化症（solar keratosis）
顔面に多発した例．

22章 皮膚の悪性腫瘍

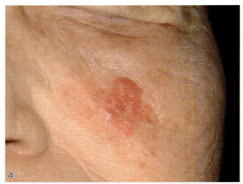
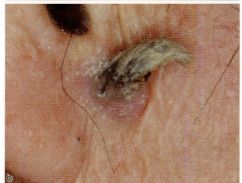
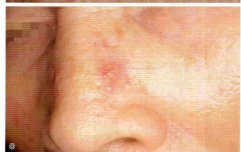

図 22.8② 日光角化症（solar keratosis）
a：紅斑を呈する．b：皮角を呈する耳前部の例．
c：鼻背の角化を伴う紅斑．

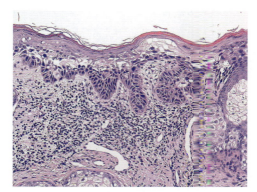

図 22.9 日光角化症の病理組織像
とくに表皮下層の細胞に異型性が強くみられる．

症状

顔面や手背などの露光部に，直径数 mm 〜 1 cm 程度の淡紅色の紅斑性局面を形成し，固着性の鱗屑や痂皮を伴う．境界はやや不明瞭．角化傾向が強く，ときに灰白色の角化性結節や角状の突出〔皮角（cutaneous horn）〕を認める（図 22.8）．60 歳以上の高齢者に単発ないし多発性に生じやすく，白人の高齢者ではほぼ必発である．色素性乾皮症の患者では小児期から多発する．

病因

慢性的な紫外線刺激によって角化細胞に異常をきたし，表皮内で異常増殖を始めることによる．表皮内有棘細胞癌（squamous cell carcinoma *in situ*）ととらえられる．

病理所見

6 種類の組織型が知られている（図 22.9，表 22.3）．悪性変化は表皮に限局し，毛孔部および汗孔部は正常のままである．基本的に表皮下層基底層に異型性がみられる．真皮に日光性弾力線維症（solar elastosis）を伴う．

診断・鑑別診断

脂漏性角化症や老人性色素斑などとの鑑別が困難な場合には生検して確定診断する．

治療・予後

外科的切除．凍結療法，抗悪性腫瘍薬外用（イミキモド，フルオロウラシル，ブレオマイシン）など．一部のものは有棘細胞癌へ移行する．紅斑の増強，拡大，潰瘍形成などを認めた場

表 22.3 日光角化症の病理所見

種類	所見
以下の種類に共通	不全角化，有棘細胞の異型性，異常角化，日光性弾力線維症
肥大型（hypertrophic）	表皮肥厚と過角化が主体
萎縮型（atrophic）	基底層の萎縮，表皮突起の消失
Bowen 様型（bowenoid）	Bowen 病に類似した所見
棘融解型（acantholytic）	基底層直上の棘融解を伴う
色素型（pigmented）	メラニン顆粒の増加を伴う
苔癬型（lichenoid）	苔癬型反応が目立つ

光線口唇炎（actinic cheilitis） MEMO

紫外線曝露が関与して，口唇の乾燥や亀裂，びらんなどを生じ，年余にわたって難治性に経過する．口唇に生じた日光角化症ととらえられ，癌前駆症ということができる．

合は注意を要する．

4. Bowen病　Bowen's disease ★

Essence
- 表皮内有棘細胞癌の一つ．
- 境界明瞭な1〜10 cm程度の紅褐色〜黒褐色局面．
- 慢性砒素中毒で多発する場合がある．
- 病理組織学的に表皮全層に異型細胞を認める．個細胞角化と多核の異常角化細胞が特徴的．
- 治療は外科的切除，凍結療法など．

症状
高齢者に単発する．円形から楕円形の，境界が比較的明瞭な直径数cm程度の浸潤性局面を形成する．色調は紅褐色〜黒褐色調．扁平隆起性の局面で，表面に鱗屑や痂皮を付着し，これを剥離すると紅色のびらん面が露出する（図22.10）．ときに小結節を伴う．

病理所見
表皮内有棘細胞癌の病理像を呈する．過角化や不全角化，異常角化（個細胞角化）および多核の異常角化細胞（clumping cell）が表皮内に認められ，これら異型細胞が表皮全層にわたって増殖している点が特徴的である（図22.11）．

病因
単発性のBowen病では病因は不明であることが多い．露出部に生じるBowen病は紫外線やヒト乳頭腫ウイルスが関与す

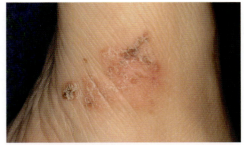
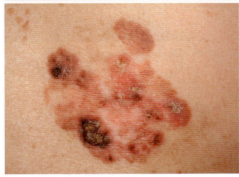

図22.10① Bowen病（Bowen's disease）

Queyrat紅色肥厚症（erythroplasia of Queyrat）
陰茎に生じ，紅色で独特なビロード状局面を呈するBowen病をQueyrat紅色肥厚症と呼ぶ（左図）．同様の病変は女性外陰部や口腔内にも生じる（右図）．有棘細胞癌に移行しやすい．

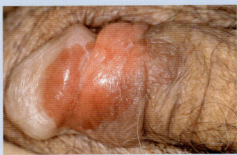
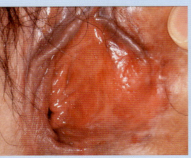

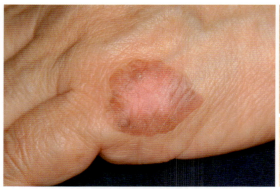 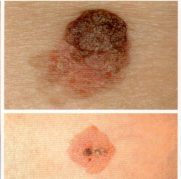 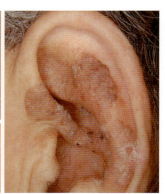

図 22.10② Bowen 病（Bowen's disease）

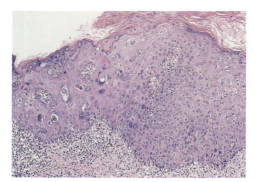

図 22.11　Bowen 病の病理組織像
個細胞角化および多核の異常角化細胞（clumping cell）が表皮全層に認められる．

る．多発性の Bowen 病で砒素摂取との関連性が高い．よって診断には摂取既往の聴取，育った国，環境（慢性農薬中毒，汚染井戸水の使用，集団砒素中毒など）が重要となる．日本では砒素を含む農薬は禁止されているが，普通に使われている国も存在する．

慢性湿疹，乾癬，日光角化症，乳房外 Paget 病，表在型基底細胞癌などと鑑別する．生検によって確定診断する．

治療

外科的切除が第一選択．そのほか，抗悪性腫瘍薬外用（フルオロウラシルおよびブレオマイシン），凍結療法．

予後

放置すると基底膜を破り，有棘細胞癌に移行することがある．このように進行したものを Bowen 癌という．

5. 白板症　leukoplakia ★

定義

粘膜や皮膚粘膜移行部に発生した白色斑ないし局面．WHO では「臨床的，組織学的に他のいかなる疾患（扁平苔癬やカンジダ症など）にも特徴づけられない，白色調の斑ないし局面」と定義されている．しかしながら皮膚科領域では，他疾患によるものも含めて臨床的に白板症と呼ぶことが多い．本症のなかには有棘細胞癌に移行するものがあるため，前癌病変として重要である．

症状

50 歳代以上の男性に多く，喫煙者に好発する．口腔や口唇

砒素角化症（arsenical keratosis） 　MEMO

慢性砒素中毒症の皮膚病変の一つであり，手掌足底に鶏眼様の角化性丘疹が出現し，多発融合して疣贅状局面を形成する．体幹などでは，鱗屑を伴う紅斑が生じることがある．浸潤癌としての有棘細胞癌に移行することや，基底細胞癌も合併することがある．そのほか，慢性砒素中毒症に関連する皮膚病変として，（多発性）Bowen 病や砒素黒皮症（雨滴状に色素増強と色素脱失をみる）がある．また，その他の化学物質から誘発される前癌状態として，機械油角化症やコールタール角化症などがある．

（口腔）毛状白板症（(oral) hairy leukoplakia） 　MEMO

口腔内，とくに両側舌縁に毛状の白色局面を認める．EB ウイルスによる一種の日和見感染であり，HIV 陽性例が多い．

に最も多く，舌，乳頭，外陰部粘膜（亀頭，腟，肛囲など）にも生じる．境界明瞭で軽度の浸潤を伴う局面であることが多く，種々の形態をとる（表面平滑，角化性，疣贅状，乳頭状，びらんなど，図22.12）．紅色肥厚性の病変は悪性化の可能性が高い（erythroleukoplakia）．

病因・診断・鑑別診断

タバコなどの慢性刺激によって細胞の異形成が生じ，白色病変を形成すると考えられている．臨床的に白色局面をつくる疾患として，扁平苔癬，円板状エリテマトーデス，梅毒，カンジダ症，外傷，白色海綿状母斑，GVHDなどが鑑別診断としてあげられる．これらの鑑別のために生検は必須である．

病理所見

過角化があり，表皮は肥厚する．角化細胞に種々の程度の異型性や異常角化を認める．

治療

外科的切除，抗悪性腫瘍薬外用，レーザー療法，凍結療法などを行う．禁煙を徹底する．

6. ケラトアカントーマ　keratoacanthoma　★

Essence
- 顔面や手背に突然単発し，急速に発育して噴火口型のドーム状結節を形成する．
- 数か月の経過にて自然消退する．
- 病理組織学的には有棘細胞癌に酷似するため，有棘細胞癌との鑑別を要する．一般的に切除生検する．

症状

90％以上は顔面に生じ，中年以降の男性に好発，ほとんどの例で単発性である．若年者の症例では，色素性乾皮症を背景に多発することが多い．

小さな丘疹として初発するが，数週間で急激に増大して直径1～2cm程度のドーム状ないし半球状結節を形成する（図22.13）．弾性軟～硬，色調は常色～暗紅色で境界明瞭．一定の大きさまで急速に増大した後は，中心部から角化をきたして大きな角栓を入れ，噴火口状の外観をとる（keratin-filled crater）．数か月のうちに自然消退，後に瘢痕を残す．

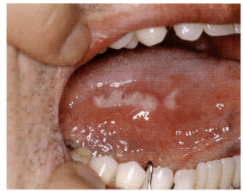
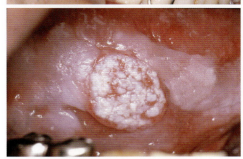
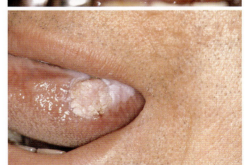

図22.12　白板症（leukoplakia）

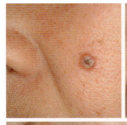
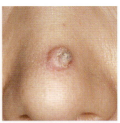
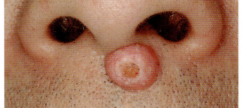

図22.13①　ケラトアカントーマ（keratoacanthoma）

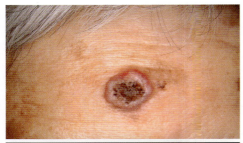
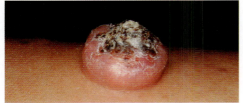

図 22.13② ケラトアカントーマ（keratoacanthoma）
噴火口状のドーム状結節が特徴．

病因

長年の紫外線曝露，ヒト乳頭腫ウイルス感染，喫煙，タール，外傷などが関与すると考えられる．BRAF阻害薬によって多発することがある（p.486 MEMO参照）．

病理所見

腫瘍の中央部では著しい過角化がみられ，これをカップ状に包むように辺縁部に有棘細胞が増殖する（図22.14）．有棘細胞は明るい好酸性胞体を有し，異型性をもち有棘細胞癌に類似する．腫瘍細胞は真皮に浸潤しているようにみえることが多く，腫瘍下にはリンパ球や好中球の浸潤がみられる．本症を有棘細胞癌の特殊型と考える説と，偽癌（pseudocarcinoma）と考える説の両方がある．

鑑別診断

有棘細胞癌との鑑別を要する（表22.4）．有棘細胞癌は腫瘍辺縁と正常組織との境界が不明瞭であり，形態も非対称性で浸潤傾向が強い．また，発育速度は有棘細胞癌のほうがはるかに遅い．基底細胞癌や伝染性軟属腫との鑑別も要する．

治療

診断には病巣の全体的構築の把握が重要であり，可能であれば全摘（切除生検）するほうがよい．部分生検で病理組織学的な診断がつけば，経過観察により自然消退を待つこともある（図22.15）．放射線照射，ステロイド，ブレオマイシンの外用もしくは局注，レチノイド内服，凍結療法なども行われる．

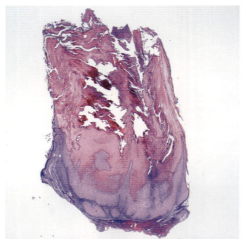
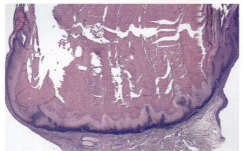

図 22.14 ケラトアカントーマの病理組織像
腫瘍の中央部には著明な過角化がみられ，これをカップ状に包むように辺縁部に有棘細胞が増殖する．

表 22.4 ケラトアカントーマと有棘細胞癌の臨床症状からの識別

	ケラトアカントーマ	有棘細胞癌
発生部位	主に顔面（90%以上）	先行病変の存在部位
形状	噴火口状	びらん，カリフラワー状など
大きさ	直径1〜2cmがピーク	緩徐に拡大
多発性	多くは単発，ときに多発	ほとんど単発
発育	週単位で拡大	月〜年単位で拡大
自然退縮	する	しない
リンパ節浸潤	しない	する

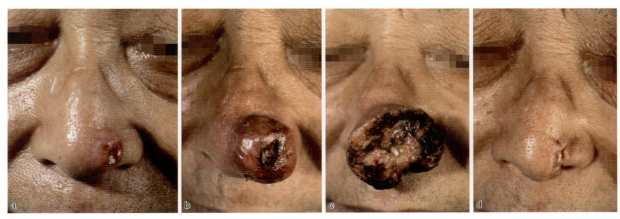

図 22.15 ケラトアカントーマ（keratoacanthoma）の自然歴（発症から自然消退まで）
a：初発時，直径~cm大の半球状隆起性腫瘍として初発．b：徐々に増大．c：さらに増大し中央部が自潰．d：無治療でわずかの瘢痕を残して治癒．

B. 脂腺系腫瘍　sebaceous gland tumors

脂腺癌　sebaceous carcinoma

脂腺由来の皮膚癌で，主に眼瞼脂腺（Meibom 腺）に由来し，上眼瞼に好発する橙黄色調の結節として観察される（図 22.16）．病理組織学的には腫瘍細胞巣内に澄明な胞体の異型脂腺細胞を認める．Muir-Torre 症候群は良性・悪性の脂腺系腫瘍を多発し，内臓悪性腫瘍を伴う常染色体優性遺伝疾患であり，MSH2 などの遺伝子修復関連遺伝子の変異が関与している．

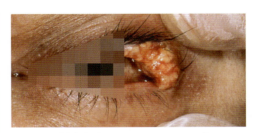

図 22.16 脂腺癌（sebaceous carcinoma）
眼瞼脂腺（Meibom 腺）から生じたもの．

C. 毛包系腫瘍　follicular tumors

まれではあるが，毛包を構成する各種細胞由来の悪性腫瘍として，外毛根鞘癌（trichilemmal carcinoma），悪性増殖性外毛根鞘性嚢腫（malignant proliferating trichilemmal cyst），悪性毛母腫（malignant pilomatricoma）などがある．

D. 汗腺系腫瘍　sweat gland tumors

1. 乳房 Paget 病　mammary Paget's disease ★

Essence
● 乳頭部を中心に，浸潤を触れる湿疹に類似した紅斑や，びら

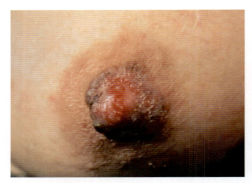

図 22.17 乳房 Paget 病(mammary Paget's disease)
乳頭部の浸潤性紅斑が認められる．基本的には乳癌として対処すべきである．

- んを形成．
- 中高年女性に発生する，乳管の開口部に発生した乳管上皮由来の表皮内癌．基本的には乳癌である．
- 通常，腫瘍を形成しない．
- 瘙痒がなくステロイド外用に反応しない点で湿疹と鑑別する．
- 治療は乳癌に準じる．

症状

乳頭を中心に，境界明瞭な紅斑，びらん，あるいは湿潤や痂皮を伴う局面を認め，年単位で徐々に乳輪や周囲皮膚に拡大する（図 22.17）．病変部はやや硬く浸潤を触れる．中年女性に好発し，通常片側性である．両側性や男性の発症はきわめてまれ．全乳癌の1～4%を占め，進行すると乳房内に腫瘤を触れるようになり，所属リンパ節転移（主に腋窩リンパ節）をきたす．

病因・病理所見

皮膚近傍の乳管上皮細胞に由来する癌（intraductal carcinoma）と考えられている．大型で淡明な Paget 細胞が表皮に認められ，乳管および腺内にもみられる．臨床的に皮膚病変が軽微であっても，広範囲の乳管や乳腺に Paget 細胞が浸潤していることがある．免疫染色で CK7 陽性，CEA 陽性を示す．

鑑別診断

慢性湿疹，体部白癬，基底細胞癌などと鑑別する．とくに乳房に生じた難治性の湿疹病変で通常の外用療法に反応しない場合に本症を疑う．

治療

乳癌の治療に準じる．

2. 乳房外 Paget 病
extramammary Paget's disease；EMPD ★

Essence

- 高齢者に多い．乳房 Paget 病に類似した，湿疹様の紅斑，びらんを呈する．
- アポクリン腺由来の表皮内癌と考えられており，外陰部や肛門部，腋窩に好発．
- 進行して基底膜を破壊したものを乳房外 Paget 癌と呼ぶ．

皮膚の悪性腫瘍／D. 汗腺系腫瘍　457

症状

　高齢者に好発する．乳房 Paget 病に類似した鮮紅色の浸潤性局面が出現する（図22.18）．大部分が外陰部に生じ，肛囲や会陰，腋窩，臍囲にも生じうる．二次性に湿疹・皮膚炎やカンジダ症をきたし，境界不明瞭な病変を形成して瘙痒を伴うことがある．病変は徐々に拡大し，ときに周辺にメラニンが沈着する．進行して基底膜を破壊し，病変部に小腫瘤を触れるようになったものを乳房外 Paget 癌と呼ぶ（図22.19）．進行例では所属リンパ節転移も認め，予後不良となる．

病因

　アポクリン汗器官細胞から生じた腺癌と考えられている．

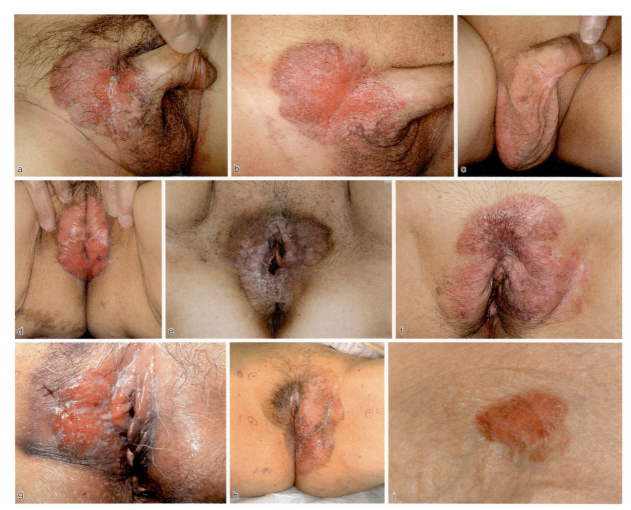

図22.18①　乳房外 Paget 病（extramammary Paget's disease）
　a, b：境界明瞭な紅斑局面．c：脱色素斑と紅斑局面の混在．d〜h：高齢女性大陰唇部に生じた例．i：腋窩に生じた例．

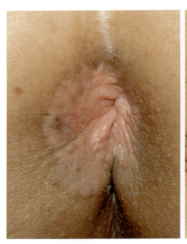

図 22.18② 乳房外 Paget 病（extramammary Paget's disease）
肛囲に生じた例.

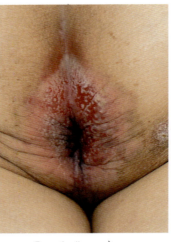

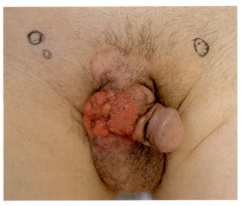

図 22.19 乳房外 Paget 癌
乳房外 Paget 病を長期間放置していた進行例. 扁平な病変が徐々に隆起し, 浸潤性の結節をつくっている. 基底膜を破壊し真皮に深く浸潤して Paget 癌となる. すでにリンパ節転移も認められる.

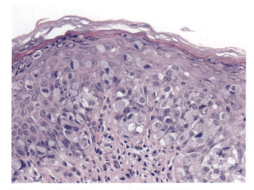

図 22.20 乳房外 Paget 病の病理組織像
大型胞体の明るい Paget 細胞が散在している.

病理所見

表皮, 導管および毛包内に, 大型の明るい胞体をもつ Paget 細胞が, 散在性ないし集簇性に認められる. 胞巣を形成することが多い（図 22.20）. PAS 染色陽性, アルシアンブルー染色陽性, CEA 陽性, GCDFP-15 陽性, CK7 陽性, CK20 陰性.

鑑別診断

湿疹・皮膚炎, カンジダ症, 股部白癬, Bowen 病, Hailey-Hailey 病, 増殖性天疱瘡などと鑑別する. また, 直腸癌や尿路系癌の皮膚浸潤において, Paget 細胞に類似した腫瘍細胞がみられることがある（Paget 現象）. 鑑別には GCDFP-15 と CK20 染色が有用であり, 上記 Paget 現象では GCDFP-15 陰性, CK20 陽性になる.

治療

病変範囲の決定のため, mapping biopsy（臨床的な病変の周囲を複数箇所パンチ生検し, 癌細胞の有無を検索する方法）や光線力学的診断（PDD, 5 章 p.87 MEMO 参照）が行われる. 広範囲切除（辺縁から 10～30 mm の健常部皮膚を含める）が原則である. 放射線療法や光線力学的療法も行われることがある.

3. エクリン汗孔癌　eccrine porocarcinoma

図 22.21 エクリン汗孔癌（eccrine porocarcinoma）
↔ a：エクリン汗孔癌（悪性）. ↔ b：エクリン汗孔腫（良性）.

エクリン汗孔腫（21 章 p.414 参照）が悪性化したものであり, 高齢者の下肢に好発する紅色局面ないし結節で, しばしば潰瘍化する（図 22.21）. 病理組織学的に, 腫瘍の一部はエクリン

汗孔腫，一部が悪性化してエクリン汗孔癌として観察されることが多い．

4. 微小囊胞性付属器癌　microcystic adnexal carcinoma；MAC

同義語：syringoid eccrine carcinoma, sclerosing sweat duct carcinoma

　中年以降の口囲に多くみられる直径1〜3cmの円板状の硬い皮内結節．汗管腫（21章 p.412）に類似した病理所見をとり，異型性は少ないが皮下など深部への浸潤傾向が強い．遠隔転移は少ない．広範囲にわたる外科的切除を行った後，病理組織学的に取り残しがないか確認する．

5. 皮膚粘液癌　mucinous carcinoma of the skin

　顔面および被髪頭部に好発する2〜3cm大の結節（図22.22）．腫瘍細胞塊は豊富なムチンで取り囲まれている（図22.23）．エクリン汗腺由来とアポクリン汗腺由来の2説がある．腫瘍細胞の核はやや異型となる．粘液産生性内臓悪性腫瘍の皮膚転移との鑑別が重要である．再発しやすいため，切除後は長期のフォローが望ましい．

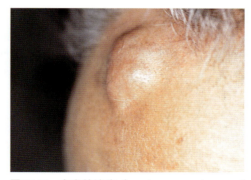

図 22.22　皮膚粘液癌（mucinous carcinoma of the skin）

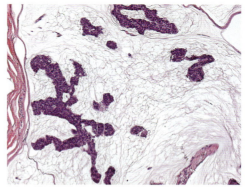

図 22.23　皮膚粘液癌の病理組織像

E. 神経系腫瘍　nervous system tumors

1. Merkel 細胞癌（メルケル）　Merkel cell carcinoma　★

Essence
- 表皮に存在する Merkel 細胞（触覚受容細胞と考えられている）由来の皮膚癌．
- 高齢者の頭頸部，四肢に紅色のドーム状腫瘤を形成し，悪性度が高い．
- 治療は広範囲切除，放射線療法，化学療法．

症状
　高齢女性の頭頸部に好発し，直径1〜3cm，淡紅色〜紫紅色の硬いドーム状結節を認める（図22.24）．自覚症状は通常ない．

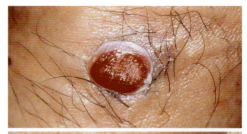

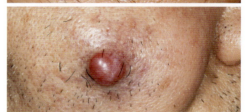

図 22.24　Merkel 細胞癌（Merkel cell carcinoma）

small round blue cell tumors の鑑別

Merkel 細胞癌を含む，類円形で小型の核をもつ悪性腫瘍は HE 標本では鑑別が困難であり，small round blue cell tumors と呼ばれる．主な疾患と鑑別点を示す．

	CK20	CK7	TTF1	NSE	S100	CD45	CD99
Merkel 細胞癌	＋（核近傍，点状）	－	－	＋	－	－	まれに細胞質
肺小細胞癌	－	＋	＋	＋	－	－	まれに細胞質
悪性黒色腫	－	－	－	＋	＋	－	－
悪性リンパ腫	－	－	－	－	－	＋	－
Ewing 肉腫	－	－	－	＋	－	－	＋（細胞膜）

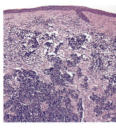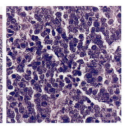

図 22.25　Merkel 細胞癌の病理組織像

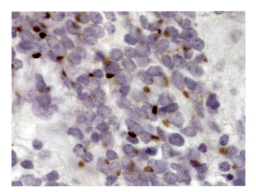

図 22.26　Merkel 細胞癌の免疫染色像
CK20 染色．細胞核の近傍に点状に染まる．

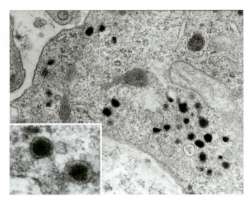

図 22.27　Merkel 細胞癌の電子顕微鏡像（枠内は有芯顆粒の拡大像）

病理所見

　細胞質が少なく，類円形の核をもつ小型細胞が密な索状配列を示す（図 22.25）．免疫組織学的には，神経特異的エノラーゼ（NSE）陽性，クロモグラニン A 陽性，および CK20 が細胞質（核の近傍）に点状に染まる（図 22.26）．病変部の 60～80％ からポリオーマウイルス（Merkel cell polyomavirus）が検出され，発症に関与していると考えられている．電子顕微鏡で，Merkel 細胞を思わせる有芯顆粒（dense-core granule）を認める（図 22.27）．

診断・鑑別診断

　臨床像と病理所見による．皮膚付属器癌や無色素性の悪性黒色腫，悪性リンパ腫などが鑑別疾患となりうる．肺小細胞癌の皮膚転移の際にも同様の所見を得るため，本症を疑った場合は肺癌の検索を要する．肺小細胞癌では通常 CK20 陰性である．

治療・予後

　転移や再発をきたしやすいため，広範囲切除を行い，必要に応じてリンパ節郭清を加える．放射線療法や化学療法も有効である．まれに自然消退例の報告もある．進行・転移例では抗 PD-L1 抗体の有効性が期待されている．

2. 悪性末梢神経鞘腫瘍
malignant peripheral nerve sheath tumor；MPNST

　Schwann（シュワン）細胞由来の悪性腫瘍．神経線維腫症 1 型（20 章 p.391 参照）で出現することがある．広範囲切除や四肢切断，化学療法などが行われるが，予後不良である．

皮膚の悪性腫瘍／F. 間葉系腫瘍　461

F. 間葉系腫瘍　mesenchymal tumors

　間葉系腫瘍（軟部腫瘍）は，その由来や分化方向から①線維芽細胞や筋線維芽細胞由来，②脂肪細胞由来，③筋組織由来，④血管内皮細胞由来，⑤分化方向が不定なもの，⑥未分化なものなどに大別される．また間葉系腫瘍では良性・悪性のほかに，中間群（intermediate）と呼ばれる生物学的挙動をとる腫瘍があり，転移しないが局所再発傾向が強いものや，まれに他臓器転移するものが含まれる．本章では悪性腫瘍と中間群腫瘍を取り上げる．

a. 線維芽細胞・筋線維芽細胞系腫瘍　fibroblastic/myofibroblastic tumors

1. 隆起性皮膚線維肉腫　dermatofibrosarcoma protuberans；DFSP ★

　成年男子の体幹に好発する，線維組織球由来と推定される中間群（上記参照）腫瘍．皮内および皮下の硬結として初発し，半球状〜茸状の腫瘍を生じる（図22.28）．暗赤褐色で硬く，びらんや痂皮を伴うことも多い．進行は緩徐．病理組織学的には，腫瘍細胞および線維が渦を巻くように配列するのが特徴的で，花むしろ様配列（storiform pattern）と表現される（図22.29）．核分裂像や異型性は乏しい．また，腫瘍細胞は血液凝固第XIIIa因子陰性，CD34陽性．*COL1A1-PDGFB*融合遺伝子を大部分の症例で認める．転移をきたすことはまれ（10％以下）であるが，容易に局所再発するので広範囲切除を要する．

　特に色素産生の強いものをBednar腫瘍という．また，一部に線維肉腫様の病理所見〔魚の背骨様（herringbone）パターン〕を伴うものは，遠隔転移しやすいため注意が必要である．

2. 孤立性線維性腫瘍　solitary fibrous tumor

同義語：血管外皮細胞腫（hemangiopericytoma）

　弾性硬の比較的境界明瞭な結節が体幹や顔面などに生じる，中間群の腫瘍．病理組織学的には膠原線維の増加する領域と，紡錘形細胞が方向性なく（patternless）増生する領域が観察される．CD34, CD99, Bcl-2陽性．*NAB2-STAT6*融合遺伝子が大部分の例でみられる（p.465 MEMO参照）．

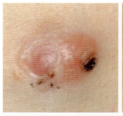
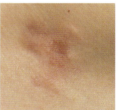
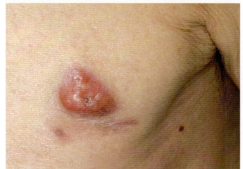
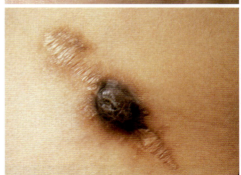

図22.28　隆起性皮膚線維肉腫（dermatofibrosarcoma protuberans）

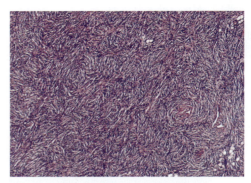

図22.29　隆起性皮膚線維肉腫の病理組織像
花むしろ様配列（storiform pattern）．

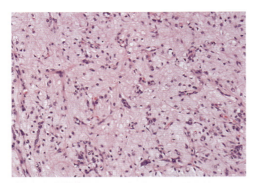

図 22.30　脂肪肉腫（粘液型）の病理組織像
大小不同の核をもつ脂肪芽細胞様の腫瘍細胞（細胞質に脂肪滴をもち白く抜ける）がみえる.

b. 脂肪組織系腫瘍　adipocytic tumors

脂肪肉腫　liposarcoma

脂肪細胞への分化を示す間葉系腫瘍．深在性の境界不明瞭な大型の腫瘤で自覚症状に乏しい．WHO 分類では高分化型，脱分化型，粘液型，多形型などに分けられている．病理組織学的には核異型を伴う脂肪芽細胞（lipoblast）の増生がみられる（図 22.30）．高分化型は予後が良いため，異型脂肪腫様腫瘍（atypical lipomatous tumor）とも呼ばれ中間群に属する．治療は化学療法および広範囲切除術を行う．

c. 筋組織系腫瘍　tumors of the muscular cells

まれな腫瘍ではあるが，筋組織系の悪性腫瘍として，平滑筋肉腫（leiomyosarcoma）や横紋筋肉腫（rhabdomyosarcoma）などがあり，ともに予後不良の疾患である．前者は高齢者の四肢などに生じ，平滑筋への分化傾向を伴う異型性の強い紡錘形細胞がみられる．後者は乳幼児の頭頸部（胎児型）や若年者の四肢（胞巣型），高齢者（多形型）などにみられる．

d. 脈管系腫瘍　vascular tumors

1. 血管肉腫（脈管肉腫）　angiosarcoma ★

同義語：悪性脈管内皮細胞腫（malignant angioendothelioma）

Essence
- 高齢者の頭部，顔面に好発，不明瞭な暗赤紫紅斑と血疱，易出血性隆起局面を形成.
- 血管あるいはリンパ管（脈管）内皮細胞の増殖による悪性腫瘍.
- 血行性に肺に転移しやすく，予後不良.

症状
わずかな外傷が誘因になることもあるが，小さな紫斑から初発し，しだいに拡大して暗紅色かつ浮腫性の局面を呈する（図 22.31）．局面は易出血性であり，容易にびらんや痂皮を生じ，湿潤性の潰瘍を形成する．さらに進行すると結節を形成し，肺，胸膜，肝臓，リンパ節などへ転移，血・気胸をきたして死亡す

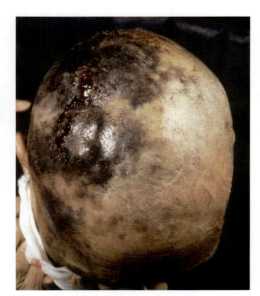

図 22.31①　血管肉腫（angiosarcoma）
一部潰瘍を認める.

皮膚の悪性腫瘍／F. 間葉系腫瘍　　463

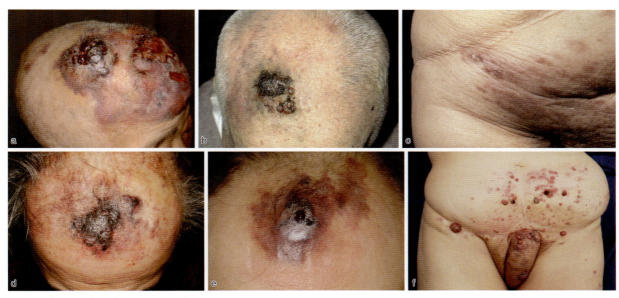

図 22.31② 血管肉腫（angiosarcoma）
a，b，d，e：暗赤紫紅斑と隆起性局面．c，f：リンパ浮腫上に生じた血管肉腫．

ることが多い．
　長期間のリンパ浮腫を背景として生じることがあり，これをStewart-Treves 症候群という．乳房切除術（腋窩リンパ節郭清）後の上肢リンパ浮腫に伴って生じることが多い．また，放射線療法後に本症を生じることがまれにある．

病理所見

　異型性の顕著な腫瘍細胞が，管腔構造を形成しつつ増殖する（図 22.32）．免疫染色では，UEA-I，CD31，CD34，血液凝固第Ⅷ因子関連抗原（von Willebrand 因子）が陽性の場合が多い．

診断・鑑別診断

　皮下血腫，悪性黒色腫，悪性リンパ腫などが鑑別診断となる．本症を疑った場合は生検を行い確定診断する．診断時にはすでに進行している場合が多いため，全身状態を把握する各種検査を行う．他臓器，とくに肺転移が予後に影響するため，胸部 X 線写真，胸腹部 CT および MRI，核医学検査などを行う．

治療・予後

　早期の単発病変であれば広範囲切除も考慮されるが，局所再発をきたしやすいため第一選択にはならない．放射線療法や化学療法（タキサン系抗悪性腫瘍薬など）の組み合わせが行われる．遺伝子組換え IL-2 製剤の点滴静注，局所注射ないし動脈注射が併用されることもある．5 年生存率は 12 〜 33％ である．

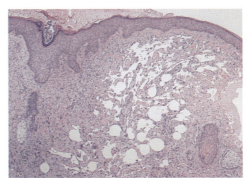
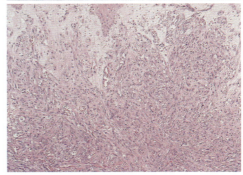

図 22.32　血管肉腫の病理組織像

2. Kaposi 肉腫　Kaposi's sarcoma　★

Essence
- 高齢者の下腿や免疫不全状態の患者に好発．
- 内皮細胞の増殖および脈管増生が特徴的．浮腫から始まって硬性の結節を形成し，強い疼痛や易出血性を呈する．
- リンパ節や内臓に同様の病変を形成し，内臓出血をきたして死亡する例も多い．
- HHV-8 が発症に関与している．
- 治療は放射線療法と化学療法が中心．

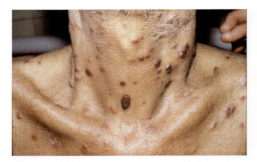

図 22.33　Kaposi 肉腫（Kaposi's sarcoma）
AIDS 患者に多発した例．

症状

四肢，とりわけ足に好発し，次第に中枢側へ及ぶ．patch stage（丘疹），plaque stage（隆起性局面），nodular stage（結節）の順に進行する．皮膚や粘膜に，紫褐色の斑ないし血管腫様丘疹が多発し（図 22.33），急速に拡大，隆起性局面さらには硬い結節を形成する．

皮疹自体にはそれほどの疼痛はないが，リンパ浮腫をきたすと強い疼痛が起こる．進行例ではリンパ節，消化器，肝，肺，骨に浸潤し，各臓器症状をきたす．

分類・病因

本症はヒトヘルペスウイルス 8 型（HHV-8）感染により血管内皮細胞が悪性化することで発症する．基礎疾患や地理的要因から，古典型（東ヨーロッパやユダヤ人の高齢者に発症），地方病型（若年者に好発するアフリカの風土病），医原病型（臓器移植などでの免疫抑制薬による），AIDS 関連型（流行型）に大別される．AIDS 関連型は急速に進行するが，他の型では緩徐に進行する．日本では AIDS 患者の約 5 ％に発症するとされる．

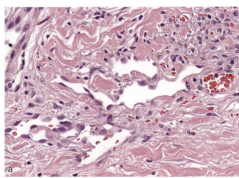
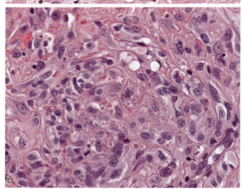

図 22.34　Kaposi 肉腫の病理組織像
a：patch stage．不整形な血管腔がみられ，核異型は軽度．b：nodular stage．異型内皮細胞が増殖し，細胞質内に好酸性の封入体を入れる．

病理所見

初期では非特異的な毛細血管の増加のみである．patch stage では不整形な血管腔が増生し，出血や軽度の細胞異型を伴う．plaque stage になると既存の血管周囲に紡錘形細胞が著しく増殖し，血管肉腫に類似した所見となる．nodular stage では腫瘍細胞が束状に増殖しており，細胞間に多数の裂隙を形成して内部に赤血球を入れる（図 22.34）．

治療

放射線療法および抗悪性腫瘍薬投与が主体．限局性病変の場合は外科的切除も行う．AIDS 関連型では抗 HIV 治療（ART，

23章 p.513 参照）が有効．医原病型では，免疫抑制薬の減量，中止により改善する．

3. 紡錘細胞血管内皮腫　spindle-cell hemangioendothelioma

若年者の四肢末梢部に好発する青色調の皮下腫瘤．病理組織学的には拡張した血管腔部分と紡錘形細胞の増殖する部分で構成されている様子が認められる．局所で多発するが転移はなく，中間群に属する．

e. 分化不定腫瘍　tumors of uncertain differentiation

1. 異型線維黄色腫　atypical fibroxanthoma

高齢者の日光曝露部に好発する硬い結節で，潰瘍化することもある．真皮～皮下に，紡錘形ないし組織球様細胞が増殖し，巨細胞や核分裂像も多くみられる．転移は少なく中間群に属する．

2. 類上皮肉腫　epithelioid sarcoma

まれな悪性腫瘍．四肢末端部に好発し，進行は比較的緩徐．皮内または皮下結節として発症し徐々に増大，拡大する（図22.35）．病理組織学的に好酸性の胞体に富む上皮様細胞が，シート状ないし柵状に増殖する．中心部は壊死することが多い．環状肉芽腫やリウマトイド結節との鑑別を要する．本症の腫瘍細胞は免疫組織学的にケラチン陽性．治療は広範切除を基本とするが，リンパ節転移を起こしやすく生命予後は不良．

3. 滑膜肉腫　synovial sarcoma

若年成人の四肢の大関節，とくに膝関節周囲に好発する軟部腫瘍で疼痛を伴う．まれに皮下や筋膜下にみられる．腫瘍細胞に染色体相互転座 t(X;18)(p11.2;q11.2)(SYT-SSX 融合遺伝子）を認めることが特徴である．経過は緩徐だが，転移を生じて予後不良となるため，広範囲切除，化学療法と長期の経過観察が原則である．

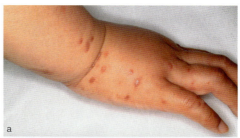
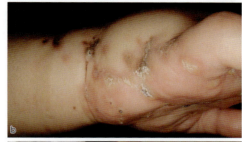
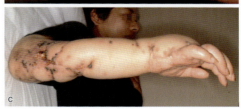

図22.35 類上皮肉腫（epithelioid sarcoma）の経過
a：1cm 大までの結節として初発．b, c：徐々に数が増し，浸潤性に腫瘍が増大している．

融合遺伝子と皮膚腫瘍　MEMO

近年，悪性腫瘍でさまざまなパターンの融合遺伝子（染色体相互転座）が報告され，診断の手がかりとなっている．皮膚腫瘍でみられる主なものを示す．

疾患名	掲載頁	融合遺伝子
隆起性皮膚線維肉腫	p.461	COL1A1-PDGFB
孤立性線維性腫瘍	p.461	NAB2-STAT6
脂肪肉腫	p.462	TLS-CHOP
滑膜肉腫	p.465	SYT-SSX
Ewing 肉腫		EWS-FLI1
胞巣型横紋筋肉腫	p.462	PAX3-FOXO1A
血管肉腫	p.462	NUP160-SLC43A3
淡明細胞肉腫		EWS-ATF1

f. 未分化・未分類肉腫
undifferentiated/unclassified sarcomas

未分化多形細胞肉腫
undifferentiated pleomorphic sarcoma ★

成人の四肢近位筋および後腹膜に好発する．皮下の無痛性，分葉状で多結節性の腫瘤である（図 22.36）．病理組織学的には，異型性の強い線維芽細胞様細胞と，組織球に類似した細胞からなり，巨細胞や炎症性細胞浸潤を混じて多様な像を呈する．以前に悪性線維性組織球腫（malignant fibrous histiocytoma；MFH）と呼ばれていたもののうち，未分化なものが本症にあたる．

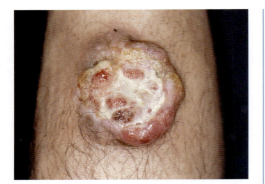

図 22.36　未分化多形細胞肉腫（undifferentiated pleomorphic sarcoma）

G. 癌の皮膚転移　metastatic carcinoma of the skin

内臓悪性腫瘍が連続性，血行性またはリンパ行性に皮膚に転移してきたもの．原発巣としては乳腺，肺，結腸，子宮，卵巣などがあり，原発癌の末期に生じる皮膚転移である．皮内およ

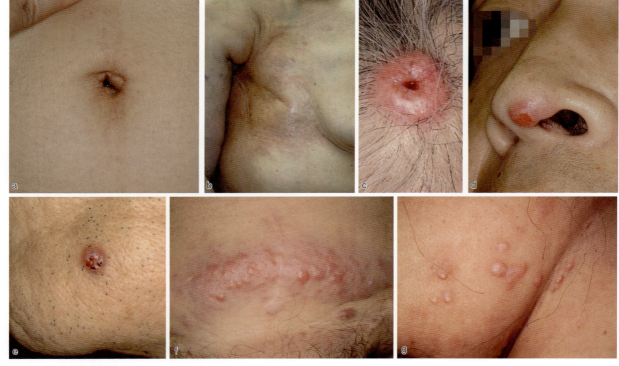

図 22.37　癌の皮膚転移（metastatic carcinoma of the skin）

び皮下に自覚症状を欠く結節を多数生じることが多い（図22.37）．特殊な臨床型として，以下のようなものが存在する．

丹毒様癌（carcinoma erysipelatodes）：癌性リンパ管炎を伴い，丹毒のように急速に発赤，浸潤を触れる．

腫瘍性脱毛（alopecia neoplastica）：被髪頭皮へ腫瘍細胞が転移，局所性脱毛．

Sister Mary Joseph 結節（Sister Mary Joseph nodule）：消化器癌（結腸癌，膵癌など）が臍部に転移して結節をつくったもの（図22.37a）．

原発巣が末期状態であることが多いため，予後は不良であり数か月で死に至ることが多い．

悪性リンパ腫および類縁疾患　malignant lymphoma and other hematopoietic tumors

概念

悪性リンパ腫（malignant lymphoma）はリンパ球系細胞由来の悪性腫瘍である．皮膚の悪性リンパ腫〔皮膚リンパ腫（cutaneous lymphoma）〕は非Hodgkinリンパ腫の一つで，診断時に皮膚以外の臓器で腫瘍細胞を認めない原発性皮膚リンパ腫（primary cutaneous lymphoma）と，他部位に原発病変があり，

表22.5　皮膚リンパ腫の主な病型

皮膚T細胞・NK細胞リンパ腫（cutaneous T-cell lymphoma；CTCL／NK-cell lymphoma）
菌状息肉症（mycosis fungoides；MF）
Sézary症候群（Sézary syndrome；SS）
成人T細胞白血病/リンパ腫（adult T-cell leukemia/lymphoma；ATLL）
原発性皮膚CD30陽性リンパ増殖症（primary cutaneous CD30+ T-cell lymphoproliferative disorder）
・原発性皮膚未分化大細胞リンパ腫（primary cutaneous anaplastic large cell lymphoma）
・リンパ腫様丘疹症（lymphomatoid papulosis）
皮下脂肪織炎様T細胞リンパ腫（subcutaneous panniculitis-like T-cell lymphoma）
原発性皮膚γ/δT細胞リンパ腫（primary cutaneous γ/δ T-cell lymphoma）
原発性皮膚CD8陽性進行性表皮向性細胞傷害性T細胞リンパ腫（primary cutaneous CD8+ aggressive epidermotropic cytotoxic T-cell lymphoma）
原発性皮膚CD4陽性小・中細胞型T細胞リンパ増殖症（primary cutaneous CD4+ small/medium T-cell lymphoproliferative disorder）
原発性皮膚肢端CD8陽性T細胞リンパ腫（primary cutaneous acral CD8+ T-cell lymphoma）
節外性NK/T細胞リンパ腫，鼻型（extranodal NK/T-cell lymphoma, nasal type）
種痘様水疱症様リンパ増殖症（hydroa vacciniforme-like lymphoproliferative disorder）
末梢性T細胞リンパ腫，非特定（peripheral T-cell lymphoma, not otherwise specified）
皮膚B細胞リンパ腫（cutaneous B-cell lymphoma；CBCL）
原発性皮膚辺縁帯B細胞リンパ腫（primary cutaneous marginal zone B-cell lymphoma；PCMZL）
原発性皮膚濾胞中心リンパ腫（primary cutaneous follicle center lymphoma；PCFCL）
原発性皮膚びまん性大細胞型B細胞リンパ腫，下肢型（primary cutaneous diffuse large B-cell lymphoma, leg type）
リンパ腫様肉芽腫症（lymphomatoid granulomatosis）
EBウイルス陽性粘膜皮膚潰瘍（EBV+ mucocutaneous ulcer）
組織球・樹状細胞腫瘍（histiocytic and dendritic cell neoplasms）
Langerhans細胞組織球症（Langerhans cell histiocytosis；LCH）
芽球性形質細胞様樹状細胞腫瘍（blastic plasmacytoid dendritic cell neoplasm；BPDCN）

(Swerdlow SH et al. Blood 2016；127：2375を参考に作成)

> **MEMO**
> **可溶性 IL-2 受容体**
> **(soluble IL-2 receptor；sIL-2R)**
> IL-2 受容体は α, β, γ の 3 鎖のサブユニットから構成されているが，このうち α 鎖は活性化 T 細胞にのみ発現し，末梢血中にも流れ出る．これを sIL-2R という．sIL-2R は，T 細胞が活性化，増殖する状態で増加する．悪性リンパ腫（とくに ATLL），ウイルス感染症，膠原病などで増加する．悪性リンパ腫では病勢を反映するとされるが，経過中に感冒にかかると一時的に数値が跳ね上がるので注意する．

転移巣として皮膚病変を生じる続発性皮膚リンパ腫 (secondary cutaneous lymphoma) に大別される．以下，原発性皮膚リンパ腫を中心に述べる．

分類

皮膚は消化管や鼻咽頭についで節外性リンパ腫を生じる頻度が高い．原発性皮膚リンパ腫は WHO 分類に準じて整理されている（表 22.5）．増殖細胞の由来から，T 細胞，NK 細胞，B 細胞，組織球，樹状細胞に大別され，さらに臨床所見や表面マーカー，分化度などから分類される．日本では原発性皮膚リンパ腫の 90% が T 細胞由来（皮膚 T 細胞リンパ腫）である．

検査・診断

病型の決定には病理組織学的検討が必須である．HE 染色に加えて，各種表面マーカーや T 細胞受容体（TCR），免疫グロブリン（Ig）の発現を免疫組織学的に検討する．TCR および Ig 遺伝子再構成を検索することで腫瘍細胞の起源や単クローン性を調べる．病期決定を行うために各種画像検索（CT，PET，超音波検査，消化管検査など），末梢血検査（フローサイトメトリー，LDH，可溶性 IL-2 受容体（MEMO 参照），HTLV-1 検査，EBV 抗体価，ボレリア抗体など），骨髄穿刺（生検），リンパ節生検などを考慮する．

以下，主な疾患について概説する．

A. 皮膚 T 細胞リンパ腫　cutaneous T-cell lymphoma；CTCL

1. 菌状息肉症　mycosis fungoides；MF ★

Essence
- 最も頻度の高い皮膚 T 細胞リンパ腫．
- 数年～数十年にわたって慢性に経過．皮疹の形態により紅斑期，局面期，腫瘍期に分類される．
- 末期まで他臓器への浸潤をみない．
- 病理所見で表皮内の異常リンパ球浸潤（ポートリエ微小膿瘍）．
- 治療はステロイド外用や紫外線療法が中心．末期では化学療法など．

症状

皮疹の形態（図 22.38）により経過を 3 期に分類する．初期には湿疹・皮膚炎や乾癬に類似した皮疹が出現し，これが数年

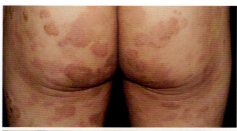
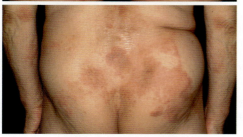

図 22.38 ① 菌状息肉症 (mycosis fungoides)
　　　　　　紅斑期．

悪性リンパ腫および類縁疾患／A．皮膚T細胞リンパ腫　469

> **MEMO**
> **菌状息肉症の亜型・類縁疾患**
> ①毛包向性菌状息肉症（folliculotropic MF）
> 　表皮よりも毛包上皮への腫瘍細胞浸潤が目立つMF．毛孔一致性の丘疹が多発融合する．通常のMFよりも進行が急速な傾向にある．
> ② Paget病様細網症〔pagetoid reticulosis（Woringer-Kolopp）〕
> 　腫瘍細胞が顕著な表皮向性を示し，Paget病（p.455）に類似した病理組織像を呈することから命名されたMFの亜型．下肢に角化を伴う紅色局面が単発する．
> ③毛包性ムチン沈着症（follicular mucinosis）
> 　脱毛性局面を生じ，病理組織学的に毛包の変性とムチン沈着を認める．MFの合併例がある．17章p.321参照．
> ④肉芽腫様弛緩皮膚（granulomatous slack skin）
> 　大きな局面を形成し，皮膚が弛緩して垂れ下がる．病理組織学的に巨細胞を伴うMFの亜型．
> ⑤局面状類乾癬（parapsoriasis en plaque）→ 15章p.291参照．

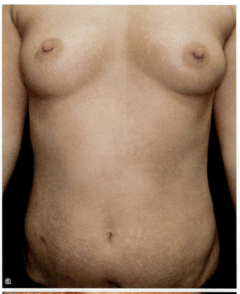

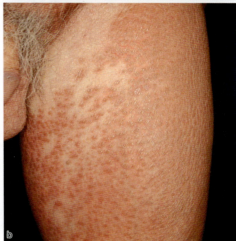

図22.38②　菌状息肉症（mycosis fungoides）
a：紅斑期．b：毛包向性を示す（folliculotropic MF）．

〜10年以上続く（紅斑期）．続いて浸潤を触れる扁平に隆起した皮疹を呈するようになり（局面期），さらに数年後には腫瘍を形成してリンパ節転移や他臓器への浸潤をきたすようになる（腫瘍期）．

①紅斑期〔erythematous stage（斑状期：patch stage）〕

体幹や四肢に，さまざまな形状と大きさをもつ紅斑が多発，軽度の落屑を伴う．軽い瘙痒を伴うことがあり，一見，脂漏性皮膚炎や乾癬，Gibertばら色粃糠疹などと区別がつかない．ステロイド外用薬に反応することもあるが，一般的には皮疹は増悪と軽快を繰り返しながら数年〜数十年かけて拡大する．進行に伴って皮膚萎縮や色素沈着（多形皮膚萎縮）をきたすことも多い．局面状類乾癬（15章p.291参照）は本症への移行が多くみられ，紅斑期の一種と考えられている．

②局面期〔plaque stage（扁平浸潤期：infiltrative stage）〕

紅色ないし紅褐色で，扁平に隆起し浸潤を触知する．環状や馬蹄状などの形態をとり，鱗屑を伴うことが多い．これが増悪と軽快を繰り返しつつ，数年かけて次の病期へ移行する．

③腫瘍期（tumor stage）

直径1cm以上で紅色〜暗赤色の結節や腫瘤が出現．当初は表面平滑であるが，しだいにびらん，潰瘍化する．腫瘍期に至ると進行は速くなり，リンパ節や肝臓，脾臓，肺などへの浸潤をみる〔内臓浸潤期（stage of visceral dissemination）〕．白血化することはまれ．免疫能低下による感染症や内臓病変により，多くは1〜2年で死の転帰をとる．

病理所見

紅斑期：真皮浅層にリンパ球浸潤を認め，海綿状態を伴わない表皮内へのリンパ球浸潤（表皮向性）や，一部では異常リンパ球を認める．

局面期：真皮上層に，かなり密な帯状の細胞浸潤を認める．浸

22章 皮膚の悪性腫瘍

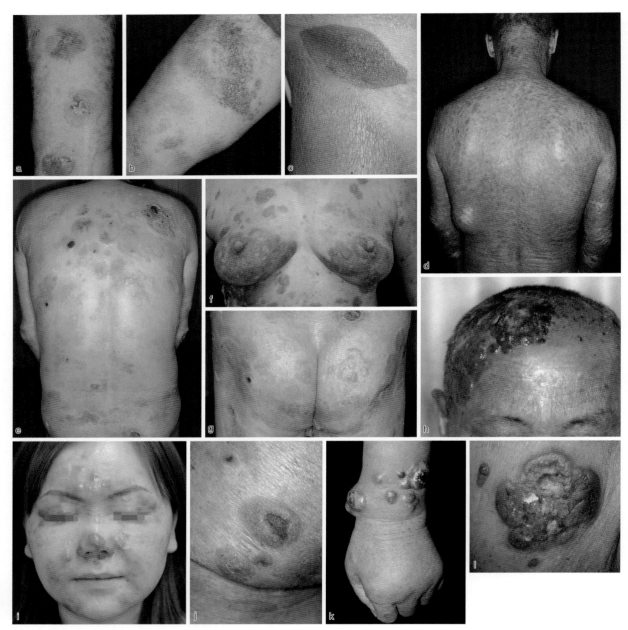

図22.38 ③ 菌状息肉症（mycosis fungoides）
a～c：局面期．d～l：腫瘍期．浸潤の強い潰瘍を形成する．

潤リンパ球のなかには，核の形状が深くくびれた大型の異型細胞もみられる．表皮向性も顕著になり，ポートリエ微小膿瘍（Pautrier's microabscess, 図22.39）と呼ばれる巣状の表皮内リンパ球浸潤が多数みられる．

腫瘍期：表皮向性は軽度で，真皮全層および皮下組織まで異常リンパ球が浸潤する．

浸潤する腫瘍細胞はCD4$^+$ T細胞の表面マーカーを有する

> **MEMO**
>
> **遺伝子再構成解析**
> **（gene rearrangement analysis；GRA）**
> リンパ球は非自己の認識のために，分化途中で T 細胞受容体（TCR）遺伝子や免疫グロブリン（Ig）遺伝子の再構成を行い，抗原認識の多様性を獲得している．リンパ球が単クローン性（モノクローナル）に無限増殖する悪性リンパ腫では，TCR/Ig 遺伝子の再構成パターンも 1 種類となることが多い．よって，TCR/Ig 領域の遺伝子を制限酵素で切り出し，サザンブロット法を用いて泳動すると，悪性リンパ腫（モノクローナル）では単一のバンドが観察されるが，良性反応性疾患（ポリクローナル）では DNA 断片が分散されて特定のバンドは観察されない．これにより，組織や血液などの良性・悪性を判断する手がかりを得ることができる．
> T 細胞リンパ腫においては大半が αβ リンパ球由来なので，TCR 遺伝子のうち β 鎖（Cβ 領域）が主に検索される．T 細胞の分化過程においては γ 鎖が先に再構成されるため，大部分の T 細胞リンパ腫で Jγ 領域の再構成も陽性となる．B 細胞リンパ腫では重鎖 J 領域（IgH-JH）の再構成が主に検索される．サザンブロット法での再構成検出においては比較的大量の組織（0.25～0.5 g 以上）が必要であるため，PCR 法を用いた検出も行われる．扁平苔癬や偽リンパ腫でも，一部の単クローン増殖を検出して再構成が陽性になることがあり注意を要する．

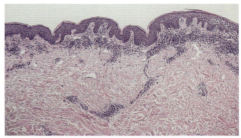
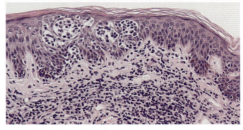

図 22.39　菌状息肉症の病理組織像
紅斑期から局面期に相当する組織像．異型を伴うリンパ球が表皮内に侵入し，ポートリエ微小膿瘍（Pautrier's microabscess）を形成する．

（CD3$^+$，CD4$^+$，CD5$^-$，CD20$^-$）．正常 T 細胞で発現する CD7 や CD26 は，陰性になることが多い．経過中に CD30 が陽性になり，核が大型化することがある（large cell transformation）．

診断・鑑別診断

末期になるまで，血液や生化学的検査などでの異常所見はほとんどない．診断は臨床および病理所見による．早期では特徴的な所見が得られにくいため，疑わしい症例に関しては皮膚生検を繰り返すこともある．組織の遺伝子再構成解析が有用である．鑑別を要する疾患は，湿疹・皮膚炎（アトピー性皮膚炎など），乾癬，類乾癬，成人 T 細胞白血病／リンパ腫などである．

治療

TNMB 分類（**表 22.6**）を決定し，治療法を考慮する．局面期までの病変には PUVA や narrow band UVB などの光線療法で，ある程度の進行を抑制する．ステロイド外用やインターフェロン γ 投与，レチノイド内服（エトレチナート，ベキサロテン）も行われる．腫瘍期などの進行例に対しては，電子線照射や化学療法（ボリノスタット，エトポシド，メトトレキサートや CHOP 療法など）を行う．最近は抗 CCR4 抗体，抗 CD30 抗体や同種造血幹細胞移植なども報告されている．

2. Sézary 症候群　Sézary syndrome；SS　★

Essence

- 原発性皮膚 T 細胞リンパ腫の一種．

表 22.6 菌状息肉症・Sézary 症候群の病期分類（ISCL／EORTC, 2007）

T：皮膚病変の性質と範囲
- T1：体表面積の 10％未満
  - T1a（斑のみ），T1b（局面を伴う）
- T2：体表面積の 10％以上
  - T2a（斑のみ），T2b（局面を伴う）
- T3：1個以上の腫瘤形成（直径 1 cm 以上）
- T4：紅皮症（体表面積の 80％以上）

N：リンパ節
- N0：臨床的に異常リンパ節なし #
- N1：臨床的に異常リンパ節あり．組織学的に NCI LN0-2 *
  - N1a（クローン性増殖なし），N1b（クローン性増殖あり）
- N2：臨床的に異常リンパ節あり．組織学的に NCI LN3 *
  - N2a（クローン性増殖なし），N2b（クローン性増殖あり）
- N3：臨床的に異常リンパ節あり．組織学的に NCI LN4 *
- Nx：臨床的に異常リンパ節あるが，組織学的確認なし

M：内臓
- M0：内臓病変なし
- M1：内臓病変あり（組織学的に確認）

B：血液
- B0：末梢血リンパ球のうち，異常リンパ球の数が 5％以下
  - B0a（クローン性増殖なし），B0b（クローン性増殖あり）
- B1：末梢血リンパ球のうち，異常リンパ球の数が 5％を超えるが，B2 を満たさない
  - B1a（クローン性増殖なし），B1b（クローン性増殖あり）
- B2：Sézary 細胞（クローン性増殖あり）が 1000 個/μL 以上

	T	N	M	B
ⅠA	1	0	0	0,1
ⅠB	2	0	0	0,1
ⅡA	1〜2	1,2	0	0,1
ⅡB	3	0〜2	0	0,1
ⅢA	4	0〜2	0	0
ⅢB	4	0〜2	0	1
ⅣA1	1〜4	0〜2	0	2
ⅣA2	1〜4	3	0	0〜2
ⅣB	1〜4	0〜3	1	0〜2

\# 異常リンパ節：表面から触れ，なおかつ硬い，不整形，集簇，可動性不良ないし直径 1.5 cm 以上のもの

* リンパ節の NCI 分類
- NCI LN0：異常リンパ球なし
- NCI LN1：随所に孤立性異常リンパ球を認めるが，集塊はつくっていない
- NCI LN2：多数の異常リンパ球，または 3〜6 細胞の集塊
- NCI LN3：異常リンパ球が大きな集塊をつくるが，リンパ節の基本構造は保たれる
- NCI LN4：異常リンパ球または腫瘍細胞によってリンパ節構造が部分的あるいは完全に消失する

（Olsen E et al. Blood 2007；110：1713 を参考に作成）

- 強い瘙痒を伴う．紅皮症，表在リンパ節腫脹，末梢血中での異常リンパ球出現の 3 主徴．
- 病理所見および治療は菌状息肉症とほぼ同じ．

定義

紅皮症，表在リンパ節腫脹，末梢血中での異常リンパ球出現の 3 主徴を有する原発性皮膚 T 細胞リンパ腫．現在では，**表 22.6** で示した TNMB 分類において T4, B2 を満たすものを Sézary 症候群と診断する．

症状

50 歳以上の男性に好発．全身に落屑を伴う紅斑をびまん性に認め，紅皮症（体表面積の 80％以上）の状態を呈する（**図 22.40**）．しばしば強い瘙痒を伴う．また，表在リンパ節腫脹（画像上 1.5 cm を越える）と肝脾腫をみる．全身状態は一般に良好で発熱はない．進行すると結節性の皮疹を生じ，内臓臓器へ浸潤する場合がある．

病理所見・検査所見

末梢血で白血球増加と異常リンパ球を認める．この異常リンパ球は Sézary 細胞（CD4$^+$ T 細胞の表面マーカーを有する）

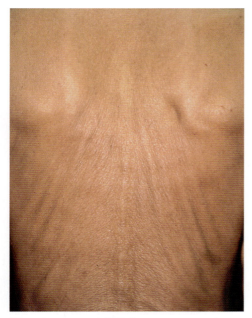

図 22.40　Sézary 症候群（Sézary syndrome）
強い瘙痒を伴う全身の潮紅．

と呼ばれ，菌状息肉症で観察される細胞と同様の，切れ込みの深い核を有する．紅皮症の皮疹部では，真皮上層に帯状または血管周囲性のリンパ球浸潤，さらにSézary細胞も認める．表皮にポートリエ微小膿瘍をみる場合もある（図22.39参照）．

3. 成人T細胞白血病/リンパ腫
adult T-cell leukemia / lymphoma；ATLL ★

Essence
- ヒトT細胞白血病ウイルス1型（human T-cell leukemia virus type-1；HTLV-1）による造血器悪性腫瘍．
- 紅褐色で半球状に隆起した硬い腫瘤が多発．そのほか，紅皮症や落屑を伴う隆起局面など多彩な皮膚症状を呈する．
- 血清抗HTLV-1抗体陽性，特徴的な末梢血中のflower cellの出現．

症状
経過により，くすぶり型，慢性型，リンパ腫型，急性型，急性転化型などに分類される．皮膚症状は全ATLLの約60％でみられ，きわめて多彩な臨床像をとる．直径数mm～10cmに達する大小さまざまの，紅褐色で半球状に隆起した硬い腫瘤が多発する．また，落屑を伴う紅褐色の浸潤性隆起局面や紅皮症を伴うこともある（図22.41）．このような腫瘍細胞の浸潤による特異的な皮疹（特異疹）のほか，免疫能低下による非特異的な皮疹も出現する．カンジダ症や帯状疱疹などの各種感染症，蕁麻疹，後天性魚鱗癬，掌蹠角化，湿疹性病変などが出現する．さらに進行すると細胞性免疫が低下し，真菌やウイルスなどによる日和見感染をきたす．全身症状としてリンパ節腫脹，肝脾腫，発熱や倦怠感など．高カルシウム血症をきたしやすく注意を要する．

疫学
日本においては，患者出身地が九州63％，北海道・東北9％，南紀・南四国地方5％と地域性が強い．感染から発病までの潜伏期は通常40年以上である．抗HTLV-1抗体陽性者（キャリア）は約120万人存在し，年間1,000人に1人がATLLを発症する（生涯発症率は3～5％）といわれる．世界ではカリブ海沿岸やアフリカの一部に多い．

感染経路としては，母子間感染，性行為感染，血液感染が存在する．キャリアの大部分は，母乳を介した母子間感染による．成年期以降に性行為などで感染しても，ATLLを発症するこ

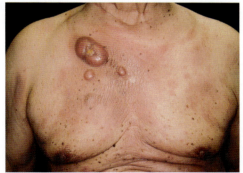
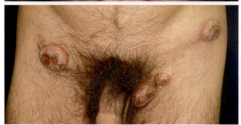

図22.41①　成人T細胞白血病/リンパ腫（adult T-cell leukemia / lymphoma）

> **MEMO**
> **皮膚型成人T細胞白血病/リンパ腫（cutaneous-type ATLL）**
> 白血病や節性リンパ腫を認めず，皮膚にのみATLLの特異疹が出現するものを，皮膚型ATLLという．くすぶり型の一つとみなされることもあるが，皮膚症状を伴うものは予後不良の傾向がある．また，紅斑丘疹を主体とするものと比較して，腫瘤や紅皮症をきたすものは予後不良である．

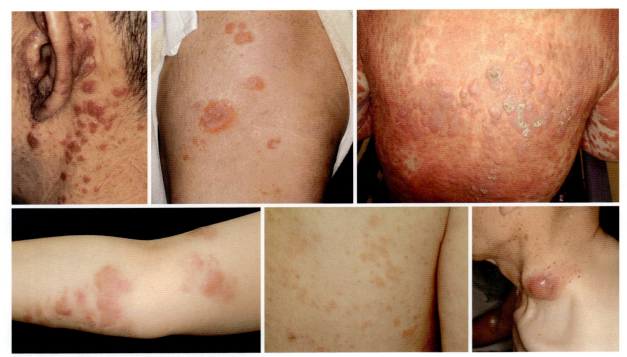

図 22.41② 成人 T 細胞白血病 / リンパ腫（adult T-cell leukemia / lymphoma）

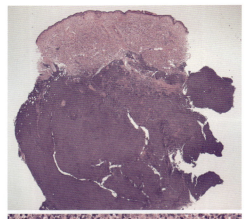

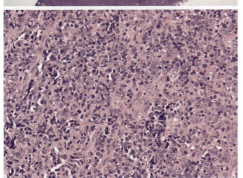

図 22.42 成人 T 細胞白血病 / リンパ腫の病理組織像

とはほとんどない．患者の多くは 40 歳以上であるが，まれに若年発症も報告されている．

病因

　HTLV-1 はレトロウイルス（RNA ウイルス）の一種で，$CD4^+$ T 細胞に感染し，逆転写酵素によってプロウイルス DNA がつくられ，宿主 DNA に組み込まれる．組み込まれる部位などの種々の要素を背景として，単クローン性の増殖を引き起こすとされる．HTLV-1 は通常体内でウイルス粒子として検出されず，血液，母乳や精液中の感染 T 細胞が侵入することで，感染が成立する．

検査所見・診断

　血清抗 HTLV-1 抗体が陽性を示す．末梢血や皮膚組織などからサザンブロット法を行い，HTLV-1 プロウイルス DNA の単クローン性の組込みを証明する．病型によっては，白血球著増（1 万〜数十万/μL），異常リンパ球出現〔花弁状腫瘍細胞（flower cell），図 22.42〕，LDH 上昇，可溶性 IL-2 受容体上昇，血清カルシウム上昇を認める．これらの変化の程度により病型を分類する（表 22.7）．

表 22.7　成人 T 細胞白血病／リンパ腫の病型とその特徴

		くすぶり型	慢性型	リンパ腫型	急性型
抗 HTLV-1 抗体		＋	＋	＋	＋
リンパ球数（×10^9/L）		＜ 4	≧ 4^a	＜ 4	＊
異常 T 細胞		≧ 5％	$+^b$	≦ 1％	$+^b$
花弁状 T 細胞		しばしば	しばしば	なし	＋
LDH		≦ 1.5N	≦ 2N	＊	＊
補正 Ca 値（mg/dL）		＜ 11	＜ 11	＊	＊
リンパ節浸潤		なし	＊	＋	＊
腫瘍病変	皮膚	＊＊	＊	＊	＊
	肺	＊＊	＊	＊	＊
	肝臓	なし	＊	＊	＊
	脾臓	なし	＊	＊	＊
	中枢神経	なし	なし	＊	＊
	骨	なし	なし	＊	＊
	腹水	なし	なし	＊	＊
	胸水	なし	なし	＊	＊
	消化管	なし	なし	＊	＊

N：正常値上限，＊：診断には必要なし，＊＊：末梢血異常 T 細胞が 5％以下の場合に診断根拠として必要．
a：T 細胞が 3.5×10^9/L 以上，b：異常 T 細胞が 5％以下の場合，組織学診断が必要．
〔Shimoyama M. Br J Haematol 1991；79：428／Shimoyama M et al. J Clin Oncol 1988；6：1088／飯塚　一ら編．NEW 皮膚科学．南江堂；1997 から一部引用〕

治療・予後

臨床症状を呈しない慢性型とくすぶり型に対しては，急性転化に注意しつつ経過を観察する．急性型やリンパ腫型，急性転化型に対しては多剤併用化学療法（LSG15 など）を行う．再発例や難治例では抗 CCR4 抗体のモガムリズマブ（mogamulizumab）が用いられる．造血幹細胞移植を行うこともある．高カルシウム血症に対して輸液やカルシトニン投与などを行う．

4. 原発性皮膚未分化大細胞リンパ腫
primary cutaneous anaplastic large cell lymphoma

$CD30^+$ リンパ球の浸潤による皮膚 T 細胞リンパ腫．多くは単発性の結節や丘疹で，潰瘍化を伴うことが多い（図 22.43）．病理組織学的には大型の異型細胞が浸潤し，Hodgkin リンパ腫に類似した所見をとる．抗 CD30 抗体（Ki-1 抗体）が腫瘍細胞の 75％以上に反応する．$CD30^+$ リンパ球が浸潤していても，菌状息肉症など他の皮膚リンパ腫が，前駆あるいは現在の症状としてみられる場合は本症と診断しない．一般的に予後は良好であり，放射線療法や外科的切除が行われる．難治例では抗 CD30 抗体（ブレンツキシマブ　ベドチン）も用いられる．

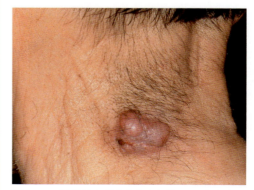

図 22.43　原発性皮膚未分化大細胞リンパ腫（primary cutaneous anaplastic large cell lymphoma）

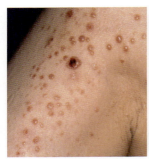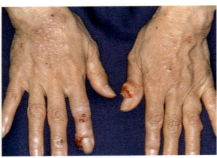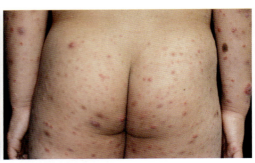

図 22.44　リンパ腫様丘疹症 (lymphomatoid papulosis)

5. リンパ腫様丘疹症　lymphomatoid papulosis

　直径数 mm ～ 1 cm までの鱗屑を伴う紅褐色丘疹が体幹や四肢に出現し，中心に壊死や痂皮を伴うこともある．個疹は 2 ～ 3 週間で軽度の瘢痕，色素沈着を残して自然退縮するが，年余にわたって繰り返し，新旧の皮疹が混在する（図 22.44）．病理組織学的に CD30 陽性の大型異型細胞に加え，赤血球漏出，好酸球浸潤などを認める．未分化大細胞型リンパ腫と同一スペクトラムにあると考えられる．臨床的には良性疾患に近く，自然消退しない際にはステロイド外用，PUVA 療法を行う．

6. 節外性 NK/T 細胞リンパ腫，鼻型（はながた）　extranodal NK/T-cell lymphoma, nasal type

　主に NK 細胞の増殖による悪性リンパ腫．NK/T 細胞リンパ腫の大部分は鼻咽頭領域に生じ，転移巣として皮膚病変を形成する（続発性皮膚リンパ腫）が，皮膚原発のものもある．いずれも EB ウイルスの関連が示唆される．体幹や四肢に，潰瘍を形成しやすい局面や皮下結節を生じる（図 22.45），眼瞼および顔面や口唇の腫脹，口唇アフタ，凍瘡様皮疹などをみることもある．

7. 種痘様水疱症様リンパ増殖症　hydroa vacciniforme-like lymphoproliferative disorder

　光線過敏症の一種である種痘様水疱症（13 章 p.234 参照）では，大部分の症例で EB ウイルス感染と NK/T 細胞の増加

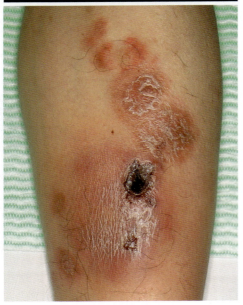

図 22.45　節外性 NK/T 細胞リンパ腫 (extranodal NK/T-cell lymphoma)

MEMO

血管免疫芽球性 T 細胞リンパ腫（angioimmunoblastic T-cell lymphoma）
高齢者に好発する節性リンパ腫の一種で，リンパ節腫大，肝脾腫，発熱などに加え，多くの例で浮腫性の丘疹や紅斑（非特異疹）が多発する．

悪性リンパ腫および類縁疾患／B. 皮膚 B 細胞リンパ腫　477

がみられる．重症型では悪性リンパ腫に近い挙動をとり，種痘様水疱症様リンパ増殖症と呼ばれる．中心臍窩や壊死を伴う丘疹や水疱が日光露光部である手背や頰部に生じ，眼瞼や口唇，顔面に浮腫がみられる．

8. 皮下脂肪織炎様 T 細胞リンパ腫
subcutaneous panniculitis-like T-cell lymphoma；SPTCL

結節性紅斑に類似した脂肪織炎様の臨床像を呈する（図22.46）．従来，予後不良な Weber-Christian 病や細胞貪食組織球性脂肪織炎（cytophagic histiocytic panniculitis）と診断されていたものは，本症に含まれる可能性が高い．腫瘍細胞は $CD8^+$ 細胞傷害性 T 細胞由来であり，皮下で脂肪細胞を取り囲むように浸潤する（rimming）．また，核破砕物を貪食したマクロファージ（bean-bag cell）を認める．血球貪食症候群を生じると予後不良となる．

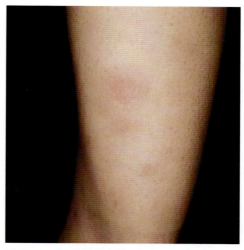

図 22.46　皮下脂肪織炎様 T 細胞リンパ腫（subcutaneous panniculitis-like T-cell lymphoma）
結節性紅斑類似の圧痛を伴う紅斑と脂肪織炎を認める．病理組織学的にはリンパ腫の像を呈している．

B. 皮膚 B 細胞リンパ腫　cutaneous B-cell lymphoma；CBCL

皮膚に生じる B 細胞リンパ腫の大部分は，節性リンパ腫の皮膚転移（続発性皮膚 B 細胞リンパ腫）である．一方，診断時に皮膚のみに病変が限局したものを，原発性皮膚 B 細胞リンパ腫（primary cutaneous B-cell lymphoma；PCBCL）という．紅色から紫紅色の局面，結節ないし腫瘤が限局性に生じる．多発性の丘疹や結節，湿潤性紅斑がみられる場合もある．潰瘍化することは少ない．表皮は正常で，表皮直下にリンパ球浸潤の乏しい層（Grenz zone）をみる．真皮を中心にびまん性のリ

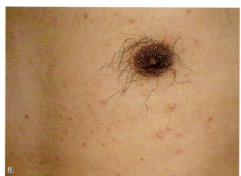

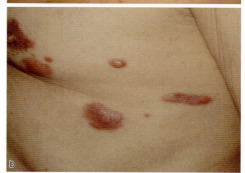

図 22.47①　原発性皮膚辺縁帯 B 細胞リンパ腫（primary cutaneous marginal zone B-cell lymphoma）

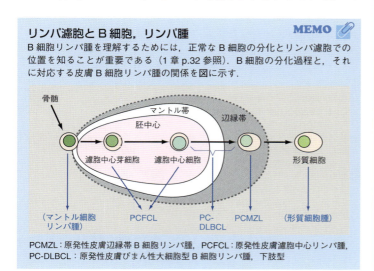

リンパ濾胞と B 細胞，リンパ腫　MEMO
B 細胞リンパ腫を理解するためには，正常な B 細胞の分化とリンパ濾胞での位置を知ることが重要である（1 章 p.32 参照）．B 細胞の分化過程と，それに対応する皮膚 B 細胞リンパ腫の関係を図に示す．

PCMZL：原発性皮膚辺縁帯 B 細胞リンパ腫，PCFCL：原発性皮膚濾胞中心リンパ腫，PC-DLBCL：原発性皮膚びまん性大細胞型 B 細胞リンパ腫，下肢型

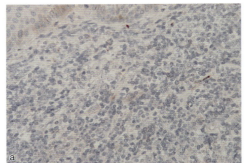
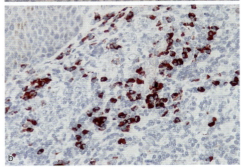

図 22.47②　原発性皮膚辺縁帯 B 細胞リンパ腫
a：図 22.47①b 症例の IgGλ 鎖染色陰性像．b：図 22.47①b 症例の IgGκ 鎖染色陽性像．

表 22.8　主な皮膚 B 細胞リンパ腫の表面マーカー

	CD79a	CD20	CD5	CD10	Bcl-2	Bcl-6	MUM-1/IRF4
PCMZL	+	+	−	−	+	−	−
PCFCL	+	+	−	−/+	−	+	−
節性濾胞性リンパ腫	+	+	−	+	+	+	−
マントル細胞リンパ腫	+	+	+	−	+	−	−
PC-DLBCL	+	+	−	−/+	+	+	+
節性DLBCL	+	+	−/+	−/+	+	+	+/−

PCMZL：原発性皮膚辺縁帯 B 細胞リンパ腫，PCFCL：原発性皮膚濾胞中心リンパ腫，PC-DLBCL：原発性皮膚びまん性大細胞型 B 細胞リンパ腫，下肢型

ンパ球浸潤を認め，深部ほど浸潤が強い傾向にある（bottom-heavy appearance）．B 細胞の特異抗原として PAX5，CD79a，CD20 を発現し，T 細胞の表面抗原は検出されない（**表 22.8**）．免疫グロブリン遺伝子の単クローン性が顕著となるため，遺伝子再構成解析も確定診断に役立つ．治療は放射線療法や外科的切除が主体であるが，多発した場合は化学療法やリツキシマブ投与なども行われる．

1. 原発性皮膚辺縁帯 B 細胞リンパ腫
primary cutaneous marginal zone B-cell lymphoma；PCMZL

　表面平滑な紅色調の結節・局面として出現し，頭頸部に好発する（**図 22.47**）．辺縁帯を形成する中〜小型の成熟 B 細胞や形質細胞様細胞が腫瘍を構成する．Bcl-2 陽性であり，CD5，CD10，Bcl-6 は陰性．IgGκ/λ で染色すると片方に偏る（軽鎖制限，正常では κ：λ ≒ 2：1）．5 年生存率はほぼ 100％ である．WHO 分類では，節外性辺縁帯リンパ腫（MALT リンパ腫）（extranodal marginal zone lymphoma of mucosa-associated lymphoid tissue）のなかにまとめられている．

血管内大細胞型 B 細胞性リンパ腫（intravascular large B-cell lymphoma）

節外性 B 細胞リンパ腫の一種で，腫瘤をつくらず血管内で腫瘍細胞が増殖する．不明熱の原因の一つとなる．中枢神経症状をきたすものと，血球貪食症候群により汎血球減少をきたすものに大別され，日本では後者が多い．診断には，皮疹のない部分を含めた複数箇所からのランダム皮膚生検（random skin biopsy）が有用である（図）．

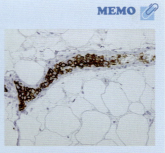

皮下脂肪組織の小血管内に CD20 陽性の大型異常リンパ球が充満している．

> **MEMO**
> **メトトレキサート関連リンパ増殖性疾患**
> （methotrexate-related lymphoproliferative disorder）
> リウマチ治療薬であるメトトレキサートの副作用としてB細胞リンパ腫を生じてくることがある．免疫抑制状態を背景として，主にEBウイルスが活性化することで発症する．皮膚に結節などを形成することがある．血中EBV-DNAと組織EEER検出が診断に有用．メトトレキサートの中止により速やかに消退することが多い．

2. 原発性皮膚濾胞中心リンパ腫
primary cutaneous follicle center lymphoma；PCFCL ★

頭頸部や体幹に好発する．濾胞中心細胞に類似した中〜大型の細胞が増殖する（図22.48）．腫瘍細胞はBcl-6陽性，CD5陰性，Bcl-2陰性，MUM-1/IRF4陰性，Ki67＜50％．濾胞構造をとる場合ととらない場合があり，前者ではCD10陽性．5年生存率は95％と予後がよい．

3. 原発性皮膚びまん性大細胞型B細胞リンパ腫，下肢型
primary cutaneous diffuse large B-cell lymphoma, leg type；PC-DLBCL ★

高齢者の下肢に好発するが，必ずしも下肢に生じるとは限らない．大型で異型性の強い，濾胞中心芽細胞あるいは免疫芽球様細胞がびまん性に増殖する（図22.49）．Bcl-2陽性，MUM-1/IRF4陽性が重要．予後はやや不良で，5年生存率は約50％である．

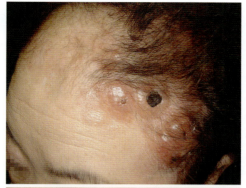
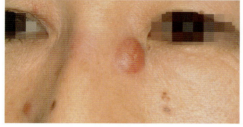

図22.48　原発性皮膚濾胞中心リンパ腫（primary cutaneous follicle center lymphoma）

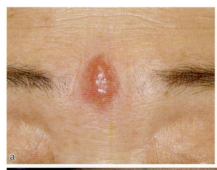
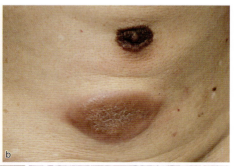
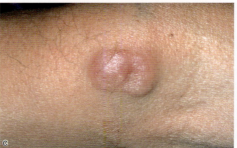
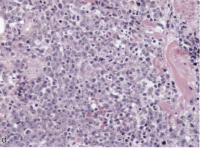

図22.49　原発性皮膚びまん性大細胞型B細胞リンパ腫，下肢型（primary cutaneous diffuse large B-cell lymphoma, leg type）a：眉間部の結節．b：胸部の腫瘤．c：肘頭の結節．d：c症例の病理所見．独特の形状をした核をもつ大きな非定型リンパ球の増殖を認める．核分裂像もみられる．

C. その他の造血系腫瘍　other hematopoietic tumors

1. Langerhans 細胞組織球症
Langerhans cell histiocytosis；LCH

同義語：組織球症 X（histiocytosis X）

　皮膚，肝，脾，骨髄，リンパ節，肺など全身臓器で，Langerhans 細胞の腫瘍性増殖をきたす疾患である．発症年齢や臨床症状から Letterer-Siwe 病，Hand-Schüller-Christian 病，好酸球性肉芽腫（eosinophilic granuloma）の3病型に分類されていたが，中間例も多く，現在は統一して LCH と呼ばれる．病変を生じる部位によって，単一臓器型と他臓器型に分類される．皮膚病変は LCH 全体の 60〜80％ でみられ，脂漏部位を中心に，湿疹に類似した紅色局面や出血性丘疹，痂皮，紫斑などを生じる（図 22.50），黄色肉芽腫（21章 p.436 参照）を思わせる皮疹を生じることもある．病理組織学的に，表皮向性を伴う大型の組織球様細胞が真皮で増殖し，CD1a（図 22.51）および S-100 が陽性．

Letterer-Siwe 病：乳児期に急激に発症する．発熱や肝脾腫，肺病変，汎血球減少などとともに，全身に出血性小丘疹が出現．頭部は脂漏性皮膚炎に類似する．化学療法や造血幹細胞移植が行われるが，予後不良．

Hand-Schüller-Christian 病：小児期に好発．頭蓋骨の溶骨性病変，眼球突出，下垂体性尿崩症を3主徴とする．皮疹は肉芽腫性変化や黄色腫様変化が主体．自然軽快することがある．

好酸球性肉芽腫：年長児〜成人に発症．頭蓋骨や脊椎の溶骨性病変が単発〜散在する．病理組織学的には組織球様細胞に加えて，好酸球の著明な浸潤がみられる．予後良好で，経過観察することもある．

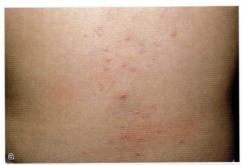
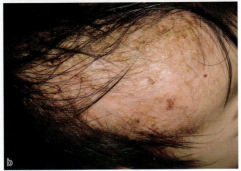

図 22.50　Langerhans 細胞組織球症（Langerhans cell histiocytosis）
a：体幹に角化を伴う紅斑局面が多発している．b：頭部に湿疹様の局面，脱毛を認める．膿疱と痂皮も伴っている．

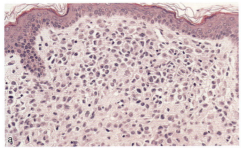
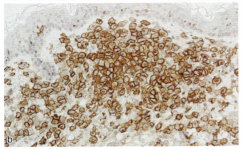

図 22.51　Langerhans 細胞組織球症の病理組織像
a：HE 染色像．真皮上層における Langerhans 細胞の著明な浸潤増殖．b：CD1a 染色像．CD1a 陽性の浸潤細胞を認める．

> **MEMO**
>
> **先天性自然治癒性組織球症（congenital self-healing histiocytosis）**
> Hashimoto-Pritzker disease ともいう．生後数週以内に，全身に多発性および散在性に直径 2 mm〜2 cm で紅色〜褐色調の丘疹や結節が生じる．Langerhans 細胞の増殖を認め，Langerhans 細胞組織球症との鑑別が問題となるが，本症の皮疹は数週から1年以内に自然消失する．

2. 芽球性形質細胞様樹状細胞腫瘍
blastic plasmacytoid dendritic cell neoplasm；BPDCN

形質細胞様樹状細胞（1章 p.35 参照）由来の造血系悪性腫瘍である．皮膚原発のことが多く，体幹に暗赤色の腫瘤を形成する（図 22.52）．急速に骨髄浸潤などをきたし予後不良である．中型のリンパ球様細胞が真皮に密に浸潤する．CD4，CD56，TdT，CD123，CD303 陽性，CD3，MPO 陰性．

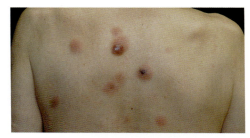

図 22.52　芽球性形質細胞様樹状細胞腫瘍（blastic plasmacytoid dendritic cell neoplasm）

3. 皮膚白血病　leukemia cutis

同義語：骨髄肉腫（myeloid sarcoma）

皮膚白血病とは白血病の腫瘍細胞が皮膚へ浸潤することによって生じる皮疹（特異疹）をいい，丘疹や結節，腫瘤，紅皮症などを生じる（図 22.53）．成人 T 細胞白血病や急性単球性白血病，あるいは慢性骨髄性白血病の急性転化で高率にみられる．また，白血病に併発するが腫瘍細胞の直接浸潤によらない皮疹を非特異疹といい，蕁麻疹や多形紅斑，結節性紅斑，痒疹，色素沈着などの形をとる．

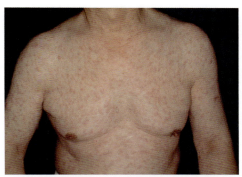

4. 多発性骨髄腫　multiple myeloma ★

骨髄における異型形質細胞の増殖疾患．皮膚症状としては，骨病変が連続性に皮膚に波及し，硬結が生じる．血行性転移による多発性結節も生じる．形質細胞の性質を反映して，腫瘍細胞は CD20 陰性，CD138 陽性．本症に伴うクリオグロブリン血症（11章 p.182 参照），アミロイドーシス（17章 p.315 参照）により紫斑などを生じることがある．

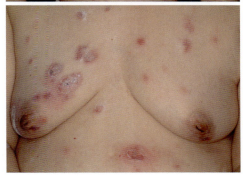

図 22.53　皮膚白血病（leukemia cutis）

悪性黒色腫（メラノーマ）　(malignant) melanoma；MM ★

Essence
- メラノサイトの悪性腫瘍．結節型，表在拡大型，末端黒子型，悪性黒子型の 4 病型に分類される．いずれも黒色で辺縁不鮮明，色調に濃淡のある病変．
- リンパ行性，血行性に転移しやすく，悪性度が高い．
- 治療は早期発見，早期外科的切除が大原則．
- 近年，免疫チェックポイント阻害薬の有効性が注目されている．

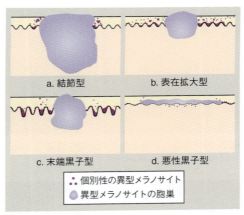

図 22.54　悪性黒色腫の病型分類（Clark 分類）

表 22.9　悪性黒色腫 4 病型の臨床的および病理所見

1. 結節型黒色腫（nodular melanoma；NM）

ドーム状〜半球状の結節状病変で，潰瘍を伴うことが多い．radial grow phase をほとんど経ずに vertical grow phase に移行するため，急速に転移などを起こす予後不良の病型．全身のあらゆる部位に発生しうる．腫瘍細胞は異型細胞が垂直方向に増殖，結節周辺への腫瘍細胞増殖はほとんど認めない．

2. 表在拡大型黒色腫（superficial spreading melanoma；SSM）

色素斑が出現し，数か月から数年をかけて斑が拡大，やがてその一部が盛り上がり vertical grow phase に移行．表皮肥厚を認め，表皮の全層にわたってあたかも大型で明るい Paget 細胞様のメラノーマ細胞をみる．

3. 末端黒子型黒色腫（acral lentiginous melanoma；ALM）

日本人に高頻度の病型であり，四肢末端や手足の爪部に好発し，荷重部に生じやすい．薄い褐色斑から初発し，数年〜十数年かけて斑が拡大，そこから結節が発生．爪病変では，爪郭部を乗り越えて黒色斑が広がること（Hutchinson 徴候）が特徴的．周辺部では表皮肥厚と表皮突起延長とが認められ，その表皮の下層部に異型メラノサイトの増殖をみる．

4. 悪性黒子型黒色腫（lentigo maligna melanoma；LMM）

黒褐色斑が初発し，それが数十年をかけてゆっくり拡大するという緩やかな経過．経過が長期であるため，初発の黒色斑が黒子とみなされることが多い．この先行する色素斑性病変のことを悪性黒子（lentigo maligna）と呼ぶ．顔面などの露光部に生じやすい．表皮突起は消失し，萎縮した表皮の基底部に異型性をもつメラノサイトを幅広く認める．真皮上層では紫外線による萎縮（日光性弾力線維症）をみる．

分類

臨床症状と病理所見により結節型，表在拡大型，末端黒子型，悪性黒子型の 4 つの病型に分類する（図 22.54，表 22.9）．実際には，上の分類のどれにも当てはまらない中間型や分類不能型が少なからず存在する．

症状

具体的な 4 病型の臨床的特徴を表 22.9 にまとめる．どの病型においても，表皮内で水平方向に腫瘍細胞が増殖するところから始まる〔水平増殖期（radial grow phase）〕．この時期は臨床的に濃褐色〜黒色の斑として認める．ある程度まで拡大すると，次第に皮膚面に対し垂直方向へ増殖を始め〔垂直増殖期（vertical grow phase）〕，斑の一部が盛り上がって黒色結節やびらん，潰瘍を形成する（図 22.54）．垂直増殖期に至ると，急激に転移の危険性が上昇する．転移は主にリンパ行性に起こり，原発巣周囲に衛星病巣（satellite lesion）を形成，所属リンパ節転移を起こし，さらには肺，骨，肝臓，脳などに遠隔転移をきたす．

通常，メラノサイトは悪性化してもメラニン産生能を有するので，多くは黒褐色病変となる．悪性黒色腫を疑わせる臨床像として ABCDE の頭文字で表される 5 つの特徴がある（ABCDE rule，表 22.10）．まれにメラニン産生に乏しいものもある〔無色素性黒色腫（amelanotic melanoma）〕．

表 22.10　悪性黒色腫を疑わせる臨床所見の特徴（ABCDE）

頭文字	特徴
A	Asymmetry（不規則形）
B	Borderline irregularity（境界不鮮明）
C	Color variegation（色調多彩）
D	Diameter enlargement〔拡大傾向（直径 6 mm 以上）〕
E	Evolution（性状の変化）

MEMO　悪性黒色腫の局所転移

衛星病巣：原発巣から半径 2 cm 以内に生じた病変．
in-transit 転移：原発巣から半径 2 cm 〜所属リンパ節に生じた皮膚・皮下病変．

悪性黒色腫 483

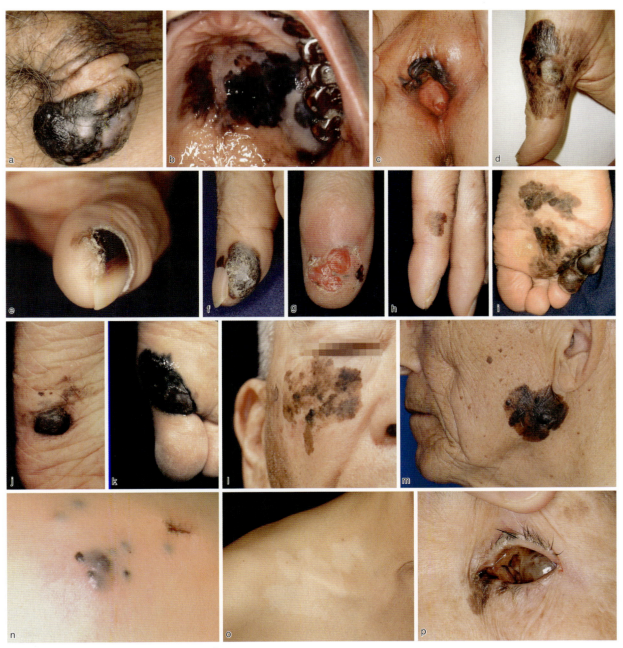

図 22.55 悪性黒色腫（malignant melanoma）
　a：結節型．b, c：表在拡大型．d～k：末端黒子型．l, m：悪性黒子型．n：悪性黒色腫の皮膚転移例．o：進行性の悪性黒色腫患者に生じた白斑．p：結膜発生例．

病因・疫学

　BRAF，*RAS*，*NF1* などさまざまな細胞増殖にかかわる遺伝子に変異をきたし，メラノサイトが悪性化して発症する．母斑細胞母斑（Clark 母斑や巨大先天性色素性母斑），青色母斑，色素性乾皮症などから生じる場合がある．外傷，紫外線，靴擦

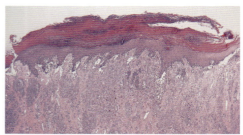
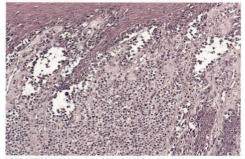
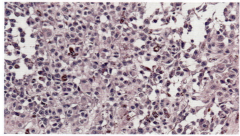

図 22.56　悪性黒色腫の病理組織像
異型メラノサイトの表皮内から真皮における増殖．臨床的に黒色調を呈するものでは腫瘍細胞内にも著明なメラニン色素を有する．

> **MEMO　センチネルリンパ節生検（sentinel lymph node biopsy）**
> 悪性腫瘍がみられた際に，生体色素（インジゴカルミンなど）や放射性同位元素を病変部に局所注射すると，それらの物質はリンパ管に流入し，所属リンパ節に一時的に蓄積する．色素や放射性同位元素の取り込みがみられたリンパ節はセンチネルリンパ節（sentinel lymph node；SLN）と呼ばれ，腫瘍細胞がリンパ行性に転移する際に最初に出会うリンパ節と考えられる．このリンパ節を選択的に生検することで，微小なリンパ節転移を発見することが可能になる．また生検で陰性であれば，侵襲の大きいリンパ節郭清を回避することも可能となり，患者のQOL向上にもつながる．悪性黒色腫などで施行されることがあり，センチネルリンパ節生検（sentinel lymph node biopsy）と呼ばれる．

れや搔破などの物理的刺激，鶏眼切除，凍瘡，熱傷瘢痕なども誘因となる．悪性黒色腫は皮膚のみならず，眼窩内や口腔，鼻粘膜など他のメラノサイトの存在する臓器にも発生する．他臓器の原発病変が皮膚に転移し，多発することがある．

発生頻度および発生部位は，人種や居住地などによって大きく変化し，紫外線の影響が示唆される．紫外線防御能の低い（＝メラニンが少ない）白人に高頻度に発生し，露光部位に生じやすい．一方，紫外線防御能の高い黒人では発症はまれで，生じたとしても多くは四肢末端部である．黄色人種である日本人は両者の中間の傾向を示す．日本では人口10万人あたり約2人（年間発症 1,500〜2,000例）と考えられているが，オーストラリアでは人口10万人あたり20人を越える．近年，悪性黒色腫は世界的に増加傾向にあり，高齢化や衣服などの生活様式の変化，オゾン層破壊などによると考えられている．

病理所見

いずれの病型でも，基本的にはさまざまな大きさの異型メラノサイトが表皮内〜真皮に増殖しており，しばしば細胞が融合して境界不明瞭な大小さまざまな胞巣を形成する（図 22.56）．各病型によって，異型細胞の浸潤形式に特徴ある相違がみられる（表 22.9）．浸潤の深さは本症の主要な予後規定因子であり，顆粒層上層から病変最深部までの距離〔Breslowの腫瘍深達度（Breslow's tumor thickness）〕が重要である．また，浸潤細胞の到達部位からレベルⅠ〜Ⅴに分けたClarkのレベル分類も存在する．

診断

腫瘍の臨床所見が最重要．黒褐色をきたす病変をみた場合，常に悪性黒色腫の可能性を考える．ダーモスコピーの所見〔parallel ridge pattern（皮丘平行パターン），atypical pigment network（非対称な色素ネットワーク）など，3章参照〕が診断に役立つ．部分生検は腫瘍の播種を招くおそれがあるため禁忌という見解もあったが，早期に拡大切除するならば基本的に問題ない．免疫組織学的にS-100陽性，HMB-45陽性，MART-1（Melan-A）陽性．

診断が確定したら，TNM分類と病期を決定する（表 22.11，22.12）．超音波検査，CT，PETなどで所属リンパ節や遠隔転移の評価をする．センチネルリンパ節生検（MEMO参照）も有用である．主に進行期では，腫瘍マーカーとして血中 5-S-cysteinyl dopa（5-S-CD）値が測定されることがある（1章 p.11 参照）．

表 22.11 皮膚悪性黒色腫の TNM 分類

T 分類	tumor thickness（mm） （小数点以下第 2 位を四捨五入）	病変の状態
pTX		測定不能（shave biopsy，自然消退を含む）
pT0	－	原発巣なし
pTis	適応しない	Melanoma in situ（表皮内にとどまる）
pT1	≦ 1.0 mm	a：潰瘍なし，かつ tumor thickness ≦ 0.8 mm b：潰瘍あり，または tumor thickness > 0.8 mm
pT2	1.1 ～ 2.0 mm	a：潰瘍なし　b：潰瘍あり
pT3	2.1 ～ 4.0 mm	a：潰瘍なし　b：潰瘍あり
pT4	> 4.0 mm	a：潰瘍なし　b：潰瘍あり
N 分類	リンパ節転移の数	リンパ節転移の量
NX	所属リンパ節評価不能	
N0	所属リンパ節転移なし	
N1	1 個のリンパ節転移	a：顕微鏡的転移 b：臨床的転移 c：所属リンパ節転移を伴わない in-transit 転移または衛星病巣
N2	2 ～ 3 個のリンパ節転移	a：顕微鏡的転移 b：臨床的転移 c：所属リンパ節転移 1 つを伴う in-transit 転移または衛星病巣
N3	4 個以上のリンパ節転移，互いに癒合したリンパ節転移，リンパ節転移 2 つ以上を伴う in-transit 転移または衛星病巣	a：顕微鏡的転移 b：臨床的転移 c：所属リンパ節転移 2 つ以上を伴う in-transit 転移または衛星病巣
M 分類	遠隔転移の部位	血清 LDH（lactate dehydrogenase）値
M0	遠隔転移なし	
M1a	遠隔の皮膚，皮下またはリンパ節転移	（0）：正常 （1）：上昇
M1b	肺転移	
M1c	その他中枢神経以外への転移	
M1d	中枢神経転移	

（TNM Classification of Malignant Tumors. 8th ed. Wiley-Blackwell；2017 を参考に作成）

鑑別診断

母斑細胞母斑，Spitz 母斑，基底細胞癌，老人性色素斑，化膿性肉芽腫，有棘細胞癌，尋常性疣贅，血管肉腫，爪下出血などとの鑑別を要する．ダーモスコピーが非常に有用である．

治療

病期が Stage ⅠB 以上であれば，IFN-β 局所注射維持療法などの術後補助療法を考慮する．再発や転移の早期発見のため，慎重な経過観察を要する．以前は DAVFeron 療法（ダカルバジン，ニムスチン，ビンクリスチン，IFN-β）がよく行われていた．

遠隔転移を伴うなど，根治切除不能な症例では手術適応は少ない．近年，免疫チェックポイントに注目した生物学的製剤や分子標的薬が開発され，生命予後の改善がみられている（MEMO 参照）．放射線療法，免疫療法などが行われることもある．

MEMO　免疫チェックポイント阻害薬

悪性腫瘍の免疫逃避機構として，PD-1/PD-L1 経路が存在する．腫瘍免疫反応が起こると腫瘍細胞は PD-L1/PD-L2 を発現し，それが T 細胞の PD-1 と結合して免疫寛容を惹起させる．抗 PD-1 モノクローナル抗体のニボルマブ（オプジーボ®）やペムブロリズマブ（キイトルーダ®）は，この経路を特異的に抑制することで，腫瘍細胞に対する排除機構を促進させる（図 6.6 参照）．
また，抗 CTLA-4 モノクローナル抗体のイピリムマブ（ヤーボイ®）も用いられる．CTLA-4 は抗原提示細胞と相互作用して T 細胞を抑制し，腫瘍免疫を不活化させる．これを阻害することで腫瘍免疫を惹起させる．海外ではイピリムマブとニボルマブの併用療法も行われる．
これらの免疫チェックポイント阻害薬は，これまで有効な治療法のなかった進行期悪性黒色腫においてきわめて画期的な薬剤であるが，免疫の賦活化による免疫関連有害事象（immune-related adverse event；irAE）として種々の自己免疫性疾患を生じうる点に注意が必要である．

表22.12 皮膚悪性黒色腫の解剖学的ステージ分類（AJCC/UICC，2018）

	臨床的ステージング*				病理学的ステージング†		
	T分類	N分類	M分類		T分類	N分類	M分類
Stage 0	pTis	N0	M0	Stage 0	pTis	N0	M0
Stage ⅠA	pT1a	N0	M0	Stage ⅠA	pT1a pT1b	N0 N0	M0 M0
Stage ⅠB	pT1b pT2a	N0 N0	M0 M0	Stage ⅠB	pT2a	N0	M0
Stage ⅡA	pT2b pT3a	N0 N0	M0 M0	Stage ⅡA	pT2b pT3a	N0 N0	M0 M0
Stage ⅡB	pT3b pT4a	N0 N0	M0 M0	Stage ⅡB	pT3b pT4a	N0 N0	M0 M0
Stage ⅡC	pT4b	N0	M0	Stage ⅡC	pT4b	N0	M0
Stage Ⅲ	any pT	N1, N2, N3	M0	Stage ⅢA	pT1a, pT1b, pT2a	N1a, N2a	M0
				Stage ⅢB	pT1a, pT1b, pT2a pT2b, pT3a T0	N1b, N1c, N2b N1, N2a, N2b N1b, N1c	M0 M0 M0
				Stage ⅢC	pT1, pT2, pT3a pT3b, pT4a pT4b T0	N2c, N3 N1, N2, N3 N1, N2 N2b, N2c, N3b, N3c	M0 M0 M0 M0
				Stage ⅢD	pT4b	N3	M0
Stage Ⅳ	any pT	any N	M1	Stage Ⅳ	any pT	any N	M1

*臨床的ステージングでは，原発巣の病理学的評価と，身体所見・画像診断での転移の評価を行う．通常は，原発巣の全切除を行い，局所リンパ節転移，遠隔転移を臨床的に評価した時点でステージングする．
†病理学的ステージングでは，原発巣の病理学的評価とともに，リンパ節の病理学的評価（センチネルリンパ節生検，あるいはリンパ節郭清の情報）をも含める．ただし，病理学的ステージングが0またはⅠAは例外で，リンパ節の病理学的評価を必要としない．

BRAF変異と悪性黒色腫 MEMO

悪性黒色腫の約30％，特に若年発症例では細胞増殖にかかわるBRAF蛋白に変異（V600E，V600K）がみられ，細胞増殖シグナルが活性化している．ベムラフェニブ（ゼルボラフ®）やダブラフェニブ（タフィンラー®）はV600変異を認識して変異BRAFを不活化する低分子薬である．有効性は高いが再発傾向があり，有棘細胞癌や角化症が誘発されることもあるため，類似経路を阻害するMEK阻害薬トラメチニブ（メキニスト®）などとの併用療法も行われている（図6.6参照）．

予後

腫瘍深達度と転移の有無が主な予後規定因子である．Stage 0〜Ⅳの5年生存率は，それぞれほぼ100％，95％，70％，50％，10％である．

23章 ウイルス感染症

Viral infections

　ウイルス（virus）はDNAないしRNAとその周囲の構造蛋白質から形成される粒子であり，細胞内への寄生がウイルスの増殖およびウイルス性疾患の発症に必須である．ウイルス性の皮膚疾患はその臨床像から大きく3種類に分類される．①角化細胞の変性を生じ，水疱を形成するもの（単純疱疹や帯状疱疹など），②角化細胞の腫瘍性変化をきたすもの（尋常性疣贅など），③アレルギー反応により全身性皮疹をきたすもの（麻疹や風疹など）．本章ではHIV感染症についても解説する．

A. 水疱を主体とするもの　viral infections whose main symptom is blistering

1. 単純ヘルペスウイルス感染症
herpes simplex virus infection

類義語：単純疱疹（herpes simplex）

Essence

- 単純ヘルペスウイルス1型（HSV-1）または2型（HSV-2）の初感染，あるいは再活性化による．
- 痛みを伴う小水疱が集簇する〔疱疹，ヘルペス（herpes）〕．
- HSV-1では口唇ヘルペス，ヘルペス性歯肉口内炎，Kaposi水痘様発疹症をきたす．
- HSV-2は性器ヘルペスをきたすが，近年はHSV-1によるものが増加傾向．
- 診断は臨床所見がきわめて重要．そのほかウイルス抗原の検出およびTzanck試験．
- 治療は抗ウイルス薬．

病因

　単純ヘルペスウイルス1型（herpes simplex virus type 1；HSV-1）ならびに単純ヘルペスウイルス2型（HSV-2）による．HSV-1は口腔や眼，生殖器に，HSV-2は主に生殖器に感染する．図23.1にHSVの感染様式を示す．初感染では，皮膚の微小外傷部ないし口腔，眼，生殖器粘膜から侵入し，知覚神経軸索を逆行して三叉神経節や腰仙髄神経節へ到達する．初感染では90％が不顕性感染に終わるが，とくに乳幼児や免疫能低下状態では強い初感染症状を現すことがある（ヘルペス性歯肉口内炎など）．症状が治まった後，ウイルスは神経節細胞の中でDNAとして存在する．HSVの特徴として，ストレスや感冒などを契機として再活性化し，軸索を順行して皮膚症状を繰り返すことがある．

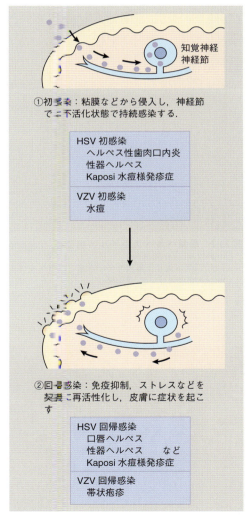

図23.1　単純ヘルペスウイルスの感染様式
HSV：単純ヘルペスウイルス．VZV：水痘帯状疱疹ウイルス．

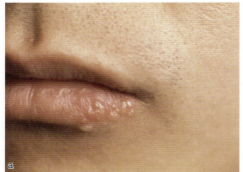
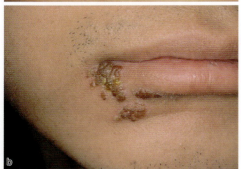
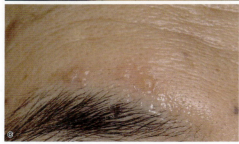

図 23.2　単純ヘルペスウイルス感染症（herpes simplex virus infection）
a, b：口角に生じた集簇性の小水疱〔口唇ヘルペス（herpes labialis）〕. c：眉毛部.

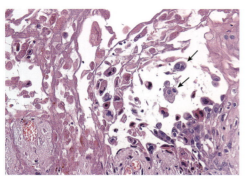

図 23.3　単純ヘルペスウイルス感染症の病理組織像
角化細胞の変性壊死. 封入体をもつ巨細胞（balloon cell，矢印）

症状

初感染の潜伏期は 2 ～ 10 日であり，初感染で症状が現れる場合は，限局性に小水疱の集簇〔ヘルペス（herpes）〕が発生する．全身のどこでも発生しうるが，口唇や陰部，手指に好発する（図 23.2）．発熱やリンパ節腫脹を伴って，粘膜に強いびらん局面を生じるもの（ヘルペス性歯肉口内炎など）や，全身に小水疱を生じることもある（Kaposi 水痘様発疹症）．再活性化によるものは，初感染時より症状が軽微であることが多い．患者によっては頻繁に再発し，精神的苦痛が大きい．

病理所見

角化細胞内でウイルス DNA の複製を繰り返すため，感染した角化細胞は球状変性や網状変性をきたす（図 23.3）．水疱内容の塗抹染色標本では，これらの変性角化細胞が封入体をもつ巨細胞（balloon cell）として観察される（Tzanck 試験）．

検査所見

Tzanck 試験で巨大な変性角化細胞を観察することが，簡便で有用である．モノクローナル抗体やイムノクロマト法によるウイルスの検出，および血清学的診断も行われる．

病型ならびに治療

重症度に応じて抗ウイルス薬（アシクロビルなど）の内服，点滴，外用を行う．再発傾向の強い性器ヘルペスでは，再発抑制に抗ウイルス薬の継続投与も有効である．

①口唇ヘルペス（herpes labialis）

成人で最もよくみられる単純疱疹の臨床型で，大部分が HSV-1 の再活性化による．成人の約 3 割で発症経験があるとされる．口唇およびその周辺（鼻孔部，頬部，眼窩部も含める）に好発する．約半数で，瘙痒や灼熱感，違和感といった前駆症状が現れる．1 ～ 2 日後には浮腫性紅斑が生じ，中心臍窩を伴う小水疱が集簇して発生，ときに融合して不規則な水疱を形成する．水疱はまもなく膿疱やびらん，痂皮を形成し，1 週間程度で治癒する．

②ヘルペス性歯肉口内炎（herpetic gingivostomatitis）

乳幼児の HSV-1 初感染で最もよくみられるが，成人例もまれではない．約 5 日間の潜伏期を経て，不機嫌，咽頭痛，高熱，所属リンパ節腫脹とともに，口腔粘膜，舌，口唇に有痛性の小水疱およびびらんが多発する（図 23.4）．通常は 3 ～ 5 日で解熱し，約 2 週間で治癒する．

③Kaposi 水痘様発疹症（Kaposi's varicelliform eruption）

ヘルペス性湿疹（eczema herpeticum）ともいう．アトピー

性皮膚炎や湿疹をもつ乳幼児に好発する．アトピー性皮膚炎の成人患者や免疫能低下状態で本症の再発を繰り返すことがある．HSV-1（ときにHSV-2）の初感染ないし再活性化による．突然の高熱と全身リンパ節腫脹をきたし，湿疹病変の上に小水疱を多発する．紅暈を伴い，融合して大きなびらんを形成する（図23.5）．膿疱，出血，細菌感染（とくにA群β溶血性レンサ球菌）を伴うことも少なくない．顔面や上半身を中心に出現するが，乳幼児では全身に生じることも多い．皮疹は通常4〜5日で痂皮を形成するが，新しい皮疹を次から次へと形成する．

④**性器ヘルペス**（genital herpes）

性行為により感染することが多く，STI（sexually transmitted infection）の一種である．思春期以降の男女に発生することが多いが，まれに乳幼児にみられることがあり，母親や看護師の手指から感染する場合もある．原因ウイルスは主にHSV-2であるが，近年HSV-1によるものも増加している．男性では亀頭や包皮，女性では陰唇，会陰部に好発し，小水疱や小潰瘍を生じて激痛を伴う．鼠径リンパ節の有痛性腫大を認めることもある．初感染では2〜4週間で自然治癒するが，まれに仙骨神経根が障害され排尿障害をきたす．とくにHSV-2感染では再発傾向が強く，数週間ごとに皮疹を繰り返す例もある．また，分娩前に性器ヘルペスを発症した場合は，子に重篤な新生児ヘルペス（neonatal herpes）をきたすことがあるため，帝王切開や早期の抗ウイルス薬投与を考慮する．

⑤**ヘルペス性瘭疽**（herpetic whitlow）

指先の微小外傷からHSV-1（ときにHSV-2）が侵入し，指に有痛性の水疱や膿疱が群生する．他部位に比較して，水疱が破れにくいのが特徴的である．指しゃぶりをする小児や，成人例では歯科医などにみられる．再発性で治癒には2〜4週間を要する．

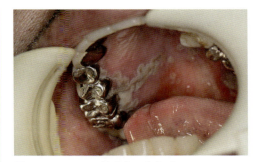
図 23.4　ヘルペス性歯肉口内炎（herpetic gingivostomatitis）

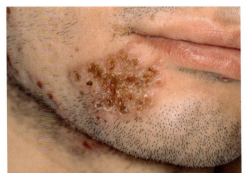
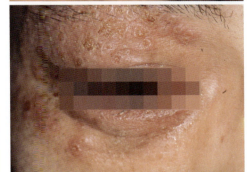
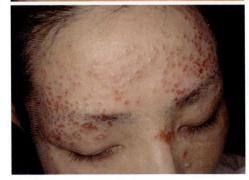
図 23.5①　Kaposi 水痘様発疹症（Kaposi's varicelliform eruption）
強い紅暈を伴い，小水疱は融合して大きなびらん面を形成する．

MEMO: HHVの慣用的な名称

ヒトヘルペスウイルスは公式名称と一般名，略称において，慣用的な使い分けがある．

公式名称	一般名	略称
human herpesvirus 1	単純ヘルペスウイルス1型	HSV-1
human herpesvirus 2	単純ヘルペスウイルス2型	HSV-2
human herpesvirus 3	水痘帯状疱疹ウイルス	VZV
human herpesvirus 4	Epstein-Barrウイルス	EBV
human herpesvirus 5	サイトメガロウイルス	CMV
human herpesvirus 6	ヒトヘルペスウイルス6	HHV-6
human herpesvirus 7	ヒトヘルペスウイルス7	HHV-7
human herpesvirus 8	ヒトヘルペスウイルス8	HHV-8

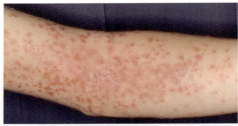
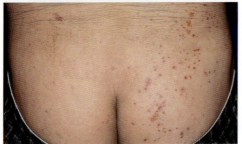

図 23.5② Kaposi 水痘様発疹症 (Kaposi's varicelliform eruption)

2. 水痘　varicella, chickenpox　★

Essence
- いわゆる "水疱瘡". 小児に好発.
- 水痘帯状疱疹ウイルス（VZV）の初感染による. きわめて感染性が強い.
- 発熱と同時に全身に紅斑性丘疹が出現. 個疹は水疱, 膿疱, 痂皮化して治癒するが, 次々に新しい皮疹が出現し, 新旧の皮疹が混在する. 7〜10日で治癒する.
- 治療は抗ウイルス薬ならびに対症療法. 小児に対するアスピリンは禁忌.

症状

潜伏期は2〜3週間ほどで, 発熱（37〜38℃）や全身倦怠感とともに, 全身に紅斑性丘疹が出現する. 一見, 虫刺症に類似した紅暈を伴う小水疱を生じるが, 頭皮にも水疱を生じることが特徴的である. 水疱は口腔粘膜や眼瞼結膜などにも形成される. 個々の皮疹は瘙痒を伴い, 数日の経過で紅斑→丘疹→水疱→膿疱→痂皮と進行する. 次々に新しい皮疹が発生するため, 新旧の皮疹が混在する（図23.6）. 全経過は7〜10日で, 瘢痕を残さず治癒する（図23.7）が, 搔破や二次感染を起こした皮疹は瘢痕となる.

合併症として, 二次性の細菌感染（伝染性膿痂疹, 蜂窩織炎など), 肺炎, 脳炎（高熱や頭痛など髄膜刺激症状), 一側性の高音障害型感音性難聴（Ramsay Hunt症候群の一部ともいわれる), Reye症候群（脳症と脂肪肝の合併）などがある.

病因・疫学

水痘帯状疱疹ウイルス（varicella zoster virus；VZV）の初感染による. 空気感染や接触感染により上気道に侵入したウイルスは, 所属リンパ節で増殖し第1次ウイルス血症を起こす. さらに肝臓や脾臓で増殖し, 第2次ウイルス血症をきたして皮

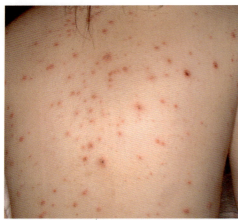
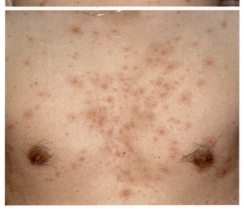

図 23.6① 水痘（varicella, chickenpox）成人発症例.

> **MEMO**
> **空気感染と飛沫感染**
> **空気感染（飛沫核感染）**：飛沫として空気中に飛散した病原体が, 空気中で水分が蒸発して直径5μm以下の軽い飛沫核となってもなお病原性を保つものは, 単体で長時間浮遊し, 約1m以上の長距離を移動する. 呼吸により粒子を吸い込むことにより感染する. ほこりと一緒に病原体を吸い込む場合もある. 麻疹, 水痘, 結核が代表的.
> **飛沫感染**：咳やくしゃみなどによって飛散する病原体が他人の粘膜に付着することで感染が成立する. ウイルスを含む粒子の直径は5μm以上と大きく重いため, 1m未満しか到達しない. インフルエンザ, 風疹や細菌性肺炎などが代表的.

A. 水疱を主体とするもの　491

膚に到達，水疱を形成する．不顕性感染は約5％とされる．乳幼児〜学童前半期に好発，9歳で抗体保有率は95％に達する．近年では初感染年齢が上昇し，成人の水痘も増加傾向にある．成人例では脳炎や肺炎を合併しやすく，重症化しやすい．

検査所見・診断

早期診断にはTzanck試験が有用であり，感染角化細胞がballoon cellとしてみられる（図23.8）．水疱内容のモノクローナル抗体による蛍光抗体法や，血清抗体価の測定も行われる．

治療

重症化を避けるために抗ウイルス薬を内服することも多い．小児では対症療法を行い，瘙痒に対しては抗ヒスタミン薬内服，皮疹に対してはワセリンや抗菌薬含有軟膏の外用．小児科では石炭酸亜鉛華リニメント（カチリ）外用も頻用される．Reye症候群の発症を避けるためアスピリンは用いない．成人や免疫不全者，新生児などでは抗ウイルス薬の点滴を行う．

予防

学校保健安全法により，皮疹がすべて痂皮化するまで出席停止とする．弱毒生ワクチンの予防接種も行われている．本症患者は発症の1〜2日前から，すべての皮疹が痂皮化するまで感染性を有する．感染機会の72時間以内であれば水痘ワクチンにより60〜80％は発症を阻止できる．感染機会の72時間以降であっても，抗ウイルス薬の予防的内服により軽症化が期待できる．免疫不全者では重篤化しうるため，抗VZV抗体高力価ガンマグロブリンも使用することがある．

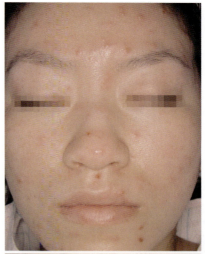
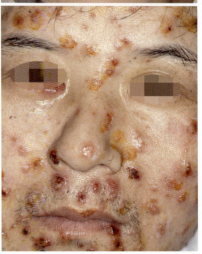

図23.6②　水痘（varicella, chickenpox）

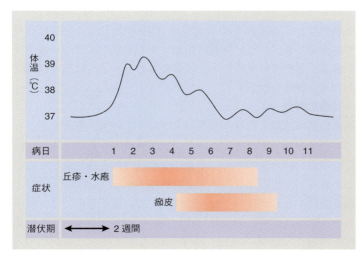

図23.7　水痘の経過

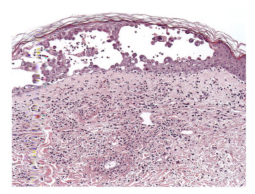

図23.8　水痘の病理組織像
表皮ではballoon cellと棘融解を認める．真皮では血管障害を伴っている．

3. 帯状疱疹　herpes zoster, shingles

Essence
- 神経節に潜伏していた水痘帯状疱疹ウイルス（VZV）の再活性化による.
- 神経支配領域に一致した部位に，帯状に疱疹（ヘルペス，小水疱の集簇）を形成．神経に沿った疼痛を伴う.
- 免疫能低下状態では，神経領域と関係なく水疱が汎発化することがある.
- 治癒後も疼痛を残すことがある（帯状疱疹後神経痛；PHN）．耳周囲に生じた場合は聴覚障害や末梢性顔面神経麻痺をきたすことがある（Ramsay Hunt 症候群）.

症状
大きく皮膚症状と神経症状に分けられる．皮疹出現の数日前から，一定の神経支配領域に疼痛や知覚異常を前駆症状として認めることが多い．その後，同部位に浮腫性紅斑が生じ，小水疱を混じる（図 23.9）.

①皮膚粘膜症状
一定の神経支配領域（デルマトーム，dermatome，図 23.10）に一致した皮膚に浮腫性紅斑が出現し，帯状に配列する．肋間神経領域が最も多く，ついで顔面（三叉神経領域）に発生する．続いて小丘疹が発生し，小水疱の集簇（疱疹，ヘルペス）に変化する．どの水疱もほぼ同じ経過をとり，新旧の水疱が混在する水痘とは異なる経過を呈する．水疱はやがて破れてびらんとなり，痂皮形成を経て 2～3 週間で治癒する.

②神経症状
神経痛は皮疹出現に先行し，数日前から現れることが多い．疼痛のピークは皮疹が出てから 7～10 日後である．疼痛の程度はさまざまで，軽い知覚障害から不眠をきたす激しいものまである．運動神経麻痺を生じることもある．多くは皮疹の軽快とともに疼痛も軽快する.

③特殊な病型
汎発性帯状疱疹：免疫抑制薬やステロイド内服，基礎疾患などにより免疫能低下状態にあった場合，典型的な帯状疱疹の皮疹出現後数日経過してから，全身に小水疱（散布疹）を生じることがある．水痘に準じた感染対策を要する.

眼合併症：三叉神経第 1 枝（眼神経）での帯状疱疹では，結膜炎や角膜炎などの眼合併症を認めることがある．ごくまれに急性網膜壊死（acute retinal necrosis）などを生じて失明に至ることもある．とくに，鼻背部に帯状疱疹を認めた場合は高率に

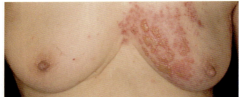
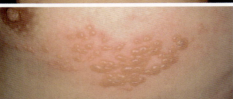
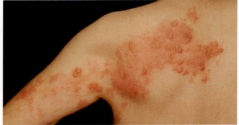
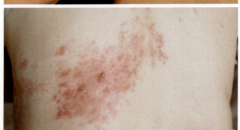
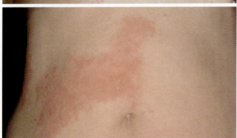
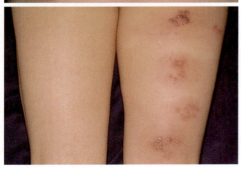

図 23.9① 帯状疱疹（herpes zoster）
さまざまな部位に生じた帯状疱疹.

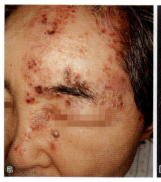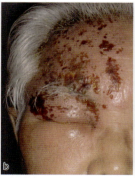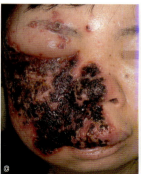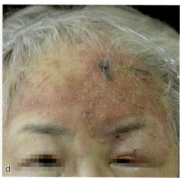

図23.9② 帯状疱疹（herpes zoster）（三叉神経第1枝および第2枝）
結膜炎，角膜炎などの眼合併症所見を伴う例がある．まれに両側性になる（d）．

眼合併症を伴う（Hutchinson徴候）．これは，鼻毛様体神経が鼻背部皮膚と眼球に分布するためである．

Ramsay Hunt症候群：外耳道や耳介の帯状疱疹で，末梢性顔面神経麻痺や内耳神経障害を伴うことがある．膝神経節の浮腫が顔面神経を圧迫することにより発生すると考えられる．まれに水疱を形成せず，顔面神経麻痺のみが発生する場合もある（zoster sine herpete）．

帯状疱疹後神経痛（post-herpetic neuralgia；PHN）：皮疹の消失後（発症後3か月以上）も神経痛が持続する場合をさす．神経の不可逆的変性のために起こるとされる．高齢者や，著しい皮疹が出現した者に発生しやすい．局所の違和感が持続する程度のものから，不眠をきたすほどの激しい発作性疼痛が年余にわたるものまである．

病因・疫学

水痘の罹患後，潜伏感染をしていたVZVが再活性化することで生じる．水痘罹患時にVZVは知覚神経を伝わって神経節へ到達するが，水痘が治癒し抗VZV抗体が上昇した後も，後根神経節細胞内に潜伏感染を続ける．ストレスや老化，内臓悪性腫瘍，免疫能低下などが契機となり（図23.1参照），VZVが再増殖することで発症する．好発年齢は10〜20歳代と50歳代以降．

診断・検査

単純疱疹や水痘と同じく，Tzanck試験（図23.11）やウイルス抗原の検出，血清学的診断などを行う．三叉神経第1枝病変では早期の眼科コンサルトを要する．耳周囲の病変では顔面神経麻痺の出現に注意する．

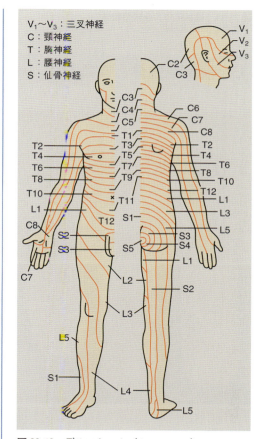

図23.10 デルマトーム（dermatome）

帯状疱疹関連痛（zoster-associated pain；ZAP）
帯状疱疹でみられる疼痛は，発症早期の急性疼痛と，神経因性疼痛である帯状疱疹後神経痛（post-herpetic neuralgia；PHN）に大別され，NSAIDsは前者にのみ有効とされる．最近はこれら2種類の疼痛を合わせてZAPと呼ぶ傾向にある．

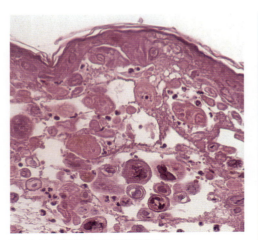

図 23.11　帯状疱疹の病理組織像
著明な balloon cell.

治療・予後

　急性期の疼痛を緩和し，合併症や後遺症を残さないようにすることを目標とする．早期の抗ウイルス薬内服，重症例では点滴が原則となる．NSAIDs，ビタミン B_{12} などが対症的に用いられる．健常人では一度罹患すると，低下した細胞性免疫が再構成されるため，基本的に終生免疫を獲得する．

　PHN に対してはプレガバリン，抗うつ薬，ノイロトロピン®，ビタミン B_{12} 内服，温熱療法や低反応レベルレーザー治療（low level laser therapy；LLLT）などの理学療法，神経ブロックなどが行われる．症状が強い例ではペインクリニックの対象となる．

　近年，高齢者に対する帯状疱疹の発症予防として，水痘ワクチン接種の有効性が示されている．

B. 疣贅を主体とするもの　viral infections whose main symptom is verruca

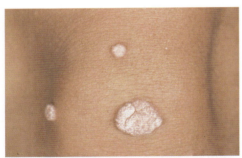

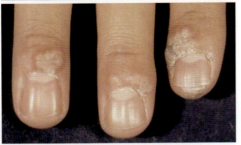

1. 尋常性疣贅　verruca vulgaris, common wart　★

Essence

- ヒト乳頭腫ウイルス（HPV）感染による．
- いわゆる "いぼ"．指趾や手背足底に好発し，自覚症状はほとんどない．
- 治療は液体窒素による冷凍凝固，グルタルアルデヒドなどの外用，炭酸ガスレーザー，電気凝固など．自然治癒もある．

病因

　パポバウイルス科のヒト乳頭腫ウイルス（human papillomavirus；HPV）による．HPV-2 が主体であるが，その他に 27, 57 型などが発症しうる（表 23.1）．ウイルスは皮膚の微小外傷から侵入し，角化細胞に感染する．角化細胞の分化に伴ってウ

表 23.1　主な HPV の型と臨床症状の関係

HPV の型	臨床症状
1	ミルメシア
2,4,7,27,57	尋常性疣贅
3,10,28,29,94	扁平疣贅
16	Bowen 様丘疹症
5,8	疣贅状表皮発育異常症
57,60	足底類表皮囊腫
6,11	尖圭コンジローマ
16,18,31,33-35,39,40,51-59	子宮頸部異形成，子宮頸癌

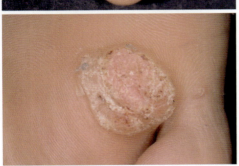

図 23.12①　尋常性疣贅（verruca vulgaris）

イルスの複製が進み，顆粒層で成熟ウイルス粒子が完成する．そして，落屑とともにウイルス粒子が放出され，他の部位へ感染する．

症状

小児の手足背や指趾に好発する．潜伏期間は1～6か月で，小丘疹として初発し，増大するとともに疣状に隆起して数mm～数cm大まで至る（図23.12）．単発性のこともあるが多くは多発性であり，集簇融合して局面を形成することもある．自覚症状はほとんどない．ウイルスのタイプ，感染部位により，以下のような特徴的な臨床診断名が付されているものがあるが，基本的にはすべて尋常性疣贅である．

①足底疣贅（plantar wart）

足底に生じ，あまり隆起をきたさず角化性病変を形成する．胼胝（たこ）や鶏眼（うおのめ）に類似するが，表面の角層を削ると点状出血をきたす点で鑑別可能（15章p.296参照）．融合して敷石状になったものをモザイク疣贅（mosaic wart）という．

②ミルメシア（myrmecia）

手掌足底に生じるドーム状の小結節（図23.13）．deep palmoplantar wartとも呼ばれ，HPV-1感染による．噴火口状の外観を呈し，発赤や圧痛を伴うことが多い．足底疣贅の一種である．

③色素性疣贅（pigmented wart）

HPV-4，65まれにHPV-60による．尋常性疣贅の臨床像に黒色調の色素沈着を伴ったもので"くろいぼ"とも呼ばれる．

④点状疣贅（punctate wart）

HPV-63による．白色点状角化病変が手掌足底に多発する．

⑤糸状疣贅（filiform wart）

顔面や頭部，頸部に生じる尋常性疣贅の一種で，直径数mmの細長く伸びた小突起（図23.14）．

病理所見

表皮では過角化や不全角化，顆粒層肥厚などを伴った乳頭状表皮肥厚を認める．また，顆粒層などに空胞細胞や粗大化したケラトヒアリン顆粒をみる．このような細胞の変化はHPV感染に特徴的であり，コイロサイトーシス（koilocytosis）と呼ばれる（図23.15）．

治療

主に，液体窒素による凍結療法を行う．手掌足底など凍結療法の効果が不十分になる部位では，外科的切除や炭酸ガスレー

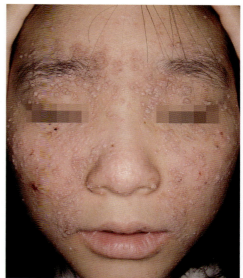
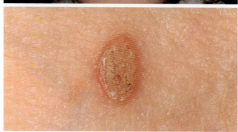

図23.12② 尋常性疣贅（verruca vulgaris）

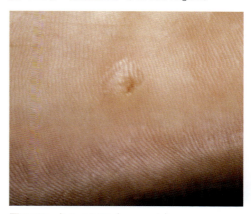

図23.13 ミルメシア（myrmecia）
ドーム状の小結節．圧痛を伴う．

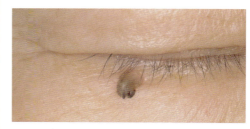

図23.14 糸状疣贅（filiform wart）

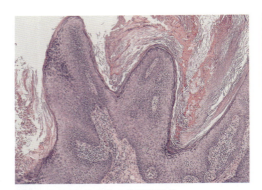

図 23.15　尋常性疣贅の病理組織像

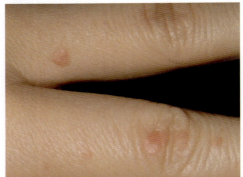

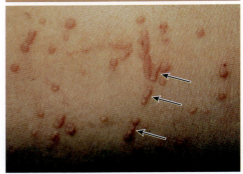

図 23.16　扁平疣贅（verruca plana）
下の写真では Köbner 現象を認める（矢印）．

ザーによる焼灼も行われる．ヨクイニン（ハトムギ種子抽出物）内服，活性型ビタミン D_3 外用，モノクロロ酢酸外用，グルタルアルデヒド外用，ブレオマイシン局所注射なども行われる．経過中に炎症反応を生じて，自然治癒することがある．

2. 扁平疣贅　verruca plana, plane wart, flat wart

同義語：青年性扁平疣贅（verruca plana juvenilis）

症状・病因

ウイルス性疣贅の一種で，HPV-3，10 が主体である．青年期女子の顔面（額，頬）や手背に好発する．わずかに隆起した直径数 mm〜1 cm 大の扁平丘疹が多発し，ときに融合したり自家播種のため線状に配列する（図 23.16）．色調は正常皮膚色から淡紅色であり，自覚症状はほとんどない．自然消退する際は瘙痒や発赤などの炎症症状を生じ，落屑を経て治癒する．しかし，数年にわたり難治となるものもある．

治療

液体窒素による凍結療法，ヨクイニン内服などを行う．

3. 尖圭コンジローマ　condyloma acuminatum ★

Essence

- ヒト乳頭腫ウイルス（HPV）6 型，11 型などによって，外陰部に乳頭状の丘疹を形成．性感染症（STI）の一種である．
- 潜伏期は 2〜3 か月．
- 治療は液体窒素による凍結療法やイミキモド外用，外科的切除など．

疫学・病因・症状

HPV-6，11 などによる．大部分は性活動の盛んな年代にみられ，主に性行為によって感染する（sexually transmitted infection；STI）．潜伏期は 2〜3 か月である．外陰部や肛囲に，乳頭や鶏冠，カリフラワー様の疣状小丘疹が多発する（図 23.17）．角化傾向は少なく，表面は浸潤してときに悪臭を放つ．巨大に増殖する場合があり，角化と潰瘍化をきたすことがある．陰茎に生じた巨大尖圭コンジローマを Buschke-Löwenstein 腫瘍といい，現在は疣状癌（22 章 p.448 MEMO 参照）の一種とみなされている．

診断・鑑別診断

臨床症状から診断できるが，鑑別のために病理組織検査を要する場合もある．鑑別疾患としては，同じ HPV による腫瘍である Bowen 様丘疹症がある（次項参照）．生理的変化による真珠様陰茎小丘疹（pearly penile papule）や腟前庭乳頭症（vestibular papillae of the vulva）との鑑別を要する（21 章 p.434 参照）．

治療

尋常性疣贅と同様に，凍結療法などが行われる．イミキモド外用も有効．近年は 4 価ヒトパピローマウイルスワクチン（ガーダシル®）による発症予防が可能である．

4. Bowen 様丘疹症　bowenoid papulosis

若年者の外陰部に，直径 2～20 mm 大で扁平隆起した黒色調の丘疹が多発する（図 23.18）．小丘疹が癒合して局面を形成することもある．通常自覚症状はない．HPV-16 が検出され，尖圭コンジローマ（前項）の特殊型と考えられている．病理組織学的には Bowen 病（22 章 p.451 参照）と区別がつかない．悪性化はまれで自然消退する場合もあり，予後は良好．治療は凍結療法や電気焼灼を行う．

5. 疣贅状表皮発育異常症
epidermodysplasia verruciformis

先天的な HPV に対する免疫異常を背景に，全身に疣贅病変が生じるまれな常染色体劣性遺伝性疾患．*TMC6, TMC8* 遺伝子の異常が報告されている．主に HPV-5，8，17，20 などによる．幼小児期から手背などの露光部を中心に，やや大型の扁平疣贅ないし脂漏性角化症に類似した角化性紅褐色斑が多発する（図 23.19）．しばしば融合して局面や網状配列をとる．癜風様の白斑や紅斑を伴うこともある．病理組織学的には，細胞質が明るく腫大した澄明変性細胞が有棘層上層に多くみられる（図 2.13 参照）．皮疹は徐々に全身へ拡大し，青年期以降に約半数の症例で皮膚悪性腫瘍（有棘細胞癌，基底細胞癌，Bowen 病など）を発症する．サンスクリーン外用などが予防的に行われる．レチノイド内服も効果的である．

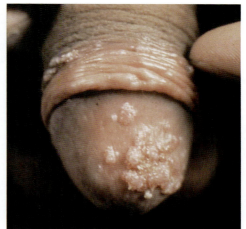
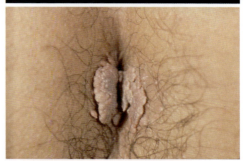
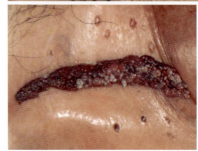

図 23.17　尖圭コンジローマ（condyloma acuminatum）

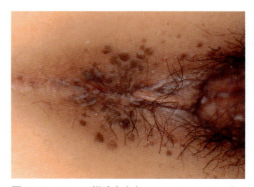

図 23.18　Bowen 様丘疹症（bowenoid papulosis）
多くの丘疹は黒色調であるが皮膚常色に近いものもある．

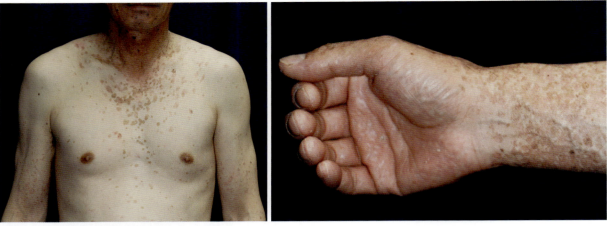

図 23.19　疣贅状表皮発育異常症（epidermodysplasia verruciformis）
大型の扁平疣贅状の角化性紅褐色斑．一部の皮疹は隆起し，腫瘍を形成することもある．

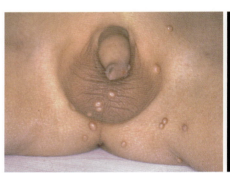 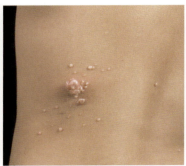 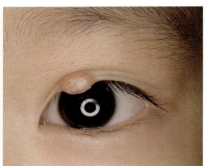

図 23.20　伝染性軟属腫（molluscum contagiosum）
表面に光沢を有する丘疹．中央部は臍窩状に陥凹している．

6. 伝染性軟属腫　molluscum contagiosum　★

Essence

- 伝染性軟属腫ウイルスによる．いわゆる"みずいぼ"．
- 小児に好発する．AIDS 患者では顔面に多発する例もある．
- 2〜10 mm のドーム状小結節が多発．疣贅内容物が表皮に付着すると次々と自家感染する．
- 治療はピンセット（トラコーマ鑷子）で除去するのが最も確実．

症状

　俗称"みずいぼ"．潜伏期は 14〜50 日である．好発部位は小児の体幹や四肢，外陰部や下腹部，大腿内側などである．直径 2〜10 mm のドーム状小結節が多発する．表面は平滑で光沢があり，中央部は臍窩状に陥凹する（図 23.20）．乳白色の粥状物質を疣贅内容物として認める．周囲に湿疹反応を伴うこと

がある．自覚症状はないか，軽度の瘙痒を伴う．

病因・疫学

ポックスウイルスに属する伝染性軟属腫ウイルスによって疣贅を形成する．微小外傷や毛孔から接触感染し，有棘細胞内で増殖する．搔破により疣贅内容物が周囲皮膚に付着することで，次々と自家感染する．最近は健常児のスイミングスクールなどでの感染，成人のSTIとしての感染，免疫不全患者での発症例が増加している．

病理所見

表皮は中央で真皮に食い込むようにして塊状に増殖する．また，細胞質内に細かい顆粒が認められ，これが融合して好酸性の封入体〔軟属腫小体（molluscum body, Henderson-Patterson bodies）〕を形成する（**図 23.21**）．

合併症・診断

典型的な皮疹がみられれば診断は容易．アトピー性皮膚炎をもつ小児に好発し，搔破により個疹がはっきりしない場合もある．成人発症例で，とくに顔面に突然多発した場合は，AIDSを合併している可能性がある．

治療

トラコーマ鑷子などで摘除する．そのほか，凍結療法や40％硝酸銀塗布などを行う．数か月で自然消退するため，自覚症状に乏しい場合は経過観察することもある．

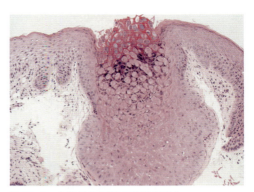

図 23.21　伝染性軟属腫の病理組織像

C. 全身性の皮疹を主体とするもの　viral infections with generalized skin lesions

1. 麻疹　measles ★

Essence

- 麻疹ウイルスによる感染症．いわゆる"はしか"．小児に好発し，数年間隔で流行．春に多い．
- 2週間前後の潜伏期を経て，発熱と感冒様症状で初発し（カタル期），解熱するとともに口腔粘膜に白色斑（コプリック斑）をみる．まもなく再度発熱し（二峰性発熱），カタル症状とともに全身に皮疹をみる．3～4日で急激に解熱し，皮疹は落屑，色素沈着を残して治癒．
- 中耳炎，肺炎，脳炎，SSPEなどの合併症に注意する．

> **MEMO**
> **異型麻疹（atypical measles）**
> 麻疹不活化ワクチン（1960年代後半に用いられていた）の接種を受けた者が麻疹に罹患すると，高熱とともに四肢に紅斑が出現し，高率に肺炎を合併する非典型的な経過をとることがある．これを異型麻疹という．

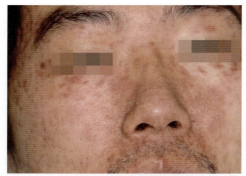

図23.22 麻疹（measles）

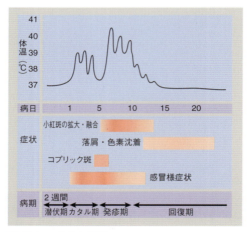

図23.23 麻疹の経過

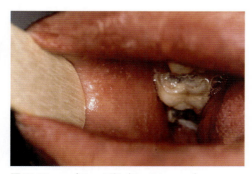

図23.24 コプリック斑（Koplik's spots）

症状

俗称"はしか"．10〜14日間の潜伏期を経て発症する．臨床経過から，カタル期（発症約5日目まで），発疹期（発症約10日目まで），回復期に分類される（図23.22, 23.23）．

① カタル期（前駆期）

3〜4日間，38℃前後の発熱とともに鼻汁やくしゃみ，眼脂，咳などの感冒様症状をきたし，この時期の気道分泌物や涙液，唾液が最も強力な感染源となる．カタル期末期の約1〜2日間，解熱するとほぼ同時に口内の頬粘膜，ときに歯肉まで点状の白色斑が認められる〔コプリック斑（Koplik's spots），図23.24〕．

② 発疹期

一時的な解熱の後，皮疹の出現や感冒様症状の悪化とともに熱の再上昇が認められ，これが3〜4日間持続する（二峰性の発熱）．やや暗赤色調の浮腫性紅斑が耳後部や頬部から始まり，体幹から四肢へと拡大する．紅斑は拡大・融合して不正型〜網状となる．

③ 回復期

発疹期を過ぎると急速に解熱し，皮疹は落屑，色素沈着を残して治癒する．

④ 修飾麻疹

不完全な免疫をもった状態で麻疹ウイルスに感染した場合，臨床経過が非典型的，軽症で発症する．これを修飾麻疹（modified measles）という．母体由来抗体を有する生後3か月未満の乳児，ガンマグロブリン製剤を予防的に投与された場合や，ワクチン接種後数年以上経過した場合などで生じる．

合併症

肺炎，中耳炎，麻疹脳炎，亜急性硬化性全脳炎（subacute sclerosing panencephalitis；SSPE）に注意を要する．とくに肺炎や脳炎は死因になりうる．また，本症罹患中に結核の増悪を認めることがある．

病因

麻疹ウイルス（パラミクソウイルス科モリビウイルス属）による．生後3か月までの乳児は，通常は母体からの受動免疫のため罹患せず，乳児後半から幼児期に罹患することが多い．感染力は強く，ウイルスは空気感染によって体内に侵入し，鼻咽頭の上皮細胞内で増殖，ウイルス血症となる．本症はほぼ全例で顕性感染し，罹患後は強い終生免疫を獲得する．

診断・鑑別診断

末梢血液検査では，白血球減少（好中球数およびリンパ球数

C. 全身性の皮疹を主体とするもの　501

ともに減少）と LDH 上昇を認める．また，ペア血清を用いた抗体価測定，カタル期の気道分泌物などからのウイルス分離，PCR 法なども行われる．風疹，突発性発疹，猩紅熱，薬疹，多形紅斑，川崎病，敗血症などとの鑑別を要する（図 23.25）．

治療

安静，保温，解熱薬や鎮咳薬投与などを対症的に行う．細菌感染の合併に対しては抗菌薬を使用し，重症の場合はガンマグロブリン製剤を用いることもある．

予防

本症を診断した医師は 7 日以内に保健所に届出を行わなければならない（全数把握，5 類感染症）．学校保健安全法により，解熱後 3 日経過するまで出席停止措置となる．感染源との接触後 5 日以内であれば，筋注用ガンマグロブリン製剤を使用することで予防または軽減化が可能である．接触後 72 時間以内であればワクチン接種も有効．予防接種には高度弱毒生ワクチンが用いられ，免疫獲得率は 95％以上である．日本では，麻疹・風疹混合ワクチン（MR ワクチン）を，生後 12 〜 23 か月と小学校入学前 1 年間に計 2 回接種する（予防接種法）．

2. 風疹　rubella　★

Essence

- 風疹ウイルスによる感染症．いわゆる"三日ばしか"．
- 皮疹，リンパ節腫脹（とくに耳介後部リンパ節），発熱の 3 主徴．
- 皮疹と発熱は同時にみられ，軽い瘙痒を伴う丘疹性紅斑が顔面から全身へ広がる．融合せず，落屑や色素沈着を残さずに治癒．
- 妊娠早期に妊婦が罹患すると，児に先天性風疹症候群を起こすことがある．ワクチンの妊婦への接種は禁忌．

症状

俗称"三日ばしか"．本症の臨床経過を図 23.26 に記す．2 〜 3 週間の潜伏期ののち，全身のリンパ節の腫脹をみる．とくに耳介後部や頸部リンパ節の腫脹が気づかれやすく，腫脹は数週間持続する．ただし，リンパ節腫脹をきたさない症例もあり，その場合は突然の皮疹や発熱からはじまる．数日後，軽度の発熱とともに，軽い瘙痒を伴う丘疹性紅斑が全身に広がる（図 23.27）．通常は孤立性で融合せず，落屑や色素沈着を起こさず

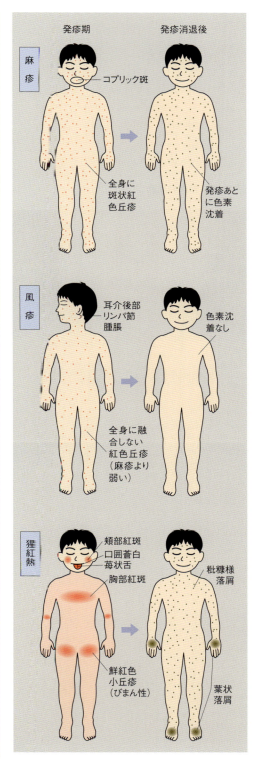

図 23.25　麻疹の鑑別疾患

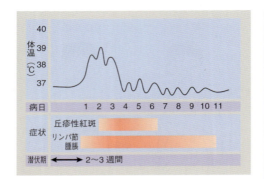

図 23.26　風疹の経過

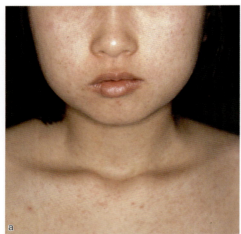

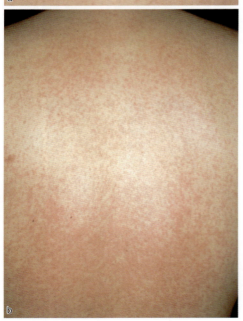

図 23.27　風疹（rubella）
　a：顔面〜前胸部．b：体幹に生じた丘疹性紅斑．

に 3 〜 5 日で消退する点で，麻疹とは異なる．約半数の患者でフォルシュハイマー斑（Forschheimer's spots）と呼ばれる点状出血様粘膜疹が口蓋に認められる．

合併症

合併症には脳炎および髄膜炎，血小板減少性紫斑病（小児症例），関節炎（成人症例）がある．また，妊娠 5 か月以内の母親に感染すると，産まれてくる児に障害をきたすことがあり，これを先天性風疹症候群（congenital rubella syndrome；CRS）という．

病因

風疹ウイルス（トガウイルス科ルビウイルス属の RNA ウイルス）は飛沫感染や接触感染により上気道から侵入し，所属リンパ節で増殖しウイルス血症を起こして発症する．一度罹患すると終生免疫が得られるが，まれに再感染する例もある．好発年齢は 5 〜 15 歳で，春から夏にかけて 3 〜 10 年ごとに流行する．

検査所見・診断・鑑別診断

末梢血検査では，白血球減少と血小板減少を認め，異型リンパ球の出現がみられる．ペア血清により抗体価の上昇をみる．臨床経過と流行状況から診断することが多い．麻疹，突発性発疹など他のウイルス性疾患，猩紅熱などが鑑別診断となる（**図 23.25** 参照）．

治療・予防

治療は対症療法で十分である．本症を診断した医師は 7 日以内に保健所に届出を行わなければならない（全数把握，5 類感染症）．皮疹出現の前後 1 週間はウイルス排泄があり感染性があるため，学校保健安全法では紅斑性発疹が消退するまで出席停止措置がとられる．風疹ワクチンは生ワクチンであるため，妊婦への予防接種は禁忌である．日本では，麻疹・風疹混合ワ

MEMO

日本の学校保健安全法によって管理を受ける，皮膚科領域での学校感染症と出席停止期間

麻疹：解熱後 3 日経過するまで，ないし病状により感染のおそれがないと認められるとき．
風疹：紅斑性の発疹が消失するまで（色素沈着では出席停止の必要なし）．
水痘：すべての発疹が痂皮化するまで，ないし病状により感染のおそれがないと認められるとき．
その他の感染症も，校長が学校医・主治医の意見をもとに出席停止を講じることが可能である（第三種学校感染症）．手足口病や伝染性紅斑などが含まれる．

クチン（MRワクチン）を，生後12～23か月と小学校入学前1年間に計2回接種する（予防接種法）．

3. 突発性発疹
exanthema subitum, roseola infantum ★

Essence
- ヒトヘルペスウイルス（HHV）の6型，7型による感染症．乳幼児に好発．
- 突然の高熱が3～4日持続，解熱とともに全身に麻疹様発疹．皮疹は融合せず，色素沈着などを残さずに2～3日で消退．
- 熱性痙攣を合併することがある．

症状
約2週間の潜伏期を経て，突然の高熱（38～39℃）で発症する．高熱は3～4日持続するが，児は元気であることが多い．しばしば下痢や軽度の咳を伴う．解熱とほぼ同時に，顔面と体幹に淡紅色斑を生じる．皮疹は融合せず，色素沈着などを残さずに2～3日で消退する（図23.28，23.29）．6～15％の症例で発熱時に熱性痙攣を伴う．ごくまれに急性脳炎や肝機能障害を合併する．

病因
HHV-6のB型とHHV-7によるとされる．HHV-6は唾液を介して感染するが，通常は母親由来の受動免疫により新生児は発症しない．よって生後6か月から3歳までの幼児に発症する．

診断・治療
特徴的な臨床経過から診断可能．約2/3の例で，口蓋垂の根本部分のリンパ濾胞が腫脹発赤し，診断の参考になる〔永山斑（Nagayama's spot）〕．治療は対症療法になるが，アスピリンはReye症候群の危険があるため用いないほうがよい．

痘瘡（天然痘：smallpox）★ MEMO

痘瘡ウイルス（オルソポックスウイルス属）によって生じ，飛沫，接触感染で上気道粘膜から感染する．感染力が強く，死に至るものも多かったが，Jennerの牛痘ワクチンの発見により予防可能になった．1958年からWHOによる世界天然痘根絶計画が展開され，1977年にソマリアで最後の患者が発生して以来，現在まで患者の発生はない．1980年にWHOは，天然痘根絶宣言を行った．現在，天然痘ウイルスはアメリカとロシアのバイオセーフティーレベル4の施設で厳重に保管されている．

---

blueberry muffin baby MEMO

垂直感染により風疹に罹患した新生児では，髄外造血を反映して全身に紫斑が多発することがある．これをblueberry muffin babyという．サイトメガロウイルス感染や皮膚白血病，Langerhans細胞組織球症などでも同様の臨床像をとることがある．

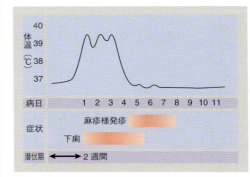

図23.28 突発性発疹の経過

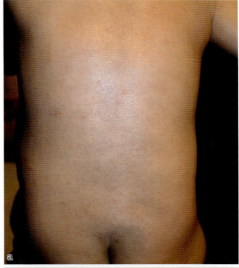

図23.29 突発性発疹（exanthema subitum）
a：背部に多発する淡紅色斑，b：拡大像．

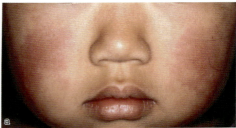
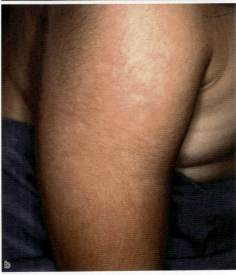

図23.30 伝染性紅斑 (erythema infectiosum)
a：両頬に現れた紅斑 (slapped cheek). b：上肢に生じた紅斑.

4. 伝染性紅斑　erythema infectiosum ★

同義語：第5病（fifth disease）

Essence
- ヒトパルボウイルスB19による感染症．いわゆる"りんご病"．
- 頬が紅潮し，上下肢に丘疹性紅斑が現れ，紅斑は融合しレース状となる．1週間程度で，落屑や色素沈着を残さずに治癒．
- 妊婦が感染すると胎児水腫を起こす危険がある．溶血性貧血患者が感染すると急性赤芽球癆をきたし，著明な貧血を起こす．

症状

俗称"りんご病"．春〜初夏にかけて流行する．年長児や学童期に好発するが，成人例も少なくなく，とくに小児から感染しやすい母親や看護師など女性が多い．潜伏期は4〜14日であり，前駆症状に乏しいが，インフルエンザ様のカタル症状がみられる場合がある．突然，平手で頬を打たれたような紅斑〔平手打ち様紅斑（slapped cheek）〕が両頬に現れ，1〜4日で消退する（図23.30）．顔面の皮疹に1〜2日遅れて上肢伸側，ついで下肢伸側に直径1cm程度の紅斑が出現する．次第に融合したのち，中心部から消退するためふちどりが残ってレース模様状の紅斑となり，特徴的な所見となる．体幹でも紅斑が生じるがレース状にはならない．皮疹は1週間程度で，落屑や色素沈着を残さずに消退する．

成人例では平手打ち様紅斑が目立たず，四肢の非特異的紅斑と関節痛，抗核抗体上昇がみられ，膠原病と鑑別を要することがある．四肢末端の浮腫性紅斑や紫斑（papular purpuric "gloves and socks" syndrome）をきたすこともある．

妊娠20週未満の妊婦が感染すると，胎児水腫や胎児死亡をみることがある．溶血性貧血や免疫不全患者では，赤血球数の急激な減少〔急性赤芽球癆による低形成発作（aplastic crisis）〕が起こり，著明な貧血をきたす．

病因

DNA型パルボウイルス科に属する，ヒトパルボウイルスB19の飛沫感染による．経気道感染で侵入し，感染4〜7日で骨髄の赤芽球内で増殖，ウイルス血症をきたす．顕性感染は幼児で70％，成人で30％である．

治療

皮疹以外の症状が強い場合には対症療法を行う．治癒後も数週間は日光曝露や運動などにより皮疹が再燃することがある．

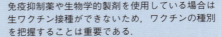

MEMO　ワクチンの種類

免疫抑制薬や生物学的製剤を使用している場合は生ワクチン接種ができないため，ワクチンの種別を把握することは重要である．

生ワクチン（弱毒化病原体を接種）
- BCG
- 麻疹ワクチン
- 風疹ワクチン
- 水痘ワクチン
- 流行性耳下腺炎ワクチン
- ロタウイルスワクチン
- 経口生ポリオワクチン
- 黄熱ワクチン

不活化ワクチン（抗原成分を接種）
- ジフテリア・百日咳・破傷風（DPT）ワクチン
- 日本脳炎ワクチン
- インフルエンザワクチン
- 肺炎球菌ワクチン
- B型肝炎ワクチン
- ヒトパピローマウイルスワクチン
- インフルエンザ桿菌（ヒブ）ワクチン
- 狂犬病ワクチン
- コレラワクチン

5. Gianotti-Crosti 症候群
Gianotti-Crosti syndrome

同義語：小児丘疹性肢端皮膚炎（papular acrodermatitis of childhood）

Essence
- 丘疹が下肢に出現，上行して上肢や顔面まで広がる特徴的な経過をとる．
- B 型肝炎ウイルスや EB ウイルスの初感染による．幼児に多い．

症状
　生後 6 か月～12 歳の幼小児に好発する．下肢や殿部に対称性に，直径 3～4 mm 程度の淡紅色～暗赤色の扁平丘疹が孤立性に突然多発し，3～4 日で急速に上行して上肢，顔面まで拡大する．とくに両頬部，両上肢伸側に浸潤を伴う紅色丘疹の多発，融合局面は特徴的（図 23.31）．体幹や手掌足底に生じることは少ない．軽度の瘙痒を伴うが，B 型肝炎ウイルスによるものは自覚症状を欠くことが多い．約 1 か月後に軽度の落屑を伴って消退する．表在リンパ節腫脹や肝腫大，肝酵素の上昇ならびに発熱，食欲不振，下痢，風邪症状を認めることがある．

病因
　B 型肝炎ウイルス，EB ウイルスのほか，サイトメガロウイルス，コクサッキーウイルス，RS ウイルス，ロタウイルスなどによるものが報告されている．これらが初感染し，アレルギー反応として特徴的な皮疹を生じると考えられている．EB ウイルスによるものの頻度が高い．

治療・経過
　通常は自然治癒するため経過観察でよい．B 型肝炎ウイルスによる場合，皮疹が消退した後も HBs 抗原陽性が続けば，そのままキャリアに移行する場合がある．

> **MEMO**
> **Gianotti-Crosti 症候群と Gianotti-Crosti 病**
> 日本では，B 型肝炎ウイルスによるものを Gianotti-Crosti 病，その他によるものを Gianotti-Crosti 症候群と区別することがある．欧米では Gianotti-Crosti 症候群に統一されている．

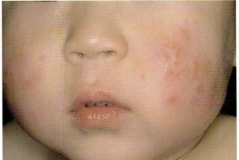
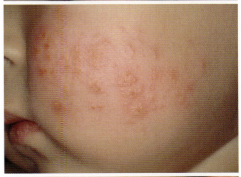
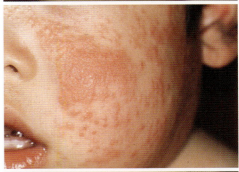
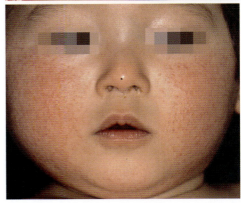

図 23.31①　Gianotti-Crosti 症候群（Gianotti-Crosti syndrome）
両頬部の浸潤を伴う紅色丘疹の多発，融合局面．

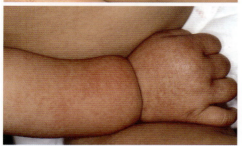

図 23.31② Gianotti-Crosti 症候群 (Gianotti-Crosti syndrome)
両上肢伸側の浸潤を伴う紅色丘疹の多発，融合局面．

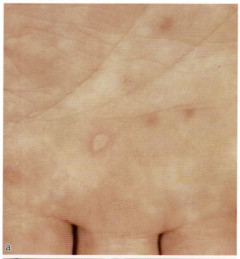

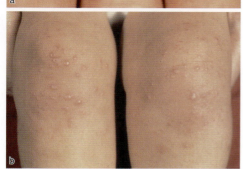

図 23.32① 手足口病 (hand-foot-mouth disease)
a：紅暈と軽度の圧痛を伴う小水疱．b：膝に生じた皮疹．

6. 手足口病　hand-foot-mouth disease ★

Essence
- コクサッキーウイルス A16 型やエンテロウイルス 71 型などによる発疹症．乳幼児に好発．
- 潜伏期間は数日．四肢末端と口腔粘膜にびらん，丘疹や小水疱を形成し，4～7日で消失する．
- エンテロウイルス 71 型による場合，髄膜炎の合併に注意する．
- 水分補給に注意する以外は，特別な治療を行わないことが多い．

症状
　2～5日間の潜伏期を経て発症し，約半数の症例で1～2日間の微熱や感冒様症状が先行する．口腔病変はほぼ全例でみられる．頰粘膜や舌に直径2～3 mm の紅斑が数個～数十個生じ，次第に紅暈を伴う水疱，びらん，アフタ性潰瘍を形成する．疼痛が強く，飲水困難のため脱水をきたすことがある．四肢病変は約2/3の症例でみられる．手掌足底のほか，膝関節や殿部などに，紅暈を伴う楕円形の小水疱が散在する（図 23.32）．楕円の長軸が皮膚紋理の流れに沿っていることが多い．瘙痒はないが若干の圧痛を伴うことがある．これらの病変は7～10日で消失する．
　エンテロウイルス 71 型が原因の場合，まれに無菌性髄膜炎を合併する．コクサッキーウイルス A6 型によるものは重篤なことが多く，高熱とともに手足を越えて浮腫性紅斑や粘膜疹が多発する．治癒後に爪の脱落をきたすことがある．

病因・疫学
　コクサッキーウイルス A16，A10，A6 型とエンテロウイルス 71 型が主．ウイルスは腸管で増殖し，糞便や咽頭分泌液中に排泄する．経口・飛沫・接触感染し，しばしば施設内流行を起こす．症状が消失しても2～4週間は糞便中にウイルス排泄がみられ，感染源になる．幼小児に好発し，夏季に流行をみる．

治療・予後
　水分補給に注意する以外は，特別な治療を行わずとも回復する．高熱，頭痛，嘔吐が続く場合は髄膜炎の合併を疑う．終生免疫が成立するが，原因ウイルスが複数あるため，本症に2回以上罹患することがある．

C. 全身性の皮疹を主体とするもの　507

7. 伝染性単核球症　infectious mononucleosis ★

Essence
- EBウイルスの初感染による．思春期に好発．
- 高熱，咽頭痛，頸部リンパ節腫脹が特徴的．風疹様，蕁麻疹様，多形紅斑など多彩な皮疹．
- 治療は対症療法が中心．ペニシリン系抗菌薬やアスピリンは禁忌．

症状

　潜伏期は1〜2か月である．頭痛や全身倦怠感といった前駆症状が数日続いた後，高熱（39℃〜）と強い咽頭痛で始まる．皮疹は約20％の症例で認められ，第4〜10病日に出現する（図23.33）．皮疹は多彩で，風疹様〜蕁麻疹様の紅斑，多形紅斑などがみられ，数日で自然軽快する．咽頭痛を細菌性咽頭炎と誤診し，抗菌薬（とくにペニシリン系）を投与すると，過敏反応が惹起されて皮疹が増悪する．全身，とくに頸部リンパ節の著しい腫脹と圧痛を認める．肝脾腫をきたし，肝機能異常も伴う．発熱は7〜10日持続し，体温の下降とともに他の症状も次第に消退する．合併症には，血小板減少症，溶血性貧血，髄膜炎，脳炎，Guillain-Barré症候群など．

病因・疫学

　EBウイルス（Epstein-Barr virus；EBV）の初感染によって起こる．一度感染すると終生免疫が得られるが，常時口腔内にEBVを排泄し，容易に経口，経気道感染する．侵入したEBVは咽頭粘膜上皮細胞で増殖して所属リンパ節へ至る．B細胞表面のCD21蛋白を介し，潜伏感染をしてB細胞を不死化させる．このB細胞が細胞性免疫（CD8$^+$ T細胞やNK細胞など）を惹起して発症すると考えられている．健常成人の90％以上が既感染であり，通常は3歳までに初感染を受け潜伏感染に終わる．学童期以降に初感染すると，約半数で本症となる．好発年齢は14〜18歳で，年間を通して発生する．小児は母親から，思春期以降は異性から感染することが多く，kissing diseaseと呼ばれる．

検査所見

　白血球の増加を認め，とくに異型リンパ球（atypical lymphocyte）と呼ばれる大型の細胞が多数出現する．これはEBVに感染したB細胞ではなく，感染細胞を排除すべく活性化したCD8$^+$ T細胞である．肝機能異常を反映したAST，ALT，

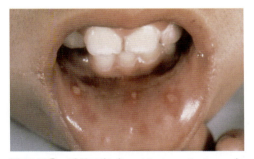

図23.32② 手足口病（hand-foot-mouth disease）
口腔粘膜の疼痛を伴う水疱，アフタ．

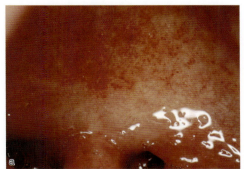

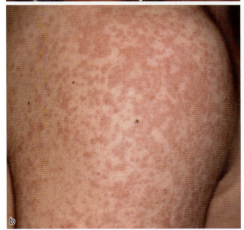

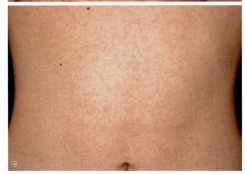

図23.33① 伝染性単核球症（infectious mononucleosis）
a：軟口蓋．b：右肩〜上肢部．c：体幹．

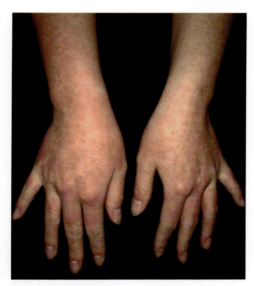

図 23.33② 伝染性単核球症 (infectious mononucleosis)

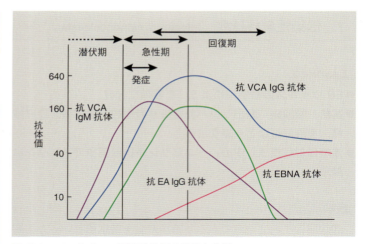

図 23.34 EB ウイルス関連抗体価の推移と病期
（伊藤章．伝染性単核症．小川聡総編集．内科学書 改訂第 7 版．中山書店；2009：99 から引用）

ALP 値の上昇，感染 B 細胞が産生する抗体によるポリクローナルなガンマグロブリンの上昇を認める．以前はヒツジ赤血球に対する凝集能亢進を測定する Paul-Bunnel 反応を診断に利用したが，現在では用いない．各種 EBV 抗体価の測定（図 23.34）が診断に有用である．表 23.2 に小児の診断基準を示す．

治療

特別な治療法はなく，安静と対症療法を行う．アスピリンは Reye 症候群の危険性があるため，また，ペニシリン系・セフェム系抗菌薬は過敏反応をきたすことがあるため用いない．まれに本症から慢性活動性 EB ウイルス感染症へ移行することがある．

8. デング熱　Dengue fever ★

Essence
- 蚊が媒介するデングウイルスによって発症する．
- 一部が白く抜けるびまん性紅斑（white islands in a sea of red）が特徴的．
- デング出血熱への移行に注意する．

症状

ウイルスを保有する蚊に刺されると，4〜7 日程度の潜伏期間を経て発症するが，約 80％は不顕性感染である．突然高熱をきたし，2〜7 日で解熱する．関節痛や筋肉痛，頭痛，嘔吐を伴うことがある．約半数の症例では解熱期に体幹に毛孔一致

表 23.2　小児の伝染性単核球症の診断基準（Sumaya を改変）

1. 臨床症状：少なくとも 3 項目以上の陽性
①発熱
②扁桃・咽頭炎
③頸部リンパ節腫脹（≧ 1 cm）
④肝腫（4 歳未満：≧ 1.5 cm）
⑤脾腫（≧触知）
2. 血液所見
①リンパ球≧ 50％もしくは≧ 5,000/μL かつ
②異型リンパ球あるいは HLA-DR⁺細胞≧ 10％もしくは≧ 1,000/μL
3. EBV 抗体検査（急性 EBV 感染）：急性期 EBNA 抗体陰性で以下の 1 項目以上の陽性
① VCA-IgM 抗体初期陽性，後に陰性化
② VCA-IgG 抗体価の 4 倍以上の上昇
③ EA 抗体の一過性の上昇
④ VCA-IgG 抗体が初期から陽性で，EBNA 抗体が後に陽性化
⑤ EBNA-IgM 抗体陽性／EBNA-IgG 抗体陰性

（脇口宏．感染症．ウイルス感染症．ヘルペスウイルス感染症．Epstein-Barr ウイルス感染症．白木和夫ほか監修．小児科学第 2 版．医学書院；2002：539 から引用）

性の紅斑や紫斑が出現し，全身に拡大して中毒疹様となる（**図 23.35**）．ところどころ毛細血管拡張を欠く部位を認め，white islands in a sea of red と表現される．皮疹は麻疹様の色素沈着を残して治癒する．血液検査では白血球減少，血小板減少や肝機能障害がみられやすい．また，解熱後に急速に血小板減少が進行して DIC を引き起こすことがあり，これをデング出血熱という．さらに血管透過性の亢進によりショックに至り（デングショック症候群）死亡する場合もある．

病因・疫学

　RNA 型フラビウイルス科のデングウイルスは血清型により 4 種類に分類され，ヤブカ（ネッタイシマカやヒトスジシマカ）によって媒介される．蚊はデングウイルスをもつ者の血液を吸血してウイルスを保有するようになり，これが非感染者を吸血することで伝播する．東南アジアや中南米を中心に年間約 1 億人が発症するといわれる．日本では海外からの輸入例が年間 300 例近くみられ，2014 年には国内感染例も報告された．

診断・治療

　RT-PCR 法によるウイルス遺伝子の検出や特異蛋白（NS1）抗原の検出などにより確定診断される．本症は 4 類感染症に定められており，診断した医師は直ちに保健所に届け出る必要がある．鑑別診断として他の蚊媒介感染症（チクングニア熱，ジカウイルス感染症）のほか，麻疹，風疹，伝染性単核球症などがあげられる．治療は対症療法であり，アセトアミノフェン内服や輸液が行われる．未治療のデング出血熱の死亡率は 10〜20% に達するが，適切な治療で救命可能である．

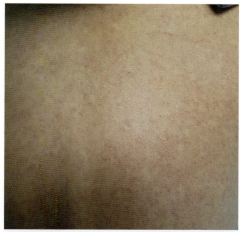
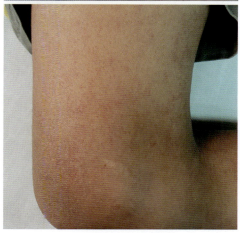

図 23.35　デング熱（Dengue fever）

D. 特殊なウイルス感染症　specific viral infectious diseases

後天性免疫不全症候群
acquired immunodeficiency syndrome；AIDS ★

Essence
- ヒト免疫不全ウイルス（HIV）によって CD4$^+$ T 細胞が減少し，診断基準を満たした場合に AIDS と診断．
- 感染経路は性行為，血液感染，母子感染の 3 つがある．
- Kaposi 肉腫，口腔カンジダ症，伝染性軟属腫，脂漏性皮膚炎などの皮膚粘膜症状が診断に役立つことがある．そのほか，帯状疱疹，皮膚クリプトコッカス症，白癬など．薬疹を起こすことも多い．

HIV の感染率　MEMO

感染者のウイルス量や治療の有無により，感染率は大きく変化する．

ケース	感染率
感染者からの輸血	90.0%
針刺し事故	0.3%
麻薬の回しうち	0.67%
腟性交	0.1%
肛門性交	0.5〜1%
母子感染	
・選択的帝王切開分娩	0.3%
・緊急帝王切開分娩	5.2%
・経腟分娩	27.3%

皮膚症状

AIDS では次のような症状がみられ（図 23.36），CD4+ T 細胞数の減少と相関性をもつ．

① Kaposi 肉腫

男性同性愛者に好発，赤紫〜黒褐色の結節が多中心性に発生する．詳細は 22 章 p.464 を参照．

② 皮膚粘膜感染症

口腔にほぼ必発するカンジダ症は診断的価値がある．そのほか，単純疱疹や帯状疱疹を発症しやすく，汎発化および重症化しやすい．さらに伝染性軟属腫（顔面に多発），尋常性疣贅，クリプトコッカス症，白癬，膿痂疹なども好発し，難治性で非定型な臨床像をとることが多い．

③ 薬疹

日和見感染（ニューモシスチス肺炎など）への治療薬による薬疹が高頻度にみられる．また，抗 HIV 薬による薬疹も多く，とくにネビラピンによる Stevens-Johnson 症候群，アバカビルによるアナフィラキシー，逆転写酵素阻害薬やプロテアーゼ阻害薬によるリポジストロフィーに注意する．

④ その他

脂漏性皮膚炎，尋常性乾癬，好酸球性膿疱性毛包炎などが好発する．

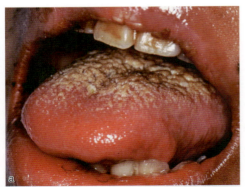
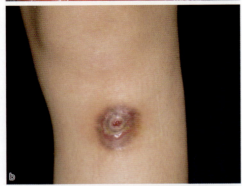
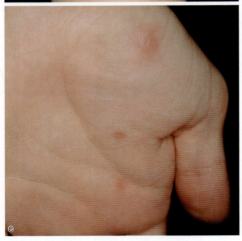

図 23.36① AIDS 患者にみられた皮膚症状
a：舌のカンジダ症．b：下肢に生じた非結核性抗酸菌による潰瘍．c：手掌に生じた梅毒性ばら疹．

全身症状

HIV 感染後，急性感染期，5〜10 年にわたる無症候期（無症候性キャリア）を経て，AIDS 発症という経過をたどる（図 23.37）．

① 急性感染期（急性 HIV 感染症）

感染後 3〜6 週間で，発熱，関節痛，全身倦怠感，咽頭痛，頭痛，下痢，リンパ節腫脹などの一過性の症状がみられるが，自然軽快する．

② 無症候期〔無症候性キャリア（asymptomatic career；AC）〕

初期症状が消退した後，5〜10 年間は無症状であるが，CD4+ T 細胞は少しずつ減少する．免疫異常により，帯状疱疹，口腔カンジダ症，脂漏性皮膚炎などを発症するようになる．

③ AIDS 期

HIV RNA 量が増加に転じ，CD4+ T 細胞が 200 個/μL 未満となる．日和見感染症，日和見腫瘍（Kaposi 肉腫など）を発症．

疫学

2015 年末現在で世界の HIV/AIDS 患者は 3,670 万人で，主な流行地はアフリカ，ラテンアメリカ，アジアである．近年日本では年間 1,000 人程度の新規 HIV 感染者，年間 450 人程度

の新規 AIDS 発症者が報告されている．従来，日本では血液製剤による感染が主体であったが，近年は性行為による感染者が増加している（http://api-net.jfap.or.jp/ を参照のこと）．

> 病因・発症機序

レトロウイルス科レンチウイルス属に分類される，ヒト免疫不全ウイルス（human immunodeficiency virus；HIV）の感染による．HIV は血液や血清，精液，腟分泌液，乳汁，髄液，尿，唾液，涙液などから分離されうるが，主な感染経路は性行為，血液感染（血液製剤，輸血，麻薬の回しうち，針刺し事故など），母子感染の3つである．

HIV の主な標的細胞は CD4$^+$ T 細胞とマクロファージ系細胞である．ウイルスに発現している gp120 と，標的細胞に発現している CD4 とが結合することで侵入する．その際には，CCR5 や CXCR4 といったコレセプターが必要である．また，性行為による感染においては，粘膜に存在する Langerhans 細胞にまず CD4/CCR5 を介して感染し，それを足掛かりとして生体内に侵入することが最近判明している．

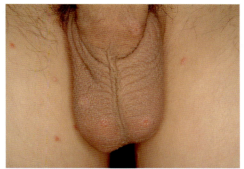
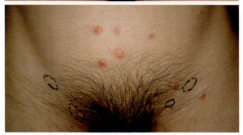

図 23.36② AIDS 患者にみられた皮膚症状
丘疹性梅毒．5 mm〜1 cm 大の鮮紅色の浸潤を触れる丘疹が多発する．

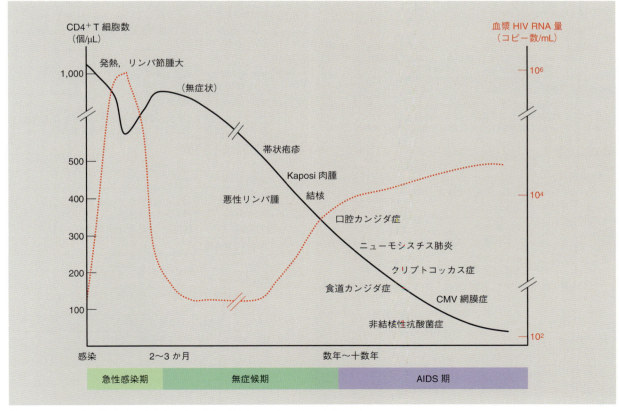

図 23.37 HIV 感染者の CD4$^+$ T 細胞数・RNA 量と日和見感染発現との関連

> **MEMO**
> **免疫再構築症候群（immune reconstitution syndrome）**
> AIDS患者に対して治療を開始すると，病原体に対する免疫反応が復活し，日和見感染の症状が顕在化，増悪することがある．これを免疫再構築症候群という．皮膚科領域では，帯状疱疹やKaposi肉腫の頻度が高い．

HIVが細胞内に侵入すると，HIVのもつ逆転写酵素によりプロウイルスDNAがつくられ，インテグラーゼによりリンパ球DNAの中に組み込まれ潜伏感染する．組み込まれたDNAからウイルス粒子が合成され，プロテアーゼにより成熟化した後に出芽する（図23.38）．

診断・検査

スクリーニング検査として，ELISAなどによって抗HIV抗体検査が行われる．高感度であるが，自己免疫疾患患者などで偽陽性が起こること，HIV感染後抗体ができるまで6～8週

表23.3　サーベイランスのためのHIV感染症/AIDS診断基準（厚生労働省エイズ動向委員会，2007）

I HIV感染症の診断（無症候期）	III 指標疾患（Indicator Disease）つづき
1. HIVの抗体スクリーニング検査法〔酵素抗体法（ELISA），粒子凝集法（PA），免疫クロマトグラフィー法（IC）など〕の結果が陽性であって，以下のいずれかが陽性の場合にHIV感染症と診断する ①抗体確認検査〔ウェスタンブロット法，蛍光抗体法（IFA）など〕 ②HIV抗原検査，ウイルス分離および核酸診断法（PCRなど）などの病原体に関する検査（以下，「HIV病原検査」という） 2. ただし，周産期に母親がHIVに感染していたと考えられる生後18か月未満の児の場合は少なくともHIVの抗体スクリーニング法が陽性であり，以下のいずれかを満たす場合にHIV感染症と診断する ①HIV病原検査が陽性 ②血清免疫グロブリンの高値に加え，リンパ球数の減少，CD4$^+$T細胞数の減少，CD4$^+$T細胞数／CD8$^+$T細胞数比の減少という免疫学的検査所見のいずれかを有する	**C. 細菌感染症** 9. 化膿性細菌感染症（13歳未満で，ヘモフィルス，レンサ球菌などの化膿性細菌により以下のいずれかが2年以内に，2つ以上多発あるいは繰り返して起こったもの） ①敗血症　②肺炎　③髄膜炎　④骨関節炎　⑤中耳・皮膚粘膜以外の部位や深在臓器の膿瘍 10. サルモネラ菌血症（再発を繰り返すもので，チフス菌によるものを除く） 11. 活動性結核（肺結核または肺外結核）* 12. 非結核性抗酸菌症 ①全身に播種したもの　②肺，皮膚，頸部，肺門リンパ節以外の部位に起こったもの
II AIDSの診断 　Iの基準を満たし，IIIの指標疾患（Indicator Disease）の1つ以上が明らかに認められる場合にAIDSと診断する．ただし，Iの基準を満たし，IIIの指標疾患以外に何らかの症状を認める場合には，その他とする	**D. ウイルス感染症** 13. サイトメガロウイルス感染症（生後1か月以後で，肝，脾，リンパ節以外） 14. 単純ヘルペスウイルス感染症 ①1か月以上持続する粘膜，皮膚の潰瘍を呈するもの　②生後1か月以後で気管支炎，肺炎，食道炎を併発するもの 15. 進行性多巣性白質脳症
III 指標疾患（Indicator Disease） **A. 真菌症** 1. カンジダ症（食道，気管，気管支，肺） 2. クリプトコッカス症（肺以外） 3. コクシジオイデス症 ①全身に播種したもの　②肺，頸部，肺門リンパ節以外の部位に起こったもの 4. ヒストプラズマ症 ①全身に播種したもの　②肺，頸部，肺門リンパ節以外の部位に起こったもの 5. ニューモシスチス肺炎　（注）P.cariniiの分類名がP.jiroveciに変更になった	**E. 腫瘍** 16. カポジ肉腫 17. 原発性脳リンパ腫 18. 非Hodgkinリンパ腫 　LSG分類により①大細胞型，免疫芽球型　②Burkitt型 19. 浸潤性子宮頸癌*
B. 原虫症 6. トキソプラズマ脳症（生後1か月以後） 7. クリプトスポリジウム症（1か月以上続く下痢を伴ったもの） 8. イソスポラ症（1か月以上続く下痢を伴ったもの）	**F. その他** 20. 反復性肺炎 21. リンパ性間質性肺炎/肺リンパ過形成：LIP/PLH complex（13歳未満） 22. HIV脳症（認知症または亜急性脳炎） 23. HIV消耗性症候群（全身衰弱またはスリム病）

＊C11活動性結核のうち肺結核およびE19浸潤性子宮頸癌については，HIVによる免疫不全を示唆する症状または所見がみられる場合に限る．詳しくは http://www.mhlw.go.jp/bunya/kenkou/kekkaku-kansenshou11/01-05-07.html 参照．

間かかる（window period）ことから，これによって確定診断はできない．スクリーニングで陽性と診断された場合は，より特異性の高いウェスタンブロット法やTaqMan PCR法などを行う．window periodがより短い（約3週間）検査法として，核酸増幅検査（nucleic acid amplification test；NAT）がある．診断基準を**表23.3**に示す．

また，HIV感染者では梅毒やB型・C型肝炎ウイルスなどの重複感染がみられやすいため，これらに対する検査も必要である．

治療

CD4$^+$T細胞の数にかかわらず，HIV感染症と診断されれば抗HIV治療を行うことが望ましい．ジドブジンなどの逆転写酵素阻害薬，インジナビルなどのプロテアーゼ阻害薬，ラルテグラビルなどのインテグラーゼ阻害薬，マラビロクなどのコレセプター（CCR5）阻害薬のうち，3〜4剤を組み合わせる多剤併用療法（antiretroviral therapy；ART）が行われ，予後の大幅な改善がみられる．最近は服用しやすい配合剤も多数開発されている．

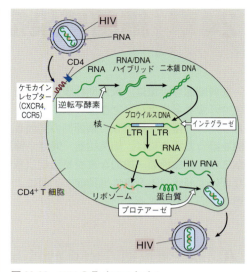

図23.38 HIVのライフスタイル

Bacterial infections

24章 細菌感染症

　皮膚細菌感染症は，表皮や粘膜の常在菌（resident skin flora）あるいは通過菌（transient skin flora）が，毛包や汗腺など皮膚バリア機能の低下している部位や，創部などから侵入して生じる．感染が成立して発症するかどうかは，菌量，毒性など細菌側の要因と，宿主の防御機構の相対的な力関係により左右される．皮膚細菌感染症を疑った場合には，細菌培養，同定，薬剤感受性試験を行い，適切な抗菌薬を選択することが大切である．本章では，①急性の一般的な皮膚感染症（急性膿皮症），②慢性の皮膚感染症（慢性膿皮症），③菌の産生する毒素などにより生じる全身性感染症，④菌により特殊な臨床像を呈する疾患群の4群に分類し，それぞれ代表的な疾患について解説する．

A. 急性膿皮症　acute pyodermas

1. 伝染性膿痂疹　impetigo, impetigo contagiosa ★

Essence
- 角層下に細菌感染が起こり，水疱や痂皮を形成．自家接種により拡大する．いわゆる"とびひ"．
- 乳幼児に好発し，水疱を形成する水疱性膿痂疹（bullous impetigo）と，痂皮が主体になる痂皮性膿痂疹（non-bullous impetigo）に分類される．原因菌は黄色ブドウ球菌やA群β溶血性レンサ球菌など．
- 治療はセフェム系抗菌薬の全身投与が中心．

1）水疱性膿痂疹　bullous impetigo

症状
　主に乳幼児に好発し，夏季に保育園などで集団発生しやすい．小外傷部や虫刺症，湿疹，アトピー性皮膚炎などの掻破部位に初発する．瘙痒を伴う炎症の乏しい小水疱から始まり，大型化して弛緩性水疱を形成する．これは容易に破れてびらんとなり，細菌を含む水疱内容物が周辺や遠隔部位へ"飛び火"し，新たな水疱となる（図24.1）．接触により他人に伝染する．Nikolsky現象陰性．瘢痕を残さず治癒する．ときにブドウ球菌性熱傷様皮膚症候群（SSSS，p.522参照）へ移行する場合がある．

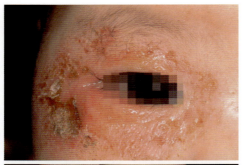
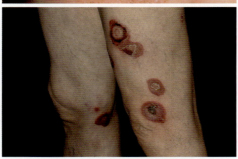
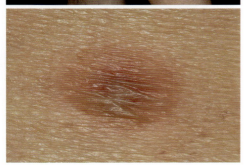

図24.1① 伝染性膿痂疹（impetigo, impetigo contagiosa）
　びらん，水疱，膿疱，痂皮を認める．

病因

角層で増殖した黄色ブドウ球菌 *Staphylococcus aureus* が表皮剥脱毒素（exfoliative toxin）を産生し，これが表皮のデスモグレイン1（Dsg1）を障害することで表皮内水疱を生じる（1章 p.7，14章 p.247 参照）．

鑑別診断

虫刺症は炎症が強く，水疱は形成しても通常緊満性で，水疱内容は無菌である．ブドウ球菌性熱傷様皮膚症候群（SSSS, p.522参照）では独特の顔貌（眼囲，口囲の特徴的な病変）や発熱などの全身症状を呈し，Nikolsky現象陽性．成人発症の場合は落葉状天疱瘡との鑑別を要し，本症でも血清抗Dsg1抗体価が軽度上昇することがある．

治療

シャワーなどで清潔，乾燥を保ち，痂皮を形成するまではタオルなどを患者専用にして病変の拡散を防ぐ．抗菌薬含有軟膏の外用，セフェム系抗菌薬内服を行う．

2）痂皮性膿痂疹　non-bullous impetigo

症状・疫学

水疱形成は少なく，小紅斑から始まり，多発性の膿疱，黄褐色の痂皮を形成する．痂皮は厚く固着性で，圧迫によって膿汁を排出する．所属リンパ節は有痛性腫脹をきたし，咽頭痛や発熱を伴うこともある．年齢や季節を問わずに突然発症するが，近年アトピー性皮膚炎患者で増加している．

病因

A群β溶血性レンサ球菌 *Streptococcus pyogenes* や黄色ブドウ球菌が角層下に感染することによる．両者の混合感染も多い．

鑑別診断

とくにアトピー性皮膚炎合併例ではKaposi水痘様発疹症との鑑別が難しく，合併例もある．

治療

抗菌薬の外用や内服．レンサ球菌性の場合は，糸球体腎炎が続発することがあるため尿検査を検討する．腎炎の併発予防の点から，10日間程度の抗菌薬内服が望ましい．

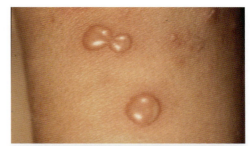
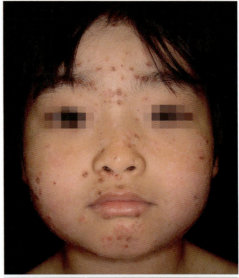
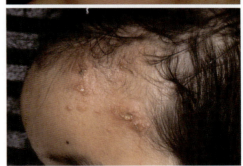

図 24.1② 伝染性膿痂疹（impetigo, impetigo contagiosa）
小水疱，小膿疱を播種状に認める．

膿瘡（ecthyma）
初期は伝染性膿痂疹に類似するが，急速に真皮に病変が波及し，紅暈を伴う壊疽を生じる．A群β溶血性レンサ球菌が高率に検出される．免疫不全者では緑膿菌 *Pseudomonas aeruginosa* などにより，同様の病変が多発することがある〔壊疽性膿瘡（ecthyma gangrenosum）〕．

2. 丹毒　erysipelas　★

Essence
- 主に A 群 β 溶血性レンサ球菌による真皮の感染症.
- 顔面に好発. 突然発熱し, 急激に境界明瞭な浮腫性紅斑が拡大. 圧痛や熱感が強い.
- 細菌培養は検出率が低いため, ASO, ASK 値なども測定する.
- 治療はペニシリン系, セフェム系抗菌薬の全身投与.

症状

　突然, 悪寒や発熱を伴って, 主に顔面や下肢に境界明瞭な浮腫性の紅斑が生じる. 発熱が 1 ～ 2 日皮疹に先行することもある. 表面は緊張して光沢があり, 熱感と圧痛が強い. ときに浮腫性紅斑上に水疱を形成することがある〔水疱性丹毒 (erysipelas bullosa)〕. 皮疹は急速に"油を流したように"遠心性に拡大していく. 顔面では片側から始まり, 対側へ拡大する (図 24.2). 通常は所属リンパ節 (頸部, 鼠径など) 腫脹を伴う. 悪心, 嘔吐などの症状を伴うこともある. 同一部位に繰り返し発症する場合があり, 習慣性丹毒 (recurrent erysipelas) と呼ばれる.

病因

　真皮を病変の主座とする化膿性炎症性疾患で, 真皮に限局する浅い蜂窩織炎 (次項) ととらえることができる. 原因菌は A 群 β 溶血性レンサ球菌が大多数であるが, 他群のレンサ球菌 (新生児では B 群), 黄色ブドウ球菌, 肺炎球菌なども類似の症状をきたす場合がある. 外傷 (耳かきによる外耳道の微小な外傷など), 扁桃炎, 慢性静脈不全, 足白癬病変などから生じることがある. 習慣性丹毒は, リンパ浮腫などを有する者に生じやすい.

検査所見

　レンサ球菌感染を反映して, 1 ～ 2 週後に ASO, ASK が上昇することが多い. 赤沈亢進, 白血球増多 (核左方移動), CRP 強陽性. 組織片からの細菌検出率は低い.

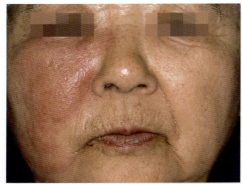
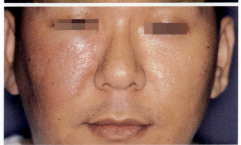
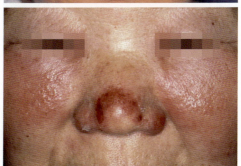
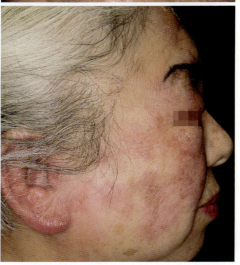

図 24.2　丹毒 (erysipelas)
顔面の境界明瞭な浮腫性紅斑. 圧痛, 熱感を伴う.

> **MEMO**
> **類丹毒 (erysipeloid)**
> グラム陽性桿菌である *Erysipelothrix rhusiopathiae* (豚丹毒菌) の経動物感染による. 動物や獣肉, 魚介類を扱う人に好発する. 手指などの微細外傷から菌が侵入し, 1 ～ 4 日の潜伏期を経て有痛性の境界鮮明な浮腫性紅斑が生じる. 遠心性に拡大し中心治癒傾向をもつ. ペニシリン系やテトラサイクリン系の抗菌薬内服が著効する.

鑑別診断

蜂窩織炎はより深在性の病変であり（**図 24.3**），紅斑の境界が明瞭ではない．壊死性筋膜炎は，急速に進展する皮膚の壊死病変と激烈な全身症状が鑑別のポイントとなる．とくに顔面の初期丹毒は，帯状疱疹や接触皮膚炎，虫刺症との鑑別が難しい．下肢病変では，血栓性静脈炎，深部静脈血栓，Sweet症候群，硬化性脂肪織炎，丹毒様癌などと鑑別する．

治療

ペニシリン系や第1世代セフェム系抗菌薬の内服ないし点滴によく反応する．再発や腎炎の続発を考慮して，10日間程度は抗菌薬投与を続ける．

3. 蜂窩織炎 cellulitis ★

Essence
- 真皮深層から皮下組織に生じる急性化膿性炎症（**図 24.3**）．
- 顔面や四肢に突然発症し，境界不明瞭な紅斑，腫脹，局所熱感および疼痛を認める．
- 壊死性筋膜炎や敗血症へ移行することがある．
- 治療は抗菌薬の全身投与と，局所の安静．

症状

顔面や四肢（とくに下腿）に好発する．境界不明瞭な紅斑，腫脹，局所熱感を認め，急速に拡大して圧痛や自発痛を伴う（**図 24.4**）．中心部が軟化し，水疱や膿瘍を形成することもある．発熱，頭痛，悪寒，関節痛などの全身症状を伴う．リンパ管炎や所属リンパ節腫脹を合併し，病変部から中枢側へ線状発赤を認めることがある．ときに壊死性筋膜炎（**図 24.16 参照**）や敗血症へ進展する．

病因

黄色ブドウ球菌が主体であるが，A群β溶血性レンサ球菌やインフルエンザ菌 *Haemophilus influenzae* なども原因となる．多くは経皮的に侵入し，外傷や皮膚潰瘍，毛包炎，足白癬などから続発性に生じるが，明らかな侵入門戸のない場合もあ

Pasteurella multocida 感染症 MEMO
ネコやイヌなどに咬まれたり引っかかれたりすることで P. multocida が皮内に侵入し，数日以内に局所で蜂窩織炎を発症する．腫脹が強く皮下膿瘍を形成しやすい．早期の抗菌薬による加療が重要である．

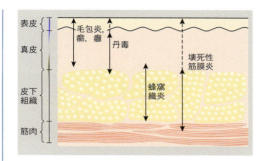

図 24.3　急性膿皮症の深さによる分類

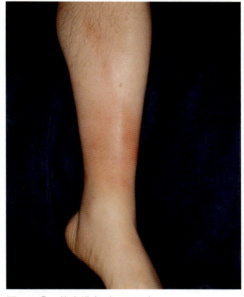

図 24.4①　蜂窩織炎（cellulitis）
境界不明瞭な紅斑．腫脹，局所熱感，圧痛を伴う．

Helicobacter cinaedi 感染による皮膚症状 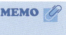 MEMO
免疫抑制患者ではグラム陰性らせん菌の H. cinaedi による菌血症を生じ，発熱とともに四肢などに蜂窩織炎を繰り返すことがある（図）．浸潤を伴う紅斑が多発し，Sweet病（9章 p.143 参照）や結節性紅斑（18章 p.354 参照）に臨床的に類似することがある．血液培養では長期間（6～10日間）培養しなければ菌が検出されないため，注意が必要である．セフェム系抗菌薬やミノサイクリンなどが治療に用いられるが，再燃することも多い．

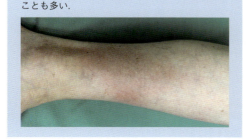

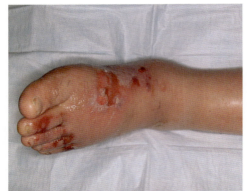

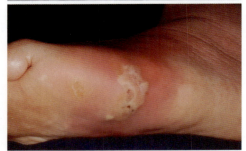

図 24.4② 蜂窩織炎 (cellulitis)

る．慢性静脈不全やリンパ浮腫も誘因となる．成人では糖尿病や AIDS，小児では高 IgE 症候群などの免疫不全を背景に生じることがある．

鑑別診断

丹毒は病変部位がより浅く，病変が境界明瞭とされるが，実際は区別が難しい．壊死性筋膜炎は紫斑や水疱，血疱を認め，全身症状が顕著である．そのほか，血栓性静脈炎，深部静脈血栓症，結節性紅斑，虫刺症，好酸球性蜂窩織炎，帯状疱疹などとの鑑別が必要である．

治療

セフェム系抗菌薬の全身投与．可能な限り入院して局所安静と点滴静注を行う．高熱，白血球数や CRP の異常高値，全身症状が顕著な場合は壊死性筋膜炎（p.526）の発症を考慮して対処する．

4. 毛包炎（毛嚢炎） folliculitis ★

Essence
- 毛包の浅層に限局した細菌感染症．紅斑を伴う小膿疱を生じる．病状が進行すると癤や癰に発展する．
- 治療はスキンケア，抗菌薬の外用や内服．

症状

毛孔に一致した紅斑や膿疱を生じ，軽い疼痛を伴う（図 24.5）．いわゆる"にきび"（尋常性痤瘡，19 章 p.363）も毛包炎の一種である．通常，皮疹は数日で瘢痕を残さず治癒する．進行して深在性病変になると，硬結を生じて炎症症状が強くなる〔癤や癰（次項）〕．男性の須毛部（口ひげ，顎ひげ，頰ひげ）に生じたものを尋常性毛瘡（sycosis vulgaris）といい，痂皮を伴う紅斑が融合して局面を形成することがある．

病因

毛孔の微小外傷，閉塞，掻破やステロイド外用などが誘因となり，毛孔に黄色ブドウ球菌や表皮ブドウ球菌 *Staphylococcus epidermidis* などが感染し，毛包に炎症が生じる．

治療

少数の毛包炎は局所の清潔やアダパレン外用薬を使用．多発する場合や尋常性毛瘡では抗菌薬の外用や内服を行う．

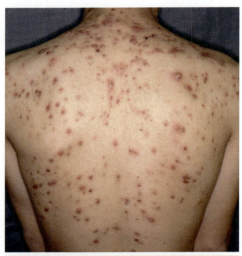

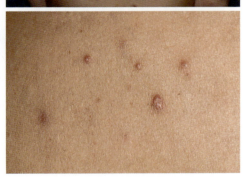

図 24.5 毛包炎 (folliculitis)

5. 癤，癰　furuncle, carbuncle　★

Essence
- 毛包炎が進行したもの．中心に膿栓を形成し，化膿性腫脹をきたす．
- 1つの毛包に発生したものが癤（いわゆる"おでき"），複数の毛包に広がったものが癰．
- 治療は抗菌薬の投与，切開排膿．

症状

　毛孔一致性の紅色小丘疹や膿疱（毛包炎）が進行して硬結を伴うようになり（図 24.6），発赤，壊死，自発痛，局所熱感が著明となる．数日から数週で硬結は軟化して膿瘍になり，自壊して排膿されると症状は急速に改善される．小瘢痕を残して治癒する．このような病変が1つの毛包で生じたものが癤（furuncle）である．癤が長期間にわたって反復して発生するか多発性に認めるものを癤腫症（furunculosis）といい，糖尿病や内臓悪性腫瘍，AIDSなどを背景に生じることがある．また，顔面に生じた癤を面疔（facial furuncle）と呼ぶ．

　癤がさらに増悪し，隣接する複数の毛包にわたって炎症が拡大したものが癰である（図 24.7）．半球状に隆起する発赤や腫脹・硬結として観察され，頂上に複数の膿栓を認める（図 24.6）．強い疼痛と発熱，倦怠感などの全身症状を呈することが多い．項背部，大腿などに好発する．

診断

　毛孔に一致した尖型，有痛性，紅色の腫脹があり，中心に膿点があれば確定診断可能であるが，炎症性類表皮囊腫（21章 p.417 参照）などと鑑別困難な場合もある．

鑑別診断

　炎症性類表皮囊腫は，もともと存在した類表皮囊腫に炎症や細菌感染を生じて膿瘍化したものである．癤は尖型の腫脹で膿栓を認めることが多いのに対し，炎症性類表皮囊腫はドーム状に隆起し，切開，排膿すれば白色粥状の内容物や囊腫壁が同時に排出される．化膿性汗腺炎は腋窩などアポクリン腺の存在部位に好発し，慢性に経過する．

治療

　セフェム系などの抗菌薬の内服，ないし重症例では点滴静注を行う．波動を触れる（膿瘍形成）場合は局所麻酔下に切開，

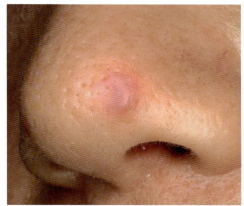
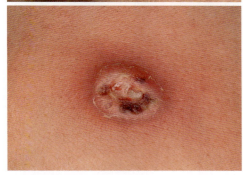

図 24.6　癤（furuncle），癰（carbuncle）
毛包炎が進行すると膿瘍となり癤を生じる（上）．癤がさらに増悪し複数の癤が集簇して大きな膿瘍を形成すると癰になる（下）．

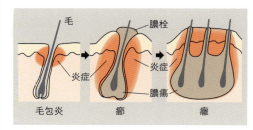

図 24.7　毛包性細菌感染症の分類

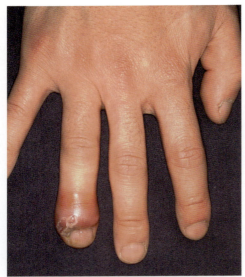
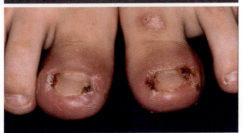

図 24.8 細菌性爪囲炎（bacterial paronychia）
爪指、爪囲部の化膿性炎症．著明な圧痛を伴う．

排膿を行う．

6. 細菌性爪囲炎　bacterial paronychia

同義語：瘭疽（whitlow, felon）

Essence
- 爪甲周囲で化膿性炎症をきたしたもの．擦過傷や陥入爪などを契機に発症することが多い．
- 拍動性の疼痛，発赤腫脹や膿瘍形成が主症状．
- 治療は抗菌薬の内服，切開排膿など．

症状
　爪甲周囲の皮膚や皮下組織に細菌感染を生じ，拍動性の疼痛，腫脹，発赤，熱感，膿瘍などをみる（図 24.8）．緑膿菌感染の場合，爪甲が緑色を帯びる（19 章 p.372，緑色の爪参照）．爪甲剥離を生じることがある．日本では本症を俗に瘭疽（whitlow）と称するが，欧米で whitlow というと，ヘルペス性瘭疽（herpetic whitlow，23 章 p.489 参照）をさす場合が多い．

病因
　黄色ブドウ球菌や A 群 β 溶血性レンサ球菌，緑膿菌などによる．刺傷，陥入爪，絆創膏貼布などが誘因となって発症することが多い．

鑑別診断・治療
　抗悪性腫瘍薬（10 章 p.159）やエトレチナートによる薬剤性爪囲炎，粘液嚢腫，グロムス腫瘍，Osler 結節，ヘルペス性瘭疽，カンジダ性爪囲炎などとの鑑別を要する．治療は局所安静と冷却，抗菌薬の外用および内服．必要に応じて切開排膿を考慮する．

7. 乳児多発性汗腺膿瘍
multiple sweat gland abscesses of infant

同義語：ブドウ球菌性汗孔周囲炎（periporitis staphylogenes）

　新生児や乳幼児の顔面や頭部，背部，殿部に，有痛性の膿疱や皮下硬結，膿瘍を多発する．軽度の発熱を伴うこともある．汗疹（19 章 p.360 参照）が先行し，閉塞したエクリン汗腺に黄色ブドウ球菌が感染することで生じる．夏季に好発し，俗に"あせものより"と呼ばれる．治療は抗菌薬の内服および外用．必

要に応じて膿瘍を切開排膿する．衣類の交換やシャワー浴などで清潔と乾燥を保ち，予防することが重要である．

B. 慢性膿皮症 chronic pyodermas

定義・分類

　多発性の毛包の閉塞病変などに細菌が感染し，炎症反応や肉芽腫性変化が長期間持続する慢性膿瘍性疾患の総称である．原因菌は黄色ブドウ球菌，表皮ブドウ球菌，大腸菌などが多い．細菌感染に加えて，TNF-αなどを介した炎症反応の異常が発症に関与する．一部の症例ではγセクレターゼ遺伝子異常が指摘されている．

　時間の経過とともに皮下で交通した瘻孔が多発し，膿汁を伴う複雑な病変を形成する．記載皮膚科学的に多数の病名が存在するが，病態は同じものである．腋窩や頭部，殿部に好発する．

治療・予後

　局所の清潔を保ち，抗菌薬の内服および外用．テトラサイクリン系などを長期にわたり内服せざるをえない場合が多い．切開排膿や切除，植皮を行うこともある．最近はTNF-α阻害薬の有効例が報告されている．将来的に有棘細胞癌の発生母地となることがある．

①化膿性汗腺炎 （hidradenitis suppurativa）

　アポクリン腺の開口する毛包が閉塞して分泌物の蓄積が起こり，引き続いて同部位に慢性感染が生じる（図 24.9）．主に成人女性の腋窩に 1〜数個の 5 mm 大の皮下結節が生じ，やがて軟化したのち自潰，排膿して瘢痕を残す．他のアポクリン腺部

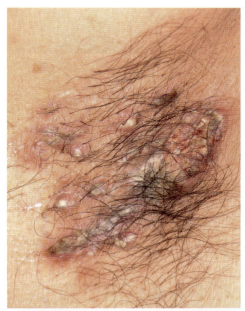

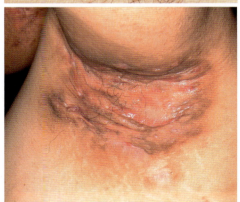

図 24.9　化膿性汗腺炎 （hidradenitis suppurativa）
腋窩に数 mm 大の皮下結節が自潰，軟化，融合し瘢痕性局面を形成．

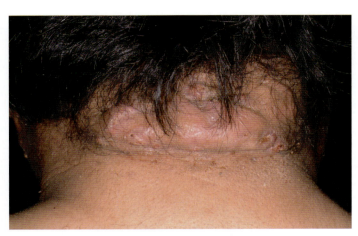

図 24.10　ケロイド性毛包炎 （keloidal folliculitis）
後頸部の肥厚瘢痕性局面．

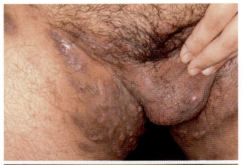

> **MEMO**
> **頭部の慢性膿皮症**
> 臨床像から，従来は脱毛が主体のもの〔禿髪性毛包炎（folliculitis decalvans）〕，ケロイド局面が目立つもの〔ケロイド性毛包炎（keloidal folliculitis），頭部乳頭状皮膚炎（dermatitis papillaris capillitii），瘻孔が多発するもの〔膿瘍性穿掘性頭部毛包周囲炎（perifolliculitis capitis abscedens et suffodiens）〕などに分類されていたが，病態は同一である．

位（外陰部，肛囲，乳房など）にも生じうる．

②ケロイド性毛包炎（keloidal folliculitis）

中年男性の後頭〜項部に毛包炎が次々と多発し，次第にその部位の浸潤が強くなり，膠原線維が増殖してケロイド局面を形成するようになる（図24.10）．重症例では膿瘍の形成や膿汁分泌をみることがある．Celsus 禿瘡（ケルスス とくそう）（25章 p.536参照）との鑑別を要する．

③殿部慢性膿皮症（pyodermia chronica glutealis）

中年男性に多い．腰殿部や外陰部，大腿部にかけて痤瘡様の膿疱や丘疹を生じ，しだいに融合して大きな浸潤局面を形成する．皮下で交通する瘻孔を伴う複雑な膿瘍を形成し，圧迫により排膿する（図24.11）．背景に化膿性汗腺炎や集簇性痤瘡が存在することが多い．

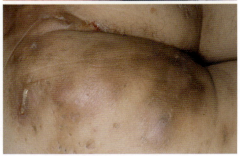

図 24.11 殿部慢性膿皮症（pyodermia chronica glutealis）
膿疱や丘疹，瘻孔，膿瘍を伴う大きな浸潤局面が前面まで拡大している．

C. 全身性感染症　systemic infections

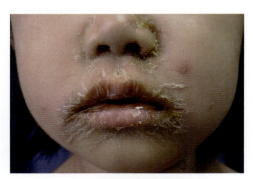

図 24.12①　ブドウ球菌性熱傷様皮膚症候群（staphylococcal scalded skin syndrome；SSSS）口囲の亀裂，痂皮を形成．

1. ブドウ球菌性熱傷様皮膚症候群　staphylococcal scalded skin syndrome；SSSS ★

同義語：ブドウ球菌性中毒性表皮壊死症（staphylococcal toxic epidermal necrolysis；S-TEN）

Essence
- 乳幼児に好発．発熱とともに口囲や眼囲の発赤から始まり，次第に有痛性の表皮剥離，びらん，水疱を形成する．
- びらん，水疱は黄色ブドウ球菌の表皮剥脱毒素（exfoliative toxin A）がデスモソームのデスモグレイン1を切断することにより発症．
- Nikolsky 現象陽性．
- 治療は抗菌薬投与と全身管理．

症状

6歳までの乳幼児に多いが，まれに成人でも発症する．全身症状（38℃前後の発熱，不機嫌，食欲不振など）を伴って，まず口囲や鼻孔部，眼囲での発赤や水疱で始まり，口囲の放射状

C. 全身性感染症　523

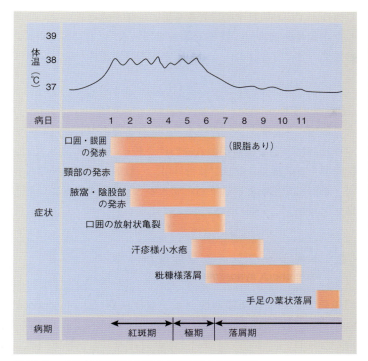

図 24.13　ブドウ球菌性熱傷様皮膚症候群の臨床経過

亀裂，眼脂，痂皮を形成して独特の顔貌を呈する．2，3日で頸部，腋窩，鼠径部に紅斑が出現，次第に全身の皮膚が熱傷様に剥離し，びらんとなる（**図 24.12**）．健常にみえる部位でも接触痛があり，摩擦すると表皮は容易に剥離する（Nikolsky現象陽性）．一般に粘膜は侵されず，被髪頭部では剥離することは少ない．抗菌薬の全身投与により皮疹は急速に落屑し，治癒に向かう．全経過は1〜2週（**図 24.13**）．水疱内容から菌は通常検出されない．

病因

鼻咽頭，結膜，外耳，臍などが感染部位となり，そこで増殖した黄色ブドウ球菌の産生する表皮剥脱毒素（exfoliative toxin A）による．これが血流を介して全身皮膚に作用し，デスモソーム構成蛋白であるデスモグレイン1を切断し，表皮上層で落葉状天疱瘡に類似した棘融解をきたし，びらんと表皮内水疱を生じる（1章 p.7，14章 p.247 参照）．

診断・鑑別診断

特徴的な顔貌，熱傷様のびらんと著明な Nikolsky 現象，口腔粘膜に病変を認めないことなどから診断する．咽頭培養などで黄色ブドウ球菌が検出される．鑑別診断として，TEN（①疑わしい薬剤歴，②口腔内などの著しい粘膜病変，③多形紅斑

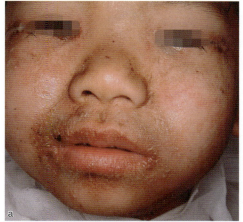
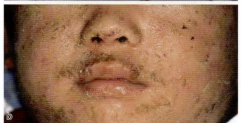
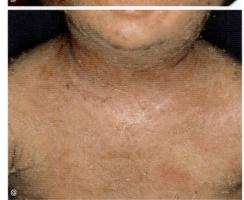
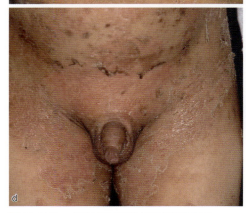

図 24.12②　ブドウ球菌性熱傷様皮膚症候群
（staphylococcal scalded skin syndrome；SSSS）
a，b：口囲の亀裂，眼脂，痂皮を形成した独特の顔貌．c，d：頸部，体幹，鼠径部の小葉状の落屑．

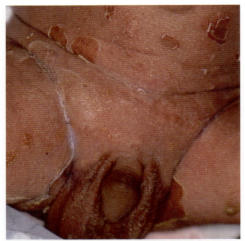
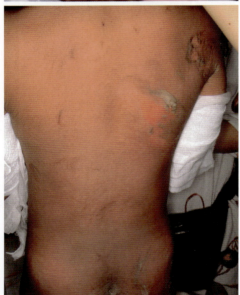
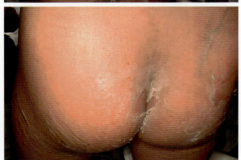

図 24.12③　ブドウ球菌性熱傷様皮膚症候群
(staphylococcal scalded skin syndrome；SSSS)
全身の皮膚が熱傷様に剥離，びらんとなっている．Nikolsky 現象陽性．

を伴う，④病理組織学的に表皮全層の壊死を認める）や，多発した水疱性膿痂疹（①特異的顔貌を伴わない，② Nikolsky 現象陰性，③全身症状に乏しい，④水疱内容が膿性）などがあげられる．

治療

入院加療を必要とし，輸液などの全身管理とともに，黄色ブドウ球菌に有効な抗菌薬の点滴静注を行う．局所に対しては，抗菌薬含有軟膏やワセリン軟膏外用．一般的に予後良好であるが，新生児や免疫能の低下した成人の SSSS では重症となり敗血症や肺炎などを伴いやすい．

2. トキシックショック症候群
toxic shock syndrome；TSS

同義語：ブドウ球菌毒素性ショック症候群（staphylococcal toxic shock syndrome）

黄色ブドウ球菌（大部分は MRSA）によって産生される，外毒素のトキシックショック症候群毒素（TSS toxin-1；TSST-1）などが原因．タンポンを使用する女性や熱傷受傷患者に発症することがある．突発的な発熱，血圧低下，猩紅熱様紅斑，多臓器障害が四大特徴の全身性中毒性疾患である．全身倦怠感，悪寒戦慄，頭痛，関節痛，嘔吐，下痢などを伴い，全身にびまん性の紅斑・びらんを生じる（**図 24.14**）．クリンダマイシン

劇症型溶血性レンサ球菌感染症
(streptococcal toxic shock syndrome)

同義語：トキシックショック様症候群〔(streptococcal) toxic shock-like syndrome；TSLS〕．A 群β溶血性レンサ球菌の産生する外毒素のうち，SPE-A（streptococcal pyogenic exotoxin A）や SPE-C などがスーパー抗原として作用し発症する．四肢の腫脹や疼痛，発熱で初発し，急激に進行して壊死性筋膜炎，急性呼吸窮迫症候群や多臓器不全に至る．

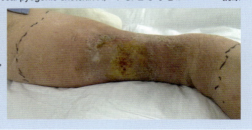

スーパー抗原

一般的に抗原提示細胞と T 細胞との間の免疫応答では，特定の抗原を仲介してなされる．しかし，抗原特異性に関係なく，さまざまな T 細胞の活性化を惹起する分子が存在することが近年判明し，スーパー抗原と呼ばれている．TSST-1 や SPE-C はスーパー抗原に属し，これにより T 細胞が異常に活性化され，全身性の強い炎症反応をきたす．

C. 全身性感染症　525

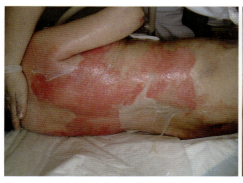
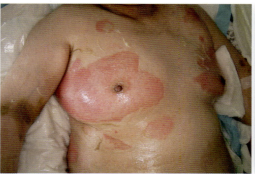
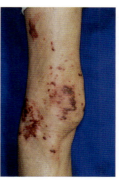

図24.14　トキシックショック症候群（toxic shock syndrome）

を含めた抗菌薬の大量投与や免疫グロブリン大量静注療法，抗ショック療法を速やかに行う必要がある．皮疹は1～2週間で落屑を伴って治癒する．

3. 猩紅熱　scarlet fever

Essence
- A群β溶血性レンサ球菌が産生する毒素によって生じる，紅斑および粘膜疹である．
- 咽頭痛と高熱で初発し，舌の発赤（苺状舌）と全身に出現する密な紅斑が特徴．
- 皮疹は口の周囲を避ける（口囲蒼白）．
- 治療はペニシリン投与．腎炎やリウマチ熱の発症に注意．

症状
　学童に好発し，潜伏期間は1～5日とされる．突然の発熱と咽頭痛で発症し，まもなく苺状舌（strawberry tongue）が出現する．初期は白苔が主体であるが，1～2日で白苔がとれて典型的な苺状舌になる．皮疹は発症後1～2日で出現する．鮮紅色で毛孔一致性の小丘疹が頸部に出現し，数日以内に体幹，顔面，四肢に拡大する．軽度の瘙痒を伴い，皮疹は癒合してザラザラした感触を有する（サンドペーパー状と表現される）．顔面ではびまん性の紅潮をきたすが，口囲や鼻翼周囲では皮疹を認めない〔口囲蒼白（perioral pallor）〕．掌蹠は通常侵されない．軟口蓋の出血斑，全身リンパ節腫脹などを認める．第3～4病日で解熱し，それに伴って皮疹は落屑状になり，色素沈着などを残さず治癒する．本症の典型的な臨床経過を図24.15に示す．

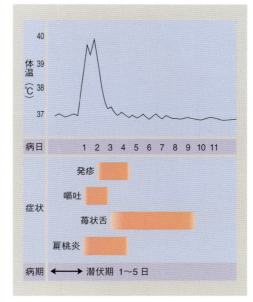

図24.15　猩紅熱の臨床経過

"人食いバクテリア"　MEMO
発症から数時間～数日で急速に壊死性筋膜炎やショック状態に陥り，致命率の高い感染症の起因菌を，日本では俗に"人食いバクテリア"と称することがある．具体的には劇症型溶血性レンサ球菌感染症（前頁MEMO）におけるA群β溶血性レンサ球菌や Vibrio vulnificus（下記MEMO）をさす．

Vibrio vulnificus 感染症 ★　MEMO
免疫能低下状態や肝硬変を有する者が加熱不十分の魚介類を摂食，ないし汚染海水に接触した際に，まれに体内で Vibrio vulnificus が増殖して壊死性筋膜炎を発症することがある．死亡率は50～70％であり，きわめて予後不良である．

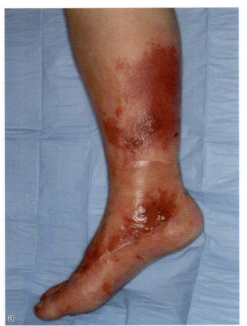
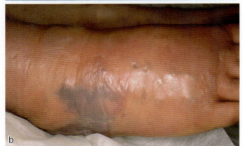
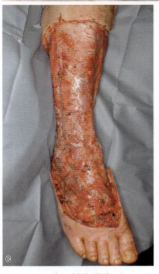

図 24.16　壊死性筋膜炎（necrotizing fasciitis）
a, b：急速に進行する汎発性の紫斑, 水疱, 血疱, 壊死, 潰瘍. c：病変部のデブリードマン後. 筋膜を含む皮下組織にまで病変は及んでいた.

病因

A群β溶血性レンサ球菌が口蓋扁桃や皮膚に感染し, その産生する外毒素〔SPE-B (streptcoccal pyogenic exotoxin B) など〕によって全身に皮疹を生じる. 黄色ブドウ球菌感染でも腸毒素〔エンテロトキシン (enterotoxin)：SEB (staphylococcal enterotoxin B) など〕によって同様の症状を呈することがある (staphylococcal scarlet fever).

検査所見・診断

咽頭などの感染巣から菌を検出する. 迅速診断キット（ストレップAなど）も診断に有用である. 白血球増加, 核左方移動などを認める. ASOやASKは感染後1〜3週間で上昇する.

鑑別診断

風疹などウイルス性発疹症との相違点については**図 23.25**を参照. 薬疹やSSSSとの鑑別が必要なこともある. 川崎病は臨床像が非常に類似するが, ①発熱期間が長い, ②咽頭培養陰性, ③掌蹠や眼球結膜が侵されるといった点で鑑別される.

治療・予後

ペニシリンGやセフェム系抗菌薬の内服が第一選択であり, 2〜3日で皮疹は消失するが, 投薬を早期に中止すると咽頭のA群β溶血性レンサ球菌が再増殖し, 腎炎やリウマチ熱などの合併症を起こすことがあるので, 最低2週間内服を行う. また, その後も定期的な尿検査などが望ましい.

4. 壊死性筋膜炎　necrotizing fasciitis ★

類義語：壊死性軟部組織感染症 (necrotizing soft tissue infection)

Essence
- 皮下脂肪組織および浅層筋膜の急性細菌性炎症（**図 24.3**参照）. 中高年の四肢や陰部に好発.
- 激痛を伴う発赤腫脹や潰瘍と発熱などの全身症状.
- 早期の抗菌薬大量投与と十分なデブリードマンが必要. 多臓器不全で死亡する場合もある.

症状

四肢（とくに下腿）, 陰部, 腹部に好発し, 40歳以上に多い. 限局性の発赤腫脹から始まり, 1〜3日のうちに紫斑, 水疱や血疱, 壊死, 潰瘍をみる（**図 24.16**）. 進行とともに患部の知覚は低下する. 辺縁の臨床的に一見健常にみえる部位でも, そ

の皮下組織では病変が進行している．高熱，著しい関節痛，筋肉痛，ショック症状，多臓器不全など，きわめて強い全身症状を伴う．膿が排出されることは少ない．劇症型溶血性レンサ球菌感染症（p.524 MEMO）では本症を高頻度に合併する．男性の陰部に生じた壊死性筋膜炎をとくにFournier壊疽（Fournier's gangrene）と呼ぶ（図24.17）．

病因

原因菌にはA群β溶血性レンサ球菌や嫌気性菌（フラジリス菌 *Bacteroides fragilis*，ペプトストレプトコッカス菌 *Peptostreptococcus anaerobius* など）があり，前者は健常人に突然発症，後者は糖尿病など基礎疾患のある者に発症しやすく，皮下にガス像を認めることがある（非 *Clostridium* 性ガス壊疽，次項参照）．微小外傷や足白癬などが誘因として明らかな場合もあるが，不明なことが多い．

病理所見

真皮全層に浮腫が著明．真皮下層から皮下脂肪組織，筋膜にかけて壊死，血管の閉塞，多核白血球の浸潤が認められる．

検査所見

白血球増多と核左方移動，CRP高値，肝機能障害，凝固系異常（DICをきたした場合）などを認める．細菌培養検査は抗菌薬投与前に行い，穿刺排液やデブリードマン時の壊死組織，血液などを検査材料とする．膿や組織のグラム染色が菌の推測に有用である．病変の侵襲の深さや範囲，ガス貯留の有無を調べるため，MRIやCT，X線による画像診断が有効．

鑑別診断

蜂窩織炎とは鑑別困難な場合があるが，急速に進展する皮膚の病変，紫斑や血疱の出現，著しい全身症状は本症を強く示唆する．LRINECスコア（MEMO参照）やfinger test（局所麻酔下で筋膜まで小切開し，指を入れて組織が抵抗なく剥離されるとき本症を疑う）なども参考になる．

治療・予後

抗菌薬（ペニシリン系，クリンダマイシンなど）の大量投与とともに，早期のデブリードマンが必要不可欠である．早期に治療しなければきわめて予後不良となる．感染が落ち着いたら植皮術を行う．

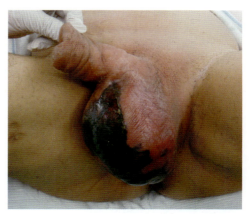

図24.17　Fournier 壊疽（Fournier's gangrene）

MEMO

LRINEC (Laboratory Risk Indicator for NECrotizing fasciitis) スコア

壊死性筋膜炎の早期診断を目的に開発された評価スコアであり，6以上であれば可能性が高くなる．

・CRP	< 15mg/dL	0点
	≧ 15	4点
・白血球	< 15,000/mm³	0点
	15,000〜25,000	1点
	> 25,000	2点
・ヘモグロビン	> 13.5g/dL	0点
	11〜13.5	1点
	< 11	2点
・血清ナトリウム	≧ 135mEq/L	0点
	< 135	2点
・血清クレアチニン	≦ 1.6mg/dL	0点
	> 1.6	2点
・血糖値	≦ 180mg/dL	0点
	> 180	1点
	合計	＿点

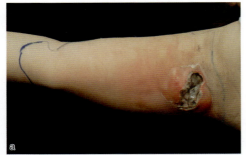

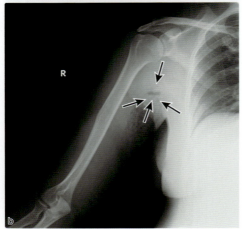

図 24.18 ガス壊疽(gas gangrene)
a：臨床像．b：X 線写真像（矢印は気泡を示す）．

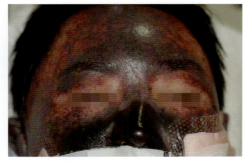

図 24.19 電撃性紫斑(purpura fulminans)
脾摘後に急激に敗血症を生じる，脾摘後重症感染症（overwhelming postsplenectomy infection）患者にみられた顔面の紫斑，壊疽．

5. ガス壊疽　gas gangrene ★

Essence
- 主に嫌気性細菌（*Clostridium* 属など）により発症する．死亡率の高い疾患．
- 強い全身症状と筋肉の壊死，ガス産生．局所を圧迫する触診で雪を握ったような感触（握雪感）が得られる．
- 治療は早急なデブリードマンと抗菌薬大量投与，高圧酸素療法．

症状

受傷後 6 〜 72 時間で局所の激痛から発症する．悪寒戦慄や頻脈などの全身症状が現れ，皮膚は暗紫色〜黒色となり，血性の水疱を形成する．筋肉組織は融解壊死し，産生されたガスにより病巣は腫脹する（**図 24.18a**）．局所は悪臭を放ち，圧迫するとガスの移動によって雪を握ったような感触（握雪感）が得られ，捻髪音（crepitation）も聴取される．X 線で皮下に気泡を認め，ガスは強い悪臭を伴う（**図 24.18b**）．放置すると多臓器不全に至り死亡する．

病因

主に嫌気性グラム陽性有芽胞桿菌である *Clostridium* 属（ウェルシュ菌 *Clostridium perfringens* など）による．*C. perfringens* は土壌や糞便に存在する常在菌であり，交通事故などの汚染創から筋肉に侵入する．*Bacteroides fragilis* などによる非 *Clostridium* 性ガス壊疽もある．嫌気性環境下で増殖し，蛋白分解酵素を含む外毒素を産生して溶血やショックを惹起する．

診断・治療・予防

滲出液のグラム染色を行い，グラム陽性桿菌が観察され，好中球がみられなければ *Clostridium* 性ガス壊疽の可能性がきわめて高い．直ちに病巣を切開し，デブリードマンを行うと同時にペニシリン G やセフェム系抗菌薬を大量投与する．創部を開放性に処置することで，嫌気性菌の繁殖を妨げる．*Clostridium* 性ガス壊疽では高圧酸素療法も有効である．ショックや腎不全，DIC に対する全身管理を行い，重症例では四肢切断も必要．

6. 敗血症　sepsis ★

膿瘍や蜂窩織炎，丹毒などの限局性皮膚感染症が増悪して，

原因菌が局所にとどまらず，血行性に散布された場合に敗血症を生じうる．敗血症では，菌塊による血栓形成や，各種サイトカインを介する免疫反応によって敗血症性血管炎（septic vasculitis）を引き起こし，紅斑や紫斑，血疱，膿疱などを形成することがある．急激に紫斑が拡大して壊疽を呈する電撃性紫斑（purpura fulminans，図 24.19）を生じることもある．

7. Osler 結節　Osler's node

主に亜急性感染性心内膜炎（subacute infective endocarditis）に併発する．指趾掌蹠に生じる紅斑や紅色丘疹（図 24.20）．疼痛が先行し，数日で褐色斑となって消退する．母指球部や小指球部に生じた無痛性の淡紅色斑を Janeway 病変（Janeway lesion）という．ともに菌血症に起因する皮疹ととらえられ，黄色ブドウ球菌によることが多い．感染性心内膜炎の約 15％ の症例に出現するといわれ，診断の手がかりとなる．

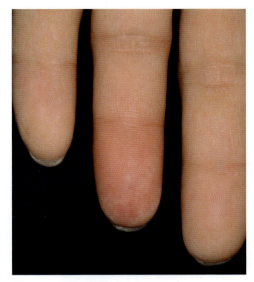

図 24.20　Osler 結節（Osler's node）
手指の有痛性紅斑．

D. その他の特殊な細菌感染症　other bacterial infections

1. 黄菌毛　trichomycosis axillaris

類義語：trichomycosis palmellina，trichomycosis pubis

青年に好発する．腋毛あるいは陰毛に，黄褐色〜白色のコロイド状菌塊が固着し，あたかも毛が黄色く膨化したようにみえる（図 24.21）．自覚症状はないが，ときに多汗や悪臭を伴う．主に Corynebacterium 属の感染による．Wood 灯で黄，白，青などの蛍光発色をみる．治療は清潔と消毒，剃毛および抗菌薬外用（クリンダマイシン，エリスロマイシンなど）を行う．

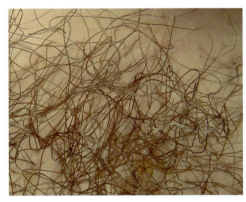

図 24.21　黄菌毛（trichomycosis axillaris）

2. 紅色陰癬（エリトラスマ）　erythrasma

症状・病因

グラム陽性桿菌 Corynebacterium minutissimum の角層への感染による．陰股部や腋窩，第 4 趾間などの間擦および湿潤部位に好発する．境界明瞭な紅色〜紅褐色斑で，表面に薄く細かい鱗屑を付着する．趾間では黄色調の厚い鱗屑を生じる．丘疹や水疱を形成せず，中心治癒傾向をもたない（白癬などとの鑑別点となる）．自覚症状はないが，まれに瘙痒感や灼熱感を伴う．

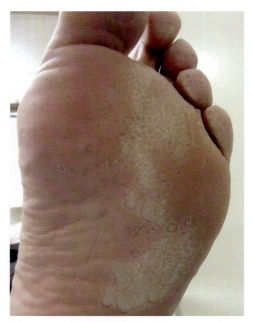

図24.22　点状角質融解症（pitted keratolysis）

診断・検査

Wood 灯照射により，病変部の一部あるいは全体が紅色〔サンゴ色（coral red）〕に光る．これは菌が産生するコプロポルフィリンⅢによる．セロテープで剥がした鱗屑をグラム染色して検鏡すると，グラム陽性の短桿菌が観察される．趾間に生じたものについては，足白癬の合併が多いため，KOH 直接検鏡法も行う．

治療

イミダゾール系抗真菌薬外用，エリスロマイシン内服など．

3. 点状角質融解症　pitted keratolysis

Corynebacterium 属などが角質を融解する酵素を産生するために生じる．足底に直径 5mm 程度の陥凹が多発，融合する（図24.22）．夏季に多汗に関連して発症することが多い．悪臭を伴う．制汗剤やクリンダマイシン外用などが治療として用いられる．

4. 猫ひっかき病　cat-scratch disease, cat-scratch fever ★

グラム陰性桿菌 *Bartonella henselae* 感染症で，若年者に好発する．ネコに咬まれる，舐められる，引っかかれる，あるいはノミによる媒介で感染する．数日〜2週間の潜伏期を経て，感染部位に直径3〜5mm の紅色丘疹や小水疱が出現し，さらに1〜3週後には所属リンパ節が有痛性に腫脹し，ときに膿瘍化する．発熱や頭痛などの全身症状を伴う場合がある．通常は数週〜数か月で自然治癒する．遷延する場合はセフェム系やテトラサイクリン系，マクロライド系などの抗菌薬を内服する．

5. 放線菌症　actinomycosis

症状・分類

病変部位によって，頸部・顔面放線菌症，胸部放線菌症，腹部放線菌症の3型に分類されるが，齲歯などを契機に発症し皮膚病変を伴う頸部・顔面放線菌症が約半数を占める．残り2型は内臓に病変を有するもので，瘻孔を形成して皮膚に到達しない限り皮膚科で扱われることはない．

ヒトの口腔，扁桃窩，歯垢に常在するグラム陽性桿菌の放線菌（主に *Actinomyces israelii*）が，軽微な外傷などから侵入して皮膚病変を形成する．発赤や腫脹，硬結で始まり，暗赤色

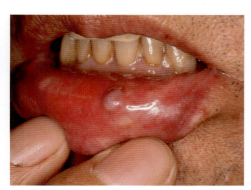

図24.23　放線菌症（actinomycosis）
下口唇の小結節．切除部から放射菌が確認された．

の皮下結節となる（図24.23）．ところどころ軟化し，膿瘍や瘻孔が形成され，長期間にわたって膿汁を排泄する慢性化膿性肉芽腫性病変を生じる．発熱や疼痛は軽微であることが多く自覚症状に乏しいが，咀嚼筋に病変が及ぶと開口障害が生じる．

病理所見

膿瘍と線維化を伴う炎症性肉芽腫性病変をみる．特異的な所見として，膿瘍内に菌塊〔顆粒（granule, Drüse）〕を認める（図24.24）．

鑑別疾患・治療

ノカルジア症，外歯瘻や炎症性類表皮嚢腫などを鑑別する必要がある．治療はペニシリンなどの抗菌薬内服．

6. 外歯瘻　external dental fistula

齲歯，歯槽骨炎，顎嚢胞感染などが進行した結果，直上付近の皮膚に瘻孔を形成し，膿汁を外部に排出している状態である（図24.25）．歯科的根治療法を要する．類表皮嚢腫などの皮下腫瘍，放線菌症などと誤診されることがある．頬部や下顎の繰り返す発赤や排膿をみたら，本症を疑いX線検査（オルソパントモグラフィー）などの画像診断を施行する．

7. ノカルジア症　nocardiosis　★

症状

主に *Nocardia asteroides* などが原因菌となる．皮膚病変は形態から3つに大別される．足に皮下硬結を形成するノカルジア菌腫，膿疱や皮下膿瘍を形成する限局性皮膚ノカルジア症，そしてリンパ管に沿って病変が拡大する皮膚リンパ型ノカルジア症である．また，肺ノカルジア症から血行性に菌が散布され，全身に紅色結節などを形成することもある．いずれもAIDSなどの免疫不全者に日和見感染として生じる．菌腫（mycetoma）については25章 p.543を参照．

検査所見・診断・治療

膿汁中の顆粒を採取し，Sabouraudブドウ糖寒天培地などで培養する．あるいは，皮膚生検により菌を証明する．骨X線撮影にて骨病変を評価する．ST合剤，ミノサイクリン，ペニシリンなどのうち，最も感受性の高い薬剤を選択して投与する．治療は数か月続ける．薬剤がすべて無効である場合や病変が骨まで達している場合には外科的切除を行う．

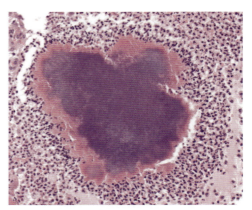

図24.24　放線菌症の病理組織像
微小膿瘍内に認められた菌塊〔顆粒（granule, Drüse）〕．

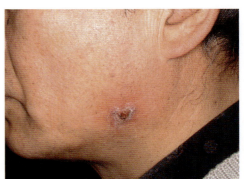

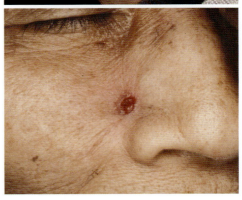

図24.25　外歯瘻（external dental fistula）
下顎部に生じた瘻孔．齲歯から歯根炎を起こし皮膚に瘻孔を起こしている．

25章 真菌症

Fungal diseases

　真菌（fungus）は細胞壁をもつ真核微生物の一種であり，光合成を行わないため何らかの有機体に寄生するか，あるいは胞子のかたちで自然界に存在する．真菌症は真菌によって皮膚病変を生じるものの総称である．寄生部位が表皮や毛包に限局する浅在性真菌症（白癬，カンジダ症，癜風など）と，真皮以下を寄生の主座とする深在性真菌症（スポロトリコーシスなど）に分類されている．

A. 浅在性真菌症　superficial mycoses

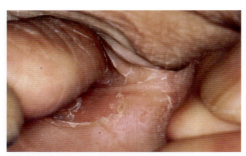

図 25.1　白癬（足白癬）
趾間に落屑をきたす．角層への白癬菌の感染による．

a. 白癬（皮膚糸状菌症）　tineas (dermatophytoses)

Essence
- 皮膚糸状菌（白癬菌）が皮膚（主に角層）に寄生して生じる．
- 寄生部位によりさまざまな俗称をもつ．足白癬（水虫），小児に好発する頭部白癬（しらくも），中心治癒傾向を示す体部白癬（ぜにたむし），股部白癬（いんきんたむし）など．
- 炎症が強く，脱毛を伴う頭部の白癬をとくに Celsus 禿瘡という．
- KOH 法で病変部の鱗屑や爪から皮膚糸状菌を検出．スライド培養で菌種の同定を行うこともある．
- 治療は抗真菌薬の外用や内服．

分類

　真菌の一種である皮膚糸状菌（dermatophyte）が皮膚に寄生して生じるもの（図 25.1）で，皮膚糸状菌は 3 属に分類され，さらに多種の菌種が存在する（表 25.1）．現在日本で頻繁にみられるのは Trichophyton rubrum ならびに T. mentagrophytes であり，日本の白癬の 95% 以上を占める．

表 25.1　皮膚糸状菌の分類（青字はとくに重要なもの）

白癬菌属　Trichophyton
T. rubrum
T. mentagrophytes
T. verrucosum
T. tonsurans
T. violaceum
T. schoenleinii
T. concentricum
T. equinum

小胞子菌属　Microsporum
M. canis
M. gypseum
M. audouinii
M. cookei
M. equinum
M. ferrugineum
M. gallinae
M. nanum

表皮菌属　Epidermophyton
E. floccosum

> **MEMO　真菌とカビ**
> いわゆる"カビ"や"キノコ"が真菌に含まれるほか，酵母（yeast）も単核の真菌の一種である．真菌は細長く伸びる菌糸（hypha）と，基本的に円形の形状をとる胞子（spore）から構成されている．胞子は発芽によって増殖し，空気中などに浮遊して寄生体に付着すると菌糸を形成して有性および無性的に生殖を行う．環境によっては胞子が細長く伸びて菌糸に類似する像を呈することがあり，仮性菌糸（pseudohypha）と呼ばれる．また，スライド培養などの培地中では，独特な形態の菌糸と無性胞子（asexual spore）を形成し，それぞれ分生子柄（conidiophore），分生子（conidium）と呼ばれる．分生子はさらに形態的に大分生子と小分生子に分類される場合があり，これらの形態から同定することも可能である．

皮膚糸状菌はケラチンを栄養源として生息するため，通常は角層，爪，毛包に寄生して病変を生じる．そこから真皮や皮下組織に炎症が波及することもある．ステロイド外用など不適切な治療をされると，真皮や皮下組織で菌が増殖することもある（p.536，同頁MEMO参照）．

検査所見・診断

鱗屑や水疱蓋，あるいは爪，毛などを採取し，直接鏡検（KOH法，5章p.86参照）を行う．隔壁を有する幅3〜4μmの糸状菌糸や分節状の胞子を認めれば診断が確定する（図25.2，25.3）．びらん面はケラチンが欠損しているため，皮膚糸状菌は検出されない．少しでも白癬が疑わしい場合は，この方法で必ず確認する．そのほか，①Sabouraudブドウ糖寒天培地などによる培養コロニーの色調，形態学的観察，②スライド培養による分生子の形態学的観察，③PCR法およびin situ hybridizationなどの分子学的検査が行われる．

治療

基本的に頭部やひげなどの有毛部以外に対しては外用療法を行う．各種抗真菌薬を数週間外用し，局所の清潔を保って悪化や再発を予防する．有毛部の病変，難治例や深在性の病変（Celsus禿瘡，角質増殖型の足および手白癬，爪白癬，白癬菌性肉芽腫など）では，イトラコナゾールやテルビナフィン塩酸塩などの内服療法を行う．

1. 足白癬　tinea pedis ★

同義語：ringworm of the foot, athlete's foot

俗称は"水虫"である．白癬患者の半数以上を占める最も多い病型で，日本では約2,500万人が罹患しているといわれる．原因菌は主にT. rubrumで，T. mentagrophytesがそれに次ぐ．臨床形態により，以下の3病型に分類される．いずれの病型でも，足背に病変が拡大すると体部白癬（p.535）に類似した環状病変を形成する．

> **MEMO 白癬のKOH直接鏡検法**
> 無治療の皮膚/爪白癬であれば，鱗屑や爪の直接鏡検で菌糸が確認できる．陰性の場合は再検査を行う．それでも陰性の場合は，白癬ではない，あるいは鱗屑や爪の採取方法が悪い，のいずれかである．陽性を確認せずに内服治療を開始することは禁忌である．

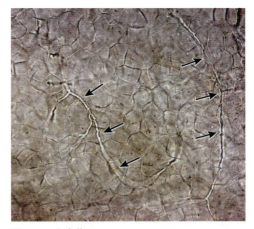

図25.2　白癬菌 *Trichophyton rubrum*
KOH直接鏡検法で糸状の白癬菌（矢印）が角層内に同定される．

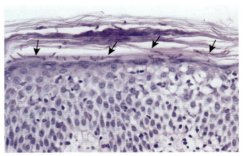

図25.3　白癬の病理組織像（PAS染色）
角層に糸状菌が生息する様子がみられる（矢印）．

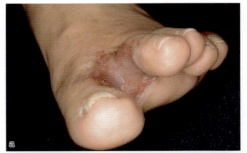

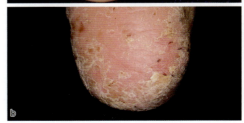

図25.4　足白癬（tinea pedis）
a：趾間型．二次感染を生じて浸軟している．b：角質増殖型．自分で角質を除去し，一部びらんを形成．

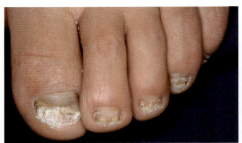
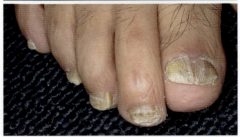
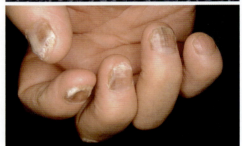

図25.5 爪白癬 (tinea unguium)

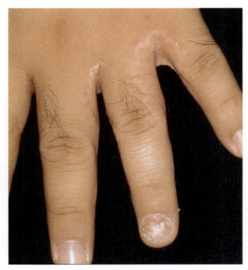

図25.6 手白癬 (tinea manus)
指間に白癬を認めるとともに手指，爪にも白癬を認める．

爪白癬の分類

臨床症状から，爪白癬は以下のように分類される．
① 遠位側縁爪甲下爪真菌症（distal and lateral subungual onychomycosis；DLSO）：足白癬から爪床→爪母方面へ進展するもの．最も多い病型．
② 表在性白色爪真菌症（superficial white onychomycosis；SWO）：爪表面のみが白濁する．
③ 近位爪甲下爪真菌症（proximal subungual onychomycosis；PSO）：爪母側から白濁を生じる．
④ 全異栄養性爪真菌症（total dystrophic onychomycosis；TDO）：白癬菌に爪全体が侵され，脆弱化，肥厚，爪甲鉤彎症などを生じる．

趾間型（interdigital type）：最も多い病型で，第4趾間に好発する．趾間の紅斑と小水疱として始まり，鱗屑を形成する．汗などで白く浸軟し，びらんを形成することもある（図25.1, 25.4）．瘙痒を伴い，びらんから細菌の二次感染を生じて，疼痛や蜂窩織炎を発症することもある．とくに糖尿病患者では，難治性潰瘍，蜂窩織炎，リンパ管炎や壊死性筋膜炎を生じる母地となりうる．

小水疱型（vesiculo-bullous type）：土踏まず，足趾基部，足縁に好発する．小水疱が多発し，それが乾燥して鱗屑を認めるようになる．梅雨時に起こりやすく，秋には軽快することが多い．

角質増殖型（chronic hyperkeratotic type）：足底や踵部に好発し，*T. rubrum* による．びまん性の過角化と，皮膚表面の粗糙化を呈する．瘙痒はほとんどなく，亀裂を形成すると疼痛を生じる．外用薬に抵抗性を示すため，抗真菌薬の内服が有効である．

2. 爪白癬 tinea unguium ★

第1趾爪に多い．足白癬から続発性に起こる場合が多く，爪の先端から白濁し，しだいに爪母側に進行することが多い．爪が脆弱化し，爪切りによって粉末状に崩れ出すこともある（上記MEMO，図25.5）．自覚症状を欠くため放置されている場合が多いが，足白癬などに菌を供給していることが多く，自家感染や家庭内感染の原因となる．外用薬では根治しにくく，抗真菌薬の内服が有効である．

3. 手白癬 tinea manus ★

病型は足白癬でいうところの角質増殖型，小水疱型が多い．大多数は足白癬を合併する．片手のみのことも多い（図25.6）．治療は抗真菌薬を外用する．

A. 浅在性真菌症／a. 白癬（皮膚糸状菌症）　535

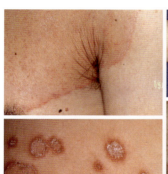
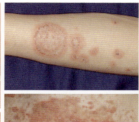
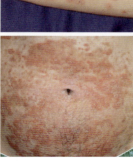
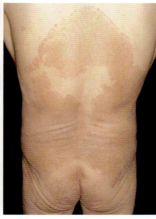
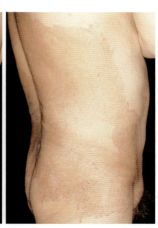

図 25.7　体部白癬（tinea corporis）
全体として遠心性に拡大し、中心治癒傾向がある紅斑性病変を形成し、周辺は堤防状に隆起する．

4. 体部白癬　tinea corporis　★

　俗称は"たむし"である．体幹や四肢に紅色小丘疹として初発し、遠心性に拡大する．中心治癒傾向があり、全体として環状の病変を形成する（図 25.7）．中心部は軽度の色素沈着を残して軽快し、周辺は堤防状に隆起して丘疹や小水疱、鱗屑などを認める．瘙痒がある．原因菌は足白癬と同じく *T. rubrum* が最も多い．

5. 顔面白癬　tinea faciei　★

類義語：白癬菌性毛瘡（sycosis trichophytica, tinea barbae）

　顔面に生じた白癬をいう．瘙痒を伴う環状紅斑が出現し、遠心性に拡大する（図 25.8）．湿疹と誤診したステロイド外用薬治療でさらに悪化する．足白癬などから播種されて発症することが多いが、若年者ではイヌやネコに寄生する *Microsporum*

> **異型白癬（tinea incógnito）** MEMO
> 白癬を、湿疹と誤診ないし自己判断してステロイドを外用すると、炎症症状が抑えられて中心治癒傾向や環状紅斑がはっきりしなくなり、診断が難しくなる．このような臨床的に非典型的な皮膚症状を呈する白癬病変をいう（図）．

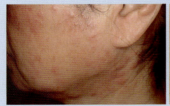
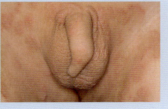

> **白癬疹（trichophytid）** MEMO
> 炎症症状が強く重症の白癬病巣をもつ患者にみられる、いわゆる id 疹である．白癬とはまったく関係ない部位に紅斑や丘疹、小水疱を生じる．Celsus 禿瘡や足白癬の増悪時にみられることが多い．これらの皮疹部位に白癬菌は存在せず、菌体成分ないし代謝物質に対する一種のアレルギー反応と考えられている．

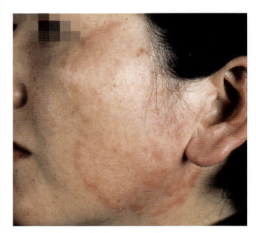

図 25.8　顔面白癬（tinea faciei）

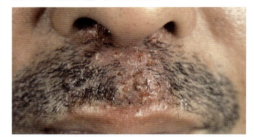

図 25.9　白癬菌性毛瘡（sycosis trichophytica）

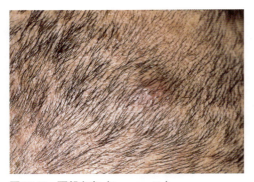

図 25.10　頭部白癬 (tinea capitis)

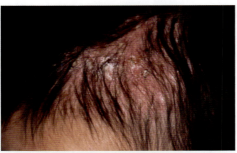
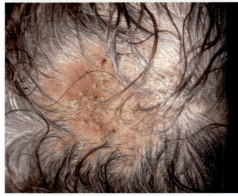

図 25.11　Celsus 禿瘡 (kerion)

canis による症例も散見され，この場合は炎症症状が強い．

同様に顔面に生じる白癬には白癬菌性毛瘡もある．中年男性の上口唇部に好発（図 25.9）し，須毛部（口ひげ，顎ひげ，頬ひげ）全体が発赤腫脹して，毛孔から膿汁が排泄される．毛を引っ張ると容易に脱落する．ひげ剃りやステロイド外用薬の誤用による発症が多い．須毛部に生じた Celsus 禿瘡（後述）ともとらえられるので，治療は Celsus 禿瘡に準じて内服療法を行う．

6. 股部白癬　tinea cruris ★

俗称は"いんきんたむし"である．成人男性に好発し，多くは足白癬を合併する．陰股部や殿部を中心に，体部白癬と同様の環状紅斑を形成する．瘙痒が強く，対称性に発症する．陰嚢は侵されにくい．年余にわたって放置された症例も多く，難治性で抗真菌薬の内服を要することもある．

7. 頭部白癬　tinea capitis ★

俗称は"しらくも"である．小児に多い．毛髪に菌が感染した状態である．被髪頭部に境界明瞭な脱毛巣を形成し，病変部位には乾燥性で枇糠状の鱗屑と短く切断された毛髪を認める．病毛が毛孔部分で折れて黒点ができるものを black dot ringworm と呼ぶ．瘙痒や疼痛などの自覚症状は少なく，通常は炎症を伴わない（図 25.10）．

8. Celsus 禿瘡　kerion ★

ステロイド外用薬の誤用などを基礎として，頭部白癬など毛包部の白癬に真皮の炎症が加わることがある．紅斑や毛孔一致性の丘疹，膿疱，さらに扁平から半球状の膿瘍を生じるようになり，これを Celsus 禿瘡という（図 25.11）．疼痛を伴い，軽度の波動，膿汁の排出をみる．病変部は脱毛し，残った毛髪も容易に抜ける．所属リンパ節の腫脹や発熱などの全身症状をきたす．ペットを介して感染する *M. canis* が最も多く，幼小児に好発する．最近，*T. tonsurans* によるものが増加傾向にある（MEMO 参照）．病理組織学的には毛髪に白癬菌の感染を認め，

MEMO

Trichophyton tonsurans

2003年頃から本菌の集団感染が日本で頻発している．皮疹としては頭部白癬（black dot ringworm），Celsus 禿瘡，体部白癬がみられる．体部白癬では，特徴的な環状紅斑がはっきりしない例もある．レスリングや柔道など，身体接触の多いスポーツ選手を中心に流行するため，集団全体での診療が望ましい．ブラシを用いた真菌培養（ヘアブラシ法）がスクリーニングに有用である．白癬の治療に準じ，第一選択は抗真菌薬の内服を行う．

浅在性白癬と深在性白癬　MEMO

日本では，①角層や爪，毛包に病変が限局する浅在性白癬，② Celsus 禿瘡や白癬菌性毛瘡（上記参照）など，浅在性白癬から連続して真皮に炎症が波及した炎症性白癬，③真皮や皮下組織で白癬菌が増殖する深在性白癬の3つに分類されることが多い．②③を広義の深在性白癬と称することもある．一方欧米では，白癬を浅在性/深在性とは分類しないことが多い．

毛包周囲に炎症細胞浸潤がみられるが，真皮で菌は増殖していない．

9. 白癬菌性肉芽腫 granuloma trichophyticum

同義語：Majocchi granuloma

下腿の体部白癬などに対してステロイド外用薬を誤用，乱用すると，皮内，皮下に結節を生じることがある．扁平隆起した湿潤性局面や大きな腫瘤状局面を形成することもあり，臨床的に硬結性紅斑（18章p.355参照）との鑑別を要する（図25.12）．

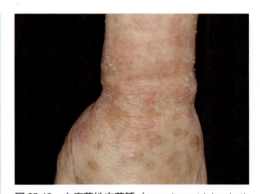

図25.12 白癬菌性肉芽腫（granuloma trichophyticum）
体部白癬を湿疹と誤診され，ステロイド外用薬を長期間使用したことにより，浸潤性病変を生じた例．

b. カンジダ症　candidiases

Essence
- カンジダ属による皮膚および粘膜感染症．
- 病変部位と症状から，カンジダ性間擦疹，乳児寄生菌性紅斑，カンジダ性爪囲炎，鵞口瘡などの病名が冠される．
- 水仕事従事者の職業病，性感染症（STI），日和見感染としての側面をもつ．
- 治療は病変部の清潔と乾燥化，イミダゾール系抗真菌薬外用など．

分類・病因・症状

カンジダ属は，培養条件により酵母と菌糸の形態をとる二相性真菌（酵母様真菌）の一種である．病原性のあるカンジダ属は7～10種類存在する（表25.2）が，大部分はCandida albicansによる．カンジダ属は健常人の口腔，糞便，腟に常在しているため，病変部位から培養されただけではカンジダ症と診断することはできない．鱗屑，帯下，爪などを直接鏡検して，カンジダが観察される程度に増殖していることを証明する必要がある．糖尿病やステロイド長期内服，AIDS患者など免疫能低下状態にあるとカンジダ症を発症しやすく，消化管カンジダ症などの内臓病変も形成しうる．すなわち，内因性真菌症あるいは日和見感染としての側面をもつ．

診断

KOH直接鏡検法で，ブドウ状胞子と仮性菌糸を証明する（図25.13）．胞子が存在する，菌糸に隔壁がなく分枝状になっている点が白癬との鑑別になる．膿疱，鱗屑，爪の角質，白苔や帯下を，メスや粘着テープなどを用いて採取する．また，Sab-

表25.2 ヒトから培養される主なカンジダ属の菌種

Candida albicans
C. parapsilosis
C. glabrata
C. tropicalis
C. krusei
C. guilliermondii
C. kefyr

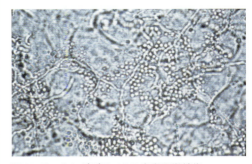

図25.13 カンジダのKOH光学顕微鏡像
糸状の仮性菌糸とブドウ状胞子を認める．

β-D-グルカン MEMO
真菌の細胞壁を構成する成分の一つで，真菌による侵襲性病変のある患者で血中濃度が上昇する．深在性真菌症（カンジダ血症，アスペルギルス症）やニューモシスチス肺炎の早期発見に有用であるが，種特異性はない．

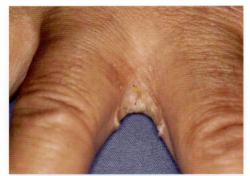

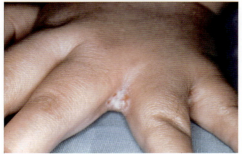

図 25.14　カンジダ性指趾間びらん症（erosio interdigitalis blastomycetica）
第3指間が好発部位である．

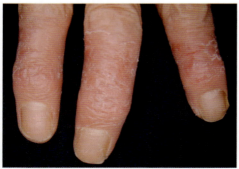

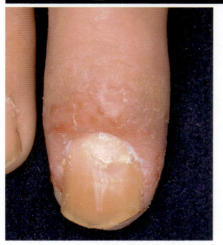

図 25.15　カンジダ性爪囲炎（candidal paronychia）

ouraudブドウ糖寒天培地に25℃で培養すると，2〜3日で白色からクリーム色の集落を形成する．カンジダ血症や内臓病変では，カンジテック® 陽性，血中β-D-グルカン上昇をみる．

治療

入浴，清拭，亜鉛華軟膏などで病変部の清潔，乾燥を保つだけで軽快することが多い．抗真菌薬の外用が主に行われる．口腔カンジダ症ではアムホテリシンBシロップによる含嗽や，ミコナゾールゲルなどを用いる．女性の性器カンジダ症ではミコナゾール腟錠を用いる．重症例では抗真菌薬の経口投与や点滴静注が必要になることもある．

1. カンジダ性間擦疹　candidal intertrigo　★

発汗による多湿や不潔が誘因となって，皮膚と皮膚が擦れ合う部位（間擦部：陰股部，殿部，頸項部，腋窩，乳房下部など）に，境界鮮明な紅斑を形成する．辺縁に鱗屑や小膿疱を伴う．これらが進展すると，びらん面を呈し，二次性に細菌感染などを生じやすくなる．軽い瘙痒あるいは疼痛を訴えることがある．体部白癬，脂漏性皮膚炎，刺激性接触皮膚炎，Hailey-Hailey病，乳房外Paget病などとの鑑別を要する．

乳児の陰股部に生じるものを，カンジダ性おむつ皮膚炎（candidal diaper dermatitis）あるいは乳児寄生菌性紅斑（erythema mycoticum infantile）という．夏季の発汗が多い部位に発生するため，汗疹やおむつ皮膚炎（刺激性接触皮膚炎）との鑑別を要する．

2. カンジダ性指趾間びらん症　erosio interdigitalis blastomycetica　★

同義語：指間カンジダ症（interdigital candidiasis）

第3指間が好発部位となる．指間に生じた紅斑は徐々に拡大し，中心に鮮紅色のびらんを形成する．周囲皮膚は白色調で浸軟する（図25.14）．細菌感染を併発し，軽度の疼痛や瘙痒を伴うこともある．飲食店従業員など，水仕事に従事する者に好発する．

3. カンジダ性爪囲炎　candidal paronychia

カンジダ性指趾間びらん症と同様に，水仕事従事者に多い．手指の爪周囲に発赤，腫脹を生じる（図25.15）．圧迫により

排膿することもある．爪根部から変形をきたすことがある．難治性であり，有効な抗真菌薬を用いても治癒までに数か月を要し，再発しやすい．

4. 爪カンジダ症　candidal onychomycosis

同義語：nail candidiasis

爪甲の肥厚や変形，崩壊を呈する．臨床的には爪白癬と区別できないため，確定診断には真菌培養が必要である．

5. 口腔カンジダ症　oral candidiasis

鵞口瘡（thrush）ともいう．口腔粘膜あるいは舌に白色の偽膜や白苔が付着し，炎症性潮紅を伴うことがある．灼熱感や味覚の消失を伴い，偽膜を剥がすとびらん局面を形成し疼痛をきたす．新生児で産道感染として生じることが多く，1〜2週間で自然治癒する．成人の口腔カンジダ症では糖尿病や免疫不全などの基礎疾患を有していることが多い．AIDSの初期症状としても重要である．

6. 性器カンジダ症　genital candidiasis
（candidal vulvovaginitis, candidal balanitis）

健常女性の75％で一度は経験される．腟および外陰部に，びまん性の発赤と白苔形成を認め，白色の帯下がみられる（図25.16）．妊婦や糖尿病の成人女性で悪化，慢性化しやすい．男性では亀頭や包皮などに発赤と鱗屑を形成する．STIとしての側面ももつ．

7. 慢性皮膚粘膜カンジダ症
chronic mucocutaneous candidiasis；CMC

内分泌異常などを背景にして，幼少時から皮膚および粘膜にカンジダ症が出現し，慢性に経過する．一部は常染色体劣性ないし優性遺伝をとり，カンジダに対する免疫を担うTh17に関連する遺伝子（*IL17RA*, *IL17F*, *STAT1* など）の変異が報告されている．皮膚病変は多発し，過角化を伴い厚い痂皮を形成する傾向が強い．病理組織学的に肉芽腫を形成することもある〔カンジダ性肉芽腫（candidal granuloma）〕．成人発症例では胸腺腫やAIDSの合併を考慮する．治療抵抗性であり，抗真菌薬の内服や点滴静注を用いるが，再発を繰り返す．

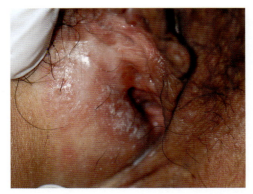

図25.16　性器カンジダ症（genital candidiasis）

MEMO

黒毛舌〔(black) hairy tongue〕

舌の上に，黒〜褐色で毛様の病変がみられる（図）．着色のみで毛様物がない場合もある．自覚症状はない．本態は舌糸状乳頭の過角化と，そこに付着したカンジダや細菌が産生した色素（硫黄化合物など）の沈着である．菌交代現象として生じることがある．清潔の指導や抗真菌薬外用などを行う．

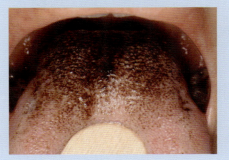

c. マラセチア感染症　*Malassezia* infections

1. 癜風（でんぷう）　pityriasis versicolor, tinea versicolor ★

Essence
- 酵母様真菌の一種である *Malassezia* 属（とくに *M. globosa*）による浅在性の感染症である．
- 青年男女に好発し，体幹上部などに1～3 cm大の淡褐色斑あるいは脱色素斑をきたし，多発融合する．
- 皮疹をメスの先などでこすると，大量の鱗屑を生じる（カンナ屑現象）．
- 診断は鱗屑のKOH直接鏡検法やWood灯検査（黄橙色蛍光）などによる．

症状

体幹に好発，上腕や頸部にもみられる．5～20 mm大の淡褐色斑あるいは不完全脱色素斑として初発し（図25.17），これが次第に拡大および融合して，まだら状の外観を呈する．褐色斑をつくるものを黒色癜風（俗称"くろなまず"，pityriasis versicolor nigra），脱色素斑をつくるものを白色癜風（pityriasis versicolor alba）という．病変は平坦であり，単なる色素異常のようにみえるが，爪先やメスの先でこすると大量の粃糠様落屑を認める（カンナ屑現象）．自覚症状はないか，あっても軽い発赤や瘙痒がみられる程度である．

疫学・原因

Malassezia は脂漏部位に常在する二相性真菌で，球状の胞子と短い菌糸をもつ．発汗量の増える春～夏にかけてみられ，思春期以降，とくに20歳代前後の男女に好発する．本症で色素異常を生じる原因は不明だが，*Malassezia* 由来産物がメラノサイトやチロシナーゼ活性に異常をきたすと考えられている．

検査所見・診断・鑑別診断

KOH直接鏡検法で鱗屑を観察すると，特徴的な短い菌糸と球状の胞子が観察され（"spaghetti and meatballs" appearance，図25.18），診断には必須である．そのほか，鱗屑やカンナ屑現象の有無，紅斑の状態，皮疹の経過などを参考にし，尋常性白斑，単純性粃糠疹，Gibertばら色粃糠疹，偽梅毒性白斑などと鑑別する．また，病変部にWood灯を当てると黄橙色の蛍光がみられ，病変の広がりを確認することができる．

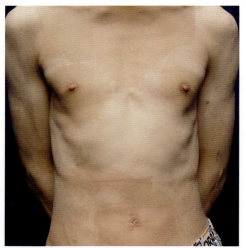
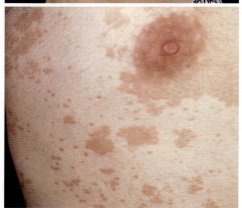

図25.17　癜風（pityriasis versicolor, tinea versicolor）

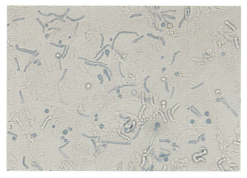

図25.18　*Malassezia* のKOH光学顕微鏡像
癜風でみられた鱗屑のパーカーインク加KOH法で *Malassezia* の短い菌糸と球状の胞子が観察される．

MEMO: *Malassezia* 属による皮膚疾患

Malassezia 属は本章で解説した癜風やマラセチア毛包炎の原因となるほか，脂漏性皮膚炎やアトピー性皮膚炎の誘発，悪化因子の一つとして考えられている（7章 p.124 参照）．

治療

イミダゾール系抗真菌薬の外用により，2週間程度で比較的容易に治癒する．夏季に再発することが多い．治療後も色素異常が年余にわたり持続することがある．

2. マラセチア毛包炎　*Malassezia* folliculitis

*Malassezia*属に起因した毛包炎で直径2～3mmの毛孔性紅色丘疹である（図25.19）．ときに小膿疱を伴う．瘙痒や疼痛があり，癜風や脂漏性皮膚炎に合併することもある．思春期男女の上背部などに好発する．尋常性痤瘡や毛包炎，膿疱型薬疹と鑑別を要する例がある．KOH直接鏡検法（ズームブルー®などの色素をもつ検査液を用いて胞子を確認）で診断．抗真菌薬によく反応する．

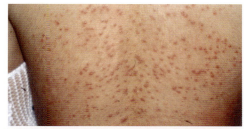
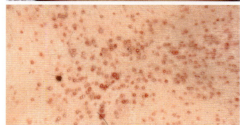

図25.19　マラセチア毛包炎（*Malassezia* folliculitis）

B. 深在性真菌症　subcutaneous mycoses

1. スポロトリコーシス　sporotrichosis ★

Essence

- 日本で最も頻度の高い深在性真菌感染症．
- 土中の菌が微小外傷を介して侵入，農業従事者や幼小児に好発．
- 紅色の丘疹および膿疱が初発．硬い皮下結節や潰瘍を形成．
- 病理組織学的には星状体をもつ肉芽腫がみられる．スポロトリキン反応陽性．
- イトラコナゾールなどの抗真菌薬，ヨウ化カリウム内服や温熱療法が有効．

症状

8～30日の潜伏期を経て，菌の侵入部位に一致して紅色の丘疹，膿疱が生じる（図25.20）．次第に増大し，約4cm大までの浸潤を伴う暗赤色の皮下結節となる．この結節は自潰しやすく，難治性の潰瘍を形成する．潰瘍を形成すると軽度の疼痛を伴うことがあるが，通常自覚症状はない．リンパ管に沿って上行性に，数日ごとに病変が増加する（皮膚）リンパ管型（lymphocutaneous form）が最も多い．そのほか，単発の病変が拡大して巨大な潰瘍局面を形成する限局型（fixed form）や，真菌の播種によって全身に皮下結節を生じる播種型（disseminated form）がある．リンパ管型は成人の手背から前腕に，限

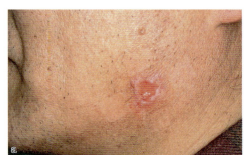
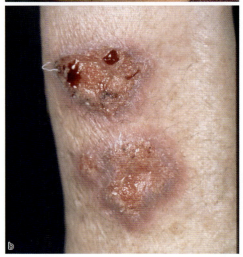

図25.20　スポロトリコーシス（sporotrichosis）
a：スポロトリコーシスは，温帯地域に好発する．本州以南には多いが北海道では少ない．これは北海道第2例目の写真である．b：下腿部．

> **MEMO スポロトリキン反応**
> スポロトリキン抗原液は，日本医真菌学会により学会認定の標準化試薬が分譲されている（http://www.jsmm.org/）．

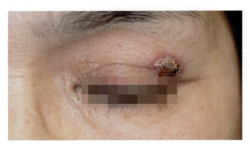

図 25.20② スポロトリコーシス（sporotrichosis）眼瞼部．

局型は小児の顔面や上肢などに好発する．

病因・疫学

二相性真菌の一種である *Sporothrix schenckii* による．枯木や土中などに存在し，とくに熱帯や温帯地方に広く分布する．日本では主に秋期の東北以南で，土と接触する機会の多い農業および園芸業従事者や，土で遊ぶ幼小児に好発する．気温の低い北海道ではきわめてまれである．切り傷や擦過傷，トゲなどの軽微な外傷を介して，真菌が真皮内に侵入して発症する．

病理所見

真皮から皮下組織に，非特異的な肉芽腫を認める．ときにエオジン好染の星状体（asteroid body, 18 章 p.346 参照）が観察される．また，PAS 染色において，ごくまれに巨細胞内などに丸い胞子が観察されることがある．

検査所見・診断・鑑別診断

抗菌薬に反応しない赤褐色の肉芽病変や潰瘍をみたら本症を疑い，痂皮や滲出液などを採取して Sabouraud ブドウ糖寒天培地で培養する．*S. schenckii* は，25℃，約 1 週間で灰色～黒褐色の絨毛状コロニーを形成する．スライド培養で，菌糸に花弁状の胞子を伴う特徴的な像を認めれば確定診断できる．滲出液や膿汁から塗抹標本を作製し，PAS 染色やグロコット染色を行うと胞子を認めることが多い．また，本症に特異的な検査として，スポロトリキン皮内反応がある．スポロトリキン抗原液 0.1 mL を前腕屈側に皮内注射し，48 時間後の硬結の程度をみるもので，直径 10 mm 以上を陽性とする．鑑別診断として，非結核性抗酸菌感染症，クロモブラストミコーシス，壊疽性膿皮症などがあげられる．

治療

イトラコナゾール内服が第一選択であり，通常 3～6 か月で治癒する．ヨウ化カリウム，テルビナフィン塩酸塩内服，温熱療法，外科的切除なども有効である．

2. クロモブラストミコーシス
chromoblastomycosis

類義語：クロモミコーシス（chromomycosis），黒色分芽菌症

Essence
- 色素性真菌による皮膚と皮下組織の慢性真菌感染症．

- 露出部，下肢に好発し，紅色丘疹，疣状局面を呈する．
- 発達が遅く，外方増殖性の局面を形成する．

症状

中年の男女に好発する．四肢や顔面などの露出部，とくに下肢に好発する．紅色の丘疹が出現し，次第に拡大して，暗赤色の鱗屑を伴う隆起性局面を形成する．中心治癒傾向を生じて，環状ないし馬蹄形の外観を呈することもある（図 25.21）．膿瘍や自潰，潰瘍形成を起こすことは少なく，全体として乾燥性の病変を呈する．表面が疣状を呈することがあり疣状皮膚炎（dermatitis verrucosa）と呼ばれることもある．著明な腫瘤性病変を形成し，カリフラワー状の外観を呈することもある．自覚症状はほとんない．通常は単発病変で自然治癒せず慢性に経過するが，リンパ行性に拡大したり，汎発化し致死性となる症例もある．

病因

自然界に存在する黒色真菌が皮膚外傷から侵入し，肉芽腫性病変を形成する．原因菌は *Fonsecaea monophora* によるものが最多で，その他に *F. pedrosoi*，*Phialophora verrucosa*，*Cladosporium carrionii* などがある．これらの菌は腐木，植物，土壌などに常在しており，軽微な外傷を介して真皮内へ感染する．潜伏期間は数年と考えられている．

病理所見・診断

病変部の鱗屑を KOH 直接鏡検すると，褐色の円形ないし多角形の大型胞子（sclerotic cell）が認められ，診断的価値が高い．病理組織学的には，真皮から皮下組織に肉芽腫性病変を認める．HE 染色においても胞子が観察できる．Sabouraud ブドウ糖寒天培地による鱗屑などの培養，PCR 法なども行われる．

治療

病変が小さい場合には，病変境界部から 5～10 mm ほど離して切除する．イトラコナゾール，フルシトシン，テルビナフィン塩酸塩の内服や，温熱療法も有用であるが，難治性のことも多い．

3. 菌腫　mycetoma

類義語：マズラ足（Madura foot）

皮下硬結，膿瘍を形成し，瘻孔が多発してさらに顆粒（grains）を排出する慢性肉芽腫性病変をいう．原因微生物に

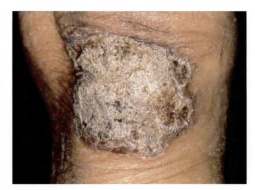

図 25.21　クロモブラストミコーシス（chromoblastomycosis）
表面が疣状を呈することもある．

> **MEMO**
> **黒色真菌感染症（dematiaceous fungal infection）**
> 細胞壁にメラニンを有し，培養すると黒色調のコロニーを形成する真菌を総称して黒色真菌（dematiaceous fungi）という．① sclerotic cell を認めるクロモブラストミコーシス，②臨床は①と同様であるが sclerotic cell を認めず，褐色の有隔壁性菌糸を認めるフェオヒフォミコーシス（phaeohyphomycosis, *Exophiala jeanselmei* などによる）③手掌などに黒色斑を生じる表在性真菌症の黒癬（*Hortaea werneckii* による）などが含まれる．日本では，①と②を合わせてクロモミコーシスと呼ぶことも多い．

より，放線菌性菌腫（*Nocardia asteroides* など．24 章 p.531 も参照）と真菌性菌腫（*Pseudallescheria boydii* など）に分類される．これらの菌は土中に常在しており，戸外労働者の下肢，足部に好発する．毛包炎や慢性膿皮症に類似した病変が生じ，次第に拡大する．顆粒は直径 1 mm 〜 1 cm 大で，本態は菌塊である．年余にわたって経過し，関節や骨病変を形成することもある．

4. 皮膚アスペルギルス症　cutaneous aspergillosis ★

　土壌などに広く存在する *Aspergillus* 属（*Aspergillus fumigatus* など）による．多くは日和見感染として肺や外耳道に病変を形成し，皮膚病変はまれである．肺病変から血行性に菌が撒布されて全身に肉芽腫性病変を形成するもの（続発性皮膚アスペルギルス症），長期臥床，ギプス固定などの局所要因を契機に，皮膚に直接寄生して体部白癬様や毛包炎様の皮疹をみるもの（原発性皮膚アスペルギルス症）などに分類される．

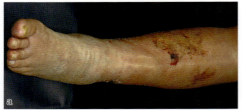
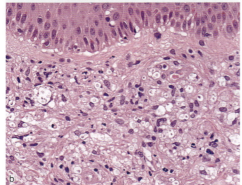

図 25.22　皮膚クリプトコッカス症（cutaneous cryptococcosis）
a：蜂窩織炎様皮疹．b：病理組織像．莢膜を伴う胞子が組織球内に多数観察される．

5. 皮膚クリプトコッカス症　cutaneous cryptococcosis ★

　顔面や頸部，頭部に好発する．自覚症状のない痤瘡様丘疹で始まり，次第に拡大して膿瘍を形成する．潰瘍や硬い皮下結節，蜂窩織炎などの多様な皮疹を呈する（図 25.22a）．土壌や，とくにハトの糞中に存在する *Cryptococcus neoformans* による，真皮〜皮下組織の感染症である．皮膚の外傷部位に直接侵入して発症するもの（原発性皮膚クリプトコッカス症）と，吸入により肺病変をきたし，血行性播種によって全身皮膚に生じるもの（続発性皮膚クリプトコッカス症）とが存在する．後者は日和見感染として，ステロイド長期使用者や AIDS 患者にみられることがある．膿汁を墨汁法で鏡検すると，特有の厚い莢膜をもった胞子が観察される．病理組織学的検査（図 25.22b），真菌培養，血清中の *C. neoformans* 抗原ないし抗体測定なども診断に有用である．

6. パラコクシジオイデス症　paracoccidioidomycosis

同義語：南米ブラストミセス症（South American blastomycosis）

　ラテンアメリカの風土病であるが，ごくまれに日本に持ち込まれることがある（輸入真菌症）．吸入感染で肺に病変を形成し，

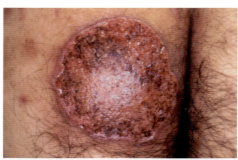
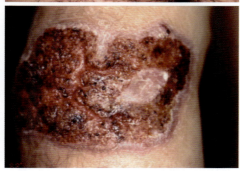

図 25.23①　パラコクシジオイデス症（paracoccidioidomycosis）

血行性播種によって全身の皮膚や粘膜に丘疹，潰瘍を生じる（図 25.23）．リンパ節腫脹を伴いやすい．病理組織学的に操舵輪（marine pilot's wheel）状の芽胞を認める（図 25.24）．*Paracoccidioides brasiliensis* による慢性肉芽腫性真菌感染症である．

7. コクシジオイデス症　coccidioidomycosis

アメリカ南西部，ラテンアメリカの砂漠地域における風土病である．*Coccidioides immitis* の吸入で肺病変が惹起され，血行性播種によって主に鼻部，鼻唇溝など顔面の中央部や四肢で丘疹を生じ，徐々に増大して結節，局面となる．

8. 北米ブラストミセス症　North American blastomycosis

北アメリカ中南部，中西部で発生し，日本では通常みられない．肺病変から皮膚，骨に病変を生じやすい．顔面，口腔粘膜に疣状丘疹や結節，潰瘍などを形成する．原因菌は *Blastomyces dermatitidis*．

9. ヒストプラスマ症　histoplasmosis

Histoplasma capsulatum による真菌感染症．熱帯，亜熱帯で発生し，とくにアメリカ・ミシシッピ川流域，アフリカ大陸で報告が多い．コウモリのすむ洞窟には本菌が生息しているといわれる．とくに AIDS 患者などで，吸入感染により全身に結節を形成することがある．

10. 皮膚ムーコル症　cutaneous mucormycosis ★

接合菌症（zygomycosis）ともいう．接合菌のケカビ目（*Mucorales*）に属する諸菌種による感染症．ケカビは自然界に普遍的に存在する．免疫不全患者や重症の糖尿病患者などが罹患しやすく，皮膚病変としては鼻尖部などに急速に壊疽を生じる．

11. 皮膚プロトテコーシス　cutaneous protothecosis

Prototheca wickerhamii などの藻類による感染症．免疫不全者に生じることが多い．四肢に疣贅状の局面や結節を生じる．

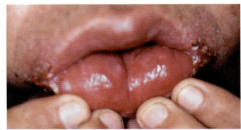
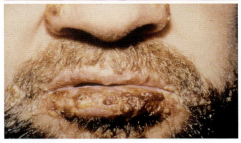

図 25.23② パラコクシジオイデス症（paracoccidioidomycosis）

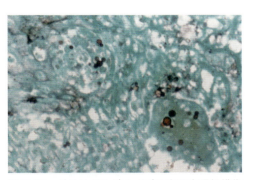

図 25.24 パラコクシジオイデス症の病理組織像（グロコット染色）
黒染される胞子を真皮内に認める．

Mycobacterial infections

26章 抗酸菌感染症

　抗酸菌感染症は Mycobacterium 属による感染症と定義されている．染色（チール・ネルゼン染色など）の過程において，脱色素処理（塩酸アルコールなど）を加えても脱色されないことから抗酸菌（acid-fast bacteria）と呼ばれる．抗酸菌に属する細菌群は多数存在するが，ヒトの皮膚に病原性をもつという意味では，大きく結核菌（M. tuberculosis），非結核性抗酸菌（M. marinum など），らい菌（M. leprae）に分類することができる．本章では，これらの菌による代表的な抗酸菌感染症を解説する．

A. 結核菌によるもの　Mycobacterium tuberculosis infections

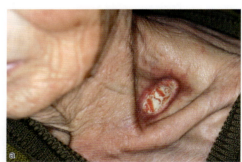
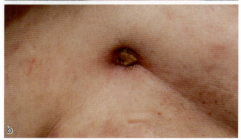

図 26.1　皮膚腺病（scrofuloderma）
発赤や熱感を伴わない冷膿瘍を呈する．a：頸部．b：胸部．

疫学・分類

　結核（tuberculosis）はヒト型結核菌 Mycobacterium tuberculosis（まれにウシ型結核菌 M. bovis など）感染症である．長さ 2 〜 4 × 幅 0.3 〜 0.6 μm の好気性桿菌であり，空気感染（23章 p.490 MEMO 参照）を起こすことが多い．通常は無症候性ないし潜伏感染となり発病しないが，免疫能の低下（加齢，HIV 感染，生物学的製剤の使用など）によって既感染発病することがある．潜伏感染者の生涯発症リスクは約 10％とされる．結核患者の約 0.1％で皮膚病変を生じる．結核菌が直接皮膚に病巣をつくるもの〔（真性）皮膚結核：(true) cutaneous tuberculosis，15％〕と，結核菌に対するアレルギー反応による皮疹（結核疹：tuberculid, id 疹，85％）に大別される．臨床的特徴などから表 26.1 のように分類される．

治療

　基本的に肺結核に準じ，短期化学療法を行う．イソニアジド（INH），リファンピシン（RFP），ピラジナミド（PZA）の 3

表 26.1　皮膚結核の分類

疾患名	発症機序	好発部位	他臓器（肺など）の病変	病理所見での乾酪壊死	皮膚組織内の結核菌	備考
真性皮膚結核						
1. 皮膚腺病	連続	頸部など	＋	＋＋＋	＋＋	冷膿瘍を呈する
2. 尋常性狼瘡	血行/接種	顔面など	＋/−	＋	＋	DLE，サルコイドーシスなどと鑑別
3. 皮膚疣状結核	接種	四肢など	＋/−	＋＋	＋	結核菌にすでに免疫がある人に発症
結核疹						
1. 硬結性紅斑	血行	下腿	＋/−	＋＋＋	−/＋	18章 p.355 参照
2. 丘疹壊疽性結核疹	血行	四肢伸側など	＋/−	＋	−	対称性に多発．血管炎様の丘疹，潰瘍を呈する
3. 腺病性苔癬	血行	体幹など	＋	−	−	BCG 接種後に生じることがある
4. 陰茎結核疹	血行	陰茎，亀頭	＋	＋	−	有痛性潰瘍を呈する

剤に，エタンブトール塩酸塩（EB）あるいはストレプトマイシン（SM）を加えた 4 剤併用療法を 2 か月行い，その後 INH ＋（RFP ないし EB）を 4 か月間内服する．INH による末梢神経障害や EB による視神経炎に注意する．治療により結核疹が一時的に悪化することがある．

a.（真性）皮膚結核　(true) cutaneous tuberculosis

1. 皮膚腺病　scrofuloderma　★

Essence
- 現在最も頻度の高い真性皮膚結核．とくに頸部に好発する．
- 無痛性の皮下結節で始まり，瘻孔を生じて排膿することが特徴的（冷膿瘍）．
- 皮膚以外の結核病巣（頸部リンパ節結核など）が連続的に皮膚に波及することにより生じる．

症状・病因
真性皮膚結核の一種で，肺やリンパ節，骨，筋肉，腱などの病変が連続性に皮膚に波及することで生じる．頸部リンパ節上に好発する．淡紅色で無痛性の皮下結節が生じ，数か月で軟化し，皮膚に瘻孔を形成して排膿する（図 26.1）．この際，発赤や熱感を伴わないことから，これを〔冷膿瘍（cold abscess）〕と呼ぶ．陳旧性になると潰瘍や特徴的な索状瘢痕などを形成する．自覚症状に乏しい．

診断・治療
膿汁および組織から多数の結核菌を認める．組織や膿汁からチール・ネルゼン染色や抗酸菌培養，PCR 法を行う．下床に連続して存在する結核病巣の治療を十分に行う．

2. 尋常性狼瘡　lupus vulgaris　★

Essence
- 顔面や頸部に赤褐色丘疹が出現，融合して浸潤隆起性の局面を形成．
- 皮膚以外の結核病巣から血行性，リンパ行性に生じる．
- 現在はまれである．
- 慢性に経過，まれに有棘細胞癌へと移行．

MEMO　インターフェロンγ遊離試験 (interferon gamma-release assay; IGRA)

結核菌に特異的な抗原（ESAT-6 など）と末梢血とを混合培養し，細胞性免疫のマーカーである IFN-γ を測定するもので，結核感染時に上昇する．BCG 接種の影響を受けず，簡便に採血のみで検査できる利点がある．特異性は高いが，M. marinum など一部の非結核性抗酸菌感染においても陽性になる．現在，以下の 2 検査が実施可能である．
クオンティフェロン®.TB ゴールド：抗原と全血とを混合培養し，上清中の IFN-γ を ELISA で定量する．
T-SPOT®.TB：抗原と末梢血リンパ球とを混合し，IFN-γ を産生したリンパ球をスポット数としてカウントする（ELISPOT 法）．

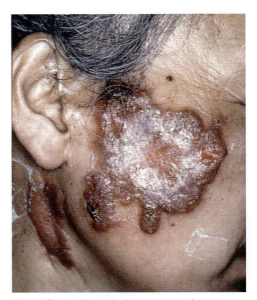

図 26.2① 尋常性狼瘡（lupus vulgaris）
右頬部の浸潤性，隆起性，硬性の大型局面．

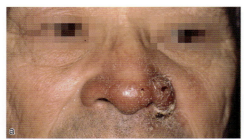
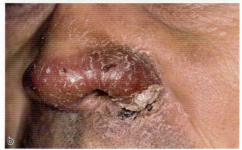

図 26.2② 尋常性狼瘡（lupus vulgaris）
a, b：鼻部に生じた浸潤性の局面.

症状

顔面や頸部，前腕に片側性に単発あるいは数個生じる．数個の赤褐色小丘疹が融合した紅斑局面で始まり，表面は落屑し中央は瘢痕化する．瘢痕の上に再発し，次第に拡大や融合を重ねて，大型で浸潤を伴う硬い局面を形成する（図 26.2）．通常自覚症状はない．辺縁部には赤黄褐色の小結節が存在し，この部分を硝子圧法で観察するとリンゴゼリーの中身のような黄褐色の構造がみられる．長年にわたり慢性に経過し，次第に潰瘍や萎縮などを形成する．有棘細胞癌に移行する場合がある．

病因

皮膚以外の結核病巣（リンパ節，肺など）から血行性およびリンパ行性に生じると考えられ，最初に結核菌に感染したときの血行性播種で皮膚に病巣結節が形成，それが再活性化することで発症するとも考えられている．

病理所見

真皮に Langhans 型巨細胞などからなる類上皮細胞性肉芽腫を形成する．通常中心部に乾酪壊死を認めるが，認められない症例も多く，染色しても抗酸菌は認められないことが多い．

診断

臨床的特徴，病理所見，ツベルクリン反応強陽性など．組織やスメアからの結核菌培養は陰性のことが多い．膿汁からは培養陽性となりやすい．PCR 法が有用であるが偽陽性に注意する．

鑑別診断

円板状エリテマトーデス，サルコイドーシス，梅毒，スポロトリコーシスなど．

治療・予後

抗結核薬によく反応し生命予後はよいが，瘢痕を残す．治療によって急激な壊死や循環不全をきたし，大きな潰瘍を形成する場合があるので注意を要する．

MEMO 狼瘡（ルーブス，lupus）

狼瘡とは，浸食性の紅斑性潰瘍が顔面にできているものを総称する用語で，あたかも顔面を狼にかまれた跡のような外観を呈していることからつけられた．19世紀までは，狼瘡をきたす疾患として最も頻度の高かったものは皮膚結核であったため，これを尋常性狼瘡（lupus vulgaris）と呼ぶようになった．近年，尋常性狼瘡は結核患者の減少とともに激減し，狼瘡を冠する疾患としては自己免疫疾患であるエリテマトーデス（紅斑性狼瘡）がほとんどである（12章 p.191参照）．したがって，現在は単に狼瘡といった場合，エリテマトーデスをさすことが多い．

3. 皮膚疣状結核
warty tuberculosis, tuberculosis verrucosa cutis

症状・病理所見
外傷を生じやすい四肢末端や殿部などに好発する（**図 26.3**）. 数個の硬い小結節が融合拡大し，周辺が疣状の紅色局面を形成する. 遠心性に拡大し，中心は治癒傾向ないし瘢痕を形成する. 病理組織学的には非特異的な炎症反応がみられ，Langhans 型巨細胞や膿瘍が真皮上層にみられる. 染色しても抗酸菌はみられないことが多い.

病因
結核菌による皮膚感染，すなわち真性皮膚結核の一種である. 結核菌に対してすでに免疫がある人の皮膚に，外傷などから新たな結核菌が侵入（接種）して発症したものである.

診断・鑑別診断・治療
ツベルクリン反応強陽性や病理所見による. 組織や膿汁からの菌の分離や PCR 法も行われる. 尋常性疣贅，クロモブラストミコーシス，尋常性狼瘡，股部白癬などが鑑別診断として重要である. 抗結核薬によく反応する.

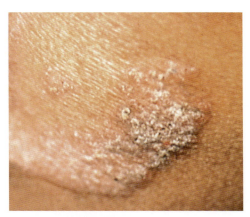

図 26.3　皮膚疣状結核（warty tuberculosis）
辺縁疣状角化性紅斑性局面. 遠心性に拡大する. 中心部に治癒傾向を示す.

b. 結核疹　tuberculid

結核菌に対する免疫反応によって生じると考えられている皮疹を結核疹（tuberculid）という. 肺など他臓器に結核病巣が存在することが多い. 結核菌あるいは結核菌に関連した抗原が血行性に播種することで，皮膚に免疫反応を生じたものと考えられている. 結核菌に対する強い細胞性免疫をもつ個人に発症し，ツベルクリン反応は著しく強い反応を示す. 結核疹の病変から結核菌は検出されないが，PCR 法で陽性になることがある. 抗結核薬によく反応することも結核疹の特徴である.

1. 硬結性紅斑　erythema induratum（Bazin）★

→ 18 章 p.355 参照.

2. 丘疹壊疽性結核疹　papulonecrotic tuberculid

結核菌に対するアレルギーによって生じる血管炎と考えられており，結核疹の一種である. 青年の四肢伸側，とくに肘頭や

550　26章　抗酸菌感染症

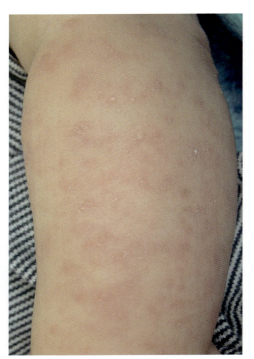

図 26.4　腺病性苔癬（lichen scrofulosorum）

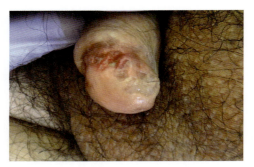

図 26.5　陰茎結核疹（tuberculid of the penis）

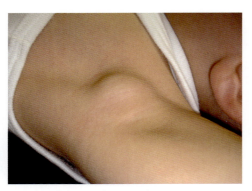

図 26.6　腋窩リンパ節腫脹（axillary lymphadenopathy）

膝窩に好発する．1 cm 大までの大きさの暗紅色丘疹が対称性に多発し，膿疱，壊死，潰瘍を経て瘢痕を残して治癒する．このような皮疹が次々と出現し，新旧の皮疹が混在した状態で慢性の経過をたどる．皮膚白血球破砕性血管炎（11章 p.163 参照）や苔癬状粃糠疹（15章 p.291 参照）などと鑑別を要する．抗結核薬が有効である．

3. 腺病性苔癬　lichen scrofulosorum

直径 1〜数 mm の常色〜紅色に扁平隆起した丘疹が，体幹や四肢に散在性，ないし集簇融合して局面を形成する（図 26.4）．毛孔一致性に生じることもある．自覚症状はほとんどない．病理組織学的には，毛包や汗腺周囲に類上皮細胞と Langhans 型巨細胞を認めるが，乾酪壊死はなく，組織培養にて結核菌は証明されない．抗結核薬による治療により 1〜2 か月で治癒する．

4. 陰茎結核疹　tuberculid of the penis, penis tuberculid

陰茎に限局した丘疹壊疽性結核疹（前述）である．腎結核や膀胱結核をもつ者に発症しやすいとされる．亀頭や陰茎に有痛性の潰瘍を生じる（図 26.5）．臨床的に陰茎癌との鑑別を要する．

c. BCG 副反応
adverse reactions to bacillus Calmette-Guérin vaccine

日本では生後 1 年未満の乳児に対して，弱毒化したウシ型結核菌（*M. bovis*，Tokyo172 株）を接種する BCG ワクチンが結核予防目的で実施されている．生ワクチンであるため，まれに感染が成立して真性皮膚結核や結核疹に準じた症状をきたす．

① Koch 現象（Koch phenomenon）

結核未感染の健常人に BCG ワクチンを接種すると，約 4 週間で接種部位に痂皮を伴う丘疹が形成され，その後自然退縮する．一方，すでに結核感染が成立している者に BCG ワクチンを接種すると，細胞性免疫が確立しているために数日で接種部位に著明な発赤をきたす．これを Koch 現象という．

② 腋窩リンパ節腫脹（axillary lymphadenopathy）

BCG 副反応として最も高頻度にみられ，接種者の約 0.7% に生じる．接種 1〜3 か月後から，接種した側の腋窩リンパ節が腫脹する（図 26.6）．腋窩以外にも生じることがあり，BCG 肉芽腫（BCG granuloma）ともいう．自覚症状に乏しく，数か月から 1 年程度で自然消退するが，まれに拡大して潰瘍化し，

排膿することがある（皮膚腺病に相当する）．皮下腫瘍と誤診されることがある．

③結核疹 (tuberculid following BCG vaccination)

類義語：丘疹状結核疹（papular tuberculid）．BCGワクチンを接種して数か月経過した後に，接種部位周囲や体幹四肢に直径数mmの丘疹が散発，ないし多発する（**図26.7**）．表面に痂皮を伴うこともある．腺病性苔癬ないし丘疹壊疽性結核疹，あるいはその中間に相当する．臨床的にLangerhans（ランゲルハンス）組織球症との鑑別を要する場合がある．

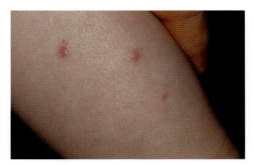

図26.7　結核疹（tuberculid following BCG vaccination）

B. 非結核性抗酸菌によるもの　nontuberculous mycobacterial infections

非結核性抗酸菌症（nontuberculous mycobacteriosis；NTM）とは，抗酸菌のうち，結核菌群とらい菌を除いたものによる感染症の総称である．このなかでヒトに対して病原性をもつ菌は約30種類で，ヒトからヒトへの感染はないとされている．主な非結核性抗酸菌症とその報告症例数を**表26.2**に示す．菌種の同定には，小川培地やMGIT（Mycobacteria growth indicator tube）などで培養した後にDNA-DNA hybridization法を行う．

表26.2　日本の皮膚非結核性抗酸菌症（1969～96年）

原因菌	報告症例数	（％）
M. marinum	161	(64.1)
M. fortuitum	26	(10.4)
M. avium-intracellulare complex（M. avium 確定例6，M. intracellulare 確定例2を含む）	19	(7.6)
M. chelonae	18	(7.2)
M. abscessus	11	(4.4)
M. kansasii	9	(3.6)
M. gordonae	2	(0.8)
M. peregrinum	1	(0.4)
M. scrofulaceum	1	(0.4)
M. smegmatis	1	(0.4)
M. ulcerans-like organism	1	(0.4)
M. vaccae	1	(0.4)
計	251	

注：疑い例（菌種未同定など）がこのほかに28例ある．（中嶋　弘監修．皮膚抗酸菌症—その臨床と本邦報告例．メジカルセンス；1998から引用）

1. *Mycobacterium marinum* 感染症　★

同義語：水槽肉芽腫（にくげ）（fish tank granuloma），プール肉芽腫（swimming pool granuloma）

Essence
- 水族館職員や熱帯魚を飼育する人などに好発．
- 小外傷に汚染水（プールや熱帯魚の魚槽水など）が侵入することで感染し，結節，膿疱，潰瘍などをきたす．
- テトラサイクリン系やニューキノロン系抗菌薬などが有効．

症状

皮膚に病変をきたす非結核性抗酸菌症のなかで最も頻度が高い．*M. marinum*は淡水を好み，至適温度が30～33℃であるため，プールや熱帯魚の魚槽水などを介して感染する例が多い．日本の症例の半数は水族館職員や熱帯魚飼育者である．皮膚の小外傷に感染すると，約2週間の潜伏期を経て発症する．手指背側や関節部などの外傷を生じやすい部位に好発する．中央部に膿疱や痂皮を伴う紅色局面を生じ（**図26.8**），次第に落屑を伴い疣贅状～潰瘍になる．皮疹は単発のことが多いが，リンパ

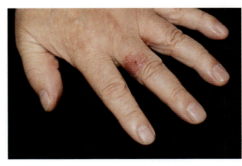

図26.8　*Mycobacterium marinum* 感染症

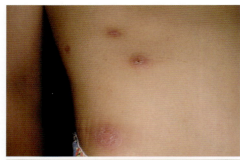
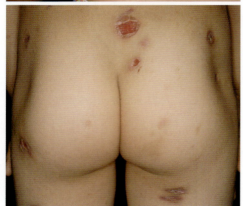

図 26.9　*Mycobacterium avium* 感染症

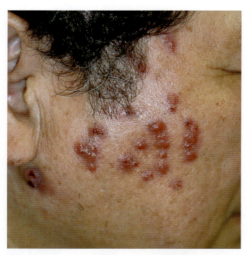

図 26.10　*Mycobacterium chelonae* 感染症

流に沿って生じる場合や全身播種される場合もある．

病理所見

非特異的な炎症と類上皮細胞性肉芽腫との混在した所見を得る．抗酸菌の検出は病理組織学的に困難である．

診断・鑑別診断

職業などが魚に関係している場合は本症を疑う．膿汁，皮膚組織，魚槽水を培養することで菌を検出する．鑑別診断にはスポロトリコーシスなどの深在性真菌症，皮膚結核，異物肉芽腫など．

治療

テトラサイクリン系やニューキノロン系抗菌薬が有効だが，数か月〜1年以上治療を継続する必要がある．外科的切除や，使い捨てカイロなどによる局所温熱療法（42℃，1〜2時間/日）も有効である．

2. *Mycobacterium avium* 感染症

四肢や殿部の外力の加わる部位に結節や膿瘍，潰瘍，皮下硬結をみる（図 26.9）．24時間風呂や温泉で感染することが多い．治療には，抗結核薬とマクロライド系やニューキノロン系抗菌薬を併用することが多い．限局した皮膚症状であれば外科的切除も有効である．

3. *Mycobacterium chelonae* 感染症

軽微な外傷から侵入して，顔面や四肢に丘疹や結節，冷膿瘍などを形成する（図 26.10）．免疫抑制や血液透析などを背景として生じることが多い．消毒不十分な医療機器を介して伝染することがある．刺青用のインクが汚染され，刺青施行部位に一致して発症することもある．

4. *Mycobacterium fortuitum* 感染症

皮疹は冷膿瘍や瘻孔，潰瘍，結節としてみられる（図 26.11）．抗結核薬に加えて，マクロライド系やニューキノロン系抗菌薬を用いるが治療抵抗性のことも多く，切開，排膿，切除も併用される．

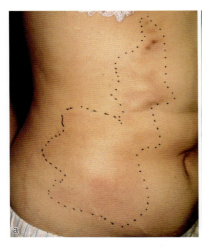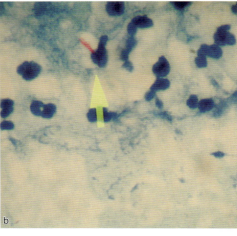

図 26.11　*Mycobacterium fortuitum* 感染症
a：20 歳代女性．腹部に広範囲な皮下硬結を認め，切開により大量に排膿した．b：チール・ネルゼン染色．*Mycobacterium fortuitum* が赤く染まっている（矢印）．

5. ブルーリ潰瘍　Buruli ulcer

Mycobacterium ulcerans および *M. ulcerans* subsp. *shinshuense* 感染症．丘疹や皮下結節で初発し，急速に大きな潰瘍を形成する．近年日本でも報告が増えている．

C. らい菌によるもの　*Mycobacterium leprae* infection

ハンセン病　leprosy, Hansen's disease　★

Essence
- らい菌による感染症で，主に皮膚と末梢神経を侵す．感覚低下を伴う局面が特徴的．
- 病変部の菌量により，PB 型（少菌型）と MB 型（多菌型）に分類される．MB 型はらい菌に対する細胞性免疫が弱い重症型であり，菌が増殖して全身に結節などを形成する．
- 治療は DDS を含む多剤併用療法．

病因
らい菌 *Mycobacterium leprae* による抗酸菌感染症である．親子間などの濃厚接触を契機に，微小外傷や気道粘膜を介して乳幼児期に感染が成立すると考えられている．

症状・分類
皮膚病変の数と病変部の菌量によって，PB 型（paucibacillary, 少菌型）と MB 型（multibacillary, 多菌型）に分類される（表

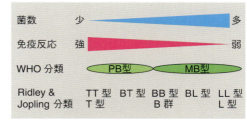

図 26.12　ハンセン病の分類と菌数，らい菌に対する細胞性免疫との関係

> **MEMO** ハンセン病の疫学
>
> らい菌は感染しても大部分は細胞性免疫に駆逐され，発症するのはわずかである．潜伏期間は数年〜数十年である．ハンセン病患者は世界的に減少傾向にある．大半はインドやブラジル，東南アジアに集中しており，年間約21万人が新規発症している．日本人の新規患者は年間10名以下であり，大部分は東南アジアなどからの在日外国人である．以前本症は「癩」と呼ばれ，歴史的に差別・隔離の対象とされていたが，現在ではこの病名は使用されない．1996年に「らい予防法」が廃止された．現在日本には13の療養所が存在し，約1,500名の元患者が生活している．

26.3，図26.12，26.13）．PB型は皮疹が5個以下かつスメア検査（次頁MEMO参照）陰性のもの，MB型は皮膚病変数が6個以上ないし病変部からのスメア検査陽性のものと定義される．これは，らい菌に対する宿主の抵抗力（細胞性免疫）の強弱によって主に規定され，MB型ではらい菌が生体から排除されず，全身で菌が増殖して病変が多発する．また，宿主の細胞性免疫によって本症の臨床症状はかなり異なり，これに準じた病型分類も用いられる（Ridley & Jopling 分類，図26.12）．

皮膚病変としては，感覚低下や発汗障害を伴う環状紅斑，白斑，局面などを形成することが特徴的である（図26.14）．運動神経障害（顔面神経麻痺による兎眼など），神経因性疼痛や末梢神経の肥厚などもみられる．また，治療や精神的ストレスなどを契機として炎症反応が強くなり，臨床症状が急に増悪する場合がある．これをらい反応（leprosy reaction）と呼ぶ．このとき，発熱や関節痛などを伴って全身に結節性紅斑（18章 p.354参照）が多発する場合があり，らい性結節性紅斑（erythema nodosum leprosum；ENL）と呼ぶ．

病理所見

病型によらず，Langhans型巨細胞および組織球を主体とした肉芽腫を形成する．神経線維の周囲に形成されることが本症に特徴的である．PB型では細胞性免疫を反映して，類上皮肉

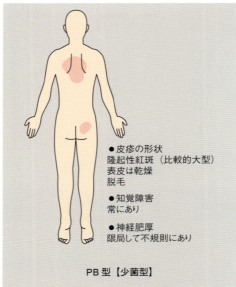

●皮疹の形状
　隆起性紅斑（比較的大型）
　表皮は乾燥
　脱毛
●知覚障害
　常にあり
●神経肥厚
　限局して不規則にあり

PB型【少菌型】

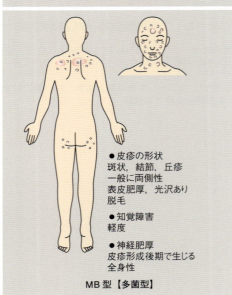

●皮疹の形状
　斑状，結節，丘疹
　一般に両側性
　表皮肥厚，光沢あり
　脱毛
●知覚障害
　軽度
●神経肥厚
　皮疹形成後期で生じる
　全身性

MB型【多菌型】

図26.13　ハンセン病の症状比較

表26.3　ハンセン病の病型分類

菌数による分類	少菌型 （paucibacillary：PB）	多菌型 （multibacillary：MB）
免疫学的分類 (Ridley-Jopling分類)	I　　TT	B BT　BB　BL　LL
らい菌に対する 細胞性免疫	良好	低下/なし
局所の免疫	Th1, IL-2, IFN-γ, IL-12	Th2, CD8 T細胞, IL-4, IL-5, IL-10
皮膚スメア検査	陰性	陽性
らい菌	少数/発見しがたい	多数
皮疹の数	少数	多数
皮疹の分布	左右非対称性	左右対称性
皮疹の性状	斑（環状斑），境界明瞭	紅斑（環状斑），丘疹，結節
皮疹の表面	乾燥性，無毛	光沢，平滑
皮疹部の知覚異常	高度（触覚，痛覚，温度覚）	軽度/正常
病理所見	類上皮細胞性肉芽腫 巨細胞，神経への細胞浸潤	組織球性肉芽腫 組織球の泡沫状変化
病理でのらい菌	陰性	陽性
主たる診断根拠	皮疹部の知覚異常	皮膚スメア検査などでのらい菌の証明
感染性	なし	感染源になる

（国立感染症研究所ホームページ http://www.niid.go.jp/niid/ja/leprosy-m/1841-lrc/1707-expert.html から引用）

芽腫の周囲に多数のリンパ球浸潤を認める．MB型では炎症細胞に乏しく，泡沫状の組織球を主体とする肉芽腫が形成され，内部ではらい菌が増殖している．

検査所見・診断

知覚障害を伴う白斑などの皮疹，末梢神経（とくに大耳介神経や尺骨神経）の肥厚や神経障害，病理組織学的所見から本症を疑う．診断および病型分類には皮膚スメア検査，組織PCR法，抗PGL-1抗体が有用である．以前は皮内検査としてレプロミン反応（光田反応）が行われていたが，現在は抗原液が入手不可能であり施行できない．

鑑別診断

皮膚結核，梅毒，皮膚真菌症，末梢神経障害を伴う疾患（糖尿病，脊髄空洞症など），乾癬，菌状息肉症など．他の抗酸菌感染症を除外するために抗酸菌培養が必要である．

治療

WHOの病型に応じて，リファンピシンやジアフェニルスルホン（DDS），クロファジミンによる多剤併用療法が推奨されている．らい反応による疼痛が強い場合は，NSAIDsや一時的なステロイド内服薬，サリドマイドが用いられる．

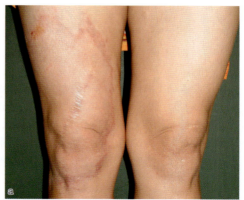

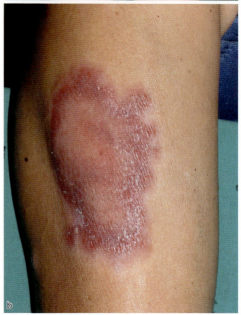

図26.14 ハンセン病（leprosy, Hansen's disease）
a：PB型（TT型）の症例．右大腿の環状紅斑．b：右上腕の扁平隆起した紫紅色局面．MB型（BT型）に含まれる．

> **MEMO 皮膚スメア検査と菌指数**
>
> 局所麻酔した病変部皮膚にメスを2 mmの深さで刺し，組織液をスライドガラスに塗抹して抗酸菌染色を行う．100x対物レンズで観察して，100視野中に確認できる抗酸菌数を数える検査である．菌指数（bacterial index；BI）＝0は菌が検出されない状態，1〜10個/100視野でBI＝1+になる（表）．
>
> **菌指数（bacterial index；BI）の算出方法**
>
> | 100xの対物レンズ視野中の抗酸菌数 | BI |
> |---|---|
> | 0/100視野 | 0 |
> | 1〜10/100視野 | 1+ |
> | 1〜10/10視野 | 2+ |
> | 1〜10/視野 | 3+ |
> | 10〜100/視野 | 4+ |
> | 100〜1000/視野 | 5+ |
> | 1000/視野 | 6+ |
>
> ・BIは，採取部位の中の最大値と，採取部位全体の平均値で表す方法がある．
> ・6か所採取して，各々の部位でBIが0，3，3，2，4，2の場合には，最大値は4，平均値は14/6=2.3となる．
> ・治療開始時に治療方針を決める場合には最大値を用いるが，治療効果を判定する場合（BIの減少をみる）には，平均値のほうが適している．
>
> （後藤正道ほか．ハンセン病治療指針第3版．Jpn.J. Leprosy 2013；82：170から引用）

27章 性感染症

Sexually transmitted infection

　性交およびそれに準じる行為が主な感染経路である疾患を総称して性感染症（sexually transmitted infection；STI）という．従来は日本において性病予防法で指定されていた4疾患（梅毒，軟性下疳，性病性リンパ肉芽腫，淋疾）を性感染症と呼ぶことが多かったが，近年はHIV感染症や性器ヘルペス，尖圭コンジローマ，疥癬，ケジラミ症なども含めて広義な語として使用することが多い．最近では，STIの急増が大きな社会問題となっている．本章では，性行為が主たる感染経路であり，かつ他章で取り上げなかった梅毒，軟性下疳，性病性リンパ肉芽腫について述べる．

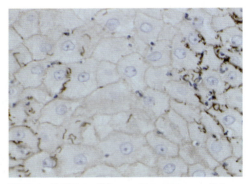

図 27.1　梅毒トレポネーマ *Treponema pallidum*
トレポネーマ染色（茶）で角化細胞間に感染している様子がみえる．

1. 梅毒　syphilis　★

Essence
- スピロヘータの一種，梅毒トレポネーマ *Treponema pallidum* による感染症．
- 皮膚粘膜症状は陰部潰瘍から全身性の皮疹まで非常に多様．
- 第1期梅毒は局所病変．外陰部の初期硬結と潰瘍化した硬性下疳，鼠径部リンパ節腫脹．
- 第2期梅毒は全身播種による．梅毒性ばら疹，丘疹性梅毒，扁平コンジローマ，梅毒性脱毛など．HIV感染合併例など，一部の症例では神経梅毒へ移行する．
- 第3期梅毒は近年ほとんどみられない．
- 潜伏梅毒（latent syphilis）では梅毒血清反応のみ陽性．そのまま生涯を終えることも多い．
- 先天梅毒（胎盤感染）では第1期を欠く．
- 診断は特徴的な臨床像，梅毒血清反応および病原菌検出．治療はペニシリン系抗菌薬．

分類・病因
　スピロヘータの一種である梅毒トレポネーマ *Treponema pallidum*（図 27.1）の感染による．感染経路は接触感染と子宮内感染に大別され，前者を後天梅毒，後者を先天梅毒と呼ぶ．後天梅毒の大部分は性行為によるが，まれに医療従事者の感染や輸血感染，産道感染および授乳による母子感染などがある．

症状
　皮膚や粘膜などに病変を生じる時期と，明らかな症状を呈さない無症候期を繰り返しながら特徴的な経過で病勢が進行する（図 27.2）．先天梅毒は異なった経過をとるため別項で解説する．

MEMO　梅毒の病期分類（国際分類）
日本では梅毒を第1期〜第4期に分類する教科書が多い．しかし国際的には第1期，第2期，潜伏梅毒および第3期の分類法が主に採用されており（図 27.2 参照），本書もすべてそれに準じている．また日本では無症状の時期をすべて潜伏梅毒と称する傾向にあるが，国際的には第2期〜第3期間の無症候期を意味する．本書でも後者の意味で用いている点に注意されたい．

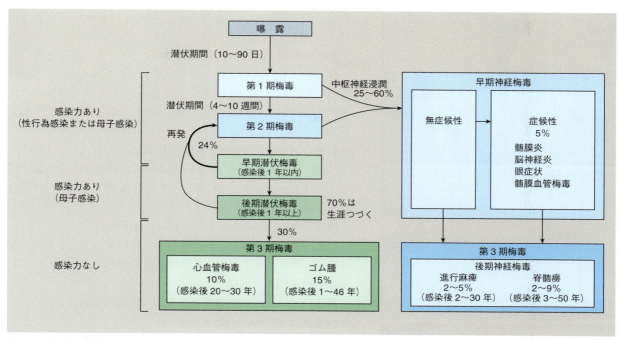

図 27.2 梅毒の臨床経過
（Golden MR et al. JAMA 2003；290：1510 から引用）

1）第1期梅毒　primary syphilis

　感染成立後平均3週間（10〜90日）の潜伏期間を経て，梅毒トレポネーマの侵入部位に一致して硬い小丘疹が出現し，次第に潰瘍化する（初期硬結，硬性下疳ないし early chancre，図 27.3）．潰瘍表面には多数の梅毒トレポネーマが存在し，他人へ感染する可能性がある．その後まもなくして所属リンパ節の腫脹を認める．いずれも痛みなどの自覚症状を欠き，多くは気づかれないまま約3週間で自然消退する．その後第2期梅毒発症まで4〜10週間の無症候期に入る．一部の症例で中枢神経浸潤がみられる．

2）第2期梅毒　secondary syphilis

　梅毒トレポネーマが全身性に播種されることで，以下のような多彩な皮疹を生じるようになる．梅毒抗体価はこの時期に最高値になり，以降漸減する．皮疹は数週間から数か月で自然消退し，潜伏梅毒へ移行する．HIV 感染合併例など一部の症例ではこの時期に中枢神経系へ浸潤し，症候性神経梅毒を発症することもある．

①梅毒性ばら疹（macular syphilide，roseolar rash）
　微熱や全身倦怠感とともに，5mm〜2cm までの淡い紅斑

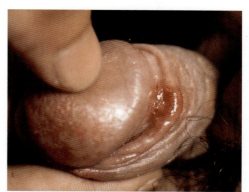
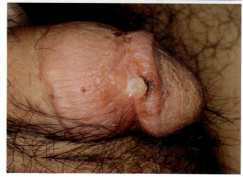

図 27.3 初期硬結（early chancre）
亀頭部辺縁から包皮にかけて生じた直径1〜2cm の硬い丘疹，硬結．自覚症状はない．

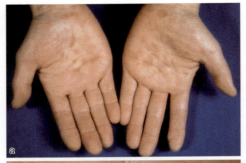
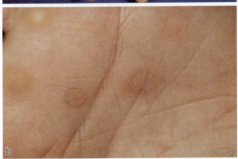
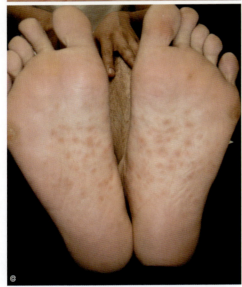

図 27.4 梅毒性ばら疹(macular syphilide, roseo-lar rash)
a：両側手掌に生じた 1 cm までの辺縁軽度の浸潤を触れる紅斑．b：拡大図．紅斑は一部浸潤を伴う．c：足底部．いずれも自覚症状はない．

が全身に多発する．掌蹠で顕著であり，自覚症状はない（図27.4）．数日で消退する．

②**丘疹性梅毒**（papular syphilide）

ばら疹の 2～3 週後に，体幹を中心にして 5 mm～1 cm 程度の鮮紅色の丘疹が多発する（図 27.5）．自覚症状はない．とくに掌蹠では，落屑を伴い乾癬に類似した小局面を形成する（梅毒性乾癬，図 27.6）．

③**扁平コンジローマ**（condylomata lata）

肛囲，外陰部，腋窩，乳房下部などの間擦部でみられる湿潤した扁平隆起性丘疹（図 27.7）．多量の梅毒トレポネーマが存在し，感染性が高い．

④**膿疱性梅毒**〔pustular (ulcerative) syphilide〕

膿疱の多発であり，丘疹性梅毒から移行することもある．全身状態の悪い患者や免疫能低下の場合に生じやすい．

⑤**梅毒性爪囲炎，爪炎**

梅毒に認められる爪囲炎であるが，臨床的特徴に乏しい．

⑥**梅毒性脱毛**（syphilitic alopecia）

感染 6 か月ごろ，直径 5 mm～2 cm の不完全脱毛斑が多発し，徐々に全頭に拡大する．円形脱毛症との鑑別が重要．

⑦**梅毒性粘膜疹**

舌や口腔，扁桃などに灰白色の粘膜病変を形成し，感染性が高い（図 27.8）．

3）潜伏梅毒　latent syphilis

第 2 期梅毒の症状が自然軽快すると，梅毒血清反応のみ陽性の状態になる．これを潜伏梅毒といい，健診などで偶然発見されることも少なくない．感染成立後 1 年以内の潜伏梅毒は約 1/4 の症例で第 2 期梅毒の再発をみるため，早期潜伏梅毒（early latent syphilis）と呼ばれる．それ以降のものを後期潜伏梅毒（late latent syphilis）という．約 30% の症例で第 3 期梅毒へ進行し，一部は第 2 期疹を再発し潜伏梅毒へ戻る．約 70% の症例では後期潜伏梅毒のまま生涯を終える．後期潜伏梅毒では性行為による感染力はほとんどないとされるが，母子感染による先天梅毒のリスクは残る．

4）第 3 期梅毒　tertiary syphilis

乾癬に類似した局面や，潰瘍を伴う肉芽腫性の皮下結節〔ゴム腫（gumma）〕を生じる．同様の肉芽腫性病変を肝臓など多臓器に形成する．また，心筋炎や大動脈瘤など心血管梅毒（cardiovascular syphilis）も生じる．近年は抗菌薬による治療

が進んだためこれらの症状はほとんどみられない．

5) 神経梅毒　neurosyphilis

第1～2期梅毒の時期に一部の症例では梅毒トレポネーマが中枢神経系に浸潤し，無症候性ないし症候性神経梅毒となる．早期では髄膜炎や眼症状などを生じる（早期神経梅毒）．放置すると一部の症例では進行麻痺や脊髄癆に移行する（後期神経梅毒）．

6) 先天梅毒　congenital syphilis

胎盤を通じて母親から胎児に梅毒トレポネーマが感染する．子宮内での感染が妊娠早期の場合には，死産あるいは流産となりやすい．したがって先天梅毒は通常，胎盤が完成する妊娠4か月以降の感染で生じる．全身性，血行性に感染するため第2期症状から始まる．

先天梅毒を発症した場合，多くは生後6か月以内に第2期症状が現れ（早期先天梅毒），その後，学童期以降に第3期症状が出現する（晩期先天梅毒）．早期先天梅毒では特徴的な老人様顔貌，口囲の放射状瘢痕〔Parrot 凹溝（Parrot's lines）〕，梅毒性鼻炎，骨軟骨炎の疼痛による仮性麻痺〔Parrot の仮性麻痺（pseudoparalysis of Parrot）〕がみられる．晩期先天梅毒では Hutchinson 3 徴候〔Hutchinson's triad：歯牙のビア樽状変形（Hutchinson 歯牙），角膜実質炎，内耳性難聴〕が顕著となる．

病理所見

血管内皮の腫大と増殖，血管周囲の細胞浸潤（形質細胞，リンパ球が主体）をみる．第3期では類上皮細胞肉芽腫を認める．

検査所見・診断

血清学的検査とトレポネーマの検出を行う．トレポネーマは人工培養できないため，初期硬結，扁平コンジローマ，梅毒性粘膜疹，水疱，膿疱内容などから標本を採取して検出する．パーカーインク法で青黒く染まり，暗視野法では輝いて，墨汁法では透明に抜けてみえる．

潜伏梅毒の発見やスクリーニング，病勢判定には梅毒血清反応をみる．ただし，感染後4～6週は血清反応陰性期であるので注意を要する．血清反応は，カルジオリピンを抗原として用いる方法（serologic test for syphilis；STS）と，梅毒トレポネーマを抗原に用いる方法（Treponema pallidum hemagglutination test；TPHA，Treponema pallidum latex agglutina-

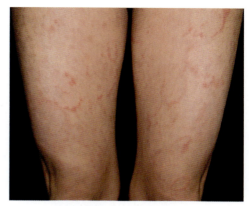

図 27.5　丘疹性梅毒（papular syphilide）

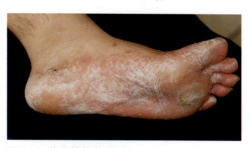

図 27.6　梅毒性乾癬（psoriatic syphilide）

> **HIV と梅毒**
> 性行為による HIV と梅毒の重複感染例が増加している．HIV 感染により免疫能が低下した梅毒患者では第2期疹の症状が重篤となりやすい．また，通常の治療により治癒させることが困難となり，HIV 感染者における神経梅毒の新たな蔓延の可能性が問題となっている．さらに HIV 感染者では，梅毒の臨床的所見，血清学的所見，治療への反応が典型的でないこともあり，注意が必要である（p.509 参照）．

tion；TPLA や fluorescent treponemal antibody absorption test；FTA-ABS）とに大別される．

STS 法では感染初期から陽性化し，抗体価が病勢をよく反映するため，スクリーニング検査や治療効果の指標として用いる．ワッセルマン反応（Wassermann reaction），ガラス板法，RPR 法（rapid plasma reagin card test）や自動分析法などがある．

TPHA（TPLA，FTA-ABS）は特異性が高く確定診断に用いられる．表 27.1 に STS と TPHA を対比してまとめた．この 2 種の試験を組み合わせることで，梅毒罹患の有無や病勢などを判断する．

また，梅毒罹患者では HIV 感染症を合併していることがあるため，注意する必要がある（前頁 MEMO 参照）．

治療

第一選択はペニシリン系抗菌薬内服．現在までにペニシリン耐性株は出現していない．ペニシリン過敏症のある場合は，マクロライド系やテトラサイクリン系抗菌薬を使用する．早期梅毒に抗菌薬を投与すると，トレポネーマが急速に大量に死滅するため中毒反応が生じ，投薬後数時間のうちに 40℃ 前後の発熱と皮疹の増悪をみる（Jarisch-Herxheimer 反応）が，通常 1 ～ 2 日で自然軽快する．抗菌薬は通常，第 1, 2 期梅毒では 4 週間，第 3 期梅毒では 8 週間投与する．3 か月後に STS 定量で 1/4 以下になっていれば治癒と判断する．HIV 感染者では治療への反応が悪く，長期の治療が必要となることも多い．性行為による梅毒トレポネーマの再感染もまれではない．

2. 軟性下疳 chancroid ★

病因・疫学

性行為によって軟性下疳菌 *Haemophilus ducreyi* が感染することによる．グラム陰性桿菌で，Unna-Pappenheim 染色によく染まる．熱帯や亜熱帯地方では頻度が高いが，日本では年間数十例程度の発症数である．

症状

感染から 3 ～ 7 日後に，冠状溝，包皮，陰唇，腟口などに紅色丘疹を認め，まもなく膿疱化，潰瘍となる．潰瘍は激痛を伴い，中心に膿苔をもつ．触れると軟らかく，辺縁に硬結を伴わない．病変ははじめ 1 か所であるが，自家接種による多発や急速な拡大がある．25 ～ 60% の患者において有痛性，片側性の

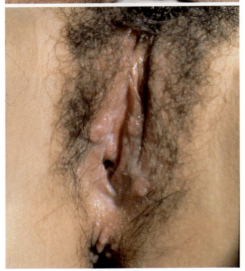

図 27.7　扁平コンジローマ（condylomata lata）
多発，一部融合する湿潤した扁平隆起性皮疹．

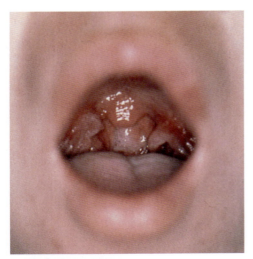

図 27.8　梅毒性粘膜疹
口蓋扁桃の著明な浮腫．

鼠径リンパ節腫脹を認める（有痛性横痃）．

検査所見・診断

臨床症状から診断を下すことが多い．伊東反応（軟性下疳菌ワクチンを用いた皮内反応）が従来用いられていた．梅毒の硬性下疳とは，①疼痛は通常ない，②病変に硬結を伴う，③リンパ節腫脹が無痛性という点で本症と鑑別する．

治療

アジスロマイシン，セフトリアキソン，エリスロマイシンなどが第一選択となる．

3. 性病性リンパ肉芽腫
lymphogranuloma venereum

同義語：鼠径リンパ肉芽腫症（lymphogranulomatosis inguinale）

Essence
- クラミジア感染症．日本ではまれ．
- 多くは性行為で感染し，感染後1～2週間で外陰に小丘疹や小水疱．さらに1～2週間で発熱し，鼠径部，大腿部のリンパ節が腫脹．
- 熱帯に多い．

病因・症状

クラミジアの一種（*Chlamydia trachomatis*，L1～L3型）による．感染後10日ほどで，外陰や肛門部に直径1mm大の単純疱疹に類似した小丘疹が単発する．自覚症状を欠くため，気づかないうちに自然消退する（第1期）．その後約1～4週間で，発熱や肝脾腫などの全身症状とともに所属リンパ節が硬く腫脹する．疼痛を伴い，自潰排膿をするようになる．男性では主に鼠径リンパ節が，女性では肛門直腸リンパ節が侵されやすい（第2期）．第3期（発症後数年以降）になると外陰部リンパ浮腫や象皮症様変化，尿道および直腸狭窄をきたすことがあり，この現象をエスチオメーヌ（esthiomène）と呼ぶ．

検査所見・診断・治療

膿からの培養検査，血清からの抗体検出や，病変部からの抗原検査法，PCR法などを行う．患者リンパ節穿刺液を用いた皮内反応検査〔フライ反応（Frei reaction）〕は現在行われていない．治療にはテトラサイクリン系やマクロライド系抗菌薬の内服を行う．

表27.1　STSとTPHA：結果の解釈とその対策

STS	TPHA	解釈	対策
−	−	**非梅毒** ＊梅毒に感染した直後	必要であれば数週間おいて再検査
−	＋	**治療後の梅毒** ＊梅毒感染後長い年月を経たもの ＊非特異反応 ＊地帯現象（抗体過多による偽陰性）	FTA-ABSによる確認 血清希釈再検査
＋	−	**梅毒感染の初期** 他の疾患によるBFP	一定期間後の再検査とFTA-ABSによる確認 自己免疫疾患などの検査
＋	＋	**梅毒** ＊BFPと非特異反応	治療開始 FTA-ABSによる確認

＊を付したものはごくまれである．BFP：biological false positive（生物学的偽陽性）
（菅原孝雄・高橋朋子．免疫学的検査　梅毒トレポネーマ．日本臨牀 1990；S48：408 を参考に作表）

Skin diseases caused by arthropods and other noxious animals

28章 節足動物などによる皮膚疾患

　節足動物により，非常に多様な皮膚症状を生じる．節足動物に吸血されたり，毒毛や体液が付着することにより，接触皮膚炎などのアレルギー反応や二次感染が生じる．体内に侵入したり，皮表に残存することで皮膚症状が生じることもある．また，節足動物に媒介される病原体によって全身症状を呈することもある．本章では，このような節足動物などに関連した皮膚疾患を取り上げる．

A. 昆虫などによる皮膚疾患　diseases caused by insects and other noxious animals

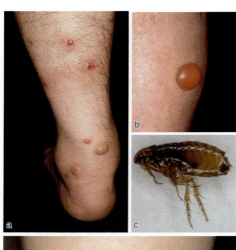
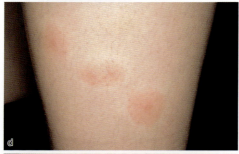
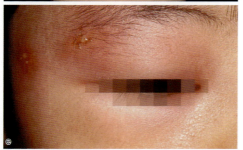

図28.1① 虫刺症（insect bite）
a，b：下腿の緊満性水疱．ネコノミによることが判明した．c：ネコノミの拡大写真（雌）．d：下腿の瘙痒性紅斑．e：上眼瞼部．周囲の著明な浮腫．

1. 虫刺症　insect bite

　蚊，ブユ，アブ，ハチなどの昆虫から刺咬されて生じる皮膚炎の総称である．吸血の際に注入される唾液成分に対するアレルギー反応，あるいは虫の毒液に含まれるヒスタミン類によって症状が引き起こされると考えられる．したがって，年齢や注入された毒液量，アレルギー反応の程度によって症状の個人差が大きい．刺咬直後から瘙痒を伴う膨疹や紅斑が出現し，1〜2時間で軽快する即時型反応と，刺咬後1〜2日で紅斑，丘疹や水疱を生じる遅延型反応がみられる（図28.1）．皮疹にはステロイド外用を行い，瘙痒には抗ヒスタミン薬を内服する．ハチ刺症の場合，アナフィラキシーショックを生じることがあるため，全身管理ができるよう慎重に経過をみる必要がある．

2. 蚊アレルギー　hypersensitivity to mosquito bite

　蚊に刺された後，注入された唾液成分に対する異常なアレルギー反応が起こり，高熱や肝機能障害，リンパ節腫大などの全身症状を生じる．局所では水疱，血疱を形成し，その後，腫脹，硬結，壊死，潰瘍を認める．経過中は種痘様水疱症（13章 p.234 参照）と臨床症状，病理所見が類似している場合がある．慢性活動性EBウイルス感染症の一症状として生じることがあり，将来的に血球貪食症候群やNK/T細胞リンパ腫を発症して予後不良になることがある．

> **MEMO**
> **ハチ刺症（bee sting）**
> ハチ刺症により，日本では年間30〜40人が死亡するといわれる．とくにハチ刺症の既往歴のある人や，ハチ毒IgE高値例などでは要注意である．エピネフリン自己注射（エピペン®注射液）がハチ刺症，食物アレルギーなどによるアナフィラキシーに対する緊急補助治療に用いられる．

3. 毛虫皮膚炎　caterpillar dermatitis

いわゆる"毛虫"のうち、毒性をもつものは全体の約2%である。ドクガ、チャドクガ、モンシロドクガなどの幼虫（毛虫）の毒針毛が皮膚に刺さることで生じる。これらの虫の成体に触れた時も、幼虫時の毒針毛が残存しており、皮膚炎を発症することがある（毒蛾皮膚炎）。卵にも毒針毛が付着している。また、毒針毛は空中に散布されることがあり、屋外作業中に気づかないまま発症することも多い。イラガなどは毒針毛をもたないが、毒棘を有しており、触れると毒液が注入されて同じように発症する。患部がチクチクと痛み、瘙痒を伴う点状紅斑が出現した後に小水疱や丘疹を生じる（図28.2）。集簇したり列序性にみられることもある。擦らずに水で洗い流すか、テープなどで毒針毛を除去し、ステロイド外用などを行う。

4. 線状皮膚炎　dermatitis linearis, linear dermatitis

アオバアリガタハネカクシ *Paederus fuscipes*（Curtis）（図28.3）を払いのけようと虫体を潰した際に、体液が付着して発症する。アオバアリガタハネカクシはほぼ日本全土に生息し、体長約7mmで水田などに棲む。接触後2〜3時間で、灼熱感を伴う線状の特徴的な紅斑を認め（図28.4）、小水疱、腫脹、びらん、潰瘍なども生じる。原因物質はペデリン（pederin）とされる。約2週間で色素沈着を残して治癒する。

5. シラミ症　pediculosis

定義・分類

シラミがヒトに寄生し、吸血することでアレルギー反応を生じ、著しい瘙痒をきたす疾患である。ヒトに寄生するシラミは、頭髪に寄生するアタマジラミ *Pediculus humanus capitis*（体長2〜4mm、図28.5）、衣服に寄生するコロモジラミ *Pediculus humanus humanus*（体長2〜4mm）、陰毛に寄生するケジラミ *Phthirus pubis*（体長1mm、図28.6）の3種類である。アタマジラミとコロモジラミは外見では区別できない。また、コロモジラミが媒介する感染症として発疹チフス（epidemic typhus）などがある。

症状

寄生したシラミは毛に卵を産み、それが約1週間で孵化し、約3週間で成虫になり、1日3〜5個の卵を産むとされる。吸

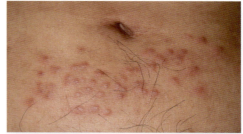

図28.1②　虫刺症（insect bite）
腹部および下肢に多発する約5mm大の瘙痒性小丘疹。

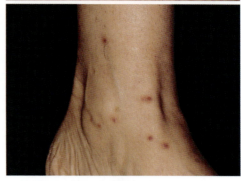

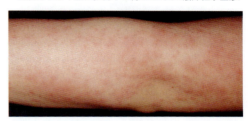

図28.2　毛虫皮膚炎（caterpillar dermatitis）
瘙痒を伴う紅斑と丘疹。

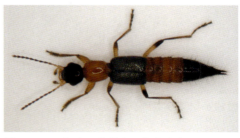

図28.3　アオバアリガタハネカクシ *Paederus fuscipes*（Curtis）

蠅蛆症（myiasis）　MEMO
壊死や化膿した皮膚組織内にハエが産卵し、虫卵や蛆をみる状態。患部を開いて幼虫を摘出する必要がある。

蛆治療（マゴットセラピー）　MEMO
医療用の蛆を用いて壊死組織を除去する治療（maggot therapy）が、糖尿病性壊疽などに対して行われることがある。

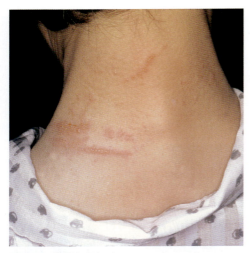

図 28.4　線状皮膚炎（dermatitis linearis）

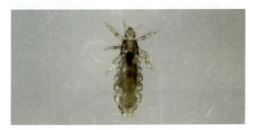

図 28.5　アタマジラミ *Pediculus humanus capitis*

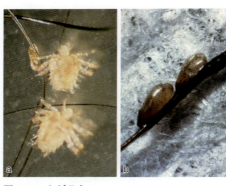

図 28.6　ケジラミ *Phthirus pubis*
　a：成体．b：卵．陰毛に付着している．

血によりアレルギー反応を生じ，瘙痒をきたす．シラミに接触して1～2か月後に発症する．明らかな皮疹を欠くことが多い．

病因

シラミの直接接触によるが，アタマジラミは学校などの共同生活により学童間で流行することがある．ケジラミは主に性行為によって感染するSTIの一種であり，眉毛や睫毛に寄生することもある．コロモジラミは不衛生な環境下で生じることが多い．

診断・治療

頭部，陰部の瘙痒を主訴に受診した場合，本症の可能性も考慮し，毛に付着する虫体や卵の有無を確認することが重要である．治療にはフェノトリンシャンプー（パウダー）を用いるが，卵には無効であり，また近年は耐性種も確認されている．ピンポン感染を防ぐため家族やパートナーにも治療を行う．卵や虫体を除去する櫛や，剃毛を行うこともある．コロモジラミは毎日入浴し，下着や衣類を毎回交換，洗濯していれば駆除される．

6. 疥癬　scabies　★

Essence

- ヒトヒゼンダニ（疥癬虫）による．多発性小丘疹を形成，きわめて瘙痒が強く，とくに夜間に激しい．
- 陰部や体幹，指間部などに好発．とくに指間部などに疥癬トンネルを形成する．
- 寝具などを介しても感染する．性感染症や院内感染として発症することが多い．
- 治療はイベルメクチン内服，フェノトリン外用など．

症状

体幹や陰部，大腿および上腕内側，指間部といった皮膚の軟らかい部位に，2～5 mm大の淡紅色小丘疹が多発する（図28.7）．陰部や腋窩では小結節を形成する場合がある．いずれの皮疹もきわめて強い瘙痒があり，就寝時に暖まるととくに瘙痒が強くなる．瘙痒のため不眠を訴えることが多く，搔破して非特異的な湿疹性病変を呈する場合もある．指間部や手掌には，長さ数mmのわずかに盛り上がった灰白色の線状皮疹がみられ，これを疥癬トンネル（mite burrow）と呼ぶ．ここに雌成虫が潜んで卵を産みつけている．水疱形成をみることもある（図28.7d，e）．また，爪に寄生することがあり，爪白癬に類似し

A. 昆虫などによる皮膚疾患　565

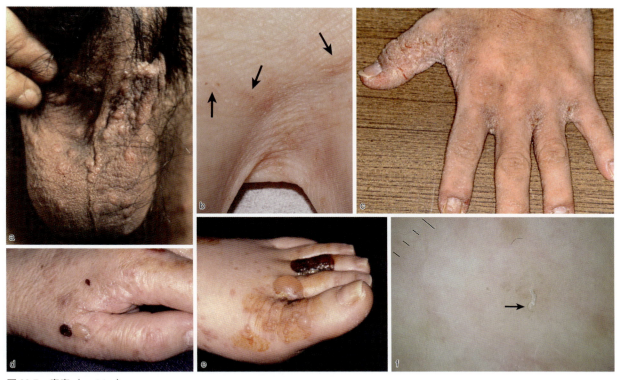

図 28.7　疥癬（scabies）
a：陰囊部の多発性小結節．疥癬に特徴的である．b：指間部の紅斑，丘疹．疥癬トンネル（矢印）を伴う．c, d, e：高齢者の手および足の症例．明らかな水疱形成をみることがある．f：ダーモスコピー像．矢印部分に疥癬虫がいる．

た爪甲肥厚をきたす．
　免疫不全者や不潔生活者などでは無数のヒトヒゼンダニが増殖し，きわめて強い感染力と全身の過角化をきたすことがあり，角化型疥癬（hyperkeratotic scabies）ないしノルウェー疥癬（Norwegian scabies）と呼ばれる．

病因

　ヒトヒゼンダニ Sarcoptes scabiei var. hominis の角層内感染による．ヒトヒゼンダニは球形で，雌は 0.4 × 0.3 mm，雄は 0.2 × 0.15 mm で成虫は 4 対の脚をもつ（図 28.8）．交尾した雌は，角層にトンネルをつくりながら 1 日に 2 ～ 4 個の卵を産み，4 ～ 6 週で死亡する．卵は 3 ～ 5 日で孵化し，皮溝や毛包に生息しながら 10 ～ 14 日で成虫となる．
　人の肌と肌との直接接触，または寝具や衣類を介した間接接触で感染し，発症までの潜伏期間は約 1 か月である．家族内発生，老人ホーム，病院での院内感染が多く，性感染症（STI）としての側面も有する．

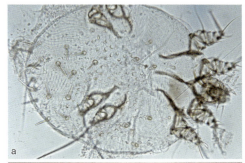
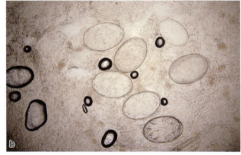

図 28.8　疥癬虫 Sarcoptes scabiei var. hominis
a：成虫は 4 対の足をもつ．b：疥癬虫の卵．

スナノミ症 (tungiasis) MEMO

中南米やサハラ以南アフリカに広く生息する．スナノミ (jigger, *Tunga penetrans*) の雌成虫が足部皮膚に寄生し，特徴的な白色調の小結節を形成する（図）．破傷風を併発することがあるため，摘除時には破傷風トキソイド投与を考慮する．

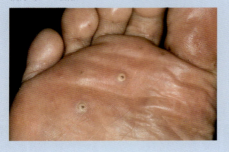

クラゲ，サンゴ，イソギンチャクによる皮膚障害 MEMO

海洋においては上記動物群の刺し傷による皮疹がみられる．これらの生物が触手に刺胞をもち，直接接触することで生じる．強い全身症状がみられることもある．また，クラゲに刺されることでγ-ポリグルタミン酸に対するⅠ型アレルギーが成立し，納豆アレルギーを生じることがある．

診断

体幹に散発する瘙痒の強い小丘疹をみたら，指間をよく観察して疥癬トンネルを探す．陰嚢，大陰唇など外陰部の多発性丘疹の有無に注意を払う．疥癬トンネルや新鮮な丘疹などから，角層ごとピンセットでつまむ，剪刀で削ぐなどの方法で検査材料を採取し，KOH法で虫体や卵を直接証明して確定診断する．1か所からの検出率は低いため，複数部位から採取する必要がある．ダーモスコピーで疥癬トンネルの先端に虫体を観察できることもある（3章参照）．家族や同居人の症状の有無，性行為などについての問診も参考になる．

鑑別診断

虫刺症，湿疹・皮膚炎，蕁麻疹，動物疥癬などと鑑別する．疥癬トンネルや外陰部結節の有無で区別するが，困難なことも多い．

治療

イベルメクチンの内服が第一選択となる．成虫に対しては有効であるが，虫卵に対しては無効であるため，1〜2週間後に再検査をして疥癬虫が証明されれば再投与する．肝機能障害の副作用に注意を要する．外用療法としては，フェノトリンローション，イオウカンフルローション，クロタミトン軟膏，安息香酸ベンジルローションなどを用いる．頸から下の全身に塗布する．必要に応じて抗ヒスタミン薬などを用いる．通常疥癬では通常の感染症対策が実施できれば，特別な隔離は必要ない．一方，角化型疥癬はきわめて感染力が強いため，リネン類の熱処理，予防衣の着用，濃厚接触した医療関係者への予防内服，必要に応じて患者の個室隔離といった，感染予防策を十分にとる必要がある．

ヒトヒゼンダニが駆除されても，瘙痒を伴う結節などが長期間持続することも多く，漫然とイベルメクチン内服を継続しないことが肝要である．

7. マダニ刺咬症　tick bite ★

症状

マダニ（図 28.9）が皮膚に吸着して生じる．マダニは皮膚表面をはっても，蟻走感を人にまったく感じさせないため，顔面や腕のみならず，体幹や陰部などにも吸着する（図 28.10）．刺咬痛を訴えない人が多いが刺咬部周囲には炎症がみられ，紅斑や浮腫，出血，水疱などをみる．吸着中のマダニは口器と皮

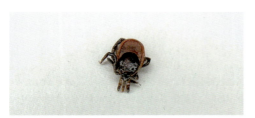

図 28.9　マダニ
摘出されたマダニ．大きさ約 2〜8 mm．

B. 昆虫などが媒介する皮膚疾患　567

膚とが固着されており，疣贅や腫瘤の訴えで受診されることもある．十分吸血したマダニは自然に脱落する．マダニを媒介する感染症に，ライム病（次項），日本紅斑熱およびロッキー山紅斑熱（表 28.2 参照），重症熱性血小板減少症候群（p.569 MEMO 参照）などがある．

病因

ダニの一種であるマダニによる．マダニは体長 2〜8 mm の大型のダニである．通常，山林などで草木の上に生息しており，ヒトや動物の皮膚に吸着して吸血する．日本では，シュルツェマダニ *Ixodes persulcatus* やヤマトマダニ *I. ovatus* によることが多い．

治療

吸着しているマダニを無理に引っ張ると，口器を残してちぎれ，後に異物肉芽腫を形成するため，剪刀を刺咬口に差し込んで口器ごと取り出すか，マダニをつけたまま皮膚を切除あるいはパンチで除去する．摘出後 1〜2 週間は，ライム病発症予防のためにテトラサイクリン系ないしペニシリン系抗菌薬を内服する．

8. トコジラミ刺症　bedbug bite

学名 *Cimex lectularius*．ナンキンムシともいう．体長約 5 mm の昆虫（カメムシの仲間）で，普段は畳やベッドの隙間などに生息し，就寝中のヒトを吸血する．唾液腺物質によるアレルギー反応を生じ，露出部を中心に紅色丘疹が並ぶ．症状や治療は虫刺症に準じる．近年，簡易宿泊所の普及などによりトコジラミ被害が増加している．

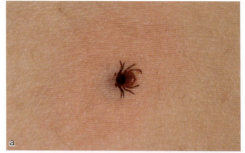
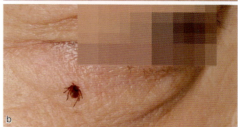
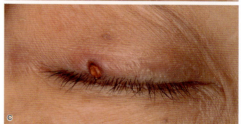
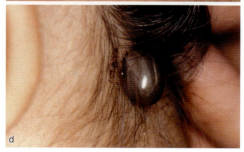

図 28.10　マダニ刺咬症（tick bite）
a：鎖骨部．咬まれて 2 時間後の所見．ダニの足は動いていた（筆者を実際に襲った北海道のマダニ）．b：下瞼の刺咬例．c：眼瞼部の疣状皮疹として来院した例．d：項部の吸血後のマダニ．

B. 昆虫などが媒介する皮膚疾患　skin diseases transmitted by insects and other animals

1. ライム病　Lyme disease, Lyme borreliosis ★

Essence
- スピロヘータの一種であるボレリア（*Borrelia*）による感染症．マダニが媒介する．

表28.1 ライム病の病期による症状比較

病期	経過	臨床所見
第1期（紅斑期）	〜1か月	慢性遊走性紅斑（erythema chronicum migrans），インフルエンザ様症状（発熱，頭痛，全身倦怠感，関節痛）
第2期（播種期）	数週〜数か月	多発性慢性遊走性紅斑，皮膚リンパ球腫，移動性関節炎，神経症状（髄膜炎など），房室ブロック
第3期（慢性期）	数か月〜数年	慢性萎縮性肢端皮膚炎（acrodermatitis chronica atrophicans），慢性関節炎，慢性脳髄膜炎

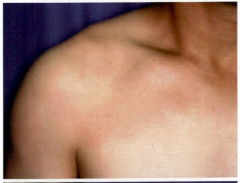
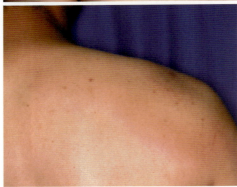
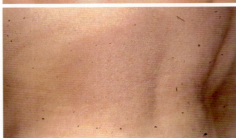

図28.11 ライム病（Lyme disease, Lyme borreliosis）第1期にみられる慢性遊走性紅斑
辺縁は鮮紅色で輪状の特徴的な皮疹．マダニ刺咬の後に生じている．

- 春から夏季にかけて，日本では主に北部で発生．欧米では患者数が多い．
- 慢性遊走性紅斑をきたす第1期，関節炎や髄膜炎をきたす第2期，中枢神経が障害される第3期へと進行．
- 治療はテトラサイクリン系抗菌薬が第一選択．

症状

マダニ刺咬によりボレリアが感染し発症する．再燃と寛解を繰り返し，その病態から3期に大別される（表28.1）．

第1期（紅斑期）：1〜36日の潜伏期を経て，約80％の症例で刺し口を中心に紅斑・丘疹を生じる．皮疹は数日中に遠心性に拡大し，輪状の特徴的な皮疹を形成する〔慢性遊走性紅斑（erythema chronicum migrans；ECM），図28.11，28.12〕．辺縁は鮮紅色で，ときに隆起し，中央部は退色する．自覚症状は通常なく，直径40 cmに達する場合もある．発熱や頭痛，全身倦怠感などのインフルエンザ様症状を伴うことがある．各症状は数週間でおさまる．

第2期（播種期）：感染から数日〜数週間でボレリアが血行性に播種され，各種臓器症状が出現する．移動性の関節炎や筋肉痛，神経症状（顔面神経麻痺，髄膜炎，有痛性根神経炎など），房室ブロックなどをみる．皮膚症状としては，約20％の症例で全身にやや小型の慢性遊走性紅斑が多発する．刺し口が耳などの場合，皮膚リンパ球腫（lymphocytoma cutis，21章 p.439参照）を生じることがある．

第3期（慢性期）：数か月から数年経過すると，慢性の神経症状（多発神経炎，気分障害，統合失調症など）や膝関節炎を生じる．皮膚病変として，発症1年以降に慢性萎縮性肢端皮膚炎（acrodermatitis chronica atrophicans）を生じる．ヨーロッパの高齢者に多く，自覚症状のない浸潤性浮腫性紅斑が手足背側に初発し，徐々に拡大して萎縮かつ薄くなり，皮下の血管が透見されるようになる．

疫学

1975年にアメリカ・コネチカット州のライム地方で流行した，紅斑と関節炎を特徴とする感染症の研究から発見された．世界中でみられるが，とくにアメリカ，スカンジナビア，中部ヨーロッパで発生する．日本では春〜夏季にかけて主に北部に発生する．

病因

スピロヘータの一種であるボレリアによる感染症であり，マダニによって媒介される．ボレリアはマダニの中腸に存在し，

マダニに 24〜48 時間以上咬まれたときに侵入されやすい．アメリカでは Borrelia burgdorferi（sensu iato）によるものが多いが，日本では B. garinii と B. afzelii によって発症し，抗 B. burgdorferi 抗体検査は陰性になることがある．日本ではシュルツェマダニ Ixodes persulcatus によることが大部分である．

検査所見
ボレリア特異抗体の検出：抗 B. burgdorferi 抗体検査を施行するが，日本での感染例では陰性のこともあり注意を要する．
病原体検出：皮膚病変から分離培養を行う．ウェスタンブロット法によるボレリア蛋白（OspC など）および nested PCR 法によるボレリア DNA の証明なども有用となる．

診断・鑑別診断
マダニの刺し口と慢性遊走性紅斑が認められればほぼ診断可能であるが，確定診断は抗体検査や病原体の分離培養による．本症は 4 類感染症であり，診断した医師は直ちに保健所への届出を行う．

治療
ドキシサイクリン（テトラサイクリン系）やペニシリンを服用する．第 2 期や第 3 期では，神経への移行がよいセフトリアキソンを使用する．3〜4 週間の投与で症状が改善することが多い．

2. ツツガムシ（恙虫）病
scrub typhus, tsutsugamushi disease ★

Essence
- ダニの一種であるツツガムシが媒介する，リケッチア感染症．
- 発熱，刺し口，発疹を 3 主徴とする．高熱をきたし，ツツガムシの刺し口を認める．体幹に淡紅色斑を生じる．
- 治療はテトラサイクリン系抗菌薬，クロラムフェニコール．

症状
ツツガムシに刺されて 5〜14 日後に，突然悪寒や頭痛を伴う 40℃ 前後の発熱を生じる（**図 28.13**）．注意深く全身を観察するとツツガムシの刺し口が見つかる．主に体幹や陰部，腋窩で観察され，刺し口は直径 1〜2 cm の浸潤性紅斑で，中心に黒色痂皮をつける．発症して 2〜7 日後に，体幹を中心に 2〜5 mm 大の淡紅色斑（ばら疹）が広がり，7〜10 日で消失する．

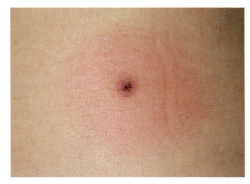

図 28.12　慢性遊走性紅斑（erythema chronicum migrans）

> **重症熱性血小板減少症候群 MEMO**
> **(severe fever with thrombocytopenia syndrome；SFTS)**
> SFTS ウイルス（ブニヤウイルス科，RNA ウイルス）がフタトゲチマダニ Haemaphysalis longicornis などのマダニを媒介して感染することで発症する．中国・韓国や西日本で発症が報告されている．潜伏期間は 1〜2 週間であり，発熱や消化器症状，神経症状および血小板低下（血球貪食症候群）をきたして死亡することがある．

> **ボレリア感染と皮膚疾患 MEMO**
> 硬化性苔癬（18 章 p.339），限局性強皮症（12 章 p.203），好酸球性筋膜炎（12 章 p.204）患者において，血清抗ボレリア抗体検査や組織 PCR 法で陽性になることがあり，これらがライム病に合併して生じることもある．

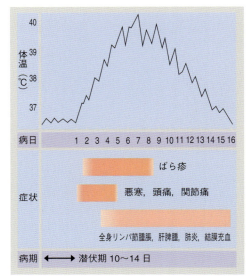

図 28.13　ツツガムシ病（scrub typhus, tsutsugamushi disease）の臨床経過

表 28.2 ツツガムシ病および類似疾患の比較

	ツツガムシ病 (scrub typhus)	日本紅斑熱 (Japanese spotted fever)	ロッキー山紅斑熱 (Rocky Mountain spotted fever)
病原リケッチア	Orientia tsutsugamushi	Rickettsia japonica	Rickettsia rickettsii
潜伏期	10〜14日	2〜8日	3〜12日
好発時期	秋・冬・春（新型），夏（古典型）	4〜10月	初夏がピーク
紅斑	体幹に多く，皮下出血は少ない	四肢に多い傾向	ほぼ全身に出現，出血斑を伴う
	掌蹠に紅斑はみられない	掌蹠にも紅斑出現	手足指尖，鼻尖，耳介などの壊死
刺し口	10 mm前後と大型	5 mm程度と小型	見つからない
リンパ節腫脹	全身性	局所性	（－）
治療	テトラサイクリン系抗菌薬，クロラムフェニコール		

全身の有痛性リンパ節腫脹や結膜充血，咽頭発赤，肝脾腫，肝機能障害，DICなどを生じうる．

病因・疫学

ツツガムシリケッチア Orientia tsutsugamushi による．媒介者はアカツツガムシ Leptotrombidium akamushi，フトゲツツガムシ L. pallidum，タテツツガムシ L. scutellare である．ダニの一種であり，いずれも体長は0.4mm程度である．これらがヒトに吸着し6時間以上吸血した場合に，リケッチアが侵入し発症する．ツツガムシが病原リケッチアをもっている可能性は1%以下といわれている．ヒトからヒトへの感染はない．日本では，北海道や沖縄を除く全国で報告がみられる．

診断・鑑別診断

刺し口や発疹に気づかなければ，インフルエンザなどの熱性疾患とされてしまい診断が遅れる．抗リケッチアIgMの上昇やIgGペア血清での上昇，末梢血からのnested PCR法によるリケッチアDNAの検出で診断する．他のリケッチア性疾患である日本紅斑熱やロッキー山紅斑熱との鑑別が問題となる（表28.2）．本症は4類感染症であり，診断した医師は直ちに保健所への届出を行う．

治療

テトラサイクリン系抗菌薬あるいはクロラムフェニコールを早期に用いる．

3. リーシュマニア症　leishmaniasis

定義

トリパノソーマ科の原虫であるリーシュマニア Leishmania

による感染症．病原性をもつリーシュマニアは数種類ある．サシチョウバエ（sandfly）の吸血の際にヒトに感染，発症する．また，薬物常用者間で注射器を介して感染が成立することもある．病原虫の種類から疾患は3種に分類され，いずれも臨床症状が異なる．基本的に日本には存在しない疾患であるが，外国滞在中に感染した例や在日外国人の症例が近年増えている．

症状・分類

①（旧大陸型）皮膚リーシュマニア症〔(old world) cutaneous leishmaniasis〕

　熱帯リーシュマニア *Leishmania tropica* などによる．中東やアフリカなどに分布し，保虫宿主はイヌや齧歯類である．吸血部に無痛性の丘疹が出現して硬結を伴った潰瘍となって拡大する（図 28.14）が，約1年で瘢痕性に治癒する．

②粘膜皮膚リーシュマニア症（mucocutaneous leishmaniasis）

　ブラジルリーシュマニア *Leishmania braziliensis* による．中南米に分布する．顔面を中心に，悪臭を伴う腫瘤や潰瘍を形成する．その後数十年にわたって，皮膚，粘膜，骨の破壊を伴う二次潰瘍が耳，鼻腔，口腔，咽頭，食道などに出現する．

③内臓リーシュマニア症（visceral leishmaniasis）

　カラアザール（kala-azar）ともいう．ドノバンリーシュマニア *Leishmania donovani* による．インドやブラジルなどに分布する．発熱，倦怠感，肝脾腫，リンパ節腫脹などをきたす．発症1年後頃より，顔面などに硬い丘疹を多発することがある（カラアザール後皮膚リーシュマニア）．

検査・治療

　診断にあたっては，渡航歴，サシチョウバエとの接触の既往が重要である．皮疹部や血液，骨髄から原虫を検出する（図 28.15）．治療はミルテフォシンやスチボグルコン酸ナトリウムを投与する．日本では熱帯病治療薬研究班から入手可能である．

4．デング熱　Dengue fever　★

→ 23章 p.508参照．

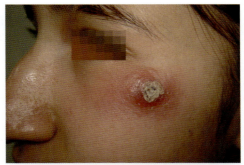
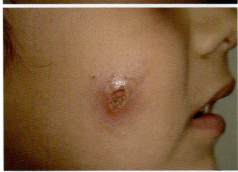
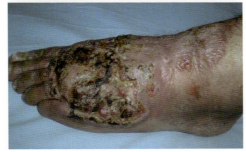

図 28.14　リーシュマニア症（leishmaniasis）

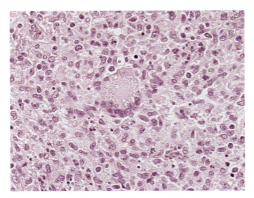

図 28.15　リーシュマニア症の病理組織像
原虫が組織球や巨細胞の細胞質内で増殖している．

C. 寄生虫による皮膚疾患　diseases caused by parasitic worms

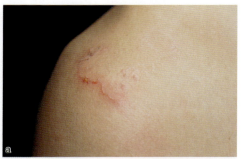
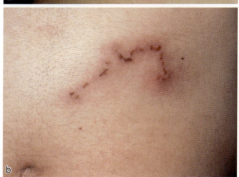
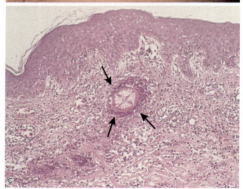

図 28.16　クリーピング病（creeping eruption）
a, b：寄生幼虫が皮内を線状に移動して生じる. c：病理組織像（皮膚寄生幼虫, 矢印）.

1. クリーピング病　creeping eruption

同義語：皮膚幼虫移行症（cutaneous larva migrans）

　皮膚寄生幼虫が皮内を移動し，皮膚に爬行性の線状皮疹（creeping eruption）を生じるものをいう（図 28.16）．幼虫を保持する川魚などを生食することで感染する．原因となる寄生虫としては顎口虫（ドジョウ，川魚，カエル）や，マンソン孤虫（両生類，家禽肉），旋尾線虫（スッポン，イカ）などがある．また，熱帯の砂浜を裸足で歩くなどして，鉤虫の幼虫が直接皮膚に接触して侵入する場合もある．

　川魚などを生食した数週から数か月後に，体幹や大腿に限局性浮腫や硬結を生じる．発熱や腹痛などの全身症状を伴うことがある．皮膚寄生幼虫は，移動出没を繰り返し，線状皮疹を生じる．治療には診断を兼ねた虫体摘出を行う．アルベンダゾールやイベルメクチンの有用性が注目されている．

2. リンパ系フィラリア症　lymphatic filariasis

　バンクロフト糸状虫 *Wuchereria bancrofti*，マレー糸状虫 *Brugia malayi* などを蚊が媒介する．熱帯，亜熱帯地域に広く分布しているが，日本では現在ほとんどない．体内に侵入した幼虫はリンパ管に移動し，数か月で成虫になる．発熱，リンパ節炎，リンパ管炎，副睾丸炎などの急性症状を経て，リンパ浮腫，陰嚢水腫，象皮症へと発展する（11 章 p.189 参照）．ジエチルカルバマジンやイベルメクチンの投与を行う．

Genodermatoses : Genetic counseling and prenatal diagnosis

29章 遺伝性皮膚疾患：遺伝相談と新しい治療

近年の分子生物学的研究や診断技術の進歩に伴い，重篤な遺伝性疾患に罹患している可能性の高い胎児に対しては，出生前診断をすることが技術的に可能になった．皮膚科においても，両親の強い希望があり，かつ重篤な遺伝性疾患に罹患している可能性が高い症例に対しては，出生前診断という選択肢も考慮される．出生前診断にあたっては倫理面において十分な配慮がなされるべきであり，遺伝相談を通じて患者や保因者に対して正確な情報を十分に提供する必要がある．また，決断はあくまでもクライアント（実際に遺伝相談に訪れる人のこと）サイドにあることを忘れてはならない．本章では主な遺伝性皮膚疾患についてその原因遺伝子や原因蛋白をまとめ，出生前診断と遺伝相談，細胞療法や遺伝子治療の最前線について解説する．

A. 遺伝性皮膚疾患　genodermatoses

Essence
- 遺伝性皮膚疾患とは通常，単一遺伝子病をさす．
- 多くの遺伝性皮膚疾患では，最近つぎつぎと原因遺伝子や原因蛋白が同定されている．

遺伝性皮膚疾患とは ★

　遺伝性皮膚疾患（genodermatoses）とは通常，単一遺伝子の異常によって生じる疾患をさす．本書では各疾患を主な皮膚症状により，便宜的に角化症（魚鱗癬など），水疱症（表皮水疱症など），色素異常症（眼皮膚白皮症など）などの章でそれぞれ取り上げて説明している．

　ヒューマンゲノムプロジェクトが終了し，約30億塩基対のヒトDNAの全シークエンスが同定された．これにより，ヒトゲノム中に約22,000個の遺伝子が存在し，それから約10万種類の蛋白がつくられることが明らかとなった．これに伴い，遺伝性皮膚疾患はもちろんのこと，ほとんどのヒト単一遺伝子病の原因遺伝子や原因蛋白が明らかとなりつつある．表29.1に主な遺伝性皮膚疾患とその原因遺伝子・蛋白の関連を示す．

　一方，発症にさまざまな因子が関与している多因子遺伝病では，たとえばアトピー性皮膚炎とフィラグリン遺伝子変異の関連など，新たな知見が加えられているものもあるが，病因の解明が十分に進んでいるとはいえない尋常性乾癬などの疾患もある．多因子遺伝病は通常は遺伝性皮膚疾患とは称さない．これらの疾患の発症に関連する遺伝子は疾患関連遺伝子と呼ばれ，原因遺伝子とは意味がかなり異なる．

MEMO：ヒト遺伝子ならびに関連疾患の最新情報

遺伝性皮膚疾患の病態解明は日々進んでおり，いわゆる「昔の常識」で患者や家族との対応を十分にこなすことは不可能である．現在はIT技術の向上とインターネットの整備によって，以下のサイトなどから誰でも無料で多くの遺伝子ならびに関連疾患の最新情報が得られるようになっている．

①Online Mendelian Inheritance in Man（OMIM）
（http://www.ncbi.nlm.nih.gov/omim/）
　ヒトの約24,000以上のメンデル遺伝性疾患とその特徴をリストにしており，遺伝子変異による疾患に関する最新の情報や文献，遺伝子地図や画像情報などを得ることができる．便宜上，収載された疾患は常染色体優性（100000番台），常染色体劣性（200000番台），X連鎖性（300000番台），ミトコンドリア遺伝（500000番台）などに分けて番号が付されている．個々の疾患（遺伝子異常）により記載されている病態は，clinical synopsis という症状の項目に別項として列記されている．

②The National Center for Biotechnology Information
（http://www.ncbi.nlm.nih.gov/）
　ヒトをはじめとしたさまざまな生物のあらゆる遺伝子に関する情報を提供している．

29章 遺伝性皮膚疾患

表 29.1 主な遺伝性皮膚疾患とその原因遺伝子

	疾患		本書解説頁	主なOMIM番号	遺伝形式	主な原因遺伝子
表皮水疱症						
	単純型 (EBS)	限局型	p.239	131800	AD	KRT5, KRT14
		汎発型	p.239	131760	AD	KRT5, KRT14, KLHL24
		筋ジストロフィー合併型	p.239	226670	AR	PLEC
		幽門閉鎖合併型	p.239	612138	AR	PLEC
		常染色体劣性型		601001	AR	KRT5, KRT14, DST, EXPH5
		基底上型		609638	AR	DSP, JUP, PKP1
		表在型		609796	AR	TGM5
	接合部型 (JEB)	重症汎発型	p.241	226700	AR	LAMA3, LAMB3, LAMC2
		中等症汎発型	p.241	226650	AR	LAMA3, LAMB3, LAMC2, COL17A1
		幽門閉鎖合併型	p.241	226730	AR	ITGA6, ITGB4
	栄養障害型 (DEB)	優性型	p.243	131750	AD	COL7A1
		劣性型	p.243	226600	AR	COL7A1
	その他	Kindler症候群	p.238	173650	AR	FERMT1
	その他の遺伝性水疱症	Hailey-Hailey病	p.246	169600	AD	ATP2C1
角化症						
	魚鱗癬	尋常性魚鱗癬	p.268	146700	SD	FLG
		X連鎖性魚鱗癬	p.270	308100	XR	STS
		葉状魚鱗癬	p.271	242300	AR	TGM1, ALOX12B, ALOXE3, ABCA12
		表皮融解性魚鱗癬	p.273	113800	AD	KRT1, KRT10
		表在性表皮融解性魚鱗癬	p.273	146800	AD	KRT2
		道化師様魚鱗癬	p.271	242500	AR	ABCA12
		Netherton症候群	p.275	256500	AR	SPINK5
		KID症候群	p.275	148210	AD	GJB2
		Sjögren-Larsson症候群	p.275	270200	AR	ALDH3A2
		Dorfman-Chanarin症候群	p.275	275630	AR	ABHD5
	掌蹠角化症	長島型	p.277	615598	AR	SERPINB7
		Vörner型	p.277	144200	AD	KRT9
		メレダ病	p.278	248300	AR	SLURP1
		Vohwinkel症候群	p.279	124500	AD	GJB2, LOR
		線状掌蹠角化症	p.278	148700	AD	DSG1, DSP, KRT1
		点状掌蹠角化症	p.278	148600	AD	AAGAB
		先天性爪甲肥厚症	p.374	167200	AD	KRT6A, KRT16, KRT6B, KRT17
		Papillon-Lefévre症候群	p.279	245000	AR	CTSC
	その他の角化症	Darier病	p.279	124200	AD	ATP2A2
		変動性紅斑角皮症	p.280	133200	AD, AR	GJB3, GJA1, GJB4
		毛孔性紅色粃糠疹	p.288	173200	AD	CARD14
色素異常症						
		眼皮膚白皮症 type 1A	p.303	203100	AR	TYR
		type 1B	p.303	606952	AR	TYR
		type 2	p.303	203200	AR	OCA2, MC1R
		type 3	p.304	203290	AR	TYRP1
		type 4	p.304	606574	AR	SLC45A2
		Chédiak-Higashi症候群	p.304	214500	AR	LYST
		Hermansky-Pudlak症候群	p.304	203300	AR	HPS1, AP3B1, HPS3, HPS4
		まだら症	p.306	172800	AD	KIT, SNAI2
		Waardenburg-Klein症候群	p.306	193500	AD	PAX3, MITF, SNAI2, SOX10, EDNRB
		遺伝性対側性色素異常症（遠山）	p.311	127400	AD	ADAR
		網状肢端色素沈着症（北村）	p.312	615537	AD	ADAM10
		遺伝性汎発性色素異常症		127500	AD	ABCB9
神経皮膚症候群						
		神経線維腫症1型	p.391	162200	AD	NF1
		神経線維腫症2型	p.394	101000	AD	NF2

AD（autosomal dominant）：常染色体優性、AR（autosomal recessive）：常染色体劣性、XD（X-linked dominant）：X連鎖優性、XR（X-linked recessive）：X連鎖劣性、SD（autosomal semidominant）：常染色体半優性

表 29.1 主な遺伝性皮膚疾患とその原因遺伝子（つづき）

分類	疾患	本書解説頁	主なOMIM番号	遺伝形式	主な原因遺伝子
神経皮膚症候群	Legius 症候群	p.393	611431	AD	SPRED1
	結節性硬化症	p.394	191100	AD	TSC1, TSC2
	Peutz-Jeghers 症候群	p.396	175200	AD	STK11
	Gardner 症候群	p.397	175100	AD	APC
	Cowden 症候群	p.397	158350	AD	PTEN
	色素失調症	p.398	308310	XD	IKBKG
	Parkes Weber 症候群	p.401	608355	AD	RASA1
	LEOPARD 症候群	p.402	151100	AD	PTPN11
	Noonan 症候群	p.402	163950	AD	PTPN11, KRAS, SOS1, RIT1
	Costello 症候群	p.402	218040	AD	HRAS
	Cardio-facio-cutaneous 症候群	p.402	115150	AD	BRAF, KRAS, MAP2K1, MAP2K2
	母斑性基底細胞癌症候群	p.403	109400	AD	PTCH1
	先天性角化異常症（X連鎖型）	p.405	305000	XR	DKC1
	先天性角化異常症（優性型）	p.405	127500	AD	TERC, TERT, TINF2, ACD
	先天性角化異常症（劣性型）	p.405	224230	AR	NOLA3, NOLA2, WRAP53, RTEL1
	遺伝性出血性毛細血管拡張症	p.404	187300	AD	ENG, ACVRL1, GDF2
外胚葉形成異常	無汗性外胚葉形成異常症	p.342	305100	XR	EDA
	先天性乏毛症（劣性型）	p.371	604379	AR	LIPH, LPAR6, DSG4, APCDD1
	先天性乏毛症（優性型）		146520	AD	CDSN, SNRPE, RPL21, KRT71
	先天性汎発性無毛症	p.371	146550	AR	HR
	tricho-rhino-phalangeal 症候群	p.371	190350	AD	TRPS1
自己炎症症候群	家族性地中海熱	p.217	249100	AR	MEFV
	クリオピリン関連周期熱症候群	p.217	120100	AD	NLRP3
	TNF受容体関連周期性症候群	p.218	142680	AD	TNFRSF1A
	中條-西村症候群	p.218	256040	AR	PSMB8
	Blau 症候群	p.218	186580	AD	NOD2
	PAPA 症候群	p.218	604416	AD	PSTPIP1
	IL-36受容体阻害因子欠損症	p.287	614204	AR	IL36RN
結合組織疾患	Ehlers-Danlos 症候群 古典型	p.351	130000	AD	COL5A2, COL5A1, COL1A1
	過可動型	p.351	606408	AR	TNXB
	血管型	p.351	130050	AD	COL3A1
	後側彎型	p.351	225400	AR	PLOD1
	多発性関節弛緩型	p.351	130060	AD	COL1A2, COL1A1
	皮膚脆弱型	p.351	225410	AR	ADAMTS2
	Marfan 症候群	p.352	154700	AD	FBN1
	弾性線維性仮性黄色腫	p.353	264800	AR	ABCC6
	先天性全身型リポジストロフィー	p.358	608594	AR	AGPAT2, BSCL2, CAV1, PTRF
代謝異常症	腸性肢端皮膚炎	p.323	201100	AR	SLC39A4
	一過性乳児亜鉛欠乏症	p.324	608118	AD	SLC30A2
	Menkes 病	p.325	309400	XR	ATP7A
	先天性骨髄性ポルフィリン症	p.330	263700	AR	UROS
	遺伝性コプロポルフィリン症	p.329	121300	AD	CPOX
	骨髄性プロトポルフィリン症	p.330	177000	AD	FECH
	急性間歇性ポルフィリン症	p.329	176000	AD	HMBS
	多様性（異型）ポルフィリン症	p.331	176200	AD	PPOX
	晩発性皮膚ポルフィリン症	p.331	176100	AD	UROD
	Fabry 病	p.334	301500	XR	GLA
	神崎病	p.334	609242	AR	NAGA
	類脂質蛋白症	p.335	247100	AR	ECM1
	フェニルケトン尿症	p.336	261600	AR	PAH
	家族性原発性皮膚限局性アミロイドーシス	p.317	105250	AD	OSMR

表 29.1 主な遺伝性皮膚疾患とその原因遺伝子（つづき）

	疾患	本書解説頁	主な OMIM 番号	遺伝形式	主な原因遺伝子
その他	Werner 症候群	p.340	277700	AR	RECQL2
	Bloom 症候群	p.340	210900	AR	RECQL3
	Rothmund-Thomson 症候群	p.341	268400	AR	RECQL4
	Hutchinson-Gilford 症候群	p.340	176670	AD, AR	LMNA
	色素性乾皮症 A 群	p.234	278700	AR	XPA
	B 群	p.234	610651	AR	ERCC3
	C 群	p.234	278720	AR	XPC
	D 群	p.234	278730	AR	ERCC2
	E 群	p.234	278740	AR	DDB2
	F 群	p.234	278760	AR	ERCC4
	G 群	p.234	278780	AR	ERCC5
	V 型	p.234	278750	AR	POLH
	Cockayne 症候群 typeA	p.340	216400	AR	ERCC8
	typeB	p.340	133540	AR	ERCC6
	毛細血管拡張性運動失調症	p.190	208900	AR	ATM
	Wiskott-Aldrich 症候群	p.129	301000	XR	WAS
	高 IgE 症候群	p.120	147060	AD	STAT3
	遺伝性血管性浮腫	p.133	106100	AD	C1NH, F12
	Buschke-Ollendorff 症候群	p.389	166700	AD	LEMD3
	Brooke-Spiegler 症候群	p.416	605041	AD	CYLD
	多発性家族性毛包上皮腫	p.409	601606	AD	CYLD
	Muir-Torre 症候群	p.455	158320	AD	MSH2, MLH1
	疣贅状表皮発育異常症	p.497	226400	AR	TMC6, TMC8
	家族性化膿性汗腺炎		142690	AD	NCSTN, PSENEN, PSEN1
	慢性皮膚粘膜カンジダ症	p.539	114580	AR, AD	CARD9, IL17F, STAT1, IL17RA

B. 遺伝相談と出生前診断　genetic counseling and prenatal diagnosis

Essence
- 皮膚科診療において遺伝相談は重要であり，危険率の推定には正確性が求められる．
- 重篤な遺伝性皮膚疾患においては出生前診断という選択肢もあるが，倫理面に配慮した慎重な対応が必要である．

1. 遺伝相談　★

　遺伝相談とは，遺伝に基づくと考えられる疾患をもつ患者やその血縁者が，疾患の予後，発症や遺伝の可能性，さらには予防あるいは治療方法のアドバイスを受ける過程をいう．実際には，クライアント（実際に遺伝相談に訪れる人）の次の妊娠や，現在妊娠中の胎児について，出生前診断の希望も含めて相談に来る場合が多い．

　遺伝相談にあたっては当該疾患の正確な知識，診断が不可欠である．遺伝性皮膚疾患においては，皮膚科専門医であること

はもちろんのこと，とくに当該疾患に十分な知識をもつ者が遺伝相談を担当すべきである．患者の臨床症状や家族歴を客観的に判断し，正確な診断と病型分類がなされて，はじめて適切な遺伝相談に応じることができる．診断のための正確な検査を行い，遺伝形式，疾患の浸透度，突然変異率などを考慮して個々の症例において慎重に対応しなくてはならない．

2. 危険率の推定 ★

すべての妊娠で比較的重篤な障害をもった子供の生まれる確率は約2%である．したがって，一般的には10%以上のリスクを伴った妊娠は危険度が高い，という考え方もできる．

胎児がある遺伝病に罹患している確率，すなわち危険率を推定することは遺伝相談のなかで最も重要な作業の一つである．単一遺伝子病は単一の遺伝子異常に基づく疾患であり，遺伝形式はメンデルの法則に従うので，その危険率は算術的に推定できる（理論的危険率）．常染色体優性・劣性，X連鎖性遺伝などの形式がこれにあたる（図29.1）．

一方，多因子遺伝病はもとより，多くの先天奇形や染色体異常などでは，家系図などから統計的に求められた数値が危険率として用いられる（経験的危険率）．実際には遺伝形式，疾患の浸透度，突然変異率などを考慮するが，個々のケースで危険率を正確に決定することは困難なこともある．

3. 出生前診断と倫理

出生前診断は遺伝医学と直結して発達してきた領域であり，長い歴史をもっている．1970年代は羊水診断が中心的な役割を果たし，培養羊水細胞レベルによる先天代謝異常症の診断も可能となり，出生前診断学が発展していった．1980年代以降，超音波診断装置の発達に伴い，絨毛採取法ならびに皮膚を含む胎児組織生検法などの技法が出生前診断に用いられるようになった．

出生前診断が行われるようになる以前には，遺伝病の児を出産した経験のある両親は，胎児が罹患しているリスクを恐れて人工妊娠中絶を選択することもあった．たとえば，健康な両親から常染色体劣性遺伝病に罹患した子が突然生まれた場合，両親は保因者であったことが推定されるが，この場合，次回の妊娠において胎児が同様に罹患している可能性は25%となる（図29.1b）．この25%の確率をおそれて，悩んだ末に人工妊娠中絶を行う例が過去においては少なくなかった．

一方，出生前診断で罹患と判明した場合は，親が人工妊娠中絶を選択する可能性が高いのは事実であり，生命の選択につな

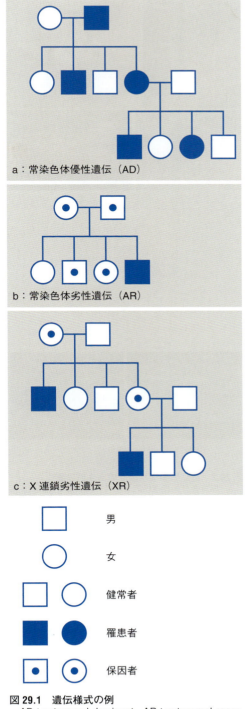

a：常染色体優性遺伝（AD）

b：常染色体劣性遺伝（AR）

c：X連鎖劣性遺伝（XR）

□ 男
○ 女
□○ 健常者
■● 罹患者
⊡⊙ 保因者

図29.1 遺伝様式の例
AD：autosomal dominant, AR：autosomal recessive, XR：X-linked recessive.

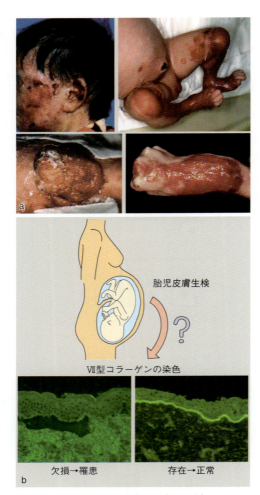

図 29.2 重症型表皮水疱症の出生前診断
a：常染色体劣性遺伝病の例〔劣性栄養障害型表皮水疱症（重症汎発型）〕。b：妊娠 19 週の胎児の皮膚生検で，Ⅶ型コラーゲンが基底膜に存在していれば胎児は正常，というように明確な出生前診断を行うことができる．
現在は，胎児 DNA 解析に基づいて診断するのが基本である．

がるという側面も有している．したがって出生前診断の適応には慎重な判断が要求され，技術的に可能であるからという理由で安易に出生前診断を行ってはならない．また，倫理委員会で審議を受け承認を得るなど，倫理面への十分な配慮が必要となる．出生前診断の結果を伝えたうえでの最終的な判断はクライアントに委ねられるべきであり，決して遺伝相談において指示的な要素は入ってはならない．

実際に出生前診断の適応となるのは，遺伝性皮膚疾患のなかでも致死的であったり，重篤な機能不全をきたしたりする重症型の疾患に限られる．国際的にも出生前診断が比較的多く施行されている遺伝性皮膚疾患としては表皮水疱症（とくに接合部型の重症汎発型，幽門閉鎖合併型，劣性栄養障害型，図 29.2）や重症型魚鱗癬（とくに道化師様魚鱗癬）があげられる．

4. 出生前診断の実際

人工妊娠中絶を考慮している場合では，妊娠 22 週未満に確実に出生前診断が行われなくてはならないが，母体への負担をなるべく軽減するため，より早期での確定診断が望まれる．

従来皮膚科領域での出生前診断は，妊娠 19 週に施行される胎児皮膚生検法が主であった．しかし，研究の進歩に伴って原因遺伝子が同定され，家系内での遺伝子変異も比較的容易に判明するようになった現在では，妊娠早期に施行可能な DNA レベルでの出生前診断が行われる．

胎児 DNA を採取する方法には，絨毛生検や羊水穿刺が一般的である．採取にあたっては，技術的に習熟した産婦人科医との連携が必須であり，出生前診断の手技自体により約 0.5% が流産する可能性があることを十分説明する．

1）胎児皮膚生検（皮膚の表現型に基づく診断）

原因遺伝子が不明である疾患，あるいは家系における遺伝子変異が同定されていない症例で用いられる．胎児皮膚の形成がほぼ完成する妊娠 19 週頃から施行可能であり，エコー下で胎児の位置を確認しつつ数 mm の胎児皮膚をパンチ生検する（図 29.3）．電子顕微鏡による微細構造の観察やモノクローナル抗体を用いて蛋白レベルの変化をみることにより，胎児皮膚における疾患の表現型を同定する．たとえば道化師様魚鱗癬（15 章 p.271 参照）では，角層細胞内の多数の空胞（層板顆粒内の脂肪蓄積）が特徴的所見であり，超微形態学的に診断が可能である．現在は主な遺伝性疾患の原因遺伝子が解明されており，本法はほとんど用いられない．

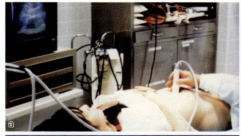
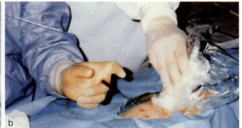
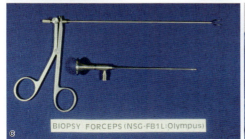
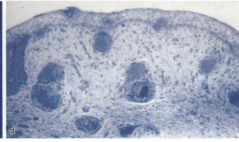

図29.3 妊娠19週から可能な胎児皮膚生検の例
a：エコーで胎児の位置を確認し，皮膚の採取位置を決める．b：皮膚の端子生検を行っているところ．c：胎児生検に用いる器具．d：生検で得られた胎児皮膚（トルイジンブルー染色）．
現在は，絨毛生検が基本である．

2）絨毛生検および羊水穿刺（胎児DNA解析に基づく診断）

　原因遺伝子の変異がその家系ですでに同定されている場合に用いられる．妊娠10週頃に可能である絨毛生検（胎児由来の胎盤絨毛を採取），あるいは妊娠13週頃に可能となる羊水穿刺（胎児由来細胞を採取）の検体から胎児DNAを抽出し，遺伝子変異検索を行う（**図29.4**）．胎児における遺伝子変異の有無は，ダイレクトシークエンス法や制限酵素による処理，ASO（allele-specific oligonucleotide hybridization）法などにより判定する．2005年に道化師様魚鱗癬の原因遺伝子が*ABCA12*であることが明らかにされたため，以後の本症の出生前診断には，胎児皮膚生検法は用いず，胎児DNA解析により行われている（**図29.5**）．

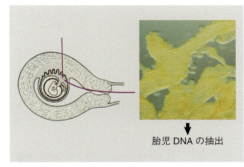

図29.4　妊娠10週頃に行われる絨毛生検

5. 出生前診断における将来の展望

　着床前遺伝子診断（preimplantation genetic diagnosis）は，体外受精で得られた8分割期胚の受精卵から1～2細胞を取り出し，nested PCR法やFISH法を利用して目的の遺伝子変異の有無を検索し，病的変異を有さない受精卵だけを選別して子宮に人工着床させるものである．罹患していない受精卵のみを子宮に戻すため，人工妊娠中絶を行わないという利点がある．反面，本手法は倫理的問題，成功率，手技の安全性，母体への負担，費用などの問題があり，非常に慎重な適応が求められる．現在までDuchenne型筋ジストロフィーや，皮膚疾患においては外胚葉形成不全，接合部型表皮水疱症（重症汎発型）と皮膚

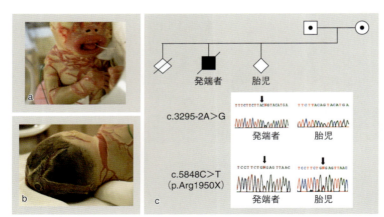

図 29.5　道化師様魚鱗癬の出生前診断の実施例
a, b：発端者の臨床症状．c：羊水穿刺にて胎児DNAを採取し，遺伝子検索を行った．胎児に父由来ナンセンス変異 p.Arg1950X を認めたが，母由来スプライス部位変異 c.3295-2A＞G は認めなかった．胎児は罹患していないと診断し，5 か月後に健常児が生まれた．（Yanagi T, et al. J Am Acad Dermatol 2008；58：653 から引用）

脆弱性症候群（14 章 p.239 参照）などで報告されている．

また，妊娠 5 週以降の妊婦血液中には胎児由来 DNA（cell-free fetal DNA；cffDNA）が存在する．母親血漿に含まれる cffDNA を増幅して検査することで，染色体異常，性別判断や Duchenne 型筋ジストロフィーなどの出生前診断を行うことが可能である．このような母体からの採血だけで行える無侵襲的出生前遺伝学的検査（non-invasive prenatal genetic testing；NIPT）が，将来は遺伝性皮膚疾患にも応用される可能性がある．

C. 新しい治療法の開発　new treatments for genodermatoses

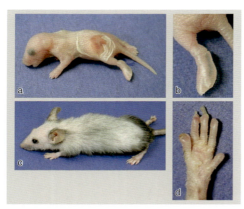

図 29.6　表皮水疱症のモデル動物である 17 型コラーゲンノックアウトマウス
a, b：生後 1 日，c, d：生後 20 週．（Nishie W, et al. Nat Med 2007；13：378 から引用）

現時点で重症型遺伝性皮膚疾患に対して研究が進められている治療法としては，①細胞治療，②蛋白補充療法，③遺伝子治療，④薬物療法に大別することができる．以下，代表的な遺伝性皮膚疾患である表皮水疱症を例にとって概説する．遺伝性疾患の治療実験を行うには，疾患のモデル動物が必要不可欠である．原因遺伝子のノックアウトはもちろんのこと，レスキュー手法などにより，新しい表皮水疱症のモデル動物をつくりだすことが可能となった（図 29.6）．

①細胞治療

遺伝性疾患において，正常遺伝子をもつ最も簡便なソースは他人の正常細胞である．他者の線維芽細胞や間葉系幹細胞を先天性皮膚疾患の患者に投与する治療が試みられている．また，造血幹細胞や間葉系幹細胞が皮膚の細胞へ分化することが証明されており（図 29.7），この知見をもとに欧米や中国では同種幹細胞移植による重症型表皮水疱症の治療が行われている．

また最近，先天性皮膚疾患の成人患者では，一部の表皮細胞の遺伝子変異が後天的に正常化する現象が報告されている（復帰変異モザイク，revertant mosaicism，図 29.8）．このような

復帰変異モザイクを生じた細胞を，細胞治療のリソースとして治療戦略に組み込むことも考えられている．

②蛋白補充療法

皮膚を構成する蛋白の欠損で生じる疾患の場合，外部から正常な蛋白を補充して投与する方法も考えられている（**図 29.9**）．遺伝子導入などを用いて欠損蛋白を *in vitro* で大量生産し，患者の病変部へ投与する．患者自身の遺伝子を改変する必要がないため，安全性が高いと考えられている．

③遺伝子治療

原因遺伝子が同定されている疾患は，理論的に遺伝子治療の対象となりうる．正常遺伝子が完全に欠損している場合は，ウイルスベクターなどを用いて正常遺伝子を導入する方法が考えられる．患者自身の皮膚細胞を採取し，そこに正常遺伝子を導入してシート状に培養した後に植皮の要領で移植する方法がある．この方法を用いて，接合部型表皮水疱症や劣性栄養障害型表皮水疱症に対する遺伝子治療が海外で開始されている．また，単純ヘルペスウイルスに正常な基底膜蛋白遺伝子を組み込み，経皮感染させて治療することも考えられている．

遺伝子の変異箇所が特定されている疾患については，配列特異的なヌクレアーゼを用いて遺伝子改変をすることが可能になりつつある（ゲノム編集）．Clustered regularly interspaced short palindromic repeats / CRISPR associated protein 9 （CRISPR/Cas9）システムなどがその代表であり，たとえば異常蛋白を産生する遺伝子を不可逆的にノックアウトすることで，常染色体優性遺伝疾患の治療に結びつける研究が進んでいる．

また，倫理的制約の強かった ES 細胞に替わり，患者自身の人工多能性幹細胞（induced pluripotent stem cells；iPS 細胞）に遺伝子導入・遺伝子編集を行って，皮膚に分化させて移植することも考えられている．常染色体優性遺伝疾患の一部では，異常蛋白を産生する遺伝子の発現を small interfering RNA（siRNA）などの技術を用いて抑制する方法も研究されている．

④薬物療法

栄養障害型表皮水疱症（優性型）など常染色体優性遺伝疾患の一部では，異常蛋白が正常蛋白の働きを抑制して発症するメカニズム〔優性阻害効果（dominant negative effect）〕が考えられている．このような異常蛋白に特異的に結合し，抑制する構造をもった薬剤の開発も進んでいる．また，遺伝子変異部位を読み飛ばす作用を有し，変異遺伝子由来の異常蛋白を抑制する，リードスルー療法に適した薬剤の開発も進んでいる．

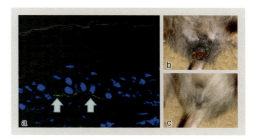

図 29.7 骨髄移植による 17 型コラーゲンノックアウト表皮水疱症マウスの治療実験
表皮水疱症モデルマウスに，正常マウスの骨髄を移植した．a：移植後に一部の基底膜で，欠損していた 17 型コラーゲンが発現している（矢印）．b，c：未治療マウスでは肛門周囲などにびらん・水疱を生じる（b）が，骨髄移植を行うと皮膚のびらんが減少する（c）．
（Fujita Y, et al. Proc Natl Acad Sci U S A 2010；107：14345 から引用）

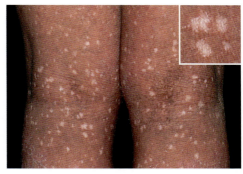

図 29.8 復帰変異モザイク（revertant mosaicism）
ケラチン 1 の遺伝子変異による紙吹雪状魚鱗癬（ichthyosis with confetti）の例．魚鱗癬による紅皮症を呈していたが，次第に正常皮膚の小さなスポット（紙吹雪状）が多発するようになり，その部位で遺伝子変異が正常化していた．
（Suzuki S, et al. J Invest Dermatol 2016；136：2093 から引用）

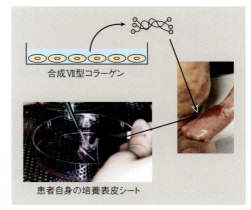

図 29.9 新しい治療法の開発の例
遺伝子変異によりⅦ型コラーゲンをつくれない栄養障害型表皮水疱症に対して，合成Ⅶ型コラーゲンを産生し，患者の潰瘍部に投与する．さらに患者自身の培養表皮シートをその上に移植して治療する．

和文索引

五十音順に配列．ページ数の太字は見出し（同・類義語）として解説がある箇所を示しています．

［あ］

アウスピッツ現象	77
亜鉛華	96
亜鉛欠乏症候群	323
アオバアリガタハネカクシ	563
あかつき病	228
アカツツガムシ	570
亜急性感染性心内膜炎	529
亜急性硬化性全脳炎	500
亜急性皮膚エリテマトーデス	198
悪性萎縮性丘疹症	179
悪性円柱腫	416
悪性型［黒色表皮腫］	298
悪性黒子	377
悪性結節性汗腺腫	415
悪性黒子型黒色腫	482
悪性黒色腫	**481**
――解剖学的ステージ分類	486
―― TNM 分類	485
BRAF 変異と――	486
悪性線維性組織球腫	466
悪性増殖性外毛根鞘性嚢腫	411,455
悪性末梢神経鞘腫瘍	392,460
悪性脈管内皮細胞腫	462
悪性毛母腫	455
悪性リンパ腫	467
握雪感	528
アクネ桿菌	363
アクロコルドン	431
アクロジェリア	340
あざ	378
朝のこわばり	214
アジソン病	312
足白癬	533
アスコルビン酸	328
アスピリン不耐症	134
あせも	360
アダパレン	365
アタマジラミ	563
アトピー	119
アトピー性皮膚炎	**119**,121
アトピー素因	120,122
アナフィラキシー好酸球遊走因子	33
アナフィラキシーショック	36

アナフィラクトイド紫斑	165
アフタ（アフタ性潰瘍）	71
アポクリン汗疹	362
アポクリン汗腺	26
アポクリン汗腺腫	413
アポクリン汗嚢腫	415
アポクリン臭汗症	361
アポクリン母斑	388
アミロイド	315
アミロイドーシス	315,316～318
アミロイド苔癬	72,316
アルコール剤	92
アレキサンドライトレーザー	106
アレルギー	132
蚊――	562
抗――薬	97
遅延型――	38
光――性皮膚炎	230
皮膚――性血管炎	163
アレルギー検査法	80
アレルギー性接触皮膚炎	118
アレルギー性接触皮膚炎症候群	118
アレルギー性肉芽腫性血管炎	170
アレルギー反応	36
アロポー型［増殖性天疱瘡］	252
アロポー・シーメンス型［DEB］	243
暗調細胞	26
アンドロゲン	365
アンドロゲン性脱毛症	370

［い］

イオントフォレーシス	113
異角化	42
異汗性湿疹	128
異型脂肪腫様腫瘍	462
異型線維黄色腫	465
異型トランスサイレチン	318
異型白癬	535
異型母斑	381
異型母斑症候群	381
異型ポルフィリン症	331
異型麻疹	499
萎縮	68
萎縮性結節性皮膚アミロイドーシス	317

萎縮性瘢痕	70
異常角化	42,280
移植片対宿主病	160
異所性蒙古斑	384
異染性	17
イソギンチャク	566
苺状血管腫	421
苺状舌	525
苺状パターン	62
一時的な棘融解性皮膚症	254
一過性乳児亜鉛欠乏症	324
遺伝子検査	88
遺伝子再構成解析	471,478
遺伝子治療	581
遺伝性角化症	268
遺伝性血管性浮腫	133,134
遺伝性結合組織疾患	351
遺伝性出血性毛細血管拡張症	404
遺伝性水疱症	237
遺伝性対側性色素異常症（遠山）	311
遺伝性皮膚疾患	573
遺伝性ヘモクロマトーシス	325
遺伝相談	576
伊東反応	83,561
伊藤母斑	383
イド疹	125,546
イド反応	126
異物型巨細胞	17,47
異物沈着	48
異物肉芽腫	47,567
いぼ	406,494
イミキモド	95
イムノクロマト法	80
医療関連機器圧迫創傷	226
入墨	314
陰圧閉鎖療法	109
陰影細胞	411
いんきんたむし	536
陰茎萎縮症	339
陰茎結核疹	550
陰嚢石灰沈着症	326
インスリンボール	318
インターフェロン γ 遊離試験	547
陰嚢被角血管腫	430
インフルエンザ菌	517

インボルクリン	9	エクリン分泌	26	オクルディン	7
陰門萎縮症	339	エクリン母斑	387	オスラー結節	529
		エクリンらせん腺腫	414	オスラー病	404
[う]		壊死性筋膜炎	526	オスラー・ランデュ・ウェーバー症候群	
ウィスコット・オールドリッチ症候群		壊死性血管炎	163		404
	129	壊死性軟部組織感染症	526	おでき	519
ヴィダール苔癬	126	壊死性遊走性紅斑	146	オドランド小体	4
ウィッカム線条	292	エスチオメーヌ	561	オプソニン化	34
ウイルス	487	壊疽	71	おむつ皮膚炎	119,538
ウイルス感染症	487	壊疽性膿瘡	515	オルソパントモグラフィー	531
ウェーバー・クリスチャン病	356,477	壊疽性膿皮症	176	温熱蕁麻疹	133
ウェーバー・コケイン型［EBS］	239	エバンス症候群	195	温熱性紅斑	188
ウェゲナー肉芽腫症	171	エフェクターT細胞	38	温熱療法	109
ウェスタンブロット法	87	エプスタイン・バーウイルス	507		
──自己免疫性水疱症	253	エラスチン	15	**[か]**	
ウエスト症候群	395	エラストファジック巨細胞性肉芽腫	349	カーリング潰瘍	222
ウェルシュ菌	528	エリテマトーデス	191,199,548	蚊アレルギー	562
ウェルズ症候群	357	亜急性皮膚──	198	外陰部潰瘍	175
ウェルナー症候群	340	円板状──	196	外陰部平滑筋腫	439
うおのめ	296	深在性──	193,196,358	外陰部疣状癌	448
蛆治療	563	エリトラスマ	529	壊血病	328
うっ滞性症候群	187	遠位側縁爪甲下爪真菌症	534	開口分泌	26
うっ滞性皮膚炎	127	円形体	42,280	外傷性刺青	314
ウッド灯検査	86	円形脱毛症	368	外傷性脂肪組織炎	357
産毛	418	炎症性角化症	281	外傷性神経腫	420
ウロポルフィリノーゲンⅢシンターゼ		炎症性細胞浸潤	46	外歯瘻	531
	330	炎症性線状疣贅状表皮母斑	385	疥癬	63,564
ウロポルフィリノーゲンデカルボキシ		炎症性類表皮嚢腫	417	疥癬トンネル	564,566
ラーゼ	331	遠心性環状紅斑	145	外胚葉形成異常症	342
ウンナ型［肥満細胞症］	443	遠心性リポジストロフィー	359	外胚葉形成不全・皮膚脆弱性症候群	239
ウンナ色素性母斑	379	円柱腫	415	開放面皰	364
ウンナ・トースト型掌蹠角化症	277	エンテロウイルス	506	海綿状血管腫	401,404,405,428
ウンナ母斑	428	エンテロトキシン	526	海綿状態	43
		円板状エリテマトーデス	196	海綿状膿疱	44
[え]				外毛根鞘	22
衛星細胞壊死	42,140	**[お]**		外毛根鞘癌	411,455
衛星病巣	482	黄菌毛	529	外毛根鞘腫	411
栄養障害型表皮水疱症	243	黄色腫	321,322,323	外毛根鞘性角化	22,411,418
エーラス・ダンロス症候群	343,351	異型線維──	465	外毛根鞘嚢腫	418
腋窩リンパ節腫脹	550	正脂血症性──	301	潰瘍	70
エキシマダイレーザー	107	弾性線維性仮性──	343,353	潰瘍型［基底細胞癌］	444
エキシマライト	108	糖尿病性──	332	潰瘍形成	59
腋臭症	361	黄色腫細胞	16	外用薬	90,93
液状変性	45	黄色苔癬	183,184	──使用量についての患者への指導	
液性免疫	31	黄色肉芽腫	392,436		96
エクリン汗孔癌	414,458	黄色の爪	372	──の混合の是非	94
エクリン汗孔腫	414	黄色ブドウ球菌	515,517,518,520,523,524	ステロイド含有──	93
エクリン汗腺	25	黄色メラニン	11	外用療法	89
──に分布する交感神経	20	横紋筋肉腫	462	カウデン症候群	411
エクリン汗腺腫	413	大型青灰色類円形胞巣	59	火焔状母斑	427
エクリン汗嚢腫	412	太田母斑	46,382	過角化	41,283
エクリン臭汗症	361	オーバーラップ症候群	210	増殖性──	69
		オープンパッチテスト	82	貯留性──	69,365

化学伝達物質	17,33,36,130
化学熱傷	224
化学発光酵素免疫測定法	87
芽球性形質細胞様樹状細胞腫瘍	481
角化	8
角化型疥癬	565
角化細胞	2,5,7,35
——産生する主なサイトカイン	35
角化症	251,299,449,452
遺伝性——	268
汗孔——	408
後天性——	281
固定性扁豆状——	300
掌蹠——	277
脂漏性——	59,406
非炎症性——	296
扁平苔癬様——	407
毛孔性——	297
毛包性——	279
角化嚢胞性歯原性腫瘍	403
顎口虫	572
核酸増幅検査	513
角質細胞間脂質	9
角質層	5
角質増殖	41
角質増殖型［足白癬］	534
角質増生	41
角質肥厚	41
核塵	164
角層	8
角層（角層細胞層）	5
角層下膿疱症	266
角層下膿疱症型［IgA 天疱瘡］	254
角層細胞	5
——の脱落	10
獲得免疫	29
核内封入体	43
顎跛行	172
隔壁性（中隔性）脂肪織炎	48,355
核帽	11
過形成	410
鵞口瘡	539
カザールの首飾り	327
カサバッハ・メリット症候群	401,425
かさぶた	69
過酸化ベンゾイル	365
下肢静脈瘤	127,187
芽腫	410
ガス壊疽	528
ガスリー法	336
仮性菌糸	532
仮性嚢胞	419
カセリサイジン	366
画像診断的介入治療	226
家族性寒冷蕁麻疹	217
家族性原発性皮膚限局性アミロイドーシス	317
家族性全身性アミロイドーシス	318
家族性地中海熱	217
家族性皮膚膠原線維増殖症	389
家族性良性慢性天疱瘡	246
学校保健安全法	502
褐色脂肪組織	20
活性型ビタミン D_3	95
割線	3
滑膜肉腫	465
カテコラミン過敏症	390
カネミ油症	363
化膿性汗腺炎	521
化膿性肉芽腫	47,424
化膿性無菌性関節炎・壊疽性膿皮症・アクネ症候群	218
痂皮	69
カビ	532
鷲皮	24
痂皮性膿痂疹	515
過敏性血管炎	163
カフェオレ斑	389,391
かぶれ	116
貨幣状湿疹	125
花弁状腫瘍細胞	474
カポジ水痘様発疹症	488
カポジ肉腫	464
カポジ肉腫様血管内皮腫	426
カミノ小体	380
仮面様顔貌	201
痒みのメカニズム	131
可溶性 IL-2 受容体	468
カラアザール	571
ガラス板法	560
カリクレイン関連ペプチダーゼ	10
顆粒	280,531,543
顆粒球	34
顆粒球単球吸着除去療法	285
顆粒細胞腫	421
顆粒層（顆粒細胞層）	4
顆粒層肥厚	42
顆粒体	246
顆粒変性	42,273
カルシフィラキシー	326
カロテン	313
川崎病	173
眼型［酒皶］	366
汗管腫	412,413
眼球メラノーシス	383
ガングリオン	436
間欠性跛行	178
眼瞼黄色腫	322
眼瞼脂腺	455
汗孔	3,56
汗孔角化症	408
汗孔腫	413
感作	118,132,231
神崎病	334
間擦部位	246,252
カンジダ症	510,537
カンジダ性間擦疹	538
カンジダ性指趾間びらん症	538
カンジダ性爪囲炎	538
カンジダ性肉芽腫	539
カンジダ属	537
間質成分	14
管状アポクリン腺腫	416
眼上顎褐青色母斑	382
環状亀頭炎	216
環状紅斑	145
環状弾性線維融解性巨細胞肉芽腫	349
環状肉芽腫	348
汗疹	360,361,362
関節症性乾癬	282
間接デルマドローム	332
関節リウマチ	213
汗腺	25
汗腺の疾患	360
乾癬	281,282,286,287
汗腺系腫瘍	412,455
汗腺腫	413
乾癬性関節炎	282,287
乾癬性紅皮症	149,282,287
乾癬マーチ	284
乾燥症候群	211
感嘆符毛	369
汗貯留症候群	360
カンナ屑現象	540
陥入爪	375
癌の皮膚転移	466
肝斑	46,309
乾皮症	75,128
柑皮症	313
眼皮膚白皮症	46,302
汗疱	128
漢方薬	104
顔面単純性粃糠疹	74,121
顔面肉芽腫	167
顔面白癬	535
顔面播種状粟粒性狼瘡	367
顔面片側萎縮症	204
顔面毛包性紅斑黒皮症（北村）	297
間葉系腫瘍	461
間葉細胞系母斑	388
寒冷脂肪組織炎	357
寒冷蕁麻疹	133

和文索引　き～け　585

[き]

起壊死性薬剤	224
機械工の手	205
機械性蕁麻疹	133
機械油角化症	452
偽角質囊腫	60,407
偽癌	454
気球細胞	47
奇形腫	410
危険率	577
基剤	89
基質	15
基底細胞	3
基底細胞癌	58,444
基底細胞上皮腫	444
基底層（基底細胞層）	3
基底板	5,6
基底膜	5
偽ネットワーク	56
偽梅毒性白斑	309
キマーゼ	33
木村病	440
ギャップ結合	3,7
牛眼	400
休止期脱毛	369
球状変性	43
丘疹	66
充実性――	333
漿液性――	114,135,230
毛孔一致性――	121,362,536
嗅診	80
丘疹壊疽性結核疹	549
丘疹紅皮症（太藤）	149
丘疹状結核疹	551
丘疹状蕁麻疹	135
丘疹性梅毒	558
丘疹性ムチン沈着症	320
丘疹膿疱型［酒皶］	366
急性 GVHD	161,162
急性 HIV 感染症	510
急性湿疹	116
急性蕁麻疹	131
急性痘瘡状苔癬状粃糠疹	291
急性熱性好中球性皮膚症	143
急性熱性皮膚粘膜リンパ節症候群	173
急性膿皮症	514
急性汎発性膿疱性細菌疹	267
急性汎発性発疹性膿疱症	158
急性放射線皮膚炎	225
急性網膜壊死	492
急性痒疹	135
旧大陸型皮膚リーシュマニア症	571
境界母斑	378

強皮症	200
強皮症腎クリーゼ	201
頰部紅斑	193
棘状苔癬	72,298
局所性多汗症	362
曲折線状魚鱗癬	275
局面	72
局面型［サルコイドーシス］	345
局面期［菌状息肉症］	469
局面状類乾癬	290,291,469
棘融解	43,248
棘融解細胞	43
巨細胞	47
巨細胞性動脈炎	172
巨細胞封入体	43
巨大先天性色素性母斑	379
魚鱗癬	75,268
魚鱗癬症候群	274
偽リンパ腫	439
亀裂	71
近位爪甲下爪真菌症	534
均一青色色素沈着	56
均一パターン	56
菌塊	531
菌糸	532
筋ジストロフィー合併型 EBS	239
筋脂肪腫	438
菌腫	531,543
菌状息肉症	468
――亜型・類縁疾患	469
――病期分類	472
筋線維芽細胞系腫瘍	461
筋組織系腫瘍	439,462
銀皮症	314
金皮膚炎	117
筋膜	20
緊満性水疱	67,256

[く]

クインケ浮腫	133
空気感染	490
グージュロー・ブルム病	183
空胞変性	45
クオンティフェロン®.TB ゴールド	547
クチクラ細胞	414
口舐め病	119
クベイム反応	83
クモ状血管拡張	429
クモ状血管腫	429
くも指	352
クラーク母斑	381
クライアント	576
クラゲ	566

クラミジア	561
クリーピング病	572
クリーム	91
クリオグロブリン	182
クリオグロブリン血症	182
クリオピリン関連周期熱症候群	217
グリコサミノグリカン	16
クリッペル・トレノネー・ウェーバー症候群	401,427
クルーストン症候群	342
グルカゴノーマ	146
グルテン過敏性腸炎	262
グルパール®19S	134
グレンブラット・ストランバーグ症候群	353
黒あざ	377
くろいぼ	495
クローディン	7
くろなまず	540
グロムス血管腫	426
グロムス細胞	18,427
グロムス腫瘍	392,426
グロムス装置	18
クロモフォア	105,229
クロモブラストミコーシス	542,543
クロモミコーシス	542,543
クロンカイト・カナダ症候群	397

[け]

毛	23
鶏眼	69,296
経験的危険率	577
蛍光抗体間接法	49
蛍光抗体直接法	49,166,195,249,261
蛍光抗体法	49
蛍光抗体補体法	50
蛍光色素	49
脛骨前粘液水腫	320
形質細胞	17,32
形質細胞増多症	443
形質細胞様樹状細胞	35
係蹄	17
恵皮部	110
経表皮水分喪失量	85
経表皮性排除	45,343
ケイラー紅色肥厚症	451
係留線維	7,243
外科療法	110
ケカビ	545
下疳	71
硬性――	556
軟性――	560
劇症型溶血性レンサ球菌感染症	524,527

ケジラミ	563
血痂	69
結核	546
結核疹	356,546,549,551
血管	17
血管とリンパ管の識別	18
血管炎	46,163,168
アレルギー性肉芽腫性——	170
結節性——	355,356
顕微鏡的多発——	169
閉塞性血栓性——	178
リベド——	188
ANCA 関連——	169
血管外皮細胞腫	461
血管外漏出に伴う皮膚障害	224
血管芽細胞腫（中川）	426
血管奇形	421,427
血管筋脂肪腫	395
血管脂肪腫	438
血管腫	421,430
——・血管奇形の分類	422
——分類	424
海綿状——	428
クモ状——	429
糸球体様——	425
単純性——	400,427
軟髄膜——	400
びまん性体幹被角——	334
房状——	426
老人性——	424
血管周囲性細胞浸潤	46
血管神経性浮腫	133
血管性浮腫	133
血管成分の腫瘍	421
血管線維腫	395,435
血管内大細胞型 B 細胞性リンパ腫	478
血管内乳頭状内皮細胞増殖症	426
血管肉腫	462
血管病変	61
血管平滑筋腫	439
血管免疫芽球性 T 細胞リンパ腫	476
ゲッケルマン療法	95
結合組織	48
結合組織性毛包	22
結合組織母斑	388
血色素沈着症	324
血腫	65
血小板活性因子	33
血小板関連 IgG	181
血小板減少性紫斑病	181
血色症	324
血清 TARC 値	123
血清中アミロイド A 蛋白	318
血清免疫反応	30
結節	66
オスラー——	529
シスター・メアリ・ジョセフ——	467
痛風——	335
結節（潰瘍）型［基底細胞癌］	444
結節型黒色腫	482
結節型［サルコイドーシス］	345
結節性黄色腫	322
結節性汗腺腫	415
結節性筋膜炎	435
結節性血管炎	355,356
結節性硬化症	389,394
結節性紅斑	344,354
結節性紅斑様皮疹	174,345
結節性耳輪軟骨皮膚炎	344
結節性多発動脈炎	168
結節性動脈周囲炎	168
結節性皮膚アミロイドーシス	317
結節性皮膚ループスムチン沈着症	199
結節性痒疹	135,136
結節性裂毛	275
血栓性静脈炎	174,179
血中抗原特異的 IgE 検査	80
血疱	67
血露現象	77
ケネン腫瘍	434
ゲノム編集	581
ケブネル型［EBS］	239
ケブネル現象	76
ケミカルピーリング	112
毛虫皮膚炎	563
ケラチノサイト	2
ケラチン	8,23
ケラチン 1	273
ケラチン 1 遺伝子	278
ケラチン 2e 遺伝子	273
ケラチン 10	273
ケラチン遺伝子	374,385
ケラチン線維	3
ケラチン模様	5,8
ケラトアカントーマ	453
ケラトヒアリン顆粒	4,8
ゲル	91
ケルスス禿瘡	536
ケロイド	69,432
ケロイド性毛包炎	522
腱黄色腫	322
限局型 EBS	239
限局性環状肉芽腫	348
限局性強皮症	203
限局性白皮症	306
限局性皮膚瘙痒症	138
限局性皮膚ノカルジア症	531
限局性リンパ管腫	430
限局皮膚硬化型［全身性強皮症］	200
腱鞘巨細胞腫	435
懸垂性線維腫	431
剣創状強皮症	204
減張切開	222
原発疹	64
原発性全身性アミロイドーシス	317
原発性皮膚 B 細胞リンパ腫	477
原発性皮膚アスペルギルス症	544
原発性皮膚クリプトコッカス症	544
原発性皮膚びまん性大細胞型 B 細胞リンパ腫, 下肢型	479
原発性皮膚辺縁帯 B 細胞リンパ腫	478
原発性皮膚未分化大細胞リンパ腫	475
原発性皮膚リンパ腫	467
原発性皮膚濾胞中心リンパ腫	479
顕微鏡の多発血管炎	168,169
顕微鏡の多発動脈炎	169
腱付着部炎	288

[こ]

コイロサイトーシス	495
抗 ARS 抗体	206
抗 ARS 抗体症候群	207
抗 CCP 抗体	214
抗 CD30 抗体	475
抗 CENP-B 抗体（抗セントロメア抗体）	202
抗 dsDNA 抗体	210
高 IgE 症候群	120
抗 Jo-1 抗体	210
抗 Ku 抗体	210
抗 MDA5 抗体	207
抗 Mi-2 抗体	206
抗 Mi-2 抗体陽性皮膚筋炎	208
抗 p200 類天疱瘡	264
抗 PL-7 抗体	206
抗 RNA ポリメラーゼ抗体	202,206
抗 Scl-70 抗体	210
抗 Sm 抗体	210
抗 SS-A 抗体	213
抗 SS-B 抗体	212,213
抗 TIF1-γ 抗体	206
抗 TIF1-γ 抗体陽性皮膚筋炎	208
抗 U1-RNP 抗体	209
抗 β_2-GPI 抗体	211
抗悪性腫瘍薬	103,159
高圧酸素療法	109
抗アミノアシル tRNA 合成酵素抗体	206
抗アレルギー薬	97
抗アンドロゲン製剤	371
口囲蒼白	525

口囲皮膚炎	367	紅色皮膚描記症	77,132	項部菱形皮膚	338
抗ウイルス薬	99	抗真菌薬	94,98	抗プロトロンビン抗体	211
紅暈	64	口唇ヘルペス	488	後毛細管リンパ管	19
好塩基球	34	硬性下疳	71,557	肛門・仙骨部皮膚アミロイドーシス	317
好塩基球活性化試験	80	光線角化症	449	肛門瘙痒症	138
好塩基球ヒスタミン遊離試験	80	光線過敏型薬疹	231	絞扼輪	274,278,279
好塩基性細胞	411	光線過敏試験	84	抗ラミニンγ1類天疱瘡	264
硬化	48,75	光線過敏症	229	抗リン脂質抗体症候群	210
抗核抗体	213	光線過敏性皮膚症	229	ゴーリン症候群	403
抗核抗体検査	192	光線口唇炎	450	コールタール角化症	452
硬化性萎縮性苔癬	339	光線照射テスト	84	コールドクリーム	90
硬化性脂肪織炎	187,358	光線性花弁状色素斑	312	コクサッキーウイルス	505,506
硬化性線維腫	435	光線性肉芽腫	349	黒子	377
硬化性苔癬	72,339	光線性皮膚疾患	228	コクシジオイデス症	545
硬化性粘液水腫	320	光線性類細網症	233,441	黒色真菌	543
抗カルジオリピン抗体	211	光線力学的療法	87,107	黒色真菌感染症	543
高カロテン血症	313	光線療法	107	黒色癜風	540
交感神経	20	酵素結合免疫吸着法	87	黒色の爪	372
高ガンマグロブリン血症性紫斑	212	酵素抗体法	50	黒色表皮腫	298
抗菌薬	95,98	抗体	30	黒色分芽菌症	542
口腔アレルギー症候群	132	抗体産生細胞	28,32	黒癬	543
口腔カンジダ症	539	光沢性白色領域	59	黒皮症	74,310
口腔内アフタ	174	光沢苔癬	72,294	顔面毛包性紅斑——	297
口腔粘膜粘液嚢腫	436	鉤虫	572	白斑——	230
口腔粘膜疣状癌	448	好中球	34	リール——	117
口腔毛状白板症	452	好中球性皮膚症	143	黒毛舌	539
硬結性紅斑	355,549	好中球遊走因子	33	ココイ海綿状膿疱	44,284
硬ケラチン	23	後天性角化症	281	糊膏	92
抗原	28,30,36	後天性魚鱗癬	300	個細胞角化	42
膠原線維	14,16	後天性指趾被角線維腫	434	コステロ症候群	402
膠原線維束	14	後天性真皮メラノサイトーシス	383	骨髄性プロトポルフィリン症	330
抗原提示細胞	29	後天性水疱症	247	骨髄肉腫	481
膠原病	191	後天性全身型リポジストロフィー	359	骨組織系腫瘍	439
硬膏	93	後天性表皮水疱症	260	ゴットロン丘疹	205
抗合成酵素症候群	207	後天性部分型リポジストロフィー	359	ゴットロン徴候	205
厚硬爪甲	374	後天性免疫不全症候群	509	コッホ現象	550
抗好中球細胞質抗体	169	後天性両側性太田母斑様色素斑	383	固定性扁豆状角化症	300
好酸球	34,36	後天性リンパ管腫	430	固定薬疹	154
好酸球性筋膜炎	203,204	光毒性皮膚炎	232	古典型［汗孔角化症］	408
好酸球性血管リンパ球増殖症	440	抗トポイソメラーゼⅠ抗体	201	コネキシン	7
好酸球性多発血管炎性肉芽腫症	170	紅斑	64,139,193,504	コネキシン遺伝子	280
好酸球性肉芽腫	480			コネクソン	7
好酸球性膿疱性皮膚症	266	温熱性——	188	股部白癬	536
好酸球性膿疱性毛包炎	266	環状——	145	コプリック斑	500
好酸球性蜂窩織炎	357	結節性——	344,354	ゴム腫	558
好酸球増多症候群	357	硬結性——	355,549	コラーゲン	14
抗酸菌	546	紅斑角皮症	280	孤立性線維性腫瘍	461
抗酸菌感染症	546	紅斑期［菌状息肉症］	469	コリン性蕁麻疹	133
抗シトルリン化ペプチド抗体	214	紅斑期［ライム病］	568	コルネオデスモシン	10
甲状舌管嚢胞	419	紅斑性天疱瘡	247,253	コルネオデスモソーム	7,10
格子様パターン	57	紅斑性狼瘡	191,548	コルノイド・ラメラ	408
紅色-栗色-赤青色-黒色の小湖	61	紅斑毛細血管拡張型［酒皶］	366	コレステロール結晶塞栓症	180
紅色陰癬	529	紅皮症	73,139,147	コロジオン児	271,273
紅色汗疹	361	抗ヒスタミン薬	97	コロモジラミ	563

混合型クリオグロブリン血症	182	痤瘡型薬疹	159,364	糸球体様血管腫	425
混合性結合組織病	209	錯角化	42	持久隆起性斑状毛細血管拡張症	442
コンジローマ	72	サットン遠心性後天性白斑	307	刺激性接触皮膚炎	117
尖圭——	448,496	サットン白斑	307	自己炎症性疾患	217
扁平——	558,560	サットン母斑	307	自己免疫性水疱症	247,253,256
痕跡的多指症	421	サリチル酸	96	指趾炎	288
昆虫	562	サルコイドーシス	344,354	指趾粘液嚢腫	436
昆虫アレルギー	132	サルコイド肉芽腫	47	自傷性皮膚炎	227
棍毛	23	酸化亜鉛	96	糸状疣贅	495
コンラディ・ヒューネルマン・ハップル		酸外套	24	視診	78
症候群	276	サンゴ	566	シスター・メアリ・ジョセフ結節	467
		蚕食性潰瘍	444	システイン	11
[さ]		サンスクリーン剤	96	刺青	314
サージトロン	113	散布疹	125,126,492	脂腺	24
サーモグラフィー	85			脂腺癌	455
サーモンパッチ	428	**[し]**		脂腺系腫瘍	411,455
細菌感染症	514	ジアノッティ・クロスティ症候群	505	脂腺細胞	25
細菌性爪囲炎	520	ジアフェニルスルホン	102	脂腺腫	412
剤形	90	シーメンス型水疱性魚鱗癬	273	脂腺上皮腫	412
最終汗	26	ジェインウェイ病変	529	脂腺腺腫	412
最小光毒量	230	シェーグレン症候群	211	脂腺増殖症	411
最小紅斑量	84,230	シェーグレン・ラルソン症候群	275	脂腺の疾患	363
最小反応量	84,230	ジェリー	92	脂腺母斑	386
細静脈	17	耳介偽嚢腫	419	自然免疫	29
鰓性嚢胞	419	紫外線	12,35,107	自然リンパ球	31
臍石	228	自家感作性皮膚炎	126	肢端顔面型［尋常性白斑］	305
細線維	14	趾間型［足白癬］	534	肢端紅痛症	189
細線維パターン	57	指間カンジダ症	538	弛張熱	215
細動脈	17	弛緩性水疱	67	疾患関連遺伝子	573
再投与試験	83	敷石様パターン	55	湿疹	114,116,128,333
サイトメガロウイルス	43,99,489	色素異常型単純型表皮水疱症	240	貨幣状——	125
臍肉芽腫	424	色素異常症	302	主婦（手）——	119
再発性好酸球性血管浮腫	133	色素異常性固定紅斑	312	脂漏性——	124
再発性多発軟骨炎	213	色素血管母斑症	403	乳児——	126
細胞外マトリックス	15	色素細胞	2,10	ヘルペス性——	488
細胞間橋	4	色素失調症	398	湿疹三角	115
細胞骨格	4	色素消退期［色素失調症］	399	湿疹性紅皮症	148
細胞質内封入体	43	色素性乾皮症	234	シネア・アッシャー症候群	253
細胞傷害性T細胞	31	色素性紫斑病	183	指背線維腫症	296
細胞診	87	色素性蕁麻疹	441	シバット小体（シバット体）	42,45,292
細胞成分	16	色素性母斑	376	紫斑	65,163,165,181,183,184
細胞性免疫	31	色素性疣贅	495	高ガンマグロブリン血症性——	212
細胞増殖型青色母斑	382	色素性痒疹（長島）	137	老人性——	338
細胞治療	580	色素増加	309	紫斑性色素性苔癬様皮膚症	184
細胞貪食組織球性脂肪織炎	477	色素沈着期［色素失調症］	398	ジヒドロテストステロン	365,370
細胞内浮腫	43	色素沈着増強の原因	10	紙幣状皮膚	144
細網線維	15	色素ネットワーク	54	ジベルばら色枇糠疹	295
柵状肉芽腫	47,214,348	色素の脱失	302	脂肪異栄養症	358
柵状配列	446	色素斑	65	脂肪萎縮症	358
削皮術	111	色素分界線条	310	脂肪隔壁	20
匙状爪	373	色素レーザー	106	脂肪芽細胞	438,462
サシチョウバエ	571	持久性隆起性紅斑	167	脂肪細胞	20
痤瘡	73,363,364,518	糸球体様血管	62	脂肪細胞系腫瘍	438
				脂肪織炎	48

脂肪腫	438	──実際	578	初期硬結	557
脂肪小葉	20	──将来の展望	579	職業アレルギー	132
脂肪組織炎	354	──倫理	577	触診	78
脂肪組織系腫瘍	462	種痘様水疱症	234	褥瘡	226
脂肪滴	20,25	種痘様水疱症様リンパ増殖症	476	植皮術	110
脂肪肉腫	462	主婦(手)湿疹	119	食物アレルギー	132
しみ	309	腫瘍壊死因子	33	食物依存性運動誘発アナフィラキシー	134
しもやけ	223	腫瘍期［菌状息肉症］	469	女子顔面黒皮症	310
指紋様構造	60	腫瘍(随伴)性紅皮症	149	白髪	370
シャウマン小体	346	腫瘍随伴性先端角化症	299	しらくも	536
若年性黄色肉芽腫	436	腫瘍随伴性天疱瘡	247,254	シラミ症	563
若年性関節リウマチ	215	腫瘍性脱毛	467	自律神経	20
若年性黒色腫	379	主要組織適合複合体	28	脂漏	76
若年性特発性関節炎	215	腫瘤	66	脂漏性角化症	59,406
雀卵斑	46,309	シュルツェマダニ	567,569	脂漏性湿疹	124
雀卵斑様色素斑	391	シュワン細胞	19	脂漏性皮膚炎	124
瀉血療法	324	小〜中動脈の血管炎	168	脂漏部位	24
車軸状領域	59	上衣下巨細胞性星細胞腫	395	白なまず	305
ジャパニーズスタンダードアレルゲン 2015	81	漿液細胞	26	真菌	532
シャルマン症候群	204	漿液性丘疹	66	真菌検査法	86
シャンバーグ病	183	消化管ポリポーシス	397	真菌症	532
シャンプー	92	小球	55	真菌性菌腫	544
臭汗症	361	上気道感染	354	神経	17
習慣性丹毒	516	小局面型［局面状類乾癬］	291	神経系	19
充実性丘疹	66	少菌型［ハンセン病］	553	神経系腫瘍	420,459
重症熱性血小板減少症候群	569	小血管の血管炎	163	神経周膜細胞	420
重症汎発型 EBS	239	症候型［黒色表皮腫］	298	神経鞘腫	420
重症汎発型 JEB	241	小口症	201	神経線維腫	391,420
重症汎発型 RDEB	243	猩紅熱	525	神経線維腫症1型	391,420
重症薬疹	151	硝子圧法	64,86	神経線維腫症2型	394,420
──頻度の高い HLA 型	157	鞘小皮	22	神経堤	10,377
修飾麻疹	500	小水疱	67	神経内膜細胞	420
自由神経終末	19	小水疱型［足白癬］	534	神経梅毒	559
集簇性痤瘡	364	掌蹠角化症	277	神経皮膚黒色症	402
周皮細胞	18	掌蹠多汗症	363	神経皮膚症候群	376,391
重複症候群	210	掌蹠膿疱症	264	心血管梅毒	558
周辺細胞	25	掌蹠膿疱症性骨関節炎	265	人工脂肪織炎	358
周辺帯	5,9	掌蹠播種型［汗孔角化症］	408	人工蕁麻疹	133
終末小体	19	小点	55	進行性顔面片側萎縮症	358
絨毛	246,280	小児丘疹性肢端皮膚炎	505	進行性全身性強皮症	200
絨毛生検	579	小児血管腫	421	進行性(対称性)紅斑角皮症	280
酒皶	366	小児肢端膿疱症	267	人工多能性幹細胞	581
主剤	89	小児ストロフルス	135	人工皮膚炎	227
酒皶様皮膚炎	367	小児皮膚筋炎	208	深在性エリテマトーデス	193,196,358
樹枝状血管	58	小児腹壁遠心性脂肪萎縮症	359	深在性汗疹	361
手掌紅斑	145,193	小児慢性水疱症	263	深在性真菌症	541
樹状細胞	34	上皮腫	410	深在性白癬	536
手掌線維腫症	333	静脈奇形	401,404,405,428	深在性モルフェア	358
手掌線状黄色腫	322	静脈血栓症	179	滲出性紅斑	64
手掌足底線維腫症	434	静脈湖	428	真珠様陰茎小丘疹	434,497
出血	61	静脈不全症	187	尋常性乾癬	282,286
術後紅皮症	160	睫毛腺	26	尋常性魚鱗癬	268
出生前診断	576	小葉性脂肪織炎	48,356	尋常性痤瘡	363,518
		小レックリングハウゼン斑	391		

尋常性天疱瘡	247,249	表皮内——	247	青銅色糖尿病	324
尋常性白斑	305	水疱性丹毒	516	成年性浮腫性硬化症	319
尋常性毛瘡	73,518	水疱性膿痂疹	514	青年性扁平疣贅	496
尋常性疣贅	494	水疱性類天疱瘡	256,260	性病性リンパ肉芽腫	561
尋常性狼瘡	547,548	髄膜腫	394	生物学的製剤	100,485
親水性基剤	91	水溶性軟膏	92	軟毛	409,418
新生児エリテマトーデス	199	スーパー抗原	524	赤外線	108
新生児痤瘡	364	皺襞舌	350	脊髄神経鞘腫	394
新生児中毒性紅斑	145	スキンスコア記録シート	203	赤青–黒均一領域	61
新生児天疱瘡	254	スキンタイプ	109	セザリー症候群	471
新生児皮下脂肪壊死症	358	スキンタッグ	431	癤	519
新生児ヘルペス	489	スクラッチテスト	82	舌萎縮	201
新生児ループス（症候群）	199	スタージ・ウェーバー症候群	400,427	石灰化上皮腫	410
腎性全身性線維症	202	スチュワート・トレーヴス症候群		節外性 NK/T 細胞リンパ腫，鼻型	476
真性皮膚結核	546,547		189,463	節外性辺縁帯リンパ腫	478
真性メラニン	11	スティーブンス・ジョンソン症候群	141	赤血球生成性プロトポルフィリン症	330
伸展性皮膚線条	337	ステロイド	94,99	接合菌症	545
真皮	2,13,46,337	ステロイド含有外用薬	93	接合部型表皮水疱症	241
真皮樹状細胞	35,282	ステロイド後脂肪織炎	357	癤腫症	519
真皮内母斑	379	ステロイド痤瘡	73,364	舌小帯萎縮	201
真皮熱傷	220	ステロイドサルファターゼ	9,270	接触蕁麻疹	132
真皮メラノサイト	382	ステロイド紫斑	184	接触皮膚炎	116,117,118
真皮メラノサイト系母斑	381	ステロイド精神症	194	光——	232
深部静脈血栓症	179	ステロイド内服薬の投与量	100	接触皮膚炎症候群	117
蕁麻疹	68,130,131〜133	ステロイド誘発性皮膚炎	367	切除術	110
家族性寒冷——	217	スナノミ症	566	節足動物	562
丘疹状——	135	スネドン・ウィルキンソン病	266	切断神経腫	420
色素性——	441	スピッツ母斑	379	セラミド	8,9
蕁麻疹様血管炎	163,167	スピロヘータ	568	セリアック病	262
		スプレー	92	セリンプロテアーゼインヒビター	275
[す]		スポロトリキン反応	83,542	セロイドリポフスチン	304
スイート症候群	143	スポロトリコーシス	541	全異栄養性爪真菌症	534
スイート病	143	須毛部	536	線維化	48
水酸化カリウム法	86			線維芽細胞	16
水腫性変性	45	**[せ]**		線維芽細胞系腫瘍	461
水晶様汗疹	360	正角化性過角化	42	線維硬化性毛包上皮腫	410
水槽肉芽腫	551	性感染症	556	線維細胞	16
垂直増殖期［悪性黒色腫］	482	性器カンジダ症	539	線維脂肪腫	438
水痘	490,502	性器ヘルペス	489	線維腫	395,431
水痘帯状疱疹ウイルス	490,492	制御性 T 細胞	32,152	血管——	435
水平増殖期［悪性黒色腫］	482	正脂血症性黄色腫	321	硬化性——	435
水疱	44,67,74	星状膠細胞過誤腫	395	神経——	391,420
緊満性——	255,256,260,263	星状体	346,542	弾性——	434
弛緩性——	247,254,255,514	青色ゴムまり様母斑症候群	404	皮膚——	63
水疱型エリテマトーデス	199	青色母斑	382	線維腫症	
水疱型先天性魚鱗癬様紅皮症	273	青色母斑細胞	382	指背——	296
水疱期［色素失調症］	398	成人 T 細胞白血病/リンパ腫	473	手掌——	333
水疱症	237	成人スティル（Still）病	214	手掌足底——	434
自己免疫性——	247,253,256	成人早老症	340	線維状パターン	57
種痘様——	234	生着症候群	161	線維性組織球腫	431
小児慢性——	263	正中頸嚢胞	419	線維組織系腫瘍	431
糖尿病性——	333	正中部母斑	428	前駆汗	26
表皮下——	255	成長期脱毛	369	尖圭コンジローマ	72,496
				穿孔型環状肉芽腫	348

穿孔性皮膚症	343
浅在性真菌症	532
浅在性白癬	536
腺腫	410
線条	55
線状 IgA 水疱性皮膚症	263
線状 IgA 皮膚症	263
線状型［汗孔角化症］	408
線状強皮症	204
線状血管	62
線状掌蹠角化症	278
線状苔癬	72,293
線状肉芽腫	47
線状皮疹	564,572
線状皮膚萎縮症	337
線状皮膚炎	563
線状表皮母斑	385
染色法	40,49
前処置関連毒性	161
全身型リポジストロフィー	358
全身性アミロイドーシス	317
全身性エリテマトーデス	191
全身性強皮症	200
全身性接触皮膚炎	117
全身性多汗症	362
全身性肥満細胞症	442
全身療法	97
先端紅痛症	189
センチネルリンパ節生検	484
前庭神経鞘腫	394
先天性角化異常症	405
先天性魚鱗癬様紅皮症	271
先天性血管拡張性大理石様斑	188,405
先天性骨髄性ポルフィリン症	330
先天性三角形脱毛症	370
先天性自然治癒性組織球症	480
先天性真皮メラノサイトーシス	383
先天性水疱症	237
先天性全身型リポジストロフィー	358
先天性爪甲肥厚症	418,374
先天性多形皮膚萎縮症	341
先天性脱毛症	371
先天性白皮症	302
先天性汎発性無毛症	371
先天性皮膚欠損症	342
先天性表皮水疱症	237
先天性風疹症候群	502
先天性乏毛症	371
先天梅毒	559
全頭脱毛症	369
旋尾線虫	572
腺病性苔癬	72,550
潜伏梅毒	558
全分泌	25

［そ］

爪囲線維腫	395
爪下外骨腫	439
爪郭	27
早期老化症候群	341
造血幹細胞移植	160
造血系	439
造血系腫瘍	480
爪甲	27
爪甲の変化	372
爪甲横溝	374
爪甲鉤彎症	374
爪甲黒色線条型母斑	379
爪甲縦溝	374
爪甲縦裂症	374
爪甲層状分裂症	374
爪甲損傷癖	228
爪甲脱落症	374
爪甲剥離症	373
爪甲肥厚症	374
爪床	27
爪上皮	27
爪上皮出血	27
創傷被覆材	92
増殖性外毛根鞘性嚢腫	411
増殖性過角化	42,69
増殖性天疱瘡	247,252
壮年性脱毛症	370
層板顆粒	4
象皮症	189
爪母	27
瘙痒症	76
瘙痒性紫斑	183,184
ソーセージ指	201
即時型反応	36
側爪郭	27
足底疣状癌	448
足底疣贅	63,495
足底類表皮囊腫	494
側頭動脈炎	172
続発疹	68
続発性血小板減少性紫斑病	182
続発性皮膚アスペルギルス症	544
続発性皮膚クリプトコッカス症	544
続発性皮膚限局性アミロイドーシス	317
続発性皮膚リンパ腫	468,476
続発性ヘモクロマトーシス	325
鼠径リンパ肉芽腫症	561
組織学的の色素失調	45
組織球	16,32
組織球系腫瘍	436
組織球・樹状細胞腫瘍	467
組織球症 X	480

疎水性基剤	90,91
そばかす	309
ソラレン	108,232

［た］

ターバン腫瘍	415
ダーモスコープ	52
ダーモスコピー	52
タール剤	95
ターンオーバー時間	3
第 1 期梅毒	557
第 1 度酒皶	366
第 2 期梅毒	557
第 2 度酒皶	366
第 3 期梅毒	558
第 3 度酒皶	366
第 5 病	504
ダイオードレーザー	106,107
胎児 DNA 解析	579
胎児皮膚生検	578
代謝異常症	315
帯状強皮症	204
帯状疱疹	492
帯状疱疹関連痛	493
帯状疱疹後神経痛	493
苔癬	72,291〜294
アミロイド――	316
ヴィダール――	126
黄色――	183,184
棘状――	298
硬化性――	339
腺病性――	550
粘液水腫性――	320
慢性単純性――	126
毛孔性――	297
苔癬化	72
苔癬状粃糠疹	290,291
苔癬様細胞浸潤	46
苔癬様発疹	72
大動脈弁拡張症	352
大囊胞リンパ管奇形	430
体部白癬	535
大理石様皮膚	188
ダイレーザー	106
ダイレクトシークエンス法	579
多因子遺伝病	573,577
ダウリング・メアラ型［EBS］	239
ダウン症候群	344
タオルメラノーシス	310
高月症候群	425
多汗症	362
多菌型［ハンセン病］	553
タクロリムス	94

多形紅斑	139	**[ち]**		**[て]**	
多形滲出性紅斑	139	チアノーゼ	186	手足口病	506
多形日光疹	233	チェディアック・東症候群	304	手足症候群	158
多形妊娠疹	136,137	遅延型アレルギー	38	低温熱傷	220
多形皮膚萎縮	75,205	知覚神経	12,19	滴状乾癬	282,287
多形慢性痒疹	136	腟前庭乳頭症	434,497	デゴス病	179
たこ	296	遅発性圧蕁麻疹	133	デスモイド腫瘍	435
蛇行状脱毛症	369	遅発性扁平母斑	390	デスモグレイン	7
蛇行性穿孔性弾力線維症	343,353	チャーグ・ストラウス症候群	170	デスモグレイン 1	248,278
多構築パターン	58	着床前遺伝子診断	579	デスモグレイン 3	247
多剤併用療法	513	中央縫線囊胞	419	デスモコリン	7
多中心性細網組織球症	437	中隔性脂肪織炎	48	デスモソーム	3,6,7
脱色素性母斑	308,399	虫刺症	562	デスモプラキン	7,278
脱毛症	76,368～372	注射後脂肪組織炎	359	手白癬	534
タテツツガムシ	570	中等症汎発型 EBS	239	デブリードマン	222
多発血管炎性肉芽腫症	171	中等症汎発型 JEB	242	デューリング疱疹状皮膚炎	260
多発青灰色小球	59	中等症汎発型 RDEB	243	デュピュイトラン拘縮	333,434
多発性家族性毛包上皮腫	409,410	中毒疹	151	テルビナフィン	98
多発性筋炎	205	中毒性表皮壊死症	155	デルマトーム	492
多発性骨髄腫	481	超音波検査	85	デルマドローム	146
多発性脂腺囊腫	418	蝶形紅斑	193	デルモパン	109
多発性内分泌腫瘍 1 型	389	腸性肢端皮膚炎	323	電気メス	113
多発性稗粒腫様囊腫	60,407	腸毒素	526	電気療法	113
多発性モルフェア	204	腸内細菌叢	36	デングウイルス	508
ダプソン	102	貼布	97	デング出血熱	509
たむし	532	貼布試験	81	デング熱	508,571
多様性（異型）ポルフィリン症	331	澄明細胞	10,407	電撃傷	224
ダリエー遠心性環状紅斑	145	澄明細胞汗管腫	413	電撃性紫斑	529
ダリエー徴候	77,441	澄明細胞汗腺腫	415	電撃斑	224
ダリエー病	279	澄明細胞性棘細胞腫	407	電子顕微鏡	51
単一遺伝子病	573,577	鳥様顔貌	340	点状角質融解症	530
単球	16,32	直接デルマドローム	332	点状陥凹	374
炭酸ガスレーザー	107	貯留性過角化	41,69,365	点状血管	62
単純型表皮水疱症	239	チロシナーゼ	11,308	点状集簇性母斑	390
単純黒子	377	チロシナーゼ遺伝子	303	点状出血	65,163
単純性血管腫	400,427	チロシン	11	点状掌蹠角化症	278
単純性紫斑	184	チロシンキナーゼ阻害薬	159	点状軟骨異形成症	276
単純塗布	97	チンサー・コール・エングマン症候群		点状疣贅	495
単純ヘルペスウイルス感染症	487		405	伝染性紅斑	504
単純疱疹	487	チン小帯	352	伝染性単核球症	507
単純疱疹後多形紅斑	140			伝染性軟属腫	498
男性型脱毛症	370	**[つ]**		伝染性軟属腫ウイルス	499
弾性線維	15,16	ツァンク試験	87	伝染性膿痂疹	74,514
弾性線維腫	434	ツートン型巨細胞	47	点頭てんかん	395
弾性線維性仮性黄色腫	343,353	痛風結節	335	天然痘	503
断頭分泌	26	ツツガムシ（恙虫）病	569	天然保湿因子	9
丹毒	516	ツツガムシリケッチア	570	癜風	540
丹毒様癌	467	ツベルクリン反応	83	殿部慢性膿皮症	522
蛋白補充療法	581	爪	27	天疱瘡	247,254,255
単発性被角血管腫	430	爪カンジダ症	539	家族性良性慢性──	246
単発性毛包上皮腫	409	爪白癬	534	紅斑性──	253
				尋常性──	249
				増殖性──	252

落葉状――	253	トリコヒアリン顆粒	22	乳児殿部――	350
天疱瘡群	247	トリコフィチン反応	83	白癬菌性――	537
		鳥肌	24	プール――	551
［と］		トリパノソーマ	570	肉芽腫性眼瞼炎	350
導管	26	トリプターゼ	33	肉芽腫性口唇炎	**349**
道化師様魚鱗癬	271	トリヘキソシルセラミド	334	肉芽腫性疾患	**344**
道化師様胎児	271	ドルフマン・シャナリン症候群	275	肉芽腫様弛緩皮膚	469
凍結療法	109	トロポコラーゲン	14	肉腫	462
糖質コルチコイド	337	豚丹毒菌	516	滑膜――	465
凍傷	222,223			カポジ――	464
動静脈吻合	18	**［な］**		骨髄――	481
透析アミロイドーシス	318	ナイアシン	327	平滑筋――	439
凍瘡	222,223	ナイーブ B 細胞	32	隆起性皮膚線維――	461
痘瘡	503	ナイーブ T 細胞	31	類上皮――	465
痘瘡ウイルス	503	内棍細胞	19	肉様膜	20
凍瘡状エリテマトーデス	198	内臓浸潤期［菌状息肉症］	469	肉割れ	337
凍瘡状狼瘡	198	内臓リーシュマニア症	571	ニコチン酸	301,327
糖蛋白	15	内皮細胞	18	ニコルスキー現象	76,237
糖尿病性壊疽	185,332	内服照射試験	84,231	二段階診断法	53
糖尿病性黄色腫	332	内毛根鞘	22	日光角化症	449
糖尿病性水疱症	333	長島型掌蹠角化症	277	日光黒子	312,377
糖尿病性浮腫性硬化症	332	中條-西村症候群	218	日光蕁麻疹	133,232
糖尿病における皮膚変化	332	永山斑	503	日光性弾力繊維症	338
頭部乳頭状皮膚炎	522	ナックルパッド	296	日光皮膚炎	229
頭部白癬	536	ナローバンド UVB 療法	108	日光表在播種型［汗孔角化症］	408
頭部枇糠疹	370	軟 X 線	109	ニッチ	370
透明帯	5,7	ナンキンムシ	567	日本紅斑熱	570
灯油皮膚炎	224	軟膏	90,91	乳剤性ローション	92
ドーパ	11	軟骨母斑	**388**	乳児寄生菌性紅斑	538
ドーパキノン	11	軟骨様汗管腫	415	乳児血管腫	421
トキシックショック症候群	524	軟髄膜血管腫	400	乳児指趾線維腫症	436
トキシックショック様症候群	524	軟性下疳	71,560	乳児湿疹	126
毒蛾皮膚炎	563	軟性下疳菌	560	乳児多発性汗腺膿瘍	520
特発性血小板減少性紫斑病	181	軟性線維腫	431	乳児殿部肉芽腫	350
特発性後天性全身性無汗症	363	軟属腫小体	499	乳腺原基	387
特発性色素性紫斑	183	南米ブラストミセス症	544	乳腺堤	387
特発性滴状色素減少症	46,308			乳頭下血管叢	17
禿髪性毛包炎	522	**［に］**		乳頭下層	13
独立脂腺	25	にきび	518	乳頭腫症	48,72
時計皿爪	373	ニキビダニ	364	乳頭状エクリン腺腫	414
トコジラミ刺症	567	肉芽	47	乳頭状汗管嚢胞腺腫	416
怒責性紫斑	184	肉芽腫	46,47,349,424	乳頭状汗腺腫	416
突発性発疹	503	異物――	567	乳頭層	13
ドノバンリーシュマニア	571	黄色――	392,436	乳頭部腺腫	416
トノフィラメント	3	カンジダ性――	539	乳房 Paget 病	455
とびひ	514	環状――	348	乳房外 Paget 癌	457
ドライスキン	8,131	顔面――	167	乳房外 Paget 病	456
ドラッグリポジショニング	102	好酸球性――	480	ニューモシスチス肺炎	510
トラフ値	100	柵状――	214,348	ニューロフィブロミン	393
トランスグルタミナーゼ	9	若年性黄色――	436	尿素	95
トランスグルタミナーゼ1	271	水槽――	551	妊娠時にみられる皮膚疾患	136
トリアシルグリセロール	275	性病性リンパ――	561	妊娠性肝内胆汁うっ滞症	136
トリコチロマニア	228,371			妊娠性肝斑	310
				妊娠性疱疹	**258**

[に]

妊娠性痒疹	136,137
妊娠性類天疱瘡	136,258
妊娠線条	337

[ぬ]

ヌーナン症候群	402

[ね]

猫ひっかき病	530
ネザートン症候群	275
熱傷	219
熱傷予後指数	220,221
熱帯リーシュマニア	571
粘液細胞	26
粘液水腫性苔癬	72,320
捻転毛	325
捻髪音	528
粘膜疹	71
粘膜皮膚眼症候群	141
粘膜皮膚リーシュマニア症	571
粘膜類天疱瘡	259

[の]

ノイマン型［増殖性天疱瘡］	252
脳回転状皮膚	342
脳回転様外観	60
膿痂疹	74
伝染性──	514
脳腱黄色腫症	322
囊腫	68,417,418
偽角質──	60,407
多発性稗粒腫様──	60,407
毛巣──	419
膿瘡	515
膿疱	44,67,74
膿疱症	264
角層下──	266
急性汎発性発疹性──	158
小児肢端──	267
膿疱性汗疹	361
膿疱性乾癬	282,287
膿疱性梅毒	558
膿瘍	68
膿瘍性穿掘性頭部毛包周囲炎	522
膿漏性角皮症	216
ノーウッド／ハミルトン分類	370
ノカルジア菌腫	531
ノカルジア症	531
ノルウェー疥癬	565

[は]

パークス・ウェーバー症候群	401
バージャー病	178
バーベック顆粒	12,34
バイオシミラー	101
敗血症	528
胚中心	32
梅毒	556
──病期分類	556
HIVと──	559
梅毒性爪囲炎，爪炎	558
梅毒性脱毛	558
梅毒性粘膜疹	558
梅毒性ばら疹	557
梅毒トレポネーマ	556
ハイドロキノン	310
肺ノカルジア症	531
稗粒腫	417
バガボンド病	228
白暈	66
白色萎縮	188
白色癜風	540
白色の爪	372
白色皮膚描記症	77,122
バクスター法	222
白癬	532
白癬菌性肉芽腫	537
白癬菌性毛瘡	73,535,536
白癬疹	535
剥脱性皮膚炎	73,147
爆発的星新生パターン	55
白髪	370
白斑	66,305,307
偽梅毒性──	309
葉状──	395
老人性──	46,308
白斑黒皮症	230
白板症	71,452
はげ	370
バザン硬結性紅斑	355
パシーニ・ピェリーニ型進行性特発性皮膚萎縮症	337
パジェット細胞	456
はしか	499
播種型［スポロトリコーシス］	541
播種期［ライム病］	568
播種状表在性光線性汗孔角化症	408
バゼー症候群	299
はたけ	74,121
ハチ刺症	562
ばち状指	373
パチニ小体	19
発汗機能検査	85
ハックスレー層	22
白血球破砕性血管炎	163,164
パッチテスト	81
ハッチンソン徴候	379,493,559
抜毛症，抜毛癖	371
花むしろ様配列	461
バニシングクリーム	91
パピヨン・ルフェーブル症候群	279
ハプテン	36
パラコクシジオイデス症	544
パリーロンベルグ症候群	358
針反応	77
ハルトナップ病	328
バロー凹溝	559
バローの仮性麻痺	559
バンクロフト糸状虫	572
瘢痕	69
萎縮性──	351
肥厚性──	222,432
瘢痕浸潤型［サルコイドーシス］	345
瘢痕性脱毛症	293,372
瘢痕性類天疱瘡	259
斑状アミロイドーシス	316
斑状期［菌状息肉症］	469
斑状強皮症	204
斑状強皮症型［基底細胞癌］	445
斑状出血	65,163
伴性遺伝性魚鱗癬	270
ハンセン病	553
──の疫学	554
ハンド・シュラー・クリスチアン病	480
反応性AAアミロイドーシス	318
反応性関節炎	216
反応性穿孔性膠原線維症	344
汎発型環状肉芽腫	333,348
汎発型［尋常性白斑］	305
汎発性水疱性固定薬疹	154,157
汎発性帯状疱疹	492
汎発性脱毛症	369
汎発性粘液水腫	320
汎発性皮膚瘙痒症	138
晩発性皮膚ポルフィリン症	331

[ひ]

非 Clostridium 性ガス壊疽	528
非 Hallopeau-Siemens 型［DEB］	243
非 Hodgkin リンパ腫	467
ヒアリン様物質	335
非炎症性角化症	296
ビオチン	327
ビオチン欠乏症	327
皮下型環状肉芽腫	348,358
皮下型［サルコイドーシス］	345

皮角	450	ヒドロキシクロロキン	102	皮膚糸状菌症	532
被角血管腫	430	皮内反応	83	皮膚小血管性血管炎	163
被角線維腫	395	皮斑	74,188	皮膚伸展線条	337
皮下血管叢	17	皮表膜	24	皮膚スメア検査	555
皮下脂肪織炎様T細胞リンパ腫	477	ひび割れ	71	皮膚生検	39
皮下脂肪組織	2,20,48,337	皮膚	1,2	皮膚石灰沈着症	326
皮下脂肪組織疾患	354	——特殊染色	40	皮膚線維腫	63,431
皮下熱傷	220	皮膚B細胞リンパ腫	477	鼻部線維性丘疹	434
光アレルギー性皮膚炎	230	——表面マーカー	478	皮膚腺病	547
光抗原	231	皮膚T細胞偽リンパ腫	441	皮膚瘙痒症	130,137,333
光接触皮膚炎	117,232	皮膚T細胞リンパ腫	468	皮膚組織灌流圧	185
光貼布試験	84	皮膚アスペルギルス症	544	皮膚粗鬆症	338
光パッチテスト	84,231	皮膚アレルギー性血管炎	163	皮膚動静脈奇形	431
光老化	229,338	皮膚萎縮症	337	皮膚粘液癌	459
皮丘	2	皮膚炎	114,333	皮膚粘液腫	435
皮丘平行パターン	57,484	アトピー性——	119,121	皮膚粘膜ヒアリノーシス	335
皮筋	20	うっ滞性——	127	皮膚の悪性腫瘍	444
非結核性抗酸菌症	551	おむつ——	119	皮膚の免疫機構	28
皮溝	2	金——	117	皮膚の良性腫瘍	406
粃糠疹	74,290,291	毛虫——	563	皮膚白血球破砕性血管炎	163
顔面単純性——	121	口囲——	367	皮膚白血病	481
ジベルばら色——	295	光毒性——	232	皮膚肥満細胞症	442
頭部——	370	自家感作性——	126	皮膚描記症	122,131
毛孔性紅色——	288	自傷性——	227	皮膚描記症（皮膚描記法）	77
連圏状——（遠山）	300	酒皶様——	367	皮膚病理組織学	39
粃糠性脱毛症	370	脂漏性——	124	皮膚プロトテコーシス	545
肥厚性瘢痕	70,432,433	人工——	227	皮膚平滑筋腫	439
肥厚性皮膚骨膜症	343	接触——	116	皮膚ムーコル症	545
皮溝平行パターン	56	線状——	563	皮膚毛細血管抵抗検査	86
粃糠様鱗屑	69	腸性肢端——	323	皮膚紋理	3
皮脂	24	デューリング疱疹状——	260	皮膚疣状結核	549
皮脂欠乏性湿疹	128	頭部乳頭状——	522	皮膚幼虫移行症	572
微小囊胞性付属器癌	459	灯油——	224	皮膚リーシュマニア症	571
皮疹	64,78,79	毒蛾——	563	皮膚良性リンパ節腫症	439
非水疱型先天性魚鱗癬様紅皮症	271	日光——	229	皮膚リンパ型ノカルジア症	531
ヒスタミン	33,34,36,130	剥脱性——	73,147	皮膚リンパ球腫	439,568
ヒストプラスマ症	545	光アレルギー性——	230	皮膚リンパ腫	467
砒素角化症	452	光接触——	117,232	皮膚老化	338
非対称な色素ネットワーク	484	ベルロック——	232	皮弁術	110
肥大性ポートワイン母斑	427	放射線——	225	ヒポクラテス爪	373
火だこ	188	疣状——	543	飛沫核感染	490
ビタミン	327	皮膚型結節性多発動脈炎	168,169	飛沫感染	490
ビタミンA	9,95,102	皮膚型成人T細胞白血病/リンパ腫	473	ビマトプロスト	369
ビタミンC	328	皮膚機能検査法	85	肥満関連型［黒色表皮腫］	298
ビタミン製剤	104	皮膚筋炎	205	肥満（マスト）細胞	17,33,36,130
非典型母斑	381	皮膚クリプトコッカス症	544	肥満細胞腫	441,442
ヒトT細胞白血病ウイルス1型	473	皮膚形成異常症	342	肥満細胞症	441
ヒトアジュバント病	202	皮膚外科	110	びまん浸潤型［サルコイドーシス］	345
人食いバクテリア	525	皮膚結核	546,547	びまん性筋膜炎	204
ヒト乳頭腫ウイルス	494	皮膚限局性アミロイドーシス	316	びまん性紅斑進展型	157
ヒトパルボウイルス	504	皮膚紅痛症	189	びまん性体幹被角血管腫	334,430
ヒトヒゼンダニ	565	皮膚骨腫	439	びまん性（蔓状）神経線維腫	391
ヒトヘルペスウイルス	489,503	皮膚混合腫瘍	415	びまん皮膚硬化型［全身性強皮症］	200
ヒト免疫不全ウイルス	511	皮膚糸状菌	532	非メラノサイト系病変	62

皮野	3
日焼け	229
表在拡大型黒色腫	482
表在型［基底細胞癌］	444
表在性血栓性静脈炎	180
表在性白色爪真菌症	534
表在性皮膚脂肪腫性母斑	388
表在性表皮融解性魚鱗癬	273
表在播種型［汗孔角化症］	408
瘭疽	520
皮様嚢腫	418
表皮	2,3,40
表皮萎縮	41
表皮過形成	40
表皮下水疱症	255
表皮基底膜	5
表皮系腫瘍	406
表皮系母斑	385
表皮向性	44
表皮細胞間 IgA 皮膚症	254
表皮細胞間浮腫	43
表皮真皮接合部	45
表皮水疱症	237
栄養障害型——	243
後天性——	260
色素異常型単純型——	240
接合部型——	241
単純型——	239
表皮低形成	41
表皮内好中球型［IgA 天疱瘡］	254
表皮内細胞浸潤	44
表皮内水疱症	247
表皮内有棘細胞癌	450
表皮熱傷	220
表皮嚢腫	417
表皮剥脱毒素	515,522,523
表皮剥離	70
表皮肥厚	40
表皮ブドウ球菌	518
表皮母斑	385
表皮母斑症候群	385
表皮・毛包系腫瘍	444
表皮融解性魚鱗癬	273
平手打ち様紅斑	504
びらん	70
鼻瘤	366
稗粒腫	417
ピンカス型［基底細胞癌］	445
貧血母斑	390,392

［ふ］

ファーブル・ラクーショ症候群	73
ファブリー病	334
フィタン酸	276
フィナステリド	371
フィブリノイド変性	164
フィブリリン	15,352
フィブロネクチン	7
フィラグリン	8,122,269
風疹	501,502
風疹ウイルス	502
封入体	43
プール肉芽腫	551
フェオヒフォミコーシス	543
フェオメラニン	11,23
フェニルアラニン水酸化酵素	336
フェニルケトン尿症	336
フェリチン	324
フェルネル型掌蹠角化症	277
フェロケラターゼ	330
フォアダイス状態	362
フォークト・小柳・原田病（症候群）	307
フォックス・フォアダイス病	362
フォンテイン分類	185
複合母斑	378
副耳	388
副腎皮質ホルモン	94,99
副乳	387
フクロウの目	43
ふけ症	370
浮腫	43,48,133
リンパ——	189
ブシュケ・レーヴェンシュタイン腫瘍	496
浮腫性硬化症	319
不全角化	42,283
付属器	21
付属器疾患	360
フタトゲチマダニ	569
ぶち症	306
付着板	7
復帰変異モザイク	580
物理化学的皮膚障害	219
物理性蕁麻疹	132
不定期 DNA 合成値	234,236
ブドウ球菌性汗孔周囲炎	520
ブドウ球菌性中毒性表皮壊死症	522
ブドウ球菌性熱傷様皮膚症候群	522
ブドウ球菌毒素性ショック症候群	524
ぶどう膜炎	344,346
フトゲツツガムシ	570
フライ症候群	361
フライ反応	83,561
ブラウ症候群	218
ブラシュコ線	3
フラジリス菌	527
ブラジル天疱瘡	255
ブラジルリーシュマニア	571
ブリックテスト	82
ブルーク・スピーグラー症候群	416
ブルーム症候群	340
ブルーリ潰瘍	553
ブルッフ膜	353
フルニエ壊疽	527
ブルヌヴィーユ・プリングル病	394
フレーゲル病	300
ブレスローの腫瘍深達度	484
プロアクティブ療法	123
プロジェリア	340
プロスタグランジン	33
ブロッホ・ザルツバーガー症候群	398
プロテアソーム	33
プロテオグリカン	7,15,16
プロトポルフィリノーゲンオキシダーゼ	331
プロフィラグリン	4,8
分化不定腫瘍	465
分枝状皮斑	188
分生子	532
分生子柄	532
分節型［尋常性白斑］	305
分離母斑	379
粉瘤	417

［へ］

平滑筋過誤腫	388,390
平滑筋腫	439
平滑筋肉腫	439,462
平滑筋母斑	388
平行パターン	56
閉鎖面皰	364
閉塞性乾燥性亀頭炎	339
閉塞性血栓性血管炎	178
閉塞性動脈硬化症	185
ヘイリー・ヘイリー病	246
ベーチェット病	174
ヘールフォルト症候群	347
ベッカー母斑	390
ペデリン	563
ベドナーアフタ	71
ヘノッホ・シェーンライン紫斑	165
ヘパラン硫酸	7
ヘパリン	33
ペプトストレプトコッカス菌	527
ヘマトキシリン・エオジン染色	39
ヘミデスモソーム	3,6,241,257
ヘム合成	328
ヘモクロマトーシス	324
ヘモジデリン	324
ペラグラ	327

和文索引　へ～み

ヘラルドパッチ	295
ヘリオトロープ疹	205
ベルガプテン	232
ヘルトゲ徴候	121
ヘルパーT細胞	31
ヘルペス	487,492
ヘルペス性湿疹	488
ヘルペス性歯肉口内炎	488
ヘルペス性瘭疽	489,520
ヘルマンスキー・パドラック症候群	304
ヘルリッツ型	242
ベルロック皮膚炎	232
ベンス・ジョーンズ蛋白	315
辺縁帯	32
片側性多汗症	363
胼胝	69,296
変動性（進行性）紅斑角皮症	280
扁平黄色腫	322
扁平コンジローマ	72,558
扁平上皮癌	447
扁平浸潤期［菌状息肉症］	469
扁平苔癬	72,291,293
扁平苔癬様角化症	407
扁平母斑	390
扁平毛孔性苔癬	293
扁平疣贅	496
ヘンレ層	22

［ほ］

ポイキロデルマ	75
ポイツ・イェガース症候群	396
蜂窩織炎	517
乏汗症	363
胞子	532
放射線皮膚炎	225
放射線療法	109
縫縮術	110
房状血管腫	426
疱疹	74,487,492
妊娠性――	258
膨疹	68
疱疹状天疱瘡	255
疱疹状膿痂疹	136,287
紡錘細胞血管内皮腫	465
放線菌症	530
放線菌性菌腫	544
泡沫細胞	321
ボーウィンケル症候群	279
ボーエン病	451
ボーエン様丘疹症	497
ボー線	374
ポートリエ微小膿瘍	44,470
ポートワイン母斑	400,427

北米ブラストミセス症	545
ほくろ	377
匐行性迂回状紅斑	146
墓石状外観	251
補体	30
発疹	64
発疹性黄色腫	323
発疹性毳毛嚢腫	418
発疹チフス	563
ポドプラニン	19
母斑	376,379,388,390
異型――	381
伊藤――	383
ウンナ――	428
エクリン――	387
太田――	46,382
火焔状――	427
眼上顎褐青色――	382
境界――	378
クラーク――	381
サットン――	307
脂腺――	386
青色――	382
正中部――	428
脱色素性――	308,399
軟骨――	388
非典型――	381
表皮――	385
貧血――	392
複合――	378
ポートワイン――	400,427
面皰――	387
リード――	380
類器官――	386
母斑細胞母斑	376
母斑症	376
母斑性基底細胞癌症候群	403
母斑様限局性被角血管腫	430
ポルフィリン	328
ポルフィリン症	328
ポルフィリン代謝経路	329
ボレリア	567,568
――感染と皮膚疾患	569
ホワイト・フォアロック	306

［ま］

マイクロキメリズム	202
マイクロフィブリル	15
マイスネル小体	19
マイボーム腺	25,455
巻き爪	375
マクロファージ	16,32,33
マクロファージ活性化症候群	215

マゴットセラピー	563
摩擦黒皮症	74,310
麻疹	499,502
麻疹ウイルス	500
マスト細胞	17,33
マズラ足	543
マダニ	566
マダニ刺咬症	566
まだら症	46,306
マッキューン・オールブライト症候群	389
マックル・ウェルズ症候群	218
末梢動脈疾患	185
末端黒子型黒色腫	482
マトリックスメタロプロテアーゼ-3	214
マフッチ症候群	405
マヨッキー紫斑	183
マラセチア感染症	540
マラセチア毛包炎	541
マルファン症候群	343,352
マレー糸状虫	572
慢性GVHD	203,293
慢性萎縮性肢端皮膚炎	568
慢性活動性EBウイルス感染症	234,508,562
慢性期［ライム病］	568
慢性結節性耳輪軟骨皮膚炎	344
慢性好酸球性白血病	357
慢性光線性皮膚炎	233
慢性色素性紫斑	183
慢性湿疹	116
慢性静脈不全	127,187
慢性蕁麻疹	131
慢性苔癬状粃糠疹	291
慢性単純性苔癬	126
慢性特発性蕁麻疹	132
慢性乳児神経皮膚関節炎症候群	218
慢性膿皮症	521
慢性皮膚粘膜カンジダ症	539
慢性放射線皮膚炎	225
慢性遊走性紅斑	568
慢性痒疹	136
マンソン孤虫	572
マンロー微小膿瘍	44,283

［み］

ミーシャー母斑	379
味覚性発汗	25
ミクリッツ病	217
みずいぼ	498
水痘麻疹	133
水疱瘡	490
溝・隆起	60

三日ばしか	501
光田反応	555
密着接合	7
密封包帯法	97
未分化多形細胞肉腫	466
未分化・未分類肉腫	466
ミベリ型［汗孔角化症］	408
ミベリ被角血管腫	430
脈管	17
脈管系腫瘍	421,462
脈管肉腫	462
ミュア・トール症候群	455
ミュルケ爪	373
ミュンヒハウゼン症候群	228
ミルメシア	495

［む］

無汗症	363
無汗性外胚葉形成異常症	342,371
無機質	323
無筋症性皮膚筋炎	207
無菌性髄膜炎	209,506
無菌性膿疱	34,68,264,287
ムコ多糖	16
ムコ多糖症	319
無色素性黒色腫	482
虫食い状瘢痕	201
無侵襲的出生前遺伝学的検査	580
無芯小胞	20
無性胞子	532
ムチン	319
ムチン（沈着）症	319
ムッカ・ハバーマン病	291

［め］

明調細胞	26
メトキサレン	108
メトトレキサート関連リンパ増殖性疾患	479
メモリーB細胞	32
メモリーT細胞	32,38
メラニン	11,23,302,324,378,482
——の機能	12
——の生合成	11
——の沈着	65
メラニン色の爪	372
メラニン顆粒	12
メラノーマ	481
メラノコルチン1受容体	309
メラノサイト	2,10,22,46,302,308,482
メラノサイト系病変	54
メラノサイト系母斑	376
メラノソーム	11,302
メラノファージ	16,45,400
メルカーソン・ローゼンタール症候群	349
メルケル細胞	12
メルケル細胞癌	459
メレダ病	278
免疫	28
免疫寛容	35
免疫関連有害事象	159,485
免疫グロブリン	30
——遺伝子	478
——クラススイッチ	32
免疫再構築症候群	512
免疫細胞性アミロイドーシス	317
免疫システム	28
免疫性血小板減少性紫斑病	181
免疫組織化学	48
免疫担当細胞	31
免疫チェックポイント阻害薬	159,485
免疫電顕	51
免疫特権	369
免疫複合体	37
免疫抑制薬	94,100
メンケス病	325
面疔	519
面皰	73,364
面皰母斑	387
面皰様開大	59

［も］

毛芽細胞	410
毛芽腫	410
毛器官	21
毛球	21,22
毛孔一致性丘疹	66
毛孔性角化	42
毛孔性角化症	297
毛孔性紅色粃糠疹	288
毛孔性苔癬	297
蒙古斑	383
毛根腫	410
毛細血管拡張性運動失調症	190
毛細血管拡張性肉芽腫	424
毛細血管奇形	400,427
毛細リンパ管	19
毛周期	23
網状紅斑性ムチン沈着症	321
網状肢端色素沈着症（北村）	312
網状層	13
毛状白板症	452
毛小皮	23
網状皮斑	74
網状変性	43
毛髄（質）	23
毛瘡	73
尋常性——	518
白癬菌性——	535,536
毛巣洞	419
毛巣嚢腫	419
毛巣病	419
毛巣瘻	419
毛乳頭	22
毛髪疾患	368
毛髪嚢腫	418
毛盤	12
毛皮質	23
毛包（毛嚢）	21
毛包炎（毛嚢炎）	174,518
毛包系腫瘍	409,455
毛包向性菌状息肉症	469
毛包腫	409
毛包上皮腫	409
毛包性角化症	279
毛包性ムチン沈着症	321,469
毛包腺腫	409
毛包虫性痤瘡	364
毛母癌	410
毛母細胞	22
毛母腫	410
網膜血管線条	353
毛隆起	21
毛漏斗	21
モーズ顕微鏡手術	447
モーズペースト	95
モザイク疣贅	495
モノクローナル抗体	100,101
モルフェア	204
モルフェア型［基底細胞癌］	445
問診	78
モンドール病	179

［や］

ヤーリッシュ・ヘルクスハイマー反応	153,560
薬剤性過敏症症候群	158
薬剤性紅皮症	149
薬剤誘発性天疱瘡	254
薬剤誘発性ループス	195
薬剤リンパ球刺激試験	83
薬傷	224
薬疹	151
薬浴	97
ヤマトマダニ	567

[ゆ]

有汗性外胚葉形成異常症	342
有棘細胞	4
有棘細胞癌	447
――――TNM 分類	449
有棘層（有棘細胞層）	4
有茎皮弁	111
融合遺伝子	465
融合性細網状乳頭腫症	299
疣状黄色腫	323
疣状癌	448,496
疣状期［色素失調症］	398
疣状皮膚炎	543
有芯顆粒	12,460
有芯小胞	20
優性栄養障害型表皮水疱症	243
優性型 DEB	243
疣贅	495,496
尋常性――	494
足底――	63
老人性――	406
疣贅状異常角化腫	407
疣贅状表皮発育異常症	497
疣贅状表皮母斑	385
優性阻害効果	581
有痛性横痃	561
誘導型皮膚関連リンパ網内系組織	33
ユーメラニン	11,23
幽門閉鎖合併型 EBS	239
幽門閉鎖合併型 JEB	242
夕焼状眼底	308
油脂性軟膏	90
油症	363
油性痤瘡	73
油中水型乳剤性軟膏	90
輸入真菌症	544

[よ]

癰	519
幼児血管腫	421
葉状魚鱗癬	271
葉状白斑	395
葉状領域	59
葉状鱗屑	69
痒疹	130,135,136,137
痒疹結節	135
羊水穿刺	579
蠅蛆症	563
ヨード痤瘡	73

[ら]

ライエル症候群	155
らい菌	553
ライ症候群	490
らい性結節性紅斑	554
ライター症候群	216
ライター病	216
らい反応	554
ライム病	567
ライラック輪	204
落屑	68
落葉状天疱瘡	247,253
らせん腺腫	413,414
ラテックスアレルギー	132
ラテックス-フルーツ症候群	132
ラミニン 332	6,7,241,242,259
ラミニン γ1	264
ラムゼイ・ハント症候群	493
ランガー割線	295
ラングハンス型巨細胞	47
ランゲルハンス細胞	2,12,34,511
ランゲルハンス細胞組織球症	480
ランダム皮膚生検	478
ランド・ブラウダーの公式	220

[り]

リーシュマニア症	570
リード・シュテルンベルク細胞	47
リードスルー療法	581
リード母斑	380
リール黒皮症	74,117,310
リウマチ性環状紅斑	146
リウマチ性血管炎	213
リウマチ熱	146
リウマトイド因子	213,214
リウマトイド結節	213
リウマトイド疹	215
リガ・フェーデ病	71
理学療法	107
リケッチア	569
リコール現象	225
離出分泌	26
リソソーム	16
立毛筋	21,24
リドレー&ジョプリング分類	554
リニメント	92
リブマン・サックス心内膜炎	194
リベド	74,188
リベド血管炎	188
リベド血管症	188
リポイド蛋白症	335
リポイド類壊死症	332,358
リポジストロフィー	358
リポ多糖	29
粒起革様皮膚	395
隆起性皮膚線維肉腫	461
硫酸コレステロール	10
瘤腫型［酒皶］	366
良性頭部組織球症	438
両側肺門リンパ節腫脹	344
緑色の爪	372
緑膿菌	515,520
りんご病	504
鱗状毛包性角化症（土肥）	299
鱗屑	68
枇糠様――	69,290
葉状――	69,253,271
リンパ管	19
リンパ管炎	189
リンパ管拡張症	430
リンパ管型［スポロトリコーシス］	541
リンパ管奇形	429
リンパ管腫	429
リンパ系フィラリア症	572
リンパ腫様丘疹症	476
リンパ節腫脹	501
リンパ浮腫	189
リンパ脈管筋腫症	395
リンパ濾胞	32,477

[る]

ルイ・バール症候群	190
類乾癬	290
類器官母斑	386
類結核肉芽腫	47
類脂質蛋白症	335
類上皮細胞	16,46
類上皮細胞肉芽腫	368
類上皮肉腫	465
類丹毒	516
類天疱瘡群	255
類表皮嚢腫	417
ループス	548
ループスアンチコアグラント	211
ループス脂肪織炎	196
ループス腎炎	194
ループスバンドテスト	195
ループスヘアー	193
ルビーレーザー	106
ルンペル・レーデテスト	86

[れ]

冷膿瘍	547
レイノー現象	186

レイノー病	186	老人性角化症	449	ロッキー山紅斑熱	570
レーザーメス	113	老人性血管腫	424	ロドデノール	306
レーザー療法	105	老人性色素斑	312	ロフグレン症候群	347
レオパード症候群	402	老人性脂腺増殖症	411	濾胞樹状細胞	32
レジウス症候群	389	老人性紫斑	184,338	濾胞中心芽細胞	32,477
レゼル・トレラ徴候	406	老人性白斑	46,308	濾胞中心細胞	32,477
レダーホース病	434	老人性皮膚萎縮症	338	ロリクリン	9
レチノイド	95,102	老人性皮膚瘙痒症	138	ロリクリン角皮症	274
レチノイン酸受容体関連オーファン受容体γt	31	老人性疣贅	406	ロングパルスレーザー	105
レックリングハウゼン病	391	狼瘡	548		
裂隙	280	顔面播種状粟粒性——	367	［わ］	
劣性栄養障害型表皮水疱症	243	紅斑性——	191	ワールデンブルグ・クライン症候群	46,306
レッテラー・シーベ病	480	尋常性——	547	ワイベル・パラーデ小体	18
レノックス・ガストー症候群	395	凍瘡状——	198	わきが	361
レフサム症候群	276	漏斗部嚢腫	417	ワクチンの種類	504
レプチン	359	蝋片現象	284	ワセリン	91
レプロミン反応	83,555	ローザイ・ドルフマン病	438	ワッセルマン反応	560
連圏状枇糠疹（遠山）	74,300	ローション	92		
		ロートムント・トムソン症候群	341		
［ろ］		ローナ型［肥満細胞症］	443		
ロイコトリエン	33,34,36	ロジェ・フンツィカー・バラン症候群	396		
		ロタウイルス	505		

欧文索引

［数字］		IV型アレルギー検査	83	［A］	
1,25-dihydroxy vitamin D_3	95	IV型アレルギー反応	31,37,118	Aβ有髄求心性神経	12
17型コラーゲン	7,15,241,242,256,257,259	IV型コラーゲン	6,15	A群β溶血性レンサ球菌	354,515〜517,520,525〜527
1M食塩水処理皮膚	260	V型アレルギー反応	38	*AAGAB*遺伝子	278
4類感染症	509	V型コラーゲン	15	ABCA12	9
5-*S*-cysteinyl dopa（5-*S*-CD）	11,484	VII型コラーゲン	15,245,260	*ABCA12*遺伝子	271,272
5の法則	220			*ABCC6*遺伝子	353
5類感染症	501	［ギリシャ文字］		ABCDE rule	482
9の法則	220	α-*N*-アセチルガラクトサミニダーゼ遺伝子	334	aberrant mongolian spot	384
		α-ガラクトシダーゼA（α-gal A）遺伝子	334	*ABHD5*遺伝子	275
［ローマ数字］		$α_1$-antitrypsin欠損症	358	abscess	68
I型アレルギー検査	83	$α_1$-antichymotrypsin欠損症	358	acantholysis	43,248
I型アレルギー反応	17,31,33,34,36,130	$α_6/β_4$インテグリン	241,242,259	acantholytic cell	43
I型コラーゲン	15	β-D-グルカン	537	acanthosis	40
I度熱傷	220	$β_2$-ミクログロブリンアミロイドーシス	318	acanthosis nigricans	298
II型アレルギー反応	36,194	$β_2$グリコプロテインI（$β_2$-GPI）	211	accessory auricle	388
II度熱傷	220	γセクレターゼ遺伝子	521	accessory mammary tissue	387
III型アレルギー反応	37,164,194			acid mantle	24
III型コラーゲン	15			acid-fast bacteria	546
III度熱傷	220			aCL	211

acne	73	adult T-cell leukemia / lymphoma	473	angiokeratoma corporis diffusum	
acne agminata	367	AEGCG	349	（Kanzaki）	334
acne conglobata	364	AGA	370	angiokeratoma corpris diffusum	430
acne demodecica	364	*AGPAT2* 遺伝子	358	angiokeratoma of Mibelli	430
acne vulgaris	363	AGPB	267	angiokeratoma scroti（Fordyce）	430
acneiform drug eruption	364	AIDS	509	angioleiomyoma	439
acquired bilateral nevus of Ota-like		AIGA	363	angiolipoma	438
macule	383	AK	449	angiolymphoid hyperplasia with	
acquired dermal melanocytosis	383	akatsuki disease	228	eosinophilia	440
acquired digital fibrokeratoma	434	AL amyloidosis	317	angiomyolipoma	395
acquired generalized lipodystrophy	359	*ALDH3A2* 遺伝子	275	angioneurotic edema	133
acquired ichthyosis	300	ALHE	440	angiosarcoma	462
acquired idiopathic generalized		allelespecific oligonucleotide		angry back syndrome	81
anhidrosis	363	hybridization	579	anhidrosis	363
acquired immunodeficiency syndrome		allergic contact dermatitis	118	anhidrotic（hypohidrotic）ectodermal	
	509	allergic contact dermatitis syndrome	118	dysplasia	342
acquired keratoses	281	allergic granulomatous angiitis	170	annular elastolytic giant cell granuloma	
acquired localized lipodystrophy	359	allergic reactions	36		349
acquired lymphangioma	430	allergy test	80	annular erythema	145
acral lentiginous melanoma	482	alopecia	76	annulo-aortic ectasia	352
acrochordon	431	alopecia areata	368	anosacral cutaneous amyloidosis	317
acrodermatitis chronica atrophicans	568	alopecia neoplastica	467	antiallergic drugs	97
acrodermatitis enteropathica	323	alopecia pityrodes	370	antibiotics	95,98
acrofacial vitiligo	305	alopecia prematura	370	antibody	30
acropigmentatio reticularis	312	alopecia totalis	369	anticancer agent	103
actinic cheilitis	450	alopecia universalis	369	anticardiolipin antibody	211
actinic granuloma	349	alopecia universalis congenita	371	antifungal agent	94,98
actinic keratosis	449	amelanotic melanoma	482	antigen-presenting cell	29
actinic reticuloid	233,441	AML	395	antihistamine	97
Actinomyces israelii	530	amputation neuroma	420	anti-laminin gamma 1 pemphigoid	264
actinomycosis	530	amyloidosis	315	anti-neutrophil cytoplasmic antibody	169
acute eczema	116	amyloidosis cutis nodularis atrophicans		anti-p200 pemphigoid	264
acute febrile mucocutaneous lymphnode			317	antiphospholipid（antibody）syndrome	
syndrome	173	amyopathic dermatomyositis	207		210
acute febrile neutrophilic dermatosis	143	AN	298	antiretroviral therapy	513
acute generalized exanthematous		anagen effluvium	369	antisynthetase syndrome	207
pustulosis	158	anaphylactic shock	36	antiviral agent	99
acute generalized pustular bacterid	267	anaphylactoid purpura	165	Antoni A 領域	420
acute prurigo	135	ANCA	169	Antoni B 領域	420
acute pyodermas	514	ANCA 関連血管炎（ANCA-associated		APC	29
acute radiodermatitis	225	vasculitis）	169	aphtha（aphthous ulcer）	71
acute retinal necrosis	492	anchoring fibril	7,243	aplasia cutis congenita	342
acute urticaria	131	androgenic alopecia	370	apocrine bromhidrosis	361
ACVRL1	404	angioblastoma of Nakagawa	426	apocrine hidradenoma	413
adapalene	365	angioedema	133	apocrine hidrocystoma	415
ADAR1 遺伝子	311	angiofibroma	395,435	apocrine miliaria	362
Addison's disease	312	angioid streaks of the retina	353	apocrine nevus	388
adenoma	410	angioimmunoblastic T-cell lymphoma		apocrine sweat gland	26
adenoma of the nipple	416		476	appendages	21
adipocyte	20	angiokeratoma	430	APS	210
adipocytic tumors	462	angiokeratoma circumscriptum		arachnodactyly	352
ADM	207	naeviforme	430	arborizing vessels	58
adult-onset Still's disease	214	angiokeratoma corporis diffusum		area cutanea	3
adult progeria	340	（Fabry）	334	argyria	314

arrector pili muscle	24	balloon (ing) cell	47,488	blue rubber bleb nevus syndrome	404
arsenical keratosis	452	ballooning degeneration	43	blue toe syndrome	180
ART	513	bamboo hair	275	blueberry muffin baby	503
arteriole	17	*Bartonella henselae*	530	*Borrelia*	567
arteriosclerosis obliterans	185	basal cell carcinoma	444	*Borrelia afzelii*	569
ashy dermatosis	312	basal cell epithelioma	444	*Borrelia burgdorferi*(*sensu lato*)	569
ASO	185	basal cell layer	3	*Borrelia garinii*	569
ASO 法	579	basophil	34	bottom-heavy appearance	478
Aspergillus fumigatus	544	basophil activation test	80	Bourneville(-Pringle) disease	394
aspirin intolerance	134	basophil histamine releasing test	80	bowenoid papulosis	497
asteatosis	75,128	basophilic cell	411	Bowen's disease	451
asteatotic eczema	128	Baxter 法	222	Bowen 癌	452
asteroid body	346,542	Bazex syndrome	299	BP	256
astrocytic hamartoma	395	Bazin 硬結性紅斑	355	BP180	7
AT	190	BCC	444	BP230 蛋白	257
ataxia-telangiectasia	190	BCG 副反応	550	BPAG2	7
atheroma	417	BCG granuloma	550	BPDAI	258
athlete's foot	533	BCIE	273	BPDCN	481
ATLL	473	Beau's lines	374	*BRAF*	483
ATM 遺伝子	190	Becker's nevus	390	──変異と悪性黒色腫	486
atopic dermatitis	119	bedbug bite	567	BRAF 阻害薬	448,454
atopic diathesis	120	Bednar's aphtha	71	brain-like appearance	60
atopy	119	bee sting	562	branchial cyst	419
ATP2A2 遺伝子	279	Behçet disease	174,354	Brazilian pemphigus foliaceus	255
ATP2C1 遺伝子	246	benign cephalic histiocytosis	438	Breslow's tumor thickness	484
ATP7A 遺伝子	326	benign skin tumors	406	bromhidrosis	361
atrophie blanche	188	benzoyl peroxide	365	bronze diabetes	324
atrophoderma of Pasini and Pierini	337	bergapten	232	Brooke-Spiegler syndrome	416
atrophy	68	BHL	344,346	brown fat tissue	20
attachment plaque	7	bilateral hilar lymphadenopathy	344	Bruch 膜	353
ATTR	318	bimatoprost	369	*Brugia malayi*	572
atypical fibroxanthoma	465	biologics	100	*BSCL2* 遺伝子	358
atypical lipomatous tumor	462	biosimilar	101	Buerger's disease	178
atypical measles	499	biotin	327	bulla	44,67
atypical nevus	381	biotin deficiency	327	bullous congenital ichthyosiform erythroderma	273
atypical pigment network	484	Birbeck granule	12	bullous impetigo	514
aurantiasis cutis	313	birdlike facial appearance	340	bullous lupus erythematosus	199
Auspitz phenomenon	77,284	birthmark	378	bullous pemphigoid	256
autoimmune blistering diseases	247	black hairy tongue	539	bullous pemphigoid disease area index	258
autoinflammatory diseases	217	blackhead	364	buphthalmos	400
autonomic nerve	20	Blaschko 線	2,3	burn	219
autosensitization dermatitis	126	blastic plasmacytoid dendritic cell neoplasm	481	burn index	220,221
axillary lymphadenopathy	550	blastoma	410	Buruli ulcer	553
		Blastomyces dermatitidis	545	Buschke-Löwenstein 腫瘍	496
[B]		Blau 症候群	218	Buschke-Ollendorff 症候群	388,389
B 型肝炎ウイルス	505	blepharitis granulomatosa	350	butterfly rash	193
B 細胞	32	blister	44,67		
B cell	32	blistering disease	237	**[C]**	
bacillus Calmette-Guérin vaccine	550	*BLM* 遺伝子	340		
bacterial infections	514	Bloch-Sulzberger 症候群	398	C1 インアクチベーター	134
bacterial paronychia	520	blood vessel	17	C3	258
Bacteroides fragilis	527,528	Bloom syndrome	340	CAD	233
balanitis xerotica obliterans	339	blue nevus	382		

café-au-lait spot（macule）	389,391	cerebriform pattern	60	CLA	163
calcifying epithelioma	410	cerebrotendinous xanthomatosis	322	*Cladosporium carrionii*	543
calcinosis cutis	326	cffDNA	580	Clark nevus	381
calciphylaxis	326	*CGI58* 遺伝子	275	claudin	7
callus	69,296	chancre	71	clavus	69,296
Candida albicans	537	chancroid	560	CLE	194
candidal balanitis	539	Chédiak-Higashi syndrome	304	clear cell	10,26
candidal granuloma	539	cheilitis granulomatosa	349	clear cell acanthoma	407
candidal intertrigo	538	chemical burn	224	clear cell hidradenoma	415
candidal onychomycosis	539	chemical mediator	17	clear cell syringoma	413
candidal paronychia	538	chemical peeling	112	CLEIA	87
candidal vulvovaginitis	539	chemotherapy-induced acral erythema		closed comedo	364
candidiases	537		158	*Clostridium perfringens*	528
canities	370	cherry angioma	424	*Clostridium* 性ガス壊疽	528
CAP（capsulated hydrophilic carrier polymer）法	80	chickenpox	490	Clouston 症候群	342
		chilblain lupus	198	club hair	23
capillary loop	17	chilblains	222,223	clubbed finger	373
capillary-lymphatic malformation	430	*Chlamydia trachomatis*	561	CMC	539
capillary malformation	427	chloasma	309	cobblestone appearance	353
capillary microhemorrhages	61	chloronychia	372	cobblestone pattern	55
capillary resistance test	86	cholesterol crystal embolism	180	*Coccidioides immitis*	545
CAPS	217	cholinergic urticaria	133	coccidioidomycosis	545
carbuncle	519	chondrodermatitis nodularis chronica helicis	344	*COL1A1-PDGFB* 融合遺伝子	461
carcinoma erysipelatodes	467			cold abscess	547
CARD14	289	chondrodermatitis nodularis helicis	344	cold cream	90
Cardio-facio-cutaneous（CFC）症候群	402	chondrodysplasia punctata	276	cold panniculitis	357
		chondroid syringoma	415	collagen bundle	14
cardiovascular syphilis	558	chromoblastomycosis	542	collagen diseases	191
carotenosis（cutis）	313	chromomycosis	542	collagen fiber	14
cartilage nevus	388	chromophore	105,229	collodion baby	271
Casal's necklace	327	chronic actinic dermatitis	233	comedo	73,364
cat-scratch disease	530	chronic bullous dermatosis of childhood	263	comedo-like opening	59
cat-scratch fever	530			common wart	494
caterpillar dermatitis	563	chronic eczema	116	complement	30
cathelicidin	366	chronic eosinophilic leukemia	357	complement immunofluorescence	50
cavernous hemangioma	428	chronic hyperkeratotic type［tinea pedis］	534	compound nevus	378
CBCL	477			condyloma	72
CD25	32	chronic infantile neurological cutaneous articular syndrome	218	condyloma acuminatum	496
CD30⁺リンパ球	475			condylomata lata	558
CD4	32	chronic mucocutaneous candidiasis	539	confluent and reticulated papillomatosis	299
CD4⁺ T 細胞	510,511	chronic photosensitivity dermatitis	233		
CD8	32	chronic prurigo	136	congenital albinism	302
CD8⁺ T 細胞	507	chronic pyodermas	521	congenital alopecia	371
Celiac 病	262	chronic radiodermatitis	225	congenital curved nail of the fourth toe	375
cell-free fetal DNA	580	chronic spontaneous urticaria	132		
cellular blue nevus	382	chronic urticaria	131	congenital dermal melanocytosis	383
cellular components	16	chronic venous insufficiency	187	congenital erythropoietic porphyria	330
cellular immunity	31	CHS	304	congenital generalized lipodystrophy	358
cellulitis	517	Churg-Strauss syndrome	170	congenital ichthyosiform erythroderma	271
Celsus 禿瘡	536	cicatricial pemphigoid	259		
centrifugal lipodystrophy	359	*Cimex lectularius*	567	congenital rubella syndrome	502
centroblast	32	CINCA 症候群	218	congenital self-healing histiocytosis	480
centrocyte	32	circinate balanitis	216	congenital syphilis	559
CEP	330	Civatte body	45	congenital triangular alopecia	370

conidiophore	532	cutaneous larva migrans	572	deficiency of interleukin-36 receptor	
conidium	532	cutaneous leiomyoma	439	antagonist	287
connective tissue disease	191	cutaneous leishmaniasis	571	Degos' disease	179
connective tissue nevus	**388**	cutaneous leukocytoclastic angiitis	163	dematiaceous fungal infection	543
connective tissue sheath	22	cutaneous leukocytoclastic vasculitis	163	dematiaceous fungi	543
connexin	7	cutaneous lymphoma	467	*Demodex folliculorum*	364
connexion	7	cutaneous mastocytosis	442	dendritic cell	34
Conradi-Hünermann-Happle 症候群	276	cutaneous mucormycosis	545	Dengue fever	508,571
contact dermatitis	**116**	cutaneous muscle	20	Dennie-Morgan fold	121
contact dermatitis syndrome	117	cutaneous myxoma	**435**	dense-core granule	12,460
contact urticaria	**132**	cutaneous polyarteritis nodosa	**169**	depigmentations	302
coppertransporting ATPase	326	cutaneous protothecosis	545	dermabrasion	111
corn	**296**	cutaneous radiation syndrome	225	dermadrome	146
corneodesmosin	10	cutaneous small vessel vasculitis	163	dermal burn	220
corneodesmosome	7,10	cutaneous T-cell lymphoma	**468**	dermal dendritic cell	35
cornified cell envelope	5,9	cutaneous T-cell pseudolymphoma	441	dermal-epidermal junction	45
cornoid lamella	42,408	cutaneous-type ATLL	473	dermal melanocyte	382
corps ronds	280	cuticle	27	dermal melanocytic nevi	381
corticosteroid	**94,99**	cuticular cell	414	dermal papilla	22
Corynebacterium 属	529,530	cutis marmorata	188	dermatitis	**114**,333
Corynebacterium minutissimum	529	cutis marmorata telangiectatica		dermatitis artefacta	227
Costello 症候群	402	congenita	188,**405**	dermatitis herpetiformis（Duhring）	260
Cowden syndrome	397,411,**435**	cutis rhomboidalis nuchae	338	dermatitis linearis	563
cream	**91**	cutis verticis gyrata	342	dermatitis papillaris capillitii	522
creeping eruption	572	CVI	187	dermatitis verrucosa	543
crepitation	528	*CYLD* 遺伝子	410,416	dermatofibroma	63,**431**
CREST 症候群	201	cylindroma	415	dermatofibrosarcoma protuberans	461
crista cutis	3	cysteine	11	dermatome	492
Cronkhite-Canada 症候群	397	cysts	68,417	dermatomyositis	205
Crow・深瀬症候群（Crow-Fukase		cytophagic histiocytic panniculitis		dermatomyositis with anti-Mi-2 antibody	
syndrome）	425		356,358,477		208
CRS	502	cytotoxic T cell	31	dermatomyositis with anti-TIF1-γ	
crust	69			antibody	208
cryoglobulin	182	**[D]**		dermatopathology	40
cryoglobulinemia	**182**			dermatophyte	532
cryopyrin-associated periodic syndrome		D-ペニシラミン	254,344	dermatophytoses	532
	217	dactylitis	288	dermatoporosis	338
cryosurgery	109	Darier 遠心性環状紅斑	145	dermis	13,46
cryotherapy	109	Darier's disease	279	dermographism	77,131
Cryptococcus neoformans	544	Darier's sign	77,441	dermography	77
CSS	170	Darier-White disease	279	dermoid cyst	418
CSVV	163	dark cell	26	dermoscope	52
CTCL	468	dcSSc	200	dermoscopy	52
CTPL	441	DDEB	243	DESIGN-R®	226,227
Curling 潰瘍	222	DDP-4	257	desmocolin	7
cutaneous adverse drug reaction	151	DDS	102	desmoglein	7
cutaneous allergic vasculitis	163	DEB	243	desmoid tumor	435
cutaneous arteriovenous malformation		débridement	222	desmoplakin	7
	431	deck-chair sign	149	desmoplastic trichoepithelioma	410
cutaneous aspergillosis	544	decubitus	226	desmosome	3
cutaneous atrophy	337	deep burn	220	desquamation	68
cutaneous B-cell lymphoma	477	deep palmoplantar wart	495	DFSP	461
cutaneous cryptococcosis	544	deep vein thrombosis	179	DHT	365,370
cutaneous horn	450			diabetic bulla	333

diabetic gangrene	185,332	Duhring 疱疹状皮膚炎	260	EEM	139
diabetic scleredema	332	Dupuytren contracture	333	EGPA	170
diabetic xanthoma	332	Dupuytren 拘縮	434	Ehlers-Danlos syndrome	343,351
dialysis-related amyloidosis	318	DVT	179	EI	355
diaper dermatitis	119	dyschromatosis symmetrica hereditaria		elastic fiber	15
diaphenylsulfone	102	（Toyama）	311	elastin	15
diascopy	86	dyshidrotic eczema	128	elastofibroma	434
diffuse epidermolytic palmoplantar		dyskeratosis	42,280	elastophagic giant cell granuloma	349
keratoderma	277	dyskeratosis congenita	405	elastosis perforans serpiginosa	343
diffuse fasciitis	204	dysplasia	342	electric burn	224
diffuse plexiform neurofibroma	391	dysplastic nevus	381	electric mark	224
digital mucous cyst	436	dysplastic nevus syndrome	381	electron microscope	51
digital pitting scar	201	dystrophic epidermolysis bullosa	243	electrosurgery	113
digitate dermatosis	291			elephantiasis nostras verrucosa	189
DIHS	158	**［E］**		ELISA	87
dihydrotestosterone	370	E-カドヘリン	34	EM	139
dimple sign	432	ear tag	388	EM major	139
direct immunofluorescence	49	early chancre	557	EM minor	139
discoid lupus erythematosus	196	EB	237	embryonic milk line	387
disorder of subcutaneous fat	354	EBA	260	EMPD	456
disorders of hairs	368,372	*EBP* 遺伝子	276	emperipolesis	438
disorders of sebaceous glands	363	EBS	239	emulsified lotion	92
disorders of skin appendages	360	——, generalized intermediate	239	emulsified ointment	90
disorders of skin color	302	——, generalized severe	239,240	EN	354
disorders of sweat glands	360	——, localized	239,240	enanthema	71
disorders of the dermis	337	筋ジストロフィー合併型——	239	encapsulated fat necrosis	358
disseminated superficial actinic		幽門閉鎖合併型——	239	end corpuscle	19
porokeratosis	408	EB ウイルス（EBV）	505,507	endoneurial cell	420
disseminated superficial porokeratosis		ecchymosis	65,163	endothelial cell	18
	408	eccrine angiomatous hamartoma	388	*ENG*	404
distal and lateral subungual		eccrine bromhidrosis	361	engraftment syndrome	161
onychomycosis	534	eccrine hidradenoma	413	ENL	554
DITRA	287	eccrine hidrocystoma	412	enlarged / giant capillaries	61
divided nevus	379	eccrine nevus	387	enterotoxin	526
DLE	193,194,196	eccrine porocarcinoma	414,458	enthesitis	288
DLSO	534	eccrine poroma	414	eosinophil	34
DLST	83	eccrine secretion	26	eosinophil cationic protein	34
DM	205	eccrine spiradenoma	414	eosinophil chemotactic factor of	
DNA 検査	88	eccrine sweat gland	25	anaphylaxis	33
dominant negative effect	581	ECM	568	eosinophilic cellulitis	357
dopaquinone	11	*ECM1* 遺伝子	335	eosinophilic fasciitis	204
Dorfman-Chanarin 症候群	275	ECP	34	eosinophilic granuloma	480
dorsal fibromatosis	296	ecthyma	515	eosinophilic granulomatosis with	
dots	55	ecthyma gangrenosum	515	polyangiitis	170
dotted vessels	62	ectodermal dysplasia	342	eosinophilic pustular dermatosis	266
Dowling-Meara 型	239	eczema	114,333	eosinophilic pustular folliculitis（Ofuji）	
Down 症候群	344	eczema herpeticum	488		266
drug repositioning	102	eczematous erythroderma	148	EPF	266
drug-induced erythroderma	149	*EDA1* 遺伝子	342	ephelides	309
drug-induced hypersensitivity syndrome		*EDAR* 遺伝子	342	epidemic typhus	563
	158	edema	48	epidermal and follicular tumors	444
drug-induced pemphigus	254	EDS	351	epidermal atrophy	41
Drüse	531	EED	167	epidermal basement membrane	5
DSAP	408			epidermal burn	220

epidermal cyst	417	erythrasma	529	Favre-Racouchot 症候群	73
epidermal hyperplasia	40	erythroderma	73,139,147	*FBN1* 遺伝子	352
epidermal hypoplasia	41	erythrokeratoderma	280	FcεR	30
epidermal nevi	385	erythrokeratodermia variabilis	280	FcεR I	33〜35
epidermal nevus	385	erythrokeratodermia variabilis et progressiva	280	FDEIA	134
epidermal nevus syndrome	385	erythroleukoplakia	453	*FECH* 遺伝子	330
epidermis	3,40	erythromelalgia	189	felon	520
epidermodysplasia verruciformis	497	erythromelanosis follicularis faciei *et* colli	297	fibril	14
epidermoid cyst	417			fibrillar pattern	57
epidermolysis bullosa	237	erythromelanosis follicularis faciei （Kitamura）	297	fibrillin	15,352
epidermolysis bullosa acquisita	260			fibrinoid degeneration	164
epidermolysis bullosa hereditaria	237	erythroplasia of Queyrat	451	fibroblast	16
epidermolysis bullosa simplex	239	erythropoietic protoporphyria	330	fibroblastic tumors	461
epidermolysis bullosa simplex with mottled pigmentation	240	esthiomène	561	fibrocyte	16
		eumelanin	11	fibroepithelioma of Pinkus	445
epidermolytic hyperkeratosis	42	Evans 症候群	195	fibrokeratoma	395
epidermolytic ichthyosis	273	exanthema subitum	503	fibrolipoma	438
epidermotropism	44	excimer lamp	108	fibroma pendulum	431
epithelioid cell	46	excisional biopsy	39	fibrosis	48
epithelioid hemangioma	440	exclamation hair	369	fibrous histiocytoma	431
epithelioid sarcoma	465	excoriation	70	fibrous papule of the nose	434
epithelioma	410	exfoliation	68	fibrous tumors	431
EPP	330	exfoliative dermatitis	147	fifth disease	504
Epstein-Barr virus	507	exfoliative toxin	515,522,523	filaggrin	8
erosio interdigitalis blastomycetica	538	exocytosis	44	filiform wart	495
erosion	70	*Exophiala jeanselmei*	543	final sweat	26
erosive adenomatosis of the nipple	416	external dental fistula	531	finger test	527
eruption	64	extramammary Paget's disease	456	fingerprint-like structures	60
eruptive vellus hair cyst	418	extranodal marginal zone lymphoma of mucosa-associated lymphoid tissue	478	*FIP1L1-PDGFRA* 融合遺伝子	357
eruptive xanthoma	323			fish tank granuloma	551
erysipelas	516			fissure	71
erysipelas bullosa	516	extranodal NK/T-cell lymphoma, nasal type	476	fissure and ridges	60
erysipeloid	516			FITC	49
Erysipelothrix rhusiopathiae	516	extravasation injury	224	fixed drug eruption	154
erythema	64,139			flaccid bulla	67
erythema ab igne	188	**［F］**		flat wart	496
erythema annulare centrifugum	145			Flegel 病	300
erythema annulare rheumaticum	146	Fabry's disease	334	*FLG* 遺伝子	269
erythema chronicum migrans	568	facial furuncle	519	flower cell	474
erythema dyschromicum perstans	312	facial hematrophy	204	fluorescein isothiocyanate	49
erythema elevatum diutinum	167	factitial dermatitis	227	fluorescent treponemal antibody absorption test	560
erythema exsudativum multiforme	139	factitial panniculitis	358		
erythema gyratum repens	146	familial benign chronic pemphigus	246	foam cell	321
erythema induratum	355,549	familial cutaneous collagenoma	389	fogo selvagem	255
erythema infectiosum	504	familial Mediterranean fever	217	follicular dendritic cell	32
erythema marginatum（rheumatica）	146	familial primary localized cutaneous amyloidosis	317	follicular germinative cell	410
				follicular keratosis	42
erythema multiforme	139	familial systemic amyloidosis	318	follicular mucinosis	321,469
erythema nodosum	354	fascia	20	follicular tumors	409,455
erythema nodosum leprosum	554	fat cell	20	folliculitis	518
erythema toxicum neonatorum	145	fat cell tumors	438	folliculitis decalvans	522
erythematotelangiectatic rosacea	366	fat lobule	20	folliculotropic MF	469
erythematous stage［mycosis fungoides］	469	fat septum	20	*Fonsecaea monophora*	543
				Fonsecaea pedrosoi	543

Fontaine 分類	185	Gibert ばら色粃糠疹	74,295	guttate psoriasis	287
Fordyce's condition	362	GJB2 遺伝子	275	GVHD	150,151,160,161
foreign body giant cell	47	GJB3	280	GVL 効果	162
foreign body granuloma	47	GJB4	280		
Fournier's gangrene	527	GJB6 遺伝子	342		
Fox-Fordyce disease	362	globules	55	**[H]**	
Foxp3	32	glomangioma	426	habit-tic deformity	228
freckles	309	glomerular vessels	62	*Haemaphysalis longicornis*	569
freckling	391	glomeruloid hemangioma	425	*Haemophilus ducreyi*	560
free nerve ending	19	glomus apparatus	18	*Haemophilus influenzae*	517
free sebaceous gland	25	glomus tumor	426	Hailey-Hailey disease	246
Frei reaction	561	glomuvenous malformation	426,427	hair	23
Frey syndrome	361	GLUT-1	423	hair apparatus	21
friction melanosis	310	glycoprotein	15	hair bulb	21,22
frostbite	222,223	glycosaminoglycan	16	hair bulge	21
FTA-ABS	560	GM-CSF	34,35	hair cortex	23
FTU	97	GMA	285	hair cuticle	23
fungal diseases	532	GNAQ 遺伝子	401	hair cycle	23
fungal examination	86	GNAS1 遺伝子	389	hair follicle	21
fungus	532	Göckerman 療法	95	hair matrix cell	22
furuncle	519	goose flesh	24	Hallopeau 型	252
furunculosis	519	Gorlin syndrome	403	halo nevus	307
		Gottron's papules	205	hand-foot syndrome	158
		Gottron's sign	205	hand-foot-mouth disease	506
[G]		Gougerot-Blum 病	183	Hand-Schüller-Christian 病	480
GA	348	gout	335	Hansen's disease	553
ganglion	436	GPA	171	haploinsufficiency	246
gangrene	71	GRA	471	harlequin fetus	271
gap junction	3	graft versus leukemia effect	162	harlequin ichthyosis	271
Gardner 症候群	397	graft-versus-host disease	160	Hartnup disease	328
gas gangrene	528	grains	246,280,543	Hashimoto-Pritzker disease	480
gel	91	granular cell layer	4	HBO	109
gene rearrangement analysis	471	granular cell tumor	421	HE 染色	39
generalized bullous fixed drug eruption	154	granular degeneration	42,273	Heerfordt 症候群	347
		granulation	47	*Helicobacter cinaedi*	517
generalized granuloma annulare	333,348	granule	531	heliotrope rash	205
generalized hyperhidrosis	362	granulocyte and monocyte absorption apheresis	285	helper T cell	31
generalized lipodystrophy	358			hemangioma simplex	427
generalized morphea	204	granuloma	46	hemangiomas	421
generalized myxedema	320	granuloma annulare	348	hemangiopericytoma	461
generalized pruritus	138	granuloma faciale	167	hematoma	65
generalized vitiligo	305	granuloma gluteale infantum	350	hematopoietic tumors	439,480
genetic blistering diseases	237	granuloma trichophyticum	537	hemidesmosome	3
genetic counseling	576	granulomatosis with polyangiitis	171	hemihyperhidrosis	363
genital candidiasis	539	granulomatous disorder	344	hemochromatosis	324
genital herpes	489	granulomatous slack skin	469	Henderson-Patterson bodies	499
genital leiomyoma	439	gray hair	370	Henle 層	22
genodermatoses	573	green nail syndrome	372	Henoch-Schönlein purpura	165
Gianotti-Crosti syndrome	505	Grenz zone	477	herald patch	295
Gianotti-Crosti 病	505	Grönblad-Strandberg 症候群	353	hereditary angioedema	134
giant cell	47	groove sign	204	hereditary connective tissue disease	351
giant cell arteritis	172	ground substance	15		
giant cell tumor of tendon sheath	435	gumma	558	hereditary hemochromatosis	325
giant congenital melanocytic nevus	379	gustatory sweating	25		

hereditary hemorrhagic telangiectasia	404	homogeneous pattern	56	**[I]**	
hereditary keratoses	268	horny cell layer	5	ichthyoses	75,268
Herlitz 型	242	horny intercellular fat	9	ichthyosis bullosa of Siemens	273
Hermansky-Pudlak syndrome	304	*Hortaea werneckii*	543	ichthyosis linearis circumflexa	275
herpes	74,487	housewives'（hand）eczema	119	ichthyosis syndrome	274
herpes gestationis	258	*HPGD*	343	ichthyosis vulgaris	268
herpes labialis	488	HPS	304	idiopathic guttate hypomelanosis	308
herpes simplex	487	HPV	494,496,497	idiopathic pigmentary purpura	183
herpes simplex virus infection	487	──の型と臨床症状の関係	494	idiopathic thrombocytopenic purpura	181
herpes simplex virus type 1	487	*HRAS* 遺伝子	386	id 疹	125,546
herpes zoster	492	HRT	80	id 反応（id reaction）	126
herpetic gingivostomatitis	488	HSV-1	487	IEN	254
herpetic whitlow	489,520	HSV-2	487	IFN-γ	31,33
herpetiform pemphigus	255	HTLV-1	473	IgA	30,262
Hertoghe 徴候	121	human adjuvant disease	202	IgA pemphigus	254
HFE 遺伝子	325	human immunodeficiency virus	511	IgA vasculitis	165
HG	258	human leukocyte antigen	28	IgD	30
HHV	503	human papilloma virus	494	IgE	30,33,35,36
HHV-6	158	human T-cell leukemia virus type-1	473	IgE 受容体	30
HHV-8	464	humoral immunity	31	IgG	30,258
hidradenitis suppurativa	521	Hunter 症候群	389	IgG4-related disease	217
hidradenoma	413	Hutchinson 徴候	379,493,559	IgM	30
hidradenoma papilliferum	416	Huxley 層	22	IGRA	547
hidrotic ectodermal dysplasia	342	hyalinosis cutis et mucosae	335	IL-1α	35
hippocratic nail	373	hydroa vacciniforme	234	IL-1β	35
histiocyte	16,32	hydroa vacciniforme-like lymphoproliferative disorder	476	IL-2	31
histiocytic and dendritic cell neoplasms	467	hydropic degeneration	45	IL-3	33～35
histiocytic tumors	436	hydroquinone	310	IL-4	31,33
histiocytosis X	480	hydroxychloroquine	102	IL-5	31,33,34
Histoplasma capsulatum	545	hyperbaric oxygen therapy	109	IL-6	35
histoplasmosis	545	hypereosinophilic syndrome	357	IL-17	31
history taking	78	hypergranulosis	42	*IL17F*	539
HIV	511,512	hyperhidrosis	362	*IL17RA*	539
──感染率	509	hyperidorosis	362	IL-23	32
──と梅毒	559	hyperkeratosis	41,283	IL-36 受容体阻害因子欠損症	218,287
HIV-associated lipodystrophy（関連リポジストロフィー）	359	hyperkeratosis lenticularis perstans	300	ILE	194
HLA	28	hyperkeratotic scabies	565	ILVEN	385
──複合体と疾患感受性	29	hyperpigmentations	309	imiquimod	95
HLA-A1	345	hyperpigmented stage [incontinentia pigmenti]	398	immune privilege	369
HLA-A26	175	hyperplasia	410	immune reconstitution syndrome	512
HLA-B13	282	hypersensitivity to mosquito bite	562	immune system	28
HLA-B27	216	hypersensitivity vasculitis	163	immune thrombocytopenic purpura	181
HLA-B51	175	hyperthermia	109	immune-related adverse event	485
HLA-B8	262,263	hypertrophic portwine stain	427	immunity	28
HLA-Cw6	282	hypertrophic scar	432,433	immunocompetent cells	31
HLA-DQ2	262,263	hypha	532	immunocytic amyloidosis	317
HLA-DR3	262,263	hypohidrosis	363	immunoenzyme method	50
HLA-DR4	308	hypomelanosis of Ito	399	immunofluorescence	49
HLA-DR53	308	hypomelanotic macules	395	immunohistochemistry	48
holocrine secretion	25	hypopigmentation stage [incontinentia pigmenti]	399	immunosuppressant	94,100
homogeneous blue pigmentation	56	hypotrichosis congenita	371	impetigo	74,514
				impetigo contagiosa	514
				impetigo herpetiformis	287

in-transit 転移	482	itching purpura	184	Ki-1 抗体 475
incisional biopsy	39	ITP	**181**	KID 症候群 275
inclusion body	43	IVR	226	Kimura's disease **440**
incontinentia pigmenti	398	*Ixodes ovatus*	567	kissing disease 507
incontinentia pigmenti histologica	45	*Ixodes persulcatus*	567,569	Klippel-Trenaunay-Weber syndrome
indirect immunofluorescence	49			401,427
individual cell keratinization	42	**[J]**		Klippel-Trenaunay 症候群 **401**
induced pluripotent stem cells	581	Janeway lesion	529	Klippel-Weber 症候群 **401**
inducible skin-associated lymphoid tissue		Japanese spotted fever	570	KLK 10
	33	Jarisch-Herxheimer 反応	153,560	knuckle pad 296
infantile acropustulosis	267	jaw claudication	172	Köbner phenomenon 76,284,292
infantile digital fibromatosis	436	JEB	**241**	Köbner 型 239
infantile eczema	126	——, generalized intermediate	242	Koch phenomenon 550
infantile hemangioma	421	——, generalized severe	241	Koenen's tumor 395,434
infantile spasms	395	JIA	215	Kogoj's spongiform pustule 44,284
infectious mononucleosis	507	jigger	566	KOH 直接鏡検法 86,533
infiltrative stage [mycosis fungoides]		JRA	215	koilocytosis 495
	469	junctional epidermolysis bullosa	241	Koplik's spots 500
inflammatory keratosis	281	junctional nevus	378	*KRAS* 遺伝子 386
inflammatory linear verrucous		juvenile dermatomyositis	208	kraurosis penis 339
epidermal nevus	385	juvenile idiopathic arthritis	215	kraurosis vulvae 339
infrared light	108	juvenile melanoma	379	
infundibular cyst	417	juvenile rheumatoid arthritis	215	**[L]**
infundibulum	21	juvenile xanthogranuloma	436	LABD 263
ingrown nail	375			LAC 211
innate lymphoid cells	31	**[K]**		lacunae 280
inner root sheath	22	kala-azar	571	LAD 263
insect bite	**562**	Kamino body	380	LAM 395
inspection	78	Kanzaki disease	334	lamellar granule 4
insulin ball	318	Kaposi's sarcoma	464,510	lamellar ichthyosis **271**
intercellular bridge	4	Kaposi's varicelliform eruption	488	lamellar scale 69
intercellular edema	43	Kaposiform hemangioepithelioma	426	lamina densa 5
intercellular IgA dermatoses	254	Kasabach-Merritt syndrome	401,**425**	lamina lucida 5
interdigital candidiasis	538	Kawasaki disease	173	Langer 割線 2,295
interdigital type [tinea pedis]	534	keloid	69,**432**	Langerhans cell 2,12,34,511
interferon gamma-release assay	547	keloidal folliculitis	522	Langerhans cell histiocytosis **480**
intermittent claudication	178	keratin	8	Langhans giant cell 47
interstitial components	14	keratin filament	3	large blue-gray ovoid nests 59
interventional radiology	226	keratin pattern	5	large cell transformation 471
intracellular edema	43	keratin-filled crater	453	large plaque parapsoriasis 291
intracytoplasmic inclusion body	43	keratinization	8	laser knife 113
intradermal nevus	379	keratinocytes	2,5,35	laser therapy 105
intraductal carcinoma	456	keratoacanthoma	453	latent syphilis 558
intraepidermal neutrophilic	254	keratocystic odontogenic tumor	403	lateral nail fold 27
intranuclear inclusion body	43	keratoderma blennorrhagicum	216	lattice-like pattern 57
intravascular large B-cell lymphoma	478	keratohyalin granule	4	Laugier-Hunziker-Baran 症候群 396
intravascular papillary endothelial		keratosis follicularis	**279**	LCH **480**
hyperplasia	426	keratosis follicularis squamosa（Dohi）		lcSSc 200
involucrin	9		299	LE 191
iontophoresis	113	keratosis pilaris	297	leaf-like areas 59
iPS 細胞	581	kerion	536	Ledderhose 病 434
irAE	485	kerosene dermatitis	224	Legius 症候群 389
irritant contact dermatitis	117			leiomyoma **439**
iSALT	33			

leiomyosarcoma	439,462	linear porokeratosis	408	Lyme borreliosis	567
Leishmania braziliensis	571	linear scleroderma	204	Lyme disease	567
Leishmania donovani	571	linear vessels	62	lymph capillary	19
Leishmania tropica	571	lip lickers' dermatitis	119	lymphadenosis benigna cutis	439
leishmaniasis	570	*LIPH* 遺伝子	371	lymphangiectasia	430
Lennox-Gastaut 症候群	395	lipoatrophy	358	lymphangioleiomyomatosis	395
lentigo maligna	377	lipoblast	462	lymphangioma	429
lentigo maligna melanoma	482	lipoblastic cell	438	lymphangioma circumscriptum	430
lentigo simplex	377	lipodystrophia centrifugalis abdominalis		lymphangitis	189
LEOPARD 症候群	402	infantilis	359	lymphatic filariasis	572
leprosy	553	lipodystrophies	358	lymphatic malformation	429
leprosy reaction	554	lipoid proteinosis	335	lymphatic vessel	19
leptin	359	lipoma	438	lymphedema	189
leptomeningeal angiomatosis	400	liposarcoma	462	lymphocytic infiltration of the skin	
Leptotrombidium akamushi	570	liquefaction degeneration	45	（Jessner）	440
Leptotrombidium pallidum	570	livedo	74,188	lymphocytoma cutis	439,568
Leptotrombidium. scutellare	570	livedo racemosa	188	lymphogranuloma venereum	561
Leser-Trélat 徴候	406	livedo reticularis	74	lymphogranulomatosis inguinale	561
Letterer-Siwe 病	480	livedo reticularis with summer/winter		lymphomas	444
leukemia cutis	481	ulcerations	188	lymphomatoid papulosis	476
leukocytoclastic vasculitis	163,165	livedo vasculitis	188	*LYST* 遺伝子	304
leukoderma	66	livedo vasculopathy	188		
leukoderma acquisitum centrifugum		livedoid vasculopathy	188	**[M]**	
Sutton	307	LMDF	367		
leukoderma pseudosyphiliticum	309	lobular panniculitis	48,356	M 蛋白	315
leukoderma Sutton	307	localized cutaneous amyloidosis	316	M1 マクロファージ	33
leukomelanoderma	230	localized granuloma annulare	348	M2 マクロファージ	33
leukonychia	372	localized hyperhidrosis	362	MAC	459
leukoplakia	71,452	localized pruritus	138	macrocystic lymphatic malformation	
Libman-Sacks 心内膜炎	194	localized scleroderma	203		430
lichen	72	Löfgren 症候群	347	macrophage	16,32
lichen amyloidosis	316	longitudinal groove	374	macular amyloidosis	316
lichen aureus	184	*LOR* 遺伝子	274	macular syphilide	557
lichen myxedematosus	320	loricrin	9	Madura foot	543
lichen nitidus	294	loricrin keratoderma	274	Maffucci syndrome	405
lichen pilaris	297	lotion	92	Majocchi granuloma	537
lichen planopilaris	293	Louis-Bar 症候群	190	Majocchi's purpura	183,184
lichen planus	291	LP	291	major basic protein	34
lichen planus-like keratosis	407	LRINEC スコア	527	major histocompatibility complex	28
lichen sclerosus	339	LS	339	mal de Meleda	278
lichen sclerosus et atrophicus	339	LSA	339	*Malassezia* 属	122,124
lichen scrofulosorum	550	Lund-Browder の公式	220	*Malassezia* folliculitis	541
lichen simplex chronicus	126	lupus	548	*Malassezia furfur*	124
lichen spinulosus	298	lupus anticoagulant	211	*Malassezia globosa*	540
lichen striatus	293	lupus band test	195	*Malassezia* infections	540
lichen Vidal	126	lupus erythematosus	191	male pattern baldness	370
lichenification	72	lupus erythematosus profundus	196	malignant AN	298
lichenoid infiltrate	46	lupus hair	193	malignant angioendothelioma	462
lilac ring	204	lupus miliaris disseminatus faciei	367	malignant atrophic papulosis	179
linear dermatitis	563	lupus nephritis	194	malignant fibrous histiocytoma	466
linear epidermal nevus	385	lupus panniculitis	196	malignant lymphoma	467
linear granuloma	47	lupus pernio	345	malignant melanoma	481
linear IgA bullous dermatosis	263	lupus vulgaris	547,548	malignant nodular hidradenoma	415
linear IgA dermatosis	263	Lyell's syndrome	155		

malignant peripheral nerve sheath tumor	392,460	Merkel cell polyomavirus	460	MPA	168,169,230
malignant pilomatricoma	455	merlin	394	MPNST	460
malignant proliferating trichilemmal cyst	411,455	mesenchymal-cell nevi	388	MPO	34
		mesenchymal tumors	461	MPO-ANCA	169
malignant skin tumors	444	metachromasia	17	MRD	84,230
MALT リンパ腫	478	metastatic carcinoma of the skin	466	*MRP6* 遺伝子	353
mammary Paget's disease	455	methotrexate-related lymphoproliferative disorder	479	MRSA	524
Marfan's syndrome	343,352			*MSH2*	455
marginal band	5,9	MF	468	mTOR シグナル経路	396
marginal zone	32	MFH	466	Mucha-Habermann 病	291
mask phenomenon	184	MHC	28	mucinosis	319
MAST	80	Mibelli 型［汗孔角化症］	408	mucinous carcinoma of the skin	459
mast cell	17,33	Mibelli 被角血管腫	430	Muckle-Wells 症候群	218
mast cell leukemia	442	microcystic adnexal carcinoma	459	mucocutaneous leishmaniasis	571
mastocytoma	441,442	microfibril	15	mucocutaneous ocular syndrome	141
mastocytosis	441	microglossia	201	mucopolysaccharide	16
MATP 遺伝子	304	microscopic polyangiitis	168,169	mucopolysaccharidosis	319
matrix	15	microscopic polyarteritis	169	*Mucorales*	545
MB 型 [leprosy]	553	*Microsporum canis*	535,536	mucous cell	26
MBP	34	microstomia	201	mucous cyst of the oral mucosa	436
MC1R	309	Miescher 母斑	379	mucous membrane pemphigoid	259
McCune-Albright 症候群	389	Mikulicz 病	217	Muehrcke's nail	373
MCLS	173	miliaria	360	Muir-Torre 症候群	455
MCTD	209	miliaria crystallina	360	multibacillary [leprosy]	553
MDRPU	226	miliaria profunda	361	multicentric reticulohistiocytosis	437
measles	499	miliaria pustulosa	361	multicomponent pattern	58
mechanic's hand	205	miliaria rubra	361	multiple antigen stimulation test	80
MED	84,230	milium	417	multiple blue-gray globules	59
median cervical cyst	419	mineral	323	multiple endocrine neoplasia type 1	389
median raphe cyst	419	minimal erythema dose	84,230	multiple familial trichoepithelioma	409
medical device-related pressure ulcers	226	minimal phototoxic dose	230	multiple hamartoma syndrome	411
		minimal response dose	84,230	multiple milia-like cysts	60,407
medulla	23	mite burrow	564	multiple myeloma	481
MEFV 遺伝子	217	mixed connective tissue disease	209	multiple sweat gland abscesses of infant	520
Meibom 腺	25,455	mixed tumor of the skin	415		
Meissner corpuscle	19	MM	481	Münchhausen syndrome	228
melanin	11	MMP	259	Munro's microabscess	44,283
melanin cap	11	MMP-3	214	muscular tissue tumors	439
melanin granule	12	modified measles	500	mycetoma	531,543
melanocytes	2,10	modified Rodnan total skin thickness score	202	mycobacterial infections	546
melanocytic nevi	376			*Mycobacterium* 属	546
melanoma	444,481	Mohs micrographic surgery	447	*Mycobacterium avium* 感染症	552
melanonychia	372	Mohs' paste	95	*Mycobacterium bovis*	550
melanonychia striata type nevus	379	mole	377	*Mycobacterium chelonae* 感染症	552
melanophage	45	Moll's gland	26	*Mycobacterium fortuitum* 感染症	552
melanosis	74	molluscum body	499	*Mycobacterium leprae*	553
melanosis faciei feminina	310	molluscum contagiosum	498	*Mycobacterium marinum* 感染症	551
melanosome	11	Mondor's disease	179	*Mycobacterium tuberculosis*	546
melasma	309	mongolian spot	383	*Mycobacterium tuberculosis* infections	546
Melkersson-Rosenthal syndrome	349	monocyte	16,32		
Menkes' kinky hair disease	325	morning stiffness	214	*Mycobacterium ulcerans*	553
Merkel cell	12	morphea	204	*Mycobacterium ulcerans* subsp. *shinshuense*	553
Merkel cell carcinoma	459	morpheaform BCC	445		
		mosaic wart	495	mycosis fungoides	468

myeloid sarcoma	481	neurofibroma	391,420	non-bullous impetigo	515
myeloperoxidase	34	neurofibromatosis type 1	391	non-invasive prenatal genetic testing	580
myiasis	563	neurofibromatosis type 2	394	noninflammatory keratosis	296
myofibroblastic tumours	461	neurofibromin	393	noninvoluting congenital hemangioma	421
myolipoma	438	neurosyphilis	559	nonpalpable purpura	165,181
myrmecia	495	neutral lipid storage disease with ichthyosis	275	nontuberculous mycobacterial infections	551
		neutrophil	34	nontuberculous mycobacteriosis	551
[N]		neutrophil chemotactic factor	33	Noonan syndrome	402
NAB2-STAT6 融合遺伝子	461	neutrophilic dermatosis	143	North American blastomycosis	545
Nagashima type palmoplantar keratosis	277	nevocellular nevus	376	Norwegian scabies	565
Nagashima's disease	137	nevoid basal cell carcinoma syndrome	403	*NOTCH1*	448
Nagayama's spot	503	nevomelanocytic nevus	376	NPPK	277
nail	27	nevus	376	NTM	551
nail bed	27	nevus anemicus	390	nuclear dust	164
nail candidiasis	539	nevus cell nevus	376	nucleic acid amplification test	513
nail clubbing	373	nevus comedonicus	387	nummular eczema	125
nail fold	27	nevus depigmentosus	308		
nail matrix	27	nevus flammeus	427	**[O]**	
nail pitting	374	nevus fuscoceruleus ophthalmomaxillaris	382	obesity-associated AN	298
nail plate	27	nevus lipomatosus cutaneous superficialis	388	OCA	302
nail shedding	374	nevus of Ito	383	OCA1 型	303
naïve T cell	31	nevus of Ota	382	OCA2 型	303
naked granuloma	346	nevus pigmentosus	376	OCA3 型	304
narrow band UVB 療法	108	nevus spilus	390	OCA4 型	304
NAT	513	nevus Unna	428	occludin	7
natural moisturizing factor	9	NF1	391,420	ocular melanosis	383
navel stone	228	*NF1* 遺伝子	483	ocular rosacea	366
NBCIE	271	NF2	394,420	oculocutaneous albinism	302
Nd：YAG レーザー	106,107	*NF2* 遺伝子	394	Odland body	4
necrobiosis lipoidica	332	NICH	421	ointment	90
necrolytic migratory erythema	146	niche	370	old world cutaneous leishmaniasis	571
necrotizing fasciitis	526	Nikolsky phenomenon	76,237,250	oleaginous ointment	90
necrotizing soft tissue infection	526	NIPT	580	olfactive examination	80
necrotizing vasculitis	163	NK 細胞	507	Online Mendelian Inheritance in Man (OMIM)	573
negative pressure wound therapy	109	NK-cell lymphoma	467	onychogryphosis	374
NEMO（NF-κB essential modulator）遺伝子	399	*NLRP3* 遺伝子	217	onycholysis	373
neonatal acne	364	*Nocardia asteroides*	531,544	onychomadesis	374
neonatal herpes	489	nocardiosis	531	onychorrhexis	374
neonatal lupus erythematosus	199	*NOD2* 遺伝子	218	onychoschizia	374
neonatal lupus syndrome	199	nodular BCC	444	onychotillomania	228
neonatal pemphigus	254	nodular cutaneous amyloidosis	317	open comedo	364
nephrogenic systemic fibrosis	202	nodular cutaneous lupus mucinosis	199	ophiasis	369
nerve tumors	420	nodular fasciitis	435	oral candidiasis	539
nerves	17	nodular hidradenoma	415	oral florid papillomatosis	448,449
nervous system	19	nodular melanoma	482	oral hairy leukoplakia	452
nervous system tumors	459	nodular plexiform neurofibroma	391,420	organoid nevus	386
Netherton 症候群	10,275	nodular vasculitis	355,356	*Orientia tsutsugamushi*	570
Neumann 型	252	nodule	66	orthokeratotic hyperkeratosis	42
neurilemmoma	420	non-bullous congenital ichthyosiform erythroderma	271	Osler-Rendu-Weber 症候群	404
neurocutaneous melanosis	402				
neurocutaneous syndrome	376,391				

Osler's disease	404	
Osler's node	529	
osmidrophobia	362	
osmidrosis	361	
OSMR 遺伝子	317	
osteoma cutis	439	
osteosis tumors	439	
outer root sheath	22	
overlap syndrome	210	
owl's eye	43	

[P]

P 蛋白	303	
pachydermatocele	391	
pachydermoperiostosis	343	
pachyonychia	374	
pachyonychia congenita	374	
Pacinian corpuscle	19	
PAD	185	
Paederus fuscipes(Curtis)	563	
pagetoid reticulosis（Woringer-Kolopp）		469
Paget 現象	458	
Paget 細胞	456	
Paget 病様細網症	469	
PAH 遺伝子	336	
PAIgG	181	
palisading arrangement	446	
palisading granuloma	47,214,348	
palmar erythema	145	
palmar fibromatosis	333	
palmoplantar erythrodysesthesia syndrome	158	
palmoplantar fibromatosis	434	
palmoplantar hyperhidrosis	363	
palmoplantar hyperlinearity	269	
palmoplantar keratoderma	277	
palmoplantar pustulosis	264	
palpable purpura	165	
palpable tendon friction rub	202	
palpation	78	
P-ANCA	169	
pancreatic panniculitis	358	
panniculitis	48,354	
PAN（PN）	168	
PAO	265	
PAPA 症候群	218	
paper money skin	144	
papillary eccrine adenoma	414	
papillary layer	13	
papillomatosis	48,72	
Papillon-Lefèvre syndrome	279	
PA（protection grade of UVA）	96	
papular acrodermatitis of childhood	505	
papular mucinosis	320	
papular purpuric gloves and socks syndrome	166,504	
papular syphilide	558	
papular tuberculid	551	
papule	66	
papulo-erythroderma（Ofuji）	149	
papulonecrotic tuberculid	549	
papulopustular rosacea	366	
Paracoccidioides brasiliensis	545	
paracoccidioidomycosis	544	
parakeratosis	42,283	
parallel furrow pattern	56	
parallel pattern	56	
parallel ridge pattern	57,396,484	
paraneoplastic acrokeratosis	299	
paraneoplastic erythroderma	149	
paraneoplastic pemphigus	254	
parapsoriasis	290	
parapsoriasis en plaque	290,291,469	
Parkes Weber 症候群	401	
Parrot's lines	559	
Parrot の仮性麻痺	559	
Parry-Romberg 症候群	358	
partial albinism	306	
Pasini-Pierini 型進行性特発性皮膚萎縮症		337
PASI スコア	284,285	
Pasteurella multocida 感染症	517	
patch stage［mycosis fungoides］	469	
patch test	81	
pathergy test	77	
patidegib	403	
paucibacillary［leprosy］	553	
Pautrier's microabscess	44,470	
PB 型［leprosy］	553	
PCBCL	477	
PC-DLBCL	479	
PCFCL	479	
PCMZL	478	
PCT	331	
PDAI	252	
pDC	35	
pearly penile papule	434,497	
peau d'orange	353	
pederin	563	
pedicled flap	111	
pediculosis	563	
Pediculus humanus capitis	563	
Pediculus humanus humanus	563	
pellagra	327	
pemphigoid gestationis	258	
pemphigoid group	255	
pemphigus	247	
pemphigus disease area index	252	
pemphigus erythematosus	253	
pemphigus foliaceus	253	
pemphigus vegetans	252	
pemphigus vulgaris	249	
penis tuberculid	550	
PEP	137	
Peptostreptococcus anaerobius	527	
perforating dermatosis	343	
perforating granuloma annulare	348	
perianal itching	138	
periarteritis nodosa	168	
pericyte	18	
perifolliculitis capitis abscedens et suffodiens	522	
perineurial cell	420	
perioral dermatitis	367	
perioral pallor	525	
peripheral arterial disease	185	
peripheral cell	25	
periporitis staphylogenes	520	
periungual fibroma	395	
perivascular infiltration	46	
pernio	222,223	
persistent light reaction	233	
petechia	65,163	
Peutz-Jeghers syndrome	396,397	
PF	253	
PG	176,424	
phaeohyphomycosis	543	
phakomatosis	376	
phakomatosis pigmentovascularis	403	
phenylketonuria	336	
pheomelanin	11	
Phialophora verrucosa	543	
PHN	493	
photoaging	229,338	
photoallergen	231	
photoallergic dermatitis	230	
photocontact dermatitis	117,232	
photodermatosis	228	
photo-drug test	84,231	
photopatch test	84	
photosensitive dermatosis	229	
photosensitivity	229	
photosensitivity test	84	
phototest	84	
phototherapy	107	
phototoxic dermatitis	232	
Phthirus pubis	563	
phymatous rosacea	366	
physical therapy	107	
physical urticaria	132	

physicochemical injury	219	
PHYT	276	
piebaldism	306	
pigment network	54	
pigmentary demarcation lines	310	
pigmentatio petaloides actinica	312	
pigmented macule	65	
pigmented nevus	376	
pigmented purpuric dermatosis	183	
pigmented purpuric lichenoid dermatosis	184	
pigmented wart	495	
PIK3CA 遺伝子	401	
pilar cyst	418	
pilomatricoma	410	
pilomatrix carcinoma	410	
pilomatrixoma	410	
pilonidal cyst	419	
pilonidal sinus	419	
pincer nail	375	
pinch purpura	318	
Pinkus 型［基底細胞癌］	445	
pitted keratolysis	530	
pityriasis	74	
pityriasis alba	121	
pityriasis circinata（Toyama）	300	
pityriasis lichenoides	290, 291	
pityriasis lichenoides chronica	291	
pityriasis lichenoides et varioliformis acuta	291	
pityriasis rosea（Gibert）	295	
pityriasis rubra pilaris	288	
pityriasis simplex faciei	121	
pityriasis versicolor	540	
pityriasis versicolor alba	540	
pityriasis versicolor nigra	540	
pityriatic scale	69	
Pityrosporum 属	124	
plane wart	496	
plane xanthoma	322	
plantar wart	63, 495	
plaque	72	
plaque stage [mycosis fungoides]	469	
plasma cell	17, 32	
plasmacytoid dendritic cells	35	
plasmacytosis	443	
plaster	93	
platelet-associated IgG	181	
PLC	291	
PLEVA	291	
PM	205	
PM/DM 特異抗体	210	
podoplanin	19	
POEMS 症候群	425	

poikiloderma	75, 205
poikilodermia	75
polyarteritis nodosa	168
polymorphic eruption of pregnancy	137
polymorphic light eruption	233
polymyositis	205
pompholyx	128
poroid cell	414
porokeratosis	408
porokeratosis of Mibelli	408
porokeratosis palmaris et plantaris disseminata	408
poroma	413
porphyria	328
porphyria cutanea tarda	331
porphyrin	328
portwine stain	427
postcapillary lymph vessel	19
postherpetic EM	140
post-herpetic neuralgia	493
poststeroid panniculitis	357
PPC	183
PPK	277
PPOX	331
PPP	264
prayer sign	201
precursor sweat	26
preimplantation genetic diagnosis	579
prenatal diagnosis	576
pressure ulcer	226
pretibial myxedema	320
prick test	82
prickle cell layer	4
primary cutaneous anaplastic large cell lymphoma	475
primary cutaneous B-cell lymphoma	477
primary cutaneous diffuse large B-cell lymphoma, leg type	479
primary cutaneous follicle center lymphoma	479
primary cutaneous lymphoma	467
primary cutaneous marginal zone B-cell lymphoma	478
primary skin lesion	64
primary syphilis	557
primary systemic amyloidosis	317
prognostic burn index	220
progressive symmetric erythrokeratoderma	280
progressive systemic sclerosis	200
proliferating trichilemmal cyst	411
proliferation hyperkeratosis	42, 69
Propionibacterium acnes	345, 363, 365
proteasome	33

proteoglycan	15
Proteus 症候群	389
Prototheca wickerhamii	545
provocation test	84
proximal subungual onychomycosis	534
PRP	288
prurigo	130, 135
prurigo chronica multiformis	136
prurigo gestationis	137
prurigo nodularis	135, 136
prurigo of pnegnancy	137
prurigo pigmentosa	137
pruritic urticarial papules and plaques of pregnancy	137
pruritus	76, 130, 333
pruritus cutaneus	137
PsA	287
Pseudallescheria boydii	544
pseudo-T-cell lymphoma	441
pseudoatrophic macule	391
pseudocarcinoma	454
pseudocyst of the auricle	419
pseudohorn cysts	60, 407
pseudohypha	532
pseudolymphoma	439
Pseudomonas aeruginosa	515
pseudonetwork	56
pseudoparalysis of Parrot	559
pseudoxanthoma elasticum	353
PSMB8 遺伝子	218
PSO	534
psoriasis	281
psoriasis area and severity index	284
psoriasis vulgaris	286
psoriatic arthritis	287
psoriatic erythroderma	149, 287
psoriatic march	284
PSORS1	282
PSS	200
PTCH1 遺伝子	403
PTCH 遺伝子	445
punch biopsy	39
punctate palmoplantar keratoderma	278
punctate wart	495
PUPPP	137
purpura	65, 181
purpura due to raised intravascular pressure	184
purpura fulminans	529
purpura pigmentosa chronica	183
purpura simplex	184
pustular disease	264
pustular psoriasis	287
pustular (ulcerative) syphilide	558

pustule	44,67
pustulosis palmaris et plantaris	264
pustutolic arthro-osteitis	265
PUVA 療法	108
PV	249
PXE	353
pyoderma gangrenosum	176
pyodermia chronica glutealis	522
pyogenic arthritis with pyoderma gangrenosum and acne syndrome	218
pyogenic granuloma	424

[Q]

Q スイッチレーザー	105,106
Queyrat 紅色肥厚症	451
Quincke's edema	133

[R]

RA	213
radial grow phase [MM]	482
radiation dermatitis	225
radiation recall dermatitis	225
radiation-induced dermatitis	225
radiodermatitis	225
radiotherapy	109
Ramsay Hunt 症候群	493
random skin biopsy	478
rapidly involuting congenital hemangioma	421
RAS	448,483
RAS 遺伝子	393
RAS/MAPK 症候群（RAS/MAPK syndrome）	402
RASopathies	402
Raynaud's disease	186
Raynaud's phenomenon	186,201
RDEB	243
───, generalized intermediate	243
───, generalized severe	243
reactive arthritis	216
reactive perforating collagenosis	344
reactive (AA) amyloidosis	318
RecQ-like ヘリカーゼ	340
RECQL4 遺伝子	341
recurrent erysipelas	516
red-bluish to reddish-black homogeneous areas	61
red halo	64
red, maroon, or red-blue to black lacunae	61
Reed-Sternberg 細胞	47
Reed 母斑	380

Refsum 症候群	276
regimen related toxicity	161
regulatory T cell	32
Reiter's disease	216
Reiter's syndrome	216
relapsing polychondritis	213
relaxing incision	222
REM	321
remitting seronegative symmetrical synovitis with pitting edema	216
retention hyperkeratosis	41,69
reticular degeneration	43
reticular erythematous mucinosis	321
reticular layer	13
reticulate acropigmentation of Kitamura	312
retinoid	95,102
retinoid-related orphan receptorγ t	31
revertant mosaicism	580
Reye 症候群	490,503,508
rhabdomyosarcoma	462
rheumatic fever	146
rheumatoid arthritis	213
rhinophyma	366
rhoddenol	306
RICH	421
Ridley & Jopling 分類	554
Riehl's melanosis	74,117,310
Riga-Fede disease	71
ringworm of the foot	533
ROAT	82
Rocky Mountain spotted fever	570
Róna 型 [mastocytosis]	443
RORγt	31
rosacea	366
rosacea-like dermatitis	367
Rosai-Dorfman disease	438
roseola infantum	503
roseolar rash	557
Rothmund-Thomson syndrome	341,343
RS3PE 症候群	216
rubella	501
rudimentary polydactyly	421
rule of five	220
rule of nine	220
Rumpel-Leede テスト	86

[S]

SAA	318
SADBE	370
salicylic acid	96
salmon patch	428
SAPHO 症候群	265

sarcoidal granuloma	47
sarcoidosis	344
Sarcoptes scabiei var. *hominis*	565
satellite cell necrosis	42,140
satellite lesion	482
sausage-like finger	201
scabies	63,564
scale	68
scar	69
scarlet fever	525
scarring alopecia	372
SCC	447
Schamberg's disease	183,184
Schaumann body	346
Schindler disease (typeⅡ)	334
Schwann 細胞	19
schwannoma	420
SCLE	198
scleredema	319
scleredema adultorum	319
scleredema diabeticorum	332
scleroderma	200
scleroderma en bandes	204
scleroderma en coup de sabre	204
scleroderma en plaques	204
scleroderma renal crisis	201
scleromyxedema	320
sclerosing panniculitis	187
sclerosing sweat duct carcinoma	459
sclerosis	48,75
sclerotic cell	543
sclerotic fibroma	435
scratch test	82
scrofuloderma	547
scrub typhus	569
scurvy	328
SEB (staphylococcal enterotoxin B)	526
sebaceoma	412
sebaceous adenoma	412
sebaceous carcinoma	455
sebaceous epithelioma	412
sebaceous gland	24
sebaceous gland tumors	455
sebaceous hyperplasia	411
sebaceous nevus	386
sebaceous tumors	411
sebocyte	25
seborrhea	76
seborrheic dermatitis	124
seborrheic eczema	124
seborrheic keratosis	406
seborrheic zone	24
sebum	24
secondary cutaneous lymphoma	468

secondary hemochromatosis	325	skin abrasion	111	spoke wheel areas	59
secondary localized cutaneous amyloidosis	317	skin aging	338	spongiform pustule	44
		skin biopsy	39	spongiosis	43
secondary skin lesion	68	skin flap	110	spoon nail	373
secondary syphilis	557	skin function test	85	spore	532
secondary thrombocytopenic purpura	182	skin grafting	110	*Sporothrix schenckii*	542
		skin lesion	64	sporotrichosis	541
SEGA	395	skin perfusion pressure	185	SPP	185
segmental hyalinizing vasculopathy	188	skin rejuvenation	113	SPTCL	477
segmental vitiligo	305	skin surgery	110	squamous cell carcinoma	447,450
Senear-Usher 症候群	253	skin tag	431	squaric acid dibutylester	370
senile angioma	424	slapped cheek	504	SS	471
senile freckle	312	*SLC30A2* 遺伝子	324	SSc	200
senile keratosis	449	*SLC39A4* 遺伝子	323	SSc 特異抗体	210
senile lentigo	312	*SLC45A2* 遺伝子	304	SSPE	500
senile leukoderma	308	*SLCO2A1* 遺伝子	343	SSSS	522
senile purpura	184	SLE	191,194	staphylococcal scalded skin syndrome	522
senile sebaceous hyperplasia	411	SLE 特異抗体	210		
senile skin atrophy	338	*SLURP1* 遺伝子	278	staphylococcal scarlet fever	526
sensory nerve	19	small interfering RNA	581	staphylococcal toxic epidermal necrolysis	522
sentinel lymph node biopsy	484	small plaque parapsoriasis	291		
sepsis	528	small round blue cell tumors	460	staphylococcal toxic shock syndrome	524
septal panniculitis	48,355	smallpox	503		
SERCA2	279	smooth muscle hamartoma	388	*Staphylococcus aureus*	515
serologic test for syphilis	559	*SMO* 遺伝子	445	*Staphylococcus epidermidis*	518
serous cell	26	SMO 阻害薬	403	starburst pattern	55,380
serum amyloid A protein	318	Sneddon-Wilkinson 病	266	stasis dermatitis	127
serum immune reaction	30	soft fibroma	431	*STAT1*	539
severe fever with thrombocytopenia syndrome	569	solar dermatitis	229	steatocystoma multiplex	418
		solar elastosis	338	S-TEN	522
sexual spore	532	solar keratosis	449	steroid-induced acne	364
sexually transmitted infection	489,496,556	solar lentigo	312,377	steroid-induced dermatitis	367
		solar urticaria	232	steroid psychosis	194
Sézary syndrome	471	solitary angiokeratoma	430	steroid purpura	184
——病期分類	472	solitary fibrous tumor	461	Stevens-Johnson syndrome	141
SFTS	569	solitary trichoepithelioma	409	Stewart-Treves 症候群	189,463
shadow cell	411	soluble IL-2 receptor	468	STI	489,496,556
shagreen patch	395	South American blastomycosis	544	*STK11* 遺伝子	397
shave biopsy	39	SPD	254	storiform pattern	461
shawl sign	205	SPE-A（streptcoccal pyogenic exotoxin A）	524	stratum corneum	5
shingles	492			strawberry mark	421
shiny white areas	59	SPE-B	526	strawberry nevus	421
Shulman syndrome	204	SPE-C	524	strawberry pattern	62
sicca syndrome	211	speckled lentiginous nevus	390	strawberry tongue	525
Siemens 型水疱性魚鱗癬	273	SPF（sun protection factor）	96	streaks	55
sinus histiocytosis with massive lymphadenopathy	438	spider angioma	429	streptococcal toxic shock syndrome	524
		spider nevus	429	streptococcal toxic shock-like syndrome	524
siRNA	581	spider telangiectasia	429		
Sister Mary Joseph nodule	467	spindle and epithelioid cell nevus	379	*Streptococcus pyogenes*	354,515
Sjögren syndrome	211	spindle-cell hemangioendothelioma	465	striae alba	337
Sjögren-Larsson 症候群	275	*SPINK5*	275	striae atrophicae	337
SJS	141	spiradenoma	413,414	striae cutis distensae	337
SJS 進展型	155	Spitz nevus	379	striae distensae	337
SK	406	split skin 間接蛍光抗体法	260	striae gravidarum	337

striae rubra	337	syndromic ichthyosis	274
striate palmoplantar keratoderma	278	synovial sarcoma	465
strophulus infantum	135	syphilis	556
STS	559,560,561	syphilitic alopecia	558
STS 遺伝子	270	syringocystadenoma papilliferum	416
Sturge-Weber syndrome	400,427	syringoid eccrine carcinoma	459
subacute cutaneous lupus erythematosus	198	syringoma	412,413
subacute infective endocarditis	529	systemic amyloidosis	317
subacute sclerosing panencephalitis	500	systemic contact dermatitis	117
subcorneal pustular dermatosis	254,266	systemic lupus erythematosus	191
subcutaneous fat necrosis of the newborn	358	systemic mastocytosis	442
subcutaneous fat tissue	20,48	systemic sclerosis	200
subcutaneous granuloma annulare	348	systemic treatment	97
subcutaneous mycoses	541	*SYT-SSX* 融合遺伝子	465
subcutaneous panniculitis-like T-cell lymphoma	477	**[T]**	
subcutaneous plexus	17	T 細胞	31,35
subependymal giant cell astrocytoma	395	T 細胞受容体	29
subpapillary layer	13	T 細胞リンパ腫	471
subpapillary plexus	17	T ゾーン	25
subungual exostosis	439	T cell	31
Sugiura's sign	308	T cell receptor	29
sulcus cutis	2	Takatsuki syndrome	425
sunburn	228,229	TAO	178
sunscreen	96	TARC	123
suntan	228	tattoo	314
superficial BCC	444	Tc	32
superficial epidermolytic ichthyosis	273	TCR	29
superficial mycoses	532	TDO	534
superficial spreading melanoma	482	telangiectatic granuloma	424
superficial white onychomycosis	534	telogen effluvium	369
supernumerary nipple	387	temporal arteritis	172
suppurative granuloma	47	TEN	155
surgitron	113	TEN with spots	157
Sutton nevus	307	tendon xanthoma	322
Sutton's phenomenon	307	tense bulla	67
Sutton 遠心性後天性白斑	307	teratoma	410
Sutton 白斑	307	tertiary syphilis	558
sweat gland tumors	412,455	TEWL	85
sweat glands	25	TGF-β 受容体遺伝子	404
sweat retention syndrome	360	*TGFBR2* 遺伝子	352
sweat test	85	*TGM1* 遺伝子	271
Sweet's disease	143	Th	31
Sweet's syndrome	143	Th1	31
swimming pool granuloma	551	Th1/Th2 バランス	31
SWO	534	Th2	31
sycosis	73	Th17	31,282
sycosis trichophytica	535	The National Center for Biotechnology Information	573
sycosis vulgaris	518	The rule of 10s	284
symmetrical lividity	362	thermotherapy	109
syndromic AN	298	thromboangiitis obliterans	178
		thrombocytopenic purpura	181

thrombophlebitis	179
thrush	539
thyroglossal duct cyst	419
tick bite	566
tight junction	7
tinea barbae	535
tinea capitis	536
tinea corporis	535
tinea cruris	536
tinea faciei	535
tinea incógnito	535
tinea manus	534
tinea pedis	533
tinea unguium	534
tinea versicolor	540
tineas	532
TLR2	366
TMC6 遺伝子	497
TMC8 遺伝子	497
TNF-α	35
TNF receptor-associated periodic syndrome	218
TNFRSF1A 遺伝子	218
TNF 受容体関連周期性症候群	218
tombstone appearance	251
tonofilament	3
tophus	335
topical agents	90,93
topical therapy	89
total dystrophic onychomycosis	534
Touton giant cell	16,47
towel melanosis	310
toxic epidermal necrolysis	155
toxic eruption	151
toxic erythema of the newborn	145
toxic shock syndrome	524
toxic shock-like syndrome	524
toxicoderma	151
TP53	448
TPHA	559〜561
TPLA	560
transepidermal elimination	45,343
transglutaminase	9
transient acantholytic dermatosis	254
transient neonatal zinc deficiency	324
transversal groove	374
TRAPS	218
traumatic neuroma	420
traumatic panniculitis	357
traumatic tattoo	314
Treg	31,32,152
Treponema pallidum	556
Treponema pallidum hemagglutination test	559

Treponema pallidum latex agglutination 559	tyrosinase 11	venous thrombosis 179
trichilemmal carcinoma 411,455	TYRP1 308	venule 17
trichilemmal cyst 418	*TYRP1* 遺伝子 304	Verocay body 420
trichilemmal keratinization 411,418	Tzanck test 87,488	verruca plana 496
trichilemmoma 411		verruca plana juvenilis 496
tricho-rhino-phalangeal 症候群 371	**[U]**	verruca senilis 406
trichoadenoma 409,410	UDS 値 236	verruca vulgaris 494
trichoepithelioma 409	ulcer 70	verruciform xanthoma 323
trichoepithelioma papulosum multiplex 410	ulceration 59	verrucous carcinoma 448
trichofolliculoma 409	ultrasonography 85	verrucous epidermal nevus 385
trichohyalin granule 22	ultraviolet (UV) light 107	verrucous stage [incontinentia pigmenti] 398
trichomycosis axillaris 529	umbilical granuloma 424	vertical grow phase [MM] 482
trichomycosis palmellina 529	undifferentiated pleomorphic sarcoma 466	vesicant drugs 224
trichomycosis pubis 529	undifferentiated/unclassified sarcomas 466	vesicle 67
trichophytid 535	Unna 型 [mastocytosis] 443	vesicular stage [incontinentia pigmenti] 398
Trichophyton mentagrophytes 532,533	Unna 色素性母斑 379	vesiculo-bullous type [tinea pedis] 534
Trichophyton rubrum 532,533,535	Unna 母斑 428	vestibular papillae of the vulva 434,497
Trichophyton tonsurans 536	Unna-Thost palmoplantar keratoderma 277	*Vibrio vulnificus* 感染症 525
trichotillomania 228,371	unscheduled DNA synthesis 234,236	Vidal 苔癬 126
trigeminal trophic syndrome 228	urea 95	villi 246,280
trihexosylceramide 334	UROD 331	viral infections 487
trough concentration 100	UROS 330	virus 487
true cutaneous tuberculosis 546,547	urticaria 68,130	visceral leishmaniasis 571
TSC1 遺伝子 396	urticaria pigmentosa 441	vitamin 104,327
TSC2 遺伝子 396	urticarial vasculitis 167	vitiligo vulgaris 305
TSLS 524	UVA 107	V-neck sign 205
T-SPOT®.TB 547	UVA1 療法 108	Vogt-Koyanagi-Harada disease (syndrome) 307
TSS 202,524	UVB 107	Vohwinkel syndrome 279
TSST-1 524	UVB 療法 108	von Recklinghausen disease 391
tsutsugamushi disease 569	UVC 107	Vörner palmoplantar keratoderma 277
tuberculid 356,546,549		VP 331
tuberculid of the penis 550	**[V]**	VZV 490,492
tuberculoid granuloma 47	vacuolar degeneration 45	
tuberculosis 546	vagabond's disease 228	**[W]**
tuberculosis verrucosa cutis 549	vanishing cream 91	Waardenburg-Klein 症候群 46,306
tuberous sclerosis 389,394	varicella 490	warty dyskeratoma 407
tuberous xanthoma 322	varicella zoster virus 490	warty tuberculosis 549
tubular apocrine adenoma 416	varicose veins 187	*WASP* 遺伝子 129
tufted angioma 426	variegate porphyria 331	water-in-oil emulsion 90
tumor 66	vascular channels 17	Weber-Christian disease 356,477
tumor stage [mycosis fungoides] 469	vascular malformations 421,427	Weber-Cockayne 型 239
tumors of the muscular cells 462	vascular spider 429	Wegener's granulomatosis 171
tumors of uncertain differentiation 465	vascular tumors 421,462	Weibel-Palade body 18
tumors originating from epidermal components 406	vasculitis 46,163	Wells' syndrome 357
Tunga penetrans 566	vellus hair 418	Werner syndrome 340
tungiasis 566	venous insufficiency 187	Western blot 87
tunica dartos 20	venous lake 428	West 症候群 395
turban tumor 415	venous malformation 428	wheal 68
Turcot 症候群 397	venous stasis syndrome 187	white fibrous papulosis of the neck (Shimizu) 63,338
turnover time 3		
tylosis 69,296		

white forelock	306	**[X]**		yusho	363
white halo	66	xanthelasma palpebrarum	322	**[Z]**	
white islands in a sea of red	509	xanthogranuloma	436		
white leaf-shaped macules	395	xanthoma	321	ZAP	493
whitehead	364	xanthoma striatum palmare	322	zinc deficiency syndrome	323
whitlow	**520**	xeroderma pigmentosum	234	zinc oxide	**96**
Wickham 線条	292	xerosis	75,128	Zinsser-Cole-Engman syndrome	405
window period	513	X-linked ichthyosis	270	zonula ciliaris	352
Wiskott-Aldrich syndrome	**129**	XP	234	zonules of Zinn	352
Wood's lamp test	**86**			zoster-associated pain	493
WRN 遺伝子	340	**[Y]**		zygomycosis	545
Wuchereria bancrofti	572	yellow nail	372		

■著者プロフィール

清水　宏（Hiroshi SHIMIZU）

1979年慶應義塾大学医学部卒業，1999年北海道大学医学部皮膚科教授．北海道の豊かな自然のなかで，臨床，教育，研究に邁進する日々を送っている．
日本の皮膚科学の国際的な発展に貢献したいと考え，Shimizu's Dermatology 2nd editionをWiley-Blackwellから2017年1月に上梓した．
本書内容に対する質問や誤記の指摘については，以下のメールアドレスで承ります．
　　E-mail：atarashiihifu@nakayamashoten.co.jp

中山書店の出版物に関する情報は，小社サポートページを御覧ください．
https://www.nakayamashoten.jp/support.html

あたらしい皮膚科学（ひふかがく）　第3版

2005年 5月 9日　初　版第 1刷発行
2010年 2月10日　初　版第14刷発行
2011年 4月20日　第 2版第 1刷発行
2017年 5月15日　第 2版第 8刷発行
2018年 2月15日　第 3版第 1刷発行©　〔検印省略〕
2022年 6月20日　第 3版第 4刷発行

著　者　　清水　宏（しみず　ひろし）
発行者　　平田　直
発行所　　株式会社 中山書店
　　　　　〒112-0006　東京都文京区小日向4-2-6
　　　　　TEL 03-3813-1100（代表）　振替 00130-5-196565
印刷・製本　三美印刷株式会社

Published by Nakayama Shoten Co., Ltd.　Printed in Japan
ISBN978-4-521-74581-7
落丁・乱丁の場合はお取り替え致します

・本書の複製権・上映権・譲渡権・公衆送信権（送信可能化権を含む）は株式会社中山書店が保有します．
JCOPY〈(社)出版者著作権管理機構 委託出版物〉
本書の無断複写は著作権法上での例外を除き禁じられています．複写される場合は，そのつど事前に，(社)出版者著作権管理機構（電話 03-5244-5088，FAX 03-5244-5089，e-mail: info@jcopy.or.jp）の許諾を得てください．

本書をスキャン・デジタルデータ化するなどの複製を無許諾で行う行為は，著作権法上での限られた例外（「私的使用のための複製」など）を除き著作権法違反となります．なお，大学・病院・企業などにおいて，内部的に業務上使用する目的で上記の行為を行うことは，私的使用には該当せず違法です．また私的使用のためであっても，代行業者等の第三者に依頼して使用する本人以外の者が上記の行為を行うことは違法です．